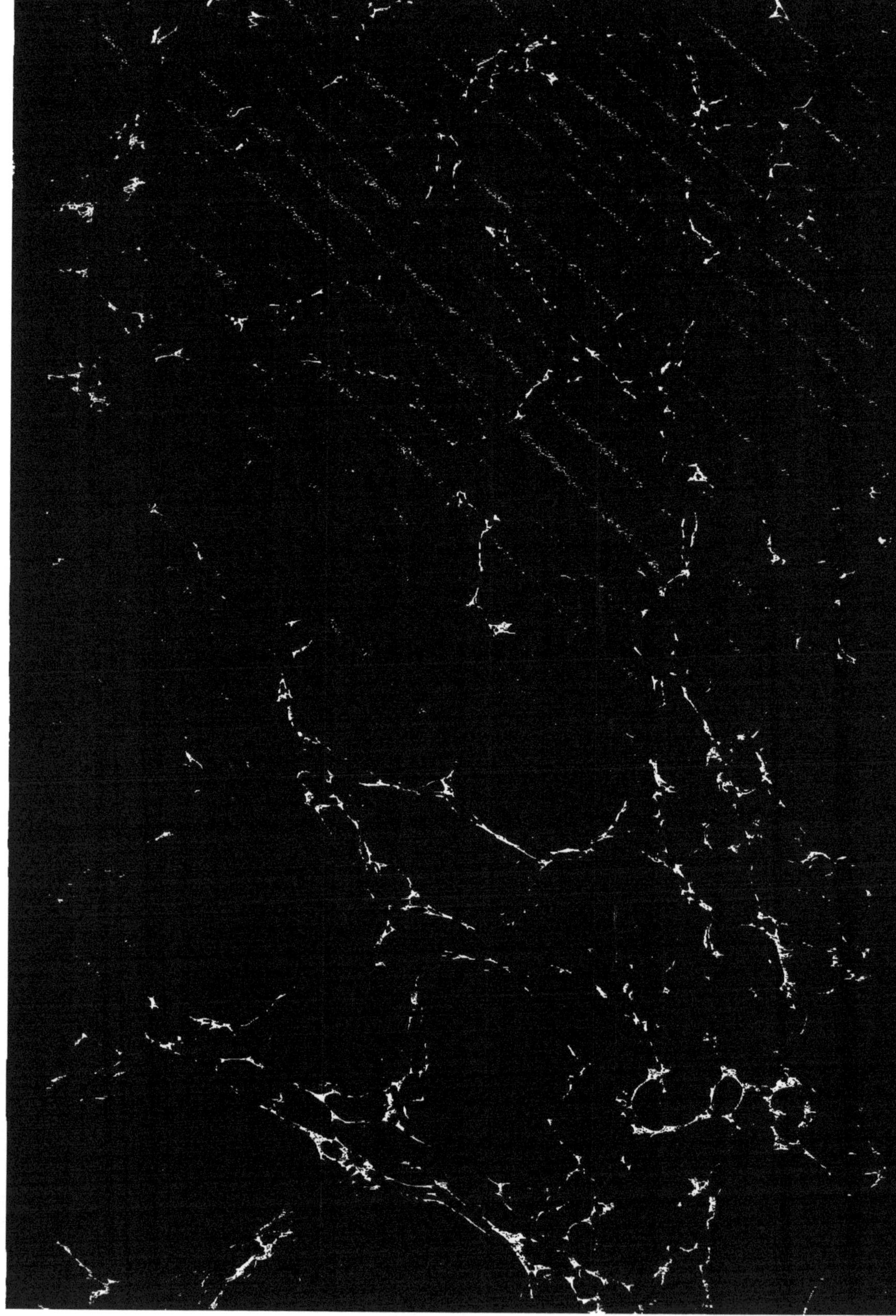

TRAITÉ
D'HISTOLOGIE
ET
D'HISTOCHIMIE

PARIS — IMP. SIMON RAÇON ET COMP., RUE D'ERFURTH, 1.

TRAITÉ
D'HISTOLOGIE
ET
D'HISTOCHIMIE

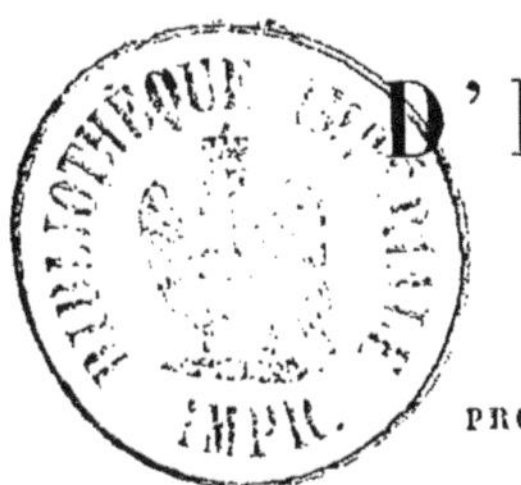

PAR

H. FREY
PROFESSEUR A L'UNIVERSITÉ DE ZURICH

TRADUIT DE L'ALLEMAND SUR LA TROISIÈME ÉDITION

PAR

LE Dr P. SPILLMANN
ANCIEN INTERNE DES HOPITAUX DE PARIS

AVEC DES NOTES ET UN APPENDICE SUR LA SPECTROSCOPIE DU SANG

PAR

LE Dr RANVIER
Préparateur du Cours de médecine expérimentale au Collège de France

AVEC 530 GRAVURES DANS LE TEXTE
ET UNE PLANCHE CHROMOLITHOGRAPHIÉE

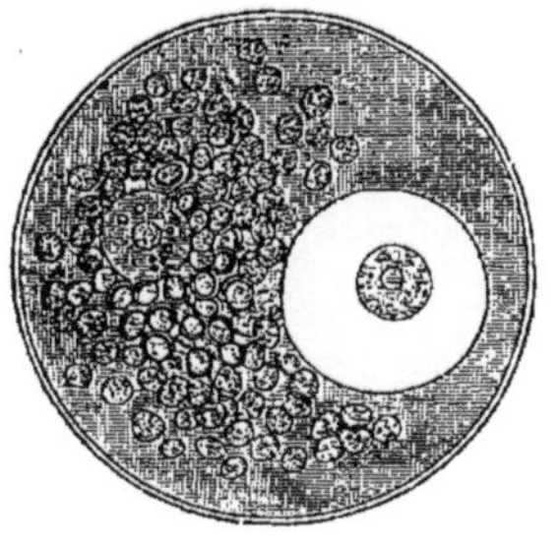

PARIS
F. SAVY, LIBRAIRE-ÉDITEUR
24, RUE HAUTEFEUILLE

1871

TABLE DES MATIÈRES

TABLE DES NOTES

TABLE DES FIGURES

TABLE DES FIGURES

DES ANNOTATIONS

TRAITÉ D'HISTOLOGIE ET D'HISTOCHIMIE

INTRODUCTION

§ 1.

Grâce au zèle et à la patience de nombreux savants, l'*anatomie humaine* avait acquis un développement considérable avant la fin du siècle dernier. Le scalpel à la main, l'anatomiste avait étudié toutes les parties dans leurs plus petits détails, et ces connaissances répondaient aux exigences de la pratique. Il suffira, je pense, de rappeler ici le nom de Sœmmerring. L'anatomie avait parcouru, dans son développement, les phases que l'esprit humain fait suivre à toutes les branches de l'histoire naturelle ; du sein de tous les détails qui la constituaient était sortie une partie générale. Les anatomistes reconnurent bientôt que certaines masses constituantes de notre corps, les os, les cartilages, les muscles, les nerfs, par exemple, se présentaient toujours sous la même forme ; qu'ils entraient dans la composition des différentes parties de l'organisme sans subir de grands changements ; qu'ils jouaient, en un mot, un rôle de la plus haute importance dans la charpente et la structure intime du corps humain. Ce fut là l'origine de l'*anatomie générale*.

Mais les os, les cartilages, les muscles et les nerfs sont formés, à leur tour, par des parties plus petites ; il fallut donc créer de nouvelles divisions pour l'étude de ces éléments. Il se forma ainsi une nouvelle branche de l'anatomie, l'*étude des tissus*, ou *histologie*. Cette science forme, il est vrai, la partie la plus importante, mais non la plus complète, de l'anatomie générale.

On désigne sous le nom de *tissus* des masses organiques, constituées par de petits éléments auxquels ils doivent leurs propriétés physiques, chimiques, anatomiques et physiologiques. L'arrangement de ces masses se nomme *texture;* les petites parties qui les forment portent le nom d'*éléments;* mais ces derniers, qui constituent la structure intime et si admirable du corps humain, sont d'un volume si petit, que les instruments dont se sert l'anatomiste, dans ses dissections ordinaires, deviennent complétement insuffisants; aussi d'autres moyens sont-ils indispensables. Cependant, les anatomistes anciens étaient parvenus à poser les bases d'une étude des tissus, sans pouvoir, toutefois, pénétrer leur structure intime. Mais en face des progrès immenses que la science a faits de nos jours, ces travaux n'offrent plus qu'un intérêt purement historique, et ne doivent pas nous arrêter ici (1).

Déjà, à la fin du dix-huitième siècle, l'anatomie générale avait été élevée par un homme de génie à un degré de développement vraiment extraordinaire, quand on songe aux moyens d'expérimentation dont on se servait alors.

Cet homme fut Bichat (2). Il mourut en 1802, à l'âge de trente et un ans, en laissant un nom qui ne s'effacera jamais des annales de la science. Né à une époque d'agitations politiques, excité par les grands et célèbres naturalistes de son époque, je dirais même inspiré par ce génie d'observation exacte dont la médecine de nos jours est si fière, il jeta, tout en s'appuyant sur le vitalisme de Haller, les premiers fondements de l'histologie. Ce fut à l'aide de dissections minutieuses, de l'examen chimique, d'observations physiologiques et de l'étude de l'anatomie pathologique, qu'il fonda cette science dont ses successeurs immédiats n'ont pu hâter les progrès, faute de moyens d'investigation (3).

La première période des études histologiques commence et atteint son apogée avec Bichat.

Remarques. — Heusinger a exposé l'histoire de l'histologie dans son livre intitulé : System der Histologie, Eisenach, 1822. — (1) Il faut citer, parmi les premiers histologistes, l'anatomiste italien Faloppia, qui vécut de 1523 à 1562. Haller avait dit de lui : « Candidus vir, in anatome indefessus, magnus inventor, in neminem iniquus. » Il considérait comme tissus (*partes similares*) : 1° les os ; 2° les cartilages; 3° les nerfs ; 4° les tendons; 5° les aponévroses, 6° les membranes ; 7° les artères ; 8° les veines ; 9° la graisse, 10° la moelle des os ; 11° les organes parenchymateux. Voyez : Lectiones Gabrielis Falloppii de partibus similaribus humani corporis ex diversis exemplaribus a Volchero Coiter summa cum diligentia collectæ, Norimbergæ, 1775. — (2) Les travaux de Bichat ont paru dans son grand ouvrage intitulé : « Anatomie générale appliquée à la physiologie et à la médecine. » Il admettait 21 tissus : 1° le tissu cellulaire ; 2° le tissu nerveux de la vie animale ; 3° le tissu nerveux de la vie organique ; 4° le tissu des artères ; 5° le tissu des veines ; 6° le tissu des vaisseaux exhalants ; 7° le tissu des vaisseaux lymphatiques et de leurs glandes ; 8° le tissu des os ; 9° la moelle des os ; 10° les cartilages ; 11° le tissu fibreux; 12° le fibro-cartilage; 13° le tissu musculaire de la vie animale; 14° le tissu musculaire de la vie organique; 15° les muqueuses; 16° les séreuses; 17° les membranes synoviales; 18° le tissu glandulaire; 19° le derme; 20° l'épiderme; 21° les poils. — Les points généraux d'observation établis par Bichat devaient servir de modèles à la période suivante. Il étudie d'abord la présence des tissus dans les différentes parties de l'organisme, leur aspect extérieur, leur texture, leurs propriétés, leur action physiologique, enfin leur présence, leur formation et leurs transformations à l'état pathologique.—(3) Nous ne ferons que signaler ici quelques noms : Walther, Chaussier, Mayer, Cloquet, Meckel, Rudolphi, Heusinger, Béclard, E. Weber.

§ 2.

La seconde période de l'étude des tissus est celle de l'observation microscopique qui permit de reconnaître les différents éléments dont ils sont formés. On lui a donné le nom un peu impropre d'*anatomie microscopique*. L'ébauche de cette science appartient à une époque déjà loin de nous; mais son développement scientifique est une œuvre toute moderne, et les fondateurs de l'histologie existent encore pour la plupart.

Trois peuples (1), les Anglais, les Hollandais et les Italiens, se disputent l'honneur d'avoir inventé le microscope, cet instrument qui nous a fait découvrir le monde des infiniment petits. Mais on sait aujourd'hui qu'un fabricant de lunettes hollandais, Z. Janssen, fabriqua, en 1590, le premier de ces instruments. Aussi, est-ce à tort qu'on attribue cette invention à Drebbel, Galilée et Fontana. On sait également qu'avant le milieu du dix-septième siècle, il existait déjà un grand nombre de microscopes, qui servaient à des observations scientifiques.

Marcello Malpighi (1628-1694) et Anton van Leeuwenhoek (1632-1723) sont regardés comme les fondateurs de l'anatomie microscopique. Le premier (2) de ces observateurs étudia le cours du sang, les glandes et le poumon; le second, muni d'instruments très-incomplets, mais doué d'une patience à toute épreuve, aperçut le premier les éléments de plusieurs tissus. Cependant les travaux de Leeuwenhoek répondaient plutôt à un pur esprit de curiosité, qui était, du reste, celui de son époque, qu'à un principe bien arrêté et à une méthode vraiment scientifique. On considérait tout cela comme des découvertes merveilleuses, parce que l'œil nu n'avait pu rien y apercevoir d'extraordinaire jusqu'alors. Leeuwenhoek est, pour ainsi dire, le représentant de l'enfance de l'anatomie microscopique, car il manquait aux travaux du Hollandais ce qui caractérisait si bien les observations de Bichat, c'est-à-dire la réunion des détails en un tout scientifique. Ajoutons à ces deux noms ceux de Swammerdam (1637-1685) et de Ruysch (1638-1731), les inventeurs des procédés d'injections, et nous arriverons à l'époque de l'invention du nouveau microscope.

Les instruments anciens étaient fort incomplets et très-incommodes; Leeuwenhoek lui-même ne se servait que de simples lentilles. On comprend ainsi que le microscope, cet instrument d'un maniement si difficile, ait été, dans les mains de ses successeurs, une véritable source d'erreurs.

Il n'est pas étonnant non plus de voir un homme comme Bichat fonder l'anatomie générale sans ce moyen d'exploration.

Remarques. — (1) Voyez : Harting, le Microscope. Traduit du hollandais par W. Theile, 2e édit., Brunswick, 1866, vol. 3, p. 20. — (2) Marcelli Malpighii Opera omnia, Londini, 1686, et Œuvres posthumes, Lond., 1697. — (3) Les travaux de Leeuwenhoek se trouvent dans les Philosophical Transactions, et dans ses Opera omnia, Lugd. Bat., 1722 ; Arcana naturæ detecta, Delp., 1695 ; Continuatio arcanorum naturæ detectorum, Lugd. Bat., 1722, etc.

§ 3.

Une nouvelle phase s'ouvrit pour l'histologie dans le milieu du siècle dernier avec la découverte des lentilles achromatiques. On attribue cette invention au Hollandais van Deyl et à l'opticien allemand von Fraunhofer (1807-1811). Le microscope si incommode et si infidèle des siècles précédents se transforma dans l'instrument sûr et commode de nos jours.

Le nouveau microscope, accueilli par une jeunesse enthousiaste, conduisit bientôt une série d'observateurs distingués à la découverte rapide des parties essentielles de l'histologie. Qu'il suffise de rappeler ici les noms d'Ehrenberg, Müller, Purkinje, B. Wagner, Valentin et Henle, auxquels vint s'ajouter un nombre considérable de jeunes travailleurs.

L'histologie ancienne, non microscopique, avait eu son Bichat ; l'histologie nouvelle fut assez heureuse pour compter parmi ses premiers soutiens un des travailleurs les plus infatigables, Th. Schwann. Cet observateur montra, en 1839, que la cellule est le point de départ de toutes les parties de l'organisme, et il suivit la cellule dans ses transformations en tissus. Si quelques détails étaient déjà connus avant les travaux de Schwann, si même on peut lui reprocher quelques erreurs, il aura toujours la gloire d'avoir tiré cette idée fondamentale du milieu de tous les détails où elle se trouvait enfouie. Il faut donc considérer Schwann comme le fondateur de l'*histogenèse* ou de l'étude du développement des tissus, cette partie si importante de notre science, à laquelle Reichert, Kœlliker, Remark et autres ont fait faire de si grands progrès.

Bientôt quelques histologistes séparèrent de l'étude de l'organisme normal celle des altérations pathologiques des tissus, et formèrent ainsi une nouvelle branche d'histologie. Le fondateur de l'histologie pathologique est J. Müller, et aujourd'hui Virchow est un des représentants les plus considérables de cette science.

De même que l'histologie pathologique, l'histologie comparée constitue un des suppléments les plus indispensables dans l'étude de la structure des tissus. Malgré des observations nombreuses et des recherches admirables, cette partie de la science se trouve encore dans l'enfance. Müller, Siebold, Kœlliker, Leydig et d'autres ont obtenu dans cette voie d'importants résultats.

Remarques. — (1) Pour l'histoire du microscope, voyez Harting, l. c., p. 692. — La description, l'emploi du microscope, ont été l'objet de travaux nombreux et spéciaux dans ces dernières années. Nous citerons en particulier : J. VOGEL, *Conseils sur l'emploi du microscope et de l'analyse zoochimique*, Anleitung zum Gebrauche des Mikroskops und zur zoochemischen Analyse, Leipzig, 1841 ; PURKINJE, article Microscope dans le Dictionnaire de physiologie de Wagner, vol. II, p. 411, 1845 ; H. von MOHL, Mikrographie et emploi du microscope, Tübingen, 1846 ; C. ROBIN, Du microscope et des injections, Paris, 1849 ; QUECKETT, A practical treatise on the use of the microscope, London, 1848 ; HANNOVER, Le microscope, sa construction et son emploi, Leipzig, 1854 ; HARTING, ouvrage déjà cité ; W. CARPENTER, The microscope, third edition, London, 1862 ; H. SCHACHT, Le microscope et son application, Berlin, 1862 ; L. BEALE, How to work with the microscope, London, 1865 ; ouvrage du même auteur, The microscope in its application to practical medicine, London, 1858 ; H. FREY, Le microscope et la technique microscopique, 3e édit. Leipzig, 1868 ; NÆGELI et G. SCHWENDENER, Le microscope, sa théorie, son emploi, Leipzig, 1867 ; L. DIPPEL, Le Microscope et son emploi. Brunswick, 1867. — (2) Les travaux de Schwann sont renfermés dans un petit ouvrage intitulé : *Observations microscopiques sur la conformité de structure et de développemement des animaux et des plantes*, Mikroskopische Untersuchungen über die Uebereinstimmung in der Structur und dem Wachsthum der Thiere und Pflanzen, Berlin, 1839. — (3) La littérature histologique est presque exclusivement allemande ; elle est surtout le fruit du travail allemand ; nous ne citerons que les ouvrages les plus spéciaux. Parmi les anciens auteurs, nous trouvons, E. H. WEBER, dans l'Anatomie humaine de Hildebrandt, 1 vol., 1830 ; R. WAGNER, Traité d'anatomie comparée, Leipzig, 1834 et 1835 ; ensuite BRUNS, Traité d'anatomie générale de l'homme, Brunswick, 1841 ; S. HENLE, Anatomie générale, Traité des principes immédiats et éléments du corps humain, Leipzig, 1841 (C'est l'ouvrage le plus important de cette époque, et aujourd'hui même il est encore indispensable.) ; G. VALENTIN, Article « Tissus de l'homme et des animaux, » dans le Dictionnaire de physiologie, vol. I, p. 617, 1842 ; J. GERLACH, *Traité d'histologie générale et spéciale de l'homme*, Handbuch der allgemeinen und speziellen Gewebelehre des menschlichen Körpers, Mayence, 1848 ; 2e édit., 1854 ; A. KŒLLIKER, Éléments d'histologie humaine, 5e édit. Leipzig, 1867 ; TH. VON HESSLING, *Éléments d'histologie générale et spéciale de l'homme*, Grundzüge der allgemeinen und speziellen Gewebelehre des Menschen, Leipzig, 1867. — Parmi les travaux étrangers, nous citerons : TODD and BOWMANN, The physiological anatomy and physiology of man, London, 1856, 2 vol. ; L. BEALE, Structure des tissus de l'homme, traduit par V. Carus, Leipzig, 1862 ; BENDZ, Haandbog i den almindelige Anatomie med saerligt Hensyn til Mennesket og Huusdyrene, Kjobenhavn, 1846 et 47 : C. MOREL, Traité élémentaire d'histologie humaine normale et pathologique, avec atlas, Paris, 1864. — Le meilleur atlas pour l'étude des tissus est sans contredit l'édition des « Icones physiologicæ » de Wagner, publiée par M. A. Ecker ; vient ensuite l'Atlas d'histologie générale de Th. V. Hessling et J. Kollmann ; des photographies d'après nature de J. Albert, 2 livraisons, Leipzig, 1860 et 61. Comme compte rendu annuel nous possédons celui de Leydig, Hessling, Frey et Schweigger-Seidel dans la Revue de Canstatt, puis celui de Henle dans le Journal de médecine rationnelle de Henle et Pfeufer ; enfin, celui de Reichert dans les Archives de Müller. — Comme premier essai d'un Traité d'histologie comparée, nous citerons : F. LEYDIG, *Traité d'histologie de l'homme et des animaux*; Lehrbuch der Histologie des Menschen und der Thiere, Francfort, 1857 ; puis un ouvrage sur la structure du corps des animaux, par le même auteur, Tübingen, 1864, 1 vol. avec atlas. KŒLLIKER a également publié, sous le titre de : « Icones histiologicæ, » un très-bel atlas dont la première livraison a paru à Leipzig en 1864. — Pour l'Histogenèse, nous avons : R. REMACK, *Études sur le développement des vertébrés*, Untersuchungen über die Entwicklung des Wirbelthiere, Berlin, 1855. Cet ouvrage est d'un grand mérite. — Parmi les travaux d'histologie pathologique, nous citerons ceux de J. MÜLLER, *Sur la structure intime et les formes des tumeurs*, Ueber den feineren Bau und die Formen der krankhaften Geschwülste, Berlin, 1838 ; L. VOGEL, Anatomie pathologique du corps humain, Leipzig, 1845 ; H. LEBERT, Physiologie pathologique, Paris, 1845, ainsi que son atlas d'anatomie pathologique, Paris, 1857 ; C. WEDL, Fondements d'histologie pathologique, Vienne, 1853 ; A. FŒRSTER, Traité d'anatomie pathologique avec atlas, Leipzig, 1865 ; TH. BILLROTH, *Contributions à l'histo-*

logie pathologique, Beiträge zur pathologischen Histologie, Berlin, 1858. — Les travaux de R. Virchow se trouvent en partie dans ses Archives de physiologie et d'anatomie pathologique et de médecine clinique, en outre dans les comptes rendus de la Société médicale de Würzbourg ; voyez également ses travaux sur la médecine scientifique, Francfort, 1856 ; Traité des tumeurs en 3 vol., Berlin, 1863-1867 ; La pathologie cellulaire, 3ᵉ édit., Berlin, 1861.

§ 4.

Nous avons vu, dans les chapitres précédents, que la connaissance de la structure anatomique des tissus est due à des recherches toutes modernes. Mais l'*histochimie*, ou *chimie des tissus*, est une science d'origine beaucoup plus récente encore. L'histochimie est, en effet, l'application immédiate de la chimie organique; elle a dû suivre cette science dans son développement, et n'a pu, du reste, se former que par la connaissance des combinaisons organiques en général.

On avait déjà une idée des substances organiques dans l'enfance des études chimiques; mais leur notion vraiment scientifique dut suivre la connaissance exacte des substances inorganiques et de leurs combinaisons. Il n'a été possible de pénétrer avec succès dans le domaine si aride et si difficile de la chimie organique, qu'après avoir étudié et posé les lois les plus importantes de la chimie inorganique.

Il est vrai de dire que Scheele (1742-1786) avait déjà fait, dans le siècle dernier, des découvertes de la plus haute importance dans cette voie nouvelle : il avait reconnu l'existence d'un certain nombre d'acides végétaux, de la glycérine, de l'acide urique, de l'acide cyanhydrique; mais ce n'était là que des découvertes isolées, dont l'application était réservée à l'avenir. Lavoisier (1743-1794), en introduisant dans la chimie l'analyse quantitative; Priestley (1733-1804), en découvrant l'oxygène, ouvrirent une période scientifique nouvelle en remplaçant la théorie du phlogistique par des études plus exactes. Aujourd'hui, la balance en main, le chimiste pose les lois des combinaisons chimiques, reconnaît les éléments dont sont composés les corps organiques, parvient à comprendre les poids équivalents et atomiques. La découverte de nouveaux moyens d'investigation avait fait faire de rapides progrès à l'anatomie microscopique : le génie de Lavoisier vint de même renouveler toute la chimie, la placer sur des bases nouvelles ; et, entraînée par le courant rapide du progrès, cette science devait s'étendre et grandir en peu de temps.

Nous ne poursuivrons pas ici la marche des développements de la chimie ; nous ne ferons que signaler les détails les plus importants (1).

Vauquelin (1763-1829), Fourcroy (1755-1809), découvrirent de nouvelles substances organiques, étudièrent la composition de l'urine. Proust (1755-1826) fit ses recherches dans la même voie. En 1815, Gay-Lussac (1788-1852) découvrit le cyanogène, substance organique dont les combinaisons ressemblent à celles des éléments organiques. Il établit ainsi la théorie des radicaux organiques, qui devait se développer entre les mains d'autres observateurs. Thénard (1777-1857) dota également la science de découvertes importantes dans le domaine de la chimie organique et animale. En 1823, Chevreul publia son remarquable travail sur les graisses animales. L'analyse élémentaire, si complète aujourd'hui, avait été préparée par Gay-Lussac et par Thénard, et avait permis d'établir les relations quantitatives des différentes substances organiques.

Berzelius (1779-1848), le plus grand chimiste de son époque, donna à la chimie un essor brillant; la connaissance des substances organiques acquit cette exactitude qu'elle possède aujourd'hui; c'est lui aussi qui étudia les équivalents des corps organiques. Il doit être considéré comme le véritable fondateur de la chimie animale. Mitscherlich (né en 1796) découvrit, à la même époque, l'isomorphisme. Enfin, parmi les chimistes encore vivants, nous trouvons en première ligne Liebig (né en 1803), qui a rendu à la science d'immenses services, non-seulement en étudiant les combinaisons organiques, mais encore en vulgarisant la chimie par ses remarquables leçons populaires. Il est le fondateur de la chimie physiologique et de l'analyse élémentaire actuelles. Wœhler (né en 1800), le collaborateur plein de talent de Liebig, étudia, en 1828, la composition de l'urée; cette découverte remarquable devait faire comprendre la formation des substances organiques dans le sein de l'organisme.

Remarques. — (1) Voyez : Histoire de la chimie, par Kopp, Brunswick, 1844-47, 2 vol. Histoire de la chimie, par J. Hœfer, Paris 1867, 2 vol. in-8. 2e édit.

§ 5.

On désigne sous le nom de *zoochimie* la connaissance des différentes substances qui se rencontrent dans l'organisme, l'ensemble de leur constitution, de leurs propriétés, de leurs transformations, etc. L'application de la zoochimie à l'étude des fonctions de l'organisme et des phénomènes chimiques de la vie constitue, sinon d'une manière exclusive, du moins pour la majeure partie, la *chimie physiologique*. Ces deux branches de la science ne devaient se former qu'après le complet développement de la chimie.

L'*histochimie* est une application spéciale de la zoochimie et de la chimie physiologique à l'étude des tissus qui forment le corps humain. Cette partie de la science s'occupe de la constitution chimique des éléments et des tissus, des substances qui les composent, de leur mode de pénétration, de leur origine, de leur valeur dans les fonctions des éléments et des tissus, de leurs transformations, de leur substitution, de leur élimination, etc.

Les premières bases de l'histochimie sont à peine posées. De grandes difficultés, il est vrai, s'opposent à son prompt développement. Les moyens dont se sert le chimiste pour séparer les éléments d'un tissu sont, en effet, assez grossiers quand on les compare à l'analyse anatomique, devenue si fine, si minutieuse depuis l'invention des nouveaux microscopes.

Rien de plus facile, par exemple, pour le micrographe, que de distinguer dans la cellule, cet élément le plus ordinaire de l'organisme, une enveloppe, un contenu, un noyau, des nucléoles : l'analyse chimique est obligée de s'arrêter en face de si petits détails. La plupart des tissus, par leur nature composée, s'offrent presque toujours au chimiste sous la forme d'un assemblage d'éléments multiples qu'il ne saurait séparer avec les moyens qu'il a à sa disposition (1).

Il ne faut donc pas trop demander encore à l'histochimie de nos jours. Mais il serait fort injuste, à coup sûr, d'oublier toutes les découvertes de cette branche de la science, à cause des lacunes qu'elle présente. L'étude vraiment scientifique de l'histologie doit reposer sur la connaissance du mélange des différents éléments, si elle ne veut point s'exposer à se perdre dans de purs détails de forme. L'histochimie repose sur l'observation exacte des rapports anatomiques des tissus : elle doit être le complément indispensable de l'histologie.

Les savants qui se sont distingués d'une manière toute particulière dans cette branche de la science, sont : Mulder, Donders, C. Schmidt, Lehmann, Schlossberger, etc. Ce dernier a publié le premier traité d'histochimie (2).

Remarques. — (1) Étudier la structure d'un tissu sans microscope est chose impossible ; il en est de même pour l'examen chimique d'organes tout entiers ; quand on néglige la structure intime, l'analyse chimique ne saurait fournir aucun résultat sérieux sur la composition chimique du tissu, bien que les analyses de ce genre puissent être très-importantes et très-utiles pour la chimie physiologique et pour des tableaux statistiques. Mulder avait proposé, il est vrai, une méthode assez incomplète, mais à l'aide de laquelle on pouvait étudier la constitution chimique des tissus. Cette méthode consistait à dissocier les tissus simples par des réactifs, acides et bases, de manière à obtenir, par les produits de décomposition, l'analyse des différents éléments du tissu. Aujourd'hui, on se sert d'un autre mode d'expérimentation qui se trouve aussi en défaut dans bien des cas. Il consiste à unir l'analyse microscopique à l'examen chimique du tissu : on peut suivre ainsi les différents changements qu'il subit sous l'influence des différents agents chimiques. Mulder et Donders ont les premiers signalé ce mode d'examen. Enfin l'étude des produits de décomposition physiologique promet encore de fournir à l'histochimie des données fort précieuses. — (2) Henle a résumé dans son Anatomie générale les premières notions d'histochimie. Tous les nouveaux traités d'anatomie microscopique ont traité cette science en marâtre. Les ouvrages les plus importants de chimie de tissus sont ceux de : Mulder, *Essai de chimie physiologique générale*, Versuch einer allgemeinen physiologischen Chemie, Brunswick, 1844 ; la troisième partie du Traité de chimie physiologique de Lehmann, Leipzig, 1853, ainsi que la Zoochimie, Heidelberg, 1858, et le Manuel de chimie physiologique, Leipzig, 1859, du même auteur ; Schlossberger, *Chimie des tissus animaux en général*, Die Chemie der Gewebe des gesammten Thierreichs, Leipzig et Heidelberg, 1856 ; voyez Gorup-Besanez, Traité de chimie physiologique, Brunswick, 1862 ; F. Hoppe, Traité d'analyse zoochimique, physiologique et pathologique, Berlin, 1865. Citons enfin le remarquable travail de W. Kuhne, *Traité de chimie physiologique*, Lehrbuch der physiologischen Chemie, Leipzig, 1866-68. Comme atlas, nous recommanderons celui de O. Funke, Atlas de chimie physiologique, Leipzig, 1858.

§ 6.

Il nous reste à donner quelques détails sur le plan de notre ouvrage. L'histologie et l'histochimie réunies, c'est-à-dire l'étude de la structure intime des tissus et de leur composition chimique, constituent l'une des bases fondamentales les plus solides de la physiologie et de la pathologie. Nous avons divisé notre travail en trois parties.

Dans la *première partie*, nous traiterons des substances qui forment le corps de l'homme et des animaux, et de leurs rapports histologiques et physiologiques. Dans un second chapitre, nous parlerons des unités organisées du corps, des éléments des tissus, de leur forme, de leur mélange, de leur signification, de leur développement, de leur destination : ce sera l'*histologie générale* et l'*histochimie*.

Dans la *seconde partie*, nous exposerons l'histologie proprement dite, le rapport anatomique et le mélange des différents tissus. Nous verrons ainsi comment les éléments étudiés dans la première partie se réunissent pour former des masses plus considérables. Nous parlerons en même temps des propriétés physiologiques et du développement des différents tissus.

Dans la *troisième partie* enfin, nous verrons comment les différents tissus forment, par leur union, les organes et les systèmes du corps humain. Ce sera l'*histologie topographique*.

PREMIÈRE PARTIE

PRINCIPES IMMÉDIATS ET ÉLÉMENTS DU CORPS HUMAIN

I

PRINCIPES IMMÉDIATS

§ 7.

Les chimistes nous ont fait connaître un nombre considérable de substances organiques ou inorganiques qui entrent dans la composition du corps humain, et dont les progrès rapides de la science viennent tous les ans grossir le nombre.

Cependant ces substances ne sont point déposées pour toujours dans le sein de l'organisme. Car tous les éléments qui constituent le corps humain sont soumis à des transformations et à des échanges incessants.

Les substances qui concourent à la formation des tissus de notre corps sont : de l'eau, quelques sels minéraux, des matières organiques, telles que les substances albuminoïdes et leurs dérivés. Parmi ces dernières, il faut surtout citer les tissus élastiques et ceux qui donnent de la gélatine par la coction. Nous trouvons en outre des graisses et des substances colorantes. Les composés chimiques qui constituent la base fondamentale de l'organisme ne sont pas en grand nombre.

Mais ces substances ne restant pas toujours les mêmes, s'usant et se transformant à la longue, sont soumises à des échanges continuels : aussi la matière subit-elle des substitutions chimiques très-étendues dans les différentes voies qu'elle parcourt. Il ne faut donc pas s'étonner de voir sortir du nombre fort restreint des substances histogénétiques une série innombrable de produits de substitution et de désassimilation. Les substances qui viennent remplacer les produits éliminés servent à de nouvelles transformations chimiques.

Nous devrions, dans l'étude des principes immédiats, nous fonder sur toutes ces données. Il faudrait suivre les modifications chimiques par lesquelles passent les éléments nutritifs pour devenir tissus et organes, ou, en d'autres mots, il faudrait étudier le développement des substances histogénétiques. Nous devrions également, pour connaître les produits de désassimilation si nombreux de l'organisme, étudier les différents processus qui président à leur formation, suivre enfin toutes les transformations par lesquelles ils passent jusqu'au moment de leur élimination définitive. Ce serait là la seule voie à suivre pour arriver à comprendre le développement et la destruction chimiques de notre corps.

Malheureusement, l'état actuel de la science ne nous permet pas de suivre une pareille marche. Nous connaissons, il est vrai, les lois générales qui président à l'échange des masses du corps entre elles; mais nous sommes loin de posséder aussi bien celles qui règlent les échanges des différents tissus et des organes entre eux. Nous sommes conduit tout naturellement à admettre que cet échange de substances organiques est fort variable dans les différents tissus, qu'il augmente dans l'état d'activité pour diminuer, au contraire, à l'état de repos; mais nous ne possédons aucun fait qui permette de déterminer avec exactitude, dans un tissu quelconque, la force qui préside à cet échange.

Les modifications qui surviennent dans les substances organiques, sous l'influence des échanges nutritifs, nous sont encore bien peu connues; il est même parfois difficile de dire si telle substance est destinée à l'assimilation, si elle est un résidu, ou bien si elle est simplement en excès. En outre, il est tels corps inorganiques que nous rencontrons dans les tissus sans pouvoir dire s'ils y entrent comme éléments constitutifs, ou s'ils y sont simplement par le fait du hasard. C'est à la physiologie qu'il incombe de poursuivre ces échanges de la matière dans leurs détails, et de rechercher quel est leur but dans la vie animale. Cependant, l'histochimie sera toujours obligée d'empiéter sur ce terrain physiologique, car c'est le seul moyen à l'aide duquel il soit possible de connaître les différentes substances qui forment les tissus et les organes.

La signification physiologique d'une substance dépendant en première ligne de sa constitution chimique, nous avons suivi une division toute chimique dans l'étude des principes immédiats du corps humain.

A. — Substances protéiques ou albuminoïdes.

§ 8.

Ces substances occupent le premier rang dans la vie animale; elles appartiennent à tous les organismes, à tous les tissus; elles constituent les matières alimentaires les plus importantes de notre corps. Elles forment, pour ainsi dire, le substratum de la vie. Dans le corps de l'embryon, la nature (1) formatrice et histogénétique de ces tissus se montre à un degré plus élevé encore que chez l'adulte; car, chez ce dernier, nous trouvons, outre des substances albuminoïdes, des substances collagènes, chondrigènes, élastiques, des graisses, tandis que, dans la première période de son développement, il n'était formé que de corps protéiques. Du reste, ces substances ne sont que des dérivés des substances albuminoïdes; ces dernières se transforment et se désassimilent avec une grande facilité; aussi trouve-t-on dans l'organisme un nombre considérable de substances dont les unes prennent encore part au développement des tissus, tandis que d'autres, devenues inutiles, traversent en tous sens les liquides de l'économie jusqu'au moment de leur élimination définitive.

Les substances protéiques sont des corps très-composés : le carbone, l'hydrogène, l'oxygène, une quantité assez considérable d'azote, ainsi que du soufre, entrent dans leur constitution. On avait admis à tort autrefois qu'ils renfermaient du phosphore. Ils se gonflent tous quand ils sont plongés dans l'eau; ils se combinent aux acides et aux bases; mais on ignore si c'est en proportions fixes. Ils se dissolvent dans les alcalis, sans doute en se décomposant. Ils sont précipités par les acides minéraux. Sous l'influence de l'acide azotique, ils se colorent en jaune par la formation de l'acide xanthoprotéique. Quand on y ajoute une solution de nitrate acide de mercure (réactif de Millon), ils se colorent en rouge; l'iode les colore en brun jaunâtre. Mêlés à de l'acide chlorhydrique concentré, ils se dissolvent en prenant une coloration violette. Traités par un mélange de sucre et d'acide sulfurique concentré, ils prennent une coloration d'un rouge pourpre, puis violette (Schultze), réaction qui leur est commune avec l'acide cholique et l'élaïne[1].

La plupart des substances protéiques se présentent sous la forme de deux modifications isomériques, l'une dissoute ou soluble dans les liquides de l'organisme, l'autre insoluble ou coagulée. Elles peuvent passer de la première à la seconde forme par la cuisson, par l'action d'acides puissants ou même spontanément. Sous la première forme, les substances protéiques sont facilement reconnaissables à l'aide de réactifs déterminés. Lorsqu'ils sont coagulés, ils sont bien plus difficiles à reconnaître.

Remarques. — (1) Comme exemple, nous citerons la quantité de substances albuminoïdes contenue dans une série de tissus solides et liquides.

Le cristallin en contient 38,3 p. 100 ; la substance musculaire, 16,2 ; le thymus, 12,3 ; le foie, 11,7 ; le cerveau, 8,7 ; la moelle, 7,5 ; le sang, 19,6 ; la lymphe, 2,5 : le chyle,

[1] M. A. Fröhde (Ann. d. Chimie u. Pharmacie, CXLV, 376) a indiqué dernièrement un nouveau réactif des substances albuminoïdes solides, qui se coloreraient en bleu intense lorsqu'on les traite par de l'acide sulfurique additionné d'acide molybdique. Cette réaction serait très-nette pour les fruits des graminées et les fibres musculaires. R.

4,1. — (2) Voici, d'après l'analyse exacte de quelques substances albuminoïdes, combien elles contiennent pour cent de carbone, d'hydrogène, etc.

	Albumine.	Fibrine.	Syntonine.	Globuline.	Caséine.
C. . . .	53,5	52,6	54,1	54,5	54,6
H. . . .	7,0	7,0	7,3	6,9	7,1
N. . . .	15,5	17,4	16,0	16,5	15,7
O. . . .	22,4	21,8	21,5	20,9	22,6
S. . . .	1,6	1,2	1,1	1,2	1,0

§ 9.

La composition si compliquée des substances dont nous nous occupons, leur nature indifférente, les changements et les désassimilations si rapides auxquels ils sont soumis, expliquent comment leur constitution intime nous est encore inconnue. Aussi est-il impossible d'indiquer d'une manière exacte le nombre des substances albuminoïdes, bien qu'elles prennent la part la plus large dans la constitution des substances de nos tissus.

On a pensé que les substances albuminoïdes étaient formées d'une combinaison chimique avec un des corps du groupe des hydrocarbonés, peut-être une variété de sucre : bien que cette opinion ne soit pas matériellement prouvée, elle est cependant plus que probable. A l'appui de cette théorie, on pourrait invoquer quelques phénomènes physiologiques, tels que la formation du sucre de lait chez les carnivores, la présence du sucre de raisin dans le foie (Cl. Bernard), et d'une substance assez analogue au sucre, l'inosite, dans les muscles, dans différentes glandes, et même dans le cerveau.

Les transformations rapides des substances protéiques donnent lieu à la formation d'une série assez considérable de produits de désassimilation, dont le développement et le but nous sont encore partiellement inconnus. Nous citerons entre autres : l'urée, l'acide urique, l'acide hippurique, l'acide cholique, la taurine, la glycine, la leucine, la tyrosine, la sarcine, la créatine, la créatinine, la substance glycogénique, le sucre de raisin et de lait, l'inosite, etc. Il est impossible aujourd'hui de tirer de l'analyse de ces corps une connaissance exacte sur la constitution des substances protéiques. Nous laissons à la chimie le soin de comparer ces produits de désassimilation avec des produits artificiels ou avec les résidus de la décomposition des substances albuminoïdes.

Les substances protéiques doivent en outre être considérées, à cause de leur décomposition rapide, comme *des ferments*. Nous ne citerons que quelques exemples de ce fait si commun. Des ferments de nature albuminoïde ou des dérivés de substances protéiques contenus dans la salive, le suc pancréatique et le suc intestinal, transforment l'amidon en dextrine et en glycose ; une substance albuminoïde contenue dans le suc gastrique, la pepsine, transforme en peptones solubles les substances protéiques elles-mêmes, ainsi que leurs dérivés ou substances collagènes ; une substance contenue dans le suc intestinal agit d'une manière analogue. Certaines substances albuminoïdes transforment le sucre de lait en acide lactique et en acide butyrique. Le tissu du testicule, ainsi que les substances protéiques ordinaires, l'albumine, la fibrine, la caséine, de même aussi le tissu rénal et pancréatique, transforment la glycérine et la mannite en une espèce de sucre. [Berthelot (1).] Les substances protéiques transforment les acides de la bile en glycène, taurine, en acide cholique et choloïdinique; ils transforment de même l'urée en acide carbonique et en ammoniaque; les graisses neutres en acides gras et en glycérine.

Voyons enfin quels sont, au point de vue de l'histogenèse, les caractères les plus importants des substances protéiques et de leurs dérivés. Retenons bien les faits suivants :

1. Les substances protéiques ne sont jamais ou presque jamais cristallisées (2); elles se présentent donc, pour parler comme Graham (3), sous la forme de substances colloïdes : ces deux propriétés leur permettent de revêtir la forme spécifique des éléments anatomiques et de la conserver.

2. Elles ont une grande tendance à absorber l'eau et à s'y gonfler : elles auront donc de la tendance à représenter les masses aqueuses, molles ou demi-molles, de bien des tissus. Elles se gonflent surtout dans de l'eau légèrement acidulée ou alcaline. Cet effet est moins prononcé dans des solutions de sels neutres que dans l'eau pure.

3. Elles passent rapidement d'une de leurs modifications à l'autre, de l'état liquide à l'état gélatineux ou solide, et inversement : aussi peuvent-elles se séparer à l'état solide dans les liquides de l'économie, et s'éliminer plus tard en redevenant liquides.

4. L'eau et les substances cristalloïdes diffusent facilement dans les substances protéiques gonflées; mais ces substances opposent une résistance constante à la diffusion des substances colloïdes.

5. Les substances albuminoïdes ont de la tendance à se mélanger à d'autres corps, aux graisses, au phosphate de chaux; elles les retiennent avec résistance et leur servent d'abri.

6. La désassimilation rapide des substances albuminoïdes ne leur permet guère de prendre part d'une manière constante et invariable à la formation des tissus : aussi ces derniers n'ont-ils qu'une durée éphémère. Il n'en est pas de même pour quelques-uns de leurs dérivés, dont les transformations semblent plus limitées, par exemple, le tissu corné, le cartilage, la substance élastique. Ces tissus sont bien durables : ils servent de membranes indifférentes pour le passage des liquides animaux, pour les contenir, etc.

Remarques. — (1) Journal d'Erdmann, vol. LXXI, p. 507. — (2) Voyez § 13 : Les cristaux du sang; Deen, Centralblatt für die mediz. Wissench., 1864, p. 355. Cet auteur prétend avoir pu réduire toutes les substances albuminoïdes à la forme cristalline. Bœttcher a confirmé ce fait pour le sperme et le blanc d'œuf, Virchow's Archiv., vol. 32, p. 525. — (3) Voyez le travail fort intéressant de cet auteur dans les Annales, vol. CXXI, p. 1.

§ 10. — ALBUMINE.

L'albumine est la substance protéique la plus importante de l'organisme. Elle se coagule entre 55 et 75° cent. à l'état de flocons ; quand la solution est très-étendue, il faut une température plus élevée. La coagulation n'est pas spontanée comme celle de la fibrine.

L'albumine se présente sous la forme solide et liquide. La forme solide est fort variable. Mais ces différences s'expliquent facilement par le mélange d'autres substances alcalines ou acides.

L'albumine soluble est précipitée par l'alcool, les acides minéraux, l'acide tannique et la plupart des sels métalliques. Un courant d'acide carbonique précipite également une quantité plus ou moins considérable d'albumine.

Elle passe à l'état insoluble par la coction et l'action des acides ; cependant tous les acides ne la précipitent pas (1). Les alcalis ne précipitent pas l'albumine, mais la transforment, en général, en une substance difficilement soluble (2).

L'albumine ne se trouve point à l'état de pureté dans les liquides animaux; elle est toujours unie à un peu de soude, et les liquides salins de l'organisme la maintiennent à l'état de dissolution. Cette albumine a une réaction légèrement alcaline; elle ne coagule pas en flocons, mais se prend en masses gélatineuses. Elle est, en général, plus facilement soluble que l'albumine pure. Quand l'albumine renferme une plus forte proportion de soude, sa coagulation à la chaleur est souvent modifié.

L'albumine coogulée présente toutes les propriétés des substances protéiques solides.

L'albumine, qui provient des substances protéiques des aliments, entre dans la composition du sang, du chyle, de la lymphe et des différents liquides qui baignent les organes. La myéline semble être formée par de l'albumine unie à des substances grasses. Il est assez difficile, dans l'état actuel de la science, de déterminer toutes les parties de l'organisme constituées par de l'albumine coagulée. Il serait peu raisonnable de vouloir nier sa présence, et le contenu granuleux de bien des cellules animales pourrait bien être formé en tout ou en partie par de l'albumine coagulée.

Nous nous trouvons dans le même embarras pour déterminer dans ses détails la valeur histogénétique de l'albumine. Elle semble cependant être fort considérable, car c'est de l'albumine que naissent en partie les autres substances protéiques de l'organisme.

REMARQUES. — (1) PANUM (Virchow's Archiv., vol. IV, p. 17) a montré qu'en faisant agir sur de l'albumine de l'acide acétique ou de l'acide phosphorique, on obtenait un nouveau corps, l'acidalbumine, facilement soluble dans l'eau, mais insoluble dans des solutions concentrés de sels alcalins neutres. La solution de ce corps dans de l'eau pure n'est point troublée par la chaleur. — (2) La combinaison de l'albumine avec la potasse, ou albuminate de potasse, a été étudié par LIEBERKÜHN (Poggendorff's Annalen, vol. LXXXVI, p. 117), et par Rollett (Wiener Sitzungberichte, vol. XXXIX, p. 347).

§ 11. — Fibrine, substance fibrinogène et fibrinoplastique.

On a décrit autrefois sous le nom de fibrine une substance qui se coagule spontanément à l'air, lorsqu'elle a quitté les liquides qui la tenaient en dissolution pendant la vie.

La fibrine coagule bien plus rapidement à une température élevée qu'à une température basse. L'oxygène contenu dans l'atmosphère ne doit pas avoir d'action sur la coagulation de la fibrine, car elle se coagule dans l'intérieur du corps, et dans des espaces fermés de toutes parts. On peut retarder la coagulation par l'acide carbonique : l'addition de sels alcalins, du sulfate de soude, par exemple, l'entrave d'une manière complète.

La fibrine coagulée spontanément n'est pas pure, car elle a englobé, au moment de la coagulation, tous les éléments cellulaires qui se trouvaient dans le liquide. Elle présente, du reste, des variétés fort nombreuses. Elle se gonfle sans se dissoudre (Liebig) dans de l'eau contenant de l'acide chlorhydrique : c'est le contraire qui a lieu pour la syntonine. La fibrine coagulée se dissout à une douce température dans les solutions de sels alcalins, d'azotate ou de carbonate de potasse, par exemple, et se trouve alors à l'état d'une substance analogue à de l'albumine. La fibrine se rencontre dans le sang, le chyle, la lymphe, en quantité variable : on la trouve également dans les exsudations séreuses.

On suppose généralement que la fibrine (1) est un dérivé de l'albumine : elle renferme un peu plus d'oxygène que l'albumine ; aussi a-t-on pensé qu'elle était le produit de l'oxydation de substances albuminoïdes.

Voyons, en quelques mots, les différentes formes sous lesquelles se présente la fibrine coagulée. Les liquides qui en renferment deviennent rapidement filants, comme gélatineux. Plus tard, une partie du liquide enfermé par la fibrine est mis en liberté, et l'on obtient alors un coagulum de plus en plus petit et résistant. Au microscope, on observe des filaments ou des fibres assez fines, entrelacées, qui enveloppent des éléments cellulaires. Quelques observateurs attribuent cet état fibrillaire au plissement de fines masses membraneuses.

Il y a quelques années, A. Schmidt (2) a enrichi la science d'une découverte qui est venue renverser toutes les théories que l'on avait émises sur la nature de la fibrine[1].

Remarques. — (1) On ne sait trop sous quelle forme la fibrine existe dans les liquides de l'économie avant sa coagulation. Virchow admet qu'elle se trouve à l'état de substance

[1] Bien avant A. Schmidt, Denis, de Commercy (Mémoires sur le sang, considéré quand il est fluide, pendant qu'il se coagule et lorsqu'il est coagulé. Comptes rendus, 1858. — Recherches sur le sang, Toulon et Paris, 1861) déclara que la fibrine proprement dite ne préexiste pas dans le sang ; pour cet auteur c'est de la *plasmine* qui y existe normalement. Cette plasmine peut se dédoubler dans certaines circonstances : 1° en une partie *spontanément coagulable*, et prenant l'aspect fibrillaire (*fibrine concrète*), et 2° en une autre qui reste liquide dans le sérum (*fibrine dissoute*), à moins qu'on ne l'en précipite par le sulfate de magnésie. R.

« fibrogène, » qui ne peut se coaguler spontanément : ce serait sans doute une oxydation qui la transformerait en véritable fibrine coagulable. Voyez Virchow's Gesammte Abhandlungen zur wissenschaftlichen Medizin, Francfort, 1856, p. 104. — Virchow disait dans son travail qu'il n'y avait aucune raison d'admettre que la fibrine coagulée n'existât déjà avant sa coagulation. Brücke (Virchow's Archiv., vol. XII, p. 81 et 172) émit bientôt une autre opinion : pour cet auteur, la substance désignée sous le nom de fibrine soluble n'existe pas dans le sang à l'état de fibrine. La fibrine serait le produit de substances albuminoïdes contenues dans le sang, car une partie de l'albumine du sérum se coagule déjà à la température extérieure, tandis que la plus grande portion ne se coagule qu'à une température bien plus élevée. Brücke fait observer en outre qu'au moment de la coagulation de la fibrine, il se précipite une certaine quantité de phosphates calcaires difficilement solubles, ainsi que de la magnésie et de la chaux non combinées au phosphore. Il suppose que ces substances minérales, si difficilement solubles, n'existaient point sous cette forme dans le sang, qu'elles sont, au contraire, produites au moment de la coagulation par la décomposition de combinaisons solubles. Il admet qu'un acide (?) vient décomposer, au moment de la coagulation, l'albuminate de soude, ainsi que les composés inorganiques du sang : il résulterait de cette décomposition une substance protéique insoluble et des éléments minéraux difficilement solubles. — Quand on s'oppose à la coagulation du sang de cheval en le plongeant dans un mélange réfrigérant, on y trouve une substance protéique qui présente tous les caractères de l'albumine ordinaire ; quand on laisse coaguler ce même sang, la substance protéique se dépose sous forme de fibrine. Toutes les substances protéiques, l'albumine aussi bien que la fibrine, renfermées dans une certaine quantité de plasma, préalablement acidifié par de l'acide acétique, puis neutralisé par l'ammoniaque, coagulent à la température de 60°. — Enfin Brücke a obtenu, en saturant, d'après les indications de Lieberkühn, un albuminate de potasse avec de l'acide phosphorique et de l'acide acétique, ou bien en le traitant par du phosphate acide de chaux, une masse très-analogue à de la fibrine coagulée. — (2) Cet auteur admet qu'il n'existe pas de fibrine fluide dans les liquides de l'économie. Elle se forme dans le sang et dans d'autres liquides par la combinaison chimique de deux substances fort voisines, qu'il désigne sous le nom de « fibrinogène » et de « fibrinoplastique. » La substance fibrinogène est à l'état de dissolution dans le plasma sanguin ; la substance fibrinoplastique, au contraire, s'observe dans le contenu cellulaire des globules du sang, dans les cristaux du sang : c'est elle qui forme la globuline et la sérumcaséine. (Panum.) En s'unissant, en petites proportions, il est vrai, à la substance fibrinogène, elle forme la fibrine. La lymphe, le chyle, le pus, beaucoup de tissus composés de cellules (le cartilage et les tendons exceptés), le sérum du sang, la synovie, l'humeur vitrée et aqueuse de l'œil, la salive, contiennent tous de la substance fibrinoplastique. La substance fibrinogène se trouve, à son tour, dans presque tous les liquides séreux de l'économie, dans les liquides qui baignent le tissu conjonctif et les muscles. Du reste, les réactions de la substance fibrinogène sont fort analogues à celles de la substance fibrinoplastique. Les échanges rapides de substances, qui se font entre les différents liquides de l'économie, empêchent la formation de la fibrine pendant la vie. Schmidt suppose en outre que, lors de la combinaison chimique des deux substances mères en fibrine coagulée, l'alcali qu'elles renfermaient est mis en liberté. Les travaux de A. Schmidt se trouvent dans les Archives de Reichert et Du Bois-Reymond, 1861, p. 545 et 675, puis 1862, p. 428 et 533.

§ 12. — Myosine, Fibrine musculaire ou Syntonine.

Les éléments contractiles de l'organisme, le protoplasme, qui forme le corps des cellules jeunes, les muscles lisses et striés sont formés par une série de substances albuminoïdes qui se distinguent par des réactions spéciales, et qui se coagulent presque toutes à une température peu élevée qui varie de 35 à 50° c.

L'une de ces substances, la *myosine* de Kühne (1), coagule spontanément après la mort, et produit la rigidité cadavérique. La myosine coagulée est insoluble dans l'eau, mais soluble dans les solutions salines qui renferment moins de dix pour cent de chlorure de sodium. La myosine se dissout également dans les acides dilués et dans les alcalis.

Outre la myosine, le liquide musculaire renferme encore trois autres substances albuminoïdes solubles ; la première est un albuminate de potasse, la seconde coagule à 45° c., la troisième à 75° c.

En traitant les muscles striés ou lisses par des acides dilués, on a obtenu un produit de substitution de ces substances albuminoïdes, la fibrine musculaire ou *syntonine*, ainsi nommée par Lehmann. Contrairement à la fibrine du sang, la syntonine se dissout dans un liquide qui contient 0,1 p. 100 d'acide chlorhydrique ; par contre, elle résiste aux solutions d'acide azotique et de carbonate de potasse.

Les peptones, c'est-à-dire les produits de substitution des substances albuminoïdes alimentaires traitées par le suc gastrique acide, ressemblent beaucoup à la syntonine.

Caséine.

La caséine se présente également sous deux formes. Elle ne coagule pas spontanément, mais par la chaleur. Elle ne se coagule pas en flocons comme la fibrine, mais sous forme d'une pellicule mince. Cependant les solutions albumineuses très-alcalines coagulent d'une manière analogue ; il est donc difficile de distinguer la caséine des albuminates de soude. La caséine se coagule également en présence du suc gastrique. Les acides, même l'acide acétique, précipitent la caséine sous forme de flocons. Un courant d'acide carbonique ne précipiterait pas la caséine du lait, d'après Lehmann. Ce sont là les caractères de la caséine mêlée aux liquides alcalins de l'organisme. La caséine pure en diffère quelque peu.

La caséine constitue une des substances fondamentales du lait de l'homme et des mammifères ; elle est le principe alimentaire le plus important pour les nouveau-nés. Elle est tantôt dissoute dans le sérum du lait, ou bien elle forme l'enveloppe des gouttelettes graisseuses. On ne sait encore au juste si la caséine existe dans d'autres liquides de l'organisme. Sa présence dans le sang n'est pas complétement démontrée. On la trouverait, d'après M. Schultze, dans la membrane moyenne des artères.

Remarques. — (1) Voy. Kühne, Chimie physiologique, p. 272 et 333 ; Liebig, Annales, vol. LXXIII, p. 125 ; Kühne, Untersuchungen über das Protoplasma, *Expériences sur le protoplasma*, Leipzig, 1864. — (2) Panum (Virchow's Archiv., vol. XXXV, p. 251) décrit dans le sérum du sang une substance protéique connue sous le nom de « sérumcaséine. » Quand on étend le sérum d'eau, en y ajoutant ensuite de l'acide acétique pour neutraliser la solution, il se précipite une substance albuminoïde, qui se redissout dans un excès d'acide ou dans les alcalis et les solutions de sels alcalins neutres ; cette même substance est insoluble dans l'eau et dans l'alcool. On ne peut prouver, dans l'état actuel de la science, que cette substance soit de la caséine ; car ce pourrait être tout aussi bien de l'albumine non alcaline et pauvre en sels. A. Schmidt la considère comme de la globuline ou de la substance fibrinoplastique.

§ 13. — Cristalline, Globuline et Hémoglobuline.

Pour certains auteurs, la cristalline, substance qui se trouve dans le cristallin à l'état de solution concentrée, est identique à la globuline.

La cristalline coagule par la chaleur et non spontanément comme la fibrine. Sa coagulation exige une température plus élevée que pour l'albumine; la cristalline se dépose tantôt sous forme d'une masse globuleuse, tantôt sous forme d'un coagulum laiteux. Une solution de cristalline, mélangée à de l'acide acétique, précipite quand le liquide est complétement neutralisé par l'ammoniaque; de même, une solution ammoniacale ne précipite que par l'addition d'acide acétique jusqu'à neutralisation. L'acide carbonique précipite la cristalline.

L'*hématoglobuline*, qui constitue la substance cellulaire des globules sanguins de l'homme et des vertébrés, peut former dans certaines circonstances une substance cristalline colorée. On obtient ainsi les cristaux du sang (fig. 1), dont on s'est surtout occupé dans ces derniers temps. D'après les observations de Funke (1), Lehmann (2), Kunde (3), Teichmann (4), Bojanowsky (5), Rollett (6), Hoppe (7), Bœttcher (8) et d'autres, ces substances cristallines ne seraient pas identiques dans les différents groupes de vertébrés : la solubilité des cristaux du sang serait très-variable pour les différentes formes. Leurs décompositions, leur mélange à des substances étrangères, n'ont permis jusqu'alors d'en faire des analyses complètes. Ces cristaux sont dus sans doute à la cristallisation de substances albuminoïdes colorées par la matière colorante du sang; mais cette supposition est loin d'être prouvée.

Les cristaux du sang affectent la forme de prismes, de tétraèdres, de lames hexagonales et de rhomboèdres. La première forme est la plus fréquente chez l'homme et la plupart des mammifères (fig. 1 *a* et *c*); on y observe cependant aussi les lames rhomboédriques (*b*). L'hématocristalline se présente sous forme de tétraèdres chez la souris et le cochon d'Inde (*d*); on n'a observé jusqu'alors les lames hexagonales que chez l'écureuil (*f*); les rhomboèdres se rencontrent dans le sang du hamster (*e*). Cependant, en général, tous les cristaux du sang appartiennent au système rhomboédrique. Les cristaux de l'écureuil seuls appartiennent au système hexagonal. (Rollett, von Lang.)

Les cristaux du sang, quand ils sont isolés, ont une couleur rouge amarante qui rappelle celle de la fleur du pêcher : réunis en masse, ils présentent légèrement la couleur du cinabre. Dissous dans l'eau, ils la colorent en rouge plus ou moins foncé. Les formes cristallines prismatiques se dissolvent bien plus facilement dans l'eau que les tétraèdres. Les cristaux sont insolubles dans l'éther et l'alcool. Ils se dissolvent facilement dans l'acide acétique, en prenant une coloration d'un brun jaunâtre : ils se dissolvent également dans l'ammoniaque, mais non dans une solution de potasse concentrée. Ils se décolorent rapidement sous l'influence du chlore. La chaleur et l'alcool les précipitent quand ils sont en dissolution dans l'eau ; le chlorure de sodium les précipite quand ils sont dissous dans de l'acide acétique.

Les cristaux du sang se décomposent très-facilement. Ils se désagrégent à l'air et à la température de 160° à 170° cent., et brûlent en laissant 1 p. 100 de cendres dont l'élément principal est de l'oxyde de fer. (Lehmann.)

Les cristaux du sang se forment plus ou moins facilement, suivant les circonstances. Ils se produisent quand on fait passer un courant d'oxygène, puis d'acide carbonique, dans du sang dilué; il en est de même quand on laisse évaporer lentement sur le porte-objet du microscope du sang auquel on a mêlé de l'alcool ou de l'éther. La lumière favorise, dit-on, la formation des cristaux. On les obtient également en faisant congeler, puis fondre le sang, en le chauffant à 60° cent., en le soumettant à l'influence d'une décharge électrique. Les cristaux se forment aussi quand on place le sang sous la cloche d'une machine pneumatique, quand on y verse quelques sels, le sulfate de soude par exemple, ou bien quand on y ajoute du chloroforme au contact de l'air. Les cristaux se forment avec une facilité remarquable chez le cobaye. Le sang de la rate cristallise également avec une grande facilité.

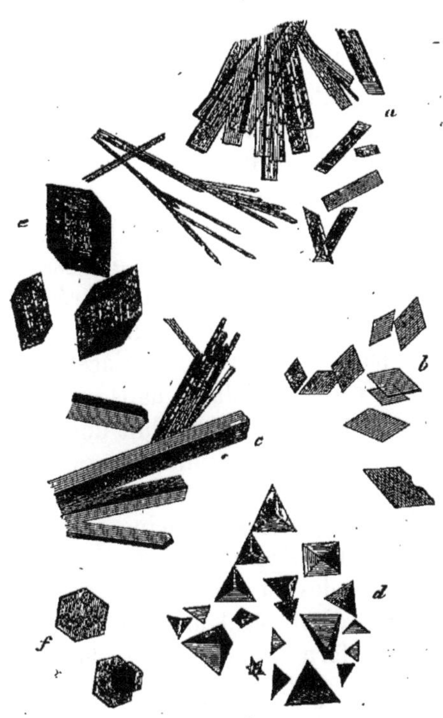

Fig. 1. — Cristaux du sang de l'homme et des mammifères.

a, cristaux du sang veineux de l'homme ; *b*, cristaux du sang veineux de la rate ; *c*, cristaux du sang du cœur d'un chat ; *d*, de la veine jugulaire d'un cobaye ; *e*, du hamster ; *f*, de la veine jugulaire de l'écureuil.

L'hématocristalline formerait les 7 centièmes de la masse totale du sang, d'après Lehmann.

REMARQUES. — (1) HENLE et PFEUFER, Zeitschrift, 1851, p. 172 ; 1852, p. 198 et 288. — (2) Chimie physiologique, vol. I, p. 364, et Zoochimie, p. 135. — (3) HENLE et PFEUFER, Zeitschrift, 1852, p. 271. — (4) Même ouvrage, 1853, p. 375. — (5) Zeitschrift für wissensch. Zoologie, vol. XII, p. 315. — (6) Wiener Sitzungsberichte, vol. XLVI, IIe partie, p. 65. — (7) Virchow's Archiv., vol. XXIX, p. 233 et 597. — (8) Ueber Blut-Krystalle, *Sur les cristaux du sang*, Dorpat, 1862 ; et Virchow's Archiv., vol. XXXII, p. 126. — Voici, d'après C. Schmidt, la composition des cristaux pour cent : C 54,2, H 7,2, N 16,3, FeO 0,43, S 0,67, O 20,2 ; Hoppe a donné une analyse anologue. — (9) L'hématocrystaline a des propriétés fibrinoplastiques analogues à celles de la globuline. (A. SCHMIDT.)

§ 14.

Dans ce chapitre nous indiquerons quelques substances peu étudiées, mais analogues aux substances protéiques dont elles dérivent dans l'organisme.

En première ligne nous trouvons des ferments dont l'action est plus ou moins bien connue : la *ptyaline* (salive), la *pepsine* (suc gastrique), la *pancréatine* (suc pancréatique).

Dans les vieilles cellules des tissus cornés, des épithéliums, des ongles ou des poils, et dans les tissus analogues des animaux, on trouve une substance insoluble dans l'eau, et assez difficile à obtenir à l'état de pureté : elle contient près de 5 p. 100 de soufre, et se dissout en partie dans les alcalis; ses produits de décomposition offrent une grande analogie avec les substances protéiques (1). On a donné à cette substance le nom de *substance cornée* ou *kératine*.

On désigne sous le nom de *substance muqueuse* ou *mucine* une substance qui se trouve dans les détritus des membranes muqueuses, tantôt à l'état floconneux, tantôt en dissolution; on la rencontre également dans la synovie, dans l'humeur vitrée, dans la gelée de Wharton, enfin dans certains produits pathologiques (tissu muqueux). La mucine ne se coagule pas par la chaleur. L'acide acétique la trouble ou la précipite en flocons; elle n'est point soluble dans un excès d'acide. L'alcool versé dans une solution de mucine y produit une coagulation fibrineuse, soluble dans l'eau chaude. Quant aux autres caractères de la mucine, ils sont identiques à ceux des autres substances protéiques : réaction avec le sucre et l'acide sulfurique, etc. La mucine ne semble pas contenir de soufre, mais elle est très-riche en phosphate de chaux. [Scherer (2).] La mucine agit à la manière des ferments.

Nous dirons également un mot de la substance colloïde. Elle se présente sous la forme d'une matière homogène, consistante, insoluble dans l'eau et dans l'acide acétique; cet acide ne la précipite pas comme la mucine; les alcalis la dissolvent généralement. On l'observe dans les produits de transformation des tissus pathologiques (dégénérescence colloïde); mais on la rencontre également à un certain âge dans la glande thyroïde de l'homme.

REMARQUES. — (1) Annales de la chimie, vol. LXXXIII, p. 332. Scherer et van Laer ont publié des travaux sur la substance cornée, vol. XL, p. 59, et vol. XLV, p. 162. — (2) Voy. Annales, vol. LVII, p. 196.

B. — Dérivés histogénétiques des substances protéiques.

§ 15.

Nous trouvons tout d'abord les masses collagènes qui jouent un rôle si important dans l'organisme en formant la substance intercellulaire des tissus conjonctifs, cartilagineux et osseux. On désigne sous le nom de substances collagènes des corps riches en azote et en soufre, insolubles dans l'eau froide, solubles après une coction prolongée dans l'eau, et donnant alors, après refroidissement, une masse gélatiniforme, connue sous le nom de *colle*. La composition de cette substance ne subit pas de modification en passant sous cette forme, bien que nos connaissances chimiques soient encore bien arriérées à ce sujet.

Les substances collagènes se distinguent des autres substances protéiques par leur solubilité dans l'eau bouillante et par la consistance gélatineuse qu'elles prennent alors. De plus, le mélange de sucre et d'acide sulfurique leur donne une teinte d'un jaune brunâtre au lieu de les rougir. L'acide azotique les colore en jaune comme les autres substances protéiques.

On n'a pu jusqu'alors transformer artificiellement les substances albuminoïdes en substances collagènes, et réciproquement.

Collagène et Glutine.

La substance collagène, qui se transforme par la cuisson en colle ordinaire ou glutine, est encore peu connue. Les réactions de la glutine ont été, par contre, beaucoup étudiées. Les acides et les alcalis ne précipitent pas la glutine dans ses solutions ; l'acide tannique seul donne un précipité. Le chlorure de mercure et de platine, le sulfate de fer, précipitent la glutine ; l'acétate de plomb n'a pas la même action.

La glutine appartient au grand groupe des tissus conjonctifs et forme la base organique des os et des cartilages ossifiés. La substance collagène est donc très-répandue dans l'organisme. On n'en a observé qu'une fois dans les liquides de l'organisme, dans le sang d'un leucémique [Scherer (1)] ; il faut donc admettre que la substance collagène dérive des substances protéiques ; il en est de même du tissu conjonctif, qui ne donne point de glutine à l'état embryonnaire, et semble formé à cette époque par une substance protéique. (Schwann.) Quant au mode de transformation chimique, il nous est complétement inconnu.

Substance chondrigène, ou Chondrine.

La chondrine, qui se rapproche de la glutine, se trouve dans les cartilages permanents, les cartilages des os avant leur ossification, et dans un produit cartilagineux pathologique, l'enchondrome. La substance de la cornée de l'œil semble être sinon identique, du moins très-analogue à la chondrine. Les acides précipitent la chondrine dans ses solutions : elle est soluble dans un excès de réactif, excepté dans l'acide acétique, dont le précipité reste insoluble. L'alun, le sulfure et le sulfate de fer, le sulfate de cuivre, l'acétate neutre et basique de plomb, l'azotate d'argent, l'azotate de mercure précipitent également la chondrine. La substance chondrigène nous est peu connue.

La chondrine est un dérivé des substances protéiques, de même que la glutine. On a parlé d'une transformation de la chondrine en glutine au moment de l'ossification. Mais cette hypothèse, plus qu'invraisemblable, ne saurait être vérifiée dans l'état actuel de la science.

Ces deux substances ne semblent pas être les seules substances collagènes de l'organisme.

Substance élastique, ou Élastine.

On trouve dans plusieurs tissus de l'économie une substance qui diffère des substances collagènes (2), et qui se caractérise par sa fixité et sa difficulté à se dissoudre.

Cette substance élastique ne donne pas de colle, même par une cuisson prolongée, à moins qu'elle ne soit mélangée à du tissu conjonctif. L'acide acétique ne l'attaque point et ne la dissout qu'après plusieurs jours de coction. L'acide chlorhydrique dilué la dissout à une température peu élevée. L'acide azotique la colore en jaune après avoir formé de l'acide xanthoprotéique. La potasse ne la dissout que fort lentement. L'acide sulfurique et le sucre ne la colorent pas en rouge.

La substance élastique, dont les limites sont difficiles à déterminer au microscope, constitue des fibres et des plaques dans le tissu conjonctif; dans d'autres organes, elle limite des culs-de-sac, des canaux; elle sert d'enveloppe aux cellules, sans prendre cependant part à la formation du corps cellulaire lui-même.

La fixité de la substance élastique, son indifférence chimique, lui permettent d'arrêter les liquides de l'organisme, de les filtrer, etc. L'élasticité de cette substance est également d'une haute importance (3).

L'origine de la substance élastique nous est à peu près inconnue. Mais elle dérive très-probablement des substances protéiques.

Remarques. — (1) Verhandlungen der physikalisch medizinischen Gesellschaft zu Würzburg, *Comptes rendus de la Société de médecine de Wurzbourg*, vol. II, p. 321. — (2) Voy. Chimie physiologique de Mulder, p. 595. — (3) Donders (Siebold's und Kœlliker's Zeitschrift für wissenschaftliche Zoologie, vol. III, p. 348, et vol. IV, p. 242) a étendu le domaine de la substance élastique bien au delà du tissu élastique proprement dit : quelques opinions de cet auteur sont fondées, mais il a peut-être poussé l'analogie un peu trop loin. Pour cet auteur, les membranes de toutes les cellules, les enveloppes des faisceaux primitifs des muscles, les gaînes des nerfs, les parois des capillaires, certaines membranes sans structure, la membrane de Descemet, la capsule du cristallin, sont formées par de la substance élastique. Nous reviendrons sur ce point dans la partie histologique de notre travail.

C. — Les hydrocarbonates.

§ 16.

La chimie nous a fait connaître une série de corps indifférents qui ne contiennent pas d'azote, et qui, malgré leurs propriétés physiques très-variables, ont une composition analogue qui a pour formule générale : $C_{12} H_n O_n$. L'oxygène et l'hydrogène y sont représentés comme de l'eau, et cependant ces deux gaz n'entrent point en combinaison sous la forme d'eau véritable. De là le nom de corps hydrocarbonés, qui repose par le fait sur une erreur chimique. Il faut avouer, du reste, que la constitution intime de ces corps nous est encore peu connue.

Tous les hydrocarbonates sont neutres; aucun d'eux n'est volatil; une partie d'entre eux cristallise. Plusieurs de ces corps sont insolubles dans l'eau; d'autres, au contraire, sont solubles. Ces derniers se rencontrent en dissolution dans les liquides de l'économie ou en combinaison avec d'autres substances.

Les hydrocarbonates se substituent facilement les uns aux autres, et c'est à ce point de vue que les ferments albuminoïdes jouent un rôle si important dans l'organisme. Quand on les fait digérer dans des acides minéraux étendus, ils se transforment généralement en glycose. Les corps hydrocarbonés ont la même composition que certains acides organiques. Aussi donnent-ils facilement naissance à de l'acide acétique, des acides gras, de l'acide lactique.

Les corps hydrocarbonés sont des produits végétaux (à l'exception du sucre de lait). Dans les végétaux, une substance hydrocarbonée, la cellulose, a une importance histogénétique très-considérable. Les choses se passent autrement dans l'organisme animal, notamment dans le corps des animaux élevés et de l'homme. Là, en effet, les substances hydrocarbonés ne prennent nullement part à la formation des tissus, et elles sont tenus en dissolution par les liquides de l'organisme. Elles semblent être des produits de désassimilation des substances protéiques ou des substances alimentaires. En se décomposant, elles se transforment en acide carbonique et en eau. Elles peuvent se transformer en acides gras et concourir ainsi à la formation de la graisse : mais passons sur ce fait.

Dans le groupe des corps hydrocarbonés nous trouvons plusieurs substances importantes, et entre autres trois espèces de sucres : le *sucre de raisin*, l'*inosite* et le *sucre de lait*.

Les sucres ont, en général, une saveur sucrée; ils sont solubles dans l'eau et cristallisent presque tous. Le glycose subit facilement la transformation alcoolique; le sucre de lait fermente plus difficilement; l'inosite ne se change jamais en alcool.

SUBSTANCE GLYCOGÈNE, $C_{12}H_{10}O_{10}$.

Ce corps a été découvert par Cl. Bernard; il doit être placé entre l'amidon et la dextrine. Il se colore du rouge vineux en brun ou en violet par l'iode. On le rencontre dans les cellules du foie à l'état granuleux (Schiff), ainsi que dans plusieurs tissus embryonnaires. Il se transforme en glycose de bien des manières : par la coction avec des acides dilués, par l'action de la diastase, de la salive, du suc pancréatique et du sang. La substance glycogène joue un rôle très-important, comme ferment, dans la formation du sucre dans le foie. Il est permis de supposer que cette substance se développe par la décomposition d'une substance albuminoïde.

SUCRE DE RAISIN, OU GLYCOSE, $C_{12}H_{12}O_{12}+2HO$.

Le glycose (fig. 2) cristallise généralement en masses irrégulières, bosselées, rarement en lames qui appartiennent au système klinorhombique. Il se dissout facilement dans l'eau et dévie la lumière polarisée à droite. A une faible chaleur, le glycose réduit à l'état de peroxyde de cuivre le sulfate de cuivre mêlé à une solution de potasse; il s'unit au chlorure de sodium pour former des pyramides cristallines à quatre et à six pans. En présence des substances azotées, comme l'albumine ou la caséine, et même en présence de bases, le glycose fermente et se transforme en acide lactique et, plus tard, en acide butyrique.

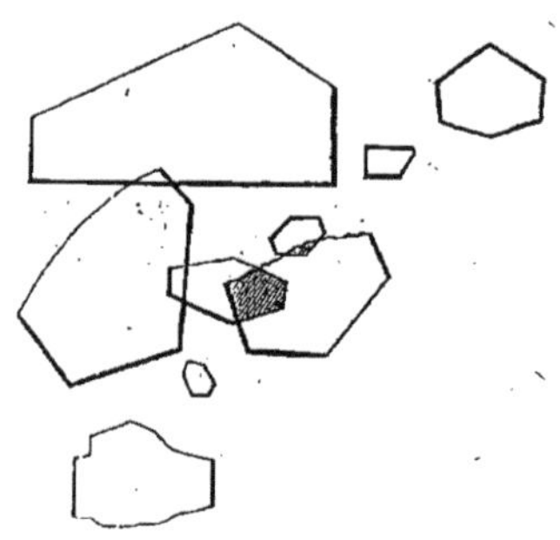

Fig. 2. — Cristaux de glycose provenant du miel.

Le sucre de raisin est très-répandu dans le règne végétal; il se développe aux dépens d'autres corps hydrocarbonés, de l'amidon, par exemple, grâce aux ferments contenus dans les produits de sécrétion des glandes de la bouche, dans le suc pancréatique et dans le suc intestinal. C'est ainsi qu'absorbé dans le tube digestif, le glycose passe dans le chyle et dans le sang. Comme il disparaît bientôt dans ce dernier liquide, on a admis qu'il s'y brûle en passant à l'état d'acide carbonique et d'eau, sans donner lieu à d'autres produits de décomposition.

Le glycose se trouve également dans le tissu hépatique. Nous avons parlé de ce fait à propos de la substance glycogène (2).

L'urine normale peut renfermer quelques traces de glycose. Chez les animaux, à la suite de l'irritation de la moelle allongée (Cl. Bernard), ou d'autres points des centres nerveux, on le trouve en abondance. A l'état pathologique, on observe des quantités abondantes de sucre non-seulement dans l'urine, mais dans les différents liquides du corps des *diabétiques*.

SUCRE MUSCULAIRE, INOSITE, $C_{12}H_{12}O_{12}+4HO$.

Ce corps, découvert par Scherer (3), est tout à fait identique à la phaséomannite observée dans le règne végétal, dans les fèves surtout. [Vohl (4).]

L'inosite (fig. 3) forme des prismes klinorectangulaires, qui perdent, à la température de 100° cent., 4 équivalents d'eau de cristallisation, et se désagrégent à l'air. Dissous dans de l'alcool bouillant, l'inosite cristallise en lamelles brillantes. L'inosite se dissout facilement dans l'eau, et forme avec la caséine de l'acide lactique et de l'acide butyrique.

L'inosite ne réduit pas l'oxyde de cuivre, mais se colore en rouge très-intense quand on l'a fait chauffer presque jusqu'à dessiccation avec de l'acide azotique, et qu'on y verse un peu d'ammoniaque. (La réaction est surtout prononcée en présence du chlorure de chaux.)

L'inosite semble très-répandue dans l'organisme. On la rencontre dans les muscles du cœur, dans les muscles du chien, dans le pancréas, dans le thymus (Scherer); Cloëtta (5) l'a trouvée dans les poumons, les reins, la rate, le foie; enfin Müller (6) l'a observée dans la substance cérébrale. L'inosite peut passer dans l'urine; on la trouve dans le diabète et dans la maladie de Bright. (Cloëtta, Neukomme.)

L'inosite est le produit de la décomposition de substances histogénétiques.

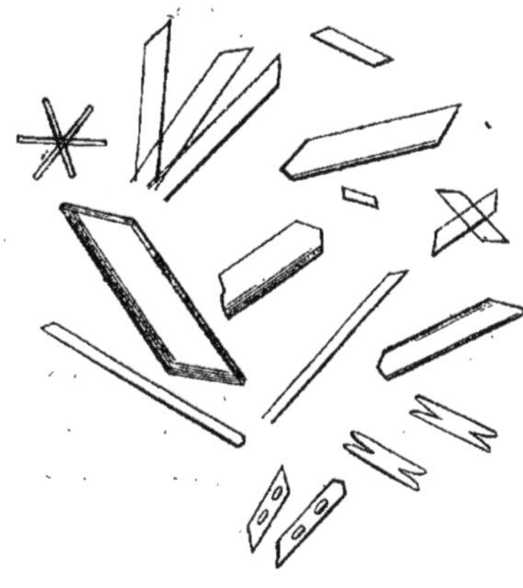

Fig. 3. — Inosite provenant des muscles du cœur de l'homme.

SUCRE DE LAIT, $C_{12}H_{11}O_{11} + HO$.

Le sucre de lait se distingue du corps précédent par sa composition, par sa cristallisation en prismes obliques à quatre pans, et par sa faible solubilité dans l'eau. Il dévie également la lumière polarisée à droite, et réduit l'oxyde de cuivre comme le glycose. La caséine et d'autres ferments le transforment en acide lactique et en acide butyrique.

Le sucre de lait n'existe pas dans le règne végétal; il est une des parties constituantes du lait des mammifères et de l'homme. Son abondance dépend de la proportion des corps hydrocarbonés absorbés; il persite dans le lait des carnivores, même quand ils se nourrissent exclusivement de viande, comme Bensch l'a montré, contrairement à Dumas. On n'en a pas démontré la présence bien certaine dans le sang des mammifères; il semble au contraire y faire défaut.

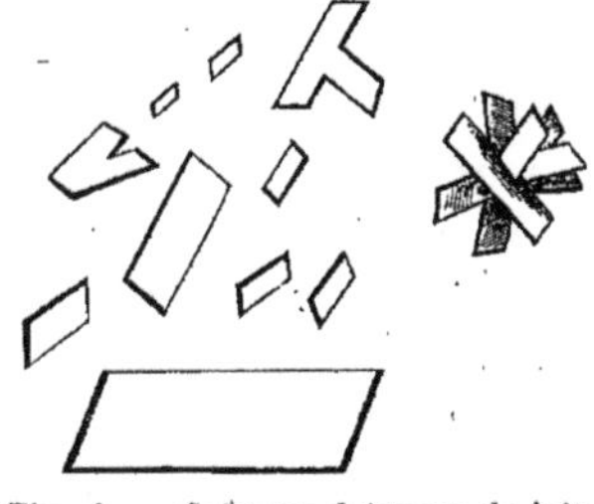

Fig. 4. — Cristaux de sucre de lait.

La mamelle agirait donc comme ferment (2) dans la production du sucre de lait. Il est permis de supposer que le sucre de lait se développe aux dépens du glycose, avec lequel il présente tant d'analogie.

REMARQUES. — (1) Nous signalerons en particulier les ouvrages suivants; C. BERNARD, Leçons sur la physiologie du syst. nerveux, tome I, p. 467; GORUP-BESANEZ, Annales, vol. CXVIII, p. 227; HENSEN, Würzburger Verhandlungen, vol. VII, p. 219, et Virchow's Archiv, vol. XI, p. 395; PELOUZE, Comptes rendus, tome XLIX, n° 26; SCHIFF, Archiv für physiol. Heilkunde, vol. I, p. 263, et Comptes rendus, tome XLVIII, n° 18; C. BERNARD,

Comptes rendus, 1859, tome XLVIII, n° 2 ; Annal. d. sc. nat., série IV, tome X, p. 111, et Journal de physiol., tome II, p. 31 ; ROUGET, Comptes rendus, tome XLVIII, n° 16, et Journal de physiol., tome II, p. 83. — (2) CL. BERNARD et BARRESWIL, Comptes rendus, tome XXVII, p. 514. Voy. aussi les Traités classiques de physiologie et de chimie physiologique. MEISSNER (Gœttinger Nachrichten, 1862, p. 157) prétend avoir trouvé une nouvelle espèce de sucre dans les muscles, « sucre musculaire ; » il jouerait le rôle de ferment. — (3) Annales, vol. LXXIII, p. 322. — (4) Annales, vol. CI, p. 50. — (5) Vierteljahrschrift der naturforschenden Gesellschaft in Zürich, vol. I, p. 205. — (6) Annales, vol. CI, p. 131.

D. — Acides gras et graisses.

§ 17.

Les acides gras se présentent dans l'organisme soit à l'état de liberté, soit en combinaison avec une base organique (savons), ou unis à une substance organique jouant le rôle de base (graisses neutres).

Cette substance organique est la

$$\text{GLYCÉRINE, } C_6H_8O_6 \text{ ou } \left.\begin{matrix} C_6H_5 \\ H_3 \end{matrix}\right\} O_6.$$

On peut regarder la glycérine comme un alcool triatomique, dont le radical serait glycéril $= C_6H_5$. La glycérine se présente sous l'aspect d'un liquide incolore, sirupeux, cristallisable, qui peut se mélanger à l'eau en toutes proportions. On peut la distiller en prenant de grandes précautions. A une trop haute température, elle se décompose en eau et en *acroléine* $C_6H_4O_2$, substance d'une odeur très-forte et qui attaque vivement les yeux. (L'acroléine peut servir à reconnaître la glycérine et les graisses qui en contiennent, car les autres acides gras ne développent pas cette odeur.)

La glycérine se combine aux acides; elle forme ainsi l'acide *glycophosphorique;* elle forme également des combinaisons neutres qui peuvent s'unir à des acides gras et former les graisses neutres de l'organisme.

On a désigné ces combinaisons sous le nom de glycérides. De même que l'alcool s'unit à différents acides, de même la glycérine se combine aux acides organiques en formant de l'eau.

1 éq. de glycérine + 1 éq. d'acide — 2 éq. d'eau (*Monoglycérid*).
1 éq. de glycérine + 2 éq. d'acide — 4 éq. d'eau (*Diglycérid*).
1 éq. de glycérine + 3 éq. d'acide — 6 éq. d'eau (*Triglycérid*).

Le dernier groupe seulement, composé par les triglycérides, représente quelques graisses neutres naturelles.

La glycérine pénètre dans l'organisme avec les graisses neutres des aliments. Lors de la saponification de ces graisses, la glycérine est mise en liberté; elle se combine de nouveau aux acides gras dans l'intérieur des tissus, pour former des graisses neutres. Ces transformations sont aussi peu connues que les produits de décomposition physiologique de la glycérine.

ACIDE GLYCOPHOSPHORIQUE, $2HO.C_6H_7O_5.PO_5$.

Cet acide est un produit de décomposition du Protagon et de la Lécithine qui existent dans le cerveau, les nerfs et dans d'autres points du corps; c'est au même titre qu'on l'a rencontré dans le jaune de l'œuf de la poule.

Les acides gras de l'organisme appartiennent à deux séries naturelles, dont la première est composée d'après la formule $C_nH_nO_4$, et la seconde d'après la formule $C_nH_{n-2}O_4$.

§ 18.

Parmi les acides hydratés du premier groupe, il est plusieurs acides gras, inférieurs ou liquides, qui ne constituent point des éléments des tissus, mais bien au contraire des produits de décomposition.

ACIDE FORMIQUE, $HO.C_2HO_3$ ou $\left.\begin{matrix}C_2HO_2\\H\end{matrix}\right\}O_2$.

On l'a trouvé (Scherer, Müller) dans le liquide qui baigne les muscles, le cerveau et la rate, dans le thymus (Gorup-Besanez), dans la sueur et même en assez grande abondance; enfin, dans le sang de chiens nourris depuis longtemps avec du sucre (Bouchardat et Sandras), et dans le sang pathologique. Quelques-unes de ces observations demandent à être vérifiées.

ACIDE ACÉTIQUE, $HO.C_4H_3O_3$ ou $\left.\begin{matrix}C_4H_3O_2\\H\end{matrix}\right\}O_2$.

Il entre dans la composition du liquide musculaire et de celui de la rate (Scherer); on le rencontre dans le thymus; on l'a également observé dans la sueur. On l'a trouvé dans l'estomac et peut-être même dans le liquide céphalorachidien; enfin, il apparaît dans le sang après l'abus des alcooliques.

ACIDE BUTYRIQUE, $HO.C_8H_7O_3$, ou $\left.\begin{matrix}C_8H_7O_2\\H\end{matrix}\right\}O_2$.

Il se trouve dans le liquide des muscles et de la rate (Scherer), dans le lait, dans la sueur, dans le produit de sécrétion des glandes sébacées de plusieurs points du corps, par exemple, près des organes génitaux; dans l'urine (?). La présence de cet acide dans le sang (Lehmann) est plus que douteuse. On le trouve dans l'estomac et dans l'intestin, comme produit de fermentation des substances hydrocarbonées.

Combiné à la glycérine, sous forme de *Tributyrine*, $\left.\begin{matrix} C_6H_5 \\ 3(C_8H_7O_2 \end{matrix}\right\} O_6$, il concourt à la formation de la graisse neutre du beurre.

ACIDE CAPRONIQUE, $HO.C_{12}H_{11}O_3$ ou $\left.\begin{matrix} C_{12}H_{11}O_2 \\ H \end{matrix}\right\} O_2$.

ACIDE CAPRYLIQUE, $HO.C_{16}H_{15}O_3$ ou $\left.\begin{matrix} C_{16}H_{15}O_2 \\ H \end{matrix}\right\} O_2$.

ACIDE CAPRINIQUE, $HO.C_{20}H_{19}O_3$ ou $\left.\begin{matrix} C_{20}H_{19}O_2 \\ H \end{matrix}\right\} O_2$.

On a trouvé ces acides dans le beurre, en combinaison avec de la glycérine, et même en liberté dans la sueur.

Les acides d'un ordre plus élevé qui composent le groupe dont nous nous occupons, sont *solides* à la température ordinaire. Ils forment les graisses neutres de l'organisme, et sont, par conséquent, des éléments histogénétiques. Ils pénètrent dans l'organisme avec les graisses. Ils se décomposent probablement en acide d'un ordre inférieur, et s'oxydent finalement, en produisant de l'acide carbonique et de l'eau.

ACIDE PALMITIQUE, $HO.C_{32}H_{31}O_3$ ou $\left.\begin{matrix} C_{32}H_{31}O_2 \\ H \end{matrix}\right\} O_2$.

Il entre dans la composition de la plupart des graisses neutres du règne végétal et animal. Il fond à la température de 62° cent. Il cristallise en écailles brillantes comme la nacre.

Cet acide forme, avec la glycérine, une combinaison naturelle qui se trouve en abondance dans les matières grasses de l'homme ; c'est la

TRIPALMITINE, $C_6H_8O_6 + 3(C_{32}H_{32}O_4) - 6HO$ ou $\left.\begin{matrix} C_6H_5 \\ 3C_{32}H_{31}O_2 \end{matrix}\right\} O_6$.

ACIDE STÉARIQUE, $HO.C_{36}H_{35}O_3$ ou $\left.\begin{matrix} C_{32}H_{35}O_2 \\ H \end{matrix}\right\} O_2$.

Cet acide entre également dans la composition des graisses neutres de l'économie, mais en moins grande abondance que l'acide palmitique ; on le rencontre dans les masses graisseuses solides du mouton, du veau (1). Il fond à une température plus élevée que les acides précédents, c'est-à-dire à 69° cent. Il cristallise en aiguilles ou en lamelles blanches, brillantes comme l'argent. Il forme, avec la glycérine, une combinaison neutre, la

TRISTÉARINE, $C_6H_8O_6 + 3(C_{36}H_{36}O_4) - 6HO$ ou $\left.\begin{matrix} C_6H_5 \\ 3(C_{36}H_{35}O_2) \end{matrix}\right\} O_6$.

Parmi les acides du second groupe, un seul présente de l'intérêt pour l'organisme de l'homme ; c'est

L'ACIDE OLÉIQUE (Acide élaïque), $HO.C_{36}H_{33}O_3$ ou $\left.\begin{matrix} C_{36}H_{33}O_2 \\ H \end{matrix}\right\} O_2$.

L'acide oléique pur est un liquide qui ne se prend en lamelles qu'à la température de — 4° cent. Il n'a ni odeur ni saveur; on ne peut le volatiliser sans le décomposer. Les sels qu'il forme ne cristallisent point.

L'acide oléique se combine à la glycérine pour former une des graisses neutres les plus importantes de l'économie, la

$$\text{Trioléine, } C_6H_8O_6 + 3(C_{36}H_{34}O_4) - 6HO \text{ ou } \left.\begin{matrix} C_6H_5 \\ 3(C_{36}H_{33}O_2 \end{matrix}\right\} O_6.$$

Il forme des savons avec les alcalis.

Il pénètre dans l'organisme avec les graisses neutres des aliments. Ses décompositions physiologiques sont très-variables.

Remarques. — (1) On croyait autrefois que l'*acide margarique* était l'acide gras le plus répandu de l'économie. Mais, comme beaucoup d'équivalents des acides palmitique et stéarique ont la même composition que l'acide margarique $HO.C_{34}H_{33}O_3$, on avait cru devoir nier l'existence de ce dernier; c'est à tort, car on est parvenu à obtenir tous ces acides artificiellement (Becker, Heintz). Mais on ne sait au juste si l'acide margarique et l'acide trimargarique entrent dans la constitution des graisses normales. — L'acide *myristique* $HO.C_{28}H_{27}O_3$ serait également très-répandu dans les graisses animales, suivant les recherches de Heintz.

§ 19.

Les *graisses neutres* sont le produit du mélange de différents acides gras avec une base organique, qui se présente chez l'homme sous forme de glycérine. Il est impossible de séparer les différentes combinaisons de graisses neutres; aussi nous sont-elles peu connues. Du reste, l'importance de ces combinaisons dépend de l'acide gras combiné.

Les graisses neutres et pures sont incolores, sans odeur ni saveur; leur réaction est alcaline; elles sont plus légères que l'eau et sont de mauvais conducteurs de l'électricité. Insolubles dans l'eau, elles se dissolvent dans l'alcool et à la chaleur, ainsi que dans l'éther. Elles tachent le papier, brûlent avec une flamme éclatante et ne se volatilisent qu'en se décomposant.

Les graisses neutres se décomposent en acides et en glycérine sous l'influence de la vapeur d'eau à la température de 220° cent.; les ferments et les substances protéiques en putréfaction ont une action analogue. Exposées à l'air, les graisses neutres absorbent avidemment l'oxygène, et deviennent rances sous l'influence des ferments. Une partie de la base organique est décomposée, et l'acide gras est mis en liberté. Les acides gras volatils mis en liberté donnent alors aux graisses neutres une odeur et une saveur particulières. En présence des alcalis et de l'eau, les graisses neutres se transforment en savons; la glycérine est mise en liberté, et l'acide gras se combine à la base inorganique.

Nous avons déjà vu qu'il est impossible de séparer les différentes graisses neutres de la graisse naturelle. Dans ces derniers temps, Pelouze et Berthelot ont artificiellement composé les graisses neutres avec des acides gras et de la glycérine. Les propriétés de ces produits artificiels sont en tout semblables à celles des graisses naturelles ; les graisses neutres de l'organisme forment des combinaisons très-variées.

Dans toutes ces combinaisons on rencontre 3 équivalents d'acides gras, avec 1 équivalent de glycérine et 6 équivalents d'eau. C'est ainsi que l'acide oléique forme la *trioléine*, substance liquide à la température ordinaire, et qui tient en dissolution deux autres graisses neutres cristallines, la *tripalmitine* et la *tristéarine*. La *trimargarine* peut également s'unir à ces derniers corps. On n'est pas encore sûr d'avoir épuisé tous les composés des graisses neutres de l'organisme. Dans le beurre nous trouvons une combinaison d'acide butyrique, d'acides caprinique, capronique et caprylique avec de la glycérine.

Les masses graisseuses du corps des animaux sont tantôt liquides, tantôt solides, suivant qu'il y a plus ou moins de graisse neutre solide dissoute dans la trioléine : ces masses graisseuses prennent la consistance du suif après la mort. Pendant la vie et sous l'influence de la température du corps, elles restent toutes molles ou même liquides. La graisse est répandue d'une manière fort inégale dans les différentes parties du corps et chez les différents animaux.

Les graisses neutres sont très-répandues dans l'organisme. Elles existent dans presque tous les liquides, dans tous les tissus ; elles accompagnent toutes les substances protéiques et histogénétiques. Leur quantité est, du reste, variable (1). Elles apparaissent en masse dans le contenu des cellules du tissu adipeux, sous la peau, dans l'orbite, autour du cœur, dans les reins, les os, la myéline, où l'on observe quelques graisses particulières encore peu connues. La propriété histogénétique des graisses est due sans doute à ce que les combinaisons cristallines, en se dissolvant dans la trioléine, perdent leurs propriétés de cristallisation.

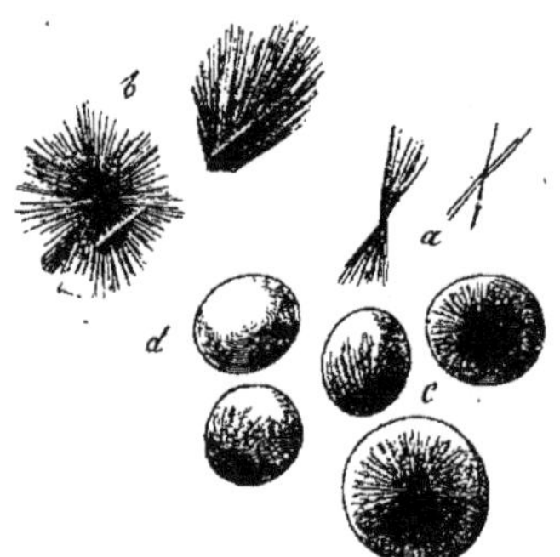

Fig. 5. — Cristaux de margarine. *a*, aiguilles isolées; *b*, en groupe ; *c*, groupes d'aiguilles dans l'intérieur de cellules adipeuses ; *c*, cellule adipeuse dépourvue de cristaux.

Dans certaines circonstances, la graisse solide forme dans le cadavre des cristaux en aiguilles ou des groupes de cristaux (fig. 5). On les a désignés sous le nom de *cristaux de margarine*. On les observe surtout dans l'intérieur des cellules adipeuses.

Remarques. — (1) Voici la quantité de graisse que différents tissus contiennent pour 100 : lymphe, 0,05 ; chyle, 0,2 ; sang, 0,4 ; cartilage, 1,3 ; os, 1,4 ; cristallin, 2,0 ; foie, 2,4 ; muscle, 3,3 ; cerveau, 8,0 ; nerfs, 22,1 ; moelle, 23,6 ; tissu adipeux, 82,7 ; moelle des os, 96,0.

§ 20.

Voici les usages auxquels les graisses sont destinées dans l'organisme :

1. Grâce à leur nature liquide ou molle, elles égalisent les pressions, remplissent les espaces vides et jouent le rôle de coussinets.

2. Accumulées en masses, elles s'opposent à la déperdition du calorique.

3. Elles baignent et lubrifient certains tissus solides, tels que l'épiderme et les cheveux. La sécrétion des glandes sébacées est destinée à ce rôle.

4. Comme les graisses n'ont pas d'affinité pour l'eau, elles se sépareront dans les liquides à l'état de granulations ou de gouttelettes, et formeront ainsi les granulations élémentaires et les vésicules.

5. Leur indifférence chimique les rend aptes à former certains tissus qui ne prennent qu'une part très-faible aux différentes actions chimiques de l'organisme.

6. Soumises à l'action des ferments protéiques, et surtout à l'action de l'oxygène, elles se décomposent en acides gras et en d'autres produits, qui se décomposent à leur tour en acide carbonique et en eau. Le développement de calorique qui accompagne ces phénomènes a une très-haute importance.

7. D'après Lehmann, les graisses joueraient le rôle de ferments. Combinées aux substances protéiques, elles transforment les liquides sucrés et amylacés en acide lactique. L'action de la pepsine dans le suc gastrique serait due à une phénomène identique.

8. Les graisses neutres sont insolubles dans les liquides aqueux de l'organisme ; les savons, au contraire, sont solubles ; et ce fait est très-important au point de vue du transport des acides gras à travers les différentes parties de l'organisme.

Les graisses neutres proviennent des aliments. Chez l'homme, la graisse peut se former aux dépens des substances hydrocarbonées. Liebig a prouvé que cette transformation avait lieu chez certains animaux. L'origine protéique des graisses est beaucoup plus douteuse.

§ 21. — Graisses cérébrales, Cérébrine, Protagon, Lécithine.

Les masses graisseuses du cerveau et des nerfs renferment des substances particulières, très-peu fixes, et conséquemment peu connues. Fremy (1) avait déjà trouvé dans la masse cérébrale des acides gras, de la cholestérine, puis un acide particulier, qu'il avait désigné sous le nom d'acide cérébrique.

Cet acide se présente sous forme d'une masse blanchâtre, pulvérulente, cristalline, insoluble dans l'eau froide, mais se gonflant dans l'eau chaude comme l'amidon. L'acide cérébrique se dissout facilement dans l'éther et dans l'alcool bouillants. Il contiendrait également une faible quantité de phosphore, mais ce n'est sans doute qu'une impureté.

Gobley (2) a étudié plus tard ce corps et l'a obtenu à l'état neutre. On le trouve dans le jaune de l'œuf. Quant à l'acidité, sur laquelle Fremy avait insisté, elle serait, d'après Gobley, le résultat d'un mélange impur avec une substance phosphorée, l'acide glycérophosphoré ou oléophosphoré, par exemple. Aussi Gobley a-t-il donné à cette substance le nom de *cérébrine*. Pour ce chimiste, la cérébrine contiendrait également du phosphore : Müller (3) ne croit pas cette assertion exacte.

Dans ces dernières années, un chimiste bien connu, Hoppe (4), a décrit une nouvelle substance, à laquelle il a donné le nom de *protagon*.

Le protagon, qui a pour formule $C_{232} H_{241} N_4 PO_{14}$, est une substance neutre, qui formerait la presque totalité de la masse cérébro-spinale : la cérébrine et l'acide oléophosphorique ne seraient que les produits de décomposition. Le protagon se dissout à peine dans l'éther pur ; mais il est soluble dans l'alcool bouillant et dans les graisses. Mélangé à l'eau, il forme une masse opalescente comme l'amidon. La solution concentrée de protagon forme une colle solide : quand on mélange ce corps à beaucoup d'eau, on obtient un liquide trouble. En faisant bouillir le protagon avec de l'eau de baryte, on obtient de l'acide glycérophosphorique, de l'acide stéarique, un troisième acide libre encore peu connu, et une base, la neurine.

On a trouvé le protagon dans d'autres points du corps; dans les globules rouges du sang, les globules de pus, le sperme, et même dans certaines plantes.

Cependant des expériences récentes semblent mettre en doute l'existence du protagon.

Gobley avait déjà décrit, sous le nom de lécithine, une substance qu'il avait trouvée dans le tissu nerveux, dans le sang et le jaune d'œuf, et qu'il avait pu décomposer en acide élaïque, margarique (?) et glycérophosphorique.

Or Diaconow (5) a trouvé, en étudiant la masse cérébrale et le jaune d'œuf, que le protagon devait en partie ses propriétés à la lécithine qu'il renfermait. La lécithine, qui a pour formule $C_{44} H_{90} NPO_9 + HO$, se décompose en acide glycérophosphorique, en acide stéarique et en neurine, produits de décomposition que nous venons d'indiquer à l'instant.

Diaconow a également obtenu une substance neutre, qui ne contient pas de phosphore, qui se gonfle dans l'eau chaude, et qui présente, quand on la traite par l'acide sulfurique, les réactions du sucre. Cette substance rappelle assez la cérébrine, décrite par Müller.

A tous ces corps, Virchow (4) est venu ajouter la *myéline*. On désigne sous ce nom une substance d'une structure microscopique spéciale, qui se trouve dans des parties fort différentes du corps, et surtout dans les tissus en décomposition.

La myéline (fig. 6) a un éclat très-caractéristique ; elle se présente sous l'aspect de masses à double contour, arrondies, ovales, filiformes, en massue, en anneau, etc.

La myéline se gonfle dans l'eau ; elle se dissout facilement dans l'alcool et dans l'éther bouillants ; elle réagit peu en présence des acides faibles ou des álcalis ; elle revient sur elle-même dans les solutions salines concentrées. La teinture d'iode la brunit légèrement ; sous l'influence de l'acide sulfurique concentré elle rougit et devient même quelquefois violette (5).

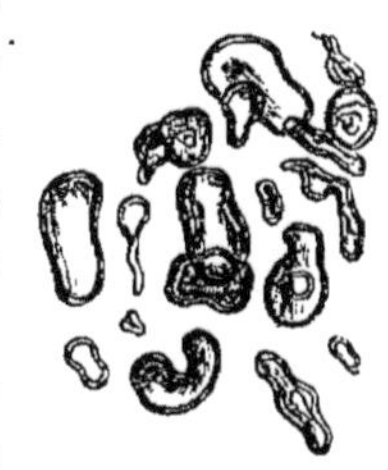

Fig. 6. — Différentes formes de la myéline.

La substance *amyloïde* (6) est une substance homogène, d'un éclat mat, très-voisine de la précédente. Elle est un produit de décomposition de différentes parties, et surtout des organes glanduleux (dégénérescence cireuse ou lardacée). La teinture d'iode rougit la substance amyloïde ; l'addition d'acide sulfurique concentré la rend violette, et plus rarement bleue.

Nous rangerons encore ici les éléments connus sous le nom de *corpuscules amyloïdes* (7). Ce sont des éléments arrondis ou en forme de biscuits, de volume très-variable, rappelant par leur aspect les grains d'amidon. De là leur nom. Ils sont quelquefois formés de couches concentriques. Leurs réactions sont variables ; tantôt ils prennent une teinte violette par l'iode et par l'acide sulfurique, tantôt ils bleuissent au contact seul de l'iode ; rappelant ainsi tantôt les propriétés de l'amidon, tantôt celles de la cellulose, sans qu'on soit autorisé pour cela d'admettre qu'ils sont un composé de l'une ou de l'autre de ces deux substances.

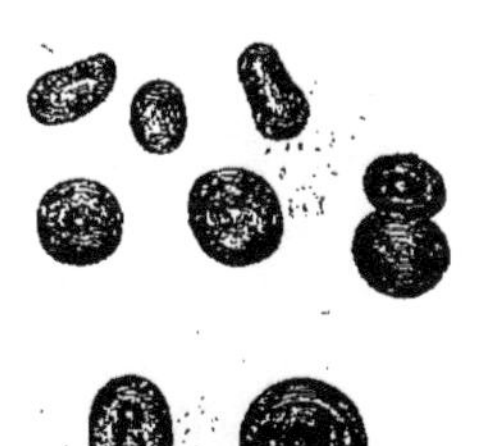

Fig. 7. — *Corpuscules amyloïdes* du cerveau de l'homme.

Les corpuscules amylacés se trouvent dans les centres nerveux de cadavres en putréfaction ; leur nombre augmente avec le degré de décomposition. On les observe également dans certains cas pathologiques, dans le cerveau, dans la moelle et surtout dans la charpente connective de cette dernière ; enfin, dans la prostate. Ils acquièrent dans cet organe leur volume le plus considérable.

Remarques. — (1) Annal. de chim. et de phys., 3e série, tome II, p. 463. — (2) Les expériences de Gobley sont rapportées dans la même Revue, vol. II, p. 409, et vol. XII, p. 4. — (3) Voyez Annales, vol. CIII, p. 131. — (4) Voyez Liebreich, Virchow's Archiv, vol. XXXII, p. 287, et le traité d'analyse chimique de Hoppe, p. 213. — (5) Centralblatt 1868, p. 1 et 97, et Hoppe, Expériences de chimie médicale, Tübingen, 1867, 2e cahier, p. 215. — (6) Virchow's Archiv, vol. VI, p. 562. Beneke, Studien über die Verbreitung, das Vorkommen und die Function von Gallenbestandtheilen in den thierischen und pflanzlichen Organismen, *Études sur la présence et la fonction des éléments de la bile dans les organismes végétaux et animaux*. Giessen, 1862. — (7) L'acide oléique, combiné à l'ammoniaque, présente de l'analogie avec la myéline. — (8) Au sujet de la substance amyloïde, voyez les Traités d'anatomie pathologique. Ce corps a été analysé par C. Schmidt (Annales, vol. CX, p. 250), et par Friedreich et Kékulé (Virchow's Archiv, vol. XVI, p. 50). Ces auteurs lui ont trouvé une constitution analogue à celle des albuminates. — (9) Voyez Virchow : Würzburger Verhandlungen, vol. II, p. 51, ainsi que Virchow's Archiv, vol. VI et VIII. — Donders, Nederl. Lancet, 1854, oct., nov., p. 274, et Stilling, Neue

Untersuchungen über den Bau des Rückenmarks, *Nouvelles recherches sur la structure de la moelle.* Francfort, 1856, page 45.

E. — Acides organiques dépourvus d'azote.

§ 22.

On trouve dans le corps humain deux acides qui appartiennent à la série homogène des acides dont la formule est $C_nH_nO_6$. Ces acides sont l'acide lactique et l'acide paralactique.

Acide lactique, $HO.C_6H_5O_5$.

Cet acide se produit facilement lors de la fermentation de l'amidon ou de liquides sucrés ; l'inosite peut également lui donner naissance. On le rencontre dans le suc gastrique, dans l'intestin (où il résulte de la décomposition de produits hydrocarbonés), dans le cerveau et dans beaucoup de liquides glandulaires. Il forme des sels en se mélangeant aux bases.

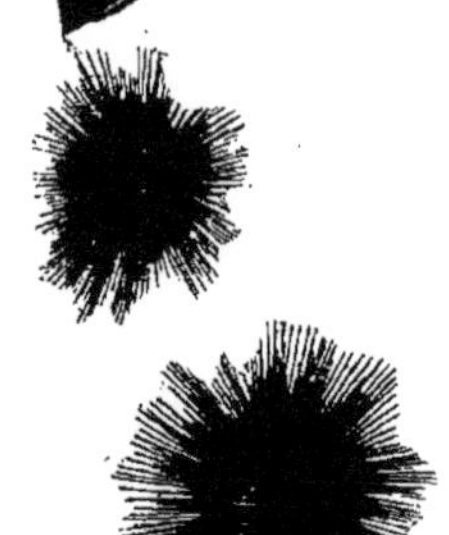

Fig. 8. — Lactate de chaux cristallisé en aiguilles.

Nous citerons entre autres le *lactate neutre de chaux*, $CaO.C_6H_5O_5 + 5HO$ (fig. 8). Il cristallise en faisceaux de très-fines aiguilles.

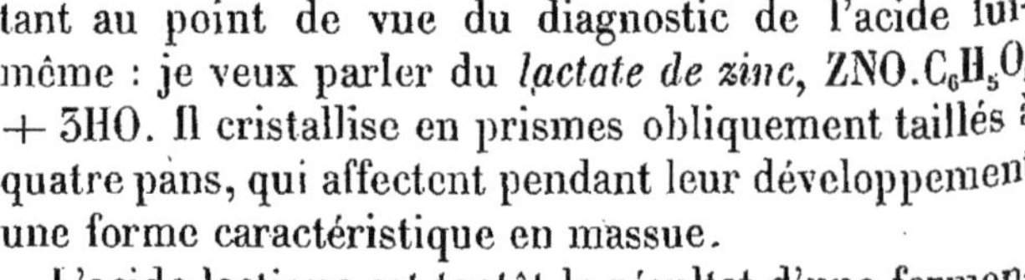

Cet acide forme également un autre sel, fort important au point de vue du diagnostic de l'acide lui-même : je veux parler du *lactate de zinc*, $ZNO.C_6H_5O_5 + 3HO$. Il cristallise en prismes obliquement taillés à quatre pans, qui affectent pendant leur développement une forme caractéristique en massue.

L'acide lactique est tantôt le résultat d'une fermentation, tantôt le produit de la décomposition de substances histogénétiques.

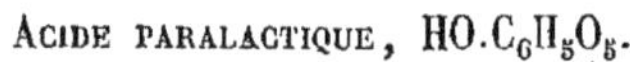

Acide paralactique, $HO.C_6H_5O_5$.

Cet acide se rapproche beaucoup de l'acide lactique ordinaire, mais en diffère par la constitution des sels, qui n'ont point la même solubilité ni le même équivalent d'eau.

Le *paralactate de chaux*, $CaO.C_6H_5O_5 + 4HO$, cristallise comme le lactate correspondant ; mais le sel est moins soluble.

Le *paralactate de zinc*, $ZnO.C_6H_5O_5 + 2HO$, présente également la même forme cristalline que le lactate ; mais il en diffère par sa plus grande solubilité dans l'eau et dans l'alcool.

L'acide paralactique s'observe dans les muscles, et donne au liquide qui les baigne après la mort une réaction acide. Il se trouverait également dans la bile. (Strecker.)

§ 23.

D'autres acides, composés d'après la formule $C_nH_{n-2}O_8$, sont également représentés dans le corps humain par l'acide oxalique et l'acide succinique.

Acide oxalique, $2HO.C_4O_6$ ou $\left.\begin{matrix}C_4O_4\\2H\end{matrix}\right\}O_4$.

Cet acide est très-répandu dans le règne végétal; il résulte de l'oxydation de la plupart des substances végétales et animales. L'acide oxalique, combiné à 2 équivalents de chaux, forme l'*oxalate neutre de chaux;* c'est à peu près la seule combinaison saline de l'acide oxalique qui se trouve dans l'organisme. (Dans certaines circonstances, l'acide oxalique se présente en combinaison avec les alcalis.)

Oxalate de chaux, $2CaO.C_4O_6+4HO$ ou $\left.\begin{matrix}C_4O_4\\Ca_2\end{matrix}\right\}O_4+4HO$.

Cette combinaison est insoluble dans l'eau et dans l'acide acétique, soluble dans l'acide chlorhydrique et l'acide azotique. Chauffée au blanc, elle se décompose en carbonate de chaux et cristallise en octaèdres rectangulaires, mousses ou quelquefois très-aigus, qui apparaissent au microscope, et à un faible grossissement, sous la forme d'enveloppes de lettres (fig. 9).

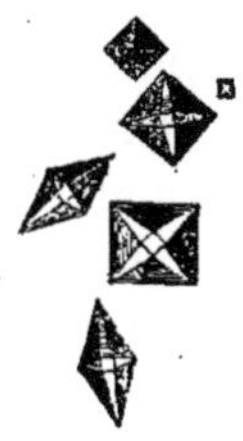

Fig. 9. — Cristaux d'oxalate de chaux.

L'oxalate de chaux n'existe jamais en quantité considérable dans l'organisme. Il peut s'en trouver des traces dans l'urine normale. C'est après l'ingestion d'aliments végétaux ou de boissons riches en acide carbonique, qu'on a le plus fréquemment observé cet acide. On l'observe également lorsque les fonctions respiratoires sont altérées, et il peut donner lieu à la formation de calculs muraux. On le rencontre également dans la vésicule biliaire et dans le mucus utérin. (Schmidt.)

Les sources d'origine de l'acide oxalique sont donc fort nombreuses : d'une part, la nourriture végétale; d'autre part, la décomposition des substances animales. L'acide oxalique se forme pendant l'oxydation de l'acide urique. (Wœhler et Liebig.) Ce fait est important à noter, car après avoir injecté des urates dans le sang, on voit la quantité de l'urée et de l'acide oxalique augmenter dans l'urine. [Wœhler et Frerichs (1).]

Acide succinique, $2HO.C_8H_4O_6$ ou $\left.\begin{matrix}C_8H_4O_4\\2H\end{matrix}\right\}O_4$.

Cet acide se forme pendant l'oxydation des acides gras et la fermentation de différentes bases organiques. Il cristallise en prismes incolores, monoklinométriques (fig. 10), et se dissout dans l'eau et dans l'alcool.

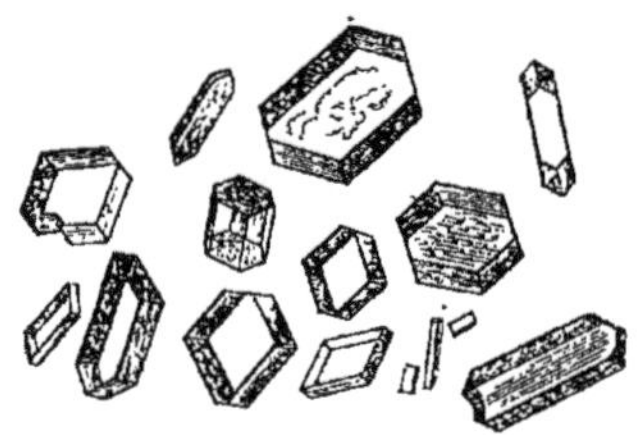

Fig. 10. — Cristaux d'acide succinique.

On considérait autrefois cet acide comme un produit pathologique. On l'avait, en effet, observé dans les épanchements abdominaux et les hydropisies. Gorup-Besanez (2) l'a trouvé dans une série de sucs glandulaires, dans la rate, le thymus et le corps thyroïde.

REMARQUES. — (1) Voyez Annales, vol. LXV, p. 335. — (2) Annales, vol. XCVIII, p. 1.

F. — Alcaloïdes ou bases organiques.

§ 24.

On désigne sous le nom d'alcaloïdes des bases cristallines organiques, de constitution et de nature chimique fort variables. Ils ont une composition au moins ternaire, car ils renferment C, H et N. Au groupe des bases non oxygénées vient s'opposer un second groupe, celui des bases oxygénées, dans lesquelles l'oxygène entre encore en combinaison. Enfin, il existe des bases organiques qui, outre C, H, N et O, renferment encore du soufre.

Ces bases organiques se combinent avec les acides à la manière de l'ammoniaque, bien que leurs autres caractères soient fort différents. Enfin, il en est un certain nombre qui se combinent non-seulement aux acides, mais encore aux bases.

On a créé toute une série de bases organiques artificielles. Les bases organiques naturelles appartiennent presque toutes au règne végétal. On les désigne sous le nom de bases végétales, ou *alcaloïdes*, dans le sens le plus étroit du mot. On n'en trouve qu'un nombre relativement peu considérable dans l'organisme animal; on les connaît sous le nom de *bases animales*. Elles ont généralement les caractères des produits de décomposition des parties azotées de l'organisme : le développement intime de ces bases nous échappe. On a pu déterminer une série de bases animales, comme la leucine, la créatinine, l'urée, par exemple.

§ 25.

Les bases oxygénées, mais dépourvues de soufre, dont la constitution nous est encore presque complétement inconnue, ont des représentants très-nombreux dans l'organisme animal. Telles sont, chez l'homme, la glycine, la leucine, la tyrosine, l'urée, l'hypoxanthine, la guanine, la xanthine, la créatine, la créatinine.

CRÉATINE, $C_8H_9N_3O_4 + 2HO$.

Ce corps, déjà connu autrefois, mais étudié d'une manière plus complète par Liebig (1), est neutre; il se dissout difficilement dans l'eau froide, plus facilement dans l'eau chaude. Il est insoluble dans l'alcool anhydre et dans l'éther. Il cristallise en prismes rhomboïdes transparents (fig. 11). A la température de 100° cent., il perd son eau de cristallisation ; à une température plus élevée, il fond et se décompose. Mélangée aux acides, la créatine forme des sels acides.

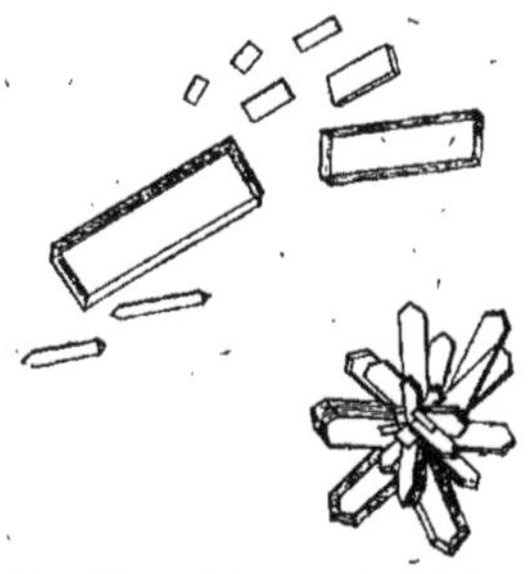

Fig. 11. — Cristaux de créatine.

Certaines décompositions et transformations de la créatine sont importantes à noter. Dissoute dans les acides et chauffée, elle se transforme, en perdant 2 équivalents d'eau, en un corps assez voisin, la créatinine $C_8H_7N_3O_2$. Chauffée avec de l'eau de baryte, la créatinine absorbe 2 équivalents d'eau et se transforme en urée $C_2H_4N_2O_2$, et en une autre base qu'on n'a pu trouver encore à l'état naturel, la sarcosine $C_6H_7NO_4$.

La créatine s'observe en petite quantité dans le liquide qui baigne les muscles de l'homme et des vertébrés ; dans les liquides du cerveau (chez le chien) ; il y serait mêlé à de l'urée ; dans le testicule Stædeler (2) (?). Verdeil et Marcet (3) prétendent avoir trouvé la créatine dans le sang. Elle ne serait pas un produit immédiat de l'urine d'après Heintz (4), mais proviendrait de la créatinine.

La créatine peut être considérée comme un produit de décomposition des muscles et de la substance cérébrale ; elle est éliminée par l'urine. Peut-être la créatine se décomposerait-elle en grande partie dans l'organisme, de manière à former l'urée ? L'expérience que nous citions tout à l'heure, à propos de l'eau de baryte, semblerait appuyer cette hypothèse.

Créatinine, $C_8H_7N_3O_2$.

Ce corps, très-voisin de la créatine, cristallise en colonnes incolores, rhomboïdes, obliques, appartenant au système monoklinique (fig. 12.) Contrairement à la créatine, la créatinine a une réaction alcaline ; elle est facilement soluble dans l'eau. Combinée aux acides, elle forme des sels généralement solubles.

On obtient la créatinine en traitant la créatine par les acides. D'autre part des solutions aqueuses de créatinine se transforment à leur tour en créatine.

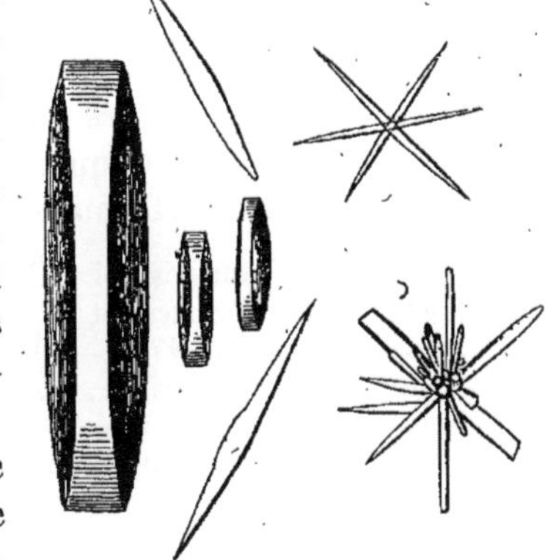

Fig. 12. — Cristaux de créatinine.

La créatinine se développe sans doute aux dépens de la créatine dans le sein de l'organisme ; elle entre dans la composition du suc musculaire ; on la trouve également dans l'urine. Elle peut exister en quantité assez considérable dans ce liquide, et s'y transforme en créatine. Verdeil et Marcet prétendent avoir trouvé la créatinine dans le sang.

GLYCINE, $C_4H_5NO_4$ ou $\left.\begin{matrix}C_4H_2O_2\\H_3\end{matrix}\right\}\begin{matrix}N\\O_2\end{matrix}$.

La glycine ou glycocolle, sucre de colle, ne se présente pas dans l'organisme à l'état de liberté. Elle est le résultat de la décomposition de deux acides organiques : l'acide hippurique de l'urine et l'acide glycocholique. On la rencontre quelquefois associée à une base naturelle, la *tyrosine*. Enfin, la glycine se produit artificiellement dans la décomposition de la glutine et de la chondrine.

La glycine cristallise en colonnes incolores, rhomboïdes, appartenant au système monoklinométrique (fig. 13). Ces cristaux ne perdent point d'eau à la température de 100° cent.; à 178° cent., ils fondent et se décomposent. La glycine a une saveur sucrée; sa réaction n'est pas alcaline; elle est soluble dans l'eau, presque insoluble dans l'alcool et l'éther.

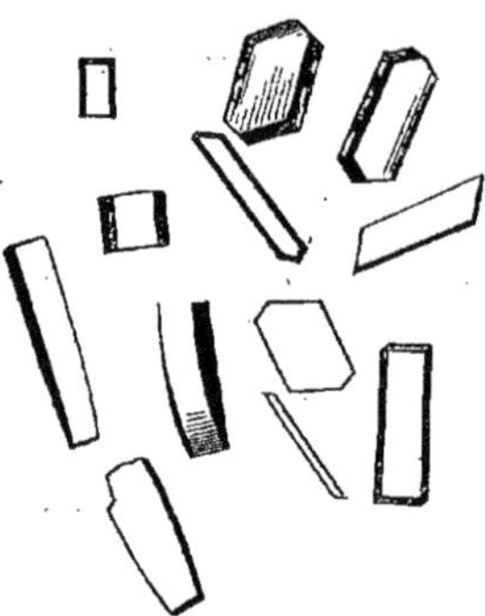

Fig. 13. — Différentes formes cristallines de la glycine.

Combinée aux acides, elle forme des sels à réaction acide; elle peut également se combiner aux bases.

On peut considérer la glycine comme de l'acide amidoïque, c'est-à-dire comme un acide acétique dans le radical duquel 1 équivalent d'H est remplacé par Amid$NH_2 = HO.C_4H_2(NH_2)O_3$.

Il doit se produire dans l'organisme un corps assez analogue à la glycine, et qui doit provenir de la décomposition des substances collagènes. Ce corps, combiné à l'acide cholique, formerait l'acide glycocholique, et, combiné à l'acide benzoïque, il produirait l'acide hippurique. Quand ces deux acides se décomposent, ce corps absorbe de l'eau et est mis en liberté sous forme de glycine. Il peut également former la tyrosine en se combinant à la saligénine. La glycine est éliminée par l'urine, par l'intermédiaire de l'acide hippurique; une autre partie, combinée à l'acide glycocholique, passe dans le sang [Bidder et Schmidt (5)], où elle subit des transformations encore inconnues (6).

REMARQUES. — (1) Annales, vol. LXII, p. 257. — (2) Journal d'Erdmann, vol. LXXII, p. 256. — (3) Journal de pharmacie et de chimie, 3ᵉ série, tome XX, p. 91. — (4) Annales de Poggendorff, vol LXX, p. 476. — (5) Voyez l'ouvrage intitulé : die Verdaungssäfte und der Stoffwechsel, *les Sucs digestifs et la nutrition*. — (6) SIRECKER a trouvé dans la bile du cochon une nouvelle base à laquelle il a donné le nom de *choléine* : $C_{10}H_{13}NO_2$. Elle est peu abondante. (Annales, vol. CXXIII, p. 353.)

§ 26. — LEUCINE, $C_{12}H_{13}NO_4$ ou $\left.\begin{matrix}C_{12}H_{10}O_2\\H_3\end{matrix}\right\}\begin{matrix}N\\O_2\end{matrix}$.

La leucine se produit lors de la décomposition artificielle des substances protéiques, collagènes et élastiques, par les acides ou les alcalis. Les substances albuminoïdes putréfiées lui donnent également naissance, ainsi qu'à la tyrosine dont nous parlerons plus loin. (Proust.)

Les expériences de Frerichs et de Stædeler (1) ont donné une grande importance à cette substance, en démontrant qu'elle est le produit d'une décomposition physiologique très-étendue de l'organisme. Cloëtta (2) et Virchow (3), puis Gorup-Besanez (4), sont venus confirmer ces mêmes faits.

La leucine cristallise tantôt en lamelles klinorbombiques, très-fines quand elle est pure, tantôt en géodes arrondies (fig. 14), caractéristiques. Les masses de leucine cristallisée se présentent sous la forme de petites sphères *a*, de demi-sphères *bb*, de petites boules agglomérées *ccd;* très-souvent plusieurs segments de sphères viennent couvrir la surface d'une boule plus considérable *def*. Tantôt les masses de leucine sont formées par des couches concentriques *gggg*, tantôt elles sont homogènes et ressemblent alors quelque peu à des cellules adipeuses. La surface des petites sphères de leucine est souvent rude et inégale.

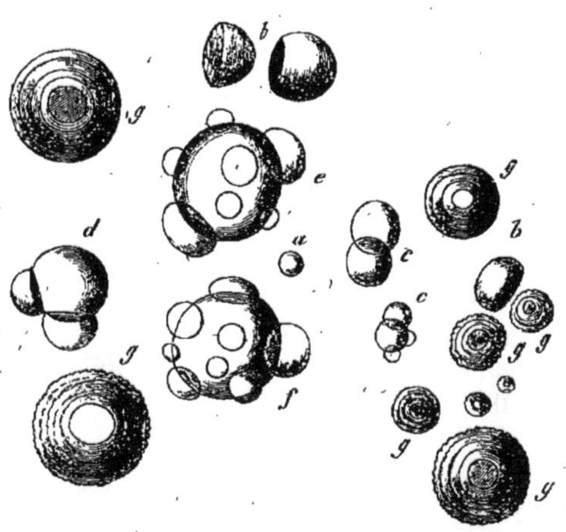

Fig. 14. — Masses cristallines sphériques de leucine.
a, petite sphère; *bb*, demi-sphères; *cc*, petites sphères agglomérées; *d*, sphère plus grande recouverte par deux demi-sphères; *ef*, grosses sphères tapissées de segments de sphères; *gggg*, sphères de leucine à couches concentriques et à surface unie ou bosselée.

La leucine n'agit pas sur les matières colorantes végétales; elle se dissout facilement dans l'eau, l'acide chlorhydrique et les alcalis; difficilement dans l'alcool froid. Elle est insoluble dans l'éther. On peut la volatiliser quand on la chauffe avec précaution. Chauffée rapidement, elle fond et se décompose. L'azotate d'argent seul la précipite dans ses solutions.

Il faut distinguer la leucine, qui est le produit de la putréfaction de substances histogénétiques, de la leucine qui résulte d'une décomposition physiologique dans le sein de l'organisme. Cette dernière est souvent unie à la tyrosine, et s'observe dans beaucoup de liquides organiques et glandulaires, tantôt en abondance, tantôt en faible quantité. Dans certains états pathologiques on la voit apparaître dans des organes qui en contenaient à peine des traces à l'état sain : nous citerons, par exemple, le foie.

On trouve également la leucine dans la rate, le pancréas, le suc pancréatique, les glandes salivaires, la salive, les ganglions lymphatiques, le thymus, le corps thyroïde, le poumon. On en a observé des traces dans le foie normal. Elle semble manquer dans la substance cérébrale et dans les muscles. On la rencontre cependant assez souvent dans le cœur, comme produit pathologique. Elle est souvent fort abondante dans le rein. (Stædeler.)

Tous ces faits ont leur importance physiologique, car ils nous permettent de suivre des substitutions histogénétiques dans les différents organes. C'est ainsi que la leucine est un produit de désassimilation glandulaire et non musculaire. Il est probable que la leucine se produit au sein de l'organisme aux dépens des substances protéiques, collagènes, élastiques, et sous l'influence d'un des ferments si nombreux de l'économie.

La leucine est éliminée en partie par les sucs glandulaires ; elle apparaît alors dans l'intestin : une autre partie serait sans doute transformée dans l'organisme. Il est un fait fort singulier, c'est la présence simultanée de la leucine et de l'ammoniaque dans les ganglions lymphatiques et les glandes vasculaires. Aussi Frerichs et Stædeler ont-ils admis que la leucine pouvait se transformer en ammoniaque et en acides gras volatils. Du reste, la leucine, qui parvient dans la partie inférieure du tube digestif, subit une décomposition tout à fait identique.

Remarques. — (1) Communications de la Société d'histoire naturelle de Zürich, vol. III, p. 445, et vol. IV, p. 80. — (2) Vierteljahrsschrift der naturf. Ges. in Zürich, vol. I, p. 205. — (3) Deutsche Klinik, 1855, p. 35, et Virchow's Archiv, vol. VIII, p. 355. — (4) Annales, vol. XCVIII, p. 1.

§ 27. — Tyrosine, $C_{18}H_{11}NO_6$.

Ce corps est une base faible qui se produit comme la précédente, mais en plus petite quantité, sous l'influence de la décomposition artificielle des substances protéiques (mais non collagènes et élastiques) et de leur putréfaction. Il accompagne la leucine dans ses transformations chimiques, et Frerichs et Stædeler (1) ont prouvé qu'il partageait également les rôles physiologiques de la leucine, et qu'il existait dans l'organisme normal aussi bien que dans l'organisme malade. La tyrosine est cependant moins répandue que la leucine. La tyrosine cristallise en aiguilles blanches, brillantes *a* (fig. 15), qui forment souvent des dessins très-gracieux *bb*. Elle se dissout très-difficilement dans l'eau ; elle est insoluble dans l'éther et dans l'alcool quand elle est pure. Chauffée, elle fond et se décompose. Elle s'unit en proportions fixes aux acides et

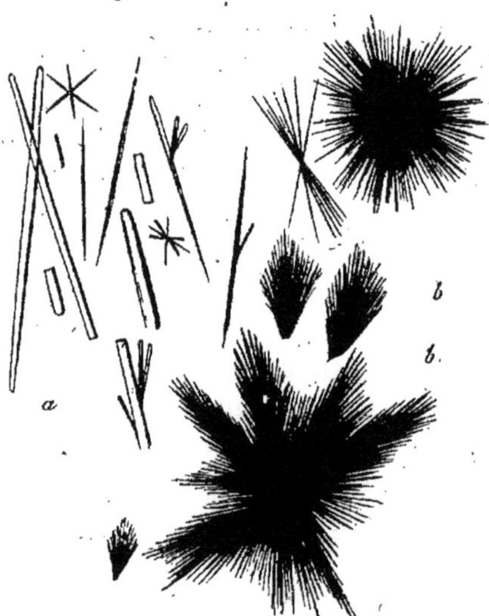

Fig. 15. — Tyrosine cristallisée en aiguilles. *a*, aiguilles séparées ; *b*, aiguilles groupées ensemble.

aux bases. Chauffée avec de l'acide sulfurique concentré, elle forme plusieurs acides, et notamment l'acide *tyrosinosulfurique* $HO.SO_3 + C_{18}H_{10}NO_5.SO^3$, qui se colore en beau violet, ainsi que ses sels, par le perchlorure de fer (réaction de Piria) (2).

Cette réaction rappelle celle des composés de la salicyle, substance à laquelle la tyrosine se rattache d'une manière évidente, bien que sa constitution chimique ne soit pas encore bien connue.

A l'état physiologique la tyrosine est aussi répandue que les bases que nous venons d'étudier. Elle manque dans le foie normal, ainsi que la leucine, parce qu'elle est sans doute immédiatement décomposée. On la voit cependant apparaître dans cet organe sous l'influence de différents états pathologiques. La tyrosine manque également dans beaucoup de points où existe la leucine.

On a trouvé la tyrosine en abondance dans la rate, ainsi que dans le pancréas.

La valeur physiologique de la tyrosine se rapproche beaucoup de celle de la leucine. La tyrosine, avons-nous dit, se décompose probablement dans le foie ; si nous considérons la glycine comme une substance congénère, nous pouvons admettre que la tyrosine est employée à la production de l'acide glycocholique. (Frerichs et Stædeler.)

REMARQUES. — Voyez sur cette base les travaux de FRERICHS et de STÆDLER, *l. c.* (V, LEUCINE). — (2) Voici le meilleur procédé pour obtenir cette réaction : on arrose quelques grains de tyrosine, du volume d'une tête d'épingle, avec quelques gouttes d'acide sulfurique concentré ; puis on chauffe doucement à la lampe ; la tyrosine se dissout bientôt, en prenant une teinte rouge passagère. On ajoute ensuite de l'eau, et on neutralise la solution avec du carbonate de baryte ou avec de la chaux. On chauffe ensuite jusqu'à ébullition, et l'on filtre : le liquide filtré présente bientôt la réaction indiquée, surtout quand on a eu soin de le concentrer par l'évaporation. — (3) Saligénine $C_{14}H_8O_4$ + Glycine $C_4H_5NO_4 - 2HO$ = Tyrosine $C_{18}H_{11}NO_6$.

§ 28. — URÉE, $C_2H_4N_2O_2$ ou $\left.\begin{matrix} C_2O_2 \\ H_2 \\ H_2 \end{matrix}\right\} N_2$.

Ce corps manque complétement dans le règne végétal et abonde, au contraire, chez l'homme, dont il concourt en partie à former l'urine. Il est neutre ainsi que la créatine, la glycine et la leucine. Il cristallise en longues colonnes à quatre pans, terminées à leurs extrémités par une ou deux faces obliques (fig. 16). Il est très-soluble dans l'eau et dans l'alcool ; insoluble, au contraire, dans l'éther.

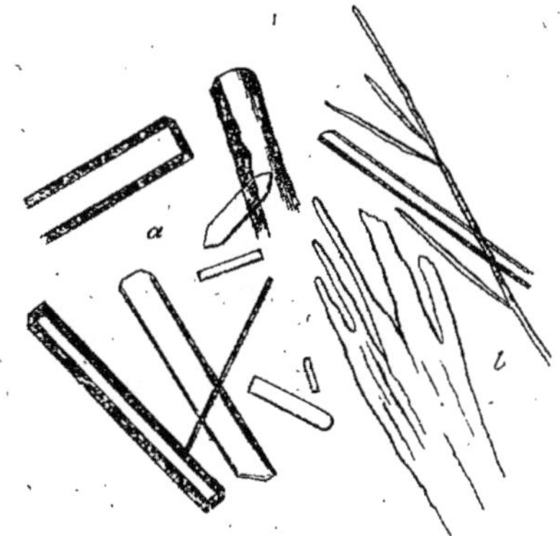

Fig. 16. — Cristallisation de l'urée.
a, colonnes à quatre pans ; *b*, cristaux indéterminés, obtenus dans une solution alcoolique.

L'urée forme avec les acides oxygénés des combinaisons salines qui contiennent toujours un équivalent d'eau; il s'unit, par exemple, à l'acide azotique et à l'acide oxalique.

Ces deux combinaisons sont importantes, car leur forme cristalline caractéristique sert à reconnaître l'urée.

L'*azotate d'urée* $C_2H_4N_2O_2.HO.NO_5$ (fig. 17, *aa*) cristallise en écailles nacrées ou en lamelles d'un blanc éclatant, qui se présentent sous le microscope sous forme de tablettes rhomboïdales ou hexagonales.

L'*oxalate d'urée* $2(C_2H_4N_2O_2.HO).C_4O_6 + 4HO$ (fig. 17, *bb*) se présente à

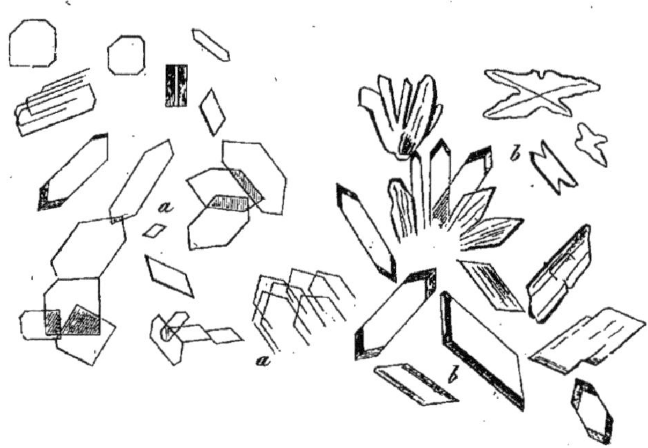

Fig. 17. — Cristaux des combinaisons de l'urée avec l'acide azotique et l'acide oxalique. *aa*, azotate d'urée; *bb*, oxalate d'urée.

l'œil nu sous l'aspect de lamelles minces allongées, ou de prismes, qui apparaissent généralement au microscope sous la forme de lames hexagonales ou de prismes à quatre pans. Ces deux sels appartiennent au système monoklinique.

L'urée s'unit de même aux oxydes métalliques et aux sels, comme le chlorure de sodium, par exemple.

L'urée se transforme, en absorbant de l'eau, en acide carbonique et en ammoniaque.

Les substances protéiques, salines, etc., produisent également cette décomposition, et c'est là la cause de l'alcalinité de l'urine qui a été éliminée depuis un certain temps.

Certains alcaloïdes, tels que la créatine, l'allantoïne, traités par les alcalis, donnent naissance à l'urée ; l'acide urique se transforme également en urée quand il est soumis à l'action d'acides oxygénants et de potasse concentrée.

On peut également préparer l'urée à l'aide de procédés artificiels.

Bien des opinions ont été émises sur la composition de l'urée ; nous abandonnons cette discussion aux traités de chimie. On peut, du reste, considérer l'urée comme une combinaison amidique de l'acide carbonique, d'après notre formule.

L'urée est le composé le plus important de l'urine humaine. Il s'y trouve dans la proportion de 2 1/2 à 3 pour 100, et l'urine en élimine journellement une quantité assez considérable. On en trouve également en petite quantité dans le sang (Strahl et Lieberkühn (1), Lehmann (2), Verdeil et Dollfuss) (3); dans le chyle et dans la lymphe des mammifères (Wurtz) (4). Millon (5) prétend avoir trouvé l'urée dans les liquides de l'œil; Stædeler (6) l'a observé dans le cerveau du chien; Favre, Picard (7) et Funke (8) l'ont rencontré dans la sueur normale. Dans certains états pathologiques, il abonde dans l'organisme.

L'urée, de même que tous les corps voisins, est un produit de décomposition, et ne peut être utilisé pour la formation des tissus. Elle se développe aux dépens des substances protéiques de l'organisme et des substances albuminoïdes que la nutrition a amenées par excès dans le sang. Les efforts musculaires, une nourriture animale très-riche, augmentent ainsi la quantité de l'urée. Certains alcaloïdes, la théine, la glycine, l'alloxantine et la guanine ont également la propriété d'augmenter les proportions d'urée quand ils pénètrent dans l'organisme. Enfin, quand on injecte de l'acide urique dans le sang, la proportion d'urée augmente dans l'urine. [Wœhler et Frerichs (9) [1].]

En somme, la formation de l'urée dans l'organisme nous est peu connue. Nous savons bien, il est vrai, que l'urée est un produit de décomposition des substances protéiques; mais les transformations chimiques qui président à ces phénomènes nous échappent. Il est cependant deux faits importants à noter : la créatine, comme nous l'avons déjà vu, est un produit de désassimilation des substances protéiques, et se décompose en sarcosine et en urée sous l'influence des alcalis. La guanine, soumise à différents moyens d'oxydation, se transforme en différentes substances et en urée. (Strecker.) Citons encore l'acide urique, qui est une des sources les plus ordinaires de l'urée dans l'organisme.

Remarques. — (1) Preussische Vereinszeitung, 1847, n° 47. — (2) Lehmann's physiol. Chemie, vol. I, p. 165. — (3) Annales, vol. LXXIV, p. 214-4. — (4) Comptes rendus, tome XLIX, p. 52. — (5) Comptes rendus, tome XXVI, p. 121. — (6) Erdmann's Journal, vol. LXXII, p. 251. — (7) De la présence de l'urée dans le sang, etc. Thèse, Strasbourg, 1856. — (8) Funke's Physiologie, 2 Auflage, vol. I, p. 476. — (9) Annales, vol. LXV, p. 337.

§ 29.

Nous réunissons dans ce même chapitre trois bases qui peuvent être considérées comme les membres d'une série de décompositions de substances histogénétiques. Ces trois bases, en subissant des transformations physiologiques ultérieures, peuvent former de l'acide urique.

Ces bases sont insolubles ou difficilement solubles dans l'eau; facilement solubles dans les alcalis et dans les acides, avec lesquels elles for-

[1] Gallois a répété les expériences de Frerichs et Wœhler et n'est pas arrivé aux mêmes résultats. Après l'ingestion d'urates de soude les urines sont plus concentrées, contiennent par le fait plus d'urée, mais la quantité de cette substance rendue dans les vingt-quatre heures, est moins considérable que d'habitude. R.

ment des combinaisons cristallines en partie décomposables par l'eau. Traitées par l'acide azotique, puis évaporées, elles apparaissent sous forme de substances jaunâtres, qui se colorent en rouge par l'addition de la potasse à froid, et en rouge pourpre très-vif à la chaleur.

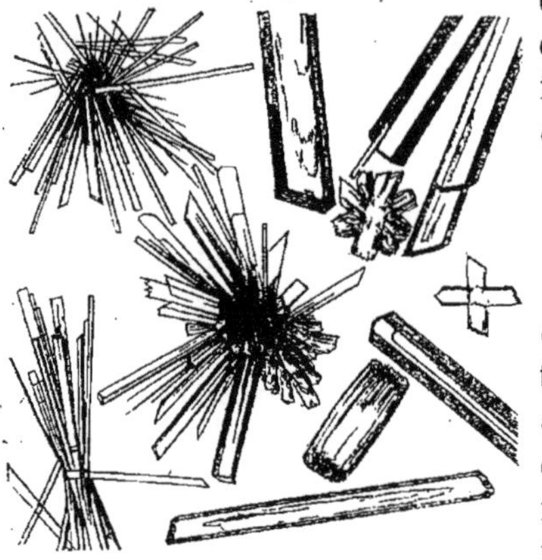

Fig. 18. — Cristaux de chlorhydrate de guanine.

Guanine, $C_{10}H_5N_5O_2$.

La guanine, découverte par Unger dans le guano, forme, avec l'acide azotique, un sel cristallisé en aiguilles obliquement taillées à leur extrémité, ou en lames parallélipipèdes (système klinorhombique) (fig. 18). Strecker est parvenu, il y a quelques années, à transformer la guanine en xanthine. La guanine n'entre pas dans la composition de l'urine (1), mais on la trouve dans le pancréas (2).

Hypoxanthine (Sarcine), $C_{10}H_4N_4O_2$.

L'hypoxanthine, découverte par Scherer, est identique à la sarcine, décrite par Strecker. Sa formule indique que cette base est très-voisine de la guanine et de la xanthine. Les sels qu'elle forme avec l'acide azotique et avec l'acide chlorhydrique sont caractéristiques (fig. 19).

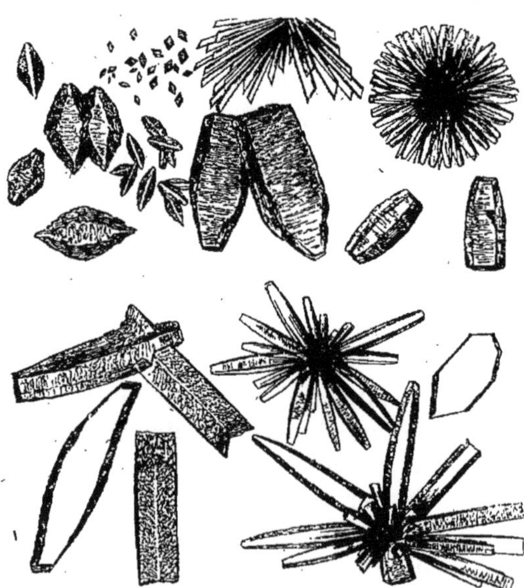

Fig. 19. — Cristaux d'azotate de sarcine (moitié supérieure de la figure) et de chlorhydrate de sarcine (moitié inférieure).

Quand l'azotate de sarcine cristallise rapidement, ce sel forme des lamelles rhomboïdales; quand il se dépose au contraire lentement, il forme des prismes aplatis, à extrémités obliquement taillées, ou bien des cristaux rhomboïdaux. A une douce évaporation, il se forme, outre de petits cristaux en forme de concombres, d'autres masses plus considérables, foncées, striées en travers, tout à fait analogues à du cristal de roche. Le chlorhydrate de sarcine forme tantôt des prismes à quatre pans, recourbés, à faces contournées ; tantôt des prismes plus grossiers, foncés, groupés irrégulièrement par paires. (Lehmann.)

On trouve l'hypoxanthine dans le sang des leucémiques (Scherer), dans le sang du bœuf et du cheval, dans les muscles, dans le cœur, dans le foie, la rate, le thymus, le corps thyroïde (Scherer, Strecker, Gorup-Besanez), les reins et l'urine.

XANTHINE, $C_{10}H_4N_4O_4$.

La xanthine diffère de la sarcine parce qu'elle renferme 2 équivalents d'oxygène en plus, et de l'acide urique parce qu'elle renferme 2 équivalents du même gaz en moins. Elle forme, avec l'acide azotique, un sel qui cristallise en lames rhomboïdales et en prismes. L'azotate de xanthine apparaît sous la forme de lames hexagonales brillantes (fig. 20).

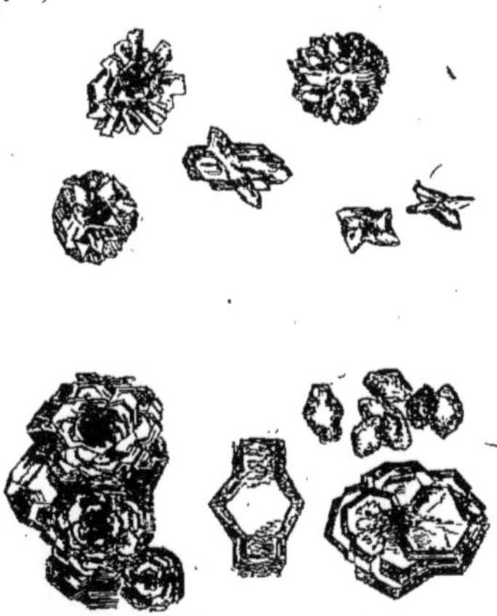

Fig. 20. — Cristaux d'azotate de xanthine (moitié supérieure de la figure) et de chlorhydrate de xanthine (moitié inférieure).

On n'avait trouvé autrefois la xanthine que dans des calculs vésicaux. Plus tard, on en constata la présence, peu abondante, il est vrai, dans bien des organes, dans des glandes, dans les muscles, le cerveau, l'urine.

NEURINE, $C_{10}H_{13}NO_2$.

Cette base s'obtient en traitant la lécithine par l'eau de baryte. La neurine est identique à la choline (3), qui a été trouvée par Strecker dans la bile de cochon.

REMARQUES. — (1) STRAHL et LIEBERKÜHN (Acide urique dans le sang, etc. Berlin, 1848, p. 112) avaient cru trouver la guanine dans l'urine ; l'erreur de ce fait a été prouvée depuis. — (2) SCHERER, Annales, vol. CXII, p. 257 ; STRECKER, Annales, vol. LXXIII, p. 332, et vol. CXVIII, p. 151. — (3) Voyez BAEYER, Annales, vol. CXL, p. 306, 142 et 322, ainsi que DYBKOWSKY, Journal de chimie pratique, vol. C, p. 153.

§ 30.

Nous n'indiquerons que quelques-unes des bases qui contiennent à la fois du soufre et de l'oxygène.

CYSTINE, $C_6H_6NS_2O_4$.

Ce corps contient plus de 26,6 pour 100 de soufre.

La cystine cristallise en lames ou en prismes incolores à six pans (fig. 21) ; elle est insoluble dans l'eau, dans l'alcool et dans le carbonate d'ammoniaque. Elle se dissout facilement dans les alcalis et dans les acides minéraux ; elle peut être alors précipitée par les acides organiques et notamment par l'acide acétique. La cystine se combine aux acides et aux alcalis. Sa composition et ses produits de décomposition sont encore inconnus : on ignore même sous quelle forme le soufre se trouve combiné dans la cystine.

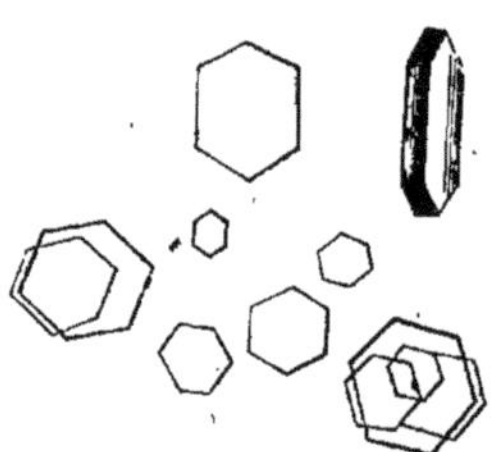

Fig. 21. — Cristaux de cystine.

La cystine produit quelques formes assez rares de calculs vésicaux; on la rencontre anormalement dans l'urine. On a observé une fois la cystine dans le foie. [Scherer (1).] Cloëtta (2) a trouvé la cystine dans les reins des bœufs, mais non d'une manière constante.

Les propriétés physiologiques de la cystine nous sont complétement inconnues.

Nous citerons encore ici deux autres corps qui ne s'unissent ni aux acides ni aux bases.

Allantoïne, $C_8H_6N_4O_6$.

Ce corps cristallise en prismes brillants, incolores, à forme rhomboédrique (fig. 22). Il se dissout difficilement dans l'eau froide, facilement dans l'alcool; il est insoluble dans l'éther. L'allantoïne est neutre, mais se combine aux oxydes métalliques. Sous l'influence de la levûre, elle se décompose en sels ammoniacaux et en urée.

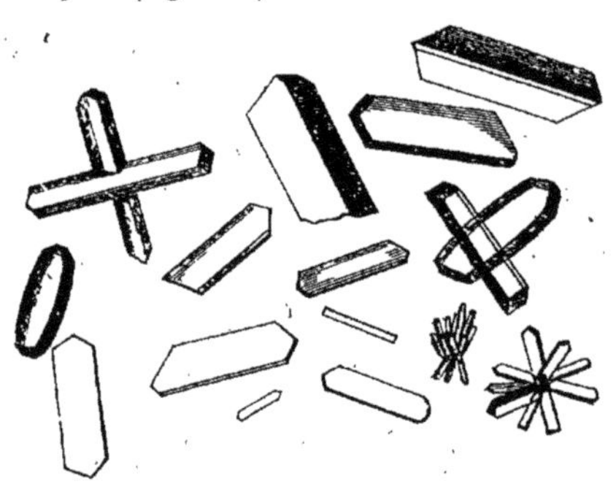

Fig. 22. — Cristaux d'allantoïne.

On peut obtenir artificiellement ce corps à l'aide de l'acide urique que l'on oxyde en le faisant bouillir avec du peroxyde de plomb et de l'urée.

L'allantoïne entre dans la composition du liquide allantoïdien de l'embryon et dans celle de l'urine des jeunes veaux. Suivant Frerichs et Stædeler (3), on trouverait cette substance dans l'urine des mammifères atteints de gêne de la respiration; on ne l'a pas encore observée chez l'homme.

L'allantoïne, ainsi que les bases auxquelles la rattache sa parenté physiologique, doit être considérée comme un produit de décomposition d'éléments azotés du corps.

Taurine, $C_4H_7NS_2O_6$.

Ce corps contient également beaucoup de soufre, environ 25 pour 100. Il a été découvert depuis longtemps dans la bile. Il cristallise sous la forme fondamentale d'un prisme vrai rhomboïque (les angles des arêtes latérales sont de 111°,44 et 68°,16). Ses prismes sont incolores, à quatre ou six pans, terminés en pointe (fig. 23, *a*); dans les solutions impures, la taurine se dépose sous forme de masses irrégulières *b*.

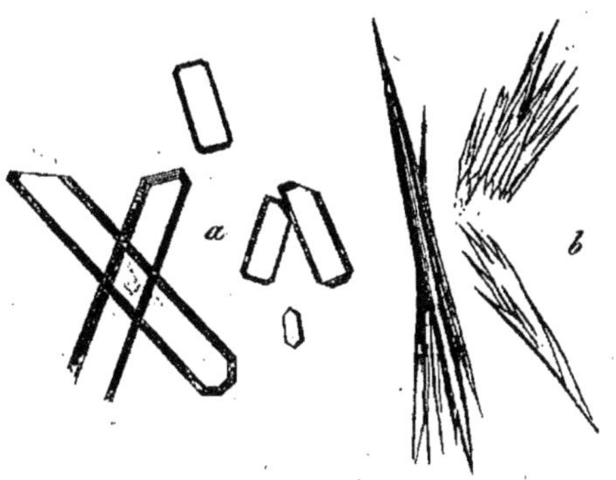

Fig. 23. — Cristaux de taurine.
a, prismes à six pans; *b*, masses indéterminées en forme de gerbes, provenant d'une solution impure.

La taurine n'a aucune action sur les couleurs végétales; elle est très-soluble dans l'eau, insoluble dans l'alcool et dans l'éther. Cette substance est remarquable par sa fixité. Elle ne se décompose pas quand on la fait chauffer avec les acides minéraux dans lesquels elle se dissout. L'acide taurique et les sels métalliques ne précipitent pas la taurine dans ses solutions. Le soufre est combiné dans la taurine sous une forme toute particulière, et sa présence avait longtemps échappé aux observateurs.

La taurine est produite par l'un des deux acides de la bile et contient tout le soufre que renferme ce liquide important. La taurine est également mise en liberté lors de la décomposition de l'acide *taurocholique;* c'est ainsi qu'on la rencontre dans la bile décomposée et dans les matières contenues dans la partie inférieure du tube digestif. (Frerichs.) Cloëtta a trouvé la taurine dans les reins et dans les poumons. Verdeil (5) l'avait décrite autrefois sous le nom d'acide pneumique. Elle manque dans le sang.

Quant à son origine, elle nous est encore inconnue. La taurine a la nature d'un produit de décomposition : elle pourrait être considérée comme le résultat d'une transformation de substances albuminoïdes auxquelles elle aurait emprunté le soufre qu'elle contient.

Buchner (6) a fait une observation d'un intérêt physiologique très-important au point de vue des transformations ultérieures de la taurine. En effet, la taurine, qui paraît être une substance si fixe, se décompose en présence d'un ferment, qui est le mucus de la vésicule biliaire, et, en présence des alcalis, en carbonate d'ammoniaque, en acide sulfureux et en acide acétique. Cet acide se combine aux alcalis et les acétates ainsi formés donnent ultérieurement naissance à des carbonates ; l'acide sulfureux s'unit à la soude, s'oxyde, et les sulfites se transforment en sulfates : aussi trouve-t-on du sulfate de soude, dans la bile en putréfaction. Comme, d'après les expériences de Bidder et de Schmidt (7), une partie de la bile déversée dans l'intestin est résorbée, on saisit, du moins, une des origines des sulfates qui abondonnent finalement le corps en s'éliminant par l'urine.

Remarques. — (1) Virchow's Archiv, vol. X, p. 228. — (2) Vierteljahrschrift der naturforschenden Gesellschaft in Zürich, vol. 1, p. 205. — (3) Mittheilungen der naturforsch.

Ges. in Zürich, vol. III, p. 463. — (4) REDTENBACHER, Annales, vol. LVII, S. 170. — (5) Même journal, vol. LXXXI, p. 334. — (6) Vol. LXXVIII, p. 203. — La taurine subit une décomposition analogue, quand on la traite par l'hydrate de potasse. — (7) Die Verdaungssæfte und der Stoffwechsell, *Les sucs digestifs et la nutrition*. Mitau und Leipzig, 1852, p. 215.

G. — Acides animaux azotés.

§ 31.

Les chimistes ont produit artificiellement une série d'acides azotés qui rappellent les alcaloïdes, mais on ne retrouve qu'un nombre bien restreint de ces substances à l'état naturel daus le sein de l'organisme. Ces acides manquent complétement dans le règne végétal.

Ils ne possèdent aucune propriété histogénétique ; ils sont tous (et en cela ils ressemblent aux bases animales) des produits de décomposition de substances histogénétiques ou d'éléments plastiques. Leur composition très-compliquée provoque des transformations chimiques fort intéressantes.— Abstraction faite de deux acides peu connus, qui existent dans les muscles et dans la sueur, tous les autres entrent dans la composition de l'urine ou de la bile.

ACIDE INOSIQUE, $HO.C_{10}H_6N_2O_{10}$.

Cet acide se présente sous l'apparence d'un liquide sirupeux, non cristallisable, dont la constitution n'est pas encore bien fixée. Il entre dans la composition du liquide qui baigne les masses musculaires et semble être un produit de décomposition de la fibre musculaire.

ACIDE HYDROTINIQUE, $HO.C_{10}H_8NO_{13}$. (?)

Cet acide a également une consistance sirupeuse. Favre (1) l'a trouvé dans la sueur humaine.

ACIDE URIQUE, $2HO.C_{10}H_2N_4O_4$.

Cet acide bibasique se présente à l'œil nu sous forme d'une masse blanche, pulvérulente, ou d'écailles blanchâtres. Au microscope, on observe une série de cristaux très-variables. En décomposant les urates (fig. 24, *aaa*) on obtient des lames rhomboïques ou hexagonales, analogues aux cristaux de cystine. Quand l'acide urique se dépose lentement, il forme des lames allongées rectangulaires ou parallélipipèdes, ou des prismes triangulaires à angles droits et terminés par des faces planes; ils peuvent se grouper en masses. On observe quelquefois des morceaux de colonnes cylindriques ou en forme de tonneau. (Schmidt, Lehmann.) Les cristaux d'acide urique déposés dans l'urine (fig. 24, *b*) sont imprégnés par la matière colorante de ce liquide : aussi ces cristaux sont-ils colorés en brun ou en jaune. Ils ont généralement la forme d'une lentille biconvexe vue de profil; quelquefois on observe des lames rhomboïdales à angles mousses et arrondis, ou bien des masses tout à fait bizarres, connues sous le nom de Dumbbell's *c*. On rencontre quelquefois ces masses dans l'urine, mais on peut également les obtenir en décomposant l'urate de potasse. (Funke.)

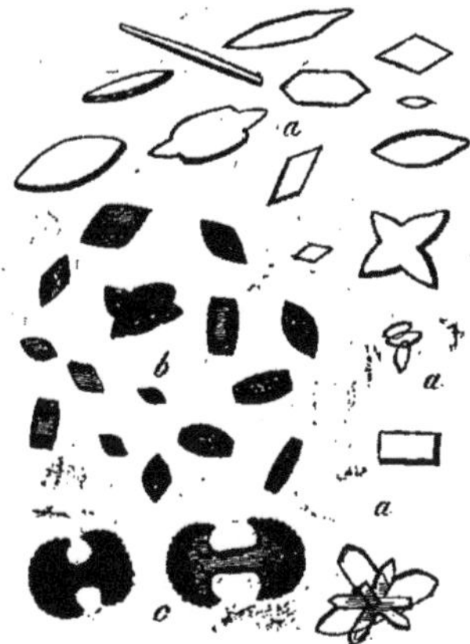

Fig. 24. — Variétés cristallines de l'acide urique.

aaa, cristaux obtenus par la décomposition d'urates; *b*, cristaux d'acide urique formés dans l'urine de l'homme; *c*, cristaux connus sous le nom de Dumbbel's.

La réaction de l'acide urique est peu acide; il est à peine soluble dans l'eau froide (dans environ 14000 parties d'eau) et difficilement dans l'eau bouillante (1800 parties). Combiné aux bases, cet acide forme des sels rarement neutres et presque toujours acides. Les premiers renferment 2 équivalents de base; l'acide carbonique les transforme en sels acides. Ils sont du reste plus solubles que les sels acides qui ne renferment que 1 équivalent de base. Parmi les sels acides, nous en citerons deux qui sont difficilement solubles dans l'eau froide :

Urate acide de soude, $NaO.HO.C_{10}H_2N_4O_4$. — Il forme des prismes hexagonaux très-courts ou des lames hexagonales très-épaisses. Au microscope il apparaît généralement sous forme de masses cristallines sphériques (fig. 25, *a*). Quelquefois on observe de petits globes sphériques munis de prolongements *bb*.

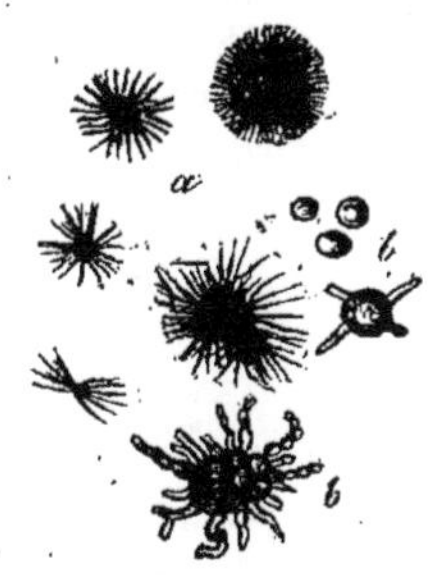

Fig. 25. — Urate acide de soude.

a, aiguilles, généralement en groupes; *bb*, masses sphériques.

Urate acide d'ammoniaque, $NH_4.HO.C_{10}H_2N_4O_4$. — Il cristallise en aiguilles très-fines, réunies généralement en masses globuleuses; mais les cristaux isolés sont plus petits que ceux de l'acide précédent (fig. 26).

Ces deux sels ont avec l'acide urique une propriété commune; mélangés à de l'acide azotique, puis évaporés à une douce température, ils laissent un résidu d'une couleur rougeâtre. Ce résidu, traité par l'ammoniaque, prend une teinte d'un beau rose qui devient violette quand on ajoute de la potasse caustique. Ce changement de coloration constitue le meilleur réactif de l'acide urique.

Malgré tous les produits de décomposition fournis par l'acide urique, la constitution de cet acide nous est encore inconnue. Par contre, il est fort intéressant et fort important d'étudier le développement physiologique de l'acide urique, de l'allantoïne et de l'acide oxalique.

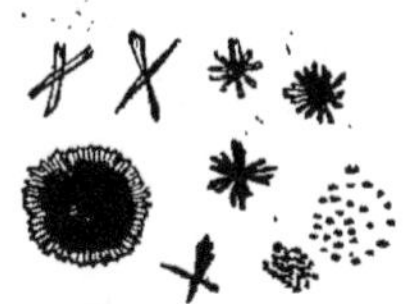

Fig. 26. — Urate acide d'ammoniaque.

L'acide urique est un des composés constants de l'urine humaine. Il se présente en moins grande abondance que l'urée; on en trouve environ

1 gramme pour 1000 ; il y est combiné avec la soude. On observe également l'acide urique dans l'urine des mammifères (2) carnassiers, mais en moins grande abondance que chez l'homme. Les aliments font peu varier la quantité de l'acide urique; certains états pathologiques exercent, au contraire, une influence considérable sur l'élimination de cet acide. L'acide urique existe dans le sang (Strahl et Lieberkühn (3), Garrod) (4). On le trouve également dans les liquides qui baignent les organes; dans le cerveau (Müller) (5); dans les reins et les poumons (Cloëtta) du bœuf; dans la rate de l'homme (Scherer (6) et Gorup-Besancz) (7).

L'acide urique est un produit de décomposition des tissus azotés, et il est aussi répandu dans le règne animal que ces tissus eux-mêmes. Le mode de développement de l'acide urique nous est aussi peu connu que la nature de cet acide lui-même. Nous avons vu que cet acide, introduit dans l'organisme, avait la propriété d'augmenter les proportions d'urée (Wœhler et Frerichs) ; il faut donc regarder l'acide urique comme une source d'urée, et cette hypothèse est du reste en accord avec l'expérience chimique, car la décomposition de l'acide urique donne souvent lieu à de l'urée.

REMARQUES. — (1) Erdmann's Journal, vol. LVIII, p. 365. L'existence de l'acide hydrotinique n'est pas encore complétement démontrée. — (2) LIEBIG a découvert il y a quelques années dans l'urine du chien un acide particulier connu sous le nom d'acide kynurique (Annales, vol. LXXXVI, p. 125, et vol. CVIII, p. 355). — (3) Acide urique dans le sang, etc. Berlin, 1848. — (4) London Med. Gazette, vol. XXXI, p. 88 (Lehmann's Zoochemie, p. 173). — (5) Annales, vol. CIII, p. 131. — (6) Würzburger Verhandlungen, vol. II, p. 298. — (7) Annales, vol. XCVIII, p. 1.

§ 32. — ACIDE HIPPURIQUE, $HO.C_{18}H_8NO_5$ ou $HO.C_{14}H_5O_3 + C_4H_3NO_2$.

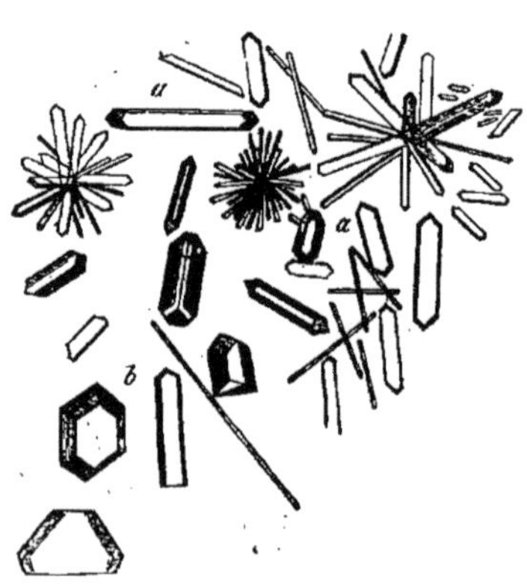

Fig. 27. — Cristaux d'acide hippurique. *aa*, prismes; *b* cristaux obtenus par évaporation lente et rappelant ceux de phosphate ammoniaco-magnésien.

Cet acide cristallise en prismes verticaux droits rhomboédriques; il se dépose dans des solutions chaudes sous forme de petites paillettes on de colonnes à quatre pans obliquement striées et terminées à leurs extrémités par deux facettes (fig. 27, *aa*). Par évaporation lente, on obtient des cristaux qui rappellent ceux du phosphate ammoniaco-magnésien *b*.

L'acide hippurique a une réaction acide bien plus marquée que l'acide urique. Il se dissout dans 400 parties d'eau froide. Il est soluble dans l'eau chaude et dans l'alcool, difficilement soluble dans l'éther. Combiné aux bases terreuses et alcalines, il forme des sels solubles dans l'eau.

Cet acide subit des décompositions multiples, notamment quand on le chauffe avec des acides et des alcalis. Il absorbe alors de l'eau et se transforme en acide benzoïque et en glycine. (Dessaignes) (1).

$$\underset{\text{Acide hippurique.}}{C_{18}H_9NO_6} + 2HO = \underset{\text{Acide benzoïque.}}{HO.C_{14}H_5O_3} + \underset{\text{Glycine.}}{C_4H_5NO_4}.$$

Les ferments animaux ont la même action en présence des alcalis. (Buchner.) Il est donc permis de considérer l'acide hippurique comme un acide benzoïque (2) accouplé à un corps qui contient 2 équivalents d'eau de moins que la glycine.

L'acide hippurique n'existe pas dans le règne végétal. On le trouve dans le sang des mammifères herbivores, dans le sang de l'homme (Robin et Verdeil) (3), dans l'urine de l'homme, en proportion à peu près égale à l'urée, enfin dans certaines maladies. L'acide hippurique est surtout abondant dans l'urine des mammifères herbivores, par exemple, chez le cheval; de là aussi le nom qu'on lui a donné. On n'a pas encore observé cet acide dans les autres sucs organiques. On l'a rencontré dans la peau des malades atteints d'ichthyose.

Il est un fait fort important à noter, c'est que l'acide benzoïque, l'huile d'amande amère, l'huile essentielle de cannelle introduits dans l'estomac sont éliminés par l'urine sous forme d'acide hippurique.

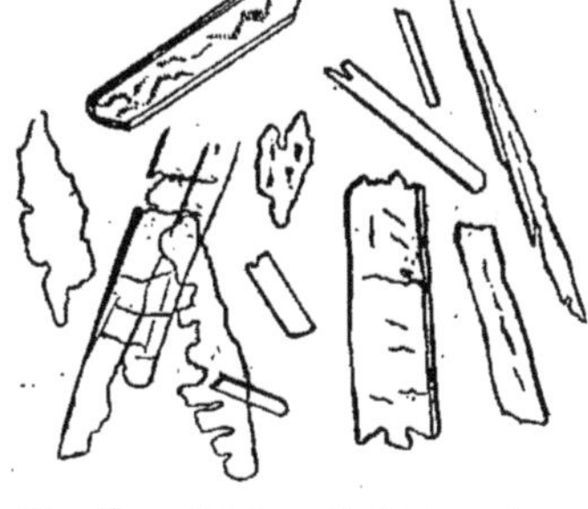

Fig. 28. — Cristaux d'acide benzoïque.

L'acide hippurique est le produit de la décomposition de substances azotées. Ce fait est prouvé par l'oxydation des substances protéiques à l'aide du permanganate de potasse, car il se produit alors une quantité considérable d'acide benzoïque. La glycine proviendrait sans doute d'un des acides de la bile (4).

Remarques. — (1) Annales, vol. LVIII, p. 322. — (2) L'acide benzoïque $HO.C_{14}H_5O_3$ ou $\left.\begin{matrix} C_{14}H_5O_2 \\ H \end{matrix}\right\} O_2$, n'existe point de toutes pièces dans l'organisme; c'est un produit de décomposition artificiel. Il cristallise, par voie humide, en écailles étroites, ou en aiguilles à six faces dont la forme fondamentale rappelle celle d'un prisme rhomboédrique (fig. 28). — (3) Traité de chimie anatomique. Paris, 1853, tome II, p. 447. — (4) Kühne et Hallwachs, Nachrichten der k. Ges. der Wiss. zu Gœttingen, 1857, n° 8, page 129.

§ 33. — Acide glycocholique, $HO.C_{52}H_{42}NO_{11}$ ou $HO.C_{48}H_{39}O_9 + C_4H_3NO_2$.

Cet acide, qui appartient à la bile, a une composition analogue à celle de l'acide hippurique; car décomposé il produit également de la glycine. L'acide qui s'accouple à ce corps est l'acide cholique. Étudions d'abord ce dernier.

L'*acide cholique* (*cholalique* de Strecker) $HO.C_{48}H_{39}O_9$ cristallise dans l'éther, avec 2 équivalents d'eau de cristallisation, en lames rhomboédriques; dans l'eau il cristallise en tétraèdres, plus rarement en octaèdres avec 5 équivalents d'eau. Cet acide se décompose à l'air; insoluble dans l'eau, il se dissout facilement dans l'alcool et dans l'éther. Il se colore en violet pourpre sous l'influence combinée du sucre et de l'acide sulfurique. On ne connaît encore ni l'origine ni la constitution de l'acide cholique.

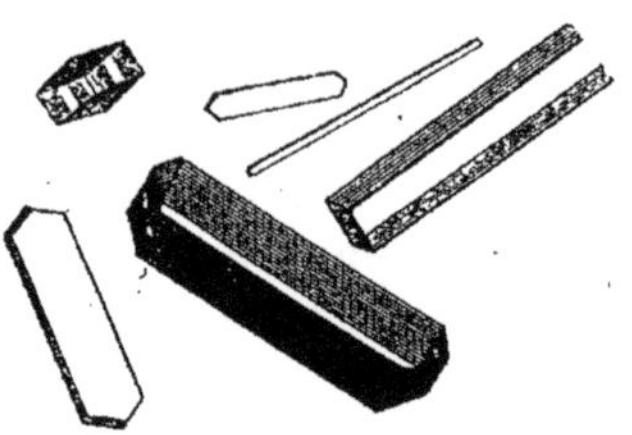

Fig. 29. — Cristaux d'acide cholique.

L'acide *glycocholique* cristallise en aiguilles très-fines qui ne semblent point s'altérer même à la température de 130° cent. Cet acide est facilement soluble dans l'eau, dans l'alcool, dans les alcalis; très-peu soluble au contraire dans l'éther. Il est également dissous sans décomposition à froid par plusieurs acides minéraux, tels que l'acide sulfurique et l'acide chlorhydrique, et même par l'acide acétique. Le sucre et l'acide sulfurique y produisent la même réaction que dans l'acide cholique. L'acide glycocholique est unibasique et forme des sels cristallins ou amorphes, tous solubles dans l'alcool.

Chauffé avec une solution de potasse ou avec de l'eau de baryte, cet acide absorbe de l'eau et se décompose en acide cholique et en glycine :

$$\underset{\text{Acide glycocholique.}}{C_{52}H_{43}NO_{12}} + 2HO = \underset{\text{Acide cholique.}}{HO.C_{48}H_{39}O_9} + \underset{\text{Glycine.}}{C_4H_5NO_4}.$$

Chauffé jusqu'à ébullition avec des acides minéraux étendus, il se décompose en acide choloïdique $C_{48}H_{38}O_8$ et en glycine.

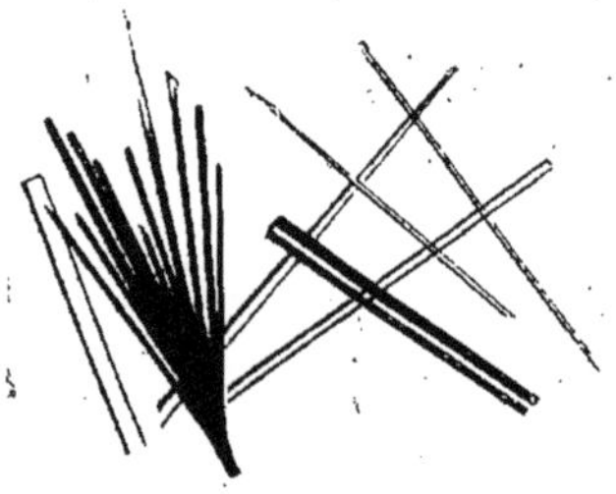

Il est important de connaître une de ses combinaisons salines, le *glycocholate de soude* $NaO.C_{52}H_{42}NO_{11}$ (fig. 30), qui est très-soluble dans l'eau; ce sel est précipité par l'éther, dans ses solutions alcooliques, et cristallise en masses blanches et brillantes, composées de groupes étoilés formés d'aiguilles.

Fig. 30. — Cristaux de glycocholate de soude.

L'acide glycocholique est un des composés les plus importants de la bile de l'homme et des mammifères. On le trouve combiné à la soude, même chez les herbivores.

Acide taurocholique, $HO.C_{52}H_{44}NS_2O_{13}$ ou $HO.C_{48}H_{39}O_9 + C_4H_5NS_2O_4$.

Le second des acides de la bile est également formé par l'acide cholique; mais il s'accouple, non plus à la glycine, mais à la taurine, substance indifférente, non basique, et qui contient du soufre.

L'acide taurocholique, qui se décompose très-facilement, ne cristallise point, et se distingue de l'acide précédent par sa grande solubilité et ses propriétés acides prononcées. Il dissout facilement les graisses, les acides gras et la cholestérine. L'acide sulfurique et le sucre y produisent la même réaction que sur l'acide glycocholique.

Les combinaisons de cet acide avec les alcalis sont solubles dans l'eau et dans l'alcool, insolubles dans l'éther ; elles cristallisent quand on les met en contact prolongé avec l'éther ; elles brûlent avec une flamme brillante.

Les produits de décomposition sont analogues à ceux de l'acide précédent. Chauffé jusqu'à ébullition avec des alcalis, l'acide taurocholique se décompose, après avoir absorbé de l'eau, en acide cholique et en taurine :

$$\underset{\text{Acide taurocholique.}}{C_{52}H_{45}NS_2O_{14}} + 2HO = \underset{\text{Acide cholique.}}{HO.C_{48}H_{39}O_9} + \underset{\text{Taurine.}}{C_4H_7NS_2O_6}.$$

Chauffé avec les acides minéraux, cet acide se décompose en taurine et en acide choloïdique, comme l'acide précédent.

En se combinant à la soude, l'acide taurocholique forme le deuxième composé fondamental de la bile de l'homme et des mammifères.

H. — Combinaisons du cyanogène.

§ 34.

Nous étudierons dans ce court chapitre les combinaisons du *cyanogèn* C_2N.

Sulfocyanogène (Rhodan) C_2NS_2. — Ce radical ternaire, caractérisé par la belle couleur rouge que lui donnent les sels de fer au maximum, forme, avec l'hydrogène, l'acide *sulfocyanhydrique* $H.C_2NS_2$, ou $C_2 \left.\begin{matrix}N\\H\end{matrix}\right\} S^2$. Cet acide se produit dans l'organisme et n'a pas les propriétés toxiques intenses de l'acide cyanhydrique. Il se combine avec la potasse, en formant le *sulfocyanure de potassium* $K.C_2NS_2$, ou $C^2 \left.\begin{matrix}N\\K\end{matrix}\right\} S_2$, seule combinaison du cyanogène qui se trouve dans le corps humain. On la rencontre en très-petite quantité, il est vrai, dans la salive. (Treviranus.)

L'origine et la destination physiologique de ce sel nous sont inconnues. Les décompositions physiologiques ne produisent pas de combinaisons cyaniques ; aussi la présence du sulfocyanure de potassium dans l'économie présente-t-elle un intérêt tout particulier.

I. — Huiles éthérées et Stéaroptènes.

§ 35.

Ces corps ont une importance peu considérable dans le règne animal ; aussi n'en signalerons-nous que quelques-uns.

Acide phénylique, $HO.C_{12}H_5O$ ou $\left.\begin{matrix}C_{12}H_5\\H\end{matrix}\right\}O_2$.

Cet acide se produit dans des circonstances très-variées. On l'obtient en distillant quelques substances organiques; il s'en forme des traces dans l'oxydation de la colle; il possède des propriétés toxiques sur l'homme. On l'a observé chez l'homme et les mammifères. [Stædeler (1).]

Acide taurylique, $C_{15}H_8O_2$.

On a obtenu cet acide dans les mêmes circonstances. On n'a pu encore le présenter à l'état de pureté parfaite (Stædeler).

Cholestérine, $C_{52}H_{44}O_2 + 2HO$.

On peut ranger cette substance parmi les huiles éthérées solides ou stéaroptènes, qui sont, du reste, peu étendues (ambrine ou succine, castorine, cantharidine) (2).

La cholestérine cristallise en lames rhomboïdales extrêmement minces (angles obtus de 100°30′; angle aigu de 79°30′. (Schmidt.) Les cristaux se recouvrent généralement les uns les autres; leurs angles sont souvent brisés (3).

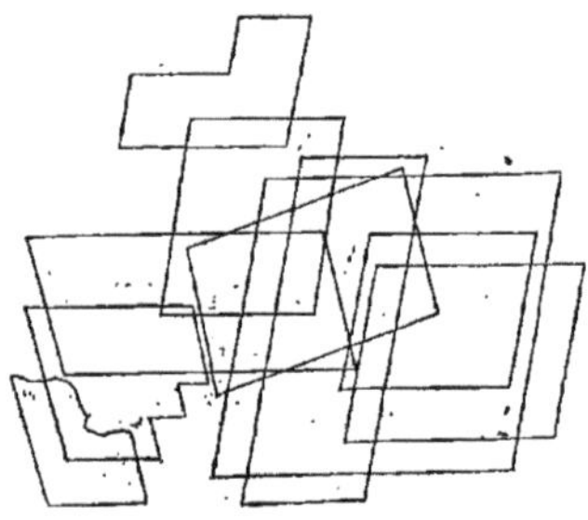

Fig. 31. — Cristaux de cholestérine.

La cholestérine est complétement insoluble dans l'eau, soluble au contraire dans l'alcool bouillant et dans l'éther. Elle se dissout dans les graisses, les huiles éthérées, les combinaisons sodiques des deux acides de la bile, et dans l'eau de savon. Ces faits sont importants à noter, puisque la cholestérine, malgré sa grande insolubilité, se trouve dans le corps humain.

Les cristaux de cholestérine, traités par l'acide sulfurique, se colorent en rouge rouille ou pourpre, ou en violet, à partir des bords. L'acide sulfurique concentré les dissout peu à peu à l'état de gouttelettes colorées. Quand on ajoute de l'iode au réactif précédent, on observe des colorations beaucoup plus intenses.

La cholestérine a été observée dans ces derniers temps dans le règne végétal. (Beneke (4), Kolbe.) Elle n'a pas de propriétés histogénétiques comme le faisaient, du reste, prévoir ses tendances à la cristallisation. Elle a tous les caractères des produits de décomposition; mais on ne sait si elle provient de la transformation des graisses ou des substances azotées. Elle est très-répandue dans l'organisme; mais il s'en élimine de très-faibles quantités. Aussi subit-elle probablement dans l'économie des transformations qui nous sont encore inconnues.

On trouve la cholestérine dans le sang, mais en faible abondance; dans la plupart des liquides animaux, notamment dans la bile; mais non dans l'urine. On l'observe également dans la substance cérébrale ; elle concourt, en effet, à la formation de la myéline et peut-être même à celle de la substance amyloïde. On la trouve également dans les liquides pathologiques, dans les tumeurs, dans les calculs biliaires. Elle est éliminée par la bile et se retrouve dans les excréments.

REMARQUES. — (1) Annales, vol. LXXVII, p. 17. — (2) La *séroline*, découverte par BOUDET dans le sérum sanguin, serait, d'après Gobley, un composé de différentes graisses. — (3) Voyez, pour les différentes formes cristallines de la cholestérine : Wirchow's Archiv, vol. XII, p. 101. — (4) Annales, vol. CXXII, p. 249.

K. — Substances colorantes animales.

§ 36.

On désigne sous ce nom une série de substances azotées qui manquent dans le règne végétal, et se caractérisent surtout par leur coloration. Ces matières colorantes sont en partie des produits de décomposition artificiels et préexistent en partie dans l'organisme vivant. Elles se trouvent à l'état diffus ou en dissolution dans les liquides glandulaires et les tissus, dont elles colorent les cellules et les éléments. Elles se présentent sous forme de granulations ou de cristaux.

Les propriétés chimiques de ces substances nous sont inconnues. La plus importante, sans contredit, est la matière colorante du sang ou *hématine*, que l'on pourrait considérer comme la source de tous les autres pigments.

HÉMATINE, $C_{96}H_{51}N_6Fe_3O_{18}$ (Hoppe).

On obtient artificiellement l'hématine qui existe dans les globules du sang des vertébrés où elle se trouve combinée à l'hématocristalline. L'hématine du sang veineux, et non point celle du sang artériel, comme l'a démontré Brücke (1), est dichroïque ; elle est, en effet, verte à la lumière transmise et rouge à la lumière directe. Dans cet état de solubilité, on ne saurait la séparer de la globuline ; on y parvient d'une manière incomplète quand il y a coagulation (2). On ne sait encore jusqu'à quel point l'hématine ainsi obtenue se rapproche de l'hématine qui existe dans l'organisme.

La matière colorante du sang coagulé se présente sous l'aspect d'une substance brunâtre, à reflet métallique peu intense, insoluble dans l'eau, l'alcool et l'éther, mais soluble dans l'alcool traité par un peu d'acide sulfurique ou d'acide chlorhydrique. La couleur de l'hématine ainsi dissoute est d'un brun rouge, mais passe au rouge vif quand on neutralise le liquide par les alcalis. Les solutions d'alcalis caustiques ou de carbonates alcalins, légèrement diluées avec de l'eau ou de l'alcool, dissolvent également l'hématine et se colorent en rouge brun. Quand la potasse est en excès, la cuisson donne souvent à la solution d'hématine une coloration verdâtre. L'hématine, en suspension dans l'eau, est décolorée par le chlore, qui forme un chlorure de fer ; le chlore verdit l'hématine desséchée. On peut soustraire à l'hématine tout le fer qu'elle contient, en la traitant par de l'acide sulfurique ; cette substance n'en conserve pas moins sa coloration et ses propriétés. (Mulder et van Goudœver (3).)

La constitution et le développement de l'hématine nous sont complétement inconnus. Cependant la physiologie nous fait supposer qu'elle pourrait se former dans les globules blancs du sang (voyez *Sang*). Au point de vue chimique, l'hématine semble résulter de l'accouplement d'un produit de désassimilation des substances albuminoïdes avec une autre substance qui renfermerait du fer. La première de ces substances pourrait bien être la tyrosine. On a émis plusieurs hypothèses pour expliquer la présence du fer dans l'hématine.

Les autres matières colorantes de l'organisme ne sont très-probablement que des transformations de l'hématine. On ne connaît pas les autres changements chimiques que l'hématine pourrait subir dans le corps.

La matière colorante qui baigne les muscles semble être identique à l'hématine des globules du sang.

HÉMINE, $C_{96}H_{51}N_6Fe_3O_{18}HCl$ (Hoppe).

Teichmann (4) nous a fait connaître une cristallisation particulière du sang. Le sang desséché, même putréfié, traité par de l'acide acétique, puis chauffé, produit une quantité considérable de cristaux brunâtres, brun foncé ou presque noirs, qui apparaissent sous forme de colonnes rhomboédriques (rappelant ainsi l'hématoïdine) ou d'aiguilles groupées en étoiles (fig. 32). Comme Teichmann l'a signalé avec raison, la présence des chlorures alcalins est indispensable quand on veut obtenir cette cristallisation. Ces cristaux d'hémine sont très-fixes ; ils ne se décomposent pas à l'air et ne se dissolvent ni dans l'eau, ni dans l'alcool, ni dans l'éther, ni même dans l'acide acétique. L'acide azotique bouillant dissout l'hémine. Cette substance est très-soluble dans l'acide sulfurique, l'ammoniaque et les solutions étendues de potasse. Sous l'influence de solutions concentrées de potasse, les cristaux d'hémine se gonflent et noircissent. Les cristaux d'hémine ont une grande importance pour reconnaître des quantités très-faibles de sang.

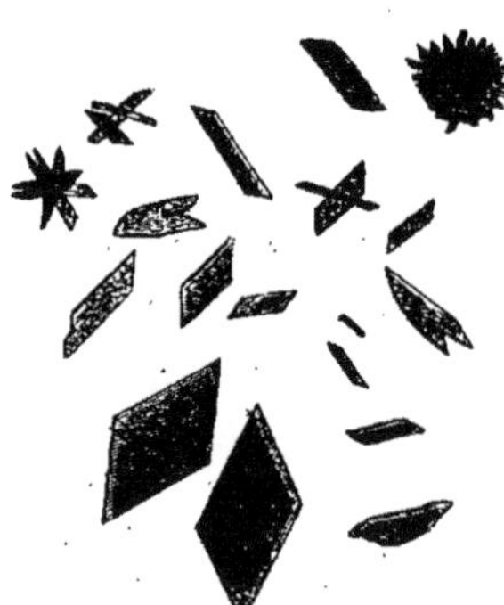

Fig. 32. — Cristaux d'hémine.

Hope nous a fait connaître dans ces derniers temps la composition de l'hémine. Il a tiré l'hémine de l'hémétoglobuline et a pu la transformer de nouveau en hématine (5).

HÉMATOIDINE, $C_{30}H_{18}N_2O_6$. (?)

Le sang sorti des vaisseaux et en stagnation dans les tissus subit peu à peu des transformations ultérieures. Il se forme, dans ces circonstances, une matière colorante cristalline, très-voisine de l'hématine, mais qui ne contient pas de fer. C'est l'*hématoïdine* (6), qui cristallise en prismes rhomboïdaux (fig. 33) ou en aiguilles. (Robin.) A l'examen microscopique, ces cristaux présentent une coloration orangée ou rouge ponceau au centre; sur les bords et aux angles, ils sont colorés en carmin foncé. Les angles des cristaux sont de 118° et 62°.

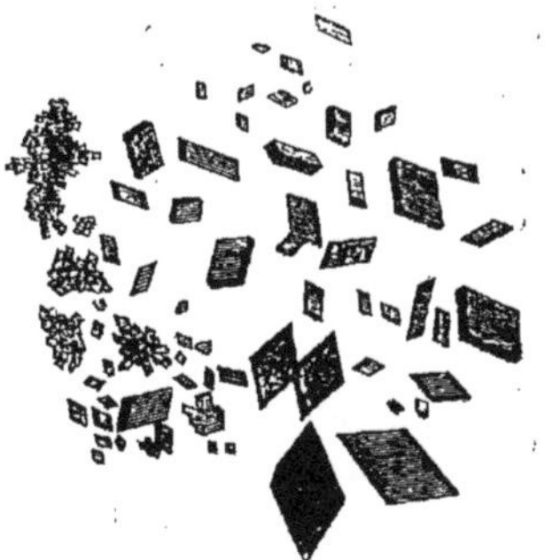

Fig. 33. — Cristaux d'hématoïdine.

Les cristaux d'hématoïdine sont insolubles dans l'eau, l'alcool, l'éther et l'acide acétique, solubles au contraire dans les alcalis. La solution ammoniacale d'hématoïdine a une teinte d'un rouge amarante, qui passe plus tard au jaune ou au brun. Les dissolutions de potasse et de soude sont rosées; l'acide azotique s'unit aux cristaux d'hématoïdine avec un dégagement de gaz et en prenant une teinte d'un rouge foncé. Les cristaux ne se dissolvent pas dans l'acide sulfurique, qui rend seulement la couleur des cristaux plus foncée.

Remarques. — (1) Wiener Sitzungsberichte, vol. X, p. 1070, et vol. XIII, p. 485. — (2) Voyez les Traités de chimie pour les différents moyens à l'aide desquels on obtient l'hématine, ainsi que les nouveaux travaux de Wittich (Erdmann's Journal, vol. LXI, p. 11) et de Lehmann (Handbuch, p. 159). — (3) Erdmann's Journal, vol. XXXII, p. 186. — (4) Henle et Pfeufer, Zeitschrift für rationelle Medizin, 1854, p. 375. — (5) Voyez Virchow's Archiv, vol. XXIX, p. 233 et 597, ainsi que le travail de Buchner et Simon dans la même Revue, vol. XVII, p. 50. — (6) Robin, qui a analysé l'hématoïdine (Erdmann's Journal, vol. LXVII, p. 161), lui donne pour formule $HO.C_{14}H_8NO_2$, et l'oppose à l'hématine dont la formule serait $C_{14}H_8NO_2Fe$. Pour cet observateur, l'hématoïdine serait une matière colorante du sang dans laquelle 1 équivalent de fer serait remplacé par 1 équivalent d'HO. Mais la formule que Robin a donnée pour l'hématoïdine ne saurait être exacte, car elle renferme 1,5 p. 100 de C de moins et 0,5 p. 100 d'H de plus que ne l'indique l'analyse. La formule donnée par Stædeler ($C_{30}H_{18}N_2O_6$) (Annales, vol. CXVI, p. 89) est bien plus en accord avec les résultats fournis par l'incinération. Voyez également le travail de Virchow dans les Würzburger Verhandlungen, vol. I, p. 303. Le temps nécessaire à la formation des cristaux d'hématoïdine semble être fort variable. Ils n'apparaissent généralement pas avant l'espace de deux semaines (Friedreich, Virchow's Archiv, vol. XXX, p. 380); on en a cependant trouvé au bout de deux jours (Billroth's Untersuchungen über die Entwicklung der Blutgefässe, *Recherches sur le développement des vaisseaux sanguins*. Berlin, 1856, p. 22, Anmerkung). — Holm a publié récemment de nouvelles recherches sur l'hématoïdine dans le Journal de chimie pratique, vol. C, p. 142.

§ 37. — Matière colorante de l'urine, Uroerythrine ou Urohématine.

On trouve dans l'urine une matière colorante rouge, peu abondante, qui donne à ce liquide sa couleur jaunâtre et aux sédiments de l'urine une teinte d'un rouge vif. Cette matière se décompose facilement; il est difficile de l'obtenir pure; aussi nous est-elle imparfaitement connue. Scherer (1) s'était déjà occupé de cette question; Harley (2) a analysé cette substance dans ces derniers temps. Il a obtenu une matière colorante, presque insoluble dans l'eau, qui se dissout dans l'urine fraîche et chauffée, en lui donnant une couleur jaune; elle se dissout également dans l'éther et l'alcool, et les colore en rouge magnifique. Harley a trouvé du fer dans ce pigment; il le considère comme de la matière colorante du sang modifiée. Il a en outre observé dans l'urine plusieurs autres matières colorantes.

On trouve quelquefois dans l'urine humaine des matières colorantes *bleues* et *violettes;* elles y sont toujours peu abondantes. On a observé, dans certaines circonstances, de l'*indigo* dans l'urine (Scherer), sans que cette matière eût été introduite du dehors. On trouverait constamment dans l'urine, d'après Hoppe (3), l'*indican* $C_{92}H_{51}NO_{34}$, ou chromogène.

Pigment noir, Mélanine.

Le pigment noir se présente dans l'organisme sain sous forme de très-petites granulations, ou granulations pigmentaires. A l'état pathologique, on a observé des cristaux noirs, sous forme de lames rhomboédriques aplaties, à angles très-aigus. [Virchow (4).]

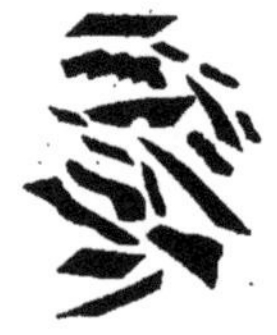
Fig. 34. — Cristaux de pigment noir.

La mélanine normale se caractérise par sa fixité et par la difficulté qu'on éprouve à la dissoudre. Elle est insoluble dans l'eau, l'alcool, l'éther, les acides minéraux étendus et l'acide acétique concentré. La mélanine se dissout à chaud dans une dissolution étendue de potasse, mais au bout d'un temps assez long. L'acide azotique concentré dissout la mélanine en la décomposant. Les cendres contiennent du fer.

Les observations faites jusqu'à ce jour sur la constitution de la mélanine doivent être accueillies avec réserve; il est, en effet, très-difficile d'obtenir la mélanine pure, et, de plus, l'analyse chimique prouve qu'il y a des différences énormes entre le pigment noir de l'œil et le pigment noir pathologique.

La mélanine, qui possède, ainsi que la matière colorante du sang, des propriétés histogénétiques, s'observe en général dans l'intérieur des cellules polygonales ou étoilées; elle est rarement en liberté dans les tissus. Elle est surtout abondante dans l'œil. On la rencontre en quantité considérable chez quelques vertébrés inférieurs, par exemple, chez les grenouilles.

A l'état pathologique, la mélanine se produit dans certains organes, dans les tumeurs, etc.

On suppose généralement qu'elle se développe aux dépens de la matière colorante du sang. Il est, en effet, des productions pigmentaires pathologiques qui proviennent bien évidemment de l'hématine. D'autre part, il est évident que nous désignons sous le nom de mélanine plusieurs substances analogues. Les produits de décomposition de la mélanine sont inconnus.

REMARQUES. — (1) Annales, vol. LVII, p. 180. — (2) Würzburger Verhandlungen, vol. V, p. 1. — (3) SCHERER, Annales, vol. XC, p. 120; HOPPE, Virchow's Archiv, vol. XXVII, p. 388. — (4) Virchow's Archiv, vol. I, p. 399. — (5) Analyse faite par SCHERER, Annales, vol. XL, p. 63. — Il résulte d'observations récentes que les cristaux représentés figure 34 ne seraient que des fragments de bois calciné ou de cellules végétales. Voyez Virchow's Archiv, vol. XXXV, p. 189. — Voyez également un article de KOSCHLAKOFF, même volume p. 178. — Le pigment noir des poumons semble être uniquement formé par des parcelles de noir de fumée ou de rouille. Voyez le travail intéressant de KNAUFF (Virchow's Archiv, vol. XXXIX, p. 442).

§ 38. — MATIÈRE COLORANTE DE LA BILE.

La matière colorante de la bile était connue bien imparfaitement jusqu'alors (1). Elle est caractérisée par sa réaction avec l'acide azotique. L'acide azotique, contenant de l'acide hypoazotique, ou mêlé à de l'acide sulfurique concentré, produit des colorations tout à fait bizarres dans la bile. Plusieurs couleurs, le vert, le bleu, le violet, le rouge, le jaune, se suivent.

On distinguait généralement deux matières colorantes de la bile : l'une brune, l'autre verte; la *cholépyrrhine* ou *biliphæine* $C_{32}H_{18}N_2O_9$ (?), et la *biliverdine* $C_{16}H_9NO_5$ (?).

Il résulte de travaux récents de Stædeler, qu'il existe dans les calculs biliaires de l'homme une série de matières colorantes bien caractérisées; reste à savoir si elles existent dans la bile pure.

BILIRUBINE, $C_{32}H_{18}N_2O_6$.

La bilirubine est un corps très-voisin de l'hématine et de l'hématoïdine; elle cristallise dans les solutions de chloroforme, de sulfure de carbone et de benzine, sous forme de magnifiques cristaux couleur de rubis. Ces cristaux, obtenus dans le sulfure de carbone, semblent être des prismes klinorhomboédriques quand on les considère par leur base; l'angle antérieur et les faces convexes du prisme sont fortement courbés, de sorte que la base semble être une ellipse. Les cristaux qui reposent sur leur face convexe se présentent sous la forme de rhomboèdres (2). La bilirubine provient de la matière colorante de la bile ou de la matière colorante du sang (3); on la retrouve dans l'urine des ictériques. [Schwanda (4).]

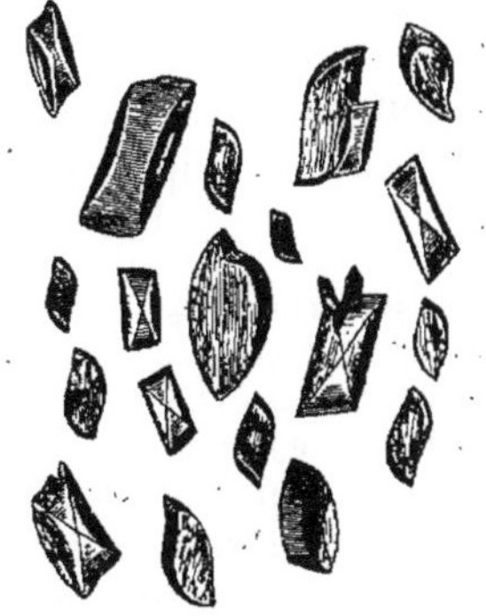

Fig. 35. — Cristaux de bilirubine, formés dans le sulfure de carbone.

BILIVERDINE, $C_{32}H_{20}N_2O_{10}$.

Matière colorante verte, non cristalline; son existence dans la bile fraîche est encore problématique, car, en absorbant de l'eau, elle se décompose en une des substances colorantes que nous allons étudier, la biliprasine. Il est facile de voir, par la formule, quels sont les rapports de la bilirubine et de la biliverdine.

$$\text{Bilirubine } C_{32}H_{18}N_2O_6 + 2HO + 2O = \text{biliverdine.}$$

Bilifuscine, $C_{32}H_{20}N_2O_8$.

Cette substance n'est pas cristalline; elle se dissout dans de l'eau qui contient de la soude ou de l'ammoniaque, en se colorant en brun foncé. Elle n'a, paraît-il, qu'une importance fort secondaire. Elle se distingue de la bilirubine, parce qu'elle contient 2 équivalents d'eau en plus.

Biliprasine, $C_{32}H_{22}N_2O_{12}$.

Pigment amorphe, verdâtre; se dissout dans les alcalis en prenant une teinte brune, contrairement à la biliverdine qui verdit. La formule correspond à celle de la biliverdine + 2 équivalents d'eau.

Stædeler a décrit, sous le nom de *bilihumine*, une substance dont la formule est encore inconnue, et qui peut être obtenue par la décomposition des différentes matières colorantes de la bile.

Pour n'être point accusés d'oubli, nous dirons un mot des *substances extractives*. On désigne sous ce nom des corps qui sont préformés dans l'organisme, ou qui résultent de manipulations chimiques. Ces corps n'ont pas de propriétés caractéristiques, ils ne cristallisent point, ne s'unissent pas à d'autres substances en proportions fixes, et ne se volatilisent pas à des températures déterminées. Ni la chimie, ni la physiologie n'ont d'action directe sur ces substances. Aussi nos connaissances chimiques sont-elles fort restreintes à ce sujet. Au point de vue physiologique, on les considère comme des produits intermédiaires de décomposition. Dans ces derniers temps, on a trouvé parmi ces corps quelques bases, quelques acides, etc., dont nous avons parlé.

Remarques. — (1) Voyez, pour les matières colorantes de la bile, les anciens travaux de Heintz dans les Annales de Poggendorff, vol. LXXXIV, p. 106; puis les belles expériences de Stædeler (Annales, vol. CXXXII, p. 323). — (2) Les cristaux de bilirubine obtenus par le chloroforme sont beaucoup plus petits. Ce fait explique l'erreur de Valentiner (Günzburg's Zeitschrift, 1858, p. 46), qui désignait ces cristaux sous le nom de cholépyrrhine, et les rangeait à côté des cristaux d'hématoïdine. Du reste, ces derniers cristaux n'ont jamais de faces convexes. — (3) D'après les communications intéressantes de Hoppe (Virchow's Archiv, vol. XXIX, p. 597), on peut formuler ainsi les rapports qui existent entre l'hématine et la bilirubine :

$$\underset{\text{Hématine.}}{2(C_{96}H_{51}N_6Fe_3O_{18})} + 6HO = \underset{\text{Bilirubine.}}{6\,(C_{32}H_{18}N_2O_6)} + 6FeO.$$

— (4) Wiener med. Wochenschrift, 1863, nos 38 et 39.

L. — Substances minérales.

§ 39.

Les substances minérales et leurs combinaisons sont assez répandues dans l'organisme; mais nos connaissances à ce sujet sont moins étendues que ne semblerait le faire présumer la nature même de ces corps. Très-souvent il nous est impossible de dire si certaines combinaisons inorganiques préexistent dans l'organisme ou si elles résultent de manipulations chimiques. La valeur physiologique de ces substances nous est encore bien plus inconnue. Nous savons bien que l'eau baigne, gonfle les organes; que le phosphate de chaux sert à consolider la charpente osseuse; mais, pour le reste, les explications nous manquent. Il est des substances minérales, apportées par les aliments, qui ne font que traverser l'organisme.

Il serait trop long d'étudier ici les grandes différences qui existent entre la quantité des cendres que produit l'incinération des différents tissus et des organes. Ces variations sont surtout intéressantes à étudier suivant les âges. Chez le fœtus, les cendres constituent 1 pour 100 du corps; plus tard, elles en forment les 2 centièmes; puis, chez l'adulte, les 3, 5, 6 et même 7 centièmes. La progression augmenterait probablement encore pour un âge plus avancé. [Bezold (1) et Schlossberger (2).]

Voici les principales substances et combinaisons inorganiques qui entrent dans la composition de notre corps :

(*a*) Gaz : *Oxygène, azote et gaz acide carbonique* (3).

(*b*) Acides : *Acide carbonique, acide phosphorique, acide sulfurique, acide chlorhydrique, acide fluorhydrique, acide silicique*. Ces acides, l'acide carbonique excepté, sont toujours combinés à des bases dans le sein de l'organisme. L'acide chlorhydrique seul est en liberté dans le suc gastrique.

(*c*) Bases : *Potasse, soude, ammoniaque, chaux, magnésie, oxyde de fer, manganèse, cuivre*. Ces bases forment généralement des sels. Cependant, on trouve de l'alcali en liberté, de la soude combinée aux substances protéiques, du fer dans quelques tissus, dans l'hématine et dans la mélanine.

Quant aux gaz, ils occupent les espaces libres de l'organisme, ou se trouvent en dissolution ou en combinaison dans les liquides.

Oxygène, O.

Il s'unit aux substances organiques. On le trouve dans des espaces libres de l'organisme, dans tous les liquides, dans le sang, soit en dissolution, soit combiné aux éléments de ce liquide. Nous voyons par là que l'oxygène est très-répandu dans l'organisme.

Azote, N.

L'azote, composé de beaucoup de substances organiques du corps, se trouve en liberté dans les cavités remplies d'air de l'organisme. On le trouve également dissous dans les liquides organiques.

GAZ ACIDE CARBONIQUE, CO_2.

Ce gaz est, ou bien combiné aux bases inorganiques, ou en liberté, soit à l'état de gaz, soit en dissolution dans les liquides de l'organisme. Le gaz acide carbonique se trouve en abondance dans l'air expiré, ainsi que dans toutes les cavités qui renferment de l'air. Il existe à l'état de dissolution dans plusieurs liquides organiques, surtout dans le sang, où il est en partie à l'état de liberté, en partie combiné aux éléments (4). L'acide carbonique est apporté en petite quantité de l'extérieur dans l'organisme; il est le produit terminal le plus important d'un nombre considérable de décompositions organiques. Ce gaz s'élimine surtout par les poumons, et en petite quantité par la peau.

REMARQUES. — (1) Würzburger Verhandlungen, vol. VIII, p. 251. — (2) Annales, vol. CIII, p. 193. — (3) Pour les éléments minéraux du corps, voyez HEINTZ, Lehrbuch der Zoochemie, *Traité de zoochimie*. Berlin, 1853, et le 3e volume de GORUP-BEZANEZ. — (4) Sur les gaz du sang, voyez : MAGNUS, Poggendorff's Annalen, vol. XXXVI, p. 685; vol. XVI, p. 177; puis L. MEYER, Henle's und Pfeufer's Zeitschrift, N. F., vol. VIII, p. 256 ; FERNET, dans les Ann. d. X. nat., IVe série, Zoologie, tome VIII, p. 125 ; SETSCHENOW, in der Wiener Sitzungsberichten, vol. XXXVI, p. 293, et HENLE's und PFEUFER's Zeitschrift, 3 R , vol. X, p. 201, 285 ; SCHŒFFER, Wiener Sitzungsberichte, vol. XLI, p. 519, et PFLÜGER, Ueber die Kohlensæure des Blutes, *Sur l'acide carbonique du sang*. Bonn, 1864 ; J. SACHS, Archives de Reichert et Du Bois-Reymond, 1863, p. 344 ; NAWROCKI, Études physiologiques de l'Institut de Breslau, II, p. 144, et Zeitschrift für analytische Chemie, II, p. 117 ; W. PREYER, Wiener Sitzungsberichte, vol. XLIX, et Zeitschrift von Henle und Pfeufer, 3e série, vol. XXI, p. 197 ; F. HOLENGREN, Wiener Sitzungsberichte, vol. XLVIII ; SCZELKOW, Archives de Reichert et Du Bois-Reymond, 1864, p. 516 ; L. HERMANN, 1865, p. 469 ; SAINT-PIERRE et ESTOR, Comptes rendus, 1864, II, p. 1013 ; HOPPE, Virchow's Archiv, vol. XI, p. 288, vol. XIII, p. 104, et études médico-chimiques, p. 133 et 293 ; A. SCHMIDT, Sitzungsbericht der sächsischen Akademie, CI, p. 30 ; PFLÜGER, Centralblatt für die med. Wissenschaft, 1867, p. 321 et 722. — (5) L'hydrogène, H, se trouve dans l'intestin grêle comme produit de la digestion ; on en rencontre peu dans le gros intestin ; l'acide sulfhydrique, SH, se produit dans le gros intestin après l'ingestion de viande ; l'hydrogène carboné, CH_2, se trouve constamment chez l'homme (PLANER, Wiener Sitzungsberichte, vol. XLII, p. 308, et RUGE, *l. c.*, vol. XLIV, p. 739.

§ 40. — EAU, HO.

L'eau est indispensable à toutes les combinaisons organiques, aussi est-elle répandue dans tout l'organisme : sans eau, la vie est impossible. Elle forme les hydrates; elle entre dans la combinaison des cristaux; elle sert à dissoudre quantité de substances organiques : elle permet les échanges de ces substances entre elles. Les matières alimentaires, dissoutes dans l'eau, pénètrent dans le sang et les tissus ; les matières devenues impropres à la nutrition sont éliminées également à l'aide de ce liquide.

Le corps contient une quantité considérable d'eau. Elle forme les 70 centièmes du corps des adultes, les 87 et même 90 centièmes du corps de l'embryon. Après la naissance la quantité d'eau diminue, tandis q... proportion des substances organiques solides et minérales augmente. (Schlossberger, Bezold.) La quantité d'eau contenue dans les différentes parties du corps varie considérablement (1); du reste, nous reviendrons sur ce sujet. Qu'il nous suffise de savoir que l'eau, tout en servant à dissoudre les substances inorganiques et à favoriser leur action chimique, concourt en outre à l'imbibition des tissus. Les parties molles et demi-solides de l'organisme renferment une quantité d'eau plus considérable qu'on ne pourrait le penser au premier abord; les tissus solides eux-mêmes, les os, par exemple, contiennent également une forte proportion d'eau.

Acide chlorhydrique, HCl.

Il n'existe à l'état libre que dans le suc gastrique.

Acide silicique, SiO_2.

On a trouvé de petites quantités d'acide silicique en liberté ou sous forme saline dans le sang de l'homme (Millon) (2), la salive, l'urine, la bile, les excréments; on en a observé de même dans les calculs biliaires et vésicaux, dans les os et les dents. De toutes les parties de l'organisme, ce sont les cheveux qui en renferment le plus. [Gorup-Besanez (3).]

L'acide silicique pénètre dans l'organisme avec les aliments et les boissons; une portion de cet acide est éliminée par l'intestin, l'autre est absorbée par le sang, et reparaît plus tard dans les sécrétions glandulaires.

La valeur physiologique ou anatomique de l'acide silicique nous est inconnue.

Remarques. — (1) Voici la quantité d'eau qui entre pour 100 dans la composition de différentes substances: Émail, 0,2; dentine, 10; os, 13; tissu élastique, 49,6; cartilage, 55; cerveau, 75,5; foie, 76; muscles, 77; nerfs, 78; sang, 79; tissu connectif, 79,6; reins, 83; chyle, 93; lymphe, 98; humeur vitrée, 98,7; liquide céphalo-rachidien, 98,8. — (2) Journal de phys. et de chimie, IIIe série, tome XIII, p. 86. — (3) Annales, vol. LXVI, p. 321.

§ 41.

COMBINAISONS CALCAIRES.

La chaux, CaO, forme, avec la soude, la base inorganique la plus importante de l'organisme. Ses combinaisons sont très-nombreuses.

Phosphate de chaux.

L'acide phosphorique PO_5 se présente sous des formes fort variables, mais on ne trouve dans l'organisme que l'acide phosphorique ordinaire ou tribasique. Cet acide, en se combinant à 3 équivalents de base, forme des [illegible]es ; quand il se combine à 2 ou à 1 équivalents de base, le sel [illegible]cide. En s'unissant à 3 équivalents de chaux, il forme le *phosphate neutre de chaux ;* il peut également se combiner à 2 équivalents de chaux et à 1 équivalent d'eau basique. Enfin, il existe des sels qui contiennent une proportion encore moindre de chaux.

Phosphate neutre de chaux, $3CaO.PO_5$, et Phosphate acide de chaux, $2CaO.HO.PO_5$.

Le premier de ces sels est presque insoluble dans l'eau ; il est cependant légèrement soluble dans l'eau qui renferme un peu d'acide carbonique ou des acides organiques, ainsi que dans les solutions de sels ammoniacaux, de chlorure de sodium et de gélatine. Il entre dans la composition des os et des dents ; il doit être également répandu dans le reste de l'organisme, car on le rencontre dans l'urine.

Le phosphate acide de chaux, qui provient en général des substances alimentaires, entre dans la constitution de toutes les parties solides et liquides de l'organisme. Ce sel, en infiltrant les organes, leur donne une consistance pierreuse. Il est éliminé à l'état amorphe.

On a trouvé le phosphate acide de chaux dans le sang, l'urine, le suc gastrique, la salive, le sperme, le lait, ainsi que dans les liquides qui baignent les différents organes. De plus, le phosphate de chaux accompagne constamment les substances histogénétiques dans les tissus et les liquides de l'organisme. C'est ainsi qu'il forme une des parties les plus considérables de la masse osseuse. On en trouve encore de plus grandes quantités dans l'émail, substance la plus dure du corps (1).

Le phosphate de chaux jouit évidemment de propriétés histogénétiques, puisqu'il est un des composés indispensables des tissus organiques.

Carbonate de chaux, $CaO.CO_2$.

Ce sel se présente à l'état amorphe dans les os et dans les dents. On le rencontre également dans quelques liquides, dans la salive, dans l'urine alcaline. On l'observe à l'état cristallin dans l'oreille interne de l'homme ; il y forme les concrétions auditives connues sous le nom d'otolithes. On le trouve plus fréquemment encore dans le corps des vertébrés inférieurs ; chez les grenouilles, par exemple, il existe dans les enveloppes cérébrospinales, à la partie antérieure de la colonne vertébrale, aux points d'émergence des nerfs spinaux.

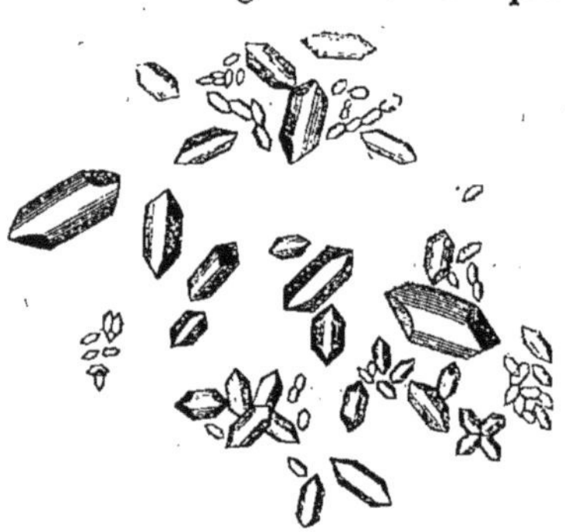

Fig. 36. — Otolithes formés par du carbonate de chaux.

Les otolithes (fig. 36) sont des cristaux qui ont la forme de petites colonnes épaisses, constituées par la combinaison d'un rhomboèdre avec un prisme hexagonal; on observe cependant des rhomboèdres purs ou des scalénoèdres.

La présence du carbonate de chaux à l'état de dissolution dans les liquides de l'organisme n'est pas encore démontrée d'une manière certaine. L'acide carbonique qui existe dans ces liquides doit néanmoins servir d'agent de dissolution. Le carbonate de chaux ne semble destiné qu'à donner de la consistance à certains tissus des animaux supérieurs.

Le carbonate de chaux est tantôt absorbé en nature, tantôt formé de toutes pièces, quand des décompositions organiques donnent lieu à un dégagement d'acide carbonique.

Chlorure de calcium, CaCl.

Cette combinaison a une importance fort restreinte; on ne l'a encore observé que dans le suc gastrique. [Broconnot (2).]

Fluorure de calcium, CaFl.

On trouve le fluorure de calcium dans l'émail et dans les os, mais en faible quantité. Il en existe peut-être des traces dans le sang, le lait, l'urine, la salive et la bile. [Nikles (3).] Il est absorbé en nature.

Remarques. — (1) Voici la quantité de chaux que contiennent plusieurs substances pour 100 parties de matière : émail, 89,8; dentine, 66,7; fémur, 58,2, cartilage, 4,1; sperme, 3,0; lait, 0,3; sang, 0,08. — (2) Ann. de chim. et de phys., tome XIX, p. 348. — (3) Comptes rendus, tome VI, p. 885.

§ 42.

La magnésie s'unit aux acides phosphoriques dans des proportions analogues à celles de la chaux. La quantité de magnésie est cependant toujours inférieure à celle de la chaux.

Phosphate de magnésie, $3MgO.PO_5 + 5HO$ ou $2MgO.HO.PO_5 + 14HO$.

Nous ne savons encore lequel de ces deux sels existe dans l'économie. On trouve les sels de magnésie dans tous les liquides et dans toutes les parties solides de l'organisme. Ils servent également à donner de la consistance aux os et aux dents. Le phosphate de magnésie l'emporte sur le phosphate de chaux dans les muscles (Liebig) et dans le thymus; c'est là un fait fort intéressant. Le phosphate de magnésie pénètre en excès dans l'organisme avec les éléments de nature végétale; une partie de ce sel ne fait que traverser le tube digestif, sans être absorbée.

Phosphate ammoniaco-magnésien, $2MgO.NH_4O.PO_5 + 12HO$.

Chaque fois que des substances se trouvent en putréfaction, chaque fois en un mot qu'il se dégage de l'ammoniaque dans l'organisme, ce gaz se combine au phosphate de magnésie pour former une substance cristalline, le phosphate ammoniaco-magnésien.

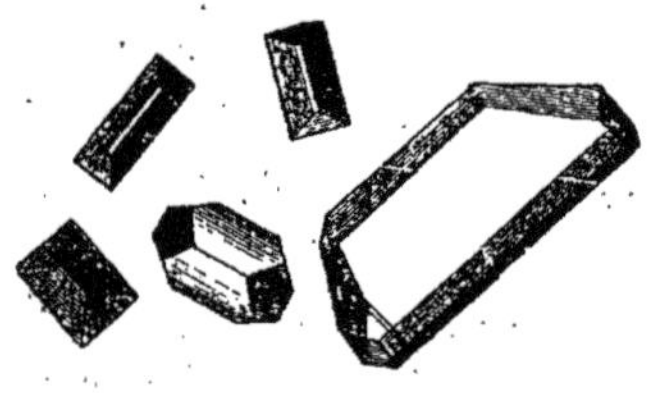

Fig. 37. — Cristaux de phosphate ammoniaco-magnésien.

Ce sel (fig. 37) se présente sous la forme fondamentale d'un rhomboèdre : ce sont généralement des prismes à trois pans, dans lesquels deux des extrémités qui correspondent à une même arête sont taillées obliquement, en forme de couvercle de cercueil. Ces cristaux peuvent subir d'autres modifications : on voit quelquefois deux angles polaires opposés et taillés; les deux angles restants sont quelquefois eux-mêmes coupés.

On observe des cristaux de phosphate ammoniaco-magnésien dans les fèces, dans l'urine alcaline et les matières animales en putréfaction.

Carbonate de magnésie.

Ce sel joue un rôle peu important dans l'organisme. On le rencontre dans l'urine des herbivores à l'état de carbonate double : $MgO.HO.2CO_2$. Il existerait peut-être dans les os. Il est, en effet, difficile de dire si ces organes renferment du carbonate ou du phosphate de magnésie.

Chlorure de magnésium, MgCl.

Il existerait dans le suc gastrique.

§ 43.

COMBINAISONS DE LA SOUDE

Les sels de soude sont loin de posséder les caractères physiologiques que nous avions assignés tout à l'heure aux sels de chaux. Les sels de soude semblent prendre une part active aux transformations chimiques des tissus, sans qu'il nous soit possible de saisir ces transformations sur le fait. — Nous avons vu que la soude s'unit aux substances protéiques de l'organisme; qu'elle les maintient en état de dissolution; nous avons vu également la soude combinée aux acides de la bile, et jouer un rôle fort important dans la sécrétion de ce liquide.

Chlorure de sodium, NaCl.

Ce sel, très-soluble dans l'eau, ne se dépose à l'état cristallin qu'à la surface du corps. Il se présente alors sous l'aspect de dés, à faces excavées en forme d'escaliers, quelquefois sous l'aspect de prismes à quatre faces (fig. 38).

Sous l'influence de l'urée, le chlorure de sodium cristallise en octaèdres et même en tétraèdres. (Schmidt.)

Le chlorure de sodium existe dans toutes les parties solides et dans tous les liquides de l'organisme. La quantité de sel contenue dans ces liquides est fort variable ; elle excède rarement 0,5 pour 100. Le liquide qui baigne les muscles en contient la plus faible quantité. Les liquides de l'organisme contiennent une proportion constante de ce sel même quand il est introduit en quantité considérable, car l'excès se trouve bientôt éliminé par l'urine. Les parties solides de l'organisme renferment également du chlorure de sodium ; les globules du sang en contiennent fort peu ; les cartilages, au contraire, en sont richement pourvus. Il est un fait fort intéressant au point de vue de la valeur physiologique du chlorure de sodium : Bidder et Schmidt (1) ont, en effet, montré que l'urine des animaux privés de nourriture ne renfermait bientôt plus de chlorure de sodium ; ce qui prouve que les tissus et les liquides de l'organisme en retiennent une certaine quantité qui leur est indispensable.

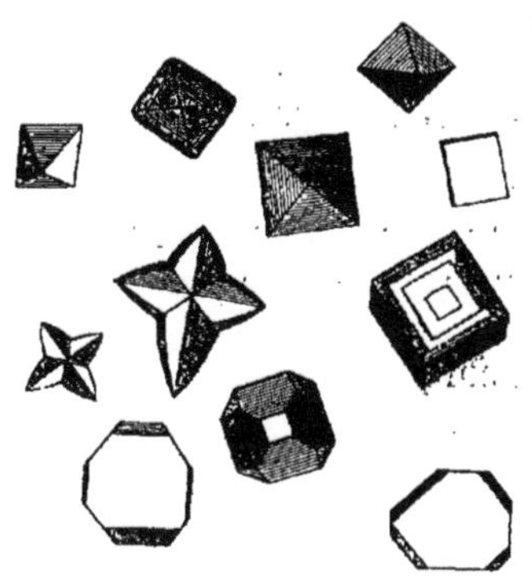

Fig. 38. — Différentes formes de cristaux de chlorure de sodium.

Les observations pathologiques prouvent également que, dans les cas de proliférations cellulaires et d'exsudations abondantes, le chlorure de sodium fait complétement défaut dans l'urine, parce qu'il est devenu nécessaire au processus inflammatoire plastique. (Heller, Redtenbacher.) Citons enfin les observations recueillies sur les animaux domestiques, dont la nutrition générale se trouve accélérée par l'ingestion abondante du sel de cuisine. (Boussingault.)

Les faits que nous venons d'énumérer nous conduisent à regarder le chlorure de sodium comme un aliment et comme une substance histogénétique indispensable aux tissus et aux liquides de l'organisme (2).

Carbonate de soude.

On reconnaît habituellement la présence du carbonate de soude dans l'organisme après avoir incinéré des substances animales ; aussi le considère-t-on comme produit par la combustion elle-même, aux dépens d'autres sels de soude.

Cependant le carbonate de soude entre dans la composition de plusieurs liquides alcalins, du sang, de la lymphe, de l'urine des herbivores. Dans le sang, il sert à charrier l'acide carbonique ; il dissout également plusieurs substances protéiques.

Phosphate de soude, $2NaO.HO.PO_5$ et $NaO.2HO.PO_5$.

La soude, de même que la potasse, forme trois combinaisons différentes avec l'acide phosphorique ordinaire : le phosphate neutre de soude

$3NaO.PO_5$; le phosphate acide avec 2 équivalents de base $2NaO.HO.PO_5$, et le phosphate acide avec 1 équivalent de base $NaO.2HO.PO_5$. La première combinaison n'existe pas dans l'organisme ; nous n'aurons donc qu'à nous occuper des deux dernières. C'est à coup sûr le sel bibasique qui est le plus répandu.

On l'a trouvé dans le sang, le lait, la bile, l'urine, les tissus. Il sert peut-être de véhicule à l'acide carbonique respiratoire ; on peut également supposer qu'il tient en dissolution quelques substances telles que la caséine, l'acide urique, et qu'il joue dans la formation des tissus un rôle encore peu connu.

Sulfate de soude, $NaO.SO_3$.

Ce sel de soude se trouve dans les liquides organiques, dans l'urine entre autres, ainsi que les sulfates alcalins en général ; il existe également dans les fèces. Il manque dans plusieurs sécrétions importantes, dans le suc gastrique, la bile, le lait. On ne saurait lui assigner aucune valeur histogénétique, pas plus qu'aux autres sulfates. Il est plutôt un produit de décomposition, en ce sens que le soufre des substances protéiques et de leurs dérivés passe à l'état d'acide sulfurique en s'oxydant, et chasse par conséquent l'acide carbonique des sels de soude.

Du reste, plusieurs faits viennent à l'appui de cette opinion. Les sulfates introduits dans l'organisme sont bientôt éliminés. De plus, la quantité des sulfates augmente dans l'urine à la suite du régime animal (Lehmann) ; nous avons vu également, à propos de la taurine, que le soufre contenu dans cette substance était mis en liberté sous forme d'acide sulfureux lors de la fermentation, et, s'oxydant, se transformait bientôt en acide sulfurique. (Buchner.)

Remarques. — (1) Bidder et Schmidt, Verdauungssäfte, etc., *Sucs digestifs*, etc. — (2) Voici combien différents tissus et liquides renferment de chlorure de sodium pour 100 : chyle, 0,53 ; lymphe, 0,41 ; sang, 0,42 ; lait, 0,09 ; salive, 0,15 ; suc gastrique, 0,13 ; bile, 0,36 ; urine, 0,33.

§ 44.

COMBINAISONS DE LA POTASSE

On rencontre également dans l'organisme humain des sels de potasse ; mais ils y sont moins abondants que les sels de soude, ce qui dépend sans doute du genre de nourriture. Chez les herbivores comme chez l'homme, le sang contient des sels de soude en excès ; il en est de même de la bile. Cependant il est assez curieux de voir que chez les animaux qui ont des sels de soude en excès dans le sang, certains tissus de l'organisme renferment plus de sels de potasse que de sels de soude.

Chlorure de potassium, KCl.

Il existe en petite quantité, avec le chlorure de sodium, dans tous les liquides de l'organisme; il y en a moins chez l'homme que chez les herbivores. Il l'emporte sur le chlorure de sodium dans les globules du sang (Schmidt) et dans le liquide musculaire. [Liebig (1).]

Carbonate de potasse.

Il se rencontre en petite quantité, avec le carbonate de soude, dans quelques liquides de l'organisme; il existe probablement dans l'urine des herbivores, à l'état de bicarbonate $KO.HO.2CO_2$.

Phosphate de potasse, $KO.2HO.PO_5$ ou $HO.2KO.PO_5$.

On ne sait au juste quelle combinaison du phosphore et de la potasse existe dans l'organisme : si c'est la combinaison de l'acide phosphorique ordinaire avec la potasse; ou le sel acide, qui renferme 1 équivalent de base et 2 équivalents d'eau; ou le sel bibasique, qui renferme 2 équivalents de base pour 1 équivalent d'eau. On a trouvé le phosphate de potasse dans le liquide musculaire. (Liebig.)

Sulfate de potasse, $KO.SO_3$.

Il se rencontre en même temps que le sulfate de soude.

SELS AMMONIACAUX

A l'état physiologique, on ne rencontre dans les tissus qu'une quantité fort restreinte d'ammoniaque. Dans l'état actuel de la science, il est impossible de déterminer d'une manière exacte quelles sont les combinaisons ammoniacales de l'organisme. Ces combinaisons sont probablement très-variables.

Chlorure d'ammonium, NH_4Cl.

On n'a pas encore de notions bien exactes sur l'existence de ce sel dans l'organisme. Peut-être l'a-t-on confondu avec du carbonate d'ammoniaque.

Carbonate d'ammoniaque.

Il se trouve dans l'air expiré, dans l'urine décomposée, le sang, les ganglions lymphatiques, les glandes vasculaires sanguines. Les sels d'ammoniaque qui se rencontrent dans ces cas sont le sesquicarbonate d'ammoniaque $2NH_4O.3CO_2$ et le bicarbonate $NH_4O.HO.2CO_2$.

Fer, Fe, et Sels de fer.

Ce métal est très-répandu dans tous les tissus. Il y pénètre par l'intermédiaire des aliments.

Le fer entre dans la composition de la matière colorante la plus importante de l'organisme, l'hématine; la matière colorante de l'urine et la mélanine renferment également du fer.

Toutes les portions du corps qui renferment du sang contiennent également du fer; on a trouvé ce métal dans le chyle, la lymphe, l'urine, la sueur, la bile, le lait, les cheveux, les cartilages et autres tissus solides.

Chlorure de fer, FeCl.

Il existerait dans le suc gastrique des chiens. [Braconnot (2).]

Phosphate de fer.

On admet que ce sel existe dans l'organisme; sa présence n'y est cependant pas très-bien démontrée.

Manganèse, Mn.

Ce métal se trouve dans les tissus en même temps que le fer; mais quoiqu'il y existe en fort petite quantité, il n'en constitue pas moins un élément essentiel. On l'a trouvé dans les cheveux et dans les calculs urinaires et biliaires.

Cuivre, Cu.

On a rencontré le cuivre dans le sang, la bile et les calculs biliaires de l'homme. Le foie est l'organe d'élimination de ce métal (3).

Remarques. — (1) Voyez: Schmidt, Charakteristik der epidemischen Cholera, *Caractéristique du choléra épidémique*. Leipzig et Mitau, 1850, p. 30, et Liebig, dans les Annales, vol. LXII, p. 257. — (2) Erdmann's Journal, vol. VII, p. 197. — (3) Voyez les expériences de Langenbeck et de Stædeler, dans les Communications de la Société d'hist. natur. de Zürich, vol. IV, p. 108. — (4) Il est curieux de trouver du cuivre dans le sang des invertébrés, dans celui de l'écrevisse et des mollusques, par exemple.

II

ÉLÉMENTS ORGANIQUES

A. — Cellule.

§ 45.

Les anatomistes modernes, malgré les dissidences qui les séparent d'ordinaire dans les questions scientifiques, sont tous d'accord pour regarder la *cellule* comme l'élément le plus important de l'organisme. Plusieurs anciens observateurs avaient déjà décrit cet élément sous le nom de vésicule ; mais c'est à *Schwann* que revient l'honneur d'avoir considéré, le premier, la cellule comme le point de départ du corps tout entier. Les découvertes les plus récentes ne font que confirmer l'opinion de cet éminent observateur ; la cellule est bien l'élément primitif du corps, et toutes les autres parties de l'organisme adulte dérivent en dernière analyse de la cellule.

Voyons tout d'abord ce qu'il faut entendre sous le nom d'élément organique et de cellule.

Les granulations, les petites vésicules, les cristaux, toutes les parcelles organiques que le microscope nous permet d'apercevoir dans les tissus, ne constituent pas, comme on pourrait le croire au premier abord, l'*élément organique*. Celui-ci représente l'unité anatomique ; il peut être composé par la réunion de parties plus déliées et plus délicates, mais il n'en est pas moins le premier représentant de la vie.

D'abord, qu'est-ce que la cellule? La réponse n'est pas aussi courte qu'on pourrait le penser.

La cellule (fig. 39) est pour nous un corps très-petit, primitivement sphérique, mais pouvant changer de forme, et composé par une masse molle qui renferme un élément particulier. On désigne généralement la masse molle sous le nom de *substance cellulaire* ou de *corps cellulaire* (*bb*). L'élément enfermé dans cette masse est le *nucleus* ou noyau (*cc*); ce dernier contient à son tour de petits corpuscules connus sous le nom de nucléoles (*dd*).

Dans quelques cas, les limites extérieures de la cellule (*aa*) sont formées par la substance molle; mais, en général, il existe une couche résistante ou *corticale*, ou bien même une membrane isolable, la *membrane cellulaire*.

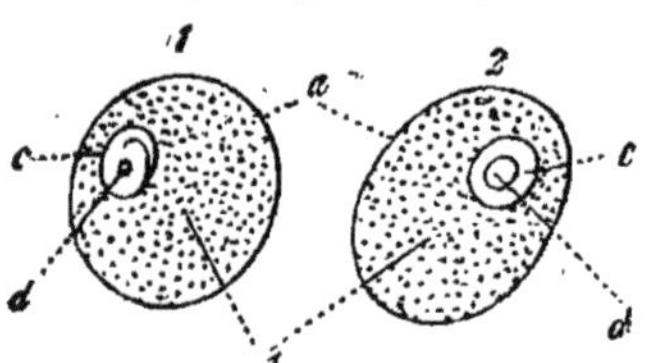

Fig. 39. — Deux cellules, l'une arrondie, l'autre ovale.
a, contour extérieur de la cellule; *b*, corps de la cellule; *cc*, noyaux; *dd*, nucléoles.

Au sujet de cette membrane, on a soulevé des discussions fort nombreuses dans ces dernières années. Autrefois, on n'aurait pu se représenter une cellule sans membrane [Schwann (1)]; aujourd'hui, on a reconnu que cette enveloppe manque fort souvent, et que son rôle physiologique n'a qu'une importance relative. [Schultze (2), Brücke (3), etc.]

Maintenant que nous connaissons les caractères anatomiques de la cellule, examinons en passant ses propriétés physiologiques. La cellule est douée d'une énergie propre; c'est un élément vivant accompli, capable comme tel d'absorber des substances, de les échanger avec d'autres, de les éliminer, de se développer, de changer de forme; enfin, capable de se décomposer. La cellule possède en outre une propriété indiscutable, quelle que puisse être, du reste, l'opinion que l'on se fasse sur le rôle de cette propriété en particulier; elle obéit à un mouvement vital, elle se multiplie, elle procrée. La cellule est donc la première unité, le premier appareil physiologique; elle forme un organisme élémentaire, comme on l'a dit récemment (4).

C'est là, certes, un pas immense qu'a fait la science moderne, de pouvoir considérer comme une cellule (5) l'œuf, cette petite masse qui, en se développant, va former un animal. L'origine de tous les êtres, même les plus élevés, les plus compliqués, est donc ramenée à une simple et unique cellule. Les naturalistes nous ont fait connaître des êtres d'une organisation si simple, que leur corps entier n'est formé que par une cellule; tout leur développement, toute leur existence se trouvent renfermés dans des limites aussi étroites; nous citerons particulièrement les grégarines.

Les travaux de Schleiden et de Schwann nous ont fait voir que la cellule joue dans le règne végétal un rôle tout aussi important que dans le règne animal. Les botanistes ont observé des plantes formées par une cellule unique, de même que les anatomistes avaient étudié des êtres inférieurs unicellulaires.

Remarques. — (1) Voyez le travail de Schwann, intitulé : Mikroskopische Untersuchungen über die Ubereinstimmung in der Structur und dem Wachsthum der Thiere und Pflanzen, *Observations microscopiques sur la conformité de structure et de développement des animaux et des plantes.* — (2) M. Schultze, in Reichert's, und Du Bois-Reymond's Archiv, 1861, p. 1, et le travail de cet auteur intitulé : Das Protoplasma der Rhizopoden und der Pflanzenzellen, *Le protoplasma des rhizopodes et des cellules végétales.* Leipzig, 1863. — (3) Brücke, in Wiener Sitzungsberichten, vol. XLIV, p. 381. — Voyez aussi

L. Beale, De la structure des tissus du corps humain. — (4) Brücke, *loc. cit.* — (5) R. Wagner, Prodromus historiæ generationis. Lipsiæ, 1856.

§ 46.

Si nous observons des cellules chez de tout jeunes embryons ou même chez des sujets un peu plus développés, nous leur trouvons une certaine uniformité. Mais en se développant et en vieillissant, la cellule éprouve des modifications de forme variées ; son contenu même peut complétement se modifier, et se transformer à tel point que la cellule présente un aspect bien différent de celui que nous avons décrit tout à l'heure.

Si nous fixons, d'abord, notre attention sur le volume des cellules, nous voyons qu'elles conservent chez l'homme, ainsi que chez la plupart des animaux, des dimensions microscopiques. Les plus petites cellules, les globules du sang, par exemple, n'ont qu'un diamètre de 0,0057 à 0,0069, tandis que la cellule typique la plus considérable de notre corps, l'œuf humain, peut dépasser 0,2256 de diamètre. Entre ces deux extrêmes vient se classer le plus grand nombre des cellules offrant un diamètre de 0,022 à 0,15. Des cellules de 0,067 jusqu'à 0,112, telles qu'on peut les trouver, par exemple, dans le tissu adipeux ou dans le tissu nerveux, devront être considérées comme très-grandes. Nous voyons donc que l'élément figuré le plus grand de notre corps n'offre, somme toute, qu'un volume très-peu considérable.

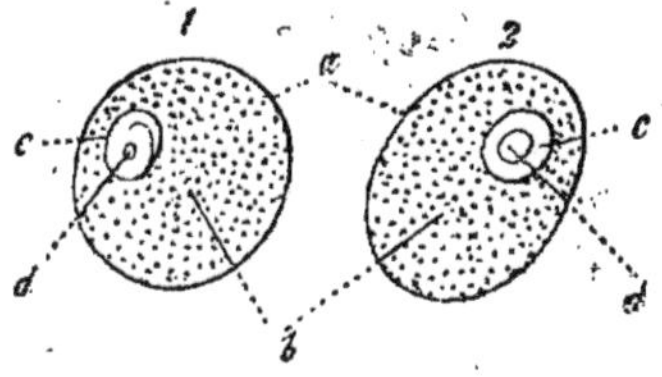

Fig. 40. — Cellules sphériques.

Si nous considérons maintenant la forme des cellules, nous remarquons également des variétés considérables. Les cellules (fig. 40) sont généralement sphériques.

Les cellules sphériques peuvent être comprimées dans différents sens, et devenir alors des cellules plates ou des cellules allongées.

Les cellules plates, qui dérivent de cellules primitivement sphériques,

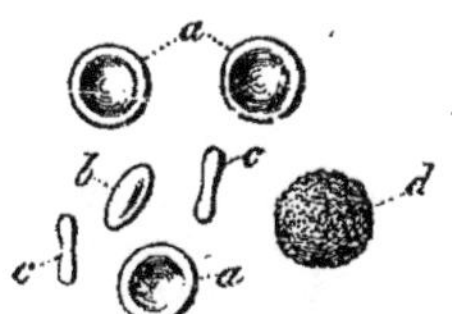

Fig. 41. — Globules sanguins de l'homme *aaa*; vus à moitié de côté en *b*; complétement de côté en *c*; en *d*, une cellule sphérique incolore.

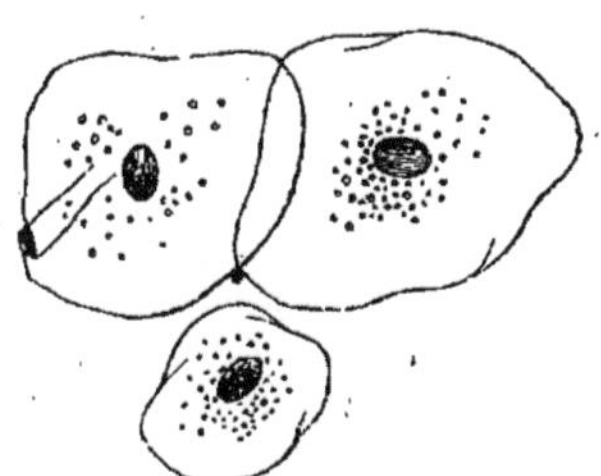

Fig. 42. — Cellules épithéliales aplaties, provenant de la cavité buccale de l'homme.

se présentent sous la forme d'un disque arrondi (fig. 41) : telles sont les cellules colorées du sang de l'homme et des mammifères ; si elles subissent un aplatissement plus considérable, elles prennent la forme de petites plaques ou d'écailles (fig. 42), tels sont les épithéliums. Si ces éléments subissent, au contraire, une compression latérale, ils offrent l'aspect d'une cellule allongée, étroite (fig. 43), plus ou moins cylindrique, ou conique. En examinant les tissus en particulier, nous verrons que la cellule cylindrique subit encore de nouvelles modifications. Une autre modification plus importante de la cellule est celle qu'elle subit pour devenir

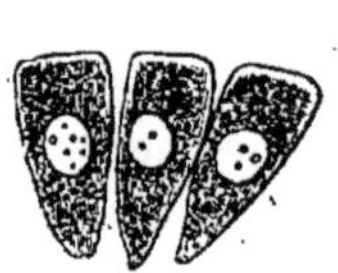

Fig. 43. — Cellules étroites qui constituent l'épithélium dit cylindrique.

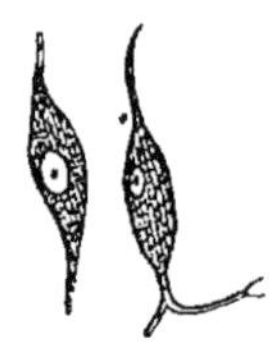

Fig. 44. — Cellules fusiformes provenant du tissu conjonctif embryonnaire.

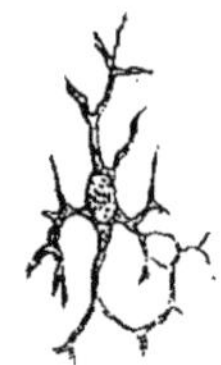

Fig. 45. — Cellule étoilée d'un ganglion lymphatique.

fusiforme (fig. 44). A chacune de ses extrémités existe alors un simple prolongement ; mais à côté nous rencontrons d'autres cellules dont les prolongements sont plus nombreux et présentent eux-mêmes des ramifications. Cette forme étoilée (fig. 45) est certainement une des plus extraordinaires*.

La composition du corps de la cellule est encore plus importante, surtout en raison des variations qu'elle présente.

Si nous examinons d'abord des cellules jeunes, nous voyons qu'elles sont formées par un liquide plus ou moins filant et muqueux, composé d'une substance unissante, translucide, et de granulations graisseuses et albuminoïdes (*a*, *g*). On désigne cette substance primitive des cellules par un nom emprunté à la botanique, celui de *protoplasma* [Remak, Schultze (1)]. Nous aurons à revenir sur les propriétés vitales du protoplasma. Nous nous bornerons à faire observer ici que le protoplasma est formé par une substance albumineuse très-peu fixe, qui ne se dissout pas dans l'eau, mais s'y gonfle, et d'autres fois s'y rétracte ; après la mort et à une température basse, le

* Les cellules peuvent, en effet, éprouver de grands changements dans leur forme sous des influences purement mécaniques. Mais pour l'établir il ne suffit pas de constater que, durant leur évolution physiologique, les cellules changent de forme, car ces variations peuvent dépendre de l'évolution elle-même. Par exemple, aucune cause mécanique extérieure ne semble agir sur les globules rouges du sang pour les rendre discoïdes ; ils sont plongés dans un plasma liquide où toutes les pressions s'équilibrent, et à côté d'eux vivent des éléments sphériques.

Pour démontrer d'une manière irrécusable l'influence des pressions sur la forme des cellules, il faut s'adresser à la pathologie et profiter des circonstances dans lesquelles les conditions mécaniques étant changées des modifications surviennent dans la forme des éléments histologiques. C'est ainsi que les cellules du foie, polyédriques à l'état normal, s'aplatissent au voisinage des tumeurs à rapide développement. Les cellules plasmatiques de la tunique externe des artères, étoilées sur une artère saine, peuvent s'aplatir et prendre la forme des cellules de la tunique interne dans le cas où, la tunique moyenne ayant disparu, l'ondée sanguine n'est plus maintenue par des éléments élastiques et contractiles. R.

protoplasma se coagule, de manière qu'on ne peut l'étudier qu'en se servant de grandes précautions. La quantité de protoplasma qui enveloppe le noyau est fort variable ; l'aspect et le volume des cellules en dépendent en partie. Les quantités moyennes de protoplasma sont représentées en *a* et en *d* (fig. 46) ; *e* représente une quantité de protoplasma plus considérable. D'autres cellules ne possèdent qu'une faible quantité de protoplasma autour de leur noyau *f* et *g* ; mais elles ne perdent pas par là la capacité de se développer et de remplir, dans les phénomènes de la vie, la part qui leur est assignée. Un noyau, au contraire, dépourvu de protoplasma, ne pourrait jamais, que nous sachions, se transformer en cellule.

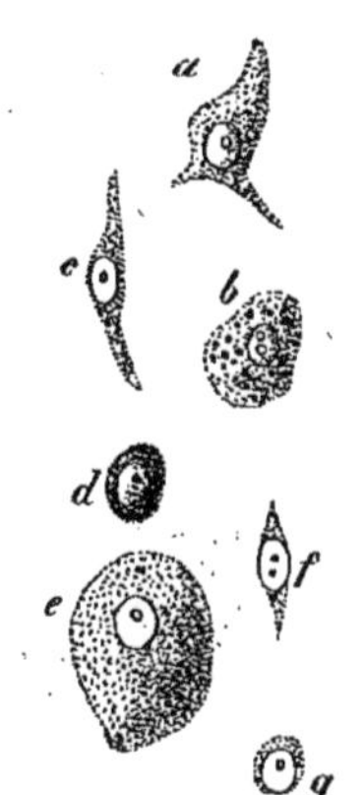

Fig. 46. — Différentes cellules avec noyaux et protoplasma, sans membrane ; figure demi-schématique.

Si nous passons aux cellules mûres ou déjà vieillies, nous trouvons des matières toutes différentes de celles du protoplasma. C'est ainsi que les globules sanguins, véritables cellules vieillies, sont formés par une matière albuminoïde, transparente, la globuline, colorée en jaune par l'hématine (fig. 47). De même, dans les cellules épithéliales anciennes de la peau (fig. 48), le protoplasma est remplacé par une substance consistante, pauvre en eau et en granulations, qu'on est convenu d'appeler substance cornée, ou kératine.

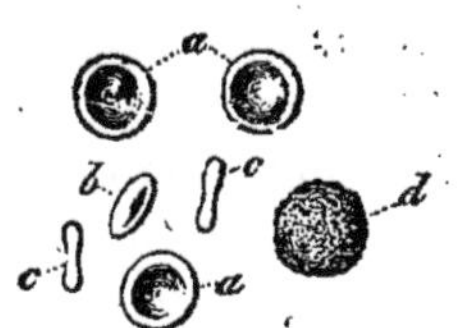

Fig. 47. — Globules du sang humain.

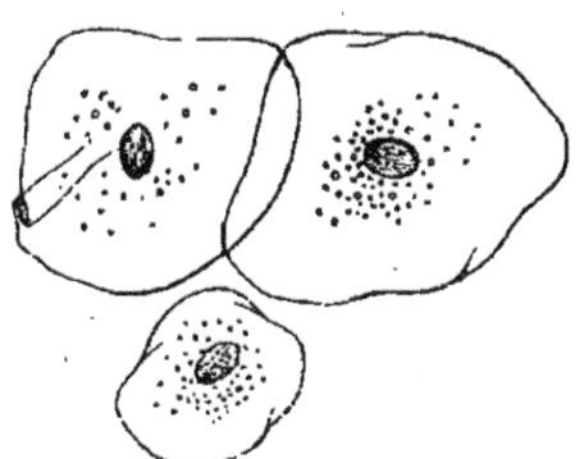
Fig. 48. — Cellules épithéliales anciennes de la cavité buccale de l'homme.

Les cellules dont nous venons de parler ne peuvent plus rien produire, car elles ne renferment plus de protoplasma.

On rencontre souvent des cellules dont le protoplasma contient des substances étrangères (fig. 49), telles que des granulations de carmin (*a* , ou bien des globules de sang (*b*), ou des gouttelettes de graisse (*d*); ces gouttelettes graisseuses tendent peu à peu à se réunir, et détruisent ainsi presque complétement le protoplasma. A côté de la graisse, on trouve dans les cellules hépatiques (*c*) des granulations de matière colorante brune de la bile.

Les cellules qui renferment des granulations mélaniques, présentent un aspect tout particulier. Ces granulations peuvent se multiplier au point que la cellule tout entière ne présente plus qu'une masse noirâtre (fig. 50). On trouve bien plus rarement des cristaux dans l'intérieur des

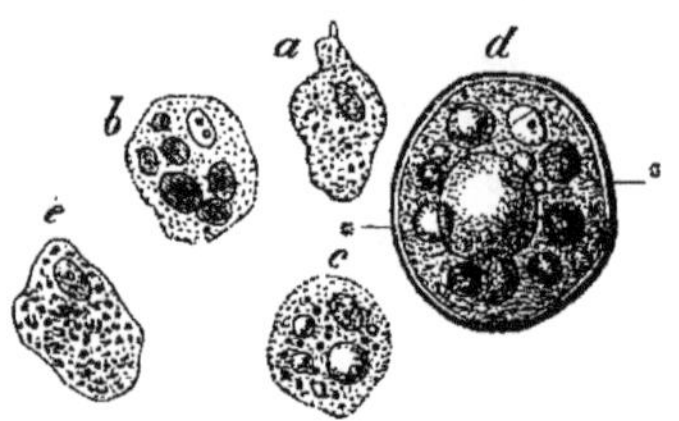

Fig. 49. — Cellules dont le protoplasma renferme des substances étrangères.

a, un corpuscule lymphatique avec des granulations de carmin venues du dehors; *b*, un autre corpuscule, dans lequel ont pénétré des globules sanguins ou leurs débris; *c*, une cellule hépatique avec des gouttelettes de graisse et des granulations colorées par la bile; *d*, une cellule avec des gouttelettes de graisse et une membrane bien distincte; *e*, une cellule avec granulations mélaniques.

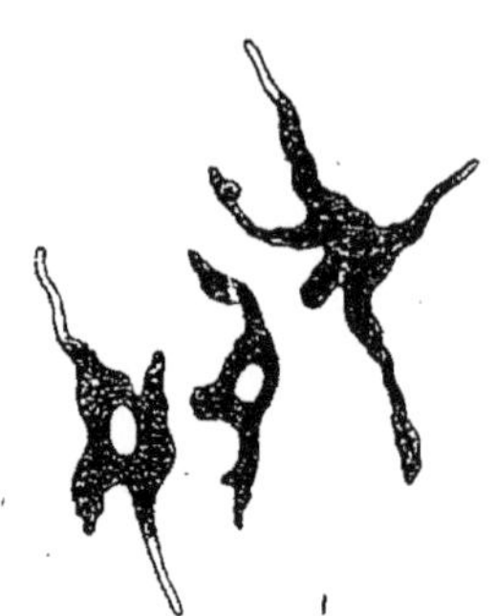

Fig. 50. — Cellules à forme étoilée, remplies d'un pigment noir.

cellules animales. Notons cependant que, dans les cellules adipeuses, après le refroidissement du cadavre, on observe des cristaux de margarine (fig. 51). D'autres matières cristallines ne se rencontrent qu'en petite quantité, et seulement dans certaines conditions pathologiques.

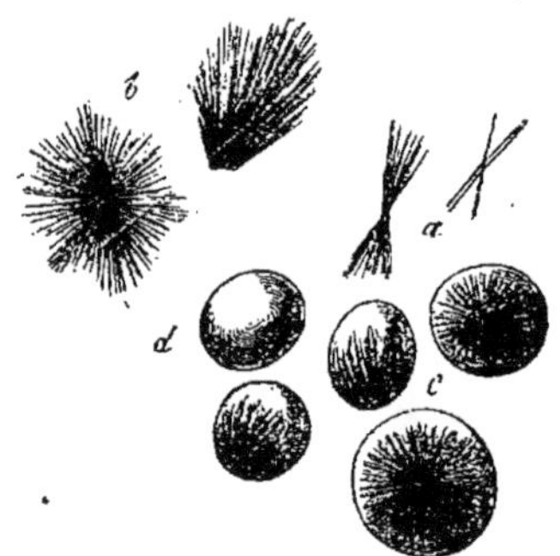

Fig. 51. — *a*, *b*, cristaux de margarine; *c*, cristaux dans l'intérieur des cellules adipeuses; *d*, cellule adipeuse dépourvue de cristaux.

Les matières susceptibles de se cristalliser dans des solutions aqueuses telles qu'on les trouve dans l'organisme doivent être, en général, considérées comme impropres à la formation des tissus. Les exceptions à cette loi sont excessivement rares dans les différents groupes du règne animal.

REMARQUE. — (1) La composition si délicate du protoplasma constitue un véritable obstacle à l'étude de la forme des cellules pendant la vie. On ne pourra réussir qu'en procédant avec les soins les plus délicats, et en se servant des liquides organiques ou de liquides inoffensifs, pour entretenir, dans les tissus enlevés à l'animal qui vient d'être tué, la chaleur naturelle. Il existe là une grande lacune pour l'histologie actuelle. (Voy. FREY, Microscope, 2e édition, p. 62.)

§ 47.

Pour mieux caractériser la cellule animale, il nous reste à parler du noyau et de l'enveloppe.

Comme nous l'avons déjà fait remarquer, le protoplasma n'est pas aussi mou à la surface du corps cellulaire que dans le centre même de la cellule. On est obligé d'admettre comme règle qu'il se produit à la périphérie de la cellule, par le contact des substances environnantes, un véritable durcissement (enveloppe ou couche corticale du protoplasma). Ce durcissement, le plus souvent très-léger, semble être caractérisé par la netteté des contours de la cellule; il est cependant des cas où il est bien plus prononcé; l'enveloppe gagne en épaisseur sous l'influence de l'eau et de quelques autres réactifs; elle est transparente, ce qui la distingue du protoplasma, qui est chargé de granulations. On a très-souvent pris cette couche corticale pour une membrane cellulaire, et surtout dans les cas où, en se déchirant, elle donne issue à la partie molle centrale. En effet, cette couche périphérique de protoplasma devient pour ainsi dire indépendante, acquiert des qualités chimiques spéciales, et semble former une membrane cellulaire. Personne, en effet, ne peut dire quelle différence il y a entre l'enveloppe corticale du protoplasma, telle que nous venons de l'indiquer, et la membrane cellulaire que l'on avait attribuée autrefois à toutes les cellules animales.

Cette membrane s'accuse quelquefois, non-seulement par le contour périphérique de la cellule, mais encore par un contour interne (fig. 49, *d*). Dans quelques cas nous parvenons, du reste, à isoler cette membrane en faisant sortir le contenu de la cellule par des moyens mécaniques, ou en le dissolvant à l'aide de réactifs chimiques. Ainsi, en comprimant des cellules adipeuses, on chasse goutte à goutte la graisse liquide qu'elles renferment, et l'on parvient à isoler la membrane cellulaire. On obtient le même résultat en dissolvant le contenu de la cellule à l'aide de l'alcool ou de l'éther. Des membranes analogues entrent certainement dans la composition de beaucoup de cellules. Le protoplasma est si mou qu'il ne saurait former à lui seul un tissu résistant; ce n'est que dans les cas où les cellules sont séparées les unes des autres par une quantité notable de substance intercellulaire solide, ou bien, au contraire, quand les cellules suspendues dans un liquide forment un véritable tissu liquide, que l'enveloppe cellulaire fait défaut. Les éléments cellulaires des os, de la dentine, du sang, de la lymphe et du foie (fig. 52), sont, d'après nous, privées de membranes.

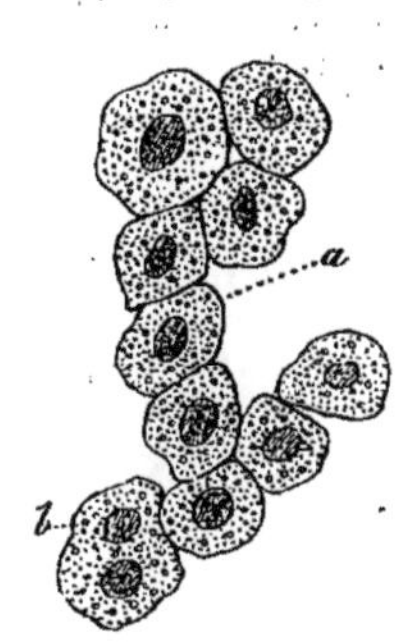

Fig. 52. — Cellules hépatiques de l'homme.

Les membranes cellulaires sont, en général, transparentes, sans structure, et, à l'aide des procédés d'investigation actuels, on n'y trouve ordinairement ni orifices, ni pores. Cependant, on est arrivé, dans ces derniers temps, à constater au microscope l'existence de pores dans certaines cellules. Nous aurons à revenir sur ces particularités.

La cellule est généralement limitée par un contour très-lisse. On observe, d'un autre côté, des cellules dont la masse granuleuse détermine de petites saillies à la surface. On peut, en se basant sur cette différence, distinguer deux espèces de cellules : les cellules à contours unis et les cellules grenues à leur surface (fig. 53, *a*, *d*). Ces différences sont peu importantes : une cellule unie peut, en perdant une partie de son contenu, devenir grenue, et des cellules grenues peuvent, en absorbant du liquide, se dilater et devenir unies.

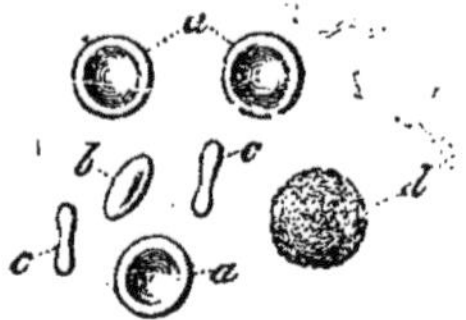

Fig. 53. — Globules sanguins sphériques à bords unis *a*, *b*, *c*; *d*, un globule blanc du sang granuleux, dont le noyau est caché.

On a étudié, dans ces derniers temps, une forme particulière de délimitation propre aux jeunes cellules des épithéliums pavimenteux stratifiés. [Schultze (1).] La surface de ces éléments, dépourvus de membrane (fig. 54), est recouverte de pointes et de piquants qui s'enfoncent dans des enfoncements correspondants des cellules voisines, comme les poils de deux brosses pressées l'une contre l'autre. De là le nom de cellules engrenées qui leur a été donné.

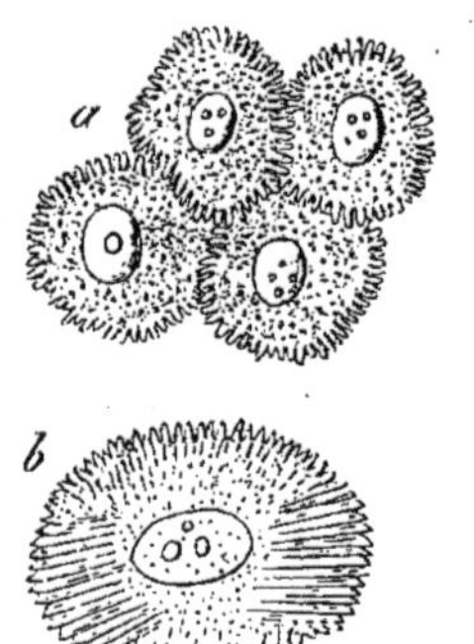

Fig. 54. — Cellules engrenées *a*, des couches inférieures de l'épiderme ; *b*, cellule d'une tumeur papillaire de la langue de l'homme. (D'après Schultze.)

Nous trouvons également dans le noyau des variétés nombreuses. Cependant les dimensions des noyaux sont moins variables que celles des cellules elles-mêmes. La dimension moyenne des noyaux des cellules animales est de 0,0115 à 0,0069; mais il ne faut pas oublier qu'il y a des noyaux plus petits, qui peuvent n'avoir que 0,0046, et même moins, tandis que beaucoup de cellules possèdent, au contraire, un noyau dont les dimensions peuvent s'élever à 0,0226, 0,0452.

Le noyau des cellules est tantôt central, tantôt périphérique. Le noyau, tel qu'on l'observe dans les cellules des tissus embryonnaires, et même assez souvent dans les cellules d'un tissu adulte, a la forme d'une petite sphère ou d'une vésicule (fig. 55, *cc*); le contenu est plus ou moins liquide, homogène, transparent. L'enveloppe est relativement solide, et en se servant de forts grossissements on y observe un double contour, ce qui permet d'en déterminer l'épaisseur. Le noyau offre alors l'aspect d'une cellule pourvue d'une membrane.

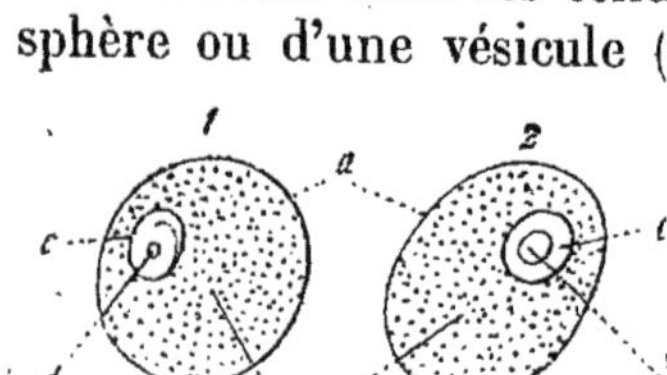

Fig. 55. — Deux cellules (*a*) avec noyaux vésiculeux *c*; en *d* un nucléole plus ou moins prononcé. Les noyaux eux-mêmes occupent une position excentrique dans le corps de la cellule.

Dans l'intérieur du noyau on observe un ou deux éléments arrondis, que l'on a désignés sous le nom de *nucléoles* (*dd*).

De même que la cellule, le noyau peut subir des changements, quoique les transformations qu'il éprouve soient moindres que celles que l'on observe dans les cellules. Tantôt il est allongé comme dans les fibres musculaires lisses (fig. 56, *b*), tantôt il est discoïde, comme dans les cellules cornées des ongles (fig. 57). On n'a, jusqu'à présent, observé de noyaux ramifiés que dans les cellules de certains animaux inférieurs.

Le noyau peut également perdre sa forme vésiculeuse première et présenter un contenu solide, comme cela s'observe dans les cellules superficielles de l'épithélium de la cavité buccale (fig. 58). Le noyau peut devenir homogène, et il est alors impossible d'y distinguer une enveloppe; nous en avons un exemple dans les cellules des fibres musculaires lisses (fig. 56). Les nucléoles ont alors complétement disparu.

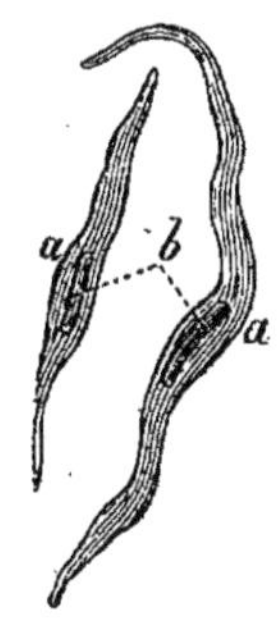

Fig. 56. — Deux cellules de muscles lisses *aa*; en *b*, le noyau homogène en forme de bâtonnet.

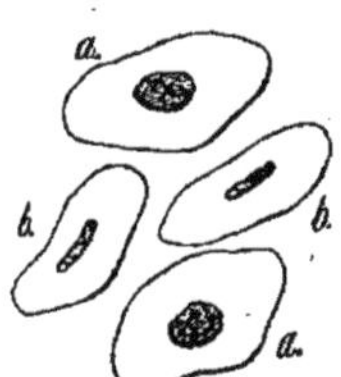

Fig. 57. — Cellule de la substance cornée des ongles *aa*, avec leurs noyaux granuleux; *bb*, cellule vue de côté, avec son noyau en forme de disque.

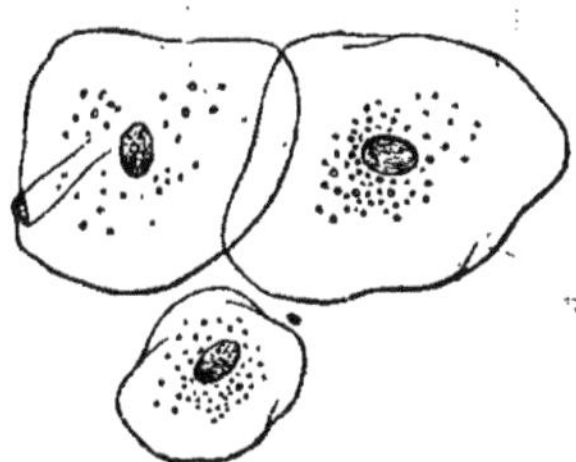

Fig. 58. — Cellules épithéliales aplaties, avec des noyaux homogènes et à bords lisses.

Il se dépose fréquemment des granulations élémentaires dans l'intérieur du noyau; ces granulations, lorsqu'elles deviennent nombreuses, donnent au noyau un aspect granuleux et bosselé; le nucléole est alors invisible. Il est, d'autre part, des cellules dont le noyau est caché par une goutte de graisse qui l'enveloppe. Le premier cas s'observe pour les noyaux des globules sanguins des vertébrés inférieurs, après qu'ils ont été soumis à l'action de l'eau (fig. 59); le deuxième phénomène est très-fréquent dans les cellules de cartilage.

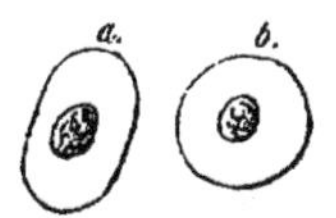

Fig. 59. — Deux globules sanguins de la grenouille, *ab*, avec des noyaux granuleux tels qu'ils se présentent après avoir subi l'action de l'eau.

On n'observe pas toujours un noyau dans l'intérieur des cellules animales. Il est souvent impossible de le distinguer dans les cellules en voie de développement. Nous avons déjà fait observer que le noyau pouvait être caché par une grande quantité de granulations élémentaires ou par des granulations pigmentaires (fig. 60); le même phénomène peut être déterminé par l'accumulation de la graisse. Cependant, il existe des cellules dont le contenu est clair, transparent, et qui ne paraissent pas contenir de noyau *. A ce propos, nous citerons les globules rouges du sang de l'homme

* Il arrive souvent que le noyau, sans être enfoui au milieu de gouttelettes de graisse ou de granulations nombreuses, n'apparaisse pas sans le secours des réactifs, il suffit pour cela que le noyau et le protoplasma qui l'entoure aient à peu près le même indice de réfraction. Du reste, il est bien rare qu'une goutte de graisse se forme autour du noyau de manière à l'englober. On suppose qu'il en est ainsi dans le cartilage parce que, sous l'influence de l'eau, de la glycérine et de la plupart des autres réactifs, le protoplasma contenu dans les capsules revient sur lui-même et forme un corps irrégulier et granuleux dans lequel on ne distingue pas de noyau. Mais si après avoir pratiqué dans un cartilage frais, avec un rasoir non mouillé, une coupe très-mince, on l'examine dans une solution d'acide picrique concentré, on observe à côté des gouttelettes de graisse un noyau sphérique ou légèrement ovalaire, limité par un double contour et contenant un ou plusieurs nucléoles bien développés. R.

et de tous les mammifères adultes (fig. 61); il en est de même des cellules des couches les plus superficielles de l'épiderme (fig. 62). Mais on sait qu'à une période moins avancée de leur développement, ces deux espèces

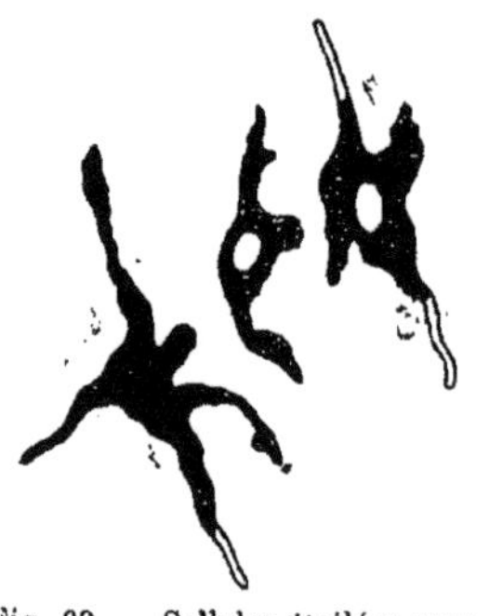

Fig. 60. — Cellules étoilées remplies de pigment noir. Dans deux de ces cellules, on observe le noyau; dans la troisième, il est caché par les granulations.

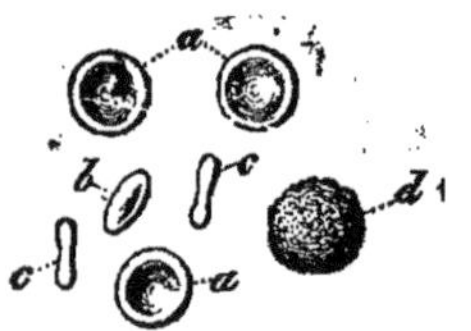

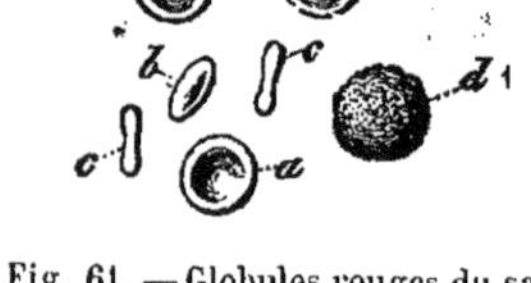

Fig. 61. — Globules rouges du sang dépourvues de noyaux.

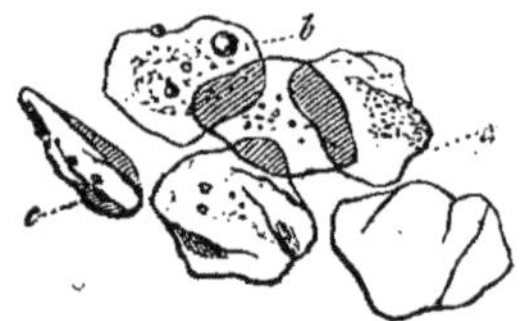

Fig. 62. — Cellules de l'épiderme sans noyaux.

de cellules étaient pourvues d'un noyau. Chez le vieillard, il est certaines cellules dont les noyaux disparaissent. Quelquefois un organe, dont les cellules conservent leur noyau durant toute la vie, contient quelques cellules dépourvues de noyau. Mais c'est là une simple anomalie. Du reste, toutes les cellules privées de noyau sont nécessairement destinées à périr.

Il y a des cellules qui offrent deux noyaux, et même un plus grand nombre. De toutes les cellules à noyaux multiples (fig. 63), les plus communes sont celles qui renferment deux noyaux seulement. On ren-

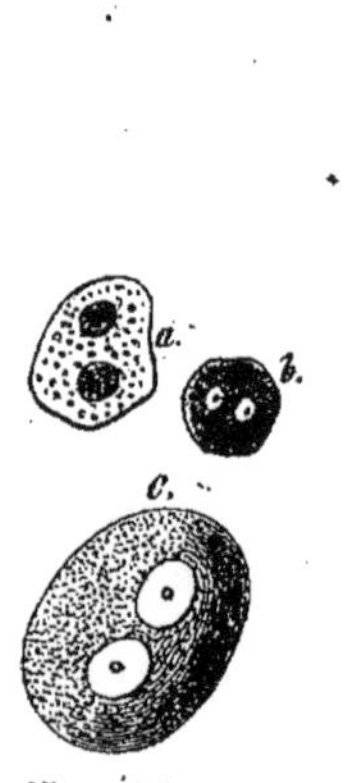

Fig. 63. — Cellules à deux noyaux; *a*, du foie; *b*, de la choroïde; *c*, d'un ganglion.

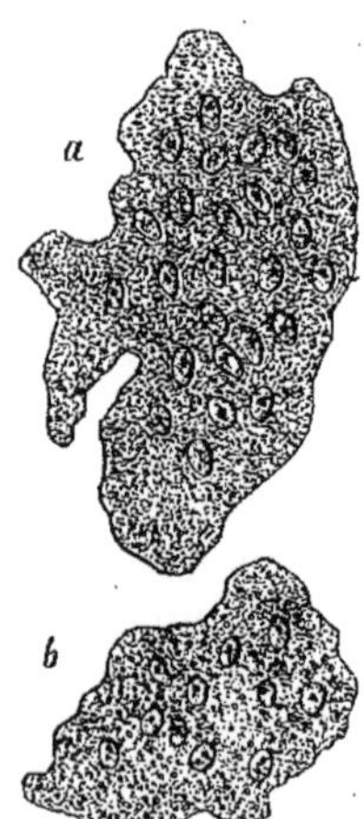

Fig. 64. — Grandes cellules à noyaux multiples de la moëlle des os d'un nouveau-né.

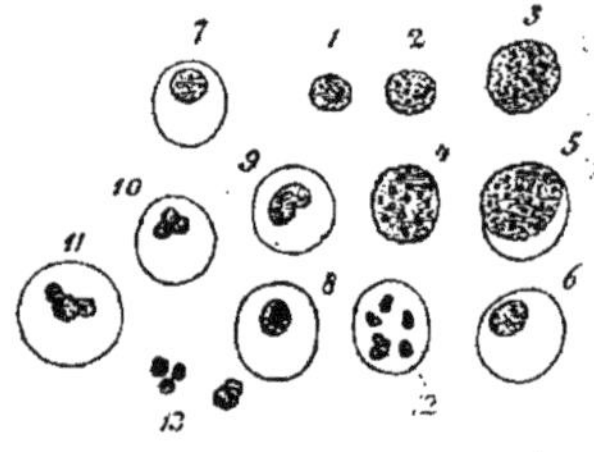

Fig. 65. — Cellules de la lymphe; de 1 à 4, sans altération; 5, noyau et enveloppe; même phénomène en 6, 7, 8; en 9, 10 et 11, le noyau tend à se diviser; en 12, il est séparé en six morceaux; en 13, noyaux libres.

contre à l'état normal, dans la moelle des os, des cellules qui peuvent avoir dix, vingt, et jusqu'à quarante noyaux (fig. 64). Cette multiplicité de noyaux, dans une même cellule, parait toujours se lier à la formation de cellules nouvelles; nous aurons à revenir sur ce sujet. Il faut distinguer les cellules, à deux et plusieurs noyaux, de celles qui semblent contenir deux et même plusieurs éléments en forme de noyaux; il n'y a là qu'une simple apparence. Il existe des cellules dans les différents liquides de l'organisme, par exemple dans le sang (globules blancs), dans la lymphe, dans le chyle, dans le mucus, dans le pus, etc., qui ne contiennent d'abord qu'un seul noyau. Sous l'influence de certains réactifs, d'acides dilués, par exemple, le noyau peut se diviser en deux, trois morceaux, et l'on pourrait penser qu'on a sous les yeux des cellules à noyaux multiples (fig. 65).

REMARQUES. — (1) Voy. le travail de cet auteur dans les Archives de Virchow, vol. XXX, p. 260. Les recherches antérieures de SCHRŒN (Moleschott's Beiträge, vol. 9, p. 95) ne rendent pas un compte exact de ce fait.

§ 48.

La *composition chimique* de la cellule est encore bien peu connue. Cette lacune n'est-elle pas, d'ailleurs, bien explicable par la difficulté qu'on éprouve naturellement à isoler les cellules des parties voisines, et par l'impossibilité dans laquelle on se trouve, de soumettre séparément à des recherches chimiques le noyau, le contenu, l'enveloppe d'une cellule?

Les substances protéiques et albuminoïdes sous toutes leurs formes, y compris leurs dérivés histogénétiques, entrent pour la plus grande part dans la composition des cellules animales. Comme dans toutes les parties de l'organisme, nous trouvons, en outre, dans la cellule, de l'eau, certains éléments minéraux et de la graisse. Cependant la chimie nous apprend encore que chaque partie isolée de la cellule doit nécessairement être formée par des substances différentes, attendu que le noyau, le corps de la cellule et son enveloppe, lorsqu'elle existe, répondent à des réactifs différents.

Examinons tout d'abord la composition du corps de la cellule ou protoplasma. Nous avons déjà fait observer que cette masse consiste en un liquide plus ou moins visqueux, composé d'une substance albumineuse toute particulière, qui se coagule après la mort et à une température basse; ce phénomène est dû à la présence de la *myosine* (§ 12). Outre la myosine, on rencontre encore dans le protoplasma d'autres substances albuminoïdes qui se coagulent à une température peu élevée, variant entre 35 et 50° cent.; elles se gonflent dans l'eau, mais ne s'y dissolvent pas. A côté de ces substances existe probablement de la lécithine; tel est en résumé l'état de nos connaissances sur ce sujet. Les granulations qu'on trouve emprisonnées en plus ou moins grande quantité dans la masse homogène du protoplasma sont formées, soit par des substances albuminoïdes coagulées, soit par des granulations graisseuses, ou bien par des matières colorantes, la mélanine, par exemple. Inutile d'observer qu'il s'y trouvera toujours des éléments minéraux. Dans beaucoup de cellules, ce protoplasma subit des transformations. C'est ainsi que le protoplasma des globules sanguins embryonnaires subit des modifications successives et se trouve constitué finalement par de la globuline unie à de l'hématine (fig. 34); les fibres du cristallin dérivées de cellules sont également formées par de la globuline, mais dépourvue de matière colorante. D'autres cellules renferment de la mucine ou des substances analogues (substance colloïde). En perdant l'eau qu'elle contient, la matière cellulaire se transforme en une substance plus solide, mais toujours du groupe des matières albuminoïdes. Dans ce cas se trouve la substance cornée des cellules épithéliales et unguéales complétement développées. Un fait important à noter, c'est que les dérivés des substances albuminoïdes, désignés sous le nom de substances collagènes ou élastiques, n'entrent jamais dans la composition du corps même de la cellule animale.

Les cellules renferment assez souvent des ferments dans leur intérieur. C'est ainsi que l'on a trouvé dans le protoplasma des cellules des glandes de l'estomac, de fines granulations de pepsine ; des matières analogues se rencontrent également dans les cellules des glandes de l'intestin.

La cellule hépatique renferme des matières hydrocarbonées, entre autres des granulations de matière glycogène (§ 16).

On observe très-souvent dans les cellules des graisses neutres, sous forme de granulations ou de gouttelettes. Ces gouttelettes, augmentant de volume, refoulent quelquefois le contenu de la cellule. Il est certain que la plus grande partie de ces matières grasses pénètre du dehors dans le corps de la cellule. Mais on peut également admettre que de la graisse puisse se former aux dépens d'une substance albumineuse de la cellule.

A l'exception des sels calcaires, on ne rencontre jamais de matière inorganique solide dans le corps des cellules.

Nous avons déjà vu que généralement le protoplasma qui est en contact avec les parties environnantes se durcit, pour former la couche corticale. Nous ne savons rien encore sur la composition de cette couche, ni sur les caractères chimiques qui la distinguent des couches centrales plus molles du protoplasma. Elle résiste peu aux acides et aux alcalis.

La membrane cellulaire proprement dite est formée par la couche corticale ayant subi des transformations successives. La substance albuminoïde de l'enveloppe corticale semble s'être transformée en une substance désormais fixe, fort analogue, sinon identique, à la substance élastique. Il y a bien des années, Donders (1) affirmait que les membranes de toutes les cellules animales sont composées d'élastine. Tout en considérant comme exagérée la proposition de cet éminent observateur, on peut dire, cependant, que la transformation de l'enveloppe corticale du protoplasma en membrane cellulaire prouve une fois de plus que la substance élastique provient des corps protéiques (quoique les particularités de cette transformation ne nous soient pas encore connues).

Il faut distinguer, dans les noyaux qui ont la forme d'une vésicule, une enveloppe et un contenu. Ce dernier, formé par un liquide clair, transparent, paraît renfermer des substances protéiques solubles ; on y obtient, en effet, des précipités de fines granulations à l'aide de l'alcool, des acides, etc.; ce fait s'observe, par exemple, dans les noyaux des cellules nerveuses et dans le noyau volumineux de l'ovule. L'enveloppe résiste presque toujours à l'action de l'acide acétique ou d'autres acides analogues. Aussi les histologistes se servent-ils de cette réaction pour reconnaître et distinguer le noyau. Si les noyaux semblent présenter, dans quelques cas, des caractères anologues à ceux de la matière élastique de l'enveloppe cellulaire, ils s'en distinguent parce qu'ils se dissolvent plus facilement dans les alcalis. C'est là ce qui a servi à établir une distinction chimique entre le noyau et l'enveloppe de la cellule. (Kœlliker.)

Le noyau subit des transformations chimiques multiples pendant son développement, notamment lorsqu'il se solidifie et qu'il perd l'état vésiculeux pour devenir gránuleux. Il est curieux de voir la tendance qu'ont certains noyaux à s'envelopper de graisse ; dans les cartilages, cette accumulation est souvent si complète, que le noyau disparaît complétement au milieu de la graisse. Rarement les noyaux des cellules animales renferment de la matière colorante. Cependant les noyaux des cellules de l'épiderme, dans les parties foncées de la peau, sont colorés par un pigment brunâtre. Le nucléole, vu sa petitesse, échappe complétement à l'analyse chimique. Nous supposons qu'il est souvent formé par de la graisse *.

On ne sait encore si les produits de décomposition des substances histogénétiques qui baignent nos tissus ont primitivement fait partie du corps des cellules. Il est impossible de déterminer ce fait, même dans les tissus les plus simples.

La chimie nous apprend donc fort peu de chose sur la nature des substances qui forment les cellules; elle ne nous enseigne rien sur la proportion des substances qui constituent ces éléments.

REMARQUE. — (1) Voy. Zeitschrift für Wissensch. Zoologie, tome III, p. 348, et tome IV, p. 242.

* Le nucléole n'apparaît pas toujours comme un corps plein ; dans quelques noyaux on peut lui reconnaître une forme vésiculeuse. En effet, la tache germinative, véritable nucléole, est un utricule caractérisé par le double contour de son envelope (Balbiani). Les nucléoles des autres cellules animales n'atteignent jamais à l'état normal les dimensions de la tache germinative, et, sur des éléments aussi petits, il est difficile d'observer une forme vésiculeuse. Cependant, dans les cellules nerveuses, on peut déjà reconnaître dans le nucléole lui-même une tache obscure, correspondant à la cavité dont il est creusé. En outre, il suffit dans bien des cas d'une légère irritation des éléments cellulaires, pour que les nucléoles augmentent de volume, et deviennent nettement vésiculeux. C'est ainsi qu'au voisinage des excoriations des ulcérations et des tumeurs de la peau, les cellules de la couche profonde du corps muqueux de Malpighi contiennent des noyaux dont les nucléoles se sont développés en vésicules claires d'étendue variable.

Si les nucléoles se montrent souvent avec la réfringence des granulations graisseuses, ils s'en distinguent quelquefois par leur structure et toujours par l'action des réactifs. De toutes les parties constituantes de la cellule, le nucléole est celle qui a la plus grande affinité pour le carmin ; il s'y colore vite et fortement, tandis que les granulations graisseuses y restent incolores. En outre, la potasse, qui à $\frac{40}{100}$ et à froid est sans action sur les granules graisseux, fait disparaître les nucléoles. R.

§ 49.

Les phénomènes de la vie dans les cellules sont des phénomènes végétatifs ; elles assimilent, transforment, désassimilent différentes substances ; elles croissent et se multiplient. Les cellules présentent, en outre, des phénomènes de contractilité qu'on a découverts depuis peu dans les cellules du corps des animaux supérieurs.

On connaissait, depuis longtemps déjà, l'existence de quelques cellules contractiles isolées chez les animaux inférieurs (1) ; on les considérait comme de vraies curiosités. Plus tard on les trouva, sur ces mêmes êtres, dans des proportions bien plus considérables, et on put s'assurer que, chez beaucoup d'animaux très-inférieurs, la masse totale du corps est formée par ce genre de cellules. Mais on arriva également à constater, dans les animaux des classes supérieures, un nombre de plus en plus considérable de cellules contractiles. Du reste, il n'était plus possible de douter de la contractilité des cellules dès qu'on avait reconnu l'existence des fibres musculaires lisses qui sont de véritables cellules (2) ; de plus, on reconnut que, chez l'embryon, le cœur n'est formé que de cellules. Comme on n'a observé, jusqu'à présent, l'absence de contractilité que dans un petit nombre de cellules, dans celles du système nerveux, par exemple, on ne peut s'empêcher d'admettre que la propriété contractile soit propre à toute cellule dans son origine, c'est-à-dire tant qu'elle est constituée par du protoplasma sans enveloppe membraneuse. La contractilité serait donc inhérente au protoplasma.

Nous allons étudier plus à fond cette propriété merveilleuse des cellules (3).

Lorsque, par la cautérisation, on enflamme la cornée de l'œil d'une grenouille, l'humeur aqueuse devient trouble au bout de quelques jours. Une gouttelette de ce liquide, placée avec précaution sous le microscope (4), présente les cellules dessinées figure 66 (corpuscules de pus). Elles sont rarement sphériques, et sont presque toujours inégales et dentelées. Leurs aspérités et leurs dentelures subissent incessamment des changements de forme tantôt lentes, tantôt rapides. On voit assez souvent surgir du corps des cellules des prolongements filiformes (consistant en une masse, d'aspect vitré et sans granulations) (*a*) ; d'autres plus larges (*b*, *d*, *f*) ; certains ramifiés (*g*, *h*, *k*). Lorsque, dans leurs mouvements d'extension, des ramifications voisines se rencontrent, elles forment, au point de contact, des

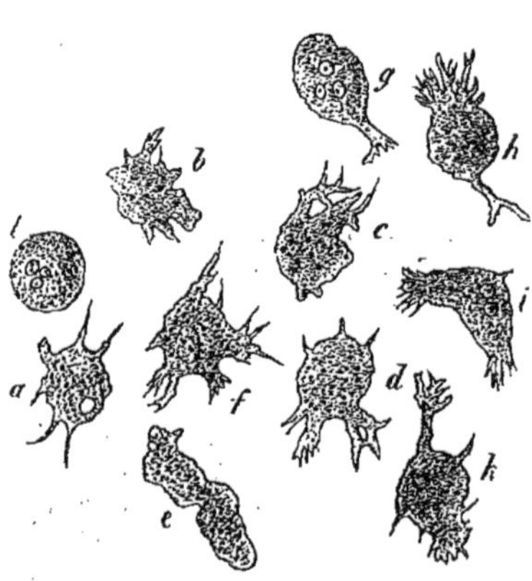

Fig. 66. — Cellules contractiles de l'humeur aqueuse de l'œil enflammé de la grenouille.

sortes de réseaux (c, d) dont les travées prennent peu à peu l'aspect foncé du reste du corps de la cellule. D'autres prolongements, au contraire, se rétractent et se confondent à nouveau avec le corps cellulaire. On observe de temps en temps, pendant que ces changements s'opèrent, des formes très-bizarres (e, i). Durant toutes ces transformations, les granulations du protoplasma se meuvent très-lentement, et le noyau se déplace d'une manière tout à fait passive (5). C'est au moment où la cellule a perdu ses propriétés vitales que cesse le mouvement merveilleux dont elle a joui ; elle prend alors une forme arrondie (l), que l'on avait décrite uniquement pour les corpuscules de pus*.

La forme cellulaire dont nous venons de parler est très-répandue chez les animaux vertébrés ; on a donné à ces cellules, suivant les parties où on les observe, des dénominations différentes (globules blancs du sang, corpuscules de la lymphe, du chyle, du mucus, etc.). La cellule présente-t-elle chez l'homme et chez les mammifères des changements de forme analogues? Évidemment oui. Néanmoins, vu le volume moindre de la cellule et le refroidissement rapide de la préparation, l'observation devient très-difficile dans ce cas. On peut observer chez l'homme (fig. 67) les transformations successives des globules blancs du sang (a, 1, 10). Les changements de forme sont bien plus actifs lorsqu'on réussit, par des moyens artificiels, à conserver aux parties que l'on examine la chaleur naturelle (6).

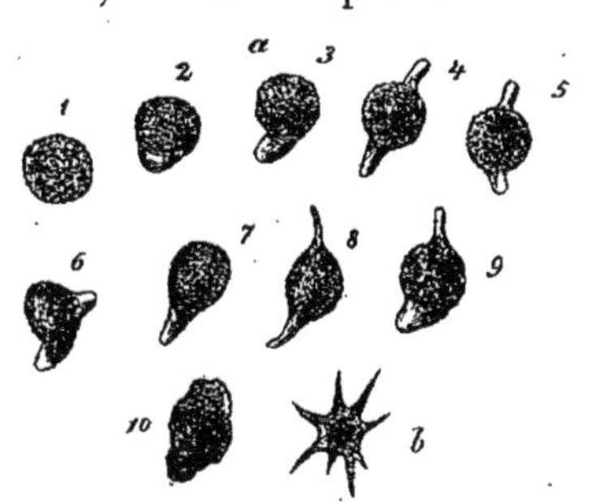

Fig. 67. — Globules blancs contractiles du sang humain.

a 1 à 10, changements survenus dans la forme d'une cellule dans l'espace de 40 minutes ; b, cellule étoilée.

La figure 68 représente un autre exemple de transformations étudiées sur le tissu conjonctif d'une grenouille vivante. Les prolongements filiformes très-longs et minces qu'on observe dans ces cellules ne se forment qu'avec une extrême lenteur (a, b, c). Ces prolongements, venant à rencontrer les prolongements de cellules voisines, se confondent quelquefois pendant un certain temps. Cependant, tous les corpuscules de tissu conjonctif ne subissent pas des changements analogues ; en d et e, par

* Les prolongements qui, pendant le cours d'une observation, se forment autour d'une cellule ne sont pas toujours dus à son activité physiologique. Pour s'en convaincre, il suffit d'examiner le sang de l'homme ou des animaux supérieurs sans addition d'aucun liquide et à la température ambiante. Les globules blancs qui, au début de l'observation étaient à peu près sphériques, peuvent, malgré l'abaissement de leur température, prendre peu à peu des formes amiboïdes. Il s'agit là simplement d'une sorte de rigidité cadavérique comparable à celle qui se produit dans d'autres cellules. Il convient d'ajouter aussi que les globules blancs de la grenouille ne présentent pas ordinairement des mouvements amiboïdes quand ils sont encore contenus dans les vaisseaux ; par contre, ces mouvements sont très-prononcés quand ces globules blancs sont en dehors des vaisseaux, surtout quand on les a placés sur une lame de verre. Il y a évidemment dans tous ces phénomènes des conditions qui ne sont pas encore bien déterminées. R.

exemple, la forme est restée invariable. Mais les transformations des cellules étoilées de la cornée sont encore bien plus nettes (7).

Les mouvements variés des prolongements cellulaires, leur développement irrégulier, rappellent d'une manière surprenante les changements admirables de forme que présente un rhizopode nu, l'amibe. Son corps est formé également par du protoplasma. Aussi a-t-on désigné avec raison, sous le nom d'amiboïdes les changements de forme de toutes les cellules vivantes.

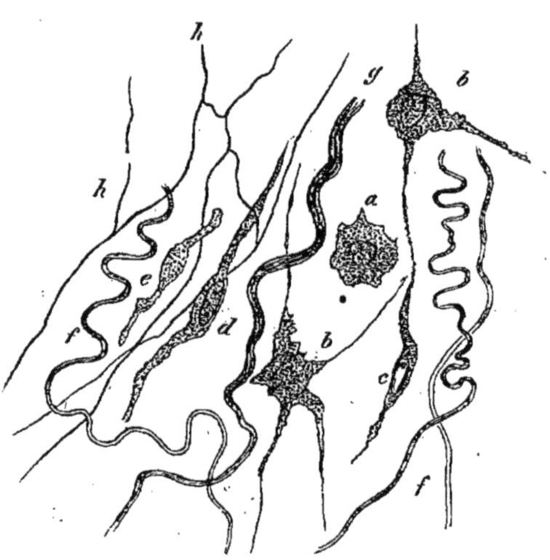

Fig. 68. — Tissu conjonctif d'une cuisse de grenouille vivante.

a b c d e, formes diverses des cellules de tissu conjonctif (*a* — *c*, contractiles); *f*, fibres, et *g*, faisceaux de tissu conjonctif; *h*, réseau de fibres élastiques.

On observe que les amibes emprisonnent dans leur substance les corpuscules solides qui se trouvent dans leur voisinage. Ces animaux se déplacent par le mécanisme suivant : un prolongement se forme, il grossit en absorbant la substance qui formait le corps de l'animal, et bientôt ramène à lui toute la masse. On a trouvé, dans ces derniers temps, que les cellules amiboïdes, faisant encore partie du corps des animaux supérieurs, jouissent également de la propriété d'englobér des substances étrangères dans leur masse et de se déplacer.

Les petites granulations de matière colorante (cinabre, carmin, indigo), les petits globules de graisse du lait peuvent être atteints par les prolongements des cellules amiboïdes du sang, de la lymphe et du pus (8), et être englobés par ceux-ci, qui se rétractent alors et transportent la matière étrangère dans le centre même de la cellule (fig. 69 *a*).

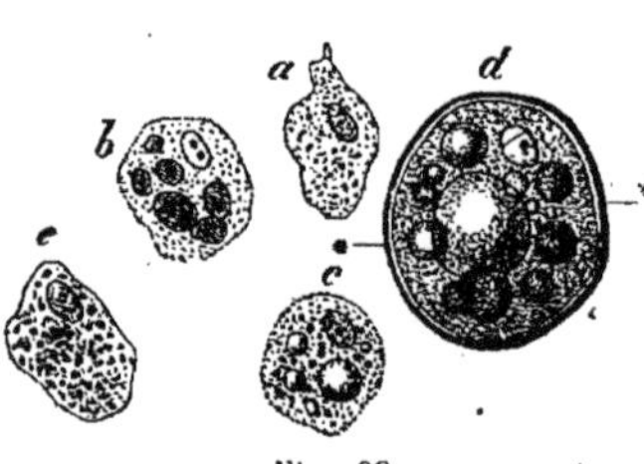

Fig. 69.

Ces phénomènes s'observent difficilement dans les expériences, mais doivent se produire facilement dans le corps vivant. C'est ainsi que peuvent être emprisonnées dans l'intérieur des cellules vivantes des granulations de matières colorantes, des débris de globules sanguins, et même des globules sanguins entiers (*b*). Ces phénomènes étaient difficiles à comprendre à une époque où l'on croyait que toute cellule était formée par une membrane (9).

La pérégrination des cellules amiboïdes à travers des espaces du corps vivant a été découverte, il n'y a pas longtemps, par Recklinghausen (10). Dans leurs transformations incessantes, les cellules s'allongent sous l'influence de la pression latérale qu'elles subissent en traversant des espaces fort étroits, et peuvent parcourir des distances assez grandes dans un temps relativement fort court.

La connaissance de ces deux propriétés, c'est-à-dire de la faculté d'englober des corps étrangers et de se mouvoir d'un lieu à un autre, a jeté une grande clarté dans l'étude des infiniment petits. Les cellules amiboïdes que l'on observe dans les liquides de l'organisme (mucus ou sérosité) peuvent provenir d'organes profondément placés. Des parcelles de matières fermentescibles et virulentes peuvent être emprisonnées par des cellules amiboïdes, être transportées par elles dans des points éloignés du corps, et devenir ainsi la source de grands dangers pour l'organisme.

A côté des cellules contractiles on peut ranger les cellules à prolongements mobiles. C'est ainsi que l'on observe sur une partie de la surface de certaines cellules épithéliales une série de petits prolongements d'une finesse extraordinaire. On les appelle cils, et on a donné aux cellules épithéliales qui les portent le nom de cellules à cils vibratiles (fig. 70). Tant que la cellule est vivante, ces cils délicats sont doués de mouvements d'ondulation non interrompus. Nous reviendrons plus tard sur ce phénomène.

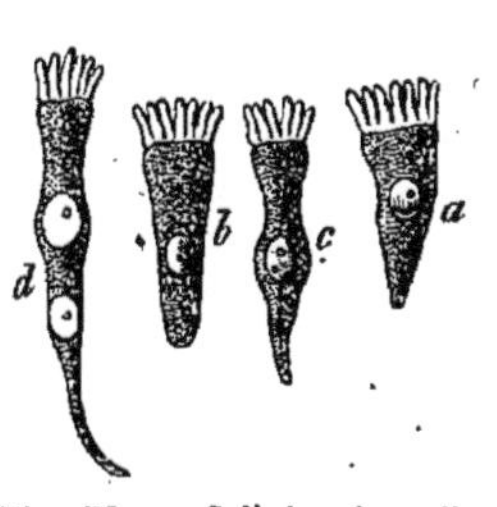

Fig. 70. — Cellules des cils vibratiles des mammifères.

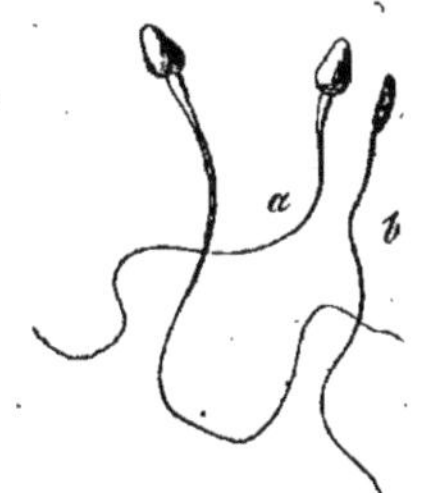

Fig. 71. — Spermatozoïdes de l'homme.

Nous ignorons quel degré de contractilité possèdent certaines parties du contenu des cellules. Le contenu d'œufs non fécondés semble être doué de contractilité (11).

Le noyau ou les parties qui en dérivent peuvent aussi être contractiles; mais c'est là un fait exceptionnel. On n'a observé, jusqu'à présent, de noyaux contractiles que chez les invertébrés (12). Les spermatozoïdes des vertébrés, qui se développent aux dépens des noyaux (fig. 71), sont doués de mouvements admirables.

REMARQUES. — (1) SIEBOLD a découvert, dès 1841, des mouvements dans les cellules embryonnaires des Planariées. Bientôt après, il découvrit les corps cellulaires contractiles des Grégarines. (Voz. Siebold's Aufsatz über einzellige Pflanzen und Thiere in der Zeitschrift für wissensch. Zoologie, vol. I, p 270, ainsi que son ouvrage d'anatomie comparée des invertébrés. Berlin, 1845. KŒLLIKER, Contributions à l'étude des animaux inférieurs, même journal, vol. I, p. 1. — (2) KŒLLIKER, *loc. cit.*, vol. I, p. 48. — (3) En réservant pour des chapitres ultérieurs de nombreux détails sur la contractilité des cellules animales, nous nous bornons à signaler ici l'excellente monographie de HÆCKEL sur les radiolaires. Berlin, 1862, p. 104; RECKLINGHAUSEN, *les Vaisseaux lymphatiques et leurs rapports avec le tissu conjonctif*, Die Lymphgefæsse, und ihre Beziehung zum Bindegewebe. Berlin, 1862, p. 22. Le mémoire du même auteur sur le pus et les corpuscules du tissu conjonctif, dans les Arch. de Virchow, vol. XXVIII, p. 157, ainsi que VIRCHOW, même volume, p. 237. Voy. ensuite ; M. SCHULTZE, *Protoplasma des cellules des rhizopodes et des cel-*

lules végétales, Leipzig, 1863; W. KÜHNE, *Recherches sur le protoplasma et sur la contractilité*, Untersuchungen über das Protoplasma und die Kontraktilität. Leipzig, 1864, p. 109; PREYER, *Mouvements amiboïdes des globules sanguins*, Arch. de Virchow, vol. XXX, p. 417; E. PFLUEGER, sur les ovaires des mammifères et de la femme. Leipzig, 1863, p. 108; LA VALETTE SAINT-GEORGE, Arch. d'anatomie microscopique, vol. I, p. 68. KŒLLIKER a donné, dans la quatrième édition de son Traité d'histologie, p. 44, un résumé de tous les mouvements contractiles observés jusqu'en 1863. — (4) Consultez FREY, sur les méthodes à employer pour observer ces mouvements. Le Microscope, 2e édition, p. 62. — (5) Le protoplasma des cellules animales normales n'est pas, en général, doué d'un mouvement moléculaire particulier. Mais il peut se produire, quand la cellule se gonfle sous l'influence d'une grande quantité d'eau, et qu'elle se détruit. C'est ainsi qu'on observe ce mouvement dans les corpuscules de la salive, étendue de beaucoup d'eau; ces éléments ressemblent aux globules blancs et aux globules de pus. — (6) M. SCHULTZE, Berliner Klinische Wochenschrift, 1864, n° 36, et FREY, le Microscope, p. 64. — (7) KÜHNE, *loc. cit.*, p. 123. — (8) Voy. les travaux de HÆCKEL, RECKLINGHAUSEN et PREYER. — (9) On a beaucoup écrit sur les cellules qui contiennent des globules sanguins. Nous citerons : KŒLLIKER et HASSE, in Henle's und Pfeufer's Zeitschrift, vol. IV, p. 7; KŒLLIKER, in der Zeitschrift für wissensch. Zoologie, vol. I, p. 261, et vol. II, p. 115; in den Würzburger Verhandlungen, vol. IV, p. 58, ainsi que dans ses ouvrages sur l'histologie; LANDIS, *Contributions à l'étude des fonctions de la rate*, Zurich, 1847; ECKER, Henle's und Pfeufer's Zeitschrift, vol. VI, p. 261, et à l'article : « Blutgefässdrüsen, » *Glandes vasculaires sanguines*, dans le Dictionnaire de physiologie de Wagner, vol. IV, p. 152; VIRCHOW, dans ses Archives, vol. IV, p. 515; GERLACH, dans Henle et Pfeufer, vol. VII, p. 75, et SCHAFFNER, dans le même ouvrage, p. 345; REMAK, Müller's Arch., 1851, p. 480. Les travaux les plus récents sont : RINDFLEISCH, Études expérimentales sur l'histologie du sang, Leipzig, 1863; mémoire de PREYER et BEALE, dans le Journal de micrographie (Transactions), 1864, p. 47. — (10) Archives de Virchow, vol. VIII. — (11) Les espaces contractiles ou pulsatils des infusoires pourraient avoir une signification analogue. — (12) Les spermatozoïdes des Nématodes.

§ 50.

Parmi les manifestations végétatives des cellules, nous étudierons d'abord leur accroissement.

De même que tous les éléments organiques, la cellule animale possède la faculté de s'accroître, en prenant autour d'elle des matériaux qui viennent s'ajouter à ceux qui la formaient déjà. Aussi voyons-nous habituellement que le volume des cellules de formation nouvelle est moindre que celui des cellules arrivées à leur état de développement complet. Toutefois, l'accroissement des cellules offre une grande inégalité dans les différents tissus; en effet, beaucoup de cellules ne se développent que dans des limites fort restreintes; citons, comme exemple, certaines cellules épithéliales (1); d'autres, au contraire, acquièrent un volume énorme : tels sont les éléments des fibres musculaires lisses.

Dans le corps d'un embryon déjà avancé, ou chez un enfant qui vient de naître, certaines cellules, les cellules adipeuses et cartilagineuses, par exemple, offrent des dimensions beaucoup plus petites que les mêmes cellules de l'adulte. Ces phénomènes ont été étudiés, il y a bien des années déjà, à l'aide du micromètre, par un observateur hollandais, Harting (2).

Si la cellule trouve, dans son voisinage, assez de place pour pouvoir se développer, et si elle est séparée des autres cellules par des intervalles remplis de substances molles, elle s'étendra d'une manière égale dans toutes les directions, et pourra conserver sa forme sphérique primitive. Mais si des cellules se trouvent, au moment même de leur développement, rapprochées les unes des autres, elles finiront par se toucher, et, vu leur mollesse, elles se déformeront réciproquement. Les éléments polyédriques, ainsi formés, pourront, suivant le sens de la pression à laquelle ils sont soumis, ou bien s'étaler, ou bien s'allonger *.

Cependant, il arrive souvent que des cellules, tout en se développant dans un milieu résistant, s'accroissent d'une manière inégale, ce qui ne laisse pas de contrarier la théorie précédente. Dans ce cas, la cellule, au lieu de conserver sa forme sphérique, devient piriforme, fusiforme. Si la cellule ne s'accroît que dans des points limités, on voit souvent se produire des prolongements allongés en nombre variable.

Il ne faudrait pas croire, cependant, que les faits qui viennent d'être indiqués puissent expliquer tout ce qui est relatif à l'accroissement des cellules; car les cellules des végétaux et des animaux arrivent chacune à une forme spécifique dont le développement a défié, jusqu'à présent, toute analyse.

Ce n'est pas seulement le corps de la cellule qui subit des modifications de forme; les noyaux et les nucléoles s'accroissent également. Le noyau, d'abord vésiculeux, peut s'accroître d'une manière irrégulière, s'aplatir, s'allonger, prendre la forme de bâtonnets. L'accroissement du nucléole est plus difficile à étudier; on peut cependant suivre ce phénomène dans les cellules nerveuses et dans l'ovule.

Dans d'autres cellules, on observe un phénomène tout inverse : à mesure que la cellule se développe et vieillit, le noyau disparaît. Ainsi disparaissent les noyaux des cellules superficielles de l'épiderme, qui sont les plus anciennes. De même aussi, la cellule incolore qui doit former le globule rouge du sang renferme un noyau, et pourtant, les éléments colorés du sang de l'homme et des mammifères en sont dépourvus.

Si, dans une cellule, le protoplasma a formé à sa surface une couche corticale bien limitée, ou s'il existe une membrane d'enveloppe indépendante, ces parties s'agrandiront en surface par l'assimilation de molécules nouvelles provenant du corps de la cellule. Il n'est pas rare de voir l'enveloppe des cellules devenir plus épaisse au moment où elles s'accroissent, car il se dépose alors à leur surface interne de nouvelles couches solides. Nous parlerons de ce fait à propos des cellules de cartilage.

Dans d'autres cas, la cellule, tout en se développant, perd sa forme cellulaire et son individualité. Nous reviendrons sur ce phénomène.

Remarques. (1) Nous avons déjà vu, dans un des paragraphes précédents, qu'un noyau, entouré d'une couche mince de protoplasma, suffit pour définir la cellule. — (2) Voyez Harting, Recherches micrométriques sur le développement des tissus et des organes du corps humain. Utrecht, 1845.

* Voir la note de la page 76.

§ 51.

Tous les éléments de l'organisme, tissus et cellules, sont le siége d'échanges nutritifs. L'examen microscopique seul nous fait déjà entrevoir ces phénomènes; car il nous permet non-seulement de suivre l'accroissement des cellules, mais encore les modifications de leur contenu. Les cellules formatrices des tissus, jusqu'alors toutes égales, finement granuleuses, prennent bientôt une forme et des caractères spécifiques; les granulations vitellines disparaissent et font place à des granulations graisseuses, à des pigments, à de l'hématine. Chez l'adulte, nous retrouvons les mêmes transformations; les globules blancs se transforment en globules rouges. Les graisses neutres, qui remplissent les cellules adipeuses, abandonnent ces éléments à la suite d'une abstinence prolongée, ou après une longue maladie, et font place à un liquide séreux. Au moment de la digestion, les cellules d'épithélium cylindrique de la muqueuse intestinale se chargent de fines molécules de graisse qui disparaissent au bout de quelques heures. Il serait facile de multiplier les exemples de ce genre.

Mais s'il nous est permis de suivre les changements moléculaires qui s'opèrent dans l'intérieur même des éléments, il n'en est pas de même quand il s'agit de saisir et d'approfondir les lois qui régissent ces différents phénomènes; et ce sont cependant là des questions fort importantes au point de vue de la physiologie générale. Graham nous a appris que des substances cristalloïdes, mais non les colloïdes, avaient la propriété de diffuser à travers les enveloppes et les corps des cellules; mais si cette découverte nous permet de saisir plus facilement le mode d'élimination des produits de désassimilation, elle ne nous permet pas de suivre la nutrition et l'accroissement des éléments cellulaires.

Sur ce point nos connaissances se réduisent donc à de pures hypothèses. Cependant, il est certaines parties des cellules qui semblent se développer plus activement les unes que les autres. Lorsque la cellule a achevé son développement, la membrane d'enveloppe, surtout lorsqu'elle est formée par une substance élastique et résistante, paraît rester stationnaire, tandis que des modifications importantes se passent encore dans le corps de la cellule.

Nous connaissons, mais d'une manière imparfaite, il est vrai, les échanges nutritifs qui s'opèrent dans des tissus formés uniquement de cellules. Les tissus dont l'importance physiologique est la plus considérable semblent également être le siége d'une activité nutritive très-élevée, ainsi qu'on l'observe pour les cellules musculaires et les éléments nerveux. Nous savons également que les cellules glandulaires subissent des échanges extrêmement actifs. D'autre part, les cellules des épithéliums pavimenteux stratifiés du tissu corné, du tissu cartilagineux, ont une activité nutritive peu étendue.

Nous connaissons seulement quelques-uns des moyens que la nature met en jeu pour opérer tous ces changements de composition de la cellule animale. Ce sont l'imbibition, l'endosmose et la diffusion. L'imbibition est une propriété qui appartient à toutes les substances histogénétiques. L'endosmose doit se produire nécessairement dans chaque cellule ; la diffusion joue un rôle considérable, attendu que la composition chimique du contenu cellulaire varie constamment.

La migration des substances organiques dans les cellules a un double but ; le premier est relatif à la nutrition même de la cellule ; le second aux sécrétions et aux excrétions. C'est ainsi que les cellules des reins ne laissent passer que certains éléments du sang, l'urée, l'acide urique, l'acide hippurique et des sels, etc. Les cellules épithéliales des séreuses laissent passer de petites quantités de sérosité. Mais certaines cellules glandulaires ne jouent plus seulement le rôle de filtres, elles forment dans leur intérieur des combinaisons nouvelles. En étudiant tous ces phénomènes, on n'est pas éloigné d'attribuer ces transformations chimiques à des ferments contenus dans la substance cellulaire, et, peut-être, au noyau lui-même. Les cellules hépatiques forment de l'acide cholique et du glycose. Les cellules glandulaires d'une mamelle en activité transforment une matière hydrocarbonée en sucre de lait ; de même, elles font passer à l'état de caséine une des parties constituantes du sang, l'albumine. Dans les cellules des glandes salivaires, de l'estomac, de l'intestin grêle et du gros intestin, ainsi que dans celles du pancréas, il se forme des ferments qui n'existent point, à cet état, du moins, dans le sang, et qui donnent aux sécrétions leur caractère et leur but physiologique déterminé.

Ce que nous venons de dire des cellules glandulaires peut s'appliquer à la nutrition propre des cellules animales ; des parties constituantes du sang peuvent y pénétrer et en devenir parties intégrantes sans subir grande modification. La formation des cellules à l'aide des substances protéiques semble le démontrer. D'un autre côté, grâce à l'activité des cellules, les substances qui y ont pénétré subissent des transformations importantes et peuvent même changer de nature. C'est ainsi que les matières protéiques de l'épithélium pavimenteux se transforment peu à peu en substance cornée. De même, des matières albumineuses d'autres cellules passent à l'état de mucine, etc. Les savons gras du sang sont convertis en graisses neutres en pénétrant dans les cellules adipeuses ; cette transformation est peu connue.

Les métamorphoses que subissent les matières empruntées aux liquides environnants pour former des pigments, constituent un fait très-curieux. C'est ainsi que le globule blanc du sang forme de l'hématine et devient globule rouge ; de même, on voit se développer dans le contenu incolore de beaucoup de cellules des molécules de pigment noir ou mélanine ; de là le nom de cellules pigmentaires.

Dans beaucoup de cas, il est très-difficile de déterminer quelles sont les substances formées par la cellule elle-même, et celles qui lui sont venues du dehors ; assez souvent même cette difficulté est insurmontable.

Les cellules contiennent aussi des produits de décomposition qui semblent destinés à être éliminés ; nos connaissances chimiques sur ce sujet ne sont pas encore complètes. Cette étude est d'une grande difficulté, parce que les tissus composés de cellules ne forment pas une masse suffisante pour que l'analyse puisse en être faite. On parvient cependant, de temps en temps, à saisir quelques faits relatifs à cette question. Ainsi, dans les matières extractives des globules rouges du sang existent des substances qui peuvent être considérées comme des produits de décomposition. L'analogie chimique et morphologique des muscles à fibres lisses et à fibres striées nous permet de supposer que les premiers forment des produits de décomposition identiques à ceux des seconds ; on peut admettre de même que les cellules contractiles de tissu conjonctif transforment les substances albuminoïdes en kréatine, kréatinine, hypoxantine, acide inosique, inosite, etc.

En terminant ce paragraphe, nous croyons devoir faire observer que Schwann a considéré les phénomènes qui ont rapport aux transformations chimiques des cellules, comme des manifestations métaboliques, et qu'il admet par conséquent une force métabolique inhérente aux cellules.

§ 52.

Les substances élaborées par certaines cellules se concrètent autour d'elles et leur donnent alors une forme fixe, déterminée ; ce phénomène, qui joue un rôle important dans le développement de quelques tissus, a été étudié tout spécialement par Kœlliker (1).

Nous nous sommes déjà occupé, dans un des chapitres de cet ouvrage, de la couche corticale du protoplasma, ainsi que de la membrane cellulaire elle-même, que nous avons considérée comme une enveloppe plus solide et offrant des propriétés chimiques différentes.

Lorsque ces membranes acquièrent plus d'épaisseur et se trouvent pour ainsi dire isolées et indépendantes du corps cellulaire, elles prennent le nom de capsules. Les capsules les mieux développées se trouvent dans le cartilage (fig. 72).

La cellule de cartilage proprement dite (*b*) consiste en un noyau (*a*) entouré d'un protoplasma contractile et transparent. Il se forme à la surface de ce dernier une enveloppe qui possède des caractères chimiques particuliers ; d'abord mince et délicate, elle s'épaissit bientôt, grâce à la formation de dépôts qui se produisent sur sa surface interne, et finalement elle atteint une épaisseur considérable (*c*). Au microscope, on parvient souvent à apercevoir nettement des couches concentriques dans la capsule. En faisant agir de l'eau sur la cellule, le corps de la cellule se rétracte et s'éloigne de son enveloppe (2).

Peut-être faut-il considérer comme une simple enveloppe cellulaire cette couche épaisse et résistante, connue sous le nom de membrane vitelline, qui entoure l'ovule (fig. 73). On y a découvert, dans ces derniers temps, des lignes très-fines et rayonnées, qui correspondent à des conduits

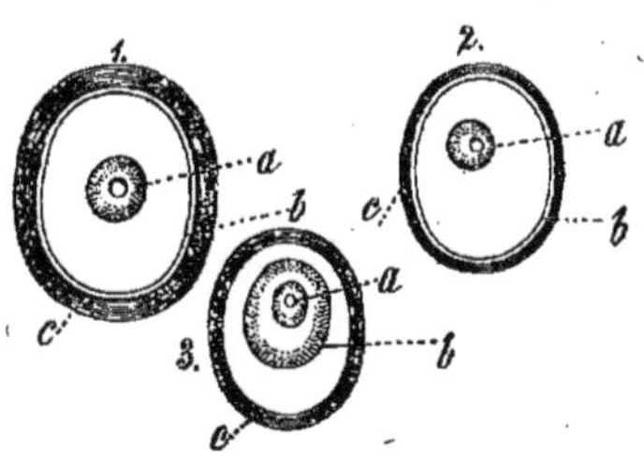

Fig. 72. — Trois cellules de cartilage avec leurs capsules.

a, noyau ; *b*, corps cellulaire ; *c*, les capsules des cellules. Dessin schématique.

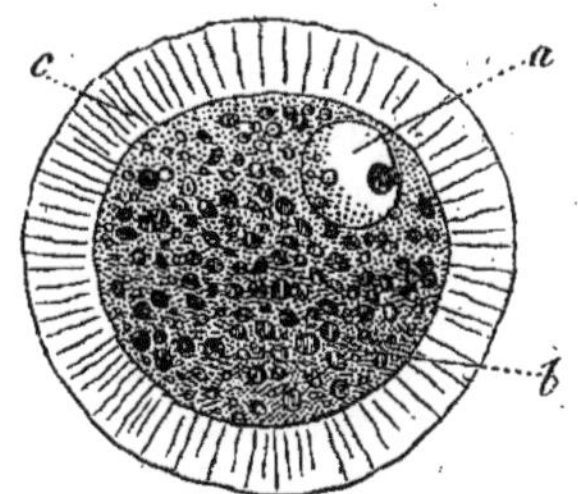

Fig. 73. — Ovule de la taupe (d'après Leydig).

a, noyau ; *b*, corps de la cellule ; *c*, capsule épaissie sillonnée de canaux poreux.

connus sous le nom de canaux poreux. (Leydig.) On rencontre également dans les cellules végétales des canaux poreux, qui semblent jouer un rôle important dans la vie cellulaire.

Les cellules épithéliales cylindriques de l'intestin grêle offrent sur leur face libre seulement un plateau qui présente des canaux poreux qui ont été découverts presque en même temps, il y a plusieurs années, par Funke et Kœlliker (5). On connaissait depuis longtemps ce plateau transparent ; mais on l'avait considéré d'abord comme un simple épaississement de la membrane cellulaire. Aujourd'hui, il est certain que ce plateau est le produit d'une sécrétion de la cellule elle-même. En général, on y aperçoit facilement les petites stries qui correspondent aux canaux poreux (fig. 74 *a*, fig. 75 *b*), et quand on examine la cellule par sa face libre, on y voit

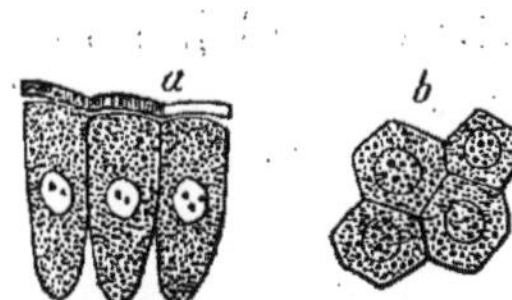

Fig. 74. — Epithélium cylindrique de l'intestin grêle du lapin.

a, cellule vue de côté, avec son plateau épaissi, un peu soulevé, et traversé par de petits canaux poreux ; *b*, cellules vues de face, ce qui fait apparaître les orifices des canaux poreux comme des points.

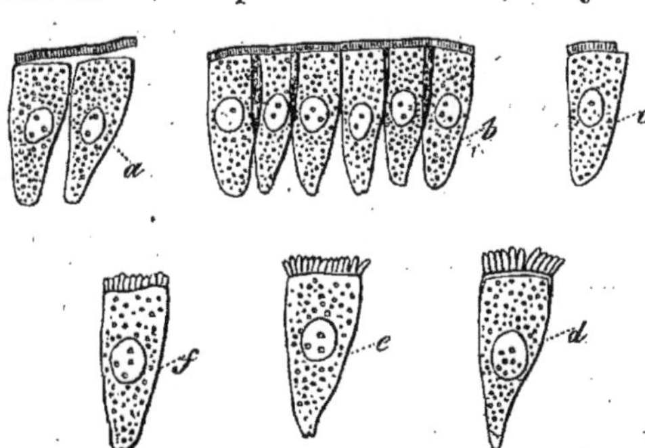

Fig. 75. — Les mêmes cellules.

En *a*, le rebord est soulevé par l'eau et par une légère pression ; en *b*, cellules à l'état normal ; *c*, rebord en partie détruit ; *d e f*, le rebord, après une longue immersion dans l'eau, s'est décomposé en éléments isolés sous forme de bâtonnets ou de prismes.

une fine ponctuation. Quelquefois on n'aperçoit pas les stries, ou du moins on ne les reconnaît que très-imparfaitement. On isole quelquefois le plateau de sa cellule en comprimant après addition d'eau (fig. 74 *a*, fig. 75 *a*). On distingue parfaitement alors une couche consistante qui s'étend sur la base de la cellule (fig. 75 *e*) ; quelquefois même cette couche est assez épaisse (*d*). Le plateau peut également se fendiller et se décomposer en bâtonnets, ce qui fait ressembler les cellules épithéliales cylindriques à de véritables cellules à cils vibratiles (4).

REMARQUES. (1) Voyez le travail important de cet auteur dans les Würtzburger Verhandlungen, vol. VIII, p. 37. — (2) REMAK (Müller's Arch., 1852, p. 63) essaya le premier d'appliquer aux cellules animales et aux cellules de cartilage la théorie bien connue des botanistes, qui admettent l'existence d'une double membrane cellulaire : l'une interne ou primordiale; l'autre externe, composée de cellulose. Beaucoup d'observateurs n'admettent plus, aujourd'hui, et sans doute avec raison, que la vésicule primordiale décrite par MOHL soit différente du protoplasma végétal (PRINGSHEIM, SCHACHT). — (3) FUNKE a publié son travail dans le Siebold's et Kœlliker's Zeitschrift, vol. VII, p. 315; KŒLLIKER a fait paraître ses travaux, qui sont plus étendus et plus approfondis, dans les Würzburger Verhandlungen, vol. VI, p. 253. — (4) Il a paru de nombreux travaux sur la structure de ces éléments. BRÜCKE, BRETTAUER et STEINACH (Wiener Sitzungsberichte, vol. XXIII, p. 303) n'admettent point l'opinion que nous avons émise dans le texte. Voyez de plus WELCKER, dans Henle's und Pfeufer's Zeitschrift, vol. VIII, p. 232; WIEGANDT, Untersuchungen über das Dunndarmepithelium und dessen Verhältniss zum Schleimhautstroma, *Recherches sur l'épithélium de l'intestin grêle et ses rapports avec le stroma de la muqueuse*; Dorpat, 1800, Diss; COLOMAN BALOGH, in Moleschott's Untersuchungen, vol. VII; WIEHEN, in Henle's und Pfeufer's Zeitschrift, 3e série, vol. XIV, p. 203. — Les cellules épithéliales des conduits biliaires présentent des plateaux analogues, d'après VIRCHOW (Archives, vol. XI, p. 574). WIEHEN prétend que ce genre de cellule est bien plus répandu encore.

§ 55.

On observe au-dessous du revêtement épithélial de plusieurs muqueuses une couche transparente, plus ou moins nette et épaisse (fig. 76 *c*, *c*) ; Henle (1) l'a désignée sous le nom de membrane *intermédiaire*. Todd et Bowman (2) l'ont décrite sous le nom de *basement membrane*. On aperçoit également au-dessous de la couche épithéliale antérieure et postérieure de la cornée une couche transparente, vitreuse. Nous ne croyons pas, quant à nous, que ces couches transparentes sous-épithéliales aient quelque rapport avec les cellules de ce tissu ; nous les considérons plutôt comme une couche du tissu conjonctif de la muqueuse ou de la cornée modifiée à la limite de l'épithélium.

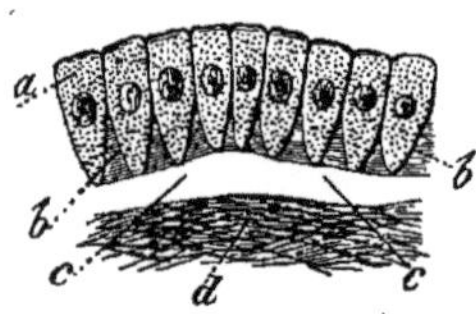

Fig. 76. — Figure schématique représentant une muqueuse tapissée d'épithélium cylindrique.
a, les cellules ; *b b*, substance intercellulaire située entre les extrémités inférieures des cellules ; *c c*, couche transparente ; *d*, chorion muqueux.

Dans les glandes, on trouve également une couche homogène qui forme la *membrane propre*, c'est-à-dire une membrane transparente qui enveloppe la glande et se moule sur toutes les parties qui la constituent. Cette membrane existe aussi bien sur les glandes en tubes que sur les glandes en grappe (fig. 79); on la retrouve même autour de masses d'éléments embryonnaires qui formeront plus tard des productions épithéliales. Kœlliker a observé ce fait dans le développement des poils chez l'homme (fig. 80).

On a admis que cette membrane transparente est sécrétée par les

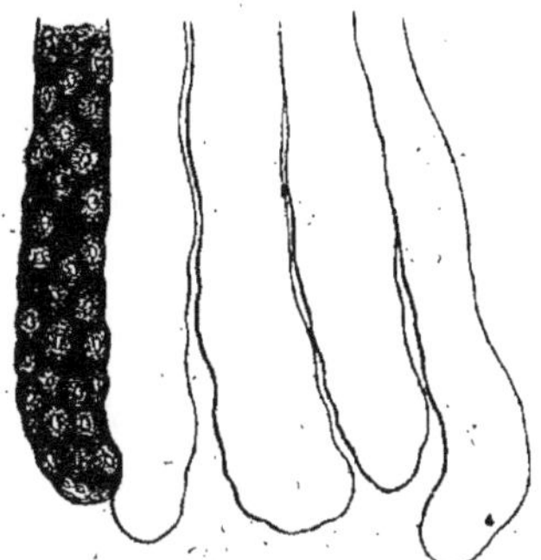

Fig. 77. — Glandes du gros intestin du lapin.

a, cul-de-sac avec ses cellules; *b*, membrane propre séparée de son revêtement épithélial.

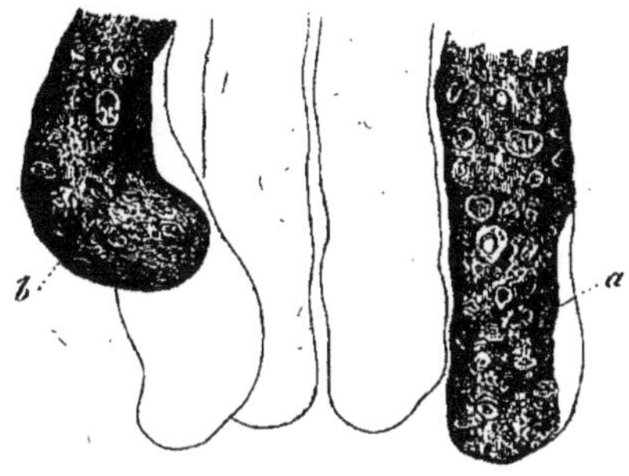

Fig. 78. — Glandes du gros intestin du cochon d'Inde.

En *a*, on voit apparaître en un point la membrane propre; en *b*, le contenu glandulaire s'échappe à travers une déchirure de la membrane propre.

cellules; mais cette hypothèse n'est pas vraisemblable, car la basement membrane est toujours parfaitement indépendante des cellules qui la recouvrent; l'on ne saurait admettre non plus que dans un revêtement épithélial stratifié les cellules profondes seules donnent naissance à une pa-

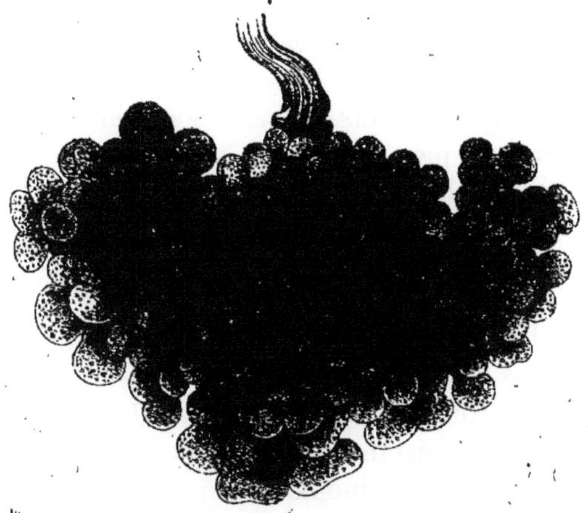

Fig. 79. — Glande en grappe (de Brunner) de l'homme, avec les petits sacs formés par la membrane propre.

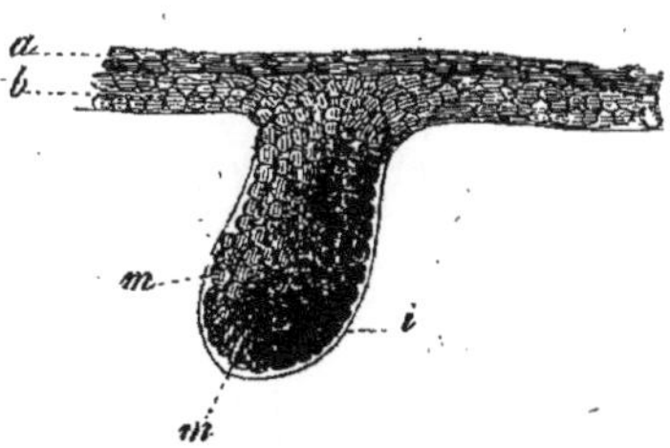

Fig. 80. — Cheveu d'un embryon humain de quatre mois.

a b, couches épidermiques; *m m*, cellules formatrices du poil; *i*, membrane transparente qui les recouvre.

reille production, à l'exclusion des autres. A l'aide d'une observation plus attentive, on arrive bientôt à se convaincre qu'il s'agit d'une modification du tissu fibreux à la surface des téguments ou le long des organes glandulaires. Il est cependant des glandes qui ne possèdent pas de membrane propre isolable, et dont les cellules sont fixées dans une excavation de la muqueuse limitée par du tissu conjonctif homogène et transparent.

Si nous examinons les parties de l'organisme qui sont formées de cellules agglomérées, nous voyons que ces éléments se touchent tous et se tiennent, pour ainsi dire, intimement ; si bien qu'il est impossible d'apercevoir la matière qui les unit. On observe ce fait dans l'épithélium pavimenteux qui tapisse la surface des membranes séreuses ou la face interne des vaisseaux (fig. 81).

Dans ces derniers temps on a imaginé un procédé fort curieux, l'imprégnation d'argent, qui permet de reconnaître les couches même les plus minces de la substance intercellulaire, à laquelle il conviendrait mieux de donner le nom de ciment intercellulaire. Le nitrate d'argent colore en noir le ciment (fig. 82), sans atteindre pour cela les cellules, dont la forme reste parfaitement intacte.

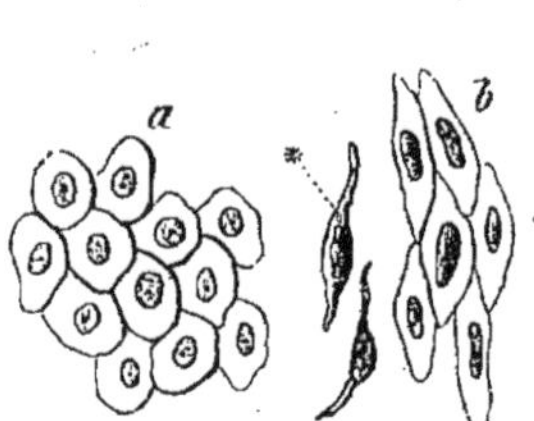

Fig. 81. — Épithélium pavimenteux simple ; *a*, d'une membrane séreuse ; *b*, d'un vaisseau.

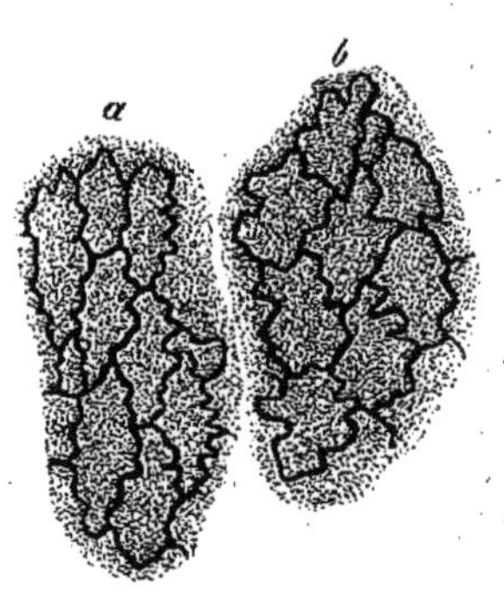

Fig. 82. — Cellules épithéliales des canaux lymphatiques après l'imprégnation d'argent.

Il est des couches de cellules dont les différents éléments sont réunis par une substance unissante qui, bien que peu abondante, offre tous les caractères de la substance intercellulaire. Les revêtements épithéliaux, formés par des cellules cylindriques, nous en offrent un exemple (fig. 83).

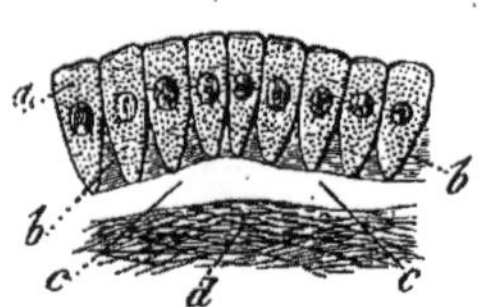

Fig. 83. — Cellules cylindriques avec substance intercellulaire *bb*.

Quelquefois, au contraire, les éléments cellulaires s'écartent les uns des autres, et la substance intercellulaire, devenue abondante, épaisse et consistante, suffit alors pour caractériser le tissu en son entier. Le tissu cartilagineux nous présente, à cet égard, un des exemples les plus frappants (fig. 84).

L'aspect de la substance intercellulaire est fort variable. Tantôt, et c'est là le cas le plus fréquent, elle est transparente, non granuleuse, etc., comme dans les épithéliums ; tantôt, comme dans certaines variétés de cartilages, elle prend un aspect laiteux, vitreux ou strié. Enfin, dans le cartilage réticulé, la substance intercellulaire semble formée par une série de trabécules et de fibres entre-croisées irrégulièrement dans tous les sens (fig. 85).

Les caractères chimiques de la substance intercellulaire sont variables.

Dans le sang et dans la lympho, elle est formée par un liquide qui maintient en dissolution des substances albuminoïdes ; dans certains tissus

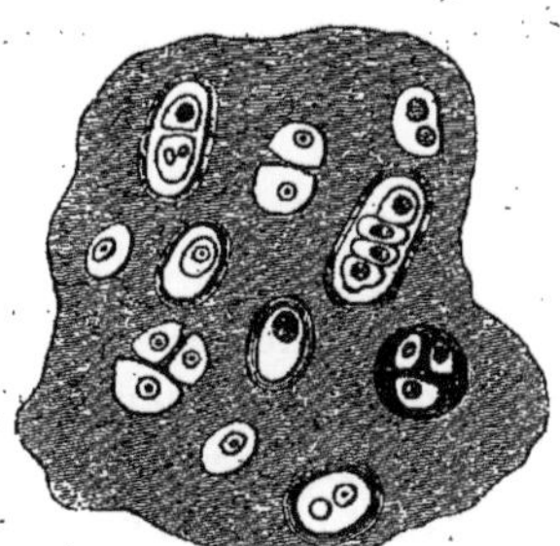

Fig. 84. — Cellules de cartilage de forme variable, plongées dans une masse de substance intercellulaire homogène. (Figure schématique.)

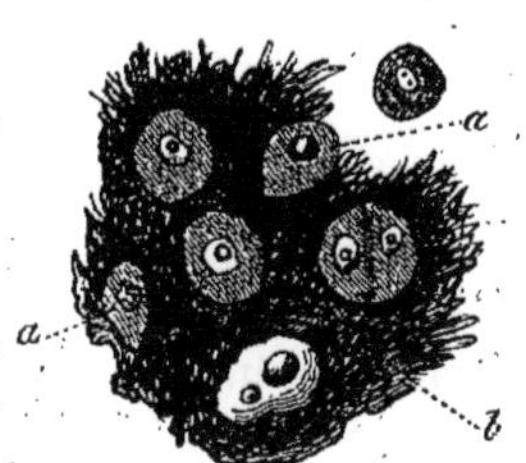

Fig. 85. — Cartilage fibreux de l'épiglotte.

embryonnaires, elle se présente sous forme de gelée ; entre les cellules épithéliales et les cellules cornées, nous trouvons une substance albuminoïde coagulée ; enfin, dans les cartilages, ce sont des corps collagènes, de la chondrine ou de la substance élastique, qui entrent dans la constitution de la substance fondamentale.

Pour Schwann, la substance intercellulaire ou *cytoblastème* formait, pour ainsi dire, la première ébauche du tissu : les cellules ne s'y développaient qu'après coup. Cette opinion a été pendant longtemps admise par la plupart des histologistes. Mais, au commencement de la période embryonnaire, on ne parvient pas à constater de substance intercellulaire entre les éléments formateurs des tissus. Il faut donc supposer, surtout dans l'état actuel de la science, que la substance intercellulaire, en général, est un produit d'excrétion des cellules ou une modification des parties périphériques du corps cellulaire lui-même ; la substance élaborée par chaque cellule en particulier venant tout naturellement se confondre avec la masse commune.

En étudiant les cartilages, on observe des faits qui ne peuvent soutenir une autre interprétation. D'abord, à la surface des cartilages existent des capsules sans limite précise, qui paraissent se confondre avec la substance intercellulaire. Si l'on traite des coupes de cartilages par certains réactifs, on voit (fig. 84) la substance fondamentale, qui paraissait tout d'abord homogène, se décomposer en systèmes de capsules emboîtées qui enveloppent des cellules isolées ou des groupes de cellules (5). Nous reviendrons, du reste, sur ce fait en étudiant le tissu cartilagineux.

Si l'on considère le sang, la lymphe, le chyle, comme de véritables tissus, on est obligé d'admettre que la substance intercellulaire liquide n'a pas, dans ce cas, une origine cellulaire. Car, par exemple, les éléments cellulaires de la lymphe ont été entraînés par le courant liquide qui a traversé les ganglions, de même qu'un fleuve charrie les pierres ou les débris qu'il a arrachés au rivage.

Remarques. — (1) Henle, Anatomie générale, p. 1009 et 1010. — (2) Physiol. anatomy, vol. 1, p. 47 et 450. — (3) Voyez Fürstenberg, dans Müller's Archiv, p. 1 ; Heidenhain, in den Studien des physiologischen Institutes zu Breslau, *Études de l'Institut physiologique de Breslau*, 2e cahier, Leipzig, 1863, p. 1 ; voy. également M. Schultze, dans les Archives de Reichert et du Bois-Reymond, 1861, p. 13.

§ 54.

Nous avons vu, dans un des chapitres précédents, que dans un organe qui grandit et se développe, les cellules n'augmentent pas seulement de volume, mais se multiplient. C'est là la règle : des organes qui augmentent de masse présentent généralement une multiplication de leurs cellules. De plus, comme tous les éléments organiques, la cellule ne jouit que d'une vie limitée, et la durée de son existence est bien restreinte quand on la compare à celle de l'organisme tout entier. Ces faits une fois reconnus, il faut nécessairement admettre, ou bien que les cellules se multiplient en formant des éléments identiques à elles-mêmes, ou bien qu'elles peuvent se produire indépendamment des éléments préexistants, et par une sorte de génération spontanée.

La première hypothèse a été appuyée, il y a de longues années, par les recherches de Remak sur la segmentation ; et, depuis, de nombreux faits sont venus la confirmer d'une façon pleine et entière.

Les cellules semblent ne pouvoir se diviser que lorsqu'elles possèdent un protoplasma contractile ; dès que le corps cellulaire s'est transformé en une autre substance, la division devient impossible. Le travail de segmentation se manifeste tantôt sur des cellules dépourvues de membrane, tantôt sur celles qui sont enveloppées de membranes ou de capsules. De là, certaines modifications dans le mode de segmentation. Dans les cellules dépourvues de membrane, le corps cellulaire en entier s'étrangle à sa partie moyenne ; dans les cellules pourvues de membranes ou de capsules, les enveloppes ne subissent aucun changement et protégent la cellule de nouvelle formation. Ce dernier mode de production cellulaire a reçu le nom de *multiplication endogène*.

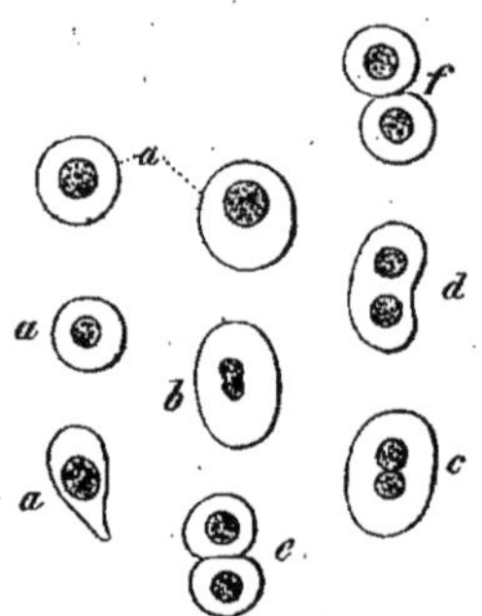

Fig. 86. — Corpuscules sanguins de jeunes embryons de cerfs. *aaa*, cellules globuleuses ; *bf*, segmentation des mêmes éléments.

On observe très-bien la division de cellules dépourvues d'enveloppe, ou cellules libres, sur les corpuscules du sang de jeunes mammifères ou d'embryons d'oiseaux. Chez les premiers (fig. 86), le globule sanguin a généralement une forme arrondie, et présente un noyau sphérique (*a*) qui, lors de sa multiplication, devient ovale et offre, bientôt après, un léger étranglement transversal. La cellule, d'abord sphérique, prend alors la forme d'un ovoïde (*b*). Le sillon transversal du noyau, devenant de plus en plus profond, le noyau se divise bientôt en deux parties qui, d'abord serrées l'une contre l'autre, sont destinées à se séparer un peu plus tard (*d*). Le corps de la cellule s'étrangle à son tour, tantôt d'une manière régulière, tantôt d'un côté seulement, et finit par prendre la forme d'un biscuit (*e*). Les deux moitiés de la cellule ne sont plus réunies alors que par un pont (*f*) que l'étranglement fait bientôt disparaître; dès lors il y a deux cellules au lieu d'une. Ces dernières se développent rapidement et acquièrent le volume des cellules ordinaires. Sur les embryons de poulet, qu'il est facile de se procurer, on voit très-distinctement le nucléole se diviser en premier lieu dans le noyau des globules sanguins (1).

On a voulu, mais à tort, nier, dans ces derniers temps, les phénomènes observés sur le sang des embryons. [Billroth (2).]

Cependant le travail de segmentation dans les cellules dépourvues d'enveloppes n'est pas toujours aussi simple que dans l'exemple qui vient d'être cité. Ainsi, Remak (3) décrit un mode de segmentation observé sur la grenouille, où la cellule ne se divise pas seulement en deux, mais d'emblée en trois, quatre, six cellules. Dans ce cas, pour se diviser, le noyau et le corps de la cellule subissent des transformations identiques à celles que l'on observe dans la segmentation ordinaire (fig. 87).

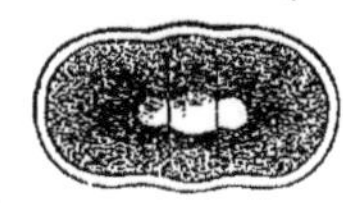

Fig. 87. — Cellule d'une grenouille, en voie de segmentation, divisée en trois (d'après Remak).

Les grandes cellules gigantesques de la figure 64 offrent un exemple de la prolifération des noyaux, sans division du corps même de la cellule.

REMARQUES. — (1) On peut consulter le travail déjà cité de REMAK sur la division des globules sanguins, p. 22, planche III, fig. 37 (Embryon de poulet), ainsi que son mémoire paru dans : Müller's Arch., 1858, p. 178; voyez aussi KŒLLIKER, Henle's und Pfeufer's Zeitschrift, vol. IV, p. 112, et FAHRNER, De globulorum sanguinis in mammalium embryonibus atque adultis origine. Turici, 1845. Diss. — (2) Voyez les recherches de cet auteur sur le développement des vaisseaux sanguins. Berlin, 1856, p. 7. — (3) Voyez son ouvrage sur l'embryogénie. — Je n'ai pas, jusqu'à ce jour, réussi à observer avec certitude des globules rouges du sang en voie de segmentation compliquée, avec 4 noyaux par exemple, ni sur les embryons des mammifères, ni sur ceux des oiseaux; Remak, cependant, dit les avoir vus.

§ 55.

Passons à l'étude de la division des cellules pourvues de membranes ou de capsules; nous en trouverons un exemple dans les éléments cellulaires du tissu cartilagineux. La multiplication endogène des cellules du cartilage n'est pas aussi simple que celle dont il vient d'être question; bien des détails du phénomène échappent à l'observateur. Aussi la description que nous allons donner renferme-t-elle plus d'une hypothèse (fig. 88).

Le noyau de la cellule dépourvue d'enveloppe, mais renfermée dans une capsule secondaire (*b*), présente dans le principe un seul nucléole. Mais lorsque le travail de la multiplication commence, on voit apparaître deux nucléoles (2) (fig. 58), et on distingue alors sur le noyau un sillon transversal (3). Ce sillon finit par diviser le noyau en deux parties (4), qui se séparent. A partir de ce moment, le corps cellulaire lui-même subit un étranglement (5) qui augmente de plus en plus (6), et bientôt on aperçoit deux cellules bien distinctes (7) dans l'intérieur de la capsule, dont le rôle est resté passif. On appelle ces dernières *cellules-filles*, tandis qu'on a donné à la cellule primitive ou, pour mieux dire, à la membrane capsulaire de la cellule, le nom fort impropre de cellule-mère*.

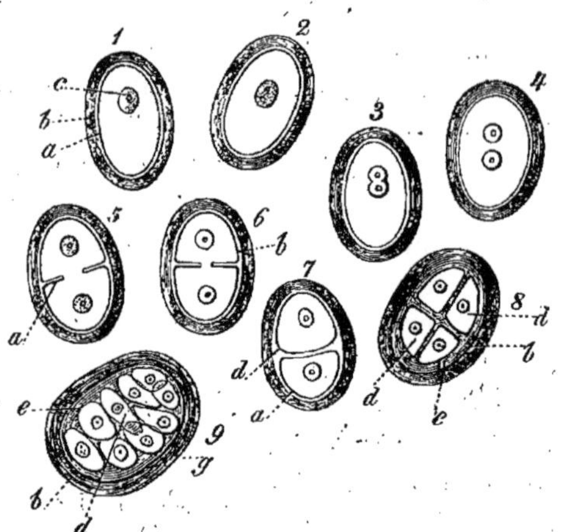

Fig. 88. — Schéma.

Cellules du cartilage, renfermées dans des capsules et en voie de se diviser. *a*, corps cellulaire; *b*, capsule; *c*, noyau; *d*, cellules endogènes; *e*, capsule secondaire.

Si cette description est exacte (1), il n'y a pas de différence essentielle entre la division des globules du sang de l'embryon d'un mammifère et la division des cellules de cartilage. Supposons, pour un moment, le globule sanguin enveloppé d'une capsule, et le phénomène sera identique à celui que l'on observe pour le cartilage.

Cependant, la multiplication des cellules du cartilage ne s'arrête pas toujours là. Les deux cellules-filles peuvent se diviser à leur tour, de manière que la capsule renfermera quatre cellules-filles (8) autour desquelles on verra apparaître des capsules secondaires (*e*). Ce travail se renouvelant, des générations entières de cellules pourront être enfermées dans une capsule commune (9).

La capsule-mère venant à se confondre avec la substance fondamentale environnante, les capsules secondaires pourront paraître isolées. Il est, du moins, plus que probable que des capsules cartilagineuses peuvent s'isoler ainsi. Cependant bon nombre de capsules secondaires restent toujours enfermées dans la capsule primitive.

La segmentation du vitellus peut être comparée aux faits qui viennent d'être signalés; son intérêt anatomique et physiologique est considérable (fig. 89). Il est à regretter que ce phénomène n'ait pas encore pu être observé jusqu'à ce jour sur les mammifères, d'une manière tant soit peu satisfaisante. Le noyau primitif de l'œuf (ou vésicule germinative) semble tout d'abord disparaître; on aperçoit ensuite deux points transparents : ce sont deux nouveaux noyaux dont chacun est entouré par la moitié du corps cellulaire, ou, pour mieux dire, par la moitié du vitellus. Les cellules continuant à se diviser, on voit les deux premières cellules

* En examinant des cartilages en accroissement à l'aide des moyens d'investigation généralement employés, il est difficile, en effet, de suivre les phénomènes de multiplication. Mais si l'on se sert d'une solution d'acide picrique comme liquide additionnel, on peut observer la division du noyau, la segmentation du protoplasma et la formation d'une capsule secondaire autour de chacune des masses nouvelles de protoplasma. C'est ainsi que les hypothèses faites par différents auteurs sur la multiplication des cellules cartilagineuses ont pu être démontrées. R.

en former quatre (2); ces quatre dernières en formeront huit, et ainsi de suite, jusqu'à ce qu'enfin la capsule de l'œuf enveloppe un grand nombre de petites cellules pourvues de noyaux (3, 4). Ces cellules forment les premiers vestiges du corps de l'embryon; c'est d'elles que naissent tous les éléments normaux ou pathologiques; en un mot, elles remplissent dans l'organisme le rôle le plus important (2).

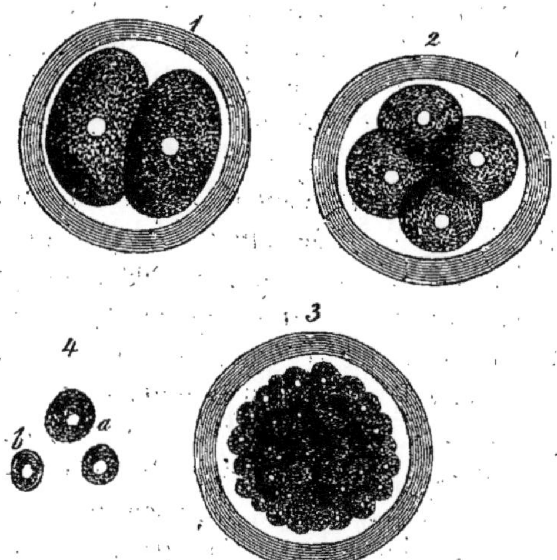

Fig. 89. — Segmentation d'un œuf de mammifère (Idem, schema).

1, vitellus divisé en deux cellules; 2, en quatre cellules globuleuses pourvues de noyaux; 3, un grand nombre de petites cellules globuleuses avec noyaux; 4, *ab*, cellules isolées.

Dans la série animale, on voit l'œuf fécondé se segmenter de la même manière (3). Cependant, chez certains groupes d'animaux inférieurs, on observe des phénomènes fort curieux : le noyau primitif de l'œuf persiste, et l'on peut suivre la segmentation ultérieure des noyaux pourvus de nucléoles distincts qui se sont formés aux dépens de lui (4). Il est permis d'espérer que des expériences nouvelles nous conduiront aux mêmes résultats pour les mammifères. On serait ainsi délivré de nombreuses contradictions en ce qui concerne la segmentation du vitellus, contradictions qui obscurcissent la question au point de vue théorique (5) *.

* L'ovule n'est pas un organite aussi simple qu'on l'a pensé jusqu'à présent. Il résulte des recherches de Balbiani que, dans la série animale, depuis les insectes jusqu'à l'homme, à côté

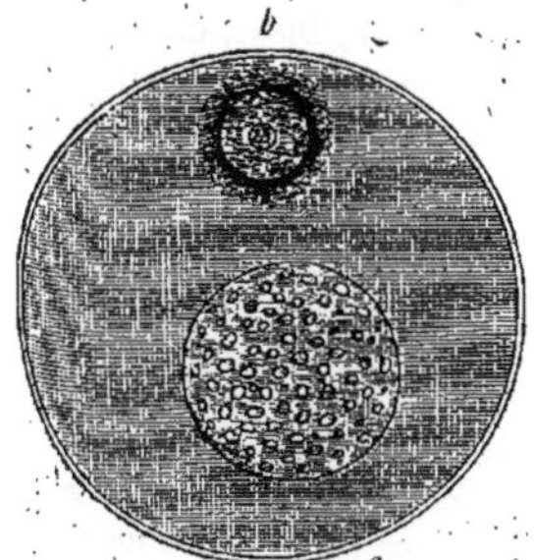

Fig. A. — Ovule de la Rana temporaria. — *a*, vésicule germinative avec de nombreuses taches germinatives; *b*, vésicule embryogène contenant un seul nucléole.

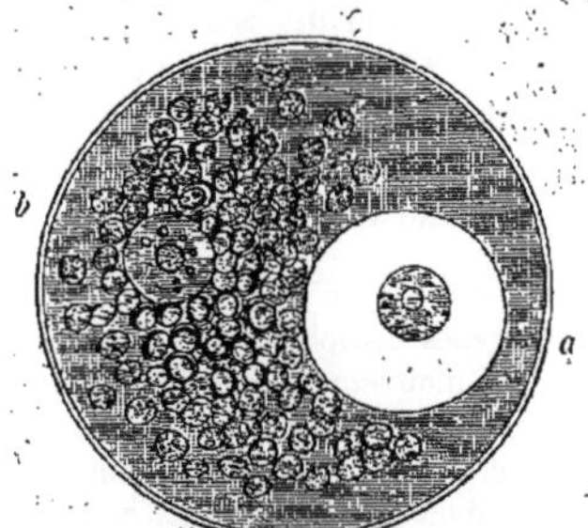

Fig. B. — Ovule du Geophilus longicornis (Myriapode). — *a*, vésicule germinative; *b*, vésicule embryogène. Autour de celle-ci se forment de nombreux globules qui se répandent dans tout le vitellus.

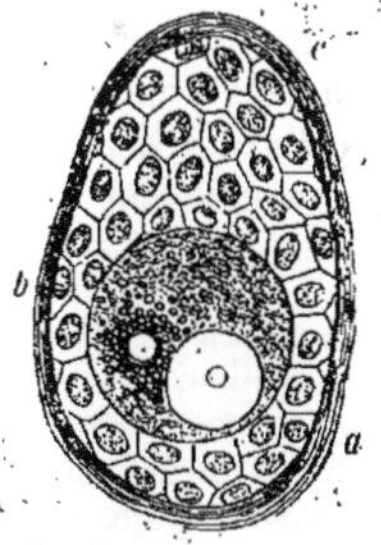

Fig. C. — Vésicule de Graaf d'une femme de 32 ans. — On y observe le revêtement épithélial formé par des cellules polygonales et un ovule dans lequel existe en *a* la vésicule germinative avec sa tache; en *b*, la vésicule embryogène beaucoup plus petite et entourée de nombreux granules qui se répandent dans le vitellus.

(Ces trois dessins nous ont été communiqués par Balbiani.)

de la vésicule germinative, on rencontre constamment un deuxième noyau — vésicule embryogène ou de Balbiani (fig. A et B). Ce noyau diffère de la vésicule germinative par sa structure et par

La science n'est pas encore parvenue à donner une explication satisfaisante du mécanisne de la segmentation. Cependant, on ne saurait plus douter que c'est la contractilité du corps cellulaire qui joue le rôle principal. Il n'y a, en effet, que les cellules de formation nouvelle, c'est-à-dire pourvues de protoplasma, qui puissent se multiplier ainsi.

Si le noyau et le corps cellulaire se divisaient toujours simultanément, on pourrait supposer que le noyau, étranglé en même temps que le protoplasma, se divise d'une manière toute passive ; mais les faits démontrent qu'il n'en est pas ainsi. En effet, on observe quelquefois deux nucléoles dans un seul et même noyau ; et, d'autres fois, deux noyaux séparés dans un corps cellulaire non transformé (fig. 86 *c*) (6).

Il est un fait fort important, c'est que la segmentation peut s'accomplir très-rapidement ; dans l'espace de quelques minutes. On comprend ainsi comment peut se former l'énorme quantité de cellules nouvelles qui se produisent après un très-court espace de temps, surtout pendant un travail pathologique. Comme cette division s'exécute avec une très-grande rapidité, on conçoit pourquoi on trouve si rarement des cellules en voie de se diviser dans les organes examinés après la mort, quand bien même cet examen est fait avec toutes les précautions possibles.

Remarques. — (1) La multiplication cellulaire endogène ne laisse pas d'être encore enveloppée de beaucoup d'obscurité. Claparède a observé dans le cartilage de la *Neritina*, espèce de mollusque, que la division endogène dépend non d'un étranglement de l'enveloppe de la cellule primitive, mais d'une véritable paroi de séparation de nouvelle formation (Müller's Archiv, 1857, p. 159). — (2) Voyez § 68. — (3) Ce serait dépasser les bornes de ce travail que de s'étendre davantage sur la segmentation de l'œuf. Nous ferons seulement observer que l'on a constaté la segmentation de l'œuf chez la plupart des animaux. Elle est de deux sortes : ou bien il y a segmentation totale, comme dans l'œuf des mammifères, ou bien segmentation partielle ; dans ce cas, une partie du vitellus ou du contenu de la cellule ne participe aucunement à la segmentation. — (4) Les œufs de certains vers intestinaux (strongles, ascarides) fournissent des sujets très-favorables d'observation. Voir : Bagge, De evolutione strongyli auricularis et ascaridis acuminatæ. Erlangen, 1841, Diss., et Kœlliker, in Müller's Arch., 1843, p. 68. — On observe également très-bien la division du noyau dans l'œuf des tardigrades, comme j'ai pu m'en assurer avec Kauffmann. Voyez : Siebold's und Kœlliker's Zeitschrift, vol. III, p. 220, tab. VI. — Je n'ai jamais observé de division endogène du noyau, comme elle est admise par Kœlliker ; je la considère comme

le rôle qu'il joue dans les phénomènes complexes qui précèdent et suivent la fécondation. Avant la fécondation, il est le centre du mouvement nutritif qui transforme le vitellus d'abord transparent en une masse opaque et granuleuse (fig. C). Après la fécondation, la vésicule embryogène persisterait et donnerait naissance, au moins chez certains êtres, à des organes déterminés. Ces faits seront exposés avec tout le développement qu'ils comportent dans une autre partie de cet ouvrage.

Balbiani a fait encore sur l'ovule des myriapodes et des arachnides une observation fort importante au sujet de la nature et des fonctions des nucléoles. Poursuivant pendant plusieurs heures l'examen du même ovule, il reconnut que les taches germinatives (nucléoles de l'ovule) changent de forme et de dimension, et il fut conduit à penser que ces nucléoles sont contractiles. Faisant agir alors l'acide acétique faible, il remarqua une sorte de canal partant des nucléoles et traversant le noyau. A la sortie du noyau, ce canal s'entoure d'une seconde enveloppe distante de la première de quelques millièmes de millimètres ; il s'infléchit alors et, diminuant progressivement de diamètre, semble se terminer à la périphérie du vitellus. Ces faits laissent supposer que le nucléole remplit un rôle important dans la distribution des liquides cellulaires. R.

une erreur d'observation. Voir sur ce point un passage de Remak, *loc. cit.*, p. 159. — (5) Mentionnons ici une question qui n'est point encore résolue. Les observateurs anciens avaient admis, pour les animaux les plus différents, que le premier pas de la transformation de l'œuf consistait dans la disparition de la vésicule germinative; il fallait donc admettre la formation d'un nouveau noyau qui se divisait en deux. Dans ces derniers temps, on a vu persister, chez les animaux inférieurs, le noyau de l'œuf, c'est-à-dire la vésicule germinative. Nul doute que c'est là la véritable interprétation de la segmentation de l'œuf, et il est permis d'espérer que l'avenir démontrera la persistance du noyau primitif chez tous les animaux. S'il en était autrement, on serait amené à admettre, au lieu d'une division du noyau, la formation d'un noyau de toutes pièces, théorie qui ne s'accorderait guère avec nos connaissances histologiques actuelles. — (6) En attendant, vu la grande mutabilité du protoplasma, il est nécessaire de reviser ces observations, qui ont été faites autrefois avec des moyens d'investigation insuffisants.

§ 56.

Reste à se demander si les deux modes de prolifération cellulaire, dont nous venons de parler, constituent les seuls moyens de multiplication des cellules, ou si ces éléments peuvent encore se reproduire par d'autres voies?

On sait que les noyaux de certaines cellules normales et pathologiques peuvent se multiplier par bourgeonnement. Kœlliker (1) a constaté ce phénomène, il y a plusieurs années, sur de grandes cellules incolores de la rate de jeunes mammifères (fig. 90). On rencontre quelquefois dans ces cellules 3 à 5 noyaux, unis les uns aux autres; dans ce cas, la division du noyau présente des particularités remarquables. J'ai observé un phénomène analogue sur des cellules d'épithélium cylindrique altéré, provenant de l'intestin grêle d'un lapin (fig. 92, 2, 3). On n'a pas encore signalé chez l'homme ou chez les animaux supérieurs le bourgeonnement d'éléments cellulaires complets (2).

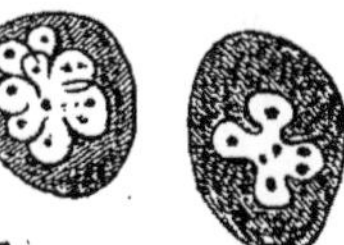

Fig. 90. — Globules blancs du sang de la rate d'un jeune chat.

Dans ces dernières années, on a observé un autre mode de prolifération cellulaire fort curieux : le protoplasma d'une cellule se transforme en éléments nouveaux, qui présentent un tout autre caractère que la cellule qui leur a donné naissance.

Ainsi, dans les inflammations des muqueuses, on voit se produire dans les différentes cellules épithéliales des globules de pus qui, devenus libres, viennent se mêler à la sécrétion muqueuse ou purulente (Remak, Buhl, Eberth (3) et d'autres).

On peut suivre le développement de ces éléments sur la figure 91. La cellule cylindrique (*a*) peut abriter 2 et même 4 globules de pus (*b*), (*c*), sans que le noyau de la cellule disparaisse. Lorsque ces cellules renferment un plus grand nombre d'éléments purulents, elles changent de forme (*d*). Devenus libres, tous ces éléments offrent les caractères des corpuscules de pus (*e*). Les cellules à cils vibratiles que l'on rencontre sur la muqueuse des voies respiratoires, peuvent également renfermer des globules purulents (*f*); il en est de même des cellules d'épithélium pavimenteux de la vessie, par exemple (*g*).

On observe un mode de développement cellulaire tout à fait analogue sur les psorospermies (4) du lapin. Ces corps unicellulaires que l'on trouve dans les voies biliaires et dans l'intestin du lapin, ont été pris par

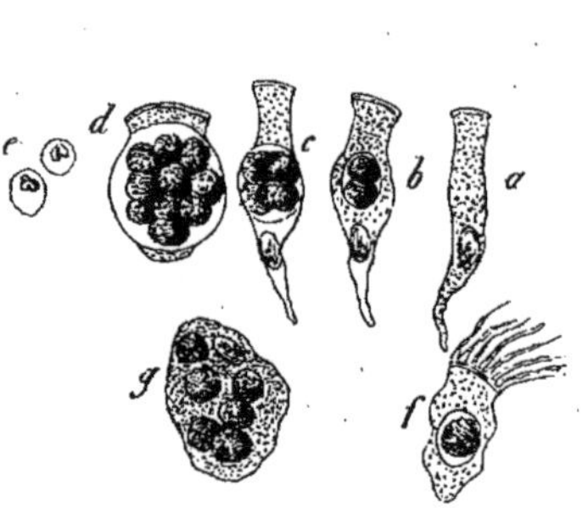

Fig. 91. — Formation de globules de pus dans l'intérieur de cellules épithéliales du corps de l'homme ou des mammifères.

a, cellule d'épithélium cylindrique du canal cholédoque de l'homme; *b*, cellule renfermant deux globules de pus; *c*, quatre globules de pus; *d*, un grand nombre de globules; *e*, globules de pus isolés; *f*, cellule à cils vibratiles des voies respiratoires de l'homme, avec un globule de pus; *g*, cellule de l'épithélium de la vessie de l'homme, remplie de globules de pus.

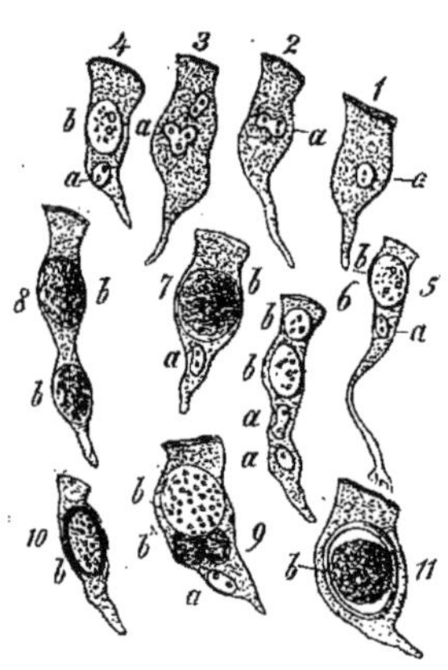

Fig. 92. — Développement de psorospermies dans les cellules cylindriques de l'intestin grêle du lapin.

1, cellule épithéliale simple; 2 et 3, prolifération du noyau; 4 et 5, cellule cylindrique avec une psorospermie; 6, avec deux; 7, cellule renfermant un corps plus volumineux; 8, cellule renfermant deux psorospermies et point de noyau; 9, division d'une psorospermie; 10 et 11, cellules renfermant des psorospermies complètement développées (*b*, psorospermie; *a*, noyau de la cellule).

certains observateurs pour des parasites et par d'autres pour des éléments pathologiques. Toujours est-il qu'on les voit se développer dans les cellules d'épithélium cylindrique des régions que nous venons d'indiquer (fig. 92).

La figure que nous reproduisons prouve à elle seule que la membrane cellulaire ne prend aucune part au développement dont nous parlons.

Il est plus difficile de savoir quels rapports existent entre le noyau primitif de la cellule et les éléments de nouvelle formation. La plupart des observateurs admettent que le noyau primitif reste passif et indépendant; ils pensent que le protoplasma de la cellule-mère se transforme tout à la fois en noyau et en corps cellulaire pour créer un globule de pus. Tout cela, évidemment, est un peu théorique; mais si la série des transformations cellulaires, que j'ai représentée fig. 92, appartient au même processus, il faut admettre que le noyau primitif prolifère et qu'il s'agit réellement là d'une formation cellulaire endogène. Alors, une partie du noyau représenterait le noyau réel de la cellule-mère (fig. 91, 92), ou bien, dans certains cas, tous les noyaux secondaires, formés aux dépens du noyau primitif, se transformeraient en globules de pus. Ce mode de prolifération cellulaire ne serait alors qu'une simple modification de la formation cellulaire endogène (§ 55).

Remarques. — (1) Würzburger Verhandlungen, vol. VII, p. 186. Voir sur le bourgeonnement des noyaux des cellules pathologiques, Virchow's Archiv., vol. XI, p. 89, pl. I, fig. 14, *a*. Des faits analogues ont été observés sur des insectes par H. Meckel (Müller's Archiv, 1846, p. 33). — (2) On ignore si les mêmes phénomènes se produisent également chez des animaux inférieurs. — (3) La première observation est due à un observateur d'un grand mérite, Remak (Virchow's Archiv, vol. XX, p. 198); Buhl, dans la même publication, vol. XXI, p. 480, pl. VII, fig. 4, et dans les Sitzungsberichte der Münchner Akademie, 1843, II cahier 1, p. 65; Eberth, Virchow's Archiv, vol. XXI, p, 106; Rindfleisch, *loc. cit.*, p. 486. — (4) Voir, sur ces curieuses cellules de Psorospermies, le Traité de Leuckart sur les parasites, vol, 1, p. 49. Leipzig, 1863. Klebs observa déjà les mêmes phénomènes; voyez Virchow's Archiv, vol. XVI, p. 188.

§ 57.

On a pu voir dans les paragraphes précédents, à propos de la reproduction ou de la multiplication des cellules animales, que la formation endogène de la cellule est connue depuis longtemps, bien que les détails du phénomène aient été interprétés différemment. Plus tard seulement on observa la division même des cellules. C'est à Remak et à Virchow qu'on doit d'avoir jeté un nouveau jour sur cette question : le premier, par ses recherches sur le développement des embryons; le second, par ses études d'anatomie pathologique. Ces observateurs ont introduit dans le monde scientifique une doctrine complétement opposée à celle de Schwann, qui a dominé si longtemps nos idées sur l'histogénèse. Cette doctrine nouvelle est devenue si puissante dans ces derniers temps, qu'elle semble bien devoir renverser celle de Schwann.

D'après Schwann, les cellules animales se formeraient indépendamment de cellules déjà existantes. « Il se trouve, dit-il, soit dans les cellules déjà existantes, soit entre les cellules, une substance sans texture déterminée, contenu cellulaire ou substance intercellulaire. Cette masse ou *cytoblastème* possède, grâce à sa composition chimique et à son degré de vitalité, le pouvoir de donner naissance à de nouvelles cellules. » — « La formation des cellules est à la nature organique ce que la cristallisation est à la nature inorganique. »

On observe d'abord dans le cytoblastème, dit Schwann, un petit corpuscule, le nucléole; et, tandis que celui-ci exerce une attraction sur les particules organiques environnantes, on voit se développer, à sa périphérie, une couche de substance nouvelle qui se transforme en noyau. D'après le même procédé, une seconde couche se dépose autour du noyau; cette couche diffère par sa composition du milieu environnant et, mal limitée d'abord, elle ne tarde pas à se séparer d'une manière distincte. En se durcissant extérieurement elle forme la membrane cellulaire. Dans le principe, l'enveloppe nouvellement formée touche partout le noyau; la cavité cellulaire et toute la cellule sont encore fort petites. Plus tard, la membrane se développe, et la cellule renferme alors son contenu spécifique.

A côté de cette première opinion sur le mode de développement de la membrane cellulaire, il s'en forma bientôt une autre, d'après laquelle le noyau s'entourerait d'abord d'une masse qui s'envelopperait d'une membrane résistante. Ainsi serait constituée la masse cellulaire d'abord, et la membrane ensuite.

Ces deux opinions sur la formation des cellules animales prévalurent pendant des années. Comme dans les préparations histologiques on trouve des noyaux isolés, on les considérait comme préexistant aux cellules; on était cependant bien obligé d'admettre que le noyau pouvait se trouver également isolé par la destruction du corps cellulaire. La présence de cellules dans les liquides de l'organisme, tels que la lymphe, les mucosités, le pus, s'expliquait facilement en admettant la théorie du cytoblastème; on considérait comme des exceptions la multiplication de cellules aux dépens de cellules préexistantes. Il est vrai qu'on était frappé en comparant l'origine des cellules animales à celle des cellules végétales, qui se développent toujours aux dépens de cellules préexistantes; car il y avait là un singulier contraste entre le développement des organismes animaux et des organismes végétaux; on avait en effet déjà reconnu que chez ces derniers les cellules nouvelles se forment toujours aux dépens des anciennes. Mais les vues tout à fait théoriques de l'ingénieux savant parurent être confirmées par les progrès rapides qu'elles firent faire à l'anatomie pathologique. A l'aide de cette théorie on interpréta l'organisation des exsudats, la formation des tumeurs.

C'est dans ces circonstances que Remak (1) vint prouver que les cellules des embryons des vertébrés ne se développent point spontanément, et que, tout au contraire, les cellules nouvelles proviennent de cellules préexistantes. La théorie de la génération équivoque devenait donc insoutenable pour expliquer l'accroissement de l'embryon. D'autre part, Virchow, se plaçant sur le terrain plus difficile et plus incertain de l'anatomie pathologique, s'efforça de prouver qu'ici non plus il n'existait point de génération spontanée des cellules. Ces démonstrations furent couronnées de succès.

On constata de même que les noyaux libres manquent complètement là où se développent des cellules nouvelles; l'interprétation de Schwann sur le développement des cellules est donc inadmissible. On arriva de même à observer la segmentation des cellules bien plus souvent qu'on ne l'avait pensé.

De là une révolution radicale en histologie. Aujourd'hui les histologistes rejettent d'une manière complète la formation spontanée des cellules, et presque tous soutiennent que les cellules nouvelles proviennent de cellules préexistantes. Ils admettent ce fait comme un dogme scientifique. Mais on ne saurait jamais prouver d'une manière péremptoire que des cellules ne puissent se former spontanément. Disons même qu'il sera impossible de démontrer qu'il ne se développe point des éléments d'une manière spontanée au milieu de tissus presque inaccessibles à nos recherches.

En songeant qu'on a suivi pendant de longues années les errements de Schwann, ne convient-il pas, en effet, d'user d'une extrême prudence avant de se livrer, avec une confiance sans bornes, à la nouvelle théorie de la genèse des cellules qui, admise comme règle, ne repose, en définitive, que sur des données insuffisantes? Bien que tout semble prouver que les cellules animales ne peuvent se former spontanément, il n'est pas sans intérêt, et peut-être sans utilité, de trouver des défenseurs des anciennes idées et des ennemis de la doctrine nouvelle. La science sera ainsi mise en demeure de donner aux faits toute l'évidence qu'ils comportent, et l'étude des tissus ne pourra qu'y gagner.

REMARQUES. — (1) Voyez l'ouvrage de REMAK, principalement l'exposé critique des théories admises sur le développement des cellules (pag. 164 à 179), ainsi que son mémoire dans les Archiv. de Müller, 1852, p. 74.

§ 58.

Les cellules subissent des destinées fort variables. Elles peuvent être détachées du corps par voie purement mécanique; c'est ainsi que les cellules écailleuses et superficielles de l'épiderme perdent leur noyau, se dessèchent, leur substance unissante devient moins résistante, et la cellule se sépare alors facilement. On observe des phénomènes analogues sur les épithéliums stratifiés des muqueuses, bien que la dessiccation n'ait pas lieu, et que les cellules conservent leur noyau. Les épithéliums à une seule couche se séparent quelquefois de la même manière, mais pas au même degré qu'on le supposait autrefois.

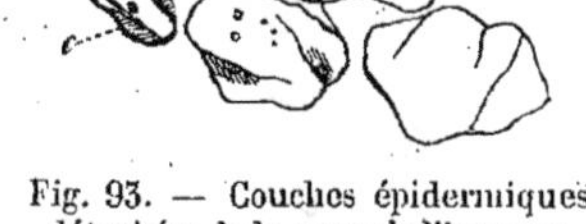

Fig. 93. — Couches épidermiques détachées de la peau de l'homme.

Cependant, ce mode de destruction est le plus rare. Souvent la cellule périt en subissant des altérations de consistance et de composition beaucoup plus importantes.

Le mode de destruction le plus ordinaire est la dissolution du corps de la cellule : la membrane se rompt quand elle existe, le contenu de la cellule s'échappe et le noyau se dissout, si toutefois il n'est pas déjà détruit. On admet généralement que les globules sanguins, les cellules qui tapissent les alvéoles glandulaires ou dans lesquelles se développent les spermatozoïdes, se détruisent de cette manière. La substance cellulaire, digérée par les liquides légèrement alcalins de l'organisme, se transforme alors en mucine, ou en une substance analogue, que l'on voit quelquefois apparaître, sous forme de gouttelettes, dans la cellule elle-même (fig. 94 *b*). Ces phénomènes offrent encore de l'intérêt à un autre point de vue, attendu qu'ils ont été fréquemment invoqués en faveur de l'ancienne théorie du développement cellulaire.

Quelquefois, comme cela se voit dans les épithéliums très-délicats, les deux modes de destruction marchent de front. C'est ainsi qu'une partie des cellules cylindriques à plateau de l'intestin sont directement détachées, dans d'autres, le plateau se dissout, le contenu s'échappe, et la cellule se se décompose (fig. 94 *a*, *b*).

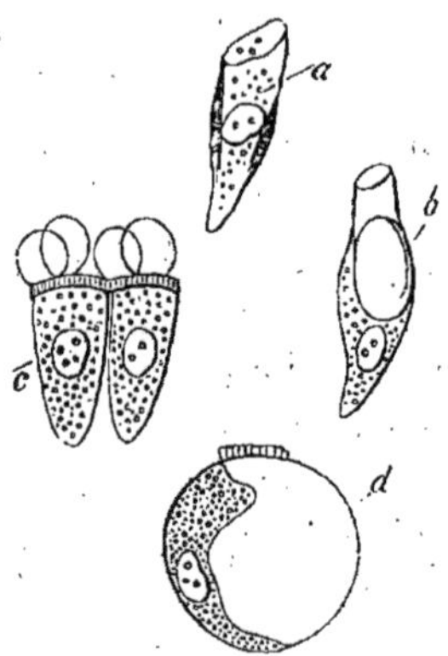

Fig. 94. — Cellules cylindriques de l'intestin du lapin.
ab, cellules en voie de dissolution ; *c*, cellule cylindrique légèrement altérée par l'action de l'eau ; *d*, cellule cylindrique devenue sphérique en se gonflant.

Les cellules peuvent encore subir une dégénérescence connue sous le nom de dégénérescence colloïde. Le corps de la cellule se transforme, dans ce cas, en une masse plus résistante que la mucine, et qui s'en distingue parce qu'elle ne précipite pas par l'acide acétique. Les cellules de tissu conjonctif des plexus choroïdes et les éléments cellulaires de la glande thyroïde présentent fréquemment cette altération.

La cellule peut enfin subir de véritables transformations chimiques qui hâtent sa destruction. Trois corps étrangers différents se déposent dans le corps des cellules et arrêtent leur développement. Chose curieuse, ces corps, étrangers à certaines cellules, se retrouvent répandus dans l'organisme et constituent un des éléments normaux des cellules de certains tissus. Nous trouvons en première ligne, 1° les *graisses neutres*. La production de ces graisses dans les cellules nombreuses de la vésicule de Graaf forme ce que l'on a désigné sous le nom de corps jaune (fig. 95 *a*). Les cellules glandulaires de la mamelle renferment également beaucoup de graisse au moment de la lactation. 2° Le *pigment;* il se dépose surtout dans les cellules épithéliales des poumons (1) (fig. 95 *b*). 3° Les *sels calcaires* (phosphate ou carbonate de chaux). Quand un tissu renferme beaucoup de sels calcaires, on dit qu'il est calcifié. Les cellules cartilagineuses renferment souvent des sels calcaires.

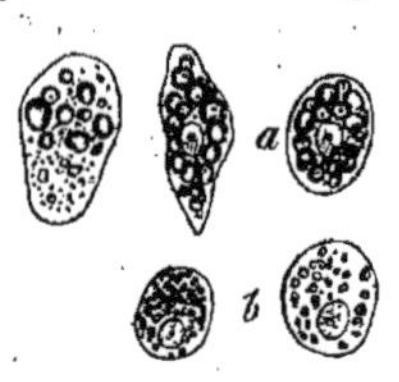

Fig. 95. — Différentes formes de dégénérescence des cellules animales.
a, cellules du follicule de Graaf chargées de graisse; *b*, épithélium des vésicules pulmonaires rempli de granulations pigmentaires.

La transformation muqueuse et colloïde, les dépôts de graisse, de pigment ou de sels calcaires dans les tissus, s'observent également dans beaucoup de processus pathologiques; mais nous n'avons pas à nous occuper ici de ces altérations spéciales, pas plus que de la dégénérescence amyloïde (§ 38), ou des caractères spéciaux des cellules dans la tuberculose (2).

Remarques. — (1) Les dépôts pigmentaires arrêtent le développement des corpuscules étoilés du tissu conjonctif. On ne voit jamais les cellules chargées de graisse, de pigment ou de sels calcaires, changer de forme, ou se transformer en un tissu nouveau : ces trois formes de dépôts étrangers sont donc incompatibles avec la vie des cellules. — (2) Voyez la Pathologie cellulaire de Virchow et le Traité d'anatomie pathologique de Fœrster, vol. I, ainsi que le Traité de pathologie générale de E. Wagner et de Uhlé, 2° édit. Leipzig, 1804, p. 265-301.

B. — Développement des éléments des différents tissus.

§ 59.

Les cellules et la masse intercellulaire sont l'origine des éléments du corps tout entier. Cependant il ne faut pas s'attendre à trouver toujours des rapports bien nets et bien tranchés entre les cellules et les différents éléments de l'organisme. Si la plupart des cellules conservent, jusqu'au moment de leur destruction, la forme cellulaire, il n'en est pas toujours ainsi. La cellule peut, en effet, subir des modifications de forme considérables. Prenons, par exemple, la fibre-cellule, qui, chez l'homme et les vertébrés, forme les muscles lisses; elle s'allonge en forme de fuseau; le noyau lui-même subit une transformation analogue. Quelquefois, cependant, il conserve son ancienne forme. Il en est de même pour les fibres allongées du cristallin, qui présentent de véritables cylindres remplis d'une masse transparente formée par de la globuline.

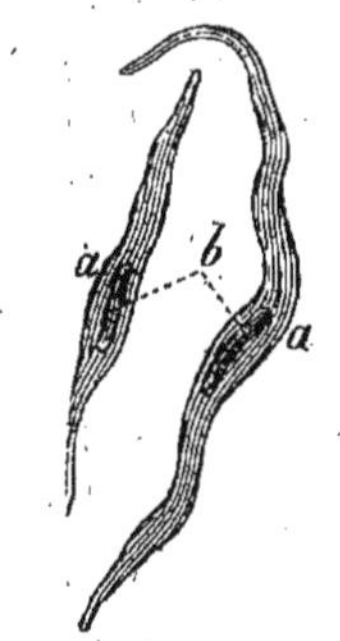

Fig. 96. — Fibre-cellule contractile.

Lorsque la cellule prend des proportions plus considérables, le noyau

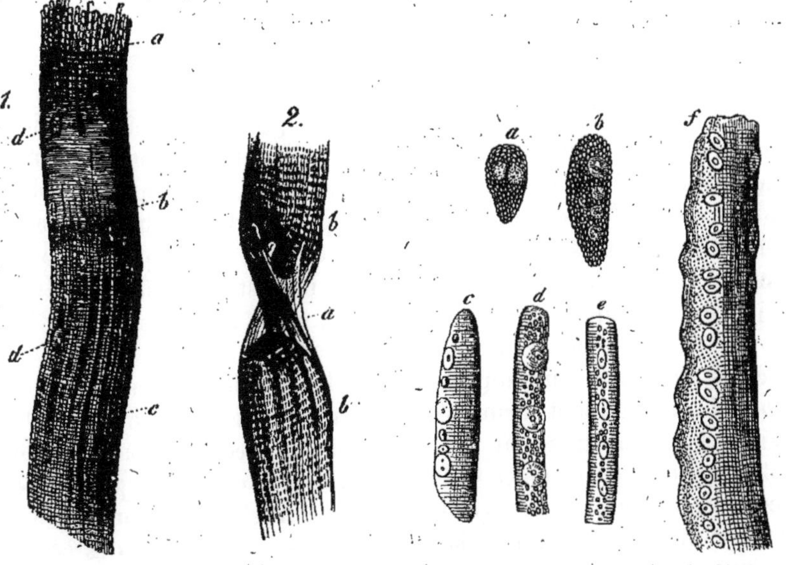

Fig. 97. — 1, fibre musculaire striée décomposée en fibrilles; *a*, striation transversale en *b*, striation longitudinale en *c*; *dd*, noyaux; 2, fibre musculaire rompue avec sa gaine *a* (figure empruntée à Bowman).

Fig. 98. — Différentes phases du développement des fibres musculaires striées chez la grenouille, d'après Remak.

prolifère quelquefois. C'est le cas pour les muscles striés. Les éléments de ce tissu sont formés par des filaments cylindriques, allongés [fig. 97 (1)], d'épaisseur variable, enveloppés par une gaîne sans structure (2 *a*). Cette gaîne renferme une masse striée transversalement et longitudinalement, et de distance en distance elle offre des noyaux (*d*,*d*) entourés d'un peu de protoplasma.

Les recherches de Lebert et de Remak (2) ont démontré que ces fibres musculaires se développent aux dépens d'une cellule unique.

Chez la grenouille, ce sont les cellules embryonnaires, à noyau et à protoplasma abondant, qui sont destinées à former les muscles. On peut, du reste, suivre ce développement (*a*). La cellule s'allonge, le noyau se divise (fig. 98, *b*). Bientôt les granulations foncées de la masse disparaissent, et l'on voit apparaître la striation caractéristique (*c*, *d*, *e*). La cellule continuant à s'allonger, les noyaux à proliférer, la striation s'accuse de plus en plus, et l'on finit par avoir une fibre musculaire complète. La prolifération des noyaux est facile à comprendre ; quant à la gaîne, qui avait été considérée autrefois comme une membrane cellulaire modifiée, elle n'est qu'une formation secondaire déposée à la surface de la fibre.

Remarques. — (1) Müller's Archiv, 1851, p. 202. — (2) Lebert, Annales des sciences naturelles, 1850, p. 205 ; Remak, *loc. cit.*, p. 154. Kœlliker, Éléments d'histologie, 3e édit., p. 201 ; M. Schultze, in Reichert's et du Bois-Reymond's Archiv, 1861, p. 4, et F. E. Schultze, même journal, 1862, p. 385. Voyez également Billroth, Virchow's Archiv, vol. VIII, p. 440, pl. XII, et un travail de Virchow, vol. VII, p. 137. L'analogie des fibres-cellules contractiles et des éléments des muscles striés est évidente ; du reste, l'histologie comparée vient encore confirmer cette manière de voir.

§ 60.

Nous venons de voir que la cellule était susceptible de subir des modifications profondes, tout en conservant son individualité ; mais il n'en est pas toujours ainsi. Dans certains tissus, les cellules, tout d'abord isolées, se soudent, se confondent et perdent complétement leur indépendance. C'est en subissant une série de métamorphoses de ce genre que les cellules forment des réseaux, des canaux, des fibres. Du reste, ces modes de transformation de la cellule sont fort variables, et ne sont pas encore bien connus. Il suffira, je pense, de quelques exemples.

Les canaux les plus déliés du réseau circulatoire, les capillaires (fig. 99, A, *a*, *b* et B, *a*) semblent formés, quand on les examine avec des moyens ordinaires d'investigation, par une membrane mince, transparente, dans laquelle reposent, de distance en distance, des noyaux allongés. Jusque dans ces derniers temps, on regardait encore cette structure comme réelle, et voici comment on expliquait la formation des capillaires : des cellules embryonnaires se soudent, leurs cavités communiquent et forment un canal ; la membrane cellulaire se transforme en paroi, et les noyaux y restent accolés.

Mais les recherches d'Auerbach, d'Eberth et d'Æby nous ont fait connaître la véritable structure des capillaires, et ont renversé les anciennes théories émises sur le développement de ces vaisseaux.

En traitant des capillaires avec une solution faible de nitrate d'argent, on voit apparaître dans la paroi de grandes cellules, très-minces, munies de prolongements et renfermant un noyau (fig. 100). Ces cellules se touchent intimement par leurs bords, se moulent sur le vaisseau et en consti-

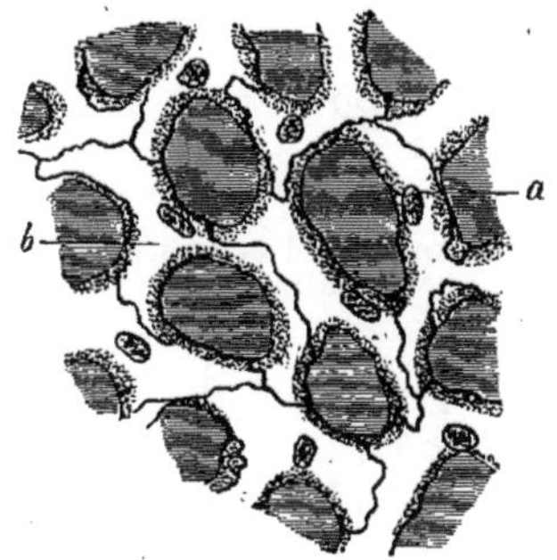

Fig. 100. — Capillaires du poumon de la grenouille après l'imprégnation d'argent.
a, noyaux; *b*, limites des cellules.

tuent la paroi. L'imprégnation d'argent seule fait apparaître les limites des cellules, ainsi que la substance qui les unit (2). Le conduit d'un capillaire n'est donc point formé par des cellules en forme de manchon et ajoutées les unes aux autres; il doit plutôt être considéré comme un espace intercellulaire.

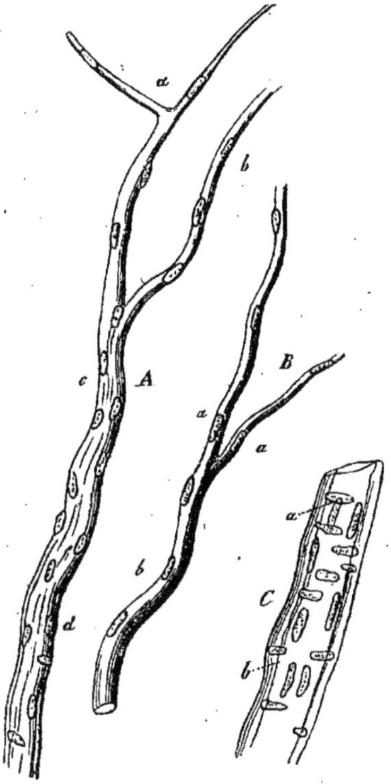

Fig. 99. — Vaisseau sanguin délié de la pie-mère de l'homme.
A. Tronc *c*, se terminant par deux rameaux capillaires *ab*; B. Vaisseau analogue, avec deux capillaires *aa*; C. Vaisseau plus volumineux, avec des noyaux longitudinaux et transversaux.

REMARQUES. — (1) Voyez AUERBACH, Virchow's Archiv, vol. XXXIII, p. 340; EBERTH, Würzb. naturw. Zeitschrift, vol. VI, et ÆBY, Centralbratt für die med. Wiss., 1865, p. 209. Nous aurons, du reste, l'occasion de revenir sur ces cellules, et de démontrer leur nature épithéliale. Cette découverte intéressante nécessite une étude nouvelle et complète des vaisseaux. — (2) Voyez FREY, le Microscope, 2ᵉ édit., p. 92.

§ 61.

Nous venons de voir que la substance intercellulaire était fort peu abondante entre les cellules des capillaires, qui rappellent par leur agencement les tissus épithéliaux (fig. 81).

Il en est tout autrement dans une série de tissus qui, tout en se montrant sous des aspects variables, se trouvent cependant reliés entre eux par des formes intermédiaires qui ont permis de les confondre dans un grand groupe naturel, celui des tissus de substance conjonctive. Le tissu cartilagineux, dont nous avons déjà parlé, le tissu muqueux, le tissu conjonctif réticulé ou ordinaire, le tissu adipeux, enfin le tissu osseux lui-même et la dentine appartiennent à ce grand groupe.

Dans tous ces tissus nous trouvons des cellules emprisonnées dans une masse plus ou moins abondante de substance fondamentale. Ces cellules présentent des caractères fort différents, tout aussi bien que la substance fondamentale elle-même, qui est tantôt muqueuse, comme gélatineuse, tantôt plus solide et fibreuse, tantôt homogène, dure et résistante.

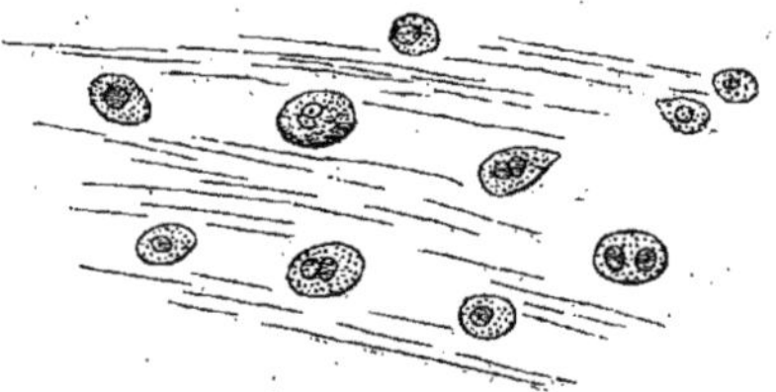

Fig. 101. — Corps vitré d'un embryon humain de quatre mois.

Le corps vitré du fœtus (fig. 101) présente une texture fort simple. On y trouve des cellules isolées, avec un noyau, et emprisonnées dans une masse gélatineuse. Supposons cette masse remplacée par de la substance chondrigène, et nous aurons le cartilage (fig. 84).

Mais les cellules ne restent pas toujours isolées et plongées dans une masse abondante de substance fondamentale, comme pour le cartilage. Ces éléments s'accroissent quelquefois, et, tout en conservant leur forme sphérique, ils se remplissent de graisses neutres. C'est ainsi que se forment les cellules adipeuses.

On peut admettre comme loi que toutes les fois que les cellules formatrices des tissus de substance conjonctive se développent démesurément, elles perdent leur forme sphérique.

En s'allongeant en deux directions opposées, elles deviennent fusiformes ; c'est ce que nous avons vu pour les fibres musculaires lisses (fig. 96) ; ou bien elles deviennent étoilées (fig. 102).

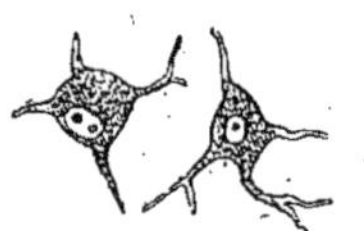

Fig. 102. — Cellules étoilées de tissu conjonctif.

Nous avons vu que les cellules de tissu conjonctif pouvaient se charger de graisse à leur période embryonnaire, et se transformer en cellules adipeuses. Il peut également se faire des dépôts de pigment dans les éléments que nous venons de considérer : ce sont les cellules pigmentaires étoilées (fig. 50).

Les cellules de tissu conjonctif, en se développant, ont souvent une grande tendance à se confondre. C'est ainsi qu'en unissant leurs ramifications, elles forment des réseaux très-gracieux (fig. 103), dont les mailles sont remplies par une substance muqueuse. A la place de cette substance et dans plusieurs organes, on rencontre des corpuscules de la lymphe. Dans le jeune âge, les cellules de tissu conjonctif sont volumineuses, bien développées ; chez l'adulte, elles se rétractent et diminuent de volume.

La substance fondamentale des différents tissus conjonctifs est fort variable. A l'origine, elle est formée par des substances albuminoïdes, comme le protoplasma qui lui a donné naissance ; plus tard, elle se transforme en substance collagène. Enfin, elle peut absorber des sels calcaires, et elle forme alors des tissus résistants tels que l'os et la dentine.

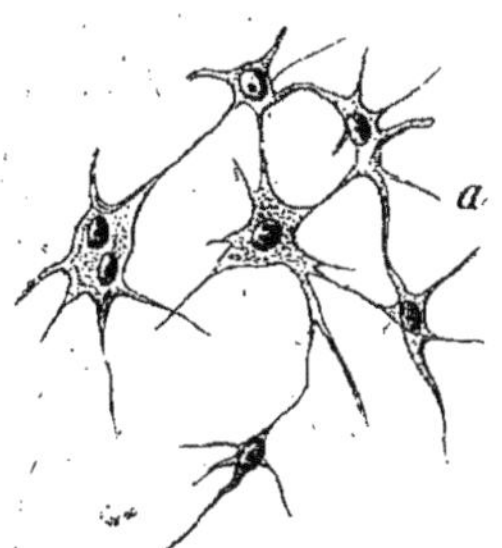

Mais ce ne sont pas seulement la consistance ou la composition chimique de la substance fondamentale qui varient; elle peut devenir striée, se décomposer en travées, en fibrilles. Ces différentes formes sont mal définies, mal limitées, et souvent on observe en même temps des travées, des fibrilles au milieu d'une masse plus ou moins abondante de substance intercellulaire homogène. Les fibrilles sont quelquefois isolées; généralement elles sont groupées en faisceaux. On les désigne sous le nom de fibres de tissu conjonctif.

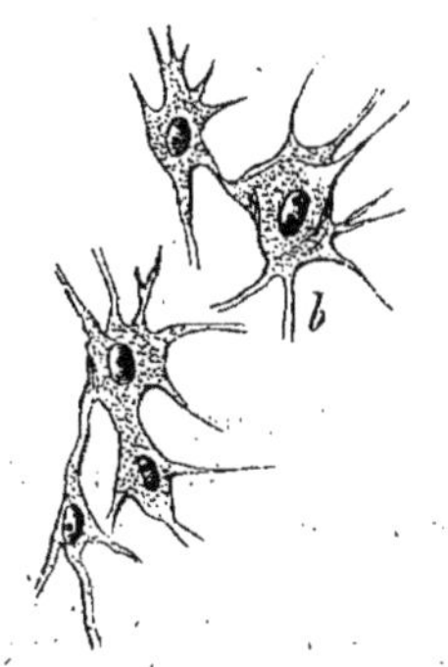

Fig. 103. — Cellules du thymus d'un embryon humain de quatre mois.

La figure 104 représente un intermédiaire entre le cartilage vrai et le tissu conjonctif. On y aperçoit, en effet, des faisceaux de fibres de tissu conjonctif, au milieu desquels se trouvent des cellules de cartilage. Figure 105, on voit également ces fibres (f) et ces faisceaux (g) entre des cellules étoilées de tissu conjonctif (a, e).

Mais ce n'est pas tout; la substance intercellulaire ne se transforme pas seulement en fibres collagènes, elle peut encore revêtir la forme de

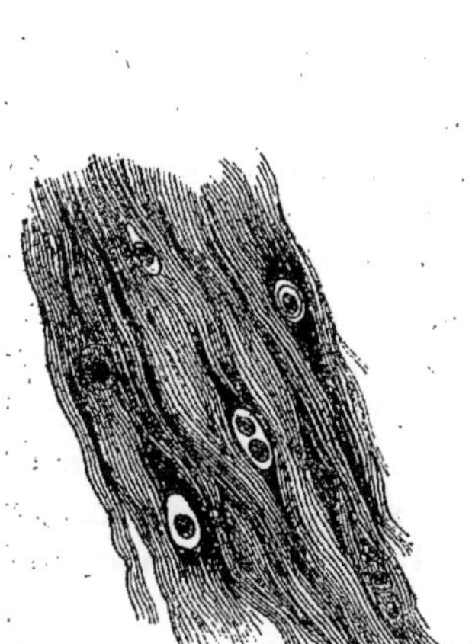

Fig. 104. — Tissu cartilagineux, à substance fondamentale fibreuse, du ligament intervertébral de l'homme.

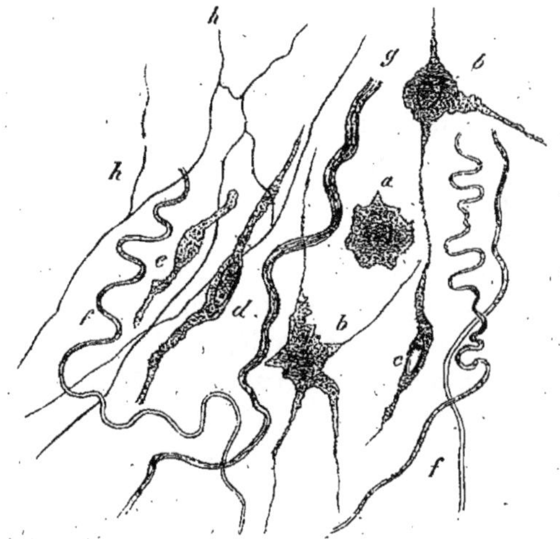

Fig. 105. — Tissu conjonctif situé entre les muscles de la cuisse de la grenouille.

ae, cellules de tissu conjonctif; *f*, fibrilles de tissu conjonctif; *g*, faisceaux; *h*, réseau de fibres élastiques.

fibres élastiques (fig. 105, *h*), qui sont bien plus résistantes. Leur diamètre est variable ; leurs ramifications et leurs anastomoses sont également très-variées (fig. 106).

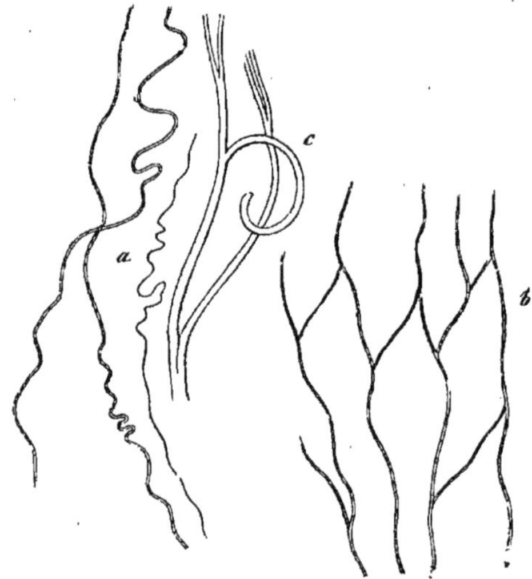

Fig. 106. — Fibres élastiques de l'homme.
a, fibres isolées non ramifiées; c, fibre plus épaisse et ramifiée; b, réseau de fibres élastiques.

La substance élastique ne se présente pas seulement sous forme de fibres dans le tissu conjonctif. Près des cellules ou des réseaux cellulaires, au niveau de surfaces libres, etc., la substance fondamentale, tout en conservant son aspect homogène, primitif, se transforme en couches limitantes de tissu élastique, qui revêtent des formes variables. On a souvent pris, et à tort, ces membranes pour des membranes cellulaires ou autres.

Nous voyons donc que le tissu conjonctif, primitivement formé de cellules, peut subir une série de transformations et de métamorphoses des plus bizarres.

§ 62.

On admet généralement que les fibres nerveuses sont également le résultat d'une série de métamorphoses cellulaires.

Les fibres nerveuses sont d'abord formées par des cellules fusiformes, à noyaux, qui s'allongent, finissent par se toucher, se confondre et constituer un filament. Ce filament présente, au début, des renflements et des points plus déliés et plus minces. Plus tard, le diamètre devient à peu près uniforme, et le filament prend la forme d'un cylindre dans lequel se déposent des substances protéiques et des matières grasses encore peu connues. On a désigné cette masse sous le nom de myéline. Il est facile de voir ces fibres nerveuses sur la queue transparente des têtards de grenouille. La figure 107, 1, peut en donner une idée.

Dans leur trajet, et surtout près de leur terminaison, les fibres nerveuses se divisent, en général, dicotomiquement (fig. 108). Au niveau de la bifurcation se trouvent d'ordinaire des cellules étoilées, à trois prolongements (fig. 107, 2, a^1, b^1, b^2), dont l'un se soude à une cellule voisine pour former un réseau.

Le névrilème ou gaîne primitive forme un cylindre sans structure, analogue au sarcolème, et doit être également considéré comme un produit secondaire (1). (Fig. 108.)

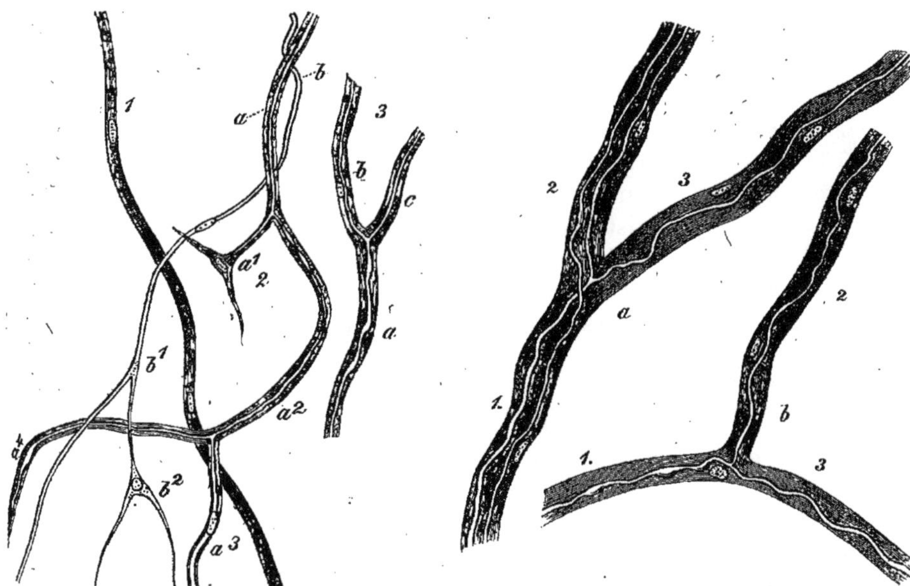

Fig. 107. — Développement des fibres nerveuses de la grenouille.

Fig. 108. — Fibres nerveuses ramifiées *a* et *b* du mésentère d'une grenouille, enveloppées de gaînes épaisses, à noyaux; 1, tronc nerveux; 2 et 3, ses rameaux.

REMARQUE. — (1) L'histoire du développement des nerfs périphériques est encore fort obscure; aussi le mode de formation que nous avons indiqué n'est-il nullement certain. Voyez HUNSEN (Virchow's Archiv, vol. XXXI, p. 51); il a présenté récemment des opinions toutes contraires.

§ 63.

L'importance physiologique des différents tissus est fort variable. Les uns, tels que le tissu musculaire, le tissu nerveux, se distinguent par leur rôle essentiellement élevé; tandis que d'autres, et notamment le grand groupe des tissus de substance conjonctive, semblent plutôt servir d'enveloppe et de soutien aux premiers. Les échanges nutritifs ne se font pas non plus avec la même intensité dans les différents tissus; les nerfs, les muscles sont le siége d'échanges fréquents; les tissus conjonctifs, au contraire, surtout lorsqu'ils renferment peu de vaisseaux et beaucoup de fibres élastiques, subissent peu de modifications dans leur composition. Lorsque ces tissus sont, au contraire, vasculaires, comme les os, qui sont parcourus en tous sens par un réseau très-riche de canaux sanguins, les échanges nutritifs peuvent être très-actifs. Au reste, dans toutes les inflammations, le tissu conjonctif est le siége d'une activité formatrice dont l'importance est fort considérable, et sur laquelle nous aurons à revenir.

Nous avons déjà parlé des produits de désassimilation des tissus à propos des substances collagènes et albuminoïdes. Quant aux fibres musculaires lisses ou striées, composées de substances albuminoïdes, elles se décomposent en kréatine, kréatinine, sarcine, acide inosique, inosine et acide acétique.

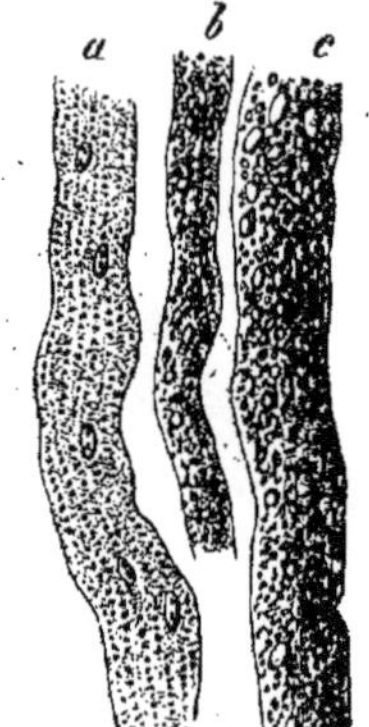

Fig. 109.—Fibrilles musculaires en voie de dégénérescence graisseuse.

Le mode de destruction physiologique des éléments organiques, la manière dont ils prolifèrent, nous sont peu connus. Il en est de même de la durée de leur existence. Les fibres élastiques et les éléments analogues semblent résister le plus longtemps; comme ils ne peuvent se détruire mécaniquement, ils disparaissent en se dissolvant ou en subissant des dégénérescences variables. Les transformations pigmentaire, graisseuse et crétacée sont presque des phénomènes physiologiques de la cellule; lorsqu'elles atteignent les parties dont nous nous occupons, elles rentrent dans le cadre des altérations pathologiques.

§ 64.

Les tissus de l'homme et des animaux sont formés par la réunion en masses plus ou moins considérables des éléments que nous venons d'étudier. La texture, la composition chimique, les propriétés physiologiques de ces tissus sont également déterminées par les éléments qui les constituent.

Il est fort difficile, pour ne pas dire impossible, d'établir aujourd'hui une division vraiment scientifique des tissus. Une bonne classification devrait, en effet, avoir pour base l'étude du développement des éléments. Or l'histogenèse n'est pas assez avancée pour qu'on puisse, sans tâtonnements et sans hypothèse, poser les fondements d'une classification vraiment scientifique des tissus.

La division des tissus en *simples* et *composés* semble facile et sûre, et ne supporte cependant pas un examen sérieux. En effet, un observateur qui considérera certaines transformations de la substance fondamentale comme des éléments, rangera le tissu qu'il aura sous les yeux parmi les tissus composés, tandis qu'un autre en fera un tissu simple.

La division que nous allons donner est provisoire; elle permettra, comme tout système artificiel, de jeter un coup d'œil d'ensemble sur les différentes parties de la science, et non point de suivre un ordre rigoureusement scientifique. Le but essentiellement pratique de cet ouvrage nous a forcé de réunir des descriptions qui devraient être logiquement séparées les unes des autres.

Nous diviserons les tissus en :

A. *Tissus cellulaires simples avec substance fondamentale liquide :*

1. Sang.
2. Lymphe et chyle.

B. *Tissus cellulaires simples avec substance fondamentale homogène, solide, peu abondante :*

3. Épithéliums.
4. Ongles.

C. *Tissus formés par des cellules simples, transformées ou anastomosées, séparées par une substance fondamentale homogène ou fibreuse, et généralement solide (Groupe des tissus conjonctifs) :*

5. Cartilage.
6. Tissu muqueux.
7. Tissu conjonctif réticulé.
8. Tissu adipeux.
9. Tissu conjonctif.
10. Tissu osseux.
11. Tissus dentaires.

D. *Tissus formés par des cellules transformées, en général non anastomosées, et séparées par une substance fondamentale homogène peu abondante, résistante :*

12. Émail.
13. Tissu cristallinien.
14. Tissu musculaire.

E. *Tissus composés :*

15. Tissu nerveux.
16. Tissu glandulaire.
17. Vaisseaux.
18. Poils.

Remarques. — Le fondateur de l'histologie moderne, Schwann, avait déjà essayé de faire une classification scientifique des tissus. Voici sa division : 1re classe : *Cellules isolées indépendantes.* Ce sont surtout les cellules qui nagent dans les liquides : corpuscules de la lymphe, globules sanguins, corpuscules du mucus, du pus, etc. — 2e classe : *Cellules indépendantes, formant par leur réunion un tissu lié.* A cette classe appartiennent le tissu corné et le cristallin. — 3e classe : *Cellules dont les parois seules sont soudées entre elles :* cartilages, os et dents, à cause de leur substance propre. — 4e classe : *Cellules de tissu conjonctif :* tissu cellulaire, aponévrotique, élastique. — 5e classe : *Cellules dont les parois et les cavités se confondent :* muscles, nerfs, capillaires. — Un des ouvrages les plus remarquables de cette époque est celui de Henle ; les tissus y sont décrits séparément, par chapitres, mais sans aucun ordre. Les auteurs suivants abandonnèrent le terrain purement histologique, et suivirent dans leurs descriptions les divisions de l'anatomie descriptive, en étudiant successivement la composition microscopique des différents systèmes et organes du corps : cette division a été adoptée par Kœlliker, mais nous ne croyons pas que ce soit là la vraie voie du progrès. — Voici, du reste, les groupes de tissus tels que les étudie cet auteur : (1) *Tissu cellulaire* avec (*a*) l'épiderme et (*b*) les glandes vraies. — (2) *Tissus de substance conjonctive,* comprenant : (*a*) la substance conjonctive simple ; (*b*) le tissu cartilagineux ; (*c*) le tissu élastique ; (*d*) le tissu conjonctif ordinaire ; (*e*) le tissu osseux. — (3) *Tissu musculaire,* comprenant : (*a*) les muscles à fibres lisses ; (*b*) les muscles à fibres striées. — (4) *Tissu nerveux.* — Dans ces derniers temps, Henle a donné, dans son journal et dans celui de Meissner, une division qui se rapproche beaucoup de celle que nous avons indiquée dans le texte. (Compte rendu pour 1865, p. 5.) — Leydig (vom Bau des thierischen Körpers, *Structure du corps humain*, p. 28) divise les tissus de la manière suivante : A. *Tissus végétatifs :* (1) *Substance conjonctive ;* (2) *Epithéliums, cellules glandulaires et tissu corné ;* (3) Sang et lymphe. B. *Tissus animaux :* (1) *Tissu musculaire ;* (2) *Tissu nerveux* *. — A propos de chaque tissu, nous étudierons le développement, et nous renvoyons à cette partie de l'ouvrage.

* Voici la classification qui nous semble être la plus naturelle et la plus simple. Nous l'empruntons à notre *Manuel d'histologie pathologique* fait en collaboration avec Cornil.

Tissus normaux. Les tissus peuvent être divisés en trois groupes :

1er *groupe.* — Ceux dans lesquels la substance qui unit et sépare les cellules est caractéristique par sa forme, ses propriétés physiques et chimiques (tissus conjonctif, cartilagineux et osseux). Dans ces tissus, bien que les cellules aient des propriétés physiologiques spéciales, relatives à la formation et à la conservation du tissu, elles ne sont pas caractéristiques par leur forme lorsqu'on les considère isolées.

2e *groupe.* — Le second groupe comprend les tissus dans lesquels la cellule a subi des modifications telles, qu'elle est devenue le plus souvent méconnaissable en tant que cellule, et qu'elle a pris des caractères physiques, chimiques et physiologiques parfaitement déterminés. Ce sont les tissus musculaire et nerveux.

3e *groupe.* — Il comprend les tissus composés par des cellules qui ont une évolution régulière et constante; celles-ci sont intimement soudées les unes aux autres par une substance unissante peu abondante : tels sont tous les épithéliums glandulaires et de revêtement. Leurs cellules ont souvent une forme caractéristique, et toujours elles élaborent dans leur intérieur des substances bien déterminées : c'est ainsi que les cellules épidermiques élaborent de la substance cornée, les cellules des muqueuses de la mucine, les cellules de certaines glandes de l'estomac de la pepsine, etc. R.

DEUXIÈME PARTIE

TISSUS

A. TISSUS CELLULAIRES AVEC SUBSTANCE INTERCELLULAIRE LIQUIDE.

1. Le Sang.

§ 65.

Les vaisseaux sanguins forment avec le système des canaux lymphatiques et chylifères, auquel ils communiquent, un vaste appareil canaliculé et fermé de toutes parts. Cet appareil renferme pendant la vie un liquide très-composé, en mouvement continuel : c'est le sang (1). De même que les courants sanguins ne s'arrêtent jamais, de même aussi il existe un échange actif de toutes les substances du corps entre elles pendant toute la durée de la vie. Les parois des vaisseaux sont constituées par des membranes perméables aux courants endosmotiques ; les glandes, d'autre part, représentent de véritables filtres : ces conditions permettent à certaines substances de sortir des tissus et des organes sous forme de solutions liquides, tandis que d'autres pénètrent sous la même forme dans la masse sanguine. Une quantité considérable de liquides composés sont en outre fournis par la lymphe et par le chyle.

Malgré ces échanges continuels de substances, qui font du sang le centre des processus de la vie végétative, ce liquide conserve néanmoins, tant au point de vue anatomique qu'au point de vue chimique, une composition d'une uniformité fort remarquable, car le moindre changement se trouve bientôt contre-balancé.

Le sang de l'homme est un liquide assez consistant, d'une odeur particulière assez faible (2); sa réaction est alcaline, sa chaleur d'environ 38° centigrades ; son poids spécifique est en moyenne de 1055 (3) ; sa couleur rouge est rutilante dans les artères, plus foncée dans les veines. Les moyens dont la science dispose ne permettent pas de déterminer d'une manière exacte la quantité de sang contenue dans l'organisme; aussi les chiffres indiqués par les auteurs pour désigner la quantité de sang du corps humain sont-ils fort divergents. Selon toute probabilité, la quantité de sang équivaut environ au douzième ou au treizième du poids général du corps (4).

REMARQUES. — (1) Comparez : Article de NASSE : « Sang, » dans le Dictionnaire de la physiologie, vol. I, p. 75, et MILNE-EDWARDS, Leçons sur l'anat. et la physiol. comparée, Paris, 1857, tome I, p. 36, ainsi que les Traités d'histologie de KŒLLIKER, LEYDIG, et pour la technique, FREY, le Microscope, 2ᵉ édit., p. 132. — (2) L'odeur propre du sang est due à une substance volatile inconnue. Elle augmente par l'addition de l'acide sulfurique (BARRUEL), et n'est pas la même chez l'homme que chez les animaux. — (3) Le poids spécifique varie d'une manière notable à l'état normal, et plus encore à l'état pathologique. Abstraction faite de la quantité si variable des globules rouges, ce fait n'indique pas grand changement dans la composition du liquide, car les principes si nombreux qui le constituent peuvent varier entre eux, le poids total de la masse sanguine restant toujours le même. En général, le sang est un peu plus lourd chez l'homme que chez la femme, chez l'adulte que chez l'enfant; pendant la grossesse, son poids spécique diminue. — (4) Nous n'insisterons point sur les anciennes méthodes destinées à déterminer la quantité de sang de l'organisme, ni sur celles de VALENTIN et de WEBER-LEHMANN. WELCKER s'est surtout occupé de cette question dans ces derniers temps. Cet auteur (Archiv des Vereins für gem. Arb. Bd. I, p. 195, et Prager Vierteljahrschrift, vol. XLIV, p. 11) a proposé un nouveau moyen. Il s'est servi de l'intensité de la coloration du sang. A cet effet, il retire d'un animal une petite quantité de sang par une saignée; puis il cherche à chasser tout le liquide sanguin contenu dans les vaisseaux en y injectant de l'eau : ce qui pourrait rester de sang est recueilli dans de l'eau où l'on fait macérer le corps préalablement haché en petits morceaux. Par ce procédé, on obtient tout naturellement du sang fort dilué; on en détermine le volume. Puis on ajoute de l'eau au sang obtenu par la saignée, jusqu'à ce qu'il ait la même coloration que le sang dilué qui avait été chassé des vaisseaux à l'aide d'injections liquides. On peut ensuite, par le calcul, déterminer la quantité totale du sang. Cette méthode a soulevé également des objections. BISCHOFF (Zeitschrift für wissensch. Zoologie, vol. VII, p. 331, et vol. IX, p. 65) a obtenu par la méthode de Welcker, sur deux suppliciés, une masse sanguine de 4872 et 4858 grammes, c'est-à-dire 1/13 et 1/14 du poids total du corps. HEIDENHAIN a fait également des expériences très-minutieuses à l'aide de la même méthode. (Disquisitiones criticæ et experimentales de sanguinis quantitate in mammalium corpore exstantis. Halis, 1857, et Archiv für physiolog. Heilkunde, 1857, p. 507.) Voyez également les nouveaux travaux de WELCKER, dans Henle's et Pfeufer's Zeitschrift, 3ᵉ série, vol. IV, p. 145, et vol. XX, p. 257. — VIERORDT a essayé de déterminer indirectement, par le calcul, la quantité du sang humain. (Die Erscheinungen und Gesetze der Stromgeschwindigkeiten des Blutes, *Phénomènes et lois de la rapidité du courant sanguin*. Francfort, 1858.) — Inutile de dire que, dans l'état actuel de la science, il est impossible de déterminer au juste les variations que subit la quantité du sang, suivant le poids du corps, l'âge, le sexe, l'état de maladie, etc.

§ 66.

Étudié au point de vue de sa composition anatomique, le sang présente à considérer un liquide transparent incolore, le *plasma* ou *liquor sanguinis* au milieu duquel nagent deux espèces d'élements cellulaires : les cellules colorées ou globules rouges du sang et les cellules incolores ou globules de la lymphe (fig. 110). Les premiers, les plus nombreux, donnent au sang sa coloration; les seconds ne forment qu'une fraction peu importante des éléments cellulaires contenus dans le sang. On trouve en outre dans le sang humain des agglomérations de petites granulations pâles, de 0^{m},0005 à 0^{m},001''' de diamètre. [Schultze (1).]

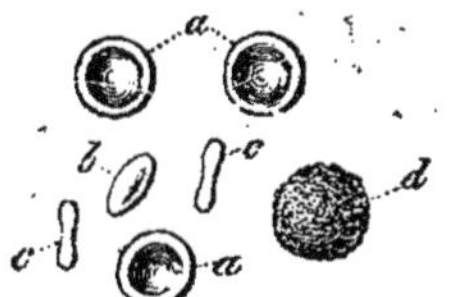

Fig. 110. — Globules sanguins de l'homme.
a, vus de face; *b*, de trois quart; *c*, de champ; *d*, corpuscule de la lymphe.

Les *éléments colorés* du sang, découverts par Malpighi, ont été désignés sous des noms bien différents (granulations du sang, globules du sang, vésicules du sang, etc.)*. Ils apparaissent dans le sang de l'homme sous la forme d'éléments arrondis, à contours très-nets, d'une couleur jaunâtre : ils présentent peu de différence entre eux, quant au volume et à leurs autres caractères. Leur nombre, dans une goutte de sang, est innombrable : on peut admettre qu'il en existe près de cinq millions dans un millimètre cube (2). Leur poids spécifique serait de 1088 à 1089, d'après C. Schmidt, de 1105, d'après Welcker (3). Le diamètre est de de 0^{m},0069 en moyenne, et peut varier entre 0^{m},0069 et 0^{m},0046.

Examiné attentivement, le globule rouge présente à son centre un espace transparent, incolore; on observe sur un des côtés de la circonférence de cet espace transparent une zone obscure de forme semi-lunaire, qui correspond à la projection du bord de la cellule (fig. 111, *a*).

Dès que les cellules se mettent en mouvement, l'explication de cette dernière image devient facile à comprendre. En roulant sur le porte-objet, les globules ne conservent pas toujours leur aspect circulaire et quand ils se montrent de profil, ils apparaissent sous forme de bissac ou de biscuit ou comme des bâtonnets munis de renflements extrêmes séparés par un étranglement (*cc*). Leur épaisseur est de 0^{m},00184.

D'après ce que nous venons de voir, il est évident que le globule rouge est un disque circulaire biconcave, à bords arrondis et un peu saillants. Le volume du globule sanguin est de 0,000000072 millimètres cubes, d'après Welcker; le poids, de 0,00008 milligrammes; la superficie totale, de 0,000128 millimètres carrés (4).

Quant au corps même du globule, il est constitué par une substance homogène, d'une couleur jaunâtre à la lumière transmise. Quand deux globules se recouvrent en partie, le point de superposition présente une couleur rouge plus accusée; entassés les uns sur les autres, ils offrent une couleur rouge de sang.

Remarques. — (1) Archives d'anatomie microscopique, vol. I, p. 36. — (2) Vierordt, le premier, a calculé le nombre des globules sanguins contenus dans un espace limité (Archiv für physiol. Heilkunde, vol. II, p. 26, 327, 547, 854). Welcker a apporté quelques modifications importantes à cette méthode (Prager Vierteljahresschrift, vol. XLIV, p. 11). — (3) a. a. O., vol. XX, p. 263. — (4) Les 5 millions de globules d'un millimètre cube de sang présenteraient donc une superficie de 640 millimètres carrés. Si l'on porte la quan-

* Gruithuisen a donné aux globules rouges du sang le nom d'hématies; mais cette dénomination n'a pas été acceptée par tous les histologistes et du reste le mot de globule rouge, généralement adopté, convient parfaitement à ces éléments. R.

tité totale du sang de l'homme à 4,400 centimètres carrés, on aurait une superficie totale de 2,816 mètres carrés. (WELCKER.)

§ 67.

Pour connaître la nature intime des globules sanguins, il faut étudier l'action de différents agents extérieurs sur ces cellules. Quand on abandonne une goutte de sang à l'évaporation sur le porte-objet, les cellules ne tardent pas à changer de forme (fig. 111, *b*). Elles diminuent de volume, atteignent de $0^{m},0059$ à $0^{m},0052'''$, deviennent irrégulièrement anguleuses, bosselées, quelquefois étoilées; les extrémités anguleuses se présentent sous la forme de points foncés. Cette rétraction du corps de la cellule est due à l'évaporation de l'eau, et ce phénomène, vu le petit volume des globules chez l'homme, offre quelques difficultés à l'observation. Quand une légère couche de sang est soumise à une dessiccation rapide, les globules se présentent en général avec des bords arrondis, circulaires, à centre très-net et saillant (fig. 111, *c*).

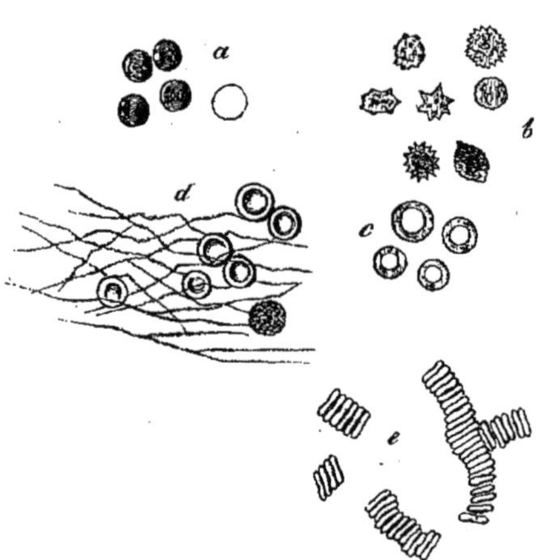

Fig. 111. — Globules sanguins de l'homme. *a*, soumis à l'action de l'eau; *b*, dans du sang évaporé; *c*, désséchés; *d*, dans du sang coagulé; *e*, assemblés en forme de rouleaux.

Si l'on ajoute un peu d'eau à une goutte de sang, l'aspect change complétement. Au lieu de devenir granuleux, crénelés, les globules sanguins restent unis; mais le centre perd sa transparence, et le rebord jaunâtre ne fait plus saillie (fig. 111, *a*). Si l'un des globules ainsi altérés vient à rouler sur lui-même dans la préparation, on voit qu'il a perdu la forme d'un disque biconcave pour devenir sphérique. En même temps le diamètre du globule s'est abaissé de 0,00611 à 0,00575. L'eau continuant à agir, le globule pâlit, et le liquide dans lequel il baigne prend une teinte jaunâtre. Les globules sanguins isolés se décolorent rapidement; quand ils sont accumulés en masse, ils résistent plus longtemps à l'action de l'eau. Finalement, le globule sanguin perd toute coloration et apparaît, à un fort grossissement et à la lumière oblique, sous forme d'un élément uni extrêmement pâle. Quant à un noyau, il est impossible d'en apercevoir.

Les solutions aqueuses concentrées de sucre, de gomme arabique, de chlorure de sodium, etc., agissent d'une manière analogue à l'évaporation. En diluant successivement ces solutions, il arrive un moment où la cellule ne subit plus aucun changement de forme. En continuant à ajouter de l'eau, la solution agit comme de l'eau pure : le globule sanguin prend une forme sphérique, se décolore et devient invisible. On peut, en faisant agir successivement sur des globules sanguins des solutions plus ou moins concentrées, leur faire prendre une forme étoilée, sous l'influence de leur rétraction, ou bien une forme sphérique.

On n'a point observé jusqu'à ce jour de noyaux dans les globules sanguins, dont la substance semble être fort perméable aux courants endosmotiques. (1) Il paraît également que la matière colorante des globules est soluble dans l'eau.

Si nous appliquons la connaissance des phénomènes dont nous venons de parler à ceux qui doivent se passer dans les vaisseaux, nous sommes en droit d'admettre que les globules plongés dans un liquide aqueux ou plasma subissent des échanges endosmotiques continus, mais sans changer pour cela de forme ou de couleur. En somme, on peut considérer le globule comme une masse de substance gélatineuse imbibée d'eau.

Certaines substances, au lieu d'agir par simple endosmose sur le globule, le dissolvent en attaquant la substance protéique qui le forme. Citons les alcalis, quelques acides minéraux, les sels alcalins de la bile, etc. D'autres substances, enfin, agissent sur les globules sanguins en coagulant la substance albuminoïde. Tels sont : l'alcool, l'acide tannique, chromique, la créosote, certains sels métalliques (2).

Les gaz semblent également modifier la forme des globules sanguins : ainsi l'oxygène agirait comme les solutions saturées, en contractant les globules; l'acide carbonique, au contraire, les gonflerait.

Si l'on abandonne des globules sanguins dans du sang défibriné, ils se désagrégent en passant successivement de la forme discoïde à la forme sphérique. Lorsque la température est peu élevée, cette transformation peut mettre plusieurs jours à se produire.

L'étincelle électrique rend les globules grenus, et finalement crénelés. Ces crans disparaissent bientôt et le globule se présente alors sous forme d'une sphère unie qui ne tarde pas à se décolorer. [Rollett (3).]

Les globules sanguins portés à la température de 52° centigrades subissent des altérations fort curieuses (fig. 112). On aperçoit tout d'abord de nombreuses dépressions, puis des étranglements et de petites masses arrondies qui tantôt se détachent immédiatement, ou restent fixés plus ou moins longtemps au globule par un pédicule fort mince. On observe alors les figures les plus variées, des bâtonnets réunis en forme de chapelet, des éléments en forme de raquette, etc. Tous ces fragments présentent des mouvements moléculaires très-intenses, dès qu'ils sont libres. [Beale, M. Schultze (4).]

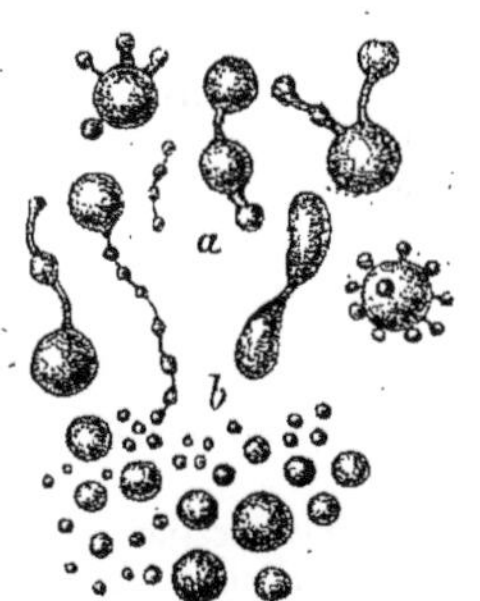

Fig. 112. — Altérations des globules sanguins portés à la température de 52° c.

Jamais on n'aperçoit de membrane cellulaire dans les globules sanguins; du reste, les altérations qu'ils subissent sous l'influence de la chaleur ne sauraient concorder avec l'existence d'une pareille enveloppe. Jamais les globules sanguins ne présentent les phénomènes de contractilité vitale si fréquents dans les autres cellules de l'organisme (5) *.

Les globules sanguins subissent des modifications spéciales dans certains points du torrent circulatoire. Lehmann (6) a observé que dans l'artère hépatique les globules sanguins ont leurs caractères ordinaires, tandis que dans la veine porte le sang renferme des éléments différents. Ceux-ci sont plus petits, gonflés, se rapprochent de la forme sphérique; ils ne présentent point de dépression centrale et résistent relativement fort longtemps à l'action de l'eau. On observe également dans la rate des éléments analogues. (Funke.) On les a considérés comme des globules rouges jeunes, de nouvelle formation.

REMARQUES. — (1) A. BŒTTCHER (Archives de Virchow, vol. XXXVI, p. 342, et vol. XXXIX, p. 427) prétend avoir observé des noyaux dans les globules sanguins des mammifères, en se servant de différents dissolvants, notamment du chloroforme. — A. SCHMIDT et SCHWEIGGER-SEIDEL ont combattu cette opinion, ce qui confirme, du reste, la mienne, dans les comptes rendus de l'académie des sciences de Saxe (Sæchsische Ges. der Wiss., décembre 1867). — KLEBS (Archives de Virchow, vol. XXXVIII, p. 200) parle également des noyaux dans les globules sanguins; il prétend en avoir observé dans les globules du sang des leucémiques. — (2) Voyez HENLE, Anatomie générale, p. 429. — (3) Voyez les travaux de cet observateur dans les comptes rendus de l'académie de Vienne, vol. XLVII, 2e partie, p. 356, et vol. L, p. 176. — (4) BEALE, dans le Quart. Journ. of microsc. Science, 1864, Transactions, p. 32, et M. SCHULTZE, Archives d'anat. microscop., vol. I, p. 25. — (5) La substance qui compose les globules sanguins de l'adulte n'est assurément pas du protoplasma. Voyez plus bas, pour le sang des embryons et des vertébrés inférieurs. — (6) Chimie physiologique de LEHMANN, vol. II, p. 85 et 232. — FUNKE, dans son Atlas, planche 12.

§ 68.

Nous avons cru devoir consacrer ce chapitre à l'étude histologique comparée des éléments sanguins du sang des vertébrés, qui nous permettra de contrôler les observations faites sur le sang de l'homme.

Chez la plupart des mammifères, les globules rouges conservent leur forme discoïde, biconcave (fig. 112, 1). Les différences portent uniquement sur le volume des globules. Les plus volumineux sont ceux de l'éléphant : ils atteignent 0,00966 de diamètre. Ceux du singe se rapprochent des globules sanguins de l'homme. D'autres mammifères possèdent des globules plus petits que les nôtres; ceux du cheval n'ont que 0,00575 de

* Les modifications de forme indiquées par l'auteur ne sont pas les seules qu'on puisse observer dans les globules sanguins; il en est une autre fort curieuse et intéressante, car elle démontre que les globules rouges n'ont pas de membrane. Quand on porte brusquement une préparation de sang frais à une température de 60 à 70° et qu'on suspend l'action de la chaleur au bout de quelques secondes, on observe que ces globules se retournent en forme de calotte. Parfois l'ouverture de cette calotte se rétrécit de manière à figurer une sphère creuse munie d'une petite ouverture. Cette ouverture peut se fermer d'une manière complète, ou bien ses bords se soudent d'une façon irrégulière en laissant deux, trois ou quatre petits pertuis. Quand on traite le sang par une solution de bicarbonate de soude saturée à 15°, on peut observer les formes en calotte ou en sphère creuse. Dujardin avait certainement obtenu ces modifications des globules rouges en employant les solutions de carbonate de soude, mais il les avait mal interprétées en les considérant comme le résultat d'une perforation. On comprend une pareille erreur chez un observateur aussi distingué quand on songe aux objectifs imparfaits dont il se servait. R.

diamètre ; ceux du lapin, 0,00713. Les globules sanguins de plusieurs ruminants, tels que le lama, l'alpaga et le chameau, se présentent sous forme de disques ovoïdes de 0,00828 de diamètre. Quant aux noyaux, ils n'existent pas plus dans les globules des mammifères adultes que dans les nôtres.

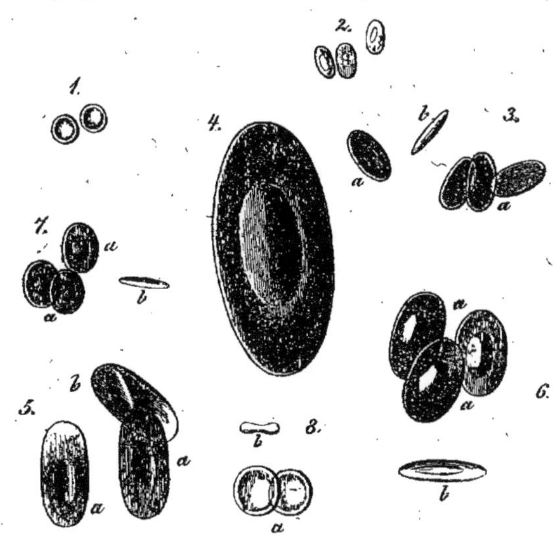

Fig. 113. — Globules rouges du sang.
1. de l'homme; 2, du chameau ; 3, du pigeon ; 4, du protée ; 5, de la salamandre d'eau ; 6, de la grenouille ; 7, du cobitis ; 8, de l'ammocoetes. En *a*, les globules sont représentés de face ; en *b*, de côté. (La plupart de ces figures ont été dessinées d'après Wagner.)

Chez les vertébrés inférieurs, la forme dominante des globules sanguins est la forme elliptique, et le noyau, dont nous n'avions pu constater la présence jusqu'alors, devient un élément constant. Cependant on retrouve des globules ronds, semblables à ceux des mammifères, chez certains poissons inférieurs, les cyclostomes. L'*Amphioxus lanceolatus*, le dernier des vertébrés, a un sang tout particulier, non coloré en rouge et rappelant tout à fait le sang des invertébrés.

Les globules sanguins des oiseaux (fig. 113, 3) ont un diamètre moyen de 0,0184 à 0,01518 ; le diamètre transversal correspond à la moitié environ du diamètre longitudinal. Ces globules, vus de profil (*b*), ne sont pas biconcaves, mais offrent au centre de chacune de leurs faces une élevure ombiliquée. Le noyau n'est pas visible sur un globule frais, ou apparaît comme une simple petite masse obscure. En faisant dessécher le globule, en le traitant par l'eau, etc, on fait apparaître le noyau sous forme d'un élément foncé, grenu, allongé, de 0,00506 à 0,00437 de diamètre, chez la poule. Généralement, le noyau occupe le centre du globule; quelquefois il est excentrique.

Les globules sanguins des amphibies écailleux, des tortues, des lézards et des serpents, sont également ovoïdes, mais un peu plus larges et plus longs que ceux des oiseaux. Leur longueur varie de $0^{m},0184$ à $0^{m},01518$. Les faces sont moins nettement ombiliquées. Les globules des poissons osseux (fig. 113, 7, *a*, *a*, *b*) sont également petits et arrondis, ils ont de $0^{m},0184$ à $0^{m},0115$ de diamètre.

Les globules des amphibies nues et de certains poissons présentent des dimensions surprenantes. La longueur de ces globules varie de $0^{m},0226$ à $0^{m},02825$ chez les raies et les squales ; ils présentent un diamètre moyen de $0^{m},0226$ chez les tortues et les grenouilles (fig. 112, 6, *a*, *a*, *b*), de

0m,032518 à 0m,028150, chez les tritons (fig. 112, 5, *a*, *a*, *b*), de 0m,04512 à 0m,037742 chez les salamandres. Le diamètre des globules est plus considérable encore chez les poissons, à tel point qu'ils apparaissent à l'œil nu sous forme de petits points noirs. Les globules du cryptobranche ont une longueur de 0m,051076, ceux du protée de 0m,125982 (2) (fig. 112, 4).

Enfin les globules colorés des cyclostomes se présentent sous forme de disques arrondis biconcaves de 0m,0115 de diamètre environ (fig. 112, 8).

Sous l'action des réactifs les globules de ces animaux se comportent comme ceux de l'homme; cependant le volume considérable des éléments permet de mieux observer certains phénomènes. C'est ainsi qu'en plongeant des globules de la grenouille dans de l'eau, on peut immédiatement faire apparaître le noyau (3) (fig. 114).

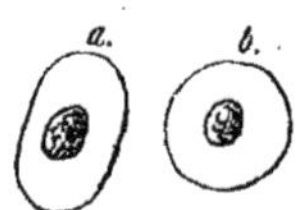

Fig. 114. — Deux globules du sang de la grenouille avec leurs noyaux granuleux, après l'action de l'eau.

Ces éléments contiennent très-probablement du protoplasma [Hensen (4)], mais sont dépourvus d'enveloppe; car on a observé des prolongements arrondis, formés aux dépens des globules et qui s'en détachaient (5); de plus Rollett a vu des globules se fondre en une seule masse arrondie sous l'influence d'une décharge électrique. On trouve cependant dans le sang des grenouilles des globules, probablement très-anciens et pourvus d'une véritable membrane (6).

Remarques. — (1) Voyez R. Wagner (Beitræge zur vergleichenden Physiologie des Blutes, *Contributions à la physiologie comparée du sang*. Leipzig, 1833 et années suivantes, Leipzig 1836; Gulliver (*Proceedings of Zool. Society*, 152, 1842); les ouvrages de Milne-Edwards et de Welcker. — (2) Les globules sanguins les plus volumineux seraient, d'après Riddell, ceux de l'*Amphiuma tridactylum*; ils dépasseraient d'un tiers ceux du protée. (New-Orleans, Med. and Surg. Journal, 1859. January.) — (3) Quelques observateurs avaient prétendu, à tort, que les noyaux des globules sanguins étaient un produit artificiel de préparation. — (4) Voyez le travail de cet auteur dans le Journal de zoologie (Zeitschrift für wissensch. Zoologie), vol. II, p. 253, et le Mémoire de Preyer, dans Virchow's Archiv, vol. XXX, p. 417. Dans la période fœtale, les globules sont exclusivement formés par du protoplasma. — (5) Kœlliker a publié, il y a longtemps déjà, des recherches sur l'action d'une solution aqueuse d'urée sur les globules sanguins. Zeitschrift für wissensch. Zoologie, vol. VII, p. 183. Voyez également les travaux de Rollett et de Preyer à ce sujet. — Les globules sanguins extravasés de la grenouille présentent des prolongements pédiculés, qui rappellent ceux que l'on obtient en soumettant les globules de l'homme à une température élevée. En chauffant, au contraire, les globules de la grenouille, on en voit sortir de petites masses arrondies, mais qui ne se pédiculisent jamais. (Schultze, Frey, etc.) — (6) Hensen, Preyer, *loc. cit.*

§ 69.

Les globules rouges se présentent chez le même animal avec des caractères uniformes, constants; arrivés à leur complet développement, ils ne subissent plus de modifications ultérieures, et se détruisent soit en se rompant, soit en se dissolvant dans les liquides de l'organisme. Au contraire, les *globules blancs* du sang, également appelés corpuscules de la lymphe*, subissent des modifications nombreuses ; ces derniers sont de véritables cellules en voie de formation, qui passent par tous les degrés différents du développement cellulaire et peuvent peut-être même subir quelques formes de régression. Chez le même sujet on pourra donc observer toutes les modifications variables des globules blancs (1). Mais étudions les caractères de ces éléments.

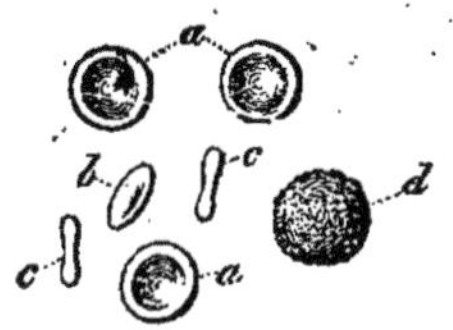

Fig. 115. — Globules rouges du sang *a-c*; *d*, globule blanc dit corpuscule lymphatique.

A l'état de repos ou de mort, les globules blancs du sang de l'homme (fig. 115, *d*, et 116, 1-4) apparaissent sous forme d'éléments arrondis de forme variable. Les plus petits ont en moyenne $0^{m},004512$ de diamètre ; ils peuvent atteindre les dimensions des globules rouges. En général, cependant, le diamètre des globules blancs varie entre $0^{m},006767$ et $0^{m},011279$. En examinant mon propre sang, j'ai trouvé une moyenne de 0,009023.

Ces éléments présentent un aspect granuleux et leur contour est irrégulier ; les granulations n'offrent pas cependant de mouvement moléculaire. Les granulations du protoplasma sont en général très-petites et déliées ; quelquefois on y trouve mêlées des molécules graisseuses, foncées (fig. 15, *d*). Le noyau, enveloppé d'une mince couche de protoplasma dans les petits éléments seulement, n'est point visible dans la plupart des cas avant l'addition de quelque réactif.

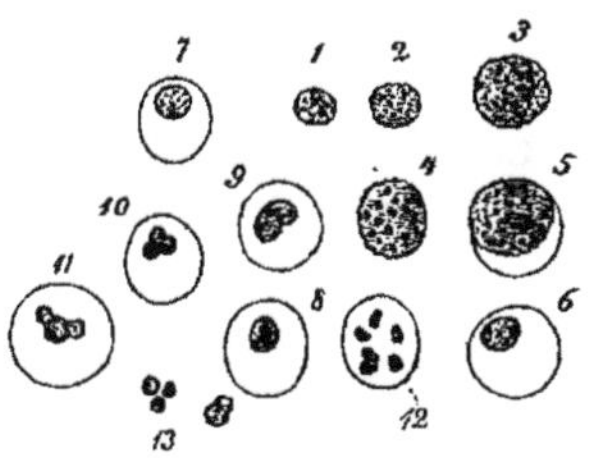

Fig. 116. — Globules blancs du sang de l'homme.

1 à 5, globules non altérés ; 4, chargé de granulations graisseuses ; 5, après l'action de l'eau ; 6 à 11, apparition des noyaux ; 12, noyau divisé en six parcelles après l'emploi de l'acide acétique ; 13, noyaux libres.

La simple action de l'eau fait apparaître le noyau, un peu altéré il est vrai (fig. 116, 5) ; en même temps la cellule se gonfle et sa surface devient plus lisse. Le noyau apparaît très-nettement après l'addition d'un peu d'acide acétique. Il est souvent uni (fig. 116, 6), mais généralement inégal, granuleux (7, 8). Arrondi ou allongé il peut prendre une forme irrégulière après l'action prolongée de l'acide acétique. Le diamètre du noyau varie entre $0^{m},006767$ et $0^{m},004512$. Il présente quelquefois la forme d'un haricot (9) ou semble formé par deux, trois petites masses accolées (10, 11), qui peuvent même se séparer les unes des autres. Enfin on observe même des globules dont les noyaux, subissant l'action de l'acide acétique, se séparent en quatre, cinq, six et même sept parcelles (12). Ajoutons que quelques globules semblent ne point renfermer de noyaux, et nous aurons indiqué à peu près, toutes les modifications dont nous parlions tout à l'heure.

* En France on a aussi désigné les globules blancs par le nom de leucocytes (λευκός blancs, κύτος utricule). Heureusement ce nom n'a pas été adopté par tous, car il n'est fait que pour jeter de la confusion en faisant supposer que les globules blancs sont des corps utriculaires, ce qui est complétement inexact. R.

Les globules blancs résistent mieux aux réactifs que les rouges (2). De plus, quand ils sont en suspension dans un liquide, ils roulent plus difficilement sur eux-mêmes, s'accolent souvent aux parois du verre, en un mot, ils se meuvent plus difficilement. On a attribué ce fait à une certaine viscosité des globules. Quand on examine une goutte de sang à laquelle on a ajouté beaucoup d'eau, on voit peu à peu les globules blancs surnager à la surface du liquide. Du reste, la position qu'occupent les globules blancs dans le sang qui a été battu ou même dans le sang caillé, indique bien la densité moindre de ces éléments *.

Remarques. — (1) Nous maintenons cette opinion, malgré les assertions de Virchow (Gesammelte Abhandlungen, etc. Francfort, 1856, p. 165); Schültze est également du même avis. Du reste, Wharton Jones avait indiqué, il y a de longues années, l'existence de corpuscules lymphatiques à fines et à grosses granulations dans le sang des vertébrés. (Philos Transact., 1846, part. II, p. 63.) — (2) Les caractères des globules rouges sont si nets, qu'il serait impossible de les confondre avec des globules blancs; mais il est plus difficile de distinguer ces derniers éléments d'autres éléments cellulaires de l'organisme, tels que ceux que l'on observe dans la lymphe, le chyle, le mucus, le pus, la salive; dans tous ces liquides, qui tiennent en dissolution des substances protéiques, on trouve des éléments en tout semblables; la distinction est donc impossible. Les modifications que présentent les globules blancs tiennent sans doute à leur âge différent; mais comment distinguer une cellule jeune d'une cellule vieille? — Les globules blancs s'observent également dans le sang des animaux.

§ 70.

Les globules rouges du sang ne présentent aucun changement de forme dans le sang frais, et se distinguent uniquement par leur élasticité et leur extensibilité. Les *globules blancs*, par contre, appartiennent à la catégorie des cellules *contractiles* et peuvent conserver des mouvements pendant plusieurs jours quand on les maintient dans du sang frais. Ces mouvements sont lents et pénibles quand on les observe sur des préparations à froid (fig. 117) ; mais en portant la préparation à une température égale à celle du corps, les phénomènes changent complétement. Les globules blancs prennent des formes bizarres et présentent des prolongements allongés qui s'étendent avec une rapidité remarquable. Le globule s'étend sur la plaque de verre comme un amibe

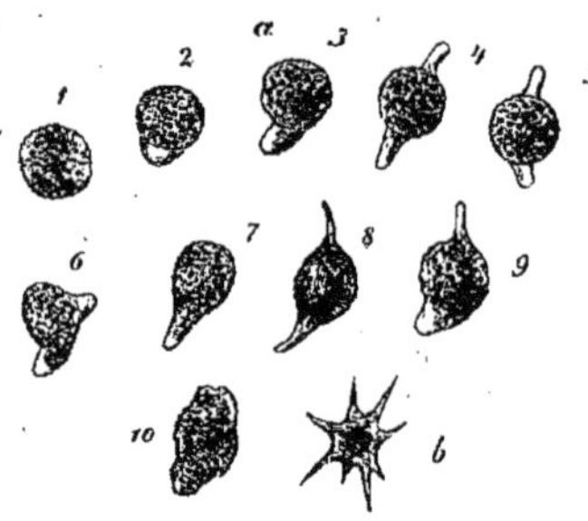

Fig. 117. — Cellules contractiles du sang de l'homme.

* On peut profiter de la propriété qu'ont les globules blancs d'adhérer aux surfaces avec lesquelles ils se trouvent en contact pour les séparer des globules rouges et les étudier plus complétement. Il suffit, pour atteindre ce but, de recevoir une goutte de sang sur une lame de glace, de la recouvrir avec une lamelle de façon à ce que le sang n'occupe qu'un angle de celle-ci et d'ajouter ensuite à la préparation, et au niveau de cet angle, de l'eau ou du sérum. Les globules rouges sont alors entraînés par le courant qui s'établit dans l'espace capillaire, et les globules blancs restent en place. R.

et emprisonne les granulations de cinabre, de carmin ou de lait qu'on a fait flotter dans le liquide. Les globules d'un volume considérable envoient des prolongements très-petits et n'abandonnent pas la place qu'ils occupaient primitivement; les plus petits globules ne changent même pas de forme (1).

Il est facile d'observer les mêmes phénomènes sur les globules blancs du sang des animaux à sang froid tels que la grenouille et la salamandre (2).

Le nombre des globules blancs est fort restreint eu égard à la quantité innombrable des globules rouges; c'est ainsi que chez l'homme il arrive de ne trouver qu'un à deux globules blancs pour un millier de rouges. A jeun, le nombre des globules blancs atteint son minimum; il est de 0,5, 2 ou 3 pour 1000 de globules rouges (3). Le nombre des globules blancs semble également diminuer avec l'âge des individus, il augmente à la suite des repas, et surtout après l'ingestion d'une quantité abondante de viande (4). Chez les enfants, pendant la grossesse, à la suite d'hémorrhagies abondantes, le nombre des globules blancs augmente; ce fait semble dû à la régénération active du sang qui a lieu dans ces cas.

Le rapport des globules blancs et des globules rouges n'est point le même dans les différents départements du système circulatoire. Ainsi le sang qui provient du foie et de la rate renferme un nombre considérable de globules blancs (5); on trouve 5, 7, 12, 15 et même plus de ces éléments sur 1000 globules rouges. La proportion des globules peut également subir certaines modifications dans différents états pathologiques. Dans la leucémie, maladie étudiée spécialement par Virchow (6), les globules blancs deviennent si nombreux qu'on en trouve presque autant que de rouges, c'est-à-dire 1 blanc pour 5 à 3 rouges. On a même cité des cas dans lesquels le nombre des globules blancs l'emportait sur celui des globules rouges.

Il est curieux d'étudier les éléments du sang dans les vaisseaux d'un animal vivant. Cette étude est facile à faire sur la membrane natatoire de la grenouille ou la queue des têtards (fig. 118). On voit les globules rouges se diriger en colonne serrée et rapide, tandis que les globules blancs, plus visqueux s'avancent lentement et restent même quelquefois accolés aux parois du vaisseau. Il est aisé de constater l'élasticité et l'extensibilité des globules rouges dans les petits vaisseaux; on les voit s'allonger, se mouler les uns sur les autres, puis reprendre leur forme primitive dès qu'ils sont parvenus dans un courant libre.

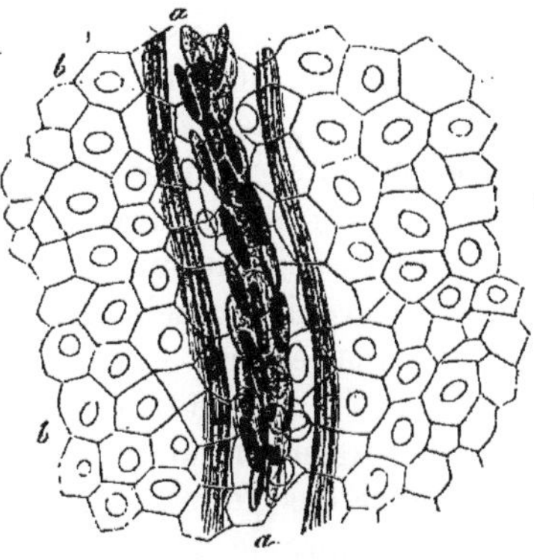

Fig. 118. — Courant sanguin dans la membrane natatoire de la grenouille.
a, le vaisseau; b, cellules épithéliales du tissu.

Les globules rouges des mammifères offrent des changements de forme passifs bien plus complets encore quand ils sont en mouvement, et reprennent leur forme aplatie, dès qu'ils sont à l'état de repos (7). (Rollett.)

Remarques. — (1) Voyez Schultze, *loc. cit.*, et Hayem et Henocque, Arch. génér. de méd., 1866. — (2) Comme dans la figure 66. — (3) Pury (Virchow's Archiv, vol. VIII, p. 301) a observé dans son propre sang, quatre heures après son déjeuner, 2,8 globules blancs sur 1000 globules rouges; moi-même j'ai trouvé sur moi, à jeun, 2,3 globules blancs sur 1000 globules rouges. Chez un jeune homme robuste de vingt-deux ans, je n'ai observé, par contre, que 1,2 globules blancs sur 1000 rouges. Hirt (Müller's Archiv, 1856, p. 174) a trouvé 1 blanc sur 1716. On voit, par ces chiffres, que les variations sont fort nombreuses. — (4) Pury a observé, deux heures après son repas, la proportion de $\frac{3.2}{1000}$; dans les mêmes conditions, j'ai trouvé sur moi-même $\frac{3.3}{1000}$, et dans le sang d'un jeune enfant de quatre ans, $\frac{2.9}{1000}$. Voyez également Hirt. — (5) Voici les proportions comparatives trouvées par Hirt dans le sang de l'artère et de la veine splénique de veaux que l'on avait privés de nourriture : 1) Artère, $\frac{1}{2000}$; veine, $\frac{1}{74}$. — 2) Artère, $\frac{11}{1843}$; veine, $\frac{1}{54}$. — 3) enfin, artère, $\frac{1}{2095}$; veine, $\frac{1}{82}$. J'ai trouvé dans la veine splénique d'un homme mort de pneumonie, $\frac{1}{102}$. Hirt a fait des recherches analogues sur le sang des vaisseaux du foie : 1) Veine porte, $\frac{1}{708}$; veine sus-hépatique, $\frac{1}{68}$. — 2) Veine porte, $\frac{1}{768}$; veine sus-hépatique, $\frac{1}{274}$. — 3) Veine porte, $\frac{1}{97}$; veine sus-hépatique, $\frac{1}{67}$. Ces chiffres semblent indiquer que la veine charrie une quantité déjà plus considérable de globules blancs, et que l'augmentation de ces globules est soumise à de plus grandes variations dans les veines sus-hépatiques que dans la veine rénale. — (6) Dans la leucémie, qui est accompagnée d'une intumescence considérable de la rate et des ganglions lymphatiques, on peut observer, à une certaine période de la maladie, un sang réellement blanc. Le nombre des globules blancs augmente considérablement, mais le rapport de ces éléments aux globules rouges subit néanmoins des variations remarquables (Virchow, p. 148, 192 et 211). — (7) *Loc. cit.*, vol. L. — Klebs (Centralbl. für die mediz. Wissensch., 1863, p. 851) avait, à tort, considéré ces modifications comme des transformations actives.

§ 71.

L'origine des globules blancs nous est à peu près complétement connue. Ils proviennent soit des chylifères soit des lymphatiques (c'est-à-dire des ganglions mésentériques ou lymphatiques, comme nous le verrons) ou bien de la rate.

Les auteurs considèrent généralement ces éléments, et avec raison, comme destinés à se transformer en globules rouges et à réparer ceux qui sont détruits au fur et à mesure de leur disparition. Mais on ne sait point encore dans quelle proportion se fait cette transformation. Les suppositions faites à cet égard varient évidemment avec les hypothèses admises sur la quantité de chyle et de lymphe qui pénètre journellement dans le torrent circulatoire et avec la durée encore inconnue à ce jour de l'existence des globules blancs. Il est plus que probable néanmoins, qu'un grand nombre de globules blancs ne se transforment point en globules rouges et se détruisent. Les globules chargés de granulations graisseuses dont nous avons parlé sont probablement de vieilles cellules destinées à être détruites (§ 69).

L'observation ne nous a pas appris, jusqu'à ce jour, comment les globules blancs se transforment en globules rouges. On voit seulement le globule blanc, sphérique, diminuer de volume, se transformer en un disque arrondi, aplati ; puis le noyau et le protoplasma disparaissent et il ne reste plus qu'un contenu coloré, jaunâtre. Chez les vertébrés, dont les globules rouges contiennent un noyau, cet élément persiste. On a supposé que les petits globules blancs du sang, ceux notamment dans lesquels on ne peut apercevoir de noyau, étaient destinés à subir des modifications ultérieures. (Kœlliker.) Mais aucune théorie ne pourra nous empêcher d'admettre que des globules blancs pourvus de noyaux même considérables puissent subir des transformations analogues.

Le siége de ces transformations est à peu près connu aujourd'hui : elles semblent d'abord avoir lieu dans toute l'étendue du système circulatoire ; on observe en effet toutes les formes intermédiaires dans le sang des trois dernières classes de vertébrés qui contient, outre les globules rouges à noyaux fortement colorés, des éléments arrondis ou ovoïdes, beaucoup plus pâles et d'une coloration jaunâtre. Il est facile d'observer ces éléments dans le sang des grenouilles et des salamandres (1). Le sang de la veine splénique de l'homme et des mammifères renferme des éléments analogues, et l'on ne peut dire si ce sont encore des globules blancs ou déjà des globules rouges (2)*.

REMARQUES. — (1) Voyez les mémoires de WHARTON JONES et HENSEN, et les Icon. physiol. de ECKER, tab. 3, fig. 11 et 13. — (2) FUNKE, Physiologie, 4e édit., vol. I, p. 181 ; KŒLLIKER, Würzburger Verhandlungen, vol. VII, p. 188. Ces formes intermédiaires avaient été indiquées depuis longtemps déjà dans le canal thoracique. Voyez également W. ERB, dans Virchow's Archiv, vol. XXXIV, p. 138.

§ 72.

Au point de vue anatomique, le sang pouvait être considéré comme un tissu assez simple à substance intercellulaire liquide ; mais envisagée physiologiquement, l'étude de ce tissu devient beaucoup plus compliquée. Le sang est en effet le centre de toutes les transformations végétatives de l'organisme ; il renferme tous les éléments destinés à l'accroissement et à la nutrition du corps. Il charrie en outre tous les produits de décomposition si nombreux de l'organisme. Rien d'étonnant si nous trouvons dans le sang des représentants de presque tous les principaux groupes de substances trouvés dans l'organisme. La difficulté même de l'analyse chimique du sang nous explique les lacunes nombreuses qui restent encore à remplir.

Certaines substances peuvent être considérées comme des éléments constitutifs du sang. — 1) Dans le groupe des substances *albuminoïdes* : les deux éléments constitutifs de la fibrine (la substance fibrinogène et fibrinoplastique), la globuline, l'albumine sous différentes formes. On n'a pas trouvé de caséine, ni de substances collagène ou élastique dans le

* Quand on fait agir de l'eau sur le sang, on remarque que les globules rouges ne sont pas, dans un même temps, également modifiés par ce réactif; ce qui laisse supposer que ces éléments ne sont pas identiques et qu'ils subissent une sorte d'évolution dont la fin est la destruction. R.

sang (1).— 2) Des acides gras solides, généralement saponifiés, rarement combinés à la glycérine : de l'acide stéarique, palmitique (margarique ?) et oléique. Parmi les acides gras volatils, l'acide butyrique ; enfin l'on trouve encore dans le sang les éléments gras découverts dans la masse cérébrale, la lécithine par exemple (3). — 3) Des substances *hydrocarbonées :* le sucre de raisin. Quant au sucre de lait et à l'inosite on les y a vainement cherchés.— 4) Des *acides azotés* et *non azotés :* acide lactique, urique, hippurique ; on n'a trouvé ni l'acide oxalique, ni l'acide benzoïque, ni l'acide gallique. — 5) Des *bases :* l'urée, la créatine (?), la créatinine (?), la sarcine (?), la xanthine (?) ; d'autres alcaloïdes et des substances voisines, telles que la leucine, la tyrosine, la glycine, la taurine n'y existent pas.— 6) Des *stéaroptènes :* la cholestérine et la séroléine (?). — 7) Les *matières colorantes :* l'hématine ; l'hématocristalline. Les pigments biliaires n'existent généralement pas dans le sang normal.— 8) Des *substances extractives;*— enfin 9) des *substances minérales :* l'eau, le carbonate de chaux, la magnésie, la potasse, la soude ; le fer, le cuivre, le manganèse (?), les acides carbonique, phosphorique, sulfurique, azotique, silicique, enfin *des gaz*, acide carbonique libre, oxygène et azote.

La connaissance de la constitution chimique du sang tout entier n'a qu'une importance médiocre. On voit cependant par là que les substances nutritives les plus importantes et même une partie des produits de décomposition de l'organisme existent dans le sang.

Les points importants à connaître seraient : 1) les substances qui forment les globules rouges du sang avec leurs proportions (?) ; 2) la composition des globules blancs (?) ; 3) la composition du plasma (?) ; 4) enfin le rapport où se trouvent certaines substances qui entrent simultanément dans la constitution des globules et du protoplasma.

C'est la seule voie qui permette d'étudier la constitution chimique et le rôle physiologique du sang et de déterminer les conditions endosmotiques auxquelles sont soumis les globules vis-à-vis du liquide plasmatique.

Malheureusement la science a fait peu de progrès dans cette voie : on n'a pu jusqu'alors isoler les globules rouges des globules blancs. En étudiant les premiers on aura donc toujours une cause d'erreur bien petite, il est vrai, chez l'homme, dont le sang renferme un nombre fort peu considérable de globules blancs. Enfin le hasard seul nous permet d'étudier même fort incomplétement, les globules rouges à l'état frais, c'est-à-dire gorgés de liquide et circulant dans le torrent circulatoire. Ce fait annule les anciennes analyses chimiques dans lesquelles on mettait sur le compte du plasma sanguin toute l'eau contenue dans le sang, tandis que ce liquide entre aussi bien dans la composition du plasma que dans celle des globules.

REMARQUES. — (1) Nous ne pouvons étudier complétement ici la composition du sang ; aussi nous contenterons-nous d'indiquer au lecteur le Traité de chimie physiologique de LEHMANN, vol. II, p. 125, et celui de GORUP, vol. III, p. 287 ; le Traité de HOPPE, p. 302, et surtout celui de KÜHNE, p. 160. Parmi les travaux récents, nous signalerons celui de

C. Schmidt sur *la caractéristique du choléra épidémique*, Characteristik der epidemischen Cholera. Leipzig et Mitau, 1850; Hoppe, dans Virchow's Archiv, vol. XII, p. 483, et Sacharjin, vol. XXI, p. 337.

§ 73.

Hoppe est parvenu dans ces derniers temps à déterminer le nombre des globules sanguins. Il faut choisir pour cette étude un sang qui coagule au bout d'un temps fort long et à un moment où les globules, obéissant à la pesanteur, ont depuis longtemps abandonné les couches superficielles du liquide. En déterminant la quantité de fibrine contenue dans une quantité donnée de plasma dépourvu de globules on peut dans une autre quantité de sang contenant des globules, extraire la fibrine et trouver par une simple proportion la quantité de plasma contenue dans ce sang ; il suffit alors de soustraire cette quantité de celle qui représentait la masse totale du sang pour obtenir le poids des globules.

Voici, d'après Hoppe, la composition du sang du cheval (1) :

1000 parties de sang renferment :

Plasma	673,8
Globules humides	326,2

1000 parties de globules renferment :

Eau	565
Parties solides	435

1000 parties de plasma renferment :

Eau	908,4
Parties solides	91,6
Fibrine	10,1
Albumine	77,6
Graisses	1,2
Substances extractives	4,0
Sels solubles	6,4
Sels insolubles	4,7

Les globules renferment donc 3/5 d'eau, et le plasma 9/10, ce qui concorde avec les différences de poids spécifiques (qui sont de 1105 (2) pour les cellules, et de 1027 à 1028 pour le plasma chez l'homme). Comme nous le verrons bientôt, on trouve dans les globules de la globuline et de l'hématine, substances qui n'existent point dans le plasma qui renferme également deux substances propres, la fibrine et l'albumine.

Remarques. — (1) Sacharjin, dans six analyses, a obtenu une moyenne de 354 globules humides sur 1000 parties de sang du cheval. — C. Schmidt, se servant d'une méthode moins exacte, a trouvé chez l'homme 415 parties en poids de globules avec un poids spécifique de 1089 sur 587 parties de plasma avec un poids spécifique de 1028. — (2) Le poids spécifique des globules sanguins de l'homme indiqué dans le texte a été donné par Welcker dans son ouvrage, vol. XX, p. 278.

§ 74.

Nous ne nous occuperons pas avec détail en ce moment des globules blancs dont l'étude rentre dans celle du chyle et de la lymphe.

Les globules colorés de l'homme et des mammifères apparaissent sous la forme d'éléments dépourvus de noyaux et entourés d'une enveloppe mince qui est le siége de phénomènes endosmotiques très-actifs. Cela étant, toutes les substances renfermées dans le globule doivent évidemment se trouver dans un état de dissolution plus ou moins complète.

Ces substances sont fort nombreuses.

Jusque dans ces derniers temps on admettait que le corps du globule était formé par de l'eau et par deux substances intimement unies, l'une albuminoïde, la globuline, l'autre une matière colorante, l'hématine. La globuline semblait former la substance fondamentale des globules : une analyse de 1000 parties des globules du cheval faite par Sacharjin avait en effet donné 13,9 d'hématine et 321,1 de globuline pour 360,4 parties solides. Des recherches nouvelles ont en partie renversé nos connaissances à ce sujet, bien qu'il reste encore, à vrai dire, de nombreux desiderata.

On est arrivé à extraire la matière colorante des globules sanguins en les faisant d'abord congeler, puis dégeler. La matière colorante se dissout dans le liquide et colore le sang en rouge transparent, rouge lack. (Rollett.) Après cette expérience, les globules sont décolorés, mais ont conservé leur forme et peuvent encore se gonfler. La substance qui forme le globule lui-même, c'est-à-dire le stroma incolore, nous est encore inconnue.

On trouve en outre dans les globules des *substances albuminoïdes*, et notamment la substance fibrinoplastique. De toutes les cellules de l'organisme, le globule rouge contient la plus grande proportion de cette substance.

Nous avons déjà parlé dans la première partie de cet ouvrage des cristaux du sang, cristaux d'hématoglobuline ou d'hématocrystalline, qui ont été découverts pour la première fois par Funke dans le sang de la veine splénique (1).

L'hématocyrstalline ne présente pas une constitution chimique identique chez les différents animaux; la cristallisation se produit plus ou moins rapidement, la forme cristalline peut varier (2), les caractères optiques eux-mêmes peuvent changer (fig. 119). Il nous manque encore une analyse chimique complète de ce corps, qui, en se décomposant, se transforme en une substance albuminoïde.

Les globules sanguins renferment en outre une substance que nous avons déjà étudiée en parlant de la substance nerveuse, c'est la lécithine (protagon). Berzelius avait déjà supposé que les substances grasses phosphorées que l'on observe dans le sang devaient appartenir aux globules; Hermann et Hoppe (3) n'ont fait que confirmer cette opinion. Suivant Hoppe, on ne rencontre plus en dehors du protagon, qu'il considère lui-même comme de la lécithine, que la cholestérine. Hermann va jusqu'à admettre que le protagon forme à lui seul la substance globulaire. C'est là de l'exagération. Les globules du sang veineux semblent être plus riches en protagon que les globules du sang artériel.

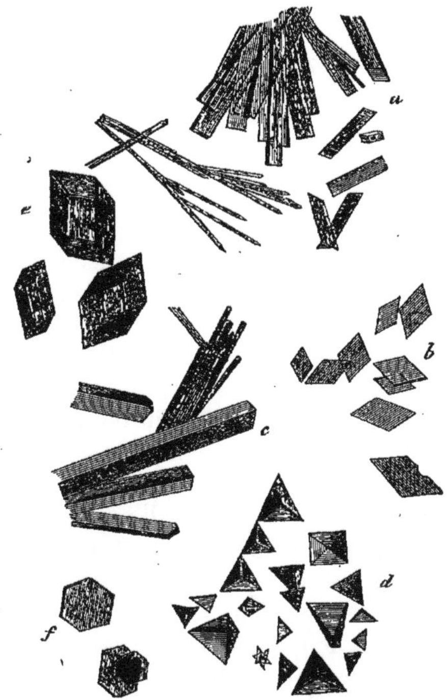

Fig. 119. — Cristaux du sang de l'homme et des mammifères.

a, cristaux du sang veineux de l'homme; *b*, de la veine splénique; *c*, cristaux du sang du cœur d'un chat; *d*, d'une veine céphalique d'un cochon d'Inde *e*, du castor; *f*, de la jugulaire d'un écureuil.

Les produits de décomposition des globules sanguins sont encore peu connus; cependant l'hématoïdine et la bilirubine semblent provenir de la décomposition des globules dans l'organisme vivant. Quand ils n'abandonnent pas trop rapidement les globules ou qu'ils ne se transforment pas immédiatement, ces corps se présentent sous forme de substances extractives.

Les éléments minéraux qui entrent dans la composition des globules ont également leur intérêt. Nous en devons la connaissance à C. Schmidt. Certains sels qui entrent dans la constitution des globules se dissolvent dans l'eau, mais en moins grande abondance que si le globule était baigné de plasma seulement. Les globules contiennent moins de chlore, mais plus d'acide phosphorique que le plasma; ils renferment également plus de potasse et moins de soude que le liquide dont ils sont baignés. On trouve surtout dans les globules des phosphates alcalins et du chlorure de potassium, par contre le chlorure de sodium prédomine dans le plasma. Ce dernier liquide contient également plus de phosphates terreux que les globules.

Le fer n'existant pas dans le liquide intercellulaire doit évidemment appartenir aux globules. (C. Schmidt.) Le cuivre et le manganèse (5) (dont l'existence dans le sang est au moins fort douteuse) appartiennent très-probablement aux globules.

Les globules sont évidemment chargés de gaz, car la masse totale du sang en renferme plus que le plasma. Presque tout l'oxygène du sang est uni en combinaison chimique fort instable aux globules et sans doute à leur matière colorante. Les globules sont également chargés d'une quantité abondante d'acide carbonique. (A. Schmidt.) (6).

REMARQUES. — (1) Voyez, pour la bibliographie, le § 13. — (2) Nous avons parlé des recherches de ROLLETT et de VON LANG sur les cristaux d'hématoglobuline dans le chapitre XIII. — (3) Voyez le Traité de chimie physiologique de cet auteur, p. 304. — (4) Archives de REICHERT et DU BOIS REYMOND, 1866, vol. XXVII, et HOPPE, Recherches médicochimiques, p. 140 et 218. — (5) Voyez, au sujet de l'existence de ces deux métaux dans le sang, la Zoochimie de LEHMANN, p. 144. — (6) Comptes rendus de l'Académie des sciences de Saxe, 1867), p. 30.

§ 75.

Le liquide intercellulaire (plasma) tient en dissolution un nombre bien plus considérable encore de substances que les globules.

On trouve tout d'abord dans le plasma sanguin une série de substances protéiques ou albuminoïdes. Et d'abord, les substances fibrinogène et fibrinoplastique, qui constituent par leur union la fibrine. Quand la fibrine du sang s'est déposée après coagulation, il reste dans le liquide un excès de substance fibrinoplastique que l'on peut précipiter après avoir dilué d'abord le liquide avec de l'eau et faisant arriver ensuite un courant d'acide carbonique (1).

On obtient alors un albuminate de soude, assez analogue au sérum-caséine de Panum (voy. § 12, remarque 2), et qui se précipite par la neutralisation du liquide.

Après avoir débarrassé le liquide sanguin de la substance fibrinoplastique et de l'albuminate de soude, on peut, après l'avoir dilué et acidulé légèrement, et porté à la température de 70 à 75° cent., obtenir de l'albumine ordinaire (sérum-albumine) (2).

Les matières grasses du sérum sanguin sont encore peu connues. Elles sont généralement saponifiées et dissoutes ; rarement on les rencontre sous forme de combinaisons neutres suspendues dans le liquide sous forme de fines molécules. Quand elles existent en quantité sous cette dernière forme, le sang prend une teinte louche, opalescente. (Cet aspect est dû plus souvent à un précipité moléculaire d'un albuminate.) Les acides gras contenus dans le plasma sont, sans aucun doute, l'acide oléique, palmitique, stéarique, margarique (3). Une quantité assez considérable de graisse se fixe à la fibrine. On trouve en outre dans le plasma sanguin une certaine quantité de plasmine. Nous avons déjà parlé de la séroléine (§ 33).

Les autres éléments constitutifs du plasma sanguin, considérés généralement comme des produits de décomposition, sont très-abondants. L'existence de l'acide lactique dans le sang normal n'est pas parfaitement démontrée ; on l'a observé par contre à l'état pathologique. Le sang peut également contenir de l'acide formique. L'acide acétique a été trouvé après l'ingestion de boissons alcooliques. Les acides tauro et glycocholique (4) n'existent pas dans le plasma ; on y a trouvé, en revanche, l'acide urique et l'acide hippurique. Ce fait est important à noter au point de vue physiologique Parmi les bases organiques, on a trouvé l'urée, la créatine, la créatinine, l'hypoxanthine (5) et même la xanthine (6) : les recherches modernes augmenteront sans doute le nombre de ces corps. La leucine et la tyrosine apparaissent dans l'état pathologique; on a trouvé ces substances dans le sang de malades atteints d'affections hépatiques. Nous pourrions ajouter à ces corps une substance hydrocarbonée, le sucre de raisins. (Cl. Bernard et C. Schmidt.) Il pénètre dans l'organisme avec les aliments, ou bien il est directement formé par le foie. Cl. Bernard et Lehmann ont démontré que le sucre n'existait pas, ou du moins qu'à l'état de vestige, dans le sang de la veine porte ; le sang des veines sus-hépatiques en est au contraire chargé (7). On n'a pas trouvé de sucre de lait ni d'inosite.

La coloration légèrement jaunâtre du plasma sanguin est due à une matière colorante encore inconnue. Les pigments biliaires n'existent pas dans le plasma normal (c'est du moins là la règle) (8). Les matières extractives sont plus abondantes dans le plasma que dans les cellules. Quant aux éléments minéraux, ils ne se trouvent pas dans le plasma dans le même rapport que dans les globules. Il y a plus de chlore dans le plasma et moins d'acide phosphorique. De plus, les sels de soude, et notamment le chlorure de sodium sont très-abondants dans le plasma (9); nous avons vu que les sels de potasse dominaient dans les globules.

On trouve également dans le plasma du carbonate de soude (§ 43) et des traces de fluorure de calcium. Le plasma contient aussi une petite quantité d'acide silicique. Le sang normal contiendrait, suivant quelques auteurs, des traces de sels ammoniacaux (10). Le fer n'a jamais été trouvé dans le plasma sanguin.

On trouve enfin dans le sang, de même que dans les autres liquides de l'économie, des gaz : de petites quantités d'oxygène et d'azote, et beaucoup d'acide carbonique. Cet acide se présente sous deux états : ou bien en combinaison instable, et il peut être obtenu alors en faisant le vide, ou bien en combinaison stable, et pour l'obtenir dans ce dernier cas il faut employer les acides.

Les traités de physiologie et de chimie physiologique donnent du reste de longs détails à ce sujet.

Remarques. — (1) J. Muller (Physiologie, vol. I, p. 120, 1834) a démontré le premier que la fibrine est contenue dans le plasma, et non point dans les cellules. 1000 parties de plasma contiennent 4 parties, en moyenne, de fibrine. Ce physiologiste s'est servi, pour démontrer ces faits, de sang de grenouille très-dilué dans l'eau, et qu'il faisait filtrer rapidement, de manière à retarder la coagulation de la fibrine. — (2) Les substances collagènes manquent dans le sang; ce fait est curieux à noter au point de vue de la genèse des tissus collagènes. Scherer a cependant noté l'existence de la substance collagène dans le plasma sanguin de malades atteints de leucémie. Voyez § 5. — (3) Les acides gras volatils semblent exister dans le sang ; l'odeur particulière du sang frais parle en faveur de ce fait. Cet acide pourrait être l'acide butyrique; mais l'analyse n'est point parvenue encore à en déterminer la présence. — (4) Ces deux acides semblent également, presque toujours, manquer à l'état pathologique. (Frerichs, Klinik der Leberkrankheiten, *Clinique des maladies du foie*, Brunswich, 1858, vol. I, p. 100.) — Bidder et Schmidt ont démontré qu'une portion considérable de la bile déversée dans l'intestin retournait dans le courant circulatoire par résorption. Il faut donc admettre que les deux acides formés par le foie subissent des transformations rapides qui les masquent complétement. — (5) Voyez pour toutes ces substances la portion chimique de notre ouvrage. — (6) Il est probable que la xanthine, substance très-voisine de l'hypoxanthine, existe dans le plasma sanguin, car SCHERER (Annales, vol. CVII, p. 314) a trouvé cette substance dans presque tous les points de l'économie. — (7) Ce sucre se transforme rapidement d'une manière analogue au sucre absorbé par la digestion ; il prend en même temps ses caractères et échappe à l'analyse, comme les acides biliaires. — (8) Pendant les chaleurs de l'été, on peut trouver dans les urines d'individus, du reste bien portants, des pigments biliaires ou des matières colorantes analogues. (Voyez FRERICHS, *loc. cit.*, p. 97.) — (9) Suivant SACHARJIN, la soude contenue dans le sang du cheval appartient exclusivement au plasma. — (10) On a trouvé du carbonate d'ammoniaque dans le sang de quelques malades. (Voyez Urée, § 26.)

§ 76.

Nous avons étudié dans les paragraphes précédents le sang en général. Mais la composition de ce liquide varie avec le sexe, l'âge, les conditions d'existence, de nutrition des différents individus et se trouve par conséquent soumise à des variations multiples et considérables. Cette étude est surtout du ressort de la physiologie. On admet que le sang de l'homme est plus riche en globules sanguins que celui de la femme. Le nombre des globules diminuerait dans un âge avancé et serait moins considérable chez l'enfant que chez l'adulte. Les privations et les hémorrhagies abondantes, entraînent également une diminution dans le nombre des globules. La quantité de fibrine contenue dans le plasma sanguin est soumise à des variations beaucoup plus marquées que l'albumine. Cette dernière substance est beaucoup plus abondante que la fibrine et constitue la substance protéique la plus importante au point de vue de la nutrition et du développement des tissus.

Mais le sang contenu dans un même corps offre des caractères différentiels beaucoup plus curieux encore. Le sang représente le liquide nutritif de l'organisme tout entier : en cette qualité, il abandonne aux tissus qu'il traverse certains éléments nutritifs et reçoit à son tour certaines substances transformées. Mais la constitution chimique varie dans chaque tissu, dans chaque organe ; la composition du sang devra donc également se modifier dans les différents départements vasculaires. Le sang provenant de la mamelle d'une femme qui allaite n'aura évidemment pas la même composition que le sang charrié par les veines du cerveau. Les caractères différentiels sont plus frappants encore quand on examine le sang qui revient des glandes et des poumons. Le sang des artères rénales contient plus d'urée, d'acide urique, d'acide hippurique et de substances minérales, que le sang des veines. Le sang qui revient des poumons a abandonné de l'acide carbonique et de l'eau pour absorber de l'oxygène, etc.

L'analyse du sang est trop difficile pour qu'il ait été possible jusqu'alors d'épuiser ce vaste champ d'expérience. Aujourd'hui on ne connaît que certains caractères différentiels entre le sang artériel et veineux, le sang de la veine porte et des veines sus-hépatiques, celui de l'artère et de la veine rénale.

1. *Sang artériel et veineux.* Dans les expériences physiologiques on compare généralement le sang artériel au sang des veines cutanées, c'est-à-dire à une variété unique de sang veineux.

Le sang artériel contient plus de fibrine, de matières extractives, d'eau et de sels que le sang veineux ; ce dernier renferme une plus forte proportion d'albumine et de graisse. Ces données n'ont pas grande valeur. Suivant Lehmann (1), les petites veines contiennent plus de fibrine et d'eau, mais moins de globules, que les artères. Le même observateur a trouvé que les globules du sang artériel renferment plus d'hématine et de sels, mais beaucoup moins de matières grasses, que les globules veineux. L'oxygène domine dans le sang artériel ; l'acide carbonique l'emporte dans le sang veineux.

2. *Sang de la veine porte et des veines sus-hépatiques.* Nous avons vu (§ 70) que les globules blancs sont plus nombreux dans le sang des veines sus-hépatiques que dans le sang de la veine porte. Les globules rouges des veines sus-hépatiques offrent également des caractères spéciaux, différents de ceux des globules du sang en général et notamment du sang de la veine porte (§ 67). Lehmann a montré qu'on n'obtient pas de fibrine en faisant coaguler le sang des veines sus-hépatiques, le contraire ayant lieu pour le sang de la veine porte. Le même physiologiste après avoir fait des recherches nombreuses sur le chien et le cheval a trouvé un excès considérable de globules dans le sang des veines sus-hépatiques et une diminution notable dans la quantité d'eau (ce dernier fait est dû évidemment à la sécrétion biliaire). De plus, ce sang ne contient pas de fibrine et il renferme moins d'albumine que le sang de la veine porte. Enfin le sang des veines sus-hépatiques est plus pauvre en sels et en graisses, plus riche au contraire en substances extractives et notamment en sucre de raisin. Les globules rouges du sang des veines sus-hépatiques sont chargés de principes solides ; mais ils renferment moins de graisse, de sels et de fer (2).

3. *Sang des artères et veines spléniques.* Le sang des veines spléniques offre des caractères tout spéciaux : il contient un nombre très-considérable de globules blancs (3) et des formes intermédiaires nombreuses entre les globules rouges et les globules blancs. Les globules ont une forme plus sphérique et le sang cristallise avec une facilité remarquable. Funke a observé dans le sang veineux de la rate des corpuscules lymphatiques légèrement modifiés, plus volumineux et remplis de petites granulations foncées. En analysant alternativement le sang de l'artère et le sang de la veine splénique, le même observateur n'a trouvé qu'une prédominance de la fibrine dans le sang artériel (4).

4. *Sang menstruel.* Le sang qui s'exhale des vaisseaux déchirés de la muqueuse utérine pendant la période menstruelle, se caractérise presque toujours par l'absence de fibrine coagulable. On admet, ou bien que la

fibrine s'est coagulée dans la cavité utérine, ou bien qu'elle a perdu la propriété de se coaguler en se mélangeant au mucus. L'analyse chimique exacte de cette variété de sang manque. Au microscope, on trouve outre les éléments du sang un mélange d'éléments du mucus.

Remarques. — (1) Journal d'Erdmann, vol. LXVII, p. 321. — (2) Voyez Lehmann, Chimie physiologique, 2ᵉ édit., vol. II, p. 85 et 223. — (3) Gray (*Structure et usages de la rate*. Londres, 1854, p. 144 et 147) insiste sur la surabondance des globules blancs dans le sang de la veine splénique, et dit y avoir observé constamment des granulations pigmentaires foncées et des petits cristaux en forme de bâtonnets et renfermés quelquefois dans les globules. — (4) Funke, Henle's und Pfeufer's Zeitschrift, N. F., vol. I, p. 172, ainsi que l'Atlas de cet auteur, pl. 12, fig. 2 et 3. — Suivant Gray (*loc. cit.*, p. 152), le sang de la veine splénique contient moins de globules, mais plus d'eau, de fibrine, d'albumine et de graisse que les autres espèces de sang. Nous verrons, à propos de l'étude de la rate elle-même, que le sang de la veine splénique peut également renfermer des substances particulières.

§ 77.

C'est le moment de parler des différences de coloration qu'offrent le sang artériel et le sang veineux.

La coloration du sang est due à la présence de globules colorés nombreux suspendus dans une substance intercellulaire généralement incolore. A part quelques différences peu marquées, le sang artériel est généralement d'un rouge clair, cerise, tandis que le sang veineux offre une coloration plus foncée, d'un rouge bleuâtre.

Or, plus il y aura de globules colorés dans une masse déterminée de sang, plus le sang paraîtra foncé et opaque ; moins il y aura de globules, plus le sang deviendra clair, transparent. L'excès des globules blancs pourra également donner au sang une coloration plus claire. On connaît, en effet, la coloration du sang des malades atteints de leucémie. Enfin l'augmentation ou la diminution de la proportion d'hématine contenue dans un nombre donné de globules modifiera également la coloration du sang.

La forme elle-même des globules influe sur la coloration du liquide, comme l'a indiqué le premier Henle. Tous les agents qui diminuent le volume des globules, comme une solution concentrée de chlorure de sodium, par exemple, rendent le sang plus clair ; dans tous les cas où les globules se gonflent, le sang devient au contraire plus foncé.

Certains gaz ont également la propriété de modifier la coloration du sang. De tout temps on a attribué la couleur rouge claire du sang artériel à la présence de l'oxygène et la couleur foncée du sang veineux à l'acide carbonique. En faisant passer un courant de ces gaz à travers du sang, on peut se convaincre de la vérité du fait. Un courant d'oxygène donne au sang une couleur rouge cerise, claire ; l'acide carbonique le rend au contraire rouge foncé. Les couches superficielles d'une masse de sang exposée à l'air libre sont plus claires.

On peut essayer d'expliquer ces faits à l'aide de deux hypothèses. Ou bien les gaz altèrent la forme des globules, ou bien ils agissent par voie purement chimique. Ces deux actions pourraient, il est vrai, se combiner. Nasse (1) et Harless (2) prétendent que chacun des deux gaz produit sur les globules des changements de forme différents : cette assertion est fort douteuse. On sait au contraire d'une manière certaine qu'une solution d'hématine dans de l'eau, ou même une solution alcoolique de la matière colorante du sang préalablement coagulé, offrent des changements de coloration identiques à ceux du sang ordinaire quand on le soumet à l'action d'un courant d'acide carbonique ou d'oxygène. [Bruch (3).] Nous savons également que l'oxygène du sang artériel est chimiquement combiné à la substance des globules. En remplaçant l'oxygène par de l'acide carbonique, la coloration devient foncée. Mais en faisant agir de grandes quantités d'acide carbonique sur les globules, ce gaz agit chimiquement à la manière d'un acide et altère les globules, de manière qu'on ne peut leur rendre leur coloration première en faisant arriver de l'oxygène. [Heidenhain (4).] D'autres gaz, tels que l'oxyde de carbone, par exemple, se combinent chimiquement avec la substance des globules rouges du sang. [Hoppe (5).] Brücke (6) a observé un fait fort curieux : il a remarqué que les globules du sang artériel sont toujours rougeâtres, tandis que les globules veineux offrent un dichroïsme marqué; ils paraissent verdâtres à la lumière transmise et présentent les mêmes caractères que les globules artériels à la lumière directe. On peut obtenir des changements de coloration analogues en faisant agir des alcalis sur des solutions alcooliques acidulées d'hématine.

REMARQUES. — (1) Voyez l'article *Sang* dans le Dictionnaire de physiologie, vol. I, p. 97. — (2) Monographie über den Einfluss der Gase auf die Form der Blutkœrperchen bei Rana temporaria, *De l'influence des gaz sur la forme des globules sanguins de la* rana temporaria. Erlangen, 1846. — (3) HENLE's und Pfeufer's Zeitschrift, vol. I, p. 440, et vol. III, p. 308; puis le Journal de zoologie (Zeitschrift für wiss. Zoologie. vol. IV, p 373. — (4) Voyez le travail de cet auteur : *Disquis. crit.*, etc., p. 30. — (5) Archives de Virchow, vol. XI, p. 288; CL. BERNARD, Comptes rendus, t. XLVII, p. 393, et L. MEYER, dans Henle's und Pfeufer's Zeitschrift, 3e série, vol. V, p. 83. — (6) Comptes rendus de l'Académie de Vienne, vol. XI, p. 1070, et vol. XIII, p. 485.

§ 78.

Chute des globules. Le poids spécifique des globules rouges l'emporte de beaucoup sur celui de la substance intercellulaire : chez l'homme, le rapport est de $\frac{1105}{1028}$.

Les globules, obéissant aux lois de la pesanteur, gagneraient peu à peu le fond du vase dans lequel on a recueilli du sang, si la coagulation rapide de la fibrine ne s'opposait dans la plupart des cas à ce phénomène. Lorsque le sang coagule lentement et tardivement, les globules peuvent quelquefois gagner le fond du vase. Mais il est facile de suivre ce phénomène en son entier, en débarrassant le sang de la fibrine par le battage, ou en empêchant même la coagulation de cette substance par l'addition de réactifs appropriés. Au bout d'un temps assez long on voit dans ce cas la masse sanguine se diviser en deux couches : l'une superficielle, presque incolore, transparente ; l'autre, profonde, formant le fond, et constituée par la masse rouge des globules sanguins. L'examen microscopique démontre que les globules blancs, plus légers, n'ont point gagné le fond. Des expériences comparatives prouvent de plus que le globule rouge gagne plus ou moins rapidement le fond du vase.

La position que prennent les globules de l'homme et des mammifères (et non point ceux des autres vertébrés) dans ces cas est fort curieuse. Au lieu de nager isolément dans le liquide, comme pendant la vie, ils s'accolent les uns aux autres par leurs faces, de manière à former de petites colonnes ressemblant à des pièces de monnaie empilées (fig. 120, *e*).

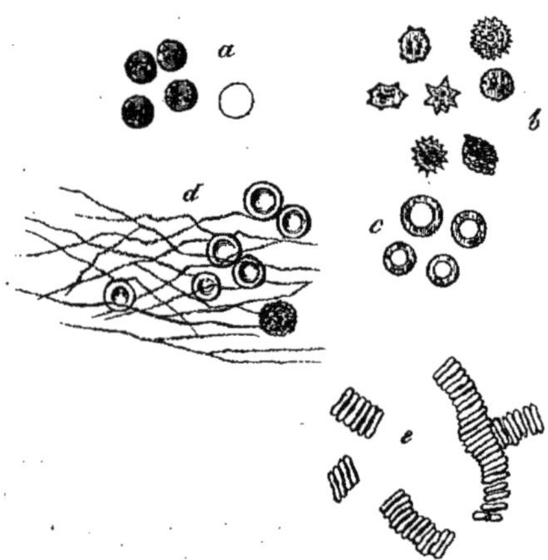

Fig. 120. — Globules sanguins de l'homme ; *e*, réunis en rouleaux.

En étudiant la production de ce phénomène sur une goutte de sang placée sous le champ du microscope, on voit tout d'abord quelques cellules qui s'accolent les unes aux autres : bientôt de nouvelles cellules s'ajoutent aux premières et forment ainsi rapidement une petite colonne. D'autres colonnes viennent se fixer aux premières sous des angles différents, de manière à former quelquefois de véritables réseaux. En ajoutant de l'eau on dissout les rouleaux : chaque élément se gonflant, devient sphérique et se détache de l'élément voisin. La forme arrondie des globules du sang des veines sus-hépatiques et du sang de la veine splénique, les empêche sans doute de se grouper en rouleaux

On ne sait pas pourquoi les globules s'accolent ainsi d'une manière symétrique. La viscosité de la surface des globules ou de la substance intercellulaire ne saurait servir d'explication.

En tous cas, lorsque les globules se sont massés sous forme de rouleaux, ils doivent gagner plus rapidement le fond, car ils peuvent vaincre plus facilement la résistance qui leur est opposée par le liquide. Une fois que les globules ont formé des rouleaux, on a beau agiter le liquide, ils ne tardent pas à gagner le fond du vase (1).

REMARQUE. — (1) Il est surprenant qu'en ajoutant à la substance intercellulaire des liquides plus denses, une solution sucrée concentrée, par exemple, on accélère la chute des globules. Il semblerait que le contraire devait avoir lieu. — ROLLETT a étudié l'action de l'électricité sur les rouleaux de globules (*loc. cit.*).

§ 79.

Coagulation du sang. Le sang, dès qu'il arrive au contact de l'air, change rapidement de consistance et se coagule au bout de quelques minutes. Cette coagulation est beaucoup plus lente quand elle se produit dans les vaisseaux d'un cadavre ou dans le cas d'épanchement sanguin dans l'intérieur de l'organisme. Les épanchements sanguins conservent quelquefois pendant des semaines leur consistance primitive.

Quand on a retiré de l'économie une certaine quantité de sang, on observe déjà des transformations au bout de 2 à 5 minutes. Il se forme tout d'abord à la surface du liquide une petite pellicule tendre et mince, qui ne tarde pas à durcir : on peut alors l'enlever avec la pointe d'une épingle. La pellicule s'étend bientôt aux parois et au fond du vase, c'est-à-dire à tous les points où la masse sanguine se trouve en contact avec la paroi enveloppante. Mais la masse elle-même ne tarde pas à changer de consistance : elle s'épaissit comme une solution de colle forte qui refroidit, et prend bientôt la résistance d'une solution concentrée d'amidon, ou d'une solution saturée et complétement refroidie de colle. Au bout de 7 à 15 minutes, le sang a perdu complétement sa nature liquide et s'est transformé en une masse solide moulée sur les parois du vase.

Mais là ne s'arrête point le phénomène de la coagulation. Le caillot se contracte petit à petit, et exprime une partie du liquide intercellulaire qu'il avait emprisonné en se coagulant. Cette contraction du caillot, fort rapide au début, n'est complétement terminée qu'au bout de 12 à 48 heures. On voit d'abord paraître à la surface libre du caillot quelques gouttes d'un liquide transparent, qui devient de plus en plus abondant, et forme finalement au-dessus du caillot une véritable couche liquide. Bientôt le liquide augmente de quantité et remplit les espaces qui séparent les côtés et le fond du vase du caillot. Ce dernier, d'abord si adhérent au vase qu'on pouvait le retourner sans le faire tomber, finit par nager dans le liquide.

Enfin le caillot se rétracte de plus en plus, le liquide augmente, et l'on trouve finalement dans le vase un coagulum plus ou moins volumineux, plus ou moins résistant, nageant dans un liquide transparent, d'une teinte légèrement jaunâtre analogue à celle du plasma. Le caillot, bien que ratatiné, conserve encore le moule du vase : il est plan-convexe dans une soucoupe en porcelaine, cylindrique dans une éprouvette ; il offre une coloration rouge foncé au niveau de ses couches inférieures et centrales, tandis qu'il est transparent à la surface.

Le coagulum porte le nom de gâteau ou placenta ; le liquide est connu sous le nom de sérum.

La fibrine du liquide intercellulaire emprisonne en se coagulant tous les éléments cellulaires qui nagent dans le liquide sanguin, tout comme de la colle, sous forme de solution, entraîne, en se refroidissant, tous les corps qu'elle tenait en suspension. Le caillot, en se contractant, exprime tout le liquide intercellulaire défibriné qu'il renfermait, tout en retenant les globules sanguins. Le sérum sanguin se trouve ainsi formé par du liquide intercellulaire défibriné, ou comme on dit par du plasma défibriné.

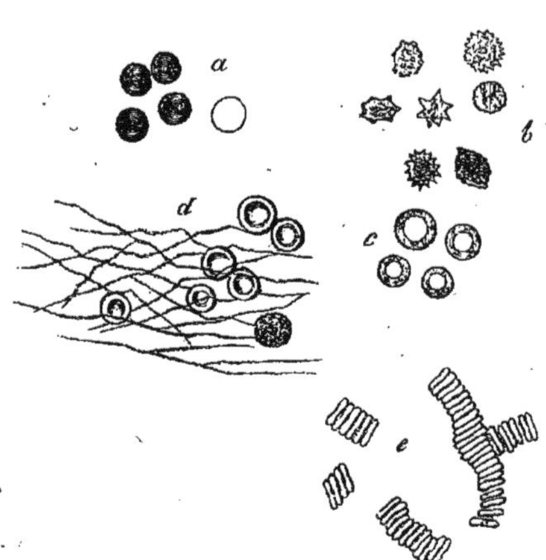

Fig. 121. — Globules sanguins de l'homme; *d*, fibrine coagulée emprisonnant des globules.

Le caillot est constitué par de la fibrine coagulée qui a emprisonné les globules sanguins. En examinant du reste au microscope de fines coupes de caillot sanguin, on aperçoit les globules intacts plongés dans une substance homogène, fibrillaire ou feuilletée (fig. 121, *d*). Il est facile de comprendre qu'une certaine quantité de liquide intercellulaire soit restée emprisonnée dans le caillot.

Le sérum sanguin possède la transparence, la coloration légèrement jaunâtre et les caractères chimiques du plasma. Son poids spécifique est moindre. Il varie entre 1026 et 1029. Il peut se faire qu'un petit nombre de globules rouges n'aient pas été entraînés par la fibrine au moment de la coagulation; ils forment alors dans le sérum un dépôt rougeâtre.

En battant ou en fouettant le sang, la fibrine se dépose sur les baguettes de bois et le sang reste liquide. Il est facile d'étudier la chute des globules rouges dans du sang ainsi défibriné.

§ 80.

La coagulation du sang offre des particularités nombreuses dont nous ne pouvons indiquer ici que les plus saillantes (1).

On parvient à retarder ou à accélérer la coagulation. On l'accélère en battant ou en fouettant le sang. Le sang de l'homme paraît coaguler plus lentement que celui de la femme. Le sang artériel semble coaguler plus vite que le sang veineux, ce dernier contenant une plus forte proportion d'acide carbonique, gaz qui paraît avoir la propriété de retarder la coagulation. Brücke a nié dans ces derniers temps l'exactitude de cette proposition; il admet que très-souvent le sang veineux coagule plus lentement, mais qu'il y a du sang artériel qui coagule très-tardivement, et inversement du sang veineux qui se prend avec une rapidité remarquable.

L'air atmosphérique accélère la coagulation; aussi la rapidité de la coagulation du sang augmente-t-elle en raison de la finesse du jet et de l'étendue de la palette. Depuis longtemps Hewson avait observé, du reste, qu'en insufflant de l'air dans les vaisseaux d'un animal vivant on provoque quelquefois la coagulation du sang. D'autre part, en empêchant tout accès de l'air dans les vaisseaux d'un animal mort on ne parvient jamais à maintenir le sang à l'état liquide (2). Le sang coagule donc sous l'influence de l'oxygène de l'air, et même quand on le soumet à l'action de l'acide carbonique, de l'hydrogène et de l'azote.

La chaleur accélère généralement la coagulation : le froid la ralentit. Le sang coagule du reste à tous les degrés de température au-dessus de zéro. En soumettant du sang tiré d'un vaisseau à un froid intense, le liquide peut se congeler avant de coaguler. Mais on obtiendra la coagulation en faisant dégeler soigneusement le liquide.

On n'a pas encore déterminé au juste l'influence des différentes altérations du sang sur le moment où se produit la coagulation. La nature de la fibrine semble jouer ici un rôle considérable. Ainsi le sang de quelques mammifères, du cheval entre autres, coagule très-lentement; celui du mouton, au contraire, coagule avec une grande rapidité. On a observé dans quelques cas pathologiques un retard considérable dans la coagulation, et ces faits semblent également se rattacher à des modifications spéciales de la fibrine (3).

Le caillot lui-même offre des caractères fort différents ; tantôt il est petit, résistant, tantôt volumineux, mou, friable. Dans le premier cas il y a probablement pauvreté des globules sanguins, et surabondance dans le second. Les globules, par leur nombre, doivent évidemment retarder et empêcher la rétraction complète de la fibrine. Quand le sang est très-aqueux, le caillot devient également fort mou.

La coagulation du sang peut être incomplète et s'arrêter à un des degrés de son évolution ; quand le caillot est mou et très-friable, il peut même se redissoudre en entier. Le sang des veines sus-hépatiques, et celui des règles chez la femme, ne coagule même pas à l'état sain. Chez des sujets frappés par la foudre ou morts par asphyxie, on a trouvé le sang complétement fluide (4).

Si les globules rouges du sang ont abandonné les couches superficielles du liquide au moment de la coagulation, la face supérieure du caillot offre non plus une coloration rouge, mais une teinte d'un blanc jaunâtre; on a désigné cette couche sous le nom de couenne, *crusta phlogistica, inflammatoria*. En examinant cette couche au microscope, on n'y trouve plus de globules rouges ; par contre, on y observe des globules blancs, dont le poids spécifique, comme nous le savons, est moindre. La fibrine ne se contractant pas avec autant d'énergie dans les points qui contiennent beaucoup de globules, les couches supérieures du caillot seront plus rétractées que les couches profondes. Aussi la couenne forme-t-elle un disque concave plus petit que la couche profonde et rouge du caillot.

La couenne se forme toutes les fois que les globules rouges gagnent rapidement le fond du vase et plus souvent encore quand la coagulation de la fibrine est retardée. Le caillot du sang de cheval est couvert d'une couenne même à l'état normal.

Chez l'homme, la couenne apparaît à l'état pathologique et surtout dans les affections inflammatoires des voies respiratoires; mais on peut observer la couenne à l'état normal, pendant la grossesse par exemple (5).

Les substances protéiques nous sont trop peu connues pour qu'il soit possible de donner la cause de la coagulation. Combien n'a-t-on pas fait d'hypothèses sur ce sujet depuis l'origine de la médecine! Les uns ont invoqué le refroidissement du sang, d'autres l'arrêt de tout mouvement dans la masse liquide, d'autres enfin l'influence de l'oxygène. Dans ces derniers temps Brücke a rajeuni la théorie ancienne de A. Cooper et Thackrah; pour ces observateurs le sang était maintenu liquide dans l'organisme à cause de son contact avec les parois vivantes du cœur et des vaisseaux. A. Schmidt croit également que les parois vasculaires ont la propriété d'empêcher la coagulation (6).

REMARQUES. — (1) Voyez, à propos de la coagulation, l'article *Sang* dans le Dictionnaire de physiologie de NASSE, vol. II, 1re partie, p. 41; Mémoires de VIRCHOW, p. 57; BRÜCKE, dans Virchow's Archiv, vol. XII, p. 81, et 172, et A. SCHMIDT, *loc. cit.* — (2) Le sang peut rester liquide dans les vaisseaux du cadavre, et ne coaguler que lorsqu'il arrive au contact de l'oxygène de l'air. — (3) Voyez l'observation de POLLI dans Virchow's Gesammelten Abhandlungen, p. 113. — (4) Il est bon de dire un mot des blocs fibrineux que l'on observe en grand nombre dans le sang de l'homme et des animaux supérieurs; ces blocs se présentent sous forme de lamelles irrégulièrement arrondies, angulaires ou allongées, quelquefois très-irrégulières, de 0m,002 à 0m,032 de diamètre. NASSE, qui les a découverts, les prenait pour des blocs de fibrine coagulée; mais l'analyse chimique renverse cette opinion. On les a alternativement décrits comme des cellules épithéliales, des membranes d'enveloppe, des globules sanguins, de petits caillots de nature indéterminée. BRUCH les prenait pour des cellules épidermiques tombées dans le torrent circulatoire. (NASSE, *loc. cit.*, p. 108. HENLE, *loc. cit.*, p. 152. VIRCHOW, Gesammelte Abhandlungen, p. 145. BRUCH, dans Henle's und Pfeufer's Zeitschrift, vol. IX, p. 216.) — (5) NASSE, *loc. cit.*, p. 121; HENLE, *loc. cit.*, p. 55. — (6) Ou bien la membrane vasculaire détruit la substance fibrino-plastique au moment où elle abandonne les globules, ou bien elle transforme les deux éléments constitutifs de la fibrine, de manière à leur faire perdre toute affinité réciproque. (A. SCHMIDT, 1862, p. 563.)

§ 81.

Après cette longue étude du liquide sanguin, examinons quelles sont les conditions d'existence des globules rouges et des globules blancs. Nos connaissances sont bien incomplètes sur ce sujet.

Les globules rouges sont chargés de l'élément respiratoire, l'oxygène; ils produisent en outre l'hématine et la substance fibrino-plastique. Les globules blancs, formés dans les ganglions lymphatiques et dans la rate, sont destinés à reproduire les globules rouges détruits (§ 71). On ne saurait déterminer le nombre de globules blancs qui se transforment en cellules hématiques, car la durée de la vie des globules rouges nous est inconnue. — Dans le cas d'hémorrhagies abondantes, il doit y avoir évidemment transformation active de globules blancs en globules rouges.

Les globules rouges se détruisent à l'état physiologique dans les vaisseaux du foie, pour concourir à la formation de la bile; l'action dissolvante des cholates alcalins et la presque identité de l'hématoïdine et de la bilirubine confirment cette manière de voir.

Dans le sang à courant très-lent de la pulpe splénique, on trouve des blocs de globules sanguins détruits qui se transforment peu à peu en masses pigmentaires foncées. Les globules rouges entiers ou fragmentés peuvent pénétrer dans les cellules lymphatiques amyboïdes du tissu splénique et former des cellules spéciales dont nous reparlerons à propos de la rate.

A l'état normal, le sang ne quitte jamais les vaisseaux pour se répandre dans les tissus environnants, si ce n'est toutefois dans l'ovaire au moment de la rupture de la vésicule de Graaf. Mais à l'état pathologique on observe fréquemment des extravasations sanguines abondantes. Dans les deux cas les globules rouges se décomposent après la coagulation pour former des cristaux d'hématoïdine. Dans ces cas l'on observe quelquefois de grandes cellules remplies de globules sanguins (1).

Le développement du sang chez l'embryon (2) est assez bien connu ; mais avant d'y insister, disons un mot d'un des phénomènes les plus importants du développement embryonnaire.

Au moment de la segmentation de l'œuf fécondé, des cellules innombrables nouvellement développées viennent former les couches membraneuses du germe, c'est-à-dire la place où se développera le nouvel être. Remak (3) a divisé ces couches cellulaires en trois couches principales, superposées, destinées à se transformer chacune en un certain nombre de tissus et d'organes déterminés; cette division est la clef de toute classification scientifique des tissus.

Contentons-nous, pour à présent, de savoir que la couche externe porte le nom de *feuillet corné;* l'interne, le nom de *feuillet muqueux*. La couche intermédiaire porte le nom de *feuillet moyen*. Le grand groupe des substances conjonctives, les muscles lisses et striés, le système circulatoire sanguin et lymphatique avec ses annexes et son contenu, c'est-à-dire le sang, se développent aux dépens de ce feuillet.

Le sang commence à se former de très-bonne heure chez le fœtus ; les premiers globules n'ont aucune analogie avec les globules rouges caractéristiques de l'adulte ; ils sont formés par de simples cellules dites embryonnaires qui forment à l'origine les différentes parties du corps de l'embryon.

Avec les premiers globules apparaissent le cœur et les gros vaisseaux, qui sont formés au début par des masses cylindriques uniquement composées de cellules. Les cellules de la périphérie se soudent entre elles pour former les parois vasculaires ; quant aux cellules situées sur l'axe du nouveau vaisseau, elles sont bientôt baignées par du liquide et entraînées.

A ce moment l'embryon a du sang, c'est-à-dire qu'il circule dans son cœur et dans ses vaisseaux un plasma peu abondant qui tient en suspension les premiers globules sanguins.

A l'origine ces globules apparaissent sous forme de cellules sphériques, indifférentes, à protoplasma finement granuleux et doué de contractions vitales, et à noyau souvent vésiculeux et contenant un nucléole. Ces éléments ne contiennent pas encore d'hématine. Leur volume est fort variable et dépasse souvent celui des globules rouges du sang. Le diamètre moyen des cellules de l'embryon de poulet est de 0,023.

La cellule devient bientôt transparente et prend une teinte jaune caractéristique due à la production de l'hématine. Les cellules colorées et pourvues de noyaux offrent chez l'homme et les mammifères un diamètre qui varie entre $0^{m},004$ et $0^{m},016$. (Paget, Kœlliker.)

Pendant ce temps les cellules embryonnaires continuent à se transformer en globules blancs d'abord, puis en globules rouges, tandis que le réseau vasculaire s'étend de plus en plus.

Mais dans la première période de la vie fœtale les globules rouges du sang se multiplient également par *division*, comme Remak l'a démontré chez le poulet.

Le nucléole, puis le noyau se divisent successivement. Ce dernier se sépare généralement en deux, rarement en trois parties. Le nouveau noyau ainsi produit se divise quelquefois à son tour. Il faut néanmoins une grande attention pour trouver des cellules qui aient plus de deux noyaux. Le corps contractile de la cellule s'étrangle bientôt. On observe alors des cellules dont une seule moitié seulement contient un noyau, ou dont les deux moitiés, pourvues de noyaux, sont unies par un pont mince et allongé. C'est au début du développement de l'embryon de poulet que ces phénomènes sont curieux à étudier. Quand l'animal est arrivé à une période plus avancée de son développement, les phénomènes dont nous venons de parler disparaissent.

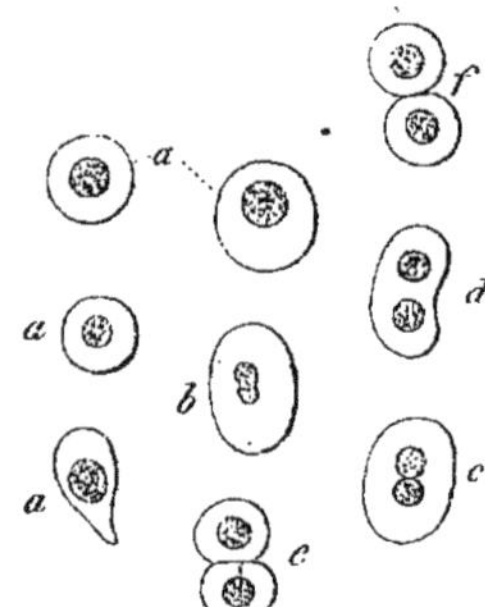

Fig. 122. — Globules sanguins de jeunes embryons de cerf.

En *a*, cellules sphériques; de *b* à *f*, segmentation de ces mêmes éléments.

On doit à Kœlliker de très-belles études sur la segmentation des globules sanguins chez les mammifères ; j'ai pu vérifier les observations de cet auteur tant sur des embryons de cerf (fig. 122) que sur des embryons de lapins ou même de fœtus humains. D'après Remak, on trouverait fréquemment des globules à plusieurs noyaux. Du reste la segmentation semble se faire plus ou moins rapidement suivant le moment où on l'étudie. Ainsi sur des embryons de lapins de 9 millimètres de long, je n'ai trouvé que quelques rares cellules en voie de segmentation, tandis que, sur des embryons plus développés, ces éléments se retrouvaient en grand nombre.

Toutes ces cellules, assez volumineuses en général, bien que leur diamètre soit fort variable, prennent peu à peu une forme sphérique fixe, perdent leur noyau chez les mammifères, et se présentent avec leur aspect typique habituel. On observe déjà de très-bonne heure, au milieu des jeunes éléments du sang, de petits globules délicats, complétement formés. Chez les embryons de lapin de 9 millimètres j'ai trouvé 1/5 ou 1/6 des globules complétement développés sans noyau. Kœlliker n'a pas trouvé de globules semblables même chez des embryons de mouton de 7 millimètres ; Paget n'en a pas observé non plus chez un embryon humain de 9 millimètres. Chez les embryons de mouton de 19 millimètres ils seraient très-peu abondants ; à en croire les observateurs que je viens de citer, ils domineraient au contraire chez les embryons de 28 millimètres des mêmes animaux. Chez des embryons humains de 3 mois, ils formaient le 1/6 ou le 1/8 de la masse totale du sang. Les embryons de mouton de 11 à 28 millimètres de long ne contenaient plus qu'une proportion très-faible de globules pourvus de noyaux.

Des globules rouges du sang se forment chez l'adulte, bien que la segmentation ait cessé son rôle aux dépens des éléments des ganglions lymphatiques et surtout de la rate. Chez les fœtus les globules rouges peuvent avoir la même origine, et dans leur sang on observe de très-bonne heure les corpuscules lymphatiques caractéristiques mélangés aux globules rouges (4).

Il est plus que douteux que les globules rouges puissent se former dans le foie comme on l'avait admis (5).

Remarques. — (1) Voyez Nasse et Kœlliker dans Henle's und Pfeufer's Zeitschrift, vol. IV, p. 9 ; Ecker, même journal, vol. VI, p. 89, et Dictionnaire de physiologie, vol. IV, p. 152 ; Kœlliker, Zeitschrift für wissench. Zoologie, vol. I, p. 261. — (2) Voyez l'ouvrage de cet auteur, intitulé : Untersuchungen über die Entwickelung der Wirbelthiere, *Recherches sur le développement des vertébrés*. — (3) Kœlliker, dans Henle's und Pfeufer's Zeitschrift, vol. IV, p. 112, et Fahrner, *De globulorum sanguinis in mammalium embryonibus atque adultis origine*. Diss. Turici 1845 ; puis Paget, dans Lond. med. Gaz., 1849, p. 188 ; Remak, dans Müller's Archiv, 1858 ; F. Miot, Recherches physiologiques sur la formation des globules du sang. Mémoire couronné par l'Académie royale de Belgique. Bruxelles, 1865 ; Rindfleisch et Preyer, *loc. cit.*, p. 436. On observe les mêmes phénomènes de segmentation dans le sang des Batraciens. — (4) Chez des embryons de poulet couvés depuis quatre jours, on observe souvent toutes les formes successives de transformation en globules rouges. — (5) Cette opinion a été défendue, dans ces derniers temps, par Kœlliker (Anatom. microscop., vol. II, IIe partie, p. 509). Puis Comptes rendus de Würzburg, vol. VII, p. 188.

2. — La lymphe et le chyle.

§ 82.

Pendant la vie les substances constitutives du sang passent constamment sous forme de solutions aqueuses des capillaires dans les tissus environnants.

Ce phénomène est indispensable à la nutrition des tissus et des organes, qui puisent à cette source unique leurs éléments nutritifs. Ces éléments nutritifs varient avec les tissus; ils ne sont pas les mêmes pour les os, le cerveau, les muscles, etc.

Les liquides venus du sang et baignant les tissus changent donc de composition chimique à mesure qu'ils abandonnent aux différentes parties du corps leurs éléments de nutrition.

De plus les produits de décomposition et de désassimilation des tissus se mélangent à ces liquides. Ces produits variables dans chaque organe font encore varier la composition des liquides organiques.

Ces liquides peuvent retourner directement dans le sang par diffusion, ou se rendre dans le système des vaisseaux lymphatiques qui contiennent un liquide connu sous le nom de *lymphe* (1). La lymphe, dont la nature semblerait être la même dans tous les points du corps, présente dans les tissus et les organes des variétés de composition plus considérables encore que le sang lui-même.

Il est une partie du système lymphatique qui joue dans l'économie, à un moment donné, un rôle spécial. Les lymphatiques de la muqueuse intestinale (2) charrient, quand l'animal est à jeun, un liquide identique à la lymphe en général; mais au moment de la digestion, ces vaisseaux se gorgent de substances albuminoïdes et de graisses, et prennent une teinte blanchâtre, opaque, due au liquide laiteux qui les remplit. On a donné à ce liquide le nom de chyle, d'où celui de chylifère donné aux vaisseaux qui le contiennent.

Remarques. — (1) Voyez Ludwig dans Zeitschrift der k. k. Gesellschaft der Aerzte in Wien. *Comptes rendus de la Société impériale des médecins de Vienne*. Année 1863, cahier 4, p. 35. — W. His, Zeitschr. für wiss. Zoologie, vol. XII, p. 223. — (2) Les lymphatiques de la muqueuse du gros intestin semblent également se charger, dans certains cas, de chyle. Voyez Kœlliker, Würzburger Verhandlungen, vol. VII, p. 174.

§ 83.

La lymphe et le chyle (1) sont formés par un plasma ou substance intercellulaire liquide et par des cellules tenues en suspension. Ces éléments découverts par Leuwenhoeck et Mascagni portent le nom de corpuscules de la lymphe ou du chyle. Ils sont identiques aux globules blancs du sang; et les cellules de la lymphe et du chyle entraînées dans le sang y circulent sous forme de globules blancs. On trouve en outre dans le chyle de fines molécules, sous forme de poussière, puis des granulations élémentaires plus volumineuses et enfin des globules rouges isolés.

Dans la lymphe et dans le chyle les cellules (fig. 123) présentent un volume et des caractères différents, mais les éléments qui présentent l'un ou l'autre de ces caractères se trouvent mélangées au hasard, bien que certaines formes de cellules semblent dominer dans certaines parties du système lymphatique. Les vaisseaux d'origine des chylifères, situés dans la paroi de l'intestin ne renferment que peu ou même point de cellules; les cellules deviennent au contraire nombreuses quand les chylifères ont traversé les ganglions mésentériques. On observe des phénomènes analogues en d'autres points du système lymphatique.

Quant aux cellules en elle-mêmes, elles sont identiques quant à la forme, au volume, etc., à celles dont nous avons parlé au sujet du sang (2). Mais tandis que les cellules de la lymphe et du chyle conservent leurs caractères, le liquide lui-même change de composition. La coloration blanchâtre du chyle des mammifères est due à des particules innombrables, extrêmement fines, suspendues dans le liquide, et non point à des granulations graisseuses comme on le pensait autrefois. Ces particules sont douées du mouvement brownien; elles sont d'autant plus nombreuses que le chyle est plus opaque. Ces corpuscules, extrêmement fins, diminuent dans les gros troncs; ils manquent complétement dans la lymphe transparente d'animaux que l'on a fait jeûner. Après avoir traversé le canal thoracique, ces molécules, tellement déliées qu'il est impossible d'en mesurer le diamètre, passent dans le torrent sanguin et peuvent amener des changements de composition momentanés du plasma.

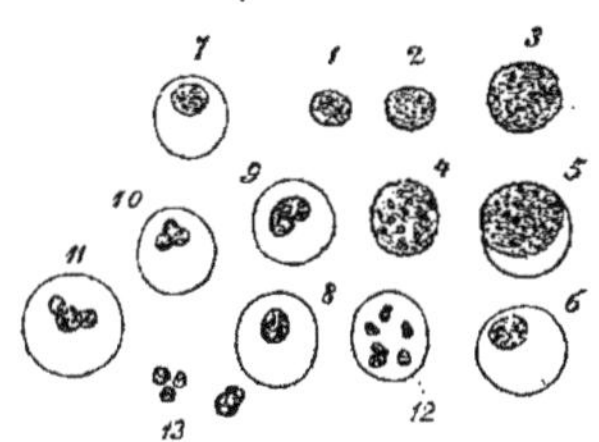

Fig. 123. — Cellules de la lymphe. De 1 à 4, cellules non altérées; 5, 6, 7 et 8, noyau et enveloppe; 9, 10 et 11, segmentation du noyau; 12, noyau décomposé en 6 morceaux; 13, noyaux libres.

Elles sont formées, comme l'a démontré H. Müller (3), par des graisses neutres enveloppées d'une couche excessivement mince de substance protéique coagulée (albumine). Elles ne sauraient donc se réunir, se confondre comme de la graisse libre; l'eau n'agit pas sur elles. Mais en faisant dessécher le chyle, et en ajoutant ensuite de l'eau, on peut obtenir la fusion des particules de graisse; on obtient le même résultat en ajoutant de l'acide acétique au chyle. L'éther les dissout; la membrane albumineuse ne semble pas résister à ce liquide. Comme nous le verrons plus tard, ces granulations graisseuses représentent la graisse qui a été résorbée dans l'intestin.

Le chyle renferme en outre des granulations plus volumineuses, mates, de 0m,0002 à 0m,0011 de diamètre, tantôt isolées, tantôt réunies en groupe. Ces granulations semblent formées par des débris de corpuscules lymphatiques; on les retrouve également dans le sang. [Hensen (3); H. Müller.]

Enfin le chyle et la lymphe contiennent encore des globules sanguins. Une partie de ces globules provient évidemment dans les préparations de petits vaisseaux coupés. Mais on observe presque toujours des globules du sang dans le canal thoracique de certains animaux, du chien par exemple. La lymphe splénique est également mélangée, à certains moments, de nombreux globules rouges. [Tomsa (4).] Il semble donc évident qu'un certain nombre de globules blancs se transforment en globules rouges avant même d'avoir pénétré dans le courant sanguin*. Je crois avoir observé dans le canal thoracique du lapin toutes les formes intermédiaires entre les globules rouges et les globules blancs comme celles que l'on a trouvées dans le sang de la veine splénique.

On a observé ces formes intermédiaires dans le sang de malades atteints de leucémie. [Klebs, Bœtcher, Recklinghausen (5).]

Recklinghausen (6) a pu reproduire artificiellement, en dehors même de l'organisme, la transformation des globules blancs de la grenouille en globules rouges. Il suffit, pour observer ce phénomène, de recueillir du sang de grenouille dans de petites capsules en porcelaine et de les placer dans une étuve chargée d'air humide que l'on renouvelle chaque jour. On peut ainsi suivre jour par jour la série des transformations des globules blancs. Kœlliker (7) a répété avec succès ces expériences fort curieuses.

Remarques. — (1) Voyez les articles : Chyle et Lymphe, par Nasse, dans le Dictionnaire de physiologie, vol. II, p. 363, et vol. III, p. 221 ; puis H. Müller, dans le Journal de Henle et Pfeufer, vol. III, p. 204, et Kœlliker, même journal, vol. IV, p. 142. — (2) Il est facile de se convaincre de ce fait en se servant d'une platine chauffée. — Voyez Frey, le Microscope, 2e édit., p. 69, 141. — (3) Zeitschrift für wissensch. Zoologie, vol. II, p. 259. — (4) Wiener Sitzungsberichte, *Comptes rendus de Vienne*, vol. XLVIII, p. 662. Voyez la Structure de la rate. — (5) Voyez Klebs, Archives de Virchow, vol. XXXVIII, p. 190 ; Bœttcher, même journal, vol. XXXVI, p. 364, et Erb, vol. XXXIV, p. 138. — (6) Archives d'anatomie microscopique, vol. II, p. 137. — (7) Traité d'histologie de Kœlliker, 5e édit., p. 640.

§ 84.

L'origine des corpuscules de la lymphe et du chyle a intéressé au plus haut point les histologistes modernes.

Impossible d'admettre aujourd'hui le développement spontané de ces éléments ; d'autre part ils manquent, ou sont en tous cas fort rares dans les ramifications primitives, et apparaissent tout à coup en grand nombre après le passage des vaisseaux dans les ganglions ; il était donc permis de supposer que les corpuscules lymphatiques naissent dans les ganglions eux-mêmes (1). Du reste on avait trouvé que ce liquide contenu dans les ganglions est identique à celui que l'on observe dans les canaux lymphatiques, et ce fait venait encore confirmer l'hypothèse précédente. De plus, on trouve dans la muqueuse intestinale de petits ganglions lymphatiques, connus aussi sous le nom de follicules isolés ou de glandes de Peyer. Ainsi l'existence de corpuscules lymphatiques dans les ramifications primitives très-déliées des chylifères se comprend fort bien.

Les corpuscules de la lymphe et du chyle sont en réalité des cellules

* La présence des globules rouges dans la lymphe ne saurait plus aujourd'hui démontrer la transformation des globules lymphatiques en globules rouges du sang. En effet, comme l'a établi Cohnheim, les globules rouges peuvent traverser la paroi des capillaires, et de là gagner les vaisseaux lymphatiques. Pour que ce phénomène se produise, il n'est pas nécessaire qu'il y ait inflammation ; et pour ma part, j'ai observé plusieurs fois sur la membrane natatoire de la rana temporaria des globules rouges traversant la paroi des capillaires. R.

des cavités des ganglions qui ont été entraînées dans les vaisseaux lymphatiques. Ces faits sont parfaitement acquis aujourd'hui que la structure des ganglions lymphatiques nous est connue. Mais si les cellules sont entraînées incessamment par la lymphe qui parcourt les ganglions, reste à se demander si ces éléments se forment réellement dans ces organes? Nous reviendrons sur ce sujet en étudiant la structure des ganglions. On pourrait également supposer que les corpuscules de la lymphe et du chyle se multiplient par division dans le liquide lui-même ; mais aucun fait positif n'est venu jusqu'à ce jour confirmer cette opinion (2).

REMARQUES. — (1) DONDERS (Physiologie, Leipzig, 1656, vol. I, p. 317), et BRÜCKE (Sitzungsberichte der Viener Akademie, *Comptes rendus de l'Académie de Vienne*, vol. IX et X) ont les premiers émis cette opinion. Voyez également KŒLLIKER (Würzburger Verhandlungen, vol. IV, p. 107) et VIRCHOW (Gesammelte Abhandlungen, p. 216). — KŒLLIKER (Journal de Ziebold et Kœlliker, vol. VII, p. 182) a étudié avec MÜLLER les vaisseaux chylifères d'un chien mort en pleine digestion. Les chylifères qui partaient des points de la muqueuse garnis de plaques de Peyer étaient gorgés de cellules; dans les autres points, les cellules étaient rares. La lymphe qui provenait du gros intestin contenait également des cellules nombreuses. Les vaisseaux lymphatiques du foie n'en renfermaient pas. Les vaisseaux lymphatiques du taureau renfermaient également un certain nombre de cellules qui ne pouvaient provenir de ganglions; du reste, chez les vertébrés inférieurs, qui n'ont pas de ganglions, la lymphe contient également des cellules, bien qu'en petit nombre. Dans ces cas, on pourrait admettre la transformation de cellules épithéliales détachées et entraînées par le liquide, ou bien le développement des corpuscules aux dépens du tissu conjonctif. RECKLINGHAUSEN a vu les vaisseaux lymphatiques s'ouvrir librement sur la face péritonéale du diaphragme. Le liquide péritonéal, chargé d'éléments lymphoïdes, pourrait suivre cette voie. (Voyez Archives de Virchow, vol. XXVI, p. 172.) — (2) KŒLLIKER et FAHRNER avaient décrit, il y a plusieurs années, des cellules de la lymphe en forme de biscuit et à double noyau. (KŒLLIKER, dans le Journal de Henle et Pfeufer, vol. IV, p. 142; FAHRNER, *loc. cit.*)

§ 85.

On n'a pu déterminer jusqu'à ce jour la quantité de lymphe et de chyle contenue dans l'organisme ; il serait cependant fort important de résoudre cette question (1). On suppose généralement que ces liquides sont fort abondants, et le système lymphatique, aussi bien que le système des chylifères, semble parcouru par un courant liquide intermédiaire très-intense.

Les analyses chimiques des deux liquides sont complétement insuffisantes. On n'a pu déterminer encore la composition des corpuscules de la lymphe à l'état humide. Il existe entre les analyses des différences colossales qui tiennent d'une part à la difficulté qu'il y a de se procurer une quantité considérable de lymphe et de chyle pure, puis à la nature éminemment variable des liquides eux-mêmes.

Les cellules sont formées par des substances albuminoïdes très-variées ; leur enveloppe présente une réaction différente de celle du noyau et du protoplasma, ce dernier emprisonne des molécules de graisse et d'une substance albuminoïde coagulée. L'enveloppe se dissout dans les acides dilués ; le noyau résiste. Nous avons vu que les corpuscules de la lymphe possédaient des propriétés endosmotiques très-marquées (§ 70).

La *lymphe* (2) est un liquide plus ou moins transparent, alcalin, contenant beaucoup d'eau. Son poids spécifique est encore inconnu. On y retrouve les deux substances protéiques que nous avions rencontrées dans le plasma sanguin, à savoir les deux modifications de la fibrine et l'albumine. La coagulation est également due ici à la présence des substances fibrinogène et fibrino-plastique. La fibrine de la lymphe semble différer de celle du sang par son mode de coagulation : Virchow a attribué ces différences à une substance dite fibrogène. La fibrine de la lymphe ne coagule pas généralement dans le cadavre ; la coagulation n'a lieu qu'après l'action prolongée de l'oxygène de l'air. Il faut en général de 10 à 20 minutes pour faire coaguler de la lymphe ; mais il faut attendre quelquefois près d'une heure. (Nasse.) Le caillot se moule sur le vase qui contient le liquide, comme le caillot sanguin ; il est naturellement plus petit, puisqu'il renferme moins d'éléments cellulaires. Le caillot, exposé à l'air, peut prendre une teinte rougeâtre : c'est un fait fort curieux qui a été signalé par plusieurs observateurs, et que j'ai constaté moi-même. Ce changement de coloration pourrait bien tenir à la formation de la matière colorante rouge sous l'influence de l'action de l'oxygène de l'air (3).

La quantité de fibrine contenue dans la lymphe semble pouvoir varier d'une manière assez notable.

L'albumine de la lymphe est combinée à de la soude sous forme d'albuminate de soude comme pour le plasma sanguin. La caséine n'existe pas plus dans la lymphe que dans le sang.

Les graisses, encore peu connues, sont tantôt neutres, tantôt saponifiées avec de la soude ; on en trouve des quantités variables, la quantité d'albumine varie également. La lymphe contient en outre du sucre de raisin (4) et de l'urée (5). Les substances extractives de la lymphe, fort peu abondantes, du reste, n'ont pas été étudiées d'une façon spéciale.

Le chlorure de sodium y est très-abondant ; on y trouve également des carbonates alcalins, des phosphates, des sulfates et même du fer.

La proportion d'eau est variable ; en tous cas il y en a plus que dans le sang.

Les gaz de la lymphe n'ont pas encore été étudiés.

En somme, la lymphe ressemble beaucoup au sang, comme composition chimique. Les proportions de sels renfermés dans les deux liquides semblent également fort analogues. (Nasse.) On peut dire, en général, que la lymphe renferme plus d'eau et de substances extractives, moins d'albumine, de graisses et de sels que le sang.

C. Schmidt (6) a publié dans ces derniers temps des analyses de lymphe de cheval dans lesquelles il a séparé pour la première fois la composition du caillot de celle du sérum.

La lymphe obtenue au niveau du cou d'un poulain nourri abondamment avec du foin a fourni l'analyse suivante :

1000 parties de lymphe contiennent :

Sérum	955,2
Caillot	44,8

1000 parties de caillot contiennent :

Eau	907,5
Fibrine	48,7
Albumine Graisses et acides gras Autres substances organiques	34,5
Sels	9,7

1000 parties de sérum contiennent :

Eau	957,6
Albumine	32,0
Graisses et acides gras	1,2
Autres substances organiques	1,8
Sels	7,4

Les cellules et le plasma de la lymphe renferment des quantités tout à fait opposées de substances minérales, identiquement comme dans le sang (§ 75). (Schmidt.)

Le *chyle* est légèrement alcalin ; la graisse qu'il contient le rend trouble ; il est plus laiteux que la lymphe et plus riche en éléments solides ; son poids spécifique varie entre 1012 et 1022. Il coagule, comme la lymphe, au contact de l'air, au bout de 9 à 12 minutes. (Nasse.) Le caillot peut également prendre une teinte rougeâtre en présence de l'air. La fibrine se contracte très-faiblement en général, se dissout plus facilement et prend une consistance molle, gélatineuse.

L'albumine, qui paraît être l'élément constitutif le plus important du chyle, est très-abondante dans ce liquide ; la proportion d'albumine varie néanmoins avec le genre de nourriture. Une partie de l'albumine est destinée à former des enveloppes aux molécules graisseuses ; l'autre est dissoute dans le liquide.

Le chyle contient beaucoup plus de graisse que la lymphe. Dans les premières ramifications des chylifères la graisse, à l'état de combinaison neutre, est tenue en suspension sous forme de fines granulations. Plus tard elle est saponifiée, comme nous l'apprend l'examen microscopique ; car en ajoutant un acide au liquide transparent, on voit apparaître des gouttelettes de graisse. (H. Müller.)

Le chyle contient en outre du sucre de raisin (7) et de l'urée (8). Suivant Lehmann, on y trouverait également de l'acide lactique.

Le chyle contient enfin une quantité assez abondante de substances extractives et de sels, tels que des sels alcalins et surtout du chlorure de sodium, puis des sels terreux. On y a également signalé l'existence du fer. Nous donnons ici une analyse ancienne de Rees (9), et en regard l'analyse de la lymphe.

Chyle recueilli sur un jeune âne sept heures après l'ingestion de fèves et de pois. (Liquide recueilli avant l'entrée des chylifères dans le canal thoracique.) Rees.		Lymphe provenant des extrémités du même animal.
Eau	902,37	965,36
Fibrine	3,70	1,20
Albumine	35,16	12,00
Extraits aqueux	12,33	2,40
Extrait alcooliques	3,32	traces
Graisses	36,01	5,85
Sels	7,11	

C. Schmidt, qui a étudié à nouveau la composition du chyle, est arrivé à des résultats tout différents en faisant des expériences sur le chyle pris dans le canal thoracique du poulain. Il considère le chyle et la lymphe comme deux liquides de composition très-analogue ; le second contiendrait un peu plus de fer, et fort peu de graisse.

Voici la composition du chyle provenant du canal thoracique d'un poulain trois heures après l'ingestion de foin et d'une bouillie de farine :

1000 parties renferment :

Sérum	967,4
Caillot	32,6

1000 parties de caillot contiennent :

Eau	887,6
Fibrine	39,0
Graisse libre	1,5
Acides gras	0,3
Albumine Sucre et autres substances organiques	66,0
Hématine	2,1
Substances minérales sans le fer	5,5

1000 parties de sérum contiennent :

Eau	958,5
Fibrine	00,0
Graisse libre	0,5
Acides gras des savons	0,3
Albumine	30,9
Sucre et autres substances organiques	2,3
Hématine	00,0
Substances minérales sans le fer	7,5

Le développement des corpuscules de la lymphe chez l'embryon ne nous est pas connu. Mais comme ces éléments apparaissent de très-bonne heure dans le sang, on peut supposer qu'ils existent dans la lymphe à une période fort peu avancée du développement. D'après Remak, les premiers corpuscules de la lymphe seraient formés par les cellules de l'un des vaisseaux primitifs, tout comme pour le sang.

REMARQUES. — (1) Quelques observateurs ont cherché à calculer la quantité de lymphe sécrétée dans les vingt-quatre heures en recueillant le liquide qui s'écoule par le canal thoracique d'un animal. S'appuyant sur des idées toutes théoriques, ils croyaient recueillir de la lymphe l'animal étant à jeun, et du chyle pendant la digestion. Mais ce procédé expérimental est très-infidèle : la courte durée de l'observation, les variations que subit la proportion de lymphe écoulée, enfin le mode opératoire lui-même, rendent cette méthode très-incertaine. Il y a plusieurs années déjà, MAGENDIE (Précis élémentaire de physiologie, t. II, p. 183) recueillit en cinq minutes, par le canal thoracique d'un chien de moyenne taille, une demi-once de liquide ; ce chiffre représentait douze livres par jour, c'est-à-dire près d'un quart du poids total de l'animal. BIDDER (Müller's Archiv, 1845, p. 46) recueillit pendant quelques minutes le liquide qui s'écoulait du canal thoracique de chiens et de chats sacrifiés en pleine digestion, et calcula ensuite, à l'aide de ces chiffres, la moyenne de lymphe rendue dans les vingt-quatre heures. Cet auteur admet que la quantité de chyle sécrétée dans les vingt-quatre heures est au poids total du corps comme 1 est à 5,34 et à 6,66. W. KRAUSE (Henle's und Pfeufer's Zeitschrift, nouvelle série, vol. VII, p. 148) fit de nouvelles recherches dans la même voie. Il obtint également une quantité considérable de lymphe. VIERORDT chercha à déterminer la quantité de chyle par une autre méthode, en s'appuyant sur cette hypothèse, nullement démontrée et vraisemblablement fausse, que toutes les substances protéiques digérées se rendent au sang en traversant le chyle. (Archiv für physiologische Heilkunde, vol. VII, p. 281.) L'idée de LEHMANN n'est pas plus pratique. Cet expérimentateur chercha à calculer la quantité du chyle en déterminant le poids de graisse absorbée. (Chimie physiologique, 2e édition, vol. II, p. 254.) Enfin S. SCHMIDT (Schmidt's Jahrbücher der gesammten Medizin, vol. CXIII, p. 7), se basant également sur des hypothèses incertaines, admet que la quantité de chyle et de lymphe sécrétée en vingt-quatre heures par un cheval est égale à la quantité totale du sang. — (2) Voyez, pour la composition de la lymphe et du chyle, le Traité de chimie physiologique de GORUP, p. 355 et 363, ainsi que l'ouvrage de KÜHNE, p. 252. — (3) Voyez § 74, remarque 2. — (4) POISEUILLE et LEFORT, dans les Comptes rendus, t. XLVI, p. 677. — (5) WURTZ, *loc. cit.*, vol. XLIX, p. 52. — (6) SCHMIDT, *loc. cit.* — (7) POISEUILLE et LEFORT, *loc. cit.* — (8) WURTZ, *loc. cit.* — (9) London, Edinburgh and Dublin philosoph. Magazine, février 1841. — Voyez également l'article Chyle, de NASSE, p. 235.

B. TISSUS FORMÉS UNIQUEMENT PAR DES CELLULES UNIES PAR UNE SUBSTANCE FONDAMENTALE RÉSISTANTE ET PEU ABONDANTE.

3. Des épithéliums.

§ 86.

On comprend sous le nom d'épithélium ou d'épiderme un tissu formé par des cellules serrées, qui tapissent en couches d'inégale épaisseur les surfaces extérieures et intérieures du corps, les canaux excréteurs et même les cavités closes. L'étude du développement des épithéliums en a fait comprendre toute l'importance. Remak nous a montré que l'embryon était limité dans les premières phases de son développement par deux feuillets de cellules, le feuillet épidermique et le feuillet muqueux du blastoderme. Aux dépens du premier se développe l'épithélium de la surface externe, aux dépens du second l'épithélium de la muqueuse digestive. Mais les cellules des feuillets épidermiques et muqueux concourent en outre à la formation de nombreux organes.

La peau avec ses dépressions multiples, toutes les muqueuses du tube digestif, les glandes, la surface interne des organes de la respiration et de la génération et même des parties qui devront être plus tard complétement séparées de ces couches épithéliales primordiales, les ventricules du cerveau par exemple, les cavités de l'œil et de l'oreille, tous ces tissus, tous ces organes sont tapissés par des couches de cellules épithéliales. Les cellules glandulaires destinées à la sécrétion ont la même origine que les épithéliums et se confondent avec ces derniers dans les glandes elles-mêmes.

Mais là ne s'arrête pas le rôle de l'épithélium. Dans le feuillet moyen du blastoderme se développent des cavités nombreuses dont la surface interne se couvre ultérieurement d'une couche épithéliale. C'est ainsi que se forment les revêtements épithéliaux des séreuses, des bourses muqueuses et des membranes synoviales, de l'endocarde, de la membrane interne des vaisseaux lymphatiques et sanguins.

Les épithéliums (1) apparaissent sous forme de cellules pâles, transparentes à noyau très-apparent (il peut disparaître avec l'âge dans certaines formes du tissu). Les dimensions des cellules varient entre 0^{m},006 et 0^{m},055 de ligne ; le noyau, vésiculeux, homogène, quelquefois granuleux, offre un diamètre moyen de 0^{m},045 à 0^{m},090.

Les épithéliums tapissent les surfaces du corps en couches plus ou moins serrées ; l'épaisseur de ces couches varie considérablement suivant les différents points de l'organisme. Au niveau de la peau, les cellules entassées forment une couche de deux millimètres et plus d'épaisseur ; aussi n'avaient-elles pas échappé même aux anciens anatomistes ; mais en d'autres points la couche épithéliale est si peu épaisse qu'on ne la voit pas à l'œil nu. Quelquefois même, et sur une grande étendue, on ne trouve qu'une simple couche de cellules fort minces (2).

Les cellules des tissus épithéliaux présentent des variétés de formes qui ont servi de base à la division de ces tissus.

On observe très-rarement, et à peine chez l'homme dans quelques points limités, la forme sphérique, forme fondamentale et primitive de la cellule. En général, les cellules sont ou bien aplaties, ou bien comprimées latéralement ; de là, parmi de nombreuses modifications, deux variétés principales :

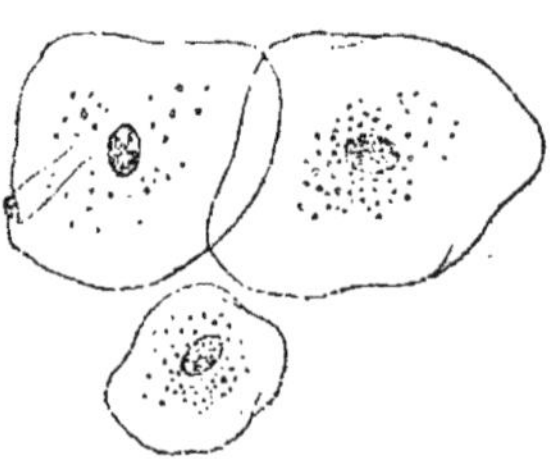

Fig. 124. — Épithélium pavimenteux de la muqueuse buccale de l'homme.

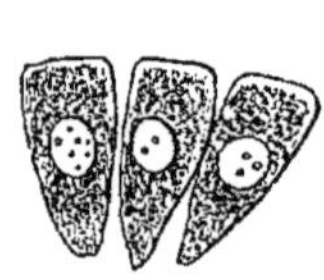

Fig. 125. — Épithélium cylindrique du gros intestin du lapin.

1° L'*épithélium aplati* ou *pavimenteux* (fig. 124) et 2° l'*épithélium cylindrique* (fig. 125).

La surface libre de ces cellules peut se couvrir de cils vibratiles ; elles forment une troisième variété, l'*épithélium à cils vibratiles* (fig. 126). Chez l'homme et chez les animaux supérieurs on n'observe de cils que sur l'épithélium cylindrique.

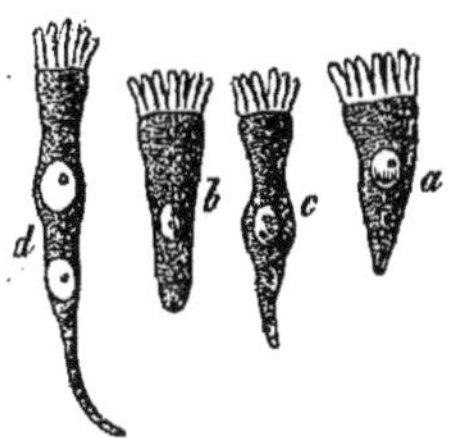

Fig. 126. — Différentes formes de cellules à cils vibratiles des mammifères.

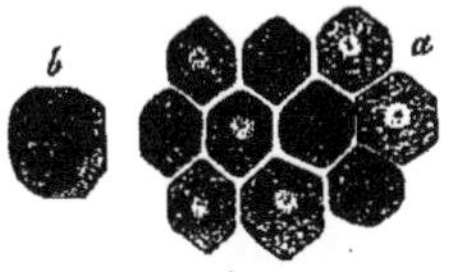

Fig. 127. — Épithélium pavimenteux pigmenté (cellules polyédriques pigmentées) du mouton.

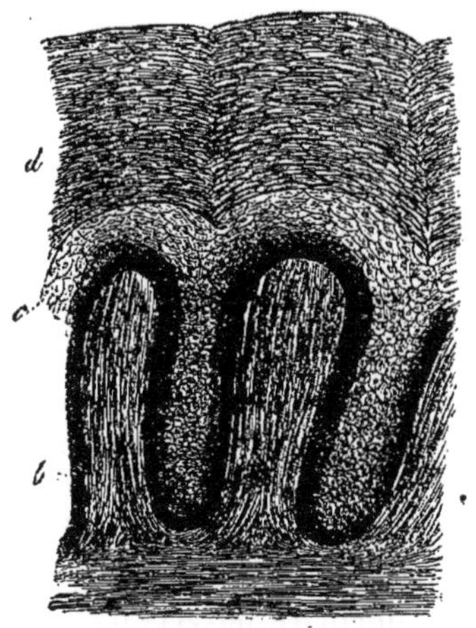

Fig. 128. — Coupe verticale de la peau d'un nègre. Les papilles du derme (*a*) sont tapissées par des couches serrées de cellules épithéliales ; les plus jeunes en *b* et *c*, les plus anciennes en *d*.

Enfin, dans certains points du corps, les cellules épithéliales contiennent des granulations pigmentaires. Les cellules pavimenteuses de l'épiderme et les cellules épithéliales de la choroïde renferment seules ces granulations chez l'homme et les mammifères. Les anciens histologistes les désignaient sous le nom de cellules polyédriques pigmentées (fig. 127). Nous les considérerons comme des épithéliums pigmentés.

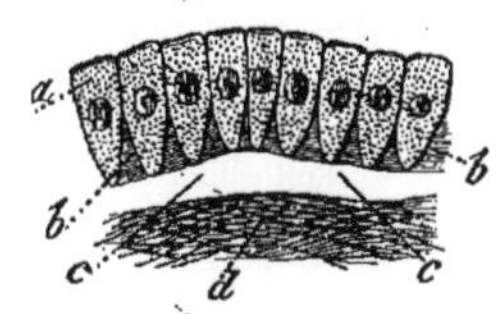

Fig. 129. — Épithélium cylindrique à une seule couche tapissant une muqueuse. *d*, chorion muqueux ; *a*, cellules (Schema).

Les épithéliums offrent des épaisseurs fort variables ; tantôt ils forment des couches condensées et superposées (fig. 128), tantôt une couche unique (fig. 129). Entre ces deux formes on observe des variétés nombreuses. Les épithéliums pavimenteux seuls se superposent en couches épaisses.

Remarques. — (1) Voyez l'ouvrage de Kœlliker, et surtout celui de Henle. — (2) On peut voir, d'après cela, que les anciens anatomistes se faisaient une idée fort incomplète de l'extension des tissus épithéliaux. Ils avaient bien observé des couches épithéliales épaissies au niveau de certaines muqueuses des vertébrés ; mais, quant à admettre que toute la muqueuse fût recouverte d'un revêtement analogue, c'était là une pure hypothèse. Avant l'examen histologique, on devait, du reste, se faire une idée fort erronée du tissu épithélial, que l'on considérait comme une masse non organisée, dépourvue de vaisseaux et de nerfs, comme un simple revêtement muqueux épaissi.

§ 87.

L'épithélium pavimenteux est la forme d'épithélium la plus répandue dans l'organisme. On l'observe sur la peau, sur plusieurs muqueuses, sur les séreuses, et sur la tunique interne de tout l'appareil vasculaire. L'épaisseur des couches d'épithélium pavimenteux est fort variable : tantôt les cellules forment des couches épaisses serrées, tantôt elles n'existent que sous forme d'un simple revêtement celluleux très-mince.

Épithélium pavimenteux à une seule couche. — La face interne des cavités cardiaques et des vaisseaux lymphatiques (1) et sanguins est tapissée par de l'épithélium pavimenteux *simple* (2). On le retrouve sur la face interne des sacs séreux, sur les membranes synoviales, les bourses muqueuses, les gaînes tendineuses ; dans l'œil, il tapisse la face postérieure de la cornée, la face antérieure de l'iris (3) et la face interne de la cristalloïde (4) antérieure ; il tapisse également l'oreille interne, les canaux semi-circulaires et le vestibule (5). Les canaux glandulaires semblent également recouverts d'épithélium pavimenteux ; les canaux excréteurs des glandes sébacées et cérumineuses sont tapissés tantôt par une simple couche, tantôt par plusieurs couches superposées d'épithélium pavimenteux. Les cellules que l'on observe au niveau des alvéoles pulmonaires doivent être considérées également comme des cellules épithéliales (6). Enfin les ventricules du cerveau, tapissés chez l'enfant par de l'épithélium à cils vibratiles, se recouvrent d'épithélium pavimenteux chez l'adulte.

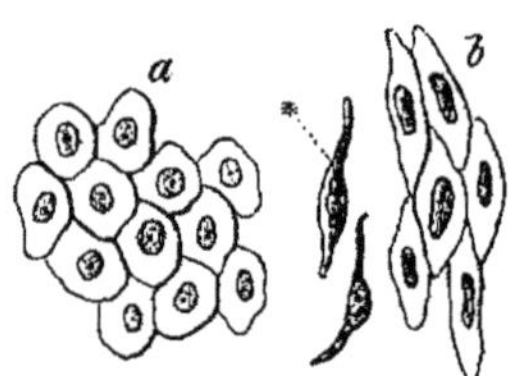

Fig. 130. — Épithélium pavimenteux simple ; *a*, d'une membrane séreuse ; *b*, des vaisseaux.

L'épithélium pavimenteux est formé par des éléments cellulaires (fig. 130) aplatis, pâles, réunis par une substance intercellulaire à peine appréciable ; ces cellules ne renferment quelquefois aucune trace de granulation ; on y observe, dans certains cas, des molécules très-fines et très-déliées. Les contours des cellules peuvent échapper à la vue, mais ils apparaissent très-nettement sous forme de lignes noires, quand on traite la préparation par le nitrate d'argent (7).

Le noyau, très-net, à bords tantôt granuleux, tantôt lisses, contient généralement un et même plusieurs nucléoles. Les cellules présentent deux formes remarquables ; elles peuvent être larges, polyédriques (*a*), ont alors de $0^m,022$ à $0^m,009$ de diamètre, et contiennent un noyau arrondi de $0^m,006$ à $0^m,005$ de diamètre ; ou bien elles ont la forme d'une petite écaille aplatie, lancéolée, de $0^m,022$ à $0^m,045$ de longueur, à noyau allongé (*b*). Ces éléments, vus de côté, offrent l'aspect (b^*) d'une petite fibre épaissie au niveau du point qui correspond au noyau. On trouve ces éléments dans tout le système vasculaire.

L'épaisseur des cellules épithéliales et des couches qu'elles forment est fort variable. Dans les points où les cellules sont peu aplaties, le revêtement peut avoir 0m,005 d'épaisseur ; mais dans les points où les éléments sont tassés, les couches n'ont plus que 0m,002 d'épaisseur.

Les cellules qui tapissent les ventricules cérébraux et les plexus choroïdes ont des dimensions remarquables. Ces dernières sont épaisses, arrondies (fig. 131), munies de un et même de plusieurs prolongements, et renferment, outre le noyau, des granulations brunes, foncées, qui n'existent point dans le jeune âge (8).

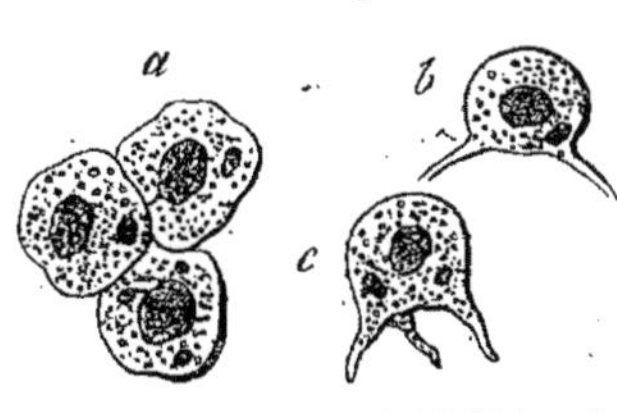

Fig. 131. — Cellules épithéliales des plexus choroïdes de l'homme ; *a*, cellules vues de champ ; *b*, *c*, cellules vues de côté.

Les épithéliums pavimenteux à une seule couche se désagrégent rapidement sur le cadavre ; pendant la vie, ils résistent probablement fort longtemps, et ne se reproduisent qu'avec beaucoup de lenteur ; l'épithélium des vésicules pulmonaires semble cependant se trouver dans des conditions différentes. Les cellules des épithéliums pavimenteux à une seule couche paraissent se détruire après s'être chargées de graisse.

Remarques. — (1) Voyez le chapitre qui traite du système vasculaire. — (2) Anatomie générale de Henle, p. 266 et suiv.; Luschka, Die Structur der sereusen Häute ; *la Structure des membranes séreuses*. Tübingen, 1851. — (3) Luschka, *loc. cit.*, p. 40 ; Kœlliker, Traité d'histologie, 4e édit., p. 652 ; J. Arnold, dans les Archives de Virchow, vol. XXVII, p. 367. — (4) On prétendait autrefois, à tort, que la surface libre de la cristalloïde antérieure était recouverte d'épithélium (Valentin, article Tissu, dans le Dictionnaire de physiologie, vol. I, p. 751 ; Brücke répéta la même erreur (Anatomische Beschreibung des Augapfels. Berlin, 1847, p. 30. — *Description anatomique du globe oculaire*). Henle (Pfeufer's Zeitschrift, nouvelle série, vol. II, p. 299) et Kœlliker reconnurent la véritable structure. — (5) Voyez Corti, dans Zeitschrift für wissensch. Zoologie, vol. III, p. 109. — (6) Voyez l'appareil pulmonaire. — (7) Recklinghausen, les Vaisseaux lymphatiques, etc., p. 5, et Frey, le Microscope, 2e édit., p. 145. — (8) Voyez Luschka, Die adergeflechte des Menschlichen Gehirns, *des Réseaux artériels du cerveau humain* ; Monographie, Berlin, 1855, et le travail de Hæckel dans les Archives de Virchow, vol. XVI, p. 254.

§ 88.

Épithélium pavimenteux stratifié. — L'épithélium pavimenteux simple passe par différentes formes intermédiaires peu tranchées, pour former les revêtements à plusieurs couches. La surface interne du tympan [Gerlach (1)], la face interne de la dure-mère, sont tapissées par une membrane épithéliale force mince, il est vrai, mais à plusieurs couches ; à la surface, on observe des cellules larges, aplaties. [Henle (2).]

Les synoviales articulaires sont tapissées par des revêtements épithéliaux qui peuvent atteindre 0m,022 d'épaisseur ; dans les couches inférieures, on trouve des cellules encore arrondies, dont les plus petites ont de 0m,009 à 0m,012 de diamètre ; près de la surface, au contraire, les cellules sont plus aplaties et peuvent avoir jusqu'à 0m,018 de diamètre (3).

L'appareil urinaire est recouvert par un épithélium pavimenteux spécial. A la surface, on observe une seule couche de cellules de volume variable à noyau vésiculeux. Leur face inférieure présente une série de dépressions dans lesquelles viennent se presser les extrémités arrondies des cellules cylindriques d'une deuxième couche ; puis vient une troisième couche de cellules de forme irrégulière, tantôt cylindriques, tantôt fusiformes, qui reposent sur une quatrième et dernière couche formée de petites cellules polygonales. [Linck, Henle (4).]

L'épithélium pavimenteux forme souvent des couches successives assez épaisses au niveau des muqueuses ; nous citerons comme exemple la conjonctive oculaire, l'entrée des narines, la cavité buccale, le pharynx, l'œsophage, les cordes vocales (5), enfin les organes génitaux de la femme, y compris l'utérus.

On peut étudier très-facilement ces différentes variétés d'épithélium dans la cavité buccale (fig. 132). Dans les couches profondes, qui reposent

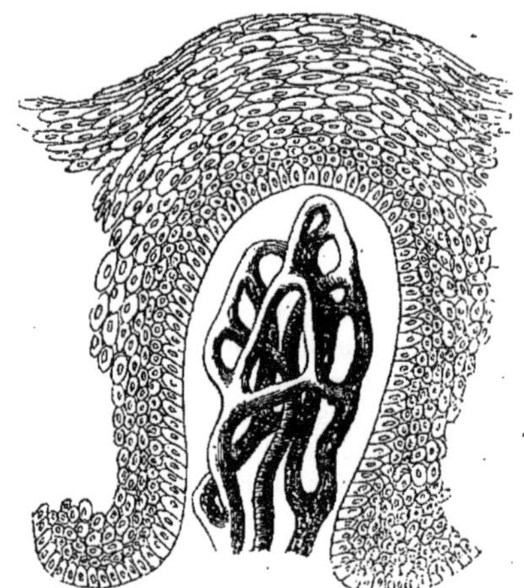

Fig. 132. — Papille de la gencive d'un enfant avec son réseau vasculaire et ses couches épithéliales.

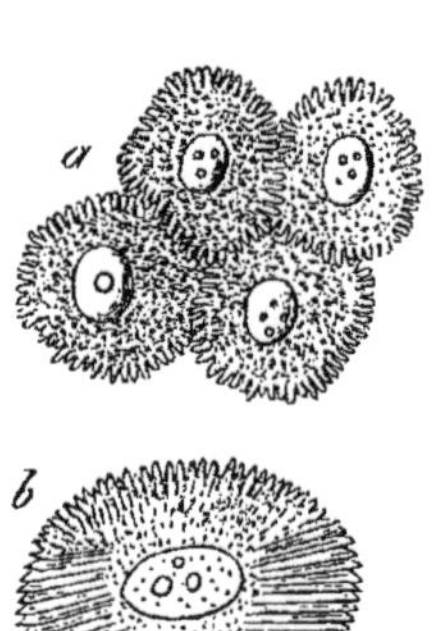

Fig. 133. — Cellules engrenées.
a, des couches profondes de l'épiderme de l'homme ; *b*, d'un papillome de la langue.

mmédiatement sur le chorion muqueux, on trouve des couches de petites cellules molles, arrondies, quelquefois allongées, ovalaires, de 0^{m},006 à 0^{m},015 de diamètre ; les noyaux vésiculeux ont 0^{m},005 de diamètre, et moins. Quand on examine ces cellules à l'aide de forts grossissements, on trouve leur surface couverte de petites saillies épineuses (*a*) qui s'engrènent avec les saillies des cellules voisines comme deux brosses serrées l'une contre l'autre. [Schultze (6).] Dans les couches superficielles, les cellules sont minces, écailleuses, unies, de 0^{m},022 à 0^{m},067 de diamètre ; les noyaux sont plus ovoïdes, homogènes, de 0^{m},01 à 0^{m},012 de diamètre. Enfin le noyau est entouré quelquefois de granulations en petit nombre.

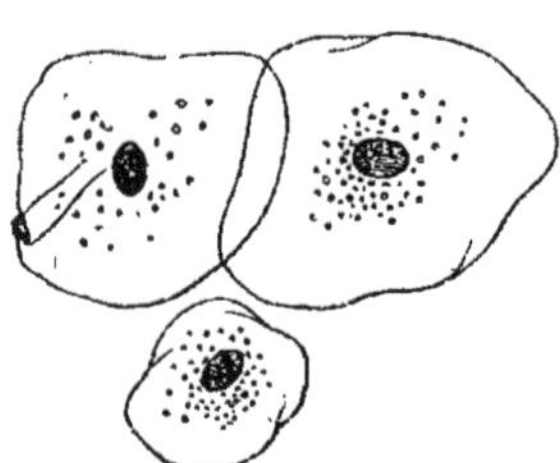

Fig. 134. — Cellules épithéliales des couches superficielles de la cavité buccale de l'homme.

Les caractères physiques des cellules de cette couche ont également changé. Elles ont perdu leur mollesse primitive et ont pris l'aspect *corné*.

Toutes ces cellules ont à peu près les mêmes caractères dans les différentes régions : seulement, l'épaisseur des couches qu'elles forment est variable. Cette épaisseur est de $0^m,203$ au pharynx (Henle) ; de $2^m,5$ au niveau des gencives entre les papilles.

Les cellules épithéliales des cavités closes, et même celles des voies urinaires, semblent permanentes ; mais il n'en est pas de même au niveau des muqueuses qui sont recouvertes de couches épithéliales épaisses. Là, en effet, les cellules superficielles sont continuellement entraînées par action mécanique, ou bien elles vont former un des éléments constants du mucus ; pendant ce temps, d'autres cellules avancent vers la surface, et les couches profondes sont le siége d'une prolifération cellulaire très-active, destinée à remplacer les éléments disparus. Comme preuve de cette prolifération abondante, nous signalerons dans les couches profondes l'existence de cellules épithéliales à plusieurs noyaux. La disparition des dentelures au niveau de la surface des cellules favorise très-probablement la desquamation.

Remarques. — (1) Gerlach, *Études microscopiques*, Mikroskopische Studien. Erlangen, 1858, p. 61. — (2) Kœlliker, Anatomie microscopique, vol. II, Ire partie, p. 488 et 90. — (3) Frerichs, article *Synovie*, dans le Dictionnaire de physiologie, vol. III, p. 463. Reichert et Luschka ont trouvé un revêtement épithélial sur les cartilages articulaires dans la période fœtale. Voyez Luschka, Die Gelenke des menschlichen Körpers, *les articulations du corps humain*. Berlin, 1858, p. 9.—Hueter (Archives de Virchow, vol. XXXVI, p. 52) a voulu nier dernièrement l'existence d'un véritable épithélium au niveau des capsules synoviales. Mais Schweiger-Seidel (Berichte der sæchsischen Gesellsch. der Wiss., 1866, p. 347) a démontré que cet observateur avait eu trop de confiance dans les résultats fournis par l'imprégnation d'argent. — (4) Voyez, au sujet de l'épithélium des voies urinaires : Virchow, Archives, vol. III, p. 243, et la Pathologie cellulaire du même auteur, 3e édition, p. 29 ; Kœlliker, Traité d'histologie, 4e édit., p 531 ; Burckhardt, dans les Archives de Virchow, vol. XVII, p. 94 ; Linck, dans les Archives de Reichert et Du Bois-Reymond, 1864, p. 137, et le Traité d'anatomie systématique de Henle. Brunswick, 1864, p. 288. — (5) Pour l'épithélium de la conjonctive, voyez Schneider dans le *Journal d'histoire naturelle de Würzburg*, Würzb. naturw. Zeitschrift, vol. III, p. 105. — Rheiner a étudié l'épithélium des cordes vocales dans les Würzburger Verhandlungen, vol. III, p. 222. — (6) M. Schultze, dans Virchow's Archiv, vol. XXX, p. 260 ; Virchow, dans le Centralblatt für die med. Wiss., 1864, p. 225 et 289. Schrœn avait déjà observé ce détail de texture, mais l'avait mal interprété. (Moleschott, Untersuchungen zur Naturlehre des Menschen, vol. IX, p. 93.) Broueff et Eberth ont trouvé des cellules engrénées sur l'amnios du chat. (Würzb. naturw. Zeitsch., vol. V, p. 34.)

§ 89.

Épithéliums pigmentés. — Les cellules pigmentées du globe oculaire, ou cellules polyédriques de l'uvée (1), sont des cellules épithéliales pavimenteuses spéciales. Elles sont à une seule couche ou à plusieurs couches assez minces, peu aplaties, et forment par leur agencement une mosaïque élégante. Ces cellules renferment généralement de nombreuses granulations de mélanine.

On trouve constamment ces cellules sur la face interne de la choroïde, elles y forment une couche unique. Au niveau de l'*aura serrata*, elles se superposent et deviennent plus petites. Les procès ciliaires sont tapissés également par ces cellules, ainsi que la face postérieure de l'iris jusqu'au rebord pupillaire, chez l'homme.

Les granulations pigmentaires sont tantôt allongées, tantôt arrondies; elles semblent d'autant plus foncées qu'elles sont plus petites. La coloration n'est, du reste, pas la même chez les différents mammifères. Chez l'homme, les granulations sont petites, d'une teinte brune, noirâtre; chez le veau, le cochon, elles sont d'un noir de charbon. Le volume de ces granulations est inférieur à $0^{m},002$. Quand elles nagent en liberté dans un liquide, ces granulations offrent un mouvement moléculaire intense; on observe ce phénomène dans l'intérieur même des cellules qui sont remplies de liquide.

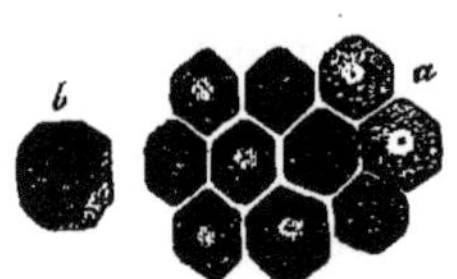

Fig. 135. — Cellules pigmentaires polyédriques de la choroïde du mouton; *a*, mosaïque de cellules à 6 pans; en *b*, cellule volumineuse à 8 angles.

La choroïde est tapissée par une simple couche d'épithélium pigmenté formé par de belles cellules polyédriques à six angles, réunies entre elles avec une régularité parfaite (*a*). On rencontre aussi des cellules plus volumineuses à angles plus nombreux (*b*). Le diamètre varie entre $0^{m},015$ et $0^{m},020$; l'épaisseur des cellules est de $0^{m},009$.

Le nombre des granulations est loin d'être le même dans toutes les cellules. On en trouve qui en contiennent fort peu; il est facile alors de reconnaître et le noyau et la membrane d'enveloppe très-fine et très-délicate. Dans ce cas, le noyau est volumineux de $0^{m},004$ à $0^{m},006$ de diamètre, arrondi ou ovalaire. toujours uni, et renfermant un ou plusieurs nucléoles. En général, les granulations sont très-abondantes, et le noyau apparaît seulement par transparence, sous forme d'une tache brillante. Quand les granulations sont situées à une certaine distance de la membrane d'enveloppe, on dirait, au premier abord, que les cellules sont séparées par une mince couche de substance intercellulaire transparente. Enfin les granulations peuvent être assez nombreuses pour cacher complétement le noyau et empêcher de reconnaître la membrane cellulaire.

Quand ces cellules pigmentées se présentent de profil, on voit que les granulations noirâtres sont toutes emprisonnées dans la moitié de la cellule qui est tournée vers la rétine, c'est-à-dire du côté de la face interne; l'autre moitié est formée par une substance cellulaire complétement transparente. Le noyau est plongé dans cette dernière substance ou à la limite des deux (fig. 136, *b*).

On trouve également, mais rarement, des cellules à deux noyaux.

Au niveau des procès ciliaires, les cellules sont superposées, plus petites, n'ont plus une forme polygonale aussi nette, mais sont chargées de pigment; le noyau n'apparaît que lorsqu'on écrase la cellule. Les cellules de la face postérieure de l'iris offrent les mêmes caractères.

Les cellules épithéliales du tapis de certains mammifères ne contiennent pas de granulations pigmentaires. A la limite du tapis et de la choroïde, on trouve des cellules qui contiennent quelques rares granulations (fig. 136, *c*, *d*); cependant on observe, au milieu des cellules incolores du tapis quelques cellules noires. Chez les albinos, dont les yeux ne contiennent pas de pigment, les cellules sont pâles et forment un revêtement épithélial ordinaire fort élégant. Il est facile d'étudier ce fait chez le lapin blanc.

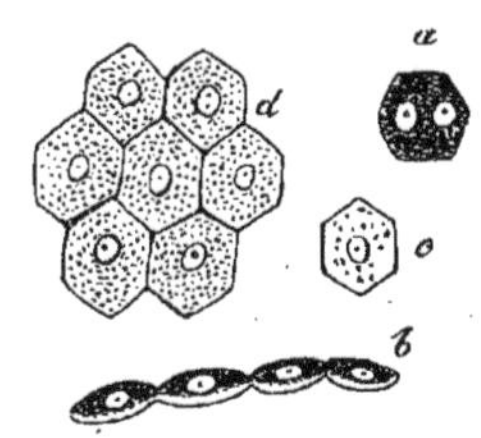

Fig. 136. — Cellules de la choroïde du veau.

a, cellule à 2 noyaux; *b*, cellules vues de côté et chargés de pigment; *c*, *d*, cellules renfermant peu de granulations pigmentaires et prises au niveau du tapis.

Les revêtements épithéliaux des muqueuses ne renferment pas de pigment chez l'homme. Mais, chez les mammifères, on trouve des cellules pigmentées au niveau des muqueuses. Nous citerons, entre autres, la conjonctive du cheval. (Bruch.)

REMARQUES. — (1) BRUCH, Untersuchungen zur Kenntniss des kœrnigen Pigments der Wirbelthiere, *Recherches sur le pigment des vertébrés*. Zürich, 1844. — H. MÜLLER, dans les Würzburger Verhandlungen, vol. III, p. 97; Rosow, dans les Archives d'ophthalmologie, vol. IX, ch. III, p. 65. Sur le développement de cet épithélium, voyez KŒLLIKER, Entwicklungsgeschichte, *Traité d'embryogénie*, p. 288, et BABUCHIN, dans Würzb. naturw. Zeitschrift, vol. IV, p. 81.

§ 90.

Épiderme cutané. — Les couches les plus épaisses d'épithélium pavimenteux s'observent au niveau de la peau. Le derme (fig. 137), qui semble uni à l'œil nu, est couvert d'une quantité innombrable de petites saillies désignées sous le nom de papilles (*aaa*). Ces papilles et les sillons qui les séparent sont tapissés par des couches superposées de cellules (*bcd*). Comme la surface épidermique est unie, ces couches sont naturellement plus épaisses au niveau des sillons.

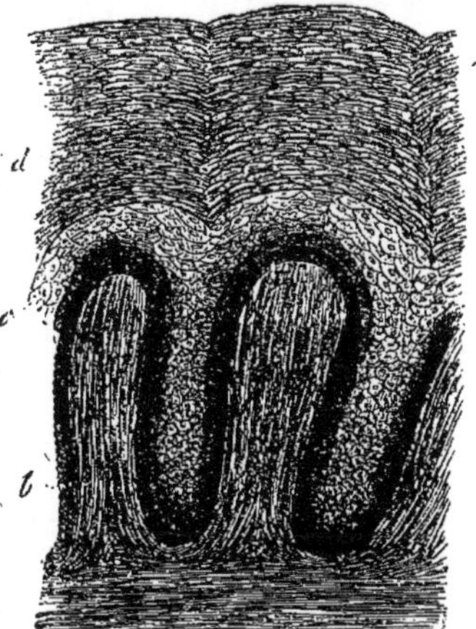

Fig. 137. — Peau de nègre.

En *a*, papilles du derme; au-dessus couches de cellules épidermiques; en *d* couches anciennes; en *c* et en *b*, couches plus jeunes.

L'épaisseur des couches épidermiques varie également au niveau des points différents du corps et peut aller de $0^{m},022$ à $0^{m},382$ et plus (1). Ce sont les couches les plus superficielles, formées de cellules aplaties, qui offrent l'épaisseur la plus variable; quant aux couches profondes, formées de petites cellules arrondies, elles offrent une épaisseur à peu près constante. (Krause.) La pression inégale à laquelle sont soumises certaines parties du corps, les habitudes professionnelles expliquent ces variations dans l'épaisseur de l'épiderme; c'est ainsi que l'on interprète l'épaisseur des couches épidermiques de la paume de la main et de la plante du pied. Cependant on a remarqué que chez le fœtus l'épiderme de la région plantaire a une épaisseur plus considérable que dans les autres points du corps.

L'épiderme de l'homme et des mammifères peut se subdiviser assez nettement en deux couches, l'une superficielle, l'autre profonde. La première (*d*) constitue l'épiderme proprement dit, la seconde le réseau muqueux de Malpighi (*bc*). A l'aide de la macération on parvient à séparer ces deux couches l'une de l'autre. Dans les sillons qui séparent les papilles, la couche profonde acquiert une épaisseur bien plus grande qu'au niveau du sommet des papilles. De là un aspect réticulé spécial qui avait fait donner à cette couche le nom de réseau muqueux.

Dans les couches profondes on ne trouve pas de noyaux libres (2), mais de petites cellules de $0^{m},007$ à $0^{m},009$ de diamètre. Ces cellules arrondies ou ovalaires, mesurant jusqu'à $0^{m},011$ dans leur plus grand diamètre, ont des contours très-mal limités; le noyau est granuleux, légèrement coloré en jaune; il mesure de $0^{m},004$ à $0^{m},007$; il est arrondi ou ovalaire. On trouve plusieurs zones de cellules analogues superposées; cependant elles deviennent petit à petit plus volumineuses, s'aplatissent, prennent une forme polyédrique; le noyau lui-même devient lenticulaire et plus pâle. On trouve sous toutes ces couches du réseau de Malpighi les mêmes cellules engrenées que nous avons déjà décrites en parlant des muqueuses (fig. 138 *a*).

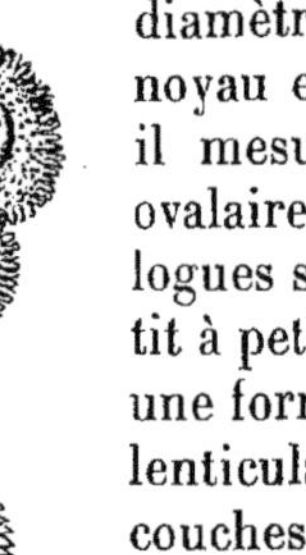

Fig. 138. — Cellules engrénées.
a, des couches profondes de l'épiderme de l'homme; *b*, cellules provenant d'un papillome de la langue.

Enfin nous arrivons aux cellules de l'épiderme proprement dit, ou couche cornée, qui mesurent de $0^{m},022$ à $0^{m},045$. Elles forment de petites écailles de plus en plus aplaties à mesure qu'on se rapproche de la périphérie; elles sont constituées par une substance résistante, très-transparente; on n'y reconnaît pas de membrane cellulaire (fig. 139). Elles rappellent assez bien les cellules des couches superficielles des muqueuses, mais s'en distinguent parce qu'elles n'ont pas de noyaux.

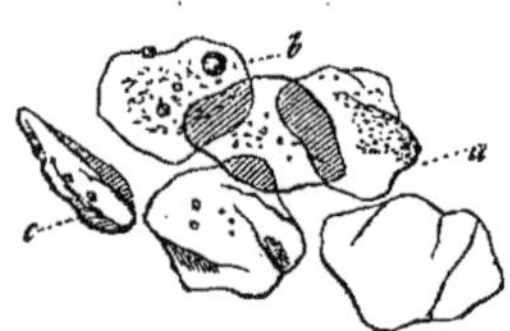

Fig. 139. — Cellules sans noyaux de l'épiderme de l'homme.
a, vues de face; *b*, cellule recouverte de gouttelettes graisseuses; *c*, cellule vue de trois quarts.

Ces noyaux existent cependant chez l'embryon et même chez l'adulte dans les points du corps où la peau a une consistence plus molle, analogue à celle des muqueuses.

Les couches superposées de l'épiderme ont une coloration mate, blanchâtre, quelquefois même un peu brune, et adoucissent la teinte d'un rouge vif que présente le derme si riche en ramuscules vasculaires.

Aussi les lèvres et les joues, dont l'épiderme est très-mince, ont-elles une coloration rouge. Par contre, la plante du pied et même la paume de la main de certains individus n'offrent qu'une coloration rosée légère et dans les points où l'épiderme acquiert une épaisseur considérable, la coloration seule de cette couche persiste. Les cicatrices offrent toutes ces variétés de coloration.

La peau des Européens présente en certains points une coloration brune très-légère, moins marquée chez les blonds mais surtout prononcée chez les bruns. Les mamelons, le scrotum, les grandes lèvres, la marge de l'anus, les *nævi materni* sont les points de la peau où cette coloration est la plus marquée. Limitée chez les Européens, cette coloration se généralise chez d'autres races et atteint même le noir le plus intense chez certains nègres.

Ces variétés de couleurs de la peau semblent dues à trois causes : d'abord à la coloration du noyau par un pigment diffus, à la coloration du corps de la cellule même, et enfin à la formation d'un dépôt de pigment granuleux dans l'intérieur de l'élément.

Jamais le derme n'est pigmenté dans ces cas. L'épiderme seul se colore, et surtout dans ses couches profondes [fig. 136 *bc*. (3)].

Comme l'épithélium des muqueuses, les couches superficielles de l'épiderme s'usent par le frottement, le lavage, la pression des habits, etc.

Remarques. — (1) Krause (article *Peau*, dans le Dictionnaire de physiologie, vol. II, p. 116) a étudié l'épaisseur de l'épiderme dans différents points du corps, ainsi que Kœlliker (Anatomie microscopique, vol. II, 1re moitié, p. 54). — Voyez aussi Henle, Splanchnologie, et pour l'épiderme des mammifères, le travail de Leydig dans les Archives de Reichert et Du Bois-Reymond, 1859, p. 677. — O. Schrön (Contribuzione alla anatomia, fisiologia e patologia della cute umana. Torino e Firenze, 1865) a émis sur l'épiderme des opinions bizarres qui nous semblent inadmissibles. — (2) Henle a encore affirmé leur existence dans ces derniers temps. Voyez Schneider, *loc. cit.*, p. 108. — (3) Quand la couleur de la peau est peu marquée, on observe une coloration brunâtre des noyaux dans les couches cellulaires les plus jeunes. Quand la couleur est plus foncée, les noyaux ont une teinte brunâtre, presque noire. Le contenu de la cellule se teint également en brun. Les cellules des couches superficielles renferment une matière colorante grenue, dont la teinte varie du jaune au brun, et même au noir. Les cellules épidermiques de l'homme peuvent donc contenir aussi de la mélanine.

§ 91.

Épithélium cylindrique. — L'épithélium cylindrique (1), qui s'observe sur les muqueuses, constitue la seconde variété de tissu épithélial. Cet épithélium tapisse d'une manière non interrompue le tube digestif depuis le cardia jusqu'au niveau de l'anus ; on le rencontre également dans les canaux excréteurs des glandes qui s'ouvrent dans l'intestin, dans les canaux pancréatique et cholédoque. Les canaux galactophores, le canal lacrymal, quelques parties des organes génitaux internes sont également tapissés d'épithélium cylindrique. On observe une variété de l'épithélium cylindrique dans certains points des organes des sens, notamment à la région olfactive, au niveau des larges papilles de la langue des grenouilles; nous y reviendrons à propos des organes des sens.

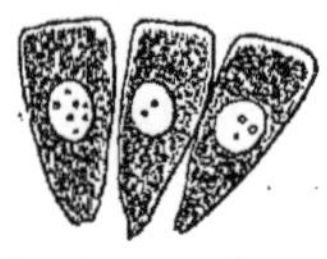

Fig. 140. — Épithélium cylindrique du gros intestin du lapin vu de côté.

Les épithéliums cylindriques (fig. 140) forment de simples couches de cellules minces, verticales, qui, ou bien ont le même diamètre dans toute leur étendue, ou bien sont plus larges à leur extrémité libre, tandis qu'elles vont en s'amincissant vers leur extrémité profonde. Le noyau est généralement situé vers la partie moyenne; quelquefois il est situé plus profondément. Les cellules serrées les unes contre les autres se compriment, de sorte qu'en regardant une surface tapissée d'épithélium cylindrique on aperçoit une mosaïque très-élégante qui rappelle une couche d'épithélium pavimenteux. Cependant les cellules vues de face forment des champs plus petits que les cellules pavimenteuses, et les noyaux sont situés dans un plan plus profond que la surface des cellules.

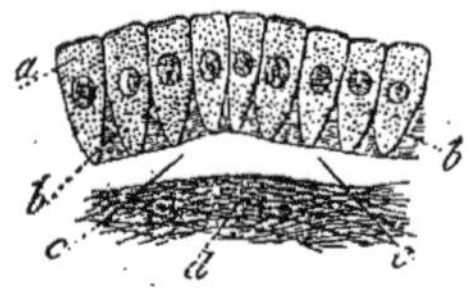

Fig. 141. — Cellules cylindriques d'une muqueuse accolées les unes contre les autres (Schema).

a, cellules; *b*, substance intercellulaire; *c*, couche transparente; *d*, chorion muqueux.

Les extrémités effilées des cellules (fig. 141) sont quelquefois éloignés les unes des autres, et entre elles on aperçoit la substance intercellulaire (*b*) transparente.

Quand les cellules sont aussi larges dans leur partie profonde que dans leur partie superficielle, ou que cylindro-coniques elles tapissent des surfaces arrondies (fig. 142), elles se touchent dans toute leur étendue.

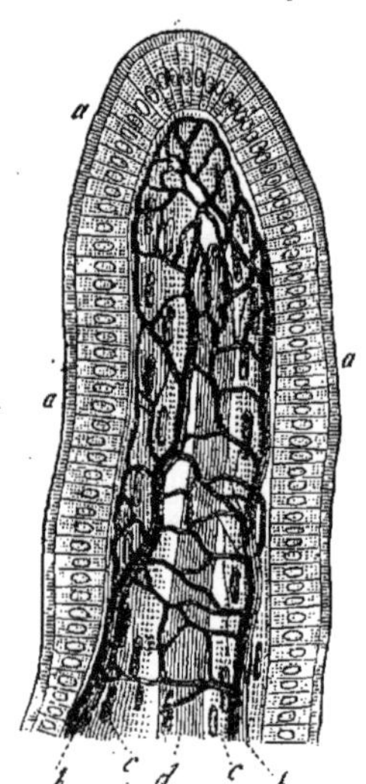

Fig. 142. — Villosité d'un mammifère tapissée d'épithélium cylindrique.

a, épithélium cylindrique avec plateau épaissi; *b*, réseau capillaire; *c*, fibres musculaires lisses; *d*, le chylifère contenu dans l'axe de la villosité.

Les noyaux des cellules cylindriques sont arrondis, à bords nets, pourvus de nucléoles. Le corps de la cellule est rarement transparent; généralement il est trouble, granuleux. La membrane est mince; quelquefois elle est doublée par une couche transparente appartenant au corps cellulaire (fig. 140).

Le volume, la forme des cellules cylindriques est variable (2). Les unes semblent très-courtes; d'autres sont allongées à leur extrémité profonde et même quelquefois ramifiées. La portion de la cellule occupée par le noyau est assez large pour qu'il se trouve encore à une certaine distance de la paroi (fig. 140). Quelquefois, pourtant, le noyau touche la membrane cellulaire qui semble soulevée à ce niveau. Enfin l'on observe des cellules qui ont deux noyaux superposés.

Les diamètres des cellules d'épithélium cylindrique de l'intestin grêle de l'homme varient dans les différentes parties de cet intestin. La longueur des cellules varie entre 0m,020 et 0m,022 ; le diamètre transversal entre 0m,004 à 0m,009 dans la portion supérieure ; mais dans les conduits pancréatique et cholédoque, les cellules sont aussi longues, mais plus minces. Henle en a observé de très-allongées dans l'estomac de l'homme.

REMARQUES. — (1) Voyez HENLE, Anatomie générale, p. 238. — (2) EBERTH, in der Würzb. naturw. Zeitschrift, vol. V, p. 27.

§ 92.

Épithélium cylindrique à plateau canaliculé. — L'épithélium cylindrique qui tapisse l'intestin grêle de l'homme et des mammifères offre des caractères particuliers fort remarquables (1).

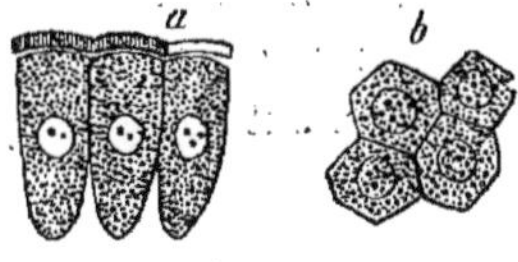

Fig. 143. — Épithélium cylindrique de l'intestin grêle du lapin. *a*, cellules vues de côté, avec leur plateau légèrement soulevé et traversé par des canalicules ; *b*, cellules vues de face, les orifices des canalicules y apparaissent sous forme d'un pointillé.

Le plateau, traversé par des canalicules (fig. 143 *a*, 144), atteint chez le lapin de 0m,071 à 0m,002 d'épaisseur ; on y compte de 10 à 15 petites lignes verticales qui correspondent aux canalicules.

Comme nous l'avons dit déjà, ce plateau est formé par une substance protéique, coagulée, distincte de la membrane cellulaire ; elle résiste peu à l'eau ; quand elle est soumise à l'action de ce liquide, on voit apparaître rapidement des gouttelettes transparentes à la surface (fig. 145, *c*). On n'a pu voir jusqu'à ce jour si la membrane cellulaire elle-même est traversée par les canalicules. L'exis-

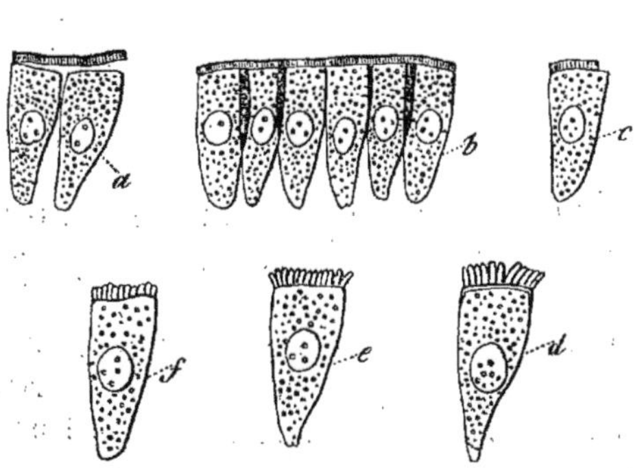

Fig. 144. — Mêmes cellules.

a, le plateau s'est détaché sous l'action de l'eau et d'une légère pression ; *b*, état normal ; en *c* une partie du plateau a été détruite ; en *d*, *e* et *f* le plateau, soumis à l'action prolongée de l'eau, s'est divisé en petits fragments prismatiques ou en forme de bâtonnets.

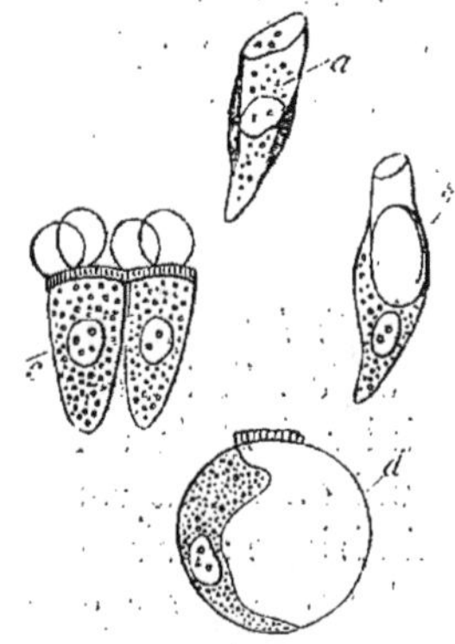

Fig. 145. — Cellules de l'intestin grêle du lapin.

a, *b*, cellules en voie de dissolution ; *c*, cellule modifiée par l'action de l'eau ; *d*, cellule devenue sphérique en se gonflant dans l'eau.

tence de cette membrane devient bien évidente quand on observe des cellules qui se sont gonflées dans l'eau (*d*).

Depuis longtemps on a observé à côté des cellules cylindriques de l'intestin d'autres cellules qui ont été étudiées dans ces dernières années sous le nom de cellules caliciformes. Nous y reviendrons à propos de la muqueuse intestinale.

Les cellules cylindriques de la vésicule biliaire et des gros conduits biliaires ont également un plateau traversé par des canalicules poreux. [Virchow, Friedreich (2).] On a observé des éléments analogues au niveau du gros intestin et sur d'autres muqueuses (3).

On n'a observé de cellules cylindriques pigmentaires ni chez l'homme ni chez les mammifères.

Les épithéliums cylindriques semblent se renouveler d'une manière fort lente. On avait dit à tort, que des lambeaux d'épithélium cylindrique se détachent des muqueuses pour être remplacés ensuite par de nouvelles couches.

REMARQUES. — (1) Nous avons déjà parlé des travaux de FUNKE et de KŒLLIKER. —Voyez aussi WELCKER dans Henle's et Pfeufer's Zeitschrift, suite N, vol. VIII, p. 239; puis BRETTAUER et STEINACH (Wiener Sitzungsberichte, vol. XXIII, p. 303). — HAIDENHAIN, dans les *Recherches* de Moleschott, vol. IV, p. 255; LAMBL, dans le Wiener med. Wochenschrift, 1859, n°s 24 et 25; COLOMAN-BALOGH, dans Moleschotts' Untersuchungen, vol. VII, p. 556; WIEGANDT, Untersuchungen über das Dünndarmépithélium und dessen Verhältniss zum Schleimhaustroma, *Recherches sur l'épithélium de l'intestin grêle et ses rapports avec le stroma de la muqueuse*. Dorpat, 1860, Diss.; WIEHEN, dans Henle's und Pfeufer's Zeitschrift, 3e série, vol. XIV, p. 203, et DÖNITZ, dans Reichert's und Du Bois-Reymond's Archiv, 1864, p. 367. — (2) VIRCHOW, Archives, vol. XI, p. 574, et Pathologie cellulaire, 1re édition, p. 28, f° 14; FRIEDREICH, Archives de Virchow, vol. XV, p. 535. — (3) WIEHEN prétend que le plateau s'observe très-fréquemment au niveau du bord libre des cellules (*loc. cit.*).

§ 93.

Épithélium à cils vibratiles. — Viennent enfin les épithéliums *à cils vibratiles*. Ils forment des couches simples ou superposées composées de cellules dont la surface libre est couverte de cils flottants. Les cellules, quand elles sont complétement développées, ont généralement une forme cylindrique; rarement elles sont arrondies ou aplaties. Les cellules profondes et non encore développées des épithéliums vibratiles à plusieurs couches, sont arrondies et dépourvues de cils.

Les cellules cylindriques à cils vibratiles (fig. 146) offrent la même variété de forme et de longueur que les cellules cylindriques ordinaires. Le bord libre de la cellule présente généralement un contour plus foncé que les parties latérales. La substance cellulaire est tantôt transparente, tantôt finement granuleuse, mais toujours fort pâle.

Le nombre des cils varie entre 10 et 30 (1). Chez l'homme et les mammifères, les cils semblent légèrement aplatis et terminés supérieurement par une extrémité mousse (quelques auteurs disent qu'ils sont terminés en pointe).

La longueur des cils est très-variable; elle varie quelquefois sur une même cellule et peut être différente dans un point donné de l'organisme. Jamais chez l'homme ils n'atteignent la dimension des cils vibratiles que l'on observe chez certains animaux inférieurs. Les cils les plus longs ont environ $0^{m},022$; ils sont fixés chez l'homme sur des cellules cylindriques qui ont près de $0^{m},045$ de longueur; on les trouve à la partie supérieure de l'épididyme. (Kœlliker.) Dans d'autres points, les cils sont plus petits; au niveau des cônes du testicule ils ont $0^{m},011$ de longueur; ils sont beaucoup plus petits encore au niveau des cellules de l'appareil respiratoire où ils atteignent de $0^{m},002$ à $0^{m},004$. La longueur des cellules elles-mêmes varie entre $0^{m},022$ et $0^{m},045$. Les cils sont en général très-délicats et se détruisent quelques heures après la mort. Quelquefois, cependant, ils se conservent pendant plusieurs jours dans le corps des animaux à sang chaud.

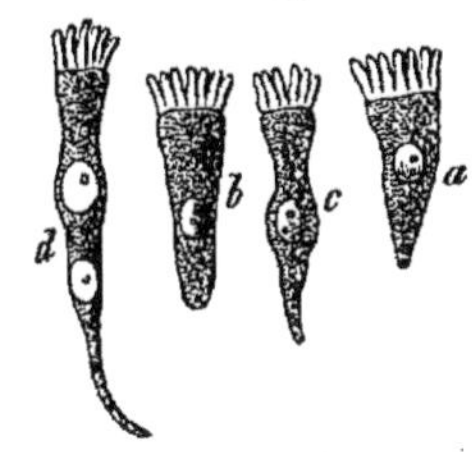

Fig. 146. — Cellules à cils vibratiles des mammifères. *a*, *b*, formes simples; *c*, cellule mince, allongée; *d*, cellule plus allongée avec double noyau.

L'épithélium à cils vibratiles s'observe dans différents points du corps.

Il recouvre la muqueuse des voies respiratoires à partir de la base de l'épiglotte, sauf toutefois les cordes vocales inférieures. Il forme une couche de $0^{m},045$ à $0^{m},090$ d'épaisseur. Après avoir tapissé la trachée et les bronches en diminuant successivement d'épaisseur, il n'est plus formé dans les fines ramifications bronchiques, que par une simple couche de cellules à cils vibratiles de $0^{m},013$ d'épaisseur. (Kœlliker.)

La muqueuse nasale est également tapissée par de l'épithélium à cils vibratiles de $0^{m},045$ à $0^{m},090$ d'épaisseur, à partir du point environ où se terminent les cartilages du nez. La *région olfactive* seule, dans le sens strict du mot, n'est pas tapissée d'épithélium vibratile; et cependant les cavités accessoires de l'organe de l'olfaction en sont recouvertes.

L'utérus est également tapissée par une simple couche de cellules à cils vibratiles jusqu'à la moitié inférieure du col.

Chez l'homme, les vaisseaux efférents, les cônes séminifères, l'épididyme jusqu'à la partie moyenne environ, sont tapissés par des cellules à cils vibratiles qui sont d'autant plus volumineuses qu'on se rapproche du testicule. [Becker, Kœlliker (2).]

Les cavités du cerveau et de la moelle sont tapissées chez le nouveau-né par un revêtement d'épithélium à cils vibratiles. Il ne persiste qu'en certains points limités chez l'adulte: dans le canal de l'épendyme, la partie postérieure du quatrième ventricule, l'aqueduc de Sylvius et les ventricules latéraux. Dans les autres points on ne trouve plus, chez l'adulte, que des cellules épithéliales pavimenteuses plus ou moins arrondies. Les plexus choroïdes et la toile choroïdienne sont tapissés par un épithélium pavimenteux arrondi dont nous avons déjà parlé, paragraphe 88. Chez l'embryon ces cellules sont recouvertes de cils (3).

La trompe d'Eustache et la caisse du tympan contiennent également de l'épithélium à cils vibratiles ; la membrane du tympan elle-même est recouverte d'un épithélium pavimenteux à plusieurs couches.

On n'a pas observé de cellules à cils vibratiles pigmentées. Le renouvellement physiologique des épithéliums à cils vibratiles semble être fort limité *.

REMARQUES. — (1) Voyez l'article de VALENTIN sur le *Mouvement des cils vibratiles,* dans le Dictionnaire de physiologie, vol. I, p. 484. — (2) BECKER, dans le Wiener méd. Wochenschrift, 1856, n° 12 ; KŒLLIKER, Histologie, 4ᵉ édit., p. 543. — (3) Voyez LUSCHKA, Die Adergeflechte der menschlichen Hirns, *des Artères du cerveau*. Berlin, 1855, p. 129, et Würzburger Verhandlungen, vol. V, p. 14 ; Traité de LEYDIG, p. 178 ; HÆCKEL, Archives de Virchow, vol. XVI, p. 255 ; KŒLLIKER, dans les Würzb. Verhandlungen, vol. IX, p. 55.

§ 94.

Composition chimique des épithéliums. — Ce serait à la chimie d'étudier la composition des épithéliums, et de rechercher les modifications que subissent les cellules jeunes des couches profondes en se transformant en éléments adultes de la surface.

Malheureusement on n'a pu isoler encore les différents éléments qui

* Chez l'homme et chez les vertébrés, les cils vibratiles paraissent soudés directement par leur base sur le plateau de la cellule. On ne voit dans l'épaisseur du plateau lui-même aucun détail de structure. Cette observation ne saurait pourtant démontrer que les cils ne se poursuivent pas dans l'épaisseur du plateau pour se fondre avec le protoplasma de la cellule ; car, au microscope, on ne distingue pas les unes des autres des parties différentes quand elles sont intimement unies et qu'elles ont la même couleur et le même indice de réfraction. Chez certains mollusques Eberth[1] avait déjà reconnu que les cils pénètrent dans l'épaisseur de la cellule jusqu'au voisinage du noyau. Dernièrement, Marchi[2] a fait de nouvelles recherches à ce sujet ; nous avons fait reproduire (fig. A) une cellule à cils vibratiles de l'anodonte dessinée par ce dernier auteur. Marchi pense que le plateau de la cellule est percé comme un crible pour donner passage aux cils.

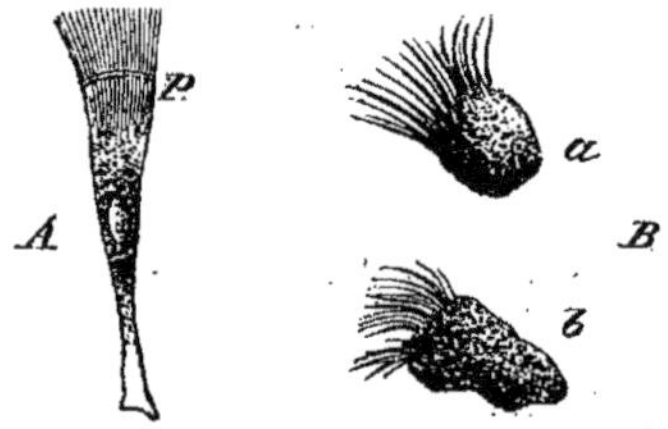

A. Cellule à cils vibratiles des tentacules de l'*Anodonta cygnea* d'après Marchi.
B. Cellules à cils vibratiles de la muqueuse nasale de l'homme dans l'inflammation catarrhale aiguë de cette muqueuse.

Chez l'homme, et par l'observation directe, on ne voit rien d'analogue. Mais en profitant de certains faits pathologiques, on arrive à se convaincre que les cils sont des expansions du protoplasma et que le plateau, qui est une véritable production secondaire, doit présenter des canaux traversés par les cils.

Au début du coryza, les cellules épithéliales soumises à l'irritation se gonflent ; leur protoplasma devient granuleux ; leurs noyaux grossissent et se divisent ; la membrane de la cellule se dissout, et en même temps se dissout aussi le plateau qui limite sa surface libre. Il arrive parfois que les cils sont détachés, mais le plus souvent ceux-ci persistent alors même que le plateau a disparu. Ce fait suffit à démontrer que les cils vibratiles ne sont pas simplement soudés sur le plateau. En outre, avec une observation attentive et avec un fort grossissement, on reconnaît qu'à leur base les cils présentent un épaississement tel qu'il serait impossible d'indiquer le point précis de leur implantation ; en un mot, les cils apparaissent comme une simple expansion du protoplasma de la cellule.

On comprend facilement toute l'importance de pareils faits depuis que l'on sait que le protoplasma des cellules est doué de propriétés motrices. R.

Virchow's Archiv, vol. XXXV, 1866, p. 477.
Beobachtungen über Wimper's Epith., Arch. für mikrosc. Anat., vol. II, 2ᵉ fasc., p. 467, 1866.

composent les tissus épithéliaux; aussi n'a-t-on pu faire l'analyse qu'en masse. Toujours est-on arrivé à savoir que les couches profondes, composées d'éléments jeunes, sont formées généralement de protoplasma, tandis que les couches superficielles et anciennes sont transformées en une masse dure, sèche, résistante, connue sous le nom de substance *cornée* ou *kératine*. En un mot, ces couches superficielles ont subi la transformation *cornée* (1).

Les cellules cylindriques ordinaires, les cellules cylindriques à cils vibratiles offrent tous les caractères des éléments formés de protoplasma ; elles se gonflent et finissent par se rompre quand on les plonge dans l'eau. Quelques épithéliums pavimenteux simples résistent à l'eau froide et chaude et ne se dissolvent qu'en présence des acides ou des alcalis. Le noyau des épithéliums à une seule couche résiste fortement à l'action de l'acide acétique.

Les cellules des couches profondes des épithéliums à plusieurs couches offrent des caractères analogues aux précédents ; quant aux cellules des couches superficielles, pourvues en partie seulement de noyaux, elles présentent toutes les réactions de la kératine.

Après avoir fait agir successivement de l'eau, de l'alcool et de l'éther sur les noyaux, le corps des cellules, leur enveloppe et même leur substance intercellulaire, il reste un produit qui est la kératine. Elle est insoluble dans l'eau froide et dans l'eau chaude, et ne donne point de colle par la cuisson, à moins qu'elle ne soit mélangée à des lambeaux de tissu conjonctif. L'acide acétique ne l'attaque pas, et elle résiste assez longtemps à l'acide sulfurique dans lequel elle se gonfle. Traitée par l'acide chlorhydrique et l'acide azotique, la kératine donne les réactions des substances protéiques.

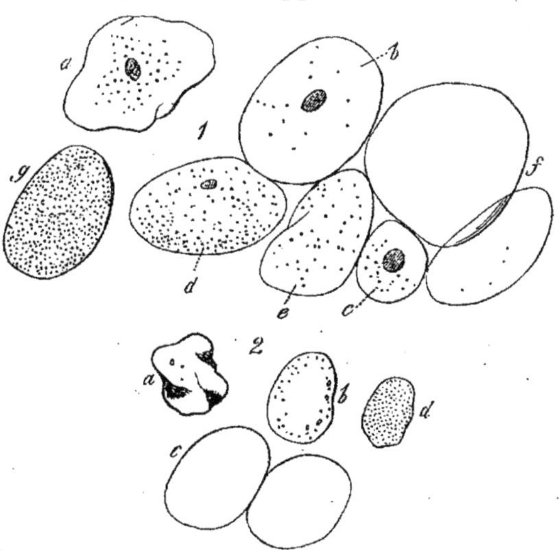

Fig. 147.

1, cellules épithéliales. En *a* cellule pavimenteuse non altérée de la cavité buccale; de *b* à *f*, mêmes cellules traitées par la potasse caustique; les unes ont encore un noyau (*b*, *c*, *d*), les autres en sont dépourvues; *g*, cellule traitée par la soude, puis par l'acide acétique.

2, cellules épidermiques. *a*, non altérées ; *b*, au début de l'action de la soude; en *c*, après l'action prolongée de ce réactif; en *d*, après l'addition d'acide acétique.

Mais en présence des alcalis, la kératine se gonfle en formant une combinaison qui se dissout dans l'eau (2). En ajoutant de l'acide acétique à cette solution, on obtient le précipité des produits de désassimilation des substances albumineuses contenant du soufre.

Il est fort intéressant pour l'anatomiste de savoir que ces tissus se gonflent avant de se dissoudre (fig. 147). On peut traiter d'abord l'épiderme par une forte solution de soude et observer le gonflement du tissu en ajoutant ensuite de l'eau ; ou bien on peut employer de suite une solution alcaline faible. Les anciennes cellules se gonflent, redeviennent sphériques (1. *b-f*. 2. *bc*) et prennent tous les caractères de cellules vésiculeuses ; le contenu de la cellule se dissout dans le liquide qui la pénètre et la membrane devient très-nette. Le même procédé permet d'étudier les différentes couches épithéliales superposées, qui se séparent les unes des autres ; aussi le micrographe tire-t-il un bon parti de l'emploi des alcalis. Plus tard le noyau est attaqué (1. *b-d*) et ensuite la substance intermédiaire. La membrane d'enveloppe se dissout en dernier, mais elle ne se dissout jamais sur celles qui ont subi la transformation cornée complète ; et les vieilles cellules cornées résistent à la manière de la substance élastique. Quand on ajoute de l'acide acétique aux cellules gonflées, cet acide précipite les substances protéiques dissoutes sous forme d'un dépôt finement granuleux (1. *g*. 2. *d*).

La kératine, comme nous venons de le voir, est une substance complexe, car elle est formée par le mélange du noyau, de la membrane et du corps de la cellule ; aussi les analyses de cette substance ont-elles fort peu d'importance. *Scherer* et *Mulder* ont déterminé la composition de l'épiderme de la plante du pied de l'homme.

		SCHERER.	MULDER.
C.	51,036.	50,752	50,28
H.	6,801.	6,761	6,76
N.	17,225.	17,225	17,21
O. } S. }	24,938.	25,262	25,01 0,74

La proportion du soufre (0,74 pour 100) trouvée par Mulder semble très-minime quand on la compare à celle que l'on a trouvée dans la kératine d'autres tissus ; car la proportion varie généralement entre 2 et 5 pour 100 (4). On ne sait pas sous quelle forme se trouve le soufre ; en tous cas sa combinaison est très-instable. La quantité de cendres est de 1 à 1, 5 pour 100. Les sels sont : le chlorure de sodium, le chlorure de potassium, le sulfate et le phosphate de chaux, le phosphate de magnésie et le phosphate de fer ; l'épiderme renferme en outre de la silice.

Les cellules pigmentées ont les caractères des variétés auxquelles elles appartiennent. Celles de l'œil, par exemple, rentrent dans la variété des cellules à une seule couche. Nous avons déjà parlé de la mélanine qu'elles renferment. On ne sait pas quelle est la matière noire qui colore les noyaux des cellules épidermiques dans les parties foncées de la peau.

REMARQUES. — (1) Voyez SCHLOSSBERGER, Chimie des tissus, p. 265, ainsi que le Traité de chimie physiologique de MULDER, p. 543 ; LEHMANN, 2e édit., p. 308, et GORUP, p. 592 ; puis DONDERS, dans les Comptes rendus hollandais, cahiers 1 et 2, et KŒLLIKER, Anatomie microscopique, vol. II, 1re moitié, p. 58. — (2) Il est facile de comprendre que l'on obtient immédiatement ce résultat en se servant de suite de solutions diluées de potasse ou de soude. — (3) Annales, vol. 40, p. 54. — (4) Von Bibra, Annales, vol. 90, p. 291.

§ 95.

Propriétés physiologiques des épithéliums. — Les épithéliums se rapprochent, au point de vue de leur origine, des cellules glandulaires. Remak a montré que ces deux sortes de tissus naissaient dans les deux feuillets qui tapissent la surface du corps de l'embryon. Chez l'adulte on observe le passage successif des cellules épidermiques aux cellules glandulaires ; quelques glandes sont tapissées de cellules qu'il serait impossible de séparer des épithéliums. La formation du mucus et de la synovie correspond à une des phases de la vie des cellules épithéliales qui a beaucoup d'analogie avec les transformations auxquelles sont soumises certaines cellules glandulaires. La tendance qu'ont ces éléments à sécréter au niveau de leur surface une substance qui peut se transformer en plateau, en basement membrane, en membrane propre, indique une analogie nouvelle entre les cellules de l'épiderme et des glandes. Malheureusement la genèse de ces éléments n'est pas encore bien déterminée aujourd'hui.

Quel est le rôle des épithéliums, et pourquoi toutes les surfaces libres de l'organisme sont-elles recouvertes de revêtements cellulaires continus? Il serait bien difficile, à coup sûr, de répondre exactement à cette question.

Il est évident, qu'au point de vue physiologique, les épithéliums sont destinés à régulariser les phénomènes de transsudation, de diffusion et de résorption dont l'organisme est le siége.

Il est facile d'étudier la multiplication, le développement, les changements de forme des éléments cellulaires dans les tissus épithéliaux qui ne renferment point de vaisseaux sanguins. Il est évident que les vaisseaux des couches conjonctives sous-jacentes président à la nutrition des tissus épidermiques, et cependant on observe des revêtements épithéliaux au niveau de membranes complétement dépourvues de vaisseaux, comme la cornée, par exemple, et la *cristalloïde* (1). Les phénomènes nutritifs qui se passent dans les épithéliums simples et même dans les épithéliums modifiés nous échappent, et le mécanisme de la formation de la mélanine et autres granulations pigmentaires dans l'intérieur des cellules nous est complétement inconnu. On suppose tout naturellement que les cellules jeunes, c'est-à-dire les couches profondes formées de cellules à protoplasma plus mou, jouissent d'une activité plus considérable. Dans l'intestin, les cellules cylindriques de la muqueuse sont continuellement traversées par de la graisse et par les autres éléments du chyle, bien qu'elles ne profitent pas de ces substances pour leur nutrition propre. Nous pourrions citer également à ce propos les éléments cellulaires des glandes.

Il est probable que la nutrition s'arrête d'une façon complète dans les cellules superficielles transformées à l'état d'écailles cornées ; du reste, ces éléments ne se putréfient qu'avec une difficulté extrême.

Les épithéliums ne sont pas en général destinés à subir un développement ultérieur. Il est vrai de dire que dans la période embryonnaire les feuillets épidermique et muqueux du blastoderme prennent part à la formation d'organes fort importants dont nous parlerons plus tard. Chez l'adulte il n'en est plus de même : les cellules épithéliales ne peuvent plus former à ce moment que des éléments identiques à eux-mêmes et ne sauraient produire ni une cellule adipeuse ni un corpuscule de tissu conjonctif.

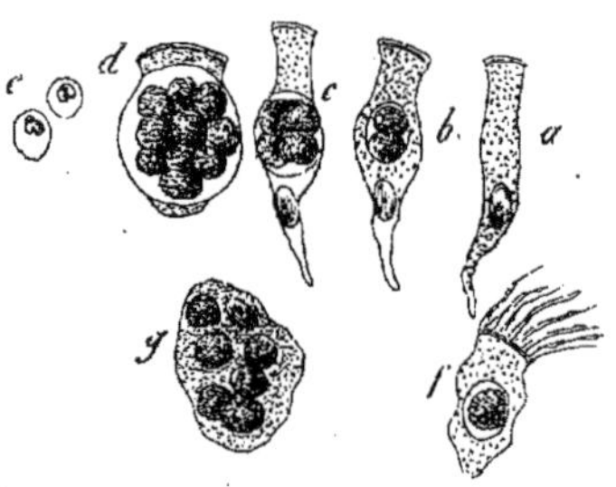

Fig. 148. — Formation de corpuscules de mucus et de pus dans l'intérieur des cellules épithéliales.

a à *d*, cellules cylindriques des voies biliaires ; *e*, corpuscule de pus devenu libre ; *f*, cellule à cils vibratiles des voies respiratoires ; *g*, épithélium pavimenteux des voies urinaires.

Cependant il est une exception à cette loi, et nous en avons déjà parlé (§ 56) ; c'est là formation probable des corpuscules de mucus et de pus dans l'intérieur même des cellules épithéliales et aux dépens du protoplasma (fig. 148).

Les cellules épithéliales se détruisent en se dissolvant, ou bien sont entraînées mécaniquement par desquamation. Cette desquamation enlève journellement à l'organisme une certaine quantité de substances albuminoïdes transformées, il est vrai.

Remarques. — (1) Nous parlerons plus tard des relations des cellules épithéliales avec les éléments du tissu conjonctif et du tissu nerveux.

§ 96.

Produits élaborés par les épithéliums : mucus et synovie. — Les épithéliums, en se détruisant, concourent à la formation du mucus et de la synovie ; aussi parlerons-nous de ces deux liquides à propos des tissus épithéliaux.

Le *mucus* est un liquide filant, gluant, généralement épais, qui recouvre en plus ou moins grande quantité les muqueuses qu'il humecte et lubréfie. La consistance de ce liquide lui permet de former une couche protectrice contre certaines actions chimiques et de jouer même un certain rôle dans les échanges gazeux.

Le mucus est dépourvu d'odeur et de saveur ; il présente des réactions nombreuses. Tantôt il est transparent, tantôt louche, d'un blanc jaunâtre. On y trouve en plus ou moins grand nombre, suivant l'origine, des cellules épithéliales et glandulaires, puis un élément plus petit, le corpuscule de mucus, dont l'aspect, le volume, les caractères rappellent tout à fait les globules blancs du sang, ou les éléments de la lymphe et du chyle. L'origine de ces corpuscules semble être variable ; ils peuvent provenir des cellules épithéliales elles-mêmes, des corpuscules de tissu conjonctif ou des organes lymphoïdes. Le mucus, à cause de sa consistance, peut englober un grand nombre de bulles d'air. — Ainsi constitué, le mucus se présente à nous sous forme d'un liquide à composition fort variable, auquel peuvent venir se mélanger encore des sécrétions glandulaires spéciales dont quelques-unes ont la propriété des ferments.

En étudiant le mucus au point de vue chimique, on y trouve une substance particulière, la *mucine*, puis des matières extractives, des graisses, des substances minérales. On y a trouvé le chlore, les acides phosphorique, sulfurique, carbonique, silicique, la soude et la potasse. Nasse en a donné la composition quantitative (1). Cet auteur a analysé du mucus humain provenant de crachats. Voici cette analyse :

Eau.	955,52
Éléments solides.	44,48
Mucine (et trace de substance albuminoïde). .	23,75
Substances extractives.	9,82
Graisses.	2,82
Éléments minéraux.	8,02

L'étude de la mucine seule offre quelque intérêt. On trouve cette substance sous deux formes différentes dans le mucus ; la première est insoluble, se gonfle seulement dans l'eau, s'arrête sur le filtre ; la seconde est soluble (2) et peut être filtrée. Les réactions de ces deux formes de la mucine sont à peu près identiques ; aussi faut-il supposer que la mucine pure est insoluble ; il est probable qu'elle devient soluble en se mélangeant aux alcalis ; cette hypothèse paraît plausible quand on rapproche la mucine de plusieurs substances protéiques.

La *synovie* offre, comme l'a démontré Frerichs (3), tous les caractères du mucus. Elle est claire, incolore ou jaunâtre, visqueuse, alcaline ; on y trouve les cellules épithéliales de la membrane synoviale tout comme le mucus renfermait des corpuscules de mucus. Elle sert à lubrifier les surfaces articulaires.

La synovie renferme les mêmes substances que le mucus et en outre de l'albumine. On y a trouvé du chlorure de sodium, des phosphates basiques alcalins, des sulfates alcalins, des phosphates terreux et du carbonate de chaux.

Frerichs a étudié comparativement la composition de cent parties de synovie provenant d'un bœuf à l'étable et de cent parties de synovie prises chez un animal de même espèce vivant en liberté dans les pâturages. Voici ces deux analyses.

	I.	II.
Eau.	969,90	948,54
Éléments solides.	30,10	51,46
Mucine et épithélium.	2,40	5,60
Albumines et substances extractives.	15,76	35,12
Graisses.	0,62	0,76
Sels.	11,32	9,98

Les mouvements et les frottements des surfaces articulaires les unes contre les autres semblent donc influer sur la composition de la synovie, car ce liquide est plus aqueux chez un animal en repos, moins gluant et moins riche en mucine. Il est vrai de dire que le liquide est bien plus abondant dans ces cas. Par contre la quantité de synovie diminue notablement à la suite d'un effort musculaire énergique; le liquide devient plus épais, plus gluant; la proportion de mucine va en augmentant. D'après Virchow (4), le liquide des gaînes tendineuses et des bourses muqueuses aurait une composition analogue à la synovie.

On ne pourrait plus admettre aujourd'hui que le mucus, la synovie et notamment la mucine ne sont que le produit de sécrétion de glandes muqueuses. Il n'existe en effet aucun rapport entre la quantité du liquide et le nombre des glandes; bien plus, les capsules synoviales dépourvues de glandes sécrètent du mucus. Les cellules épithéliales prennent évidemment part à la formation de la mucine, de même que les cellules glandulaires concourent à la formation du mucus. Il est permis de supposer que le liquide alcalin qui transsude à travers les capillaires des muqueuses et des membranes synoviales vient agir sur les cellules épithéliales et transforme leur contenu en mucine. [Simon, (5) Frerichs.] Si cette opinion est exacte, la mucine doit être considérée comme un produit de transformation des épithéliums.

REMARQUES. — (1) Journal d'ERDMANN, vol. XXIX, p. 59. — (2) Voyez, au sujet de la mucine soluble provenant des glandes salivaires, le travail de STÆDELER dans les Annales, vol. III, p. 14. — (3) Article *Synovie*, dans le Dictionnaire de physiologie, vol. III, p. 463. — (4) Würzburger Verhandlungen, vol. II, p. 281. — (5) Chimie médicale, Berlin, 1842, vol. II, p. 302. — Pour les détails, voyez SCHLOSSBERGER, *loc. cit.*, p. 314; puis la Chimie physiologique de GORUP, p. 427.

§ 97.

Mouvements des cellules épithéliales. — On n'a pu observer jusqu'à ce jour la contractilité des cellules épithéliales jeunes. Mais les cellules à cils vibratiles sont douées d'un mouvevement ciliaire particulier (*motus vibratorius*) fort curieux. Ce phénomène, connu dès l'invention du microscope (1), fut étudié par de nombreux histologistes, mais sans résultats bien satisfaisants. Il est très-répandu chez les animaux et s'observe même chez les végétaux; ce qui n'empêche pas que le mécanisme et le but de ce mouvement nous soient complétement inconnus. L'épithélium à cils vibratiles manque dans certains organes d'une classe d'animaux pour reparaître chez d'autres; il fait complétement défaut chez les Arthropodes.

Les cils vibratiles, en mouvement sur le bord d'une membrane repliée sur elle-même, apparaissent sous forme d'un feston ondoyant ou comme l'ondulation de la flamme d'une bougie; quand on observe ce mouvement sur une membrane vue de face, on dirait un champ de blé agité par le vent; au microscope, ce mouvement rappelle les ondulations d'un ruisseau éclairé par le soleil. Ces comparaisons ne rendent sans doute pas parfaitement compte des particularités mêmes du phénomène.

Les petits corps suspendus dans l'eau, les globules sanguins ou les granulations pigmentaires par exemple, sont rapidement entraînés dans une direction déterminée par les cils. Ce mouvement paraît d'autant plus fort que ces cils s'agitent plus activement et que le grossissement est plus intense. En réalité, ce mouvement n'est pas très-rapide, et les corpuscules entraînés parcourent à peine l'étendue d'un pouce en quelques minutes. Un lambeau d'épithélium à cils vibratiles peut se déplacer par le mouvement seul de ses cils; une parcelle d'épithélium ou une cellule isolée qui s'agitent dans l'eau peuvent en imposer pour des infusoires.

Quand l'épithélium est frais et jouit de toute sa vitalité, le mouvement est tellement rapide qu'il échappe à la vue. On admet que chaque cil ondule plusieurs fois dans l'espace d'une seconde.

Pour bien étudier le phénomène, il faut prendre des cellules à cils vibratiles dont la vitalité soit prête à s'éteindre et dont les cils ne présentent plus que des mouvements fort lents; on peut alors observer plus facilement les mouvements de chaque cil isolé. Or les cils ne semblent pas présenter tous le même mouvement; on en a décrit quatre variétés (Purkinje et Valentin): le *mouvement en crochet :* le cil fait dans ce cas des mouvements analogues aux mouvements de flexion et d'extension d'un doigt; le mouvement *en entonnoir :* la partie supérieure du cil décrit un cercle et le cil lui-même un cône dont le sommet est formé par la base d'implantation du cil; *mouvement oscillatoire :* le cil oscille comme un pendule; le *mouvement ondulatoire :* le cil ondule comme un fouet ou comme la queue d'un spermatozoïde. Le premier mouvement paraît être de beaucoup le plus fréquent.

Le mouvement des cils est indépendant des systèmes circulatoire et nerveux. La destruction des nerfs, l'arrêt de la circulation n'ont aucune influence sur le mouvement des cils; nous savons, en effet, que les cils de cellules détachées se meuvent parfaitement. Les cils séparés des cellules auxquelles ils adhéraient deviennent complétement inertes. Le mouvement des cils persiste après la mort; chez les oiseaux et les mammifères il dure jusqu'au refroidissement du cadavre (2); chez les animaux à sang froid les mouvements continuent plusieurs jours après la mort. Les réactifs qui n'ont pas d'action chimique sur les cellules n'altèrent pas les mouvements des cils; ils persistent dans le sérum, le lait, et même dans l'urine. Dans l'eau le mouvement des cils est d'abord plus intense, mais s'arrête d'autant plus vite que la cellule est moins résistante. La bile entrave le mouvement des cils; les acides, les alcalis, l'alcool l'arrêtent d'une manière complète (3). Virchow (4) a fait dans ces derniers temps une découverte curieuse; il a observé que les cils, dont les mouvements sont complétement arrêtés, peuvent se mouvoir de nouveau quand on les soumet à une solution diluée de potasse ou de soude.

Kühne (5) a étudié dernièrement l'action des gaz sur les cils vibratiles.

Leur mouvement persiste très-longtemps dans l'oxygène ; il s'arrête dans l'hydrogène et dans l'acide carbonique ; mais en ajoutant de l'oxygène, on fait reparaître les mouvements. Les vapeurs acides arrêtent le mouvement des cils ; il reparaît quand on fait arriver des vapeurs ammoniacales et inversement.

Les physiologistes ont cherché à expliquer la marche des mucosités nasales et pulmonaires, les migrations de l'œuf depuis l'ovaire jusqu'à l'utérus à l'aide des cils vibratiles ; mais leur rôle n'est à coup sûr que bien accessoire, car il suffit de se rappeler que des sacs clos de toutes parts sont tapissés par un épithélium à cils vibratiles. Il est évident que chez les animaux inférieurs le mouvement des cils contribue à la locomotion, au renouvellement des couches liquides qui baignent l'organisme, à la progression des aliments dans le tube digestif*.

Remarques. — (1) A. de Heyde paraît avoir observé pour la première fois, en 1683, le mouvement des cils vibratiles. Les histologistes hollandais connaissaient parfaitement ce phénomène. Purkinje et Valentin ont les premiers étudié attentivement les mouvements des cils. Voyez *de Phænomeno generali et fundamentali motus vibratorii continui in membranis cum externis, tum internis animalium plurimorum et superiorum et inferiorum ordinum obvii.* Comment. phys. Vratislaviæ, 1835. Voyez aussi l'article : *Mouvement des cils vibratiles*, de Valentin, dans le Dictionnaire de physiologie, vol. I, p. 484. — (2) Dans certaines conditions tout à fait exceptionnelles le mouvement des cils persiste un et même deux jours après la mort, chez les mammifères. — (3) Purkinje et Valentin ont donné des indications très-nettes à ce sujet. — (4) Archives de Virchow, vol. VI, p. 133. Kœlliker a démontré que les animalcules du sperme avaient des propriétés identiques. — (5) Voyez le travail de cet auteur dans les Archives d'anatomie microscopique, vol. II, p. 372. Voyez également Engelmann, Centralblatt für die medic. Wiss., 1867, § 42.

§ 98.

Développement des épithéliums. — Pour faire comprendre le développement des épithéliums chez l'embryon, nous nous étendrons sur les généralités dont nous avons parlé § 84.

Nous avons vu, en effet, que Remak (1) avait divisé les couches du blas-

* Nous croyons devoir ajouter encore ici quelques faits relatifs à la physiologie des cellules à cils vibratiles.

Les cellules vibratiles des animaux à sang chaud conservent encore leurs mouvements pendant quelques minutes alors que leur température s'est abaissée au-dessous du degré nécessaire à la vie de ces animaux, 12 ou 15° centigrades par exemple. Les cellules vibratiles des animaux à sang froid conservent leur mouvement pendant plusieurs heures dans une température de 36 à 38°. Ces faits montrent que l'individualité physiologique des cellules à cils vibratiles est très-prononcée.

Quand on place des cellules à cils vibratiles de l'œsophage de la grenouille dans une solution neutre de carmin et qu'on examine au microscope, on observe que les cellules en mouvement ne se laissent pas pénétrer par la matière colorante ; mais aussitôt que le mouvement des cils s'est arrêté, le carmin dissous pénètre dans la cellule et en colore le noyau.

Quand on place des cellules à cils vibratiles dans du sérum du sang maintenu à l'abri de l'évaporation, et que, à l'aide de notre platine chauffante à circulation d'eau chaude, on élève successivement la température, on voit le mouvement vibratile s'arrêter à 40°, et il ne reparaît plus si la température est abaissée. L'arrêt des cils dans ce cas semble tenir à la coagulation du protoplasma qui s'effectue à une température moins élevée que celle de l'albumine. R.

toderme en feuillets : feuillet *corné*, *muqueux* et *moyen*. De ces feuillets naissent tous les tissus et organes du corps humain.

Le feuillet corné produit les épithéliums extérieurs et les organes annexes : les ongles, les poils et le cristallin qui est à coup sûr un organe épithélial ; aux dépens du même feuillet se développent les glandes de la peau, les mamelles, les glandes lacrymales. L'axe du feuillet corné forme le système cérébro-spinal (cerveau et moelle), ainsi que les parties centrales des organes des sens. Il est probable que les nerfs périphériques se développent également aux dépens de l'axe du feuillet corné. His (2) a aussi démontré que les corps de Wolf et les organes génitaux naissent du même feuillet embryonnaire. Le feuillet corné joue donc, comme nous le voyons, un rôle considérable au point de vue physiologique ; on peut le considérer comme le feuillet le plus important.

L'épiderme, y compris les couches de cellules cornées qui tapissent l'embouchure des principaux canaux de l'organisme, provient de la même origine. L'épithélium pavimenteux pigmenté de la choroïde, le revêtement épithélial des cavités cérébrales naissent également aux dépens du feuillet corné.

Le second feuillet, ou feuillet *muqueux*, produit les épithéliums de l'appareil digestif et les éléments cellulaires des glandes qui communiquent avec cet appareil, y compris le poumon, les reins, le foie. Les cellules qui naissent aux dépens de ce feuillet sont généralement cylindriques ; tantôt nues tantôt couvertes de cils.

Reste enfin le feuillet *moyen* qui produit en premier lieu la charpente de l'organisme, à savoir tout le groupe des tissus de substance conjonctive, puis les muscles, le sang, la lymphe avec son système compliqué de canalicules ; enfin les glandes lymphoïdes ou vasculaires sanguines, y compris la rate. La portion vasculaire du derme, de la peau et des muqueuses, et des glandes vraies ont la même origine.

Il est évident que le feuillet moyen doit subir des changements considérables pour donner naissance à autant d'organes différents.

Nous aurons à revenir sur tous ces faits dans le courant de l'ouvrage. Nous ne voulons insister en ce moment que sur les cavités considérables qui se forment dans le feuillet moyen ; cavités séreuses, bourses muqueuses, gaînes synoviales ; système circulatoire et lymphatique. Toutes ces cavités sont tapissées de revêtements épithéliaux. Ces épithéliums semblent se former aux dépens de jeunes éléments lymphoïdes analogues aux corpuscules de la lymphe. Ils offrent des caractères spéciaux, à part les capsules synoviales qui sont recouvertes de couches épithéliales stratifiées, ces épithéliums forment généralement une couche unique composée de petites écailles minces (§ 87) qui ne se renouvellent pas comme les cellules des autres épithéliums. Du reste, en étudiant le système circulatoire, nous verrons que ces cellules forment une couche résistante qui constitue la véritable tunique interne des ramuscules sanguins et lymphatiques les plus déliés. Les cellules épithéliales du feuillet moyen ne forment jamais de glandes ; de plus, leurs caractères physiologiques ne sont nullement en rapport avec les fonctions glandulaires. Par contre, elles laissent très-facilement transsuder le sérum sanguin, caractère qui les distingue nettement des cellules épithéliales du feuillet corné. Cette variété d'épithéliums se caractérise en outre par le peu de vascularité de la couche conjonctive sous-jacente qui est si riche en vaisseaux dans les autres variétés. On a désigné récemment cette variété d'épithélium sous le nom d'épithélium mixte ou *endothélium*. [His (3).]

Kœlliker (4) a trouvé l'épiderme d'un embryon humain de cinq semaines composé de deux couches de cellules à noyaux, l'une superficielle, formée de cellules polyédriques, à contours très-minces, de $0^m,022$ à $0^m,045$ de diamètre, l'autre profonde, avec des cellules plus petites, mesurant de $0^m,0067$ à $0^m,009$. L'épiderme proprement dit et la couche muqueuse de Malpighi sont donc représentés, même dans la période embryonnaire, par deux couches de cellules bien distinctes. Plus tard, au quatrième mois, ces couches de cellules sont peu épaisses, et l'épiderme se trouve formé par trois à quatre lits de cellules superposées (fig. 149, *a*, *b*). Peu à peu les couches s'épaississent. Nous citerons comme exemple l'épiderme

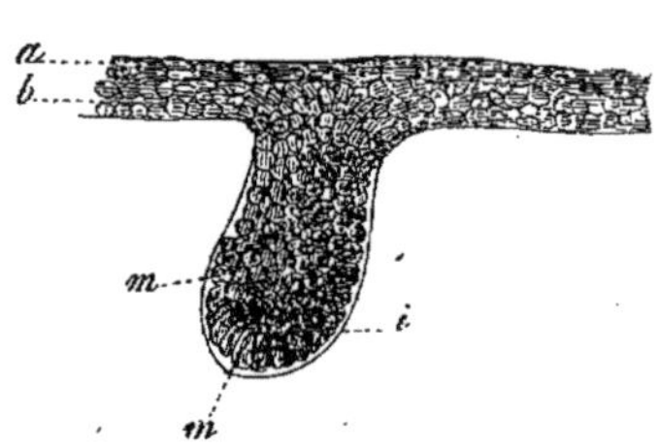

Fig. 149. — Première ébauche de la peau et d'un poil d'un embryon humain de trois mois.

a, couche superficielle de l'épiderme ; *b*, couche profonde ; *mm*, cellules qui donneront naissance au poil ; *i*, membrane transparente qui les recouvre.

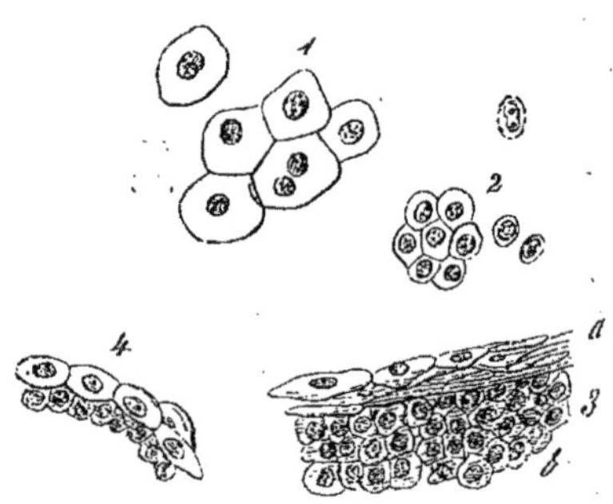

Fig. 150. — Épiderme de la région céphalique d'un embryon de mouton de quatre pouces.

1, cellules de la couche externe ; 2, cellules des couches profondes ; 3, coupe verticale ; 4, épiderme du bord libre de la paupière.

d'un embryon de mouton (fig. 150) de 4 pouces de longueur. Cet épiderme était formé par 6 à 7 couches de cellules [fig. 150 (3)] ; la plus superficielle contenait des cellules transparentes (2) de $0^m,013$ à $0^m,018$; les cellules de la couche profonde (*b*) n'avaient que $0^m,009$ à $0^m,001$. Dans les couches superficielles on trouvait des cellules à double noyau [fig. 150 (1)] et dans les couches profondes des noyaux en voie de division (2). Au niveau du bord libre de la paupière, l'épiderme du même embryon ne présentait que deux couches de cellules (4). Chez un fœtus humain de quatre mois, j'ai trouvé au niveau de la cornée un épithélium tout à fait analogue de $0^m,02$ d'épaisseur et formé par quatre couches de cellules dont deux superficielles et deux autres profondes.

A mesure que le corps se développe, l'épaisseur et le nombre des couches épidermiques va en augmentant. Les cellules superficielles de la seconde moitié de la vie fœtale sont destinées à former les cellules cornées que l'on observe après la naissance.

L'épiderme forme à la surface du corps de l'embryon une masse blanchâtre, visqueuse, mélangée à de la graisse, et connue sous le nom de *vernix caseosa;* au microscope on y trouve des écailles épidermiques.

Les épithéliums du feuillet muqueux revêtent également de très-bonne heure leurs formes caractéristiques. Comme ces épithéliums sont destinés à recouvrir une étendue considérable, on observe une prolifération cellulaire abondante avec division des éléments (5). Les détails de ces phénomènes demandent à être étudiés d'une manière plus complète encore.

Nous avons déjà fait observer que les épithéliums du feuillet moyen se développent de très-bonne heure (6).

Remarques. — (1) Voyez le travail d'embryogénie de cet auteur. — (2) Voyez l'ouvrage de cet auteur sur l'ovaire, dans les Archives de Schultze, vol. I, p. 156. — (3) Voyez, à ce sujet, un mémoire de His : die Hæute und Höhlen des Kœrpers (*les membranes et les cavités du corps humain*); programme académique. Basle, 1865. — (4) Anatomie microscopique, vol. II, 2e partie, p. 69. — (5) Remak (*loc. cit.*, p. 160) a trouvé à cette période, chez la grenouille, des modes de division fort compliqués des cellules épithéliales. — (6) Voyez aussi H. Luschka, die Halbgelenke des menschlieben Kœrpers, *les Articulations du corps humain*, Berlin, 1858, p. 7.

4. Les ongles.

§ 99.

Structure. — Depuis longtemps les anatomistes ont rangé les ongles dans les tissus cornés à côté de l'épiderme et des poils. En réalité les ongles ne semblent être qu'une simple modification de l'épiderme de la peau sous-jacente. Cependant au microscope l'analogie n'est pas aussi frappante qu'aurait pu le faire croire l'examen à l'œil nu.

L'ongle (1) est un corps dur, solide, aplati, plus ou moins bombé, de forme quadrangulaire arrondie. Il est plus arqué sur ses bords latéraux; son bord libre est plus épais que sa partie postérieure. Le bord antérieur seul est libre; les bords latéraux sont contenus dans des sillons de la peau [fig. 51 (*b*)], sillons qui commencent à l'extrémité du doigt sous forme d'une simple dépression et se creusent de plus en plus profondément en arrière. La partie postérieure de l'ongle disparaît dans un sillon profond de 4 à 5 millimètres et plus (fig. 152 *a*, à gauche) ; une partie assez considérable de l'ongle se trouve cachée dans ce sillon ; on la désigne sous le nom de racine de l'ongle (fig. 152 *l*) ; les parties latérales sont connues sous le nom de bords ; la portion de derme recouverte par l'ongle porte le nom de *lit de l'ongle* (fig. 151 *a*, 152 *a*).

L'ongle est intimement lié au derme sous-jacent ou lit sur lequel il se moule ; si bien qu'il faut employer la macération ou la coction pour l'en détacher d'une manière complète. Du reste la couche muqueuse de Malpighi adhère très-intimement au derme dans les autres points du corps.

Le lit de l'ongle mis à nu semble formé par une série de petites crêtes longitudinales, qui partent de la partie postérieure du lit de l'ongle comme

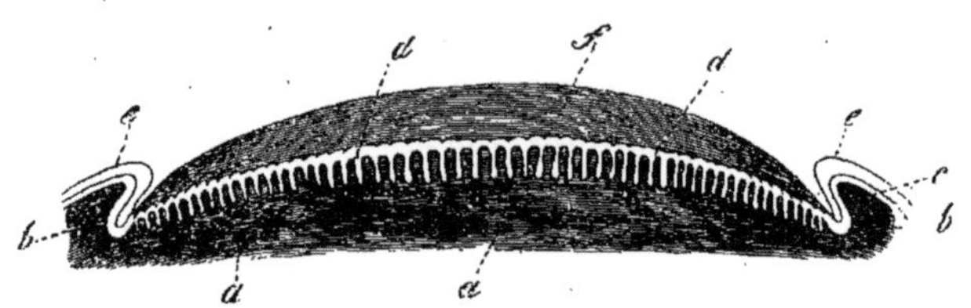

Fig. 151. — Section perpendiculaire et transversale d'un ongle et de son lit.

a, lit de l'ongle avec les papilles du derme ; *b*, partie latérale et rebord du lit de l'ongle ; *c*, couche de Malpighi ; *e*, couche épidermique ; *d*, réseau de Malpighi de l'ongle pénétrant entre les papilles du derme ; *f*, masse cornée de l'ongle.

d'un pôle (Henle) ; elles sont rectilignes dans la portion moyenne et forment sur les côtés des courbes à convexité dirigée en dehors. Sur ces crêtes se trouvent les papilles du derme. On compte de 50 à 90 crêtes sur un seul lit d'ongle. La figure 151 *a* représente assez bien ces crêtes. Au-dessous de la racine de l'ongle, les crêtes sont plus serrées, mais moins saillantes. Les deux parties du lit de l'ongle sont généralement nettement

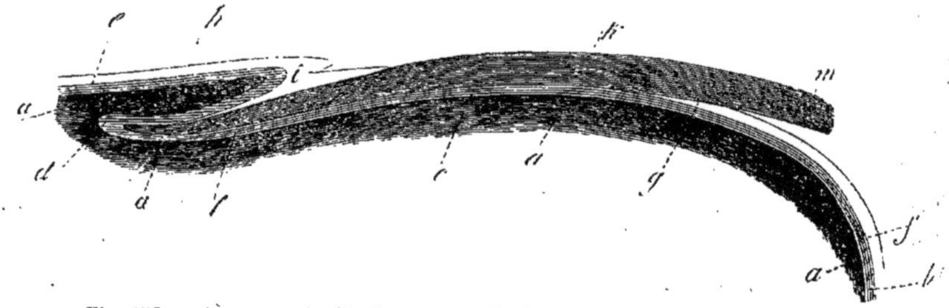

Fig. 152. — Coupe longitudinale et perpendiculaire de l'ongle et du lit de l'ongle.

a, lit de l'ongle avec le sillon destiné à recevoir la racine de l'ongle *l* ; *k*, tissu corné de l'ongle ; *m*, bord libre ; *f*, couche cornée de l'extrémité du doigt ; *g*, terminaison de cette couche près de l'ongle ; *b*, couche muqueuse de Malpighi, confondue en *c* avec celle de l'ongle, en *d* avec celle de la racine, en *e* avec la couche muqueuse de la face dorsale du doigt ; *h*, couche cornée de la face dorsale du doigt ; *i*, limite de cette couche près de l'ongle.

séparées l'une de l'autre par une ligne convexe qui forme, par transparence, la partie de l'ongle connue sous le nom de *lunule*.

Le réseau muqueux de Malpighi pénètre dans les espaces libres du derme tout comme dans les autres parties de la peau (fig. 151 *d*). Les caractères histologiques des cellules de cette couche sont également identiques à ceux de l'épiderme (fig. 153 *f*). Le volume des cellules varie entre $0^m,009$, $0^m,013$ et $0^m,015$; le diamètre des noyaux entre $0^m,004$ et $0^m,006$. Les cellules des couches profondes ont une forme ovale et sont plus allongées que les superficielles. Krause (2) a remarqué que les noyaux de ces cellules renferment chez le nègre une matière colorante brunâtre, en tout analogue à celle des cellules de la peau (§ 88). On trouve souvent de jeunes cellules à deux noyaux (*g*). Inutile de dire que le réseau muqueux de Malpighi de l'ongle se continue avec les couches jeunes de l'épiderme de la peau au niveau des sillons latéraux de l'ongle et de l'extrémité du doigt (fig. 151 *c* et 152, *b*).

Mais si les couches inférieures n'offrent rien de particulier, il n'en est pas de même des couches superficielles qui constituent la véritable portion cornée de l'ongle. La face inférieure de la couche cornée présente une série de petites dents qui pénètrent dans le réseau de Malpighi (fig. 151 *f*); cette couche est plus mince et plus molle au niveau de la racine de l'ongle qu'à la partie extérieure. Au niveau du sillon postérieur, l'épiderme de la peau se continue dans une certaine étendue avec la surface de l'ongle (fig. 152 *i*), de même que l'épiderme de l'extrémité du doigt se perd sous le bord libre (fig. 152, *f*).

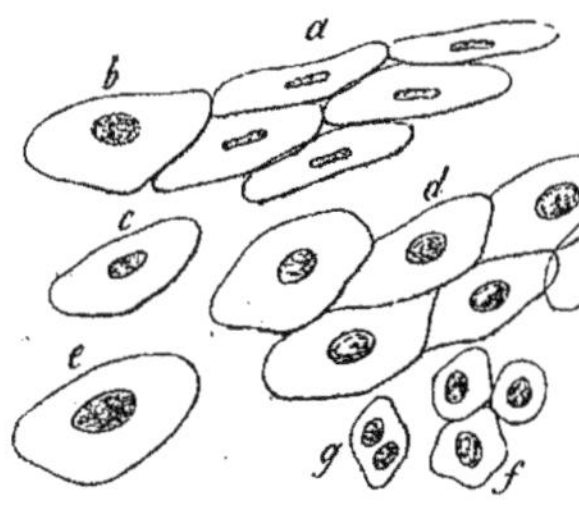

Fig. 153. — Élements des ongles après l'action de la soude.

a, cellules des couches superficielles vues de champ ; *b*, cellule vue de face ; *c*, vue à moitié de champ ; *d*, cellules polyédriques serrées les unes contre les autres ; *e*, cellule dont le noyau va disparaître ; *f*, cellules des couches profondes (Malpighi) ; *g*, cellule semblable avec double noyau.

Quand on fait de simples coupes au niveau de la portion cornée, on n'observe aucun détail de texture ; on n'aperçoit qu'une masse réfringeante, irrégulière, assez transparente, qui semble avoir été déchirée et arrachée en plusieurs endroits par le rasoir. En faisant agir l'acide sulfurique, ou, ce qui est bien préférable, la potasse ou la soude, sur une de ces coupes, on voit bientôt apparaître, surtout sous l'influence de la chaleur, un tissu épithélial parfaitement dessiné (fig. 153, *a*, *e*). Tout d'abord les cellules semblent polyédriques, serrées les unes contre les autres (*d*), puis elles se séparent. Le volume de ces cellules varie entre $0^m,022$ et $0^m,018$.

De plus, on voit apparaître dans chaque cellule un noyau granuleux, arrondi, quand il est (fig. 153, *b*, *c*, *d*, *e*) vu de face ; (*a*) lenticulaire, quand il est vu de profil. Le volume des noyaux varie entre $0^m,006$ et $0^m,009$. Les réactifs chimiques détruisent quelquefois les noyaux.

Remarques. — (1) Voyez, à propos de l'ongle, l'Anatomie microsc. de Kœlliker, vol. II, 2e partie, p. 79 ; puis l'ouvrage de Henle, p. 34. — (2) Article *Peau*, p. 124.

§ 100.

Composition chimique. — Les ongles se distinguent de la couche cornée de l'épiderme par leur dureté et leur solidité, bien que la composition chimique dans ces deux parties soit à peu près la même. Traité par les alcalis, l'ongle donne de la *kératine* (§ 94).

Scherer (1), Mulder (2) ont analysé les ongles :

	SCHERER.	MULDER.
C.	51,09	51,00
H.	6,82	6,94
N.	16,90	17,51
S.	25,19	2,80
O.		21,75

La quantité de soufre contenue dont la kératine est plus considérable que dans l'épiderme, où elle n'est que de $0^{gr},74$ pour 100. On trouve 1 pour 100 de parties minérales.

Le tissu unguéal est nourri par les vaisseaux du lit de l'ongle et des sillons latéraux ; du reste, les ongles s'accroissent d'une manière constante et active, et cet accroissement l'emporte sur les pertes de substances qui se produisent au niveau du bord libre de l'ongle. Il paraît que chez les peuples qui ne coupent pas leurs ongles, les Chinois notamment, l'accroissement s'arrête à un moment donné ; quand les ongles ont atteint deux pouces de longueur, ils se recourbent en forme de griffe [Hamilton (3)] et ne grandissent plus. Chez les enfants [E. H. Weber (4)], on voit quelquefois des bandes en forme de croissant se détacher du bord libre de l'ongle. Berthold (5) a étudié la durée de l'accroissement d'un ongle, c'est-à-dire la durée de l'existence de la cellule cornée de l'ongle. Cet observateur a trouvé que la régénération est plus rapide chez les enfants que chez l'adulte, l'été que l'hiver. Il faut 116 jours, pendant la saison chaude, pour qu'un ongle se renouvelle ; et 152 jours en hiver. Il semble également que les ongles de différents doigts et de doigts correspondants des deux mains s'accroissent avec une rapidité fort inégale.

Les cellules profondes de la couche muqueuse de Malpighi conservent toujours leur position ; la couche cornée, au contraire, glisse toujours en avant au-dessus des couches molles sous-jacentes, car au niveau de la racine se forment constamment des cellules nouvelles qui subissent la transformation cornée. L'ongle est plus épais en avant qu'au niveau de sa racine ; cela tient à ce que les cellules superficielles de la couche muqueuse de Malpighi subissent la transformation cornée et s'accolent à la couche cornée proprement dite de l'ongle de manière à la renforcer.

L'ongle se régénère à l'état normal ; mais quand il a été enlevé accidentellement, il repousse parfaitement, pourvu que le lit de l'ongle ait conservé son intégrité. Quand le lit de l'ongle n'est pas intact, l'ongle nouveau devient bosselé.

Les vaisseaux du derme sous-unguéal président à la nutrition des ongles. On comprend donc comment les altérations du système circulatoire peuvent entraîner des malformations des ongles. Steinrück (6) a observé qu'en coupant le sciatique à un lapin, on fait tomber les ongles du membre correspondant. Kœlliker a également observé la dégénérescence athéromateuse des capillaires de la partie antérieure du lit de l'ongle chez des sujets âgés dont les ongles étaient épaissis et déformés.

La première ébauche de l'ongle apparaît au troisième mois de la vie intra-utérine chez l'embryon humain; on voit d'abord se former un sillon au niveau de la partie du doigt tapissée par les cellules épidermiques embryonnaires. Au quatrième mois, on observe au-dessous de l'épiderme embryonnaire et au-dessus du réseau de Malpighi du derme unguéal une couche de nouvelles cellules destinées à former les parties cornées de l'ongle. Les couches se surajoutent et la couche cornée, bien que fort molle, atteint déjà une épaisseur considérable. A la fin du cinquième mois la couche de cellules épidermiques ordinaires qui tapissait l'ongle, disparaît; en un mot, l'ongle est mis à nu. Chez le nouveau-né on peut étudier la structure des ongles sans employer de réactifs. Au bout de la première année, les cellules des ongles présentent la même structure que chez l'adulte (7).

REMARQUES. — (1) Annales, vol. XL, p. 57. — (2) Chimie physiologique, p. 556. — (3) HENLE, Anatomie générale, p. 274. — (4) HILDEBRANDT, Anatomie, vol. 1, p. 195. — (5) Archives de Müller, 1850, p. 156. A. COOPER et SCHWANN avaient déjà étudié ce sujet (*loc. cit.*, p. 91). — (6) De nervorum regeneratione. Berolini, 1838. Diss. — (7) KŒLLIKER, *loc. cit.*, p. 93 et 94.

C. TISSUS DE SUBSTANCE CONJONCTIVE.

§ 101.

Après avoir parlé des épithéliums nous arrivons à un nouveau groupe naturel, celui des tissus de substance conjonctive dont l'étude peut être considérée comme une des parties les plus difficiles de l'histologie *.

* Les mots allemands de *Bindegewebe* et de *Bindesubstanz* ont été traduits dans la langue française par les expressions de *tissu conjonctif* et de *tissus de substance conjonctive*.

Ces expressions ne sont pas encore bien comprises chez nous, et si l'auteur de ce livre eût écrit pour les médecins français, il aurait certainement développé d'une manière plus complète la définition des termes qu'il emploie.

Nous allons tenter de le faire. Pour cela, il faut d'abord que nous montrions comment notre vieux mot de tissu cellulaire a été remplacé par celui de tissu conjonctif. Bichat considérait le tissu cellulaire comme « un assemblage de filaments et de lames blanchâtres, mous et entrelacés en divers sens..... »[1] Il est clair que notre grand anatomiste, ne se servant pas du microscope, ne pouvait pousser plus loin l'analyse; mais, dans la synthèse qu'il a fait de ce tissu sous le nom de système, il s'est élevé à des considérations dont l'exactitude a été vérifiée par les recherches des plus célèbres histologistes (J. Müller et Virchow). « Placées autour des organes, les différentes parties du système cellulaire servent en même temps et de lien qui les unit, et de corps intermédiaire qui les sépare. Plongées dans l'intérieur de ces mêmes organes, elles concourent essentiellement à leur structure.[2] » L'idée de tissu unissant se trouve donc nettement exprimée dans ce passage de l'anatomie générale, et lorsque J. Müller inventa le mot de *Bindegewebe* (tissu conjonctif), il eut une expression heureuse qui passa facilement dans le langage. Mais comme ceux qui l'employèrent étudiaient les tissus au microscope, ils lui donnèrent un sens histologique plus précis, et dès lors il fut employé par les histologistes.

Les expressions de substance conjonctive et de tissus de substance conjonctive ont une origine moins légitime. Pour la trouver, il faut remonter aux travaux de Reichert. Cet auteur crut voir que les fibres du tissu conjonctif n'existent pas, et que l'on avait pris pour elles de simples plis d'une substance homogène; c'est cette substance qu'il appela *substance conjonctive*. De plus,

[1] *Anatomie générale* de Bichat, 1812, t. 1, p. 11.
[2] *Ibid.*

La plupart des observateurs (1) désignent aujourd'hui sous ce nom une série de tissus qui se développent tous aux dépens du feuillet moyen du blastoderme ; c'est dire assez qu'ils ont à peu près tous la même origine. Mais à mesure qu'ils se développent, ces tissus subissent des modifications spéciales, si bien qu'ils finissent par s'écarter les uns des autres, non-seulement par leurs caractères anatomiques, mais encore par leur composition chimique. Le groupe des tissus de substance conjonctive est représenté chez l'adulte par une série de tissus qui semblent tout d'abord séparées les unes des autres par un abîme. Ce sont le cartilage, les tissus muqueux et gélatineux, le tissu conjonctif réticulé, le tissu conjonctif ordinaire, le tissu adipeux, le tissu osseux et la dentine.

On ne saurait nier cependant la liaison étroite qui unit tous ces tissus entre eux. S'il existe, en effet, des différences considérables entre les types principaux des tissus de substance conjonctive, on observe également des formes intermédiaires, entre le tissu conjonctif muqueux et le tissu conjonctif ordinaire, entre ce dernier et le cartilage. On ne peut donc pas établir de limite tranchée entre ces différents tissus. De plus, ces tissus se succèdent d'une manière continue en plusieurs parties du corps. Enfin ces tissus peuvent se substituer les uns aux autres, et cela de trois manières différentes.

L'histologie comparée nous apprend que les tissus de substance conjonctive se substituent très-souvent les uns aux autres dans le règne animal (2). Dans un point où, chez un animal, on aura trouvé du tissu conjonctif ordinaire, on observera du tissu conjonctif réticulé, du cartilage, ou même du tissu osseux chez un autre; le cartilage sera remplacé par de l'os, l'os par de la dentine.

Mais on peut étudier chez le même être cette substitution successive des tissus de substance conjonctive. Là où il y avait du tissu muqueux dans la période embryonnaire, il se forme du tissu conjonctif ou du tissu adipeux; le cartilage se transforme en tissu osseux.

L'anatomie pathologique nous fournit des exemples encore plus marqués. Dans l'organisme malade, toutes les variétés de tissus de substance

Reichert pensa qu'une substance analogue existe dans les cartilages et les os, et dès lors l'expression de substance conjonctive fut employée pour rendre l'idée d'un ensemble organique bien plus complexe que les *systèmes* de Bichat.

Cette conception d'un groupe de tissus de substance conjonctive comprenant les tissus conjonctifs, cartilagineux, osseux, etc., repose sur un fait inexact : l'absence de fibres dans le tissu conjonctif. Ces fibres existent et ne sont plus niées par personne. Mais ce ne serait pas une raison suffisante pour faire rejeter le groupe des tissus de substance conjonctive, si ce groupe était naturel ; et l'on reconnaît bien à la lecture des passages relatifs à ces généralités chez notre auteur et dans le livre de Kœlliker combien on doit forcer les faits pour faire rentrer divers tissus dans ce groupe véritablement artificiel. L'argument le plus fort, que l'on faisait valoir jadis, reposait sur des rapports de développement entre les trois tissus fondamentaux du groupe : les tissus conjonctif, cartilagineux et osseux. Aujourd'hui nous savons que le tissu osseux ne se forme jamais directement des tissus fibreux et cartilagineux.

Aussi le groupe des tissus de substance conjonctive serait déjà abandonné si Virchow n'était pas venu lui donner l'appui de sa grande autorité.

Nous développerons cette importante question dans plusieurs notes à propos du tissu conjonctif proprement dit et du tissu osseux. R.

conjonctive peuvent se substituer les uns aux autres, soit par métamorphose directe, soit par une néo-formation développée aux dépens du tissu primitif.

Nous venons de voir quelle est l'analogie qui existe, au point de vue anatomique, entre les différents tissus de substance conjonctive ; ils se tiennent encore par un autre lien : c'est la parenté physiologique. Bien que les tissus conjonctifs soient très-abondants, ils n'ont cependant qu'une importance secondaire dans l'organisme sain ; ils servent, en effet, de moyen d'union, d'enveloppe, de soutien aux différentes parties de l'organisme, et forment dans le corps une vaste charpente qui abrite les autres tissus, à savoir les muscles, les nerfs, les vaisseaux, les cellules glandulaires, etc. Le mot de *substance conjonctive*, dérivé de celui de *tissu conjonctif*, donné par J. Müller, est donc très-bien approprié. L'expression de substances de soutien (*Stützsubstanz*), employée par Kœlliker, est également fort exacte.

Les tissus de substance conjonctive participent fort peu, chez l'adulte, au développement nutritif normal du reste de l'organisme ; le rôle se trouve complétement renversé à l'état pathologique ; alors, en effet, le tissu de substance conjonctive devient essentiellement actif. C'est à Virchow que l'on doit d'avoir montré que presque toutes les néo-formations pathologiques se développent aux dépens des tissus de substance conjonctive. De sorte que l'on peut considérer le tissu conjonctif et les tissus équivalents comme le germe commun du corps entier (3).

REMARQUE. — (1) REICHERT a décrit le premier le grand groupe des tissus de substance conjonctive. Voyez l'ouvrage de cet auteur intitulé : (Bemerkungen zur vergleichenden Naturforschung und vergleichende Beobachtungen über das Bindegewebe und die verwandten Gebilde), *Études sur l'anatomie comparée du tissu conjonctif et des tissus voisins*. Dorpat, 1845. — VIRCHOW (Würzburger Verhandlungen, vol. I et II) et DONDERS, Zeitschrift für wissensch. Zoologie, vol. III, p. 348. — HENLE a vivement combattu, dès le début, dans son journal, l'opinion des auteurs précédents. — (2) Voyez LEYDIG, Traité d'histologie comparée, p. 28. — (3) VIRCHOW, *Pathologie cellulaire*.

§ 102.

Division des tissus de substance conjonctive. — S'il est facile d'établir l'existence du groupe des tissus de substance conjonctive dans leur première ébauche, il n'en est plus de même quand on étudie isolément toutes leurs variétés et leur développement ; les difficultés deviennent alors considérables, et nos connaissances actuelles à ce sujet sont encore bien incomplètes. Les lacunes sont nombreuses ; les travaux étendus de Virchow, de Donders et d'autres auteurs demanderaient à être revus au point de vue de la théorie cellulaire actuelle, car bien des assertions anciennes ont été reconnues pour des erreurs. Les difficultés mêmes de l'observation, certaines discussions trop violentes, semblent avoir rebuté les observateurs, qui ont abandonné dans ces derniers temps l'étude des tissus de substance conjonctive.

Voici comment on pourrait définir aujourd'hui le type histologique du groupe des tissus conjonctifs.

Tous ces tissus sont formés, à l'état embryonnaire, par une agglomération compacte de cellules formatrices sans enveloppe, arrondies, à noyaux vésiculeux. Entre ces éléments se développe ensuite une substance intercellulaire molle, homogène, formée de matières albuminoïdes, et qui plus tard deviendra très-abondante. (Cette substance peut être considérée comme un produit de la cellule ou comme une partie transformée du corps cellulaire lui-même.) Les cellules et la substance intercellulaire subissent ensuite des modifications multiples. Dans quelques tissus, la substance fondamentale prend un aspect fibrillaire ou strié, se décompose même en véritables fibrilles; les cellules s'atrophient ou bien se développent sous forme d'éléments fusiformes et étoilés qui peuvent, par leur réunion, former un véritable réseau cellulaire. On observe également, dans certains cas, la transformation calcaire de la substance fondamentale.

Ces transformations anatomiques s'accompagnent de métamorphoses chimiques. La substance fondamentale est formée au début par des substances protéiques et leurs dérivés ; on y observe également, dans les premières périodes du développement, une substance analogue ou identique à la mucine. Plus tard, les substances protéiques sont remplacées par des dérivés éloignés, les substances collagènes, la glutine, plus rarement la chondrine; la substance fondamentale peut également se transformer en matière élastique. Le protoplasma des cellules peut aussi se charger de graisses, de pigments.

Il serait sans doute osé de vouloir donner une division des tissus de substance conjonctive. Nous étudierons successivement : 1° le *tissu cartilagineux ;* 2° le *tissu muqueux* et le *tissu conjonctif réticulé ;* 3° le *tissu adipeux ;* 4° le *tissu conjonctif ordinaire ;* 5° le *tissu osseux ;* 6° la *dentine.*

5. Tissu cartilagineux.

§ 103.

Le *cartilage* (1) est un tissu compacte, formé de cellules plongées à l'origine dans une substance fondamentale homogène ; ce tissu est très-répandu dans l'organisme et apparaît de très-bonne heure. Le poids spécifique du cartilage est assez considérable ; il est en rapport avec la résistance de ce tissu, D'après les recherches de *Schübler* et de *Kapff* (2), il varierait entre 1150 et 1160. Le cartilage est flexible et élastique quand il se trouve sous forme de couches minces ; mais, en couches épaisses, il devient cassant.

Les anatomistes distinguent deux sortes de cartilages : 1° les *cartilages articulaires*, qui recouvrent les extrémités articulaires des os ; 2° les *cartilages membraniformes*, qui protégent les cavités, dont ils consolident les parois.

On peut également diviser le cartilage d'après la durée de son existence. Chez l'embryon, on observe un squelette cartilagineux étendu, destiné à disparaître et à faire place au tissu osseux ; une petite portion de ce squelette cartilagineux persiste seule durant toute la vie. De là une division du cartilage en cartilage *transitoire* et *permanent* (3).

On peut enfin diviser le cartilage en se fondant sur sa structure histologique, et surtout sur la texture de la substance fondamentale. Au début, cette substance est homogène, vitreuse, quelquefois légèrement trouble, dans tous les cartilages. Cette consistance vitreuse peut persister pendant toute la vie. Les cartilages ainsi formés sont appelés *hyalins* ; ils forment le cartilage type. On les reconnaît facilement, même à l'œil nu ; en couches minces, ils sont clairs, transparents ; sous formes de couches épaisses, ils offrent une coloration d'un blanc bleuâtre, quelquefois laiteuse.

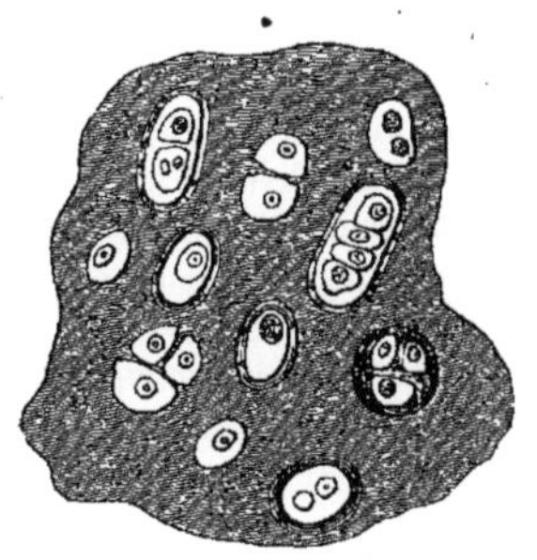

Fig. 154. — Cartilage hyalin.

Le tissu cartilagineux subit des transformations anatomiques nombreuses ; ces transformations, qui portent surtout sur la substance fondamentale, peuvent se produire plus ou moins tardivement ; quelquefois elles sont limitées à quelques points seulement des cartilages ; dans d'autres cas, elles s'étendent au cartilage tout entier.

La substance intercellulaire peut prendre un aspect granuleux ; elle peut devenir striée, se séparer en fibres de différente forme. Dans certains cas, la masse fondamentale semble formée en quelques points de fibres

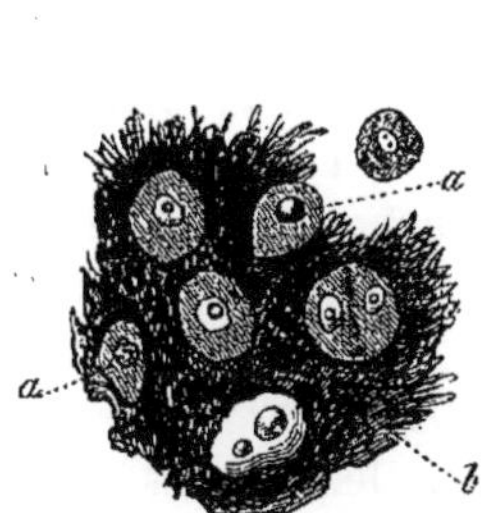

Fig. 155. — Cartilage réticulé de l'épiglotte.

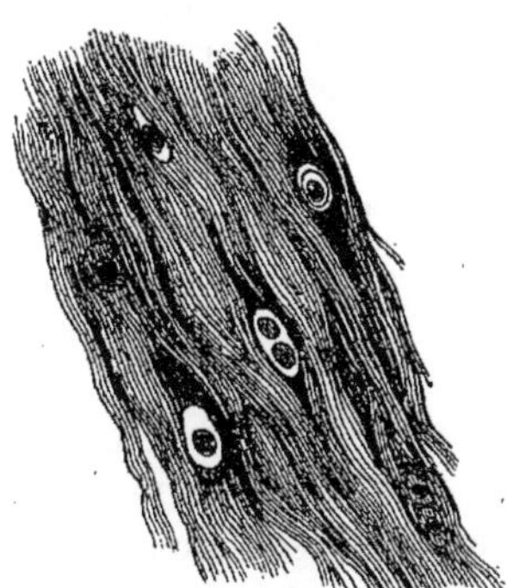

Fig. 156. — Cartilage à substance fondamentale conjonctive.

parallèles, résistantes, qui ne pâlissent point dans l'acide acétique ; tantôt c'est un système de trabécules, ou un feutrage composé de fibres élastiques foncées ; enfin la substance fondamentale peut être formée par des fibrilles de tissu conjonctif très-fines, pâlissant dans l'acide acétique. De là trois variétés de cartilages : le cartilage à substance fondamentale élastique, le cartilage à substance fondamentale fibrillaire ou réticulée (fig. 155), puis le cartilage à substance fondamentale fibreuse (fig. 156). Dans les points où le cartilage a subi ces métamorphoses, la coloration bleuâtre disparaît; il devient opaque, jaunâtre ou blanc.

REMARQUES. — (1) Voyez, outre les traités classiques, BRUCH (Beiträge zur Entwicklungsgeschichte des Knochensystems), *Contributions à l'étude du développement du tissu osseux*, dans le IIe volume des Mémoires de la Société des naturalistes suisses, et H. MEYER dans les Archives de Müller, 1849, p. 292. — (2) KRAUSE donne comme poids spécifique du cartilage hyalin le chiffre 1088 (Traité d'anatomie, vol. I, p. 81. Hannover, 1841). — (3) Au fond, cette division est mauvaise; on ne peut, en effet, établir de limite entre le cartilage permanent et le cartilage transitoire; il n'y a là que des différences dans la période du développement. L'anatomie comparée nous apprend que le cartilage transitoire de certains animaux devient cartilage permanent chez d'autres et inversement. Enfin, chez le vieillard, on observe souvent des néoformations osseuses qui se forment aux dépens de cartilages dits permanents.

§ 104.

Cellules de cartilage. — Les cellules des cartilages présentent également des variétés nombreuses. Dans les cartilages jeunes, elles n'offrent aucun caractère spécial, mais elles subissent peu à peu des transformations tout à fait caractéristiques.

Au début, le cartilage est formé de cellules embryonnaires à noyau, serrées et aplaties les unes contre les autres; entre ces cellules on aperçoit, en regardant attentivement, de petites bandes fort minces d'une substance homogène brillante. (Le cartilage persiste à cet état chez quelques animaux inférieurs.) Les bandes de substance fondamentale s'élargissent bientôt et forment une masse abondante (fig. 157).

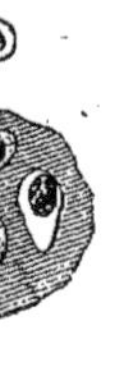

Fig. 157. — Cellules d'un cartilage embryonnaire transitoire de cochon.

Les cellules de cartilage semblent alors arrondies, ovalaires, ou même elles présentent la forme de cônes ou de croissants. Elles paraissent quelquefois très-aplaties. Elles mesurent en moyenne $0^m,018$ à $0^m,022$. Le corps de la cellule est formé par un protoplasma tantôt homogène, tantôt finement granuleux; il n'y a pas de membrane. Le noyau est unique, vésiculeux, et mesure de $0^m,006$ à $0^m,011$.

Quand on se sert de réactifs et même de l'eau, les cellules de cartilage prennent souvent un aspect crénelé, étoilé (1). Ces changements de forme sont dus, dans certains cas, à des phénomènes de contraction vitale. [Virchow (2).] On ne sait pas, jusqu'à ce jour, si ces phénomènes sont très-fréquents (3).

Les transformations ultérieures de la cellule portent moins sur la forme, qui reste généralement la même, que sur son volume qui devient quelquefois fort considérable (fig. 158).

Les noyaux perdent souvent leur forme vésiculeuse et deviennent tantôt solides, tout en restant unis, ou bien ils prennent un aspect granuleux. De même, on remarque de très-bonne heure des granulations graisseuses dans les cellules de cartilage.

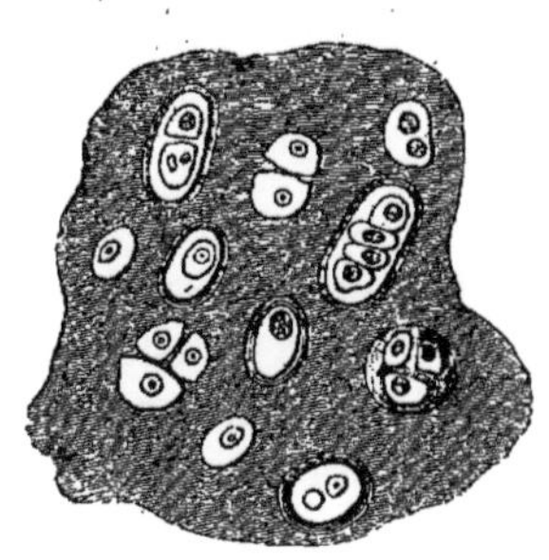

Fig. 158. — Schéma d'un cartilage hyalin ancien, complétement développé et contenant des cellules très-différentes.

On observe également un phénomène fort curieux sur certains cartilages adultes ; c'est la formation d'une zone ou anneau de substance tantôt homogène, tantôt stratifiée, d'épaisseur variable, qui environne un ou plusieurs groupes de cellules. Cette substance est quelquefois très-nettement limitée ; d'autres fois elle se confond à la périphérie avec la substance homogène fondamentale (fig. 158). Ces anneaux ont été désignés sous le nom de capsules de cartilage (4).

On se demande immédiatement quelle est l'origine de ces capsules, et dans quels rapports elles se trouvent avec les cellules et avec la substance fondamentale? Les opinions des auteurs à ce sujet sont fort divergentes. Les anciens, admettant la génération spontanée des cellules aux dépens d'un blastème, faisaient pénétrer ce dernier entre les éléments cellulaires ; pour eux, la capsule de cartilage était la substance fondamentale modifiée à la limite de la cellule ; en un mot, la capsule de cartilage n'était pour eux qu'une masse surajoutée au corps cellulaire (5). D'autres, tout en admettant la théorie du blastème, considéraient la capsule de cartilage comme un produit de sécrétion de la cellule qui s'était confondu, à la phériphérie, avec la substance fondamentale (6). D'autres observateurs (7), enfin, considèrent la capsule, ainsi que la substance fondamentale, comme un simple produit des cellules de cartilage ; c'est ce qui constitue la troisième opinion. Reste toujours à se demander s'il faut regarder les capsules et la masse fondamentale comme des produits de sécrétion devenus solides ou comme une transformation du corps cellulaire. Dans l'état actuel de la science, on ne peut plus admettre que la dernière de ces trois opinions. En traitant la substance intercellulaire de certains cartilages par des réactifs, on arrive à démontrer que cette substance, qui paraît homogène, présente en réalité une structure déterminée. Il est facile de démontrer ce fait sur les cartilages de la grenouille (fig. 159) ; on y arrive plus difficilement chez les mammifères (8). La masse fondamentale n'est formée, en réalité, que par une série de capsules successives, qui se sont multipliées et soudées entre elles. Chaque cellule de cartilage prend donc part à la formation de la substance fondamentale. Sur une coupe, les différentes couches stratifiées de cap-

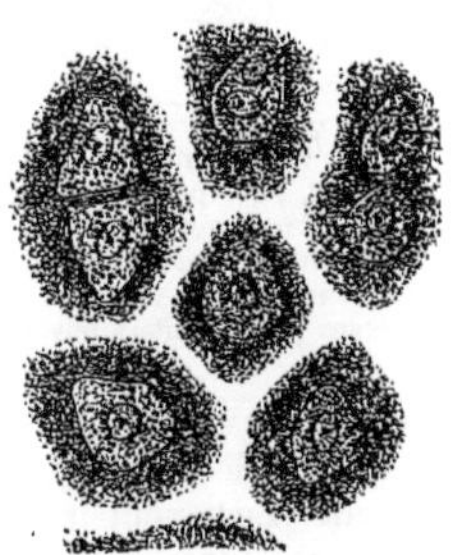

Fig. 159. — Cartilage fémoral de la grenouille. La substance fondamentale, qui semblait homogène au début, a été décomposé artificiellement en une série de systèmes de capsules isolées.

sules offrent toutes le même indice de réfraction ; aussi disait-on, dans ces cas, que la substance était homogène, sans structure aucune. Mais seulement lorsque les couches les plus récentes avaient conservé un indice de réfraction différent, les auteurs parlaient de capsules de cartilage.

Toujours est-il que nous ne savons pas si ces capsules sont de simples produits de sécrétion durcis (9), ou bien s'ils doivent être considérés comme une transformation de la portion périphérique du corps de la cellule. Nous serions tentés d'admettre cette dernière opinion avec quelques auteurs (10) *.

Remarques. — (1) Virchow, in Würzburger Verhandlungen, vol. I, p. 195 ; Lachmann, in Müller's Archiv, 1857, p. 15. — (2) Virchow, dans ses Archives, vol. XXIX, p. 237. — (3) Heidenhain (Studien des physiol. Instituts zu Breslau. 2e cahier, p. 17), a observé des changements de forme analogues en se servant de la décharge électrique. — (4) On a voulu nier, à tort, l'existence des capsules de cartilages et les attribuer à une illusion d'optique.

* Jusqu'à présent les histologistes n'ont pas suffisamment distingué dans leurs descriptions les capsules, les corps cellulaires et les noyaux ; ce qu'il faut surtout attribuer à l'imperfection de leurs méthodes. Les figures qu'ils donnent du tissu cartilagineux, si elles sont réelles, ne sont pas en rapport avec leurs descriptions souvent obscures, et qui, si elles sont schématiques, sont toujours entachées d'erreur. En effet, tous les réactifs que l'on a employés jusqu'à ce jour pour étudier les cartilages déterminent la rétraction de la cellule, de telle sorte que l'on n'y distingue plus aucun détail de structure. Dans cet état l'élément cellulaire est souvent pris pour un noyau, d'autant plus facilement que l'espace compris entre la cellule ratatinée et le bord interne de la capsule, étant rempli de liquide additionnel, paraît très-clair et semble constituer le contenu d'une cellule. (Voyez fig. 154, 158 et 161.) Il est très-facile d'éviter une pareille erreur en se servant d'une solution d'iode qui a la propriété de colorer en brun foncé le protoplasma des cellules et de ne donner qu'une teinte faible à la substance fondamentale et aux capsules[1]. Ce moyen d'analyse est très-bon pour faire distinguer les cellules cartilagineuses de leur capsule, et s'il avait été employé on ne serait jamais arrivé à faire un schéma semblable à celui de la figure 160, où des capsules secondaires, qui manifestement renferment des cellules, sont considérées elles-mêmes comme de véritables cellules. Mais depuis quelques années j'ai trouvé un nouveau réactif qui, employé comme liquide additionnel sur une coupe obtenue d'un cartilage frais à l'aide d'un rasoir non mouillé, ne détermine pas la rétraction du protoplasma cellulaire ; ce réactif est une solution concentrée d'acide picrique[2].

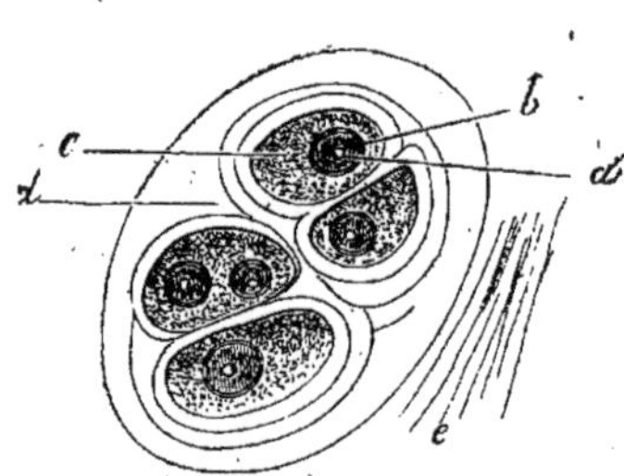

Cellules cartilagineuses en voie de prolifération ; c, protoplasma de la cellule ; a, nucléole ; b, noyau ; d, capsule cartilagineuse primitive et capsule secondaire ; e, substance fondamentale. L'une des cellules cartilagineuses possède deux noyaux.

A l'aide de l'acide picrique employé de cette façon, on reconnaît que la cellule de cartilage remplit exactement la cavité de la capsule, qu'elle est constituée par un protoplasma granuleux renfermant presque toujours, chez l'adulte, des granulations ou des gouttelettes graisseuses. Dans l'intérieur de la cellule, il y a un noyau vésiculeux muni de nucléoles ; ce noyau ne manque jamais ; il n'est jamais enfoui dans une gouttelette graisseuse.

Dans les cartilages en voie de développement très-actif, le protoplasma des cellules ne contient pas de granulations graisseuses, mais il renferme une substance qui se colore en rouge acajou très-intense sous l'influence des solutions iodées les plus faibles. Cette substance a été considérée par Virchow comme étant amyloïde. R.

[1] De quelques points relatifs à la préparation et aux propriétés des cellules de cartilage. *Journal de physiologie* de Brown-Séquard, 1863-65, p. 574.

[2] Acide picrique dans la technique microscopique. *Archives de physiologie*, mars 1868.

Cette erreur a été commise par REICHERT et par ses élèves. Voyez BERGMANN, *Inquisitiones microscopicæ de cartilaginibus, in specie hyalinicis*. Mitaviæ et Lipsiæ, 1850 Diss. — RABL-RÜCKHARD, dans Reichert's et Du Bois-Reymond's Archiv, 1863, p. 41. — BRUCH (*loc. cit.*, p. 32 et 82) semble avoir la même opinion. — (5) HENLE, puis FREUND (Beiträge zur Histologie der Rippenknorpel, *Contributions à l'histologie des cartilages costaux*. Breslau, 1849, p. 9), A. BAUR (Die Entwicklung der Bindesubstanz, *le Développement de la substance conjonctive*. Tübingen, 1858, p. 54) et ÆBY (Henle's und Pfeufer's Zeitschrift, 3e série, vol. IV, p. 1), ont défendu la même opinion. — (6) VIRCHOW, KŒLLIKER, moi-même autrefois, avons défendu cette manière de voir. — (7) Souvent on reconnaît immédiatement l'origine de la substance intercellulaire. On peut très-bien étudier ce processus sur l'appendice xyphoïde du lapin. REMAK (Müller's Archiv, 1852, p. 63). Les cellules peuvent y être entourées par de vastes zones très-larges. — Voyez également le travail original de BRODER sur ce sujet (Beitrag zur Histologie des Knorpels, *Contributions à l'étude histologique du cartilage*). Zürich, 1865. — (8) REMAK a étudié ces faits dans Müller's Archiv, 1852, p. 65. — FÜRSTENBERG a publié des observations fort curieuses dans le même journal, 1857, p. 1. — Voyez le travail de HEIDENHAIN (*loc. cit.*). Il a pu décomposer la substance homogène à l'aide de l'eau tiède, du chlorate de potasse, de l'acide azotique. Je suis arrivé au même résultat en répétant les mêmes expériences. SCHULTZE avait déjà observé des phénomènes analogues (Archives de Reichert et Du Bois-Reymond, 1861, p. 13 et 25). — (9) Voyez BRÜCKE, Die Elementarorganismen, *les Organismes élémentaires*, p. 393, et LEYDIG, Histologie, p. 58. — (10) SCHULTZE et BEALE (*Structure des tissus*, p. 122) ont défendu également cette opinion.

§ 105.

Multiplication des cellules de cartilage. — Les cellules de cartilage se multiplient par division, ce que l'on a désigné dans ce cas sous le nom de formation endogène (fig. 160). Nous avons déjà parlé de ce phénomène dans le paragraphe 55, et nous avons fait observer que toutes les phases de la prolifération des cellules de cartilage n'étaient pas encore parfaitement connues aujourd'hui *. Les périodes 2, 3, 5 et 6 du développement cellulaire demandent à être étudiées d'une manière plus sûre et plus complète (1).

* Nous allons essayer de combler la lacune indiquée par l'auteur au sujet de la prolifération des cellules cartilagineuses. A l'aide du réactif indiqué dans la note de la page précédente, il est très-facile de suivre toutes les phases de ce processus, aussi bien dans l'accroissement physiologique du cartilage que dans les proliférations pathologiques. Notons d'abord que les cellules de cartilage qui se multiplient ne contiennent pas habituellement de granulations graisseuses, mais possèdent un protoplasma finement granuleux. Le premier phénomène de la multiplication consiste dans la division du noyau. Cette division se fait par un étranglement, et l'on observe alors deux noyaux dans l'intérieur d'une même cellule (fig. p. 196). Ensuite la masse de protoplasma qui forme la cellule se segmente, et chacune des nouvelles cellules s'enveloppe d'une capsule distincte de la capsule primitive. Ces capsules secondaires ne semblent pas être le produit d'une transformation des couches les plus superficielles du protoplasma, mais bien d'une sécrétion de celui-ci. Dans l'accroissement physiologique des cartilages, le stade, dans lequel le protoplasma segmenté forme deux masses distinctes non entourées de capsules secondaires, a une durée très-limitée et ne peut être observé que dans quelques cas seulement. Il en est autrement dans certaines conditions physiologiques (voyez le développement du tissu osseux aux dépens du cartilage), et chaque fois que sous l'influence d'un processus pathologique il se fait en même temps une infiltration calcaire de la substance fondamentale et une prolifération des cellules. Celles-ci ont alors perdu la propriété de former autour d'elles des capsules secondaires, et elles persistent en tant que masses de protoplasma distinctes dans l'intérieur de la capsule primitive. Dans les irritations très-intenses des cartilages qui ne s'accompagnent pas d'infiltration calcaire, on observe parfois aussi que les

Comme nous l'avons vu déjà, on peut trouver deux, quatre, et plusieurs générations de cellules-filles (7, 8, 9) dans l'intérieur d'une capsule. Dans les cartilages costaux de l'adulte, on trouve facilement des capsules de cartilage ou cellules-mères, de 0,022 à 0,112, remplies de véritables agglomérations de cellules.

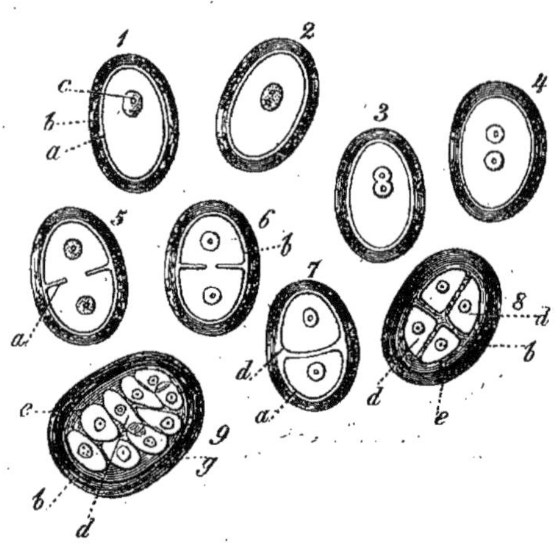

Fig. 160. — Cellules de cartilage en voie de division (formation endogène).

a, corps de la cellule ; *b*, capsules ; *c*, noyau ; *d*, cellules endogènes ; *e*, capsules secondaires formées à la surface des cellules ; *g*, couche externe de la capsule confondue avec la substance fondamentale. (Figure schématique.)

De nouvelles capsules peuvent se former autour des cellules de nouvelle formation (8, 9) ; ces cellules, devenues libres au milieu de la substance fondamentale, sont destinées sans doute à se diviser plus tard à leur tour. Le cartilage se charge ainsi de cellules nouvelles, et l'on voit que la prolifération endogène a une importance considérable pour le développement des tissus cartilagineux. Dans les cartilages qui s'accroissent, on trouve un nombre toujours croissant de cellules de cartilage (2) ; et en examinant avec attention le tissu, on observe des cellules serrées les unes contre les autres et même aplaties au point de contact (fig. 158), cellules dont l'origine est en tous points analogue à celle que nous venons d'indiquer (3).

Quand le cartilage se détruit, et qu'il est le siége d'une activité nutritive intense, la prolifération cellulaire devient beaucoup plus prononcée. On observe notamment ce fait chez le fœtus, où le tissu osseux se développe aux dépens du tissu cartilagineux (4). Dans ces cas, les cellules-filles et les cellules formées à leurs dépens prennent généralement la forme de cellules embryonnaires, arrondies, granuleuses, qui sont destinées à se transformer en cellules osseuses, en cellules adipeuses et de tissu conjonctif, en vaisseaux sanguins, etc. Ces éléments, dont nous aurons, du reste,

cellules de nouvelle formation ont perdu la propriété de former autour d'elles de la substance cartilagineuse ; elles sont revenues à l'état embryonnaire [1].

De tous ces faits il résulte que le terme de génération endogène, employé pour définir la multiplication des cellules cartilagineuses, est très-mauvais, car il fait supposer que les cellules d'une nouvelle génération naissent dans l'intérieur de cellules semblables, tandis qu'elles tirent leur origine de la division des cellules anciennes. Les mots de capsule-mère et de capsule-fille sont également mauvais, puisque la capsule primitive ne concourt nullement à la formation des capsules secondaires. Ces dernières proviennent, comme nous venons de le voir, d'un travail physiologique accompli par chacune des cellules de nouvelle formation. R.

[1] De quelques points relatifs à la préparation et aux propriétés des cellules de cartilage, *Journal de physiologie* de Brown-Séquard, 1865, p. 574.

à parler longuement à propos des os, sont désignés sous le nom de cellules de la moelle, du cartilage, ou, faussement, sous le nom de cellules médullaires.

Remarques. — (1) Voyez les indications de Heidenhain, *loc. cit.* — (2) Harting (Recherches microscopiques, p. 77) prétend que le cartilage de la deuxième côte d'un enfant nouveau-né contient trois à quatre fois plus de cellules que le cartilage d'un enfant de quatre mois. — Krieger (Disquisitiones histol. de cartilaginis evolutione. Regiomonti, 1861 Diss.) a signalé le même fait. — (3) Heidenhain, *loc. cit.*, fig. 9. — (4) Quelques observateurs, niant l'existence des capsules de cartilage, voulurent également nier la prolifération des cellules par division, et prétendaient que l'on prenait pour des capsules des cellules des couches sous-jacentes vues par transparence ; d'autres admettaient que la substance fondamentale avait disparu en certains points, et que des cellules voisines avaient pu ainsi se réunir en un point et faire croire à l'existence de cellules-filles. Voyez Bruch, Brandt (*Disquisitiones de ossificationis processu*. Dorpati, 1852, Diss.). — Freund, *loc. cit.*, p. 76. — Nous ne nions pas la possibilité de ce fait, mais il est loin de constituer la règle. Harting dit n'avoir trouvé dans le cartilage de la seconde côte de l'adulte que la moitié des cellules que l'on observe chez le nouveau-né. Krieger prétend avoir observé une diminution des cellules tout à fait analogue.

§ 106.

Modifications nutritives des cartilages. — Le cartilage se forme de très-bonne heure et se développe d'une manière rapide ; aussi, en examinant des tissus cartilagineux adultes, observe-t-on une série de transformations, qui seraient considérées comme pathologiques pour d'autres tissus, mais qui, ici, rentrent dans l'ordre des phénomènes physiologiques normaux.

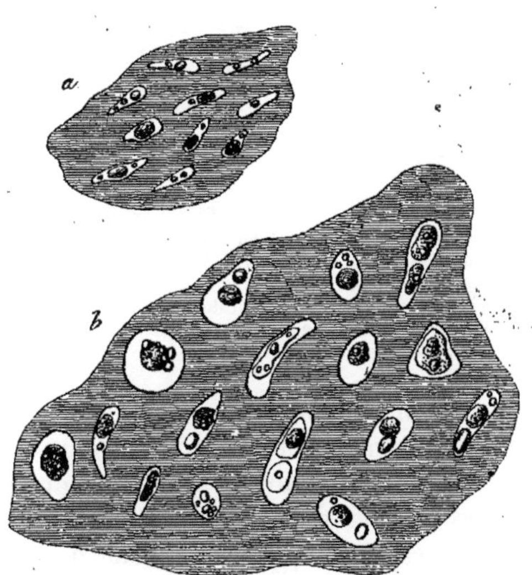

Fig. 161. — Coupe transversale du cartilage costal d'un nouveau-né.

a, portion périphérique ; *b*, portion centrale.

Ces transformations peuvent atteindre les cellules et la substance fondamentale ; elles sont au nombre de trois : l'*infiltration graisseuse*, la *calcification* et le *ramollissement*. Ces altérations atteignent de préférence les cartilages hyalins.

L'*infiltration graisseuse* s'observe, même chez le nouveau-né, dans les cartilages costaux (fig. 161, *a*, *b*). On aperçoit de petites gouttelettes graisseuses isolées dans le corps de la cellule ou groupées autour du noyau. Ces gouttelettes, devenant plus nombreuses, se réunissent en formant de véritables gouttes, qui sont tantôt éparses autour du noyau, tantôt l'enveloppent d'une manière si complète qu'il est impossible de l'apercevoir sans l'emploi des réactifs. On comprend de cette manière l'opinion des anciens observateurs, qui croyaient à la transformation du noyau en gouttelettes graisseuses. Dans certains cas, toute la cavité cellulaire est remplie par une énorme boule graisseuse ou par une série de gouttelettes.

La *calcification* du cartilage est fort différente de l'ossification, dans laquelle se forme une substance osseuse fondamentale, parsemée de cellules étoilées; ces deux processus ont été confondus autrefois.

On sait aujourd'hui que le cartilage ne se transforme pas en tissu osseux; arrivé à son complet développement, il se calcifie, mais ne subit plus aucune transformation ultérieure. Il reste à l'état de cartilage calcifié pendant un temps plus ou moins long, et même pendant toute la vie chez certains animaux inférieurs (1), ou bien il se dissout et disparaît pour faire place au tissu osseux.

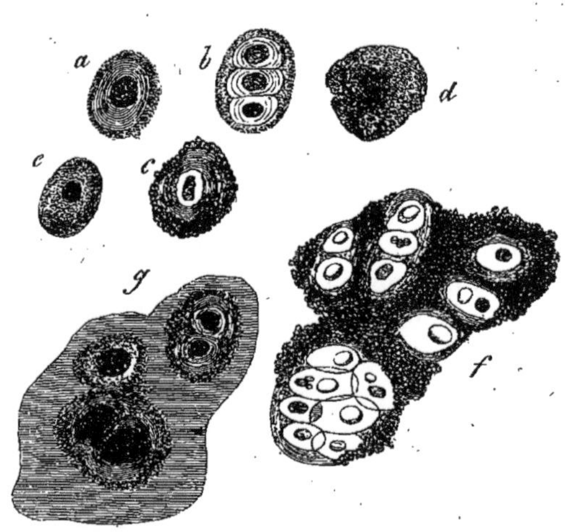

Fig. 162. — Cartilage calcifié (schéma).

a, capsule épaisse avec contenu rétracté; *b*, capsule remplie de cellules-filles; *c*, à paroi épaisse; *d*, capsule calcifiée; *e*, cellule à capsule mince en voie de calcification; *f*, portion de cartilage avec molécules calcaires entre et autour des cellules; *g*, portion de cartilage où les cellules seules sont entourées de granulations calcaires.

Nous devons à Bruch (2), et surtout à H. Müller (3), une étude vraie et complète de cette importante question.

La calcification porte tantôt sur les cellules (*a* — *e*), tantôt sur la masse fondamentale (*f*, fig. 162). Plus tard, les deux parties du tissu peuvent être atteintes simultanément, bien que le processus tende toujours à se localiser dans la substance fondamentale.

Des granulations, généralement très-déliées, quelquefois plus grossières, de sels calcaires se déposent dans le tissu, qui devient alors de plus en plus opaque. Cependant les molécules calcaires confondues finissent par constituer une masse assez homogène.

Les cellules de cartilage peuvent se calcifier quand elles sont enveloppées de capsules épaisses ou même de capsules fort minces. Quand les capsules sont minces, les molécules calcaires se déposent à la face interne ou dans la cavité cellulaire elle-même (*e*). Quand la capsule est épaisse (*a*, *b*, *c*), elle s'imprègne de sels calcaires, et la cellule proprement dite conserve toute sa mollesse. Quand il y a des cellules-filles (*g*), on observe très-souvent, non-seulement une calcification de la capsule-mère, mais encore une calcification des capsules secondaires.

Lorsque la calcification porte sur la masse fondamentale, elle se localise d'abord autour des éléments cellulaires (fig. 162, *g*, 163, *a*). Plus tard, la calcification s'étend à toute la substance fondamentale (fig. 163, *b*, *c*, *d*), et les granulations calcaires s'y trouvent accumulées et serrées en grand nombre (fig. 162, *f*).

On observe la calcification du cartilage chez l'embryon, dans ce qu'on a appelé, à tort, l'ossification du cartilage. Le cartilage calcifié ne tarde pas, en effet, à disparaître dans ces cas.

Les cartilages permanents adultes se calcifient en règle générale; les cartilages costaux, les cartilages du larynx, sont constamment calcifiés chez l'adulte. Ces cartilages, ainsi calcifiés, peuvent subir une véritable dissolution en certains points; et l'on voit alors du tissu osseux se produire dans les espaces vides nouvellement produits. En général, les cartilages restent cependant à l'état calcifié jusqu'à la fin de la vie.

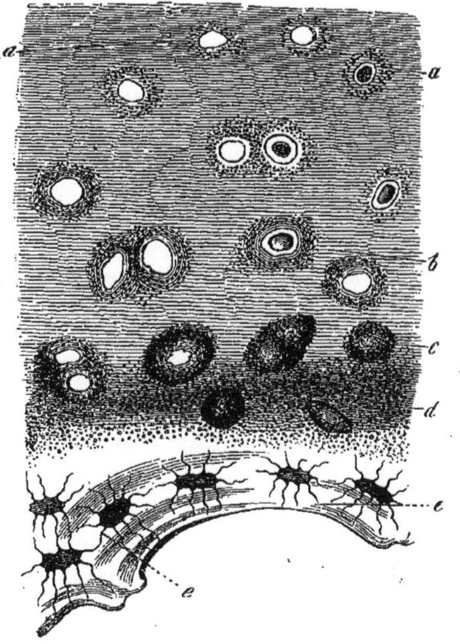

Fig. 163. — Cartilage de la symphyse pubienne en voie de calcification provenant d'une femme centenaire.

a, cellules de cartilage enveloppées de molécules calcaires; *b*, *c*, *d*, calcification plus complète de la masse fondamentale et du pourtour des cellules; *e*, tissu osseux.

Les cartilages hyalins et les cartilages à substance fondamentale fibreuse ne sont pas les seuls qui subissent la transformation calcaire; on trouve également des cartilages réticulés (4) calcifiés, bien que ce fait soit plus rare.

Le *ramollissement* du cartilage s'observe, non-seulement dans le cartilage calcifié, mais encore dans le tissu mou, parfaitement normal.

Les portions du squelette qui sont représentées par du cartilage dans la période fœtale et dans les premières années de la vie, sont formées de cartilage en voie de ramollissement; mais on observe également ce fait sur les cartilages anciens et permanents. La masse fondamentale du tissu cartilagineux commence d'abord par subir un ramollissement gélatineux en quelques points isolés; cette transformation gélatineuse porte bientôt sur les parois capsulaires, et il se forme alors une cavité dans laquelle sont situées les cellules de cartilage. Si le processus suit sa marche envahissante, on voit se former des cavités canaliculées qui viennent s'ouvrir à la périphérie, au niveau du périchondre, ou qui vont communiquer avec les canaux de Havers d'un os voisin; on a même vu des vaisseaux se former dans ce nouveau système de canaux (5). La masse qui remplit les canaux du cartilage est formée par des cellules de la moelle.

Quand un cartilage calcifié subit la transformation gélatineuse, le processus est identiquement le même.

Remarques. — (1) On a désigné ce cartilage sous le nom d'os cartilagineux (H. Müller). — (2) *Loc. cit.*, p. 54. — (3) Zeitschrift für wissensch. Zoologie, vol. IX, p. 147.—Voyez également Baur, Die Entwicklung der Bindesubstanz, *du Développement de la substance conjonctive.* Tübingen, 1858. — (4) H. Müller a observé une calcification analogue du cartilage de l'oreille (Würzb. naturw. Zeitschrift, vol. I, p. 92). — (5) Voyez, au sujet du ramollissement du cartilage de l'oreille, L. Meyer, dans les Archives de Virchow, vol. XXXIII, p. 457.

§ 107.

Les variétés de cartilage sont distribuées dans les différents points du corps (1) :

Le *cartilage hyalin*, souvent fibreux dans une certaine partie de son étendue, gélatineux ou même calcifié, s'observe, chez le fœtus, dans toutes les parties du squelette qui sont représentées par du tissu cartilagineux, c'est-à-dire la colonne vertébrale, la cage thoracique, y compris la clavicule, les omoplates, le bassin, les os des membres et même quelques os de la tête. Chez l'adulte, le cartilage hyalin persiste dans les cartilages articulaires (à l'exception toutefois du cartilage de l'articulation temporo-maxillaire), les cartilages du nez, du larynx (cartilages thyroïde et cricoïde, et partie seulement du cartilage arythénoïde); il forme également les anneaux de la trachée et des bronches, les cartilages costaux, l'appendice xyphoïde. Dans les symphyses, enfin, la portion des ligaments intervertébraux qui se trouve en contact immédiat avec l'os est formée par une mince couche de vrai cartilage avec substance fondamentale homogène. Nous allons insister sur quelques-unes de ces parties.

Les *cartilages temporaires du fœtus* sont formés, à l'origine, par de petites cellules arrondies, serrées les unes contre les autres, à noyaux vésiculeux, et plongées dans une substance fondamentale molle. Lorsque ce cartilage a subi son développement complet, et qu'il va faire place au tissu osseux, la substance fondamentale est devenue plus abondante, les cellules ont augmenté de volume, et surtout au niveau des points où commence la calcification et l'ossification; cependant les capsules de cartilage n'ont pas une épaisseur considérable, et les cellules prolifèrent avec une activité remarquable. Les cellules-filles deviennent libres, parce que la capsule-mère s'est confondue avec la substance fondamentale, qui paraît striée, fibrillaire ou homogène. Les cellules de cartilage occupent alors des positions variées. Dans la partie moyenne d'un os long en voie de formation, elles sont situées les unes à la suite des autres, au niveau des points d'ossification. Quelquefois les cellules sont aplaties, ovalaires, ou bien elles forment des groupes irréguliers, comme dans les épiphyses des os courts. En même temps, le cartilage se vascularise.

Les *cartilages articulaires* forment de minces couches au niveau des extrémités articulaires des os. Ils sont intimement soudés à l'os par leur face profonde, qui constitue la limite du cartilage temporaire et du cartilage définitif. Les parties superficielles, qui appartiennent à l'articulation, renferment de petites cellules de cartilage de 0m,011 à 0m,018 de diamètre, très-aplaties ; elles sont serrées et situées les unes au-dessous des autres. Une coupe verticale de cartilage faite à ce niveau rappelle tout à fait une coupe d'épithélium pavimenteux stratifié. Dans les parties profondes du cartilage articulaire, la substance fondamentale devient plus abondante, et les cellules s'écartent les unes des autres. Elles ne sont plus aplaties, deviennent plus volumineuses et atteignent un diamètre de 0m,013 à 0m,225 ; leurs noyaux mesurent de 0m,004 à 0m,009 de diamètre. Situées irrégulièrement et par groupes dans les couches moyennes, elles forment, plus profondément, des séries verticales à la surface de l'os. Cette apparence avait fait considérer les cartilages articulaires comme des masses fibreuses par les anciens observateurs. Immédiatement au contact de l'os se trouvent des couches calcifiées. Les grosses cellules des cartilages contiennent souvent des cellules-filles et beaucoup plus rarement de la graisse.

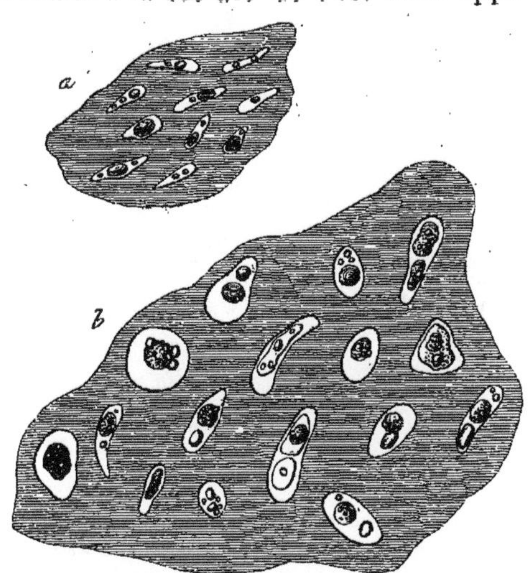

Fig. 164. — Coupe transversale d'un cartilage costal de nouveau-né.

a, partie située à la limite du périchondre ; *b*, portion profonde.

Beaucoup d'histologistes décrivent le *cartilage costal* (2) comme le type du cartilage hyalin : c'est à tort, car les cartilages costaux subissent des transformations très-variées. Chez le nouveau-né (fig. 164), on trouve dans les couches périphériques (*a*) une substance fondamentale tout à fait homogène avec des couches concentriques de cellules minces, allongées, à contour très-mince, à noyaux vésiculeux, et de 0m,055 de diamètre environ. La longueur de ces cellules varie entre 0m,009 et 0m,013. Le contenu de ces cellules est tantôt complétement transparent, ou bien elles renferment une ou deux petites gouttelettes graisseuses de 0m,001 de diamètre. Plus profondément, on observe une série de cellules minces, ovalaires, coniques, semi-lunaires, irrégulièrement diposées dans tous les sens. Dans les parties profondes enfin (*b*), on observe de grosses et larges cellules ovoïdes ou sphériques, de 0m,015 à 0m,022 de diamètre. Les capsules sont à peine visibles et renferment tout au plus deux cellules-filles.

En étudiant le même cartilage chez un adulte (fig. 165), on observe, dans les parties profondes surtout, des îlots d'un jaune blanchâtre ou même blancs, qui offrent le reflet de la soie et qui sont plongés au milieu de la masse fondamentale ordinaire, beaucoup plus transparente (a). En examinant ces parties blanchâtres au microscope, on voit que le tissu s'est transformé en ces points en un tissu fibrillaire (c); on remarque, en effet, des fibres brunâtres, allongées, parallèles, qui se perdent dans la substance fondamentale avoisinante, et qui ne pâlissent point après l'action de l'acide acétique. La substance intercellulaire semble granuleuse en certains points; dans d'autres, comme fendillée, décomposée en trabécules (b).

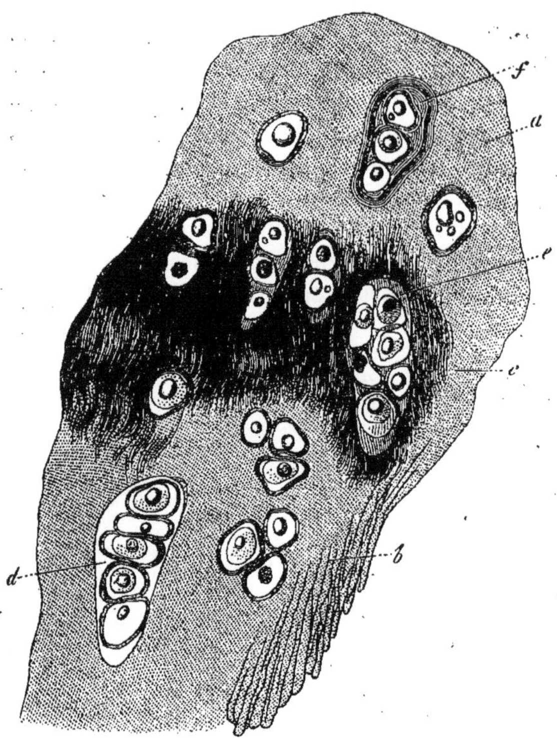

Fig. 165. — Coupe transversale d'un cartilage costal de vieillard.

En *a* substance fondamentale homogène, qui s'est décomposée en trabécules (*b*) et en fibres (*c*); les cellules de cartilage sont presque toutes enveloppées d'épaisses capsules; en *d* et *e* deux grosses cellules-mères avec des cellules-filles nombreuses; en *f*, autre cellule-mère enveloppée de couches capsulaires nombreuses.

Sur une coupe transversale on observe également ici, immédiatement au-dessous de la surface, des cellules étroites, aplaties, formant des couches multiples; elles n'ont point de capsule épaisse et ne renferment pas de cellules-filles. L'axe de ces cellules est parallèle à la surface du cartilage. Plus profondément, les cellules sont irrégulièrement disposées; elles deviennent plus larges et plus volumineuses, et atteignent de $0^m,067$ à $0^m,112$ de diamètre; elles sont quelquefois disposées en rayonnant. Les cellules-filles deviennent abondantes (*d*, *e*, *f*).

Mais dans les points qui ont subi la transformation fibreuse, on trouve d'énormes cellules de $0^m,135$ à $0^m,225$ de diamètre; elles sont arrondies, ovalaires ou allongées, et remplies d'une quantité considérable de jeunes cellules; on en compte quelquefois de 20 à 30; Donders en a vu jusqu'à 60.

Dans ces parties plus profondes du cartilage, les cellules sont presque toutes enveloppées de capsules qui peuvent atteindre une épaisseur assez notable (*f*); limitées quelquefois très- nettement, elles peuvent aussi se confondre avec la substance fondamentale. Il est des cellules dont les capsules ne peuvent se distinguer de la masse fondamentale homogène environnante (*d*); quelquefois la capsule subit la transformation fibreuse (*e*).

La quantité de graisse qui s'est accumulée dans ces éléments depuis la naissance est considérable. On trouve dans le corps des cellules de grosses ou de petites gouttelettes graisseuses, qui peuvent se réunir et envelopper le noyau, à la place duquel on aperçoit alors une large goutte de graisse.

On observe très-fréquemment la transformation colloïde, la calcification, même l'ossification commençante dans les cartilages costaux des vieillards.

Dans les *cartilages du larynx* on trouve également au-dessous du périchondre des couches de petites cellules minces, aplaties, plongées dans une substance fondamentale homogène ou quelquefois striée. Les couches profondes sont formées par de grosses cellules à parois épaisses et remplies de cellules-filles. Chez les vieillards, la masse fondamentale se décompose en travées ou devient fibreuse; de plus, les cellules se chargent aussi de graisse (3). Entre les couches superficielle et profonde se trouve une couche mince de grosses cellules plongées dans une substance fondamentale granuleuse (Rheiner). On trouve très-fréquemment chez les sujets âgés des points calcifiés, chargés de fines granulations calcaires, ainsi que du tissu osseux vrai. Les cerceaux de la *trachée* offrent une structure à peu près identique à celles des gros cartilages laryngiens.

Les cartilages *arythénoïdes* ont une structure remarquable; ils représentent, en effet, le passage du cartilage hyalin au cartilage à substance fondamentale élastique. La substance fondamentale de ces cartilages est homogène en certains points et sillonnée de fibres élastiques en d'autres. On observe ces fibres dans l'apophyse pyramidale et quelquefois dans le sommet du cartilage.

Remarques. — (1) En étudiant les cartilages isolés dans la classe des mammifères seulement, on trouve déjà des différences. Voyez, pour cette étude d'anatomie comparée, le Traité de Leydig. — (2) Voyez les travaux de Bruch, Freund, Kœlliker, Donders (Holländische Beiträge, p. 260). — (3) Les cartilages laryngiens et trachéaux de quelques mammifères, de la souris et du rat, notamment, renferment des masses énormes de graisse. Les cellules étant très-serrées et remplies par une grosse goutte de graisse, on croirait avoir affaire à de vrais tissus adipeux. Voyez, au sujet des cartilages du larynx, le travail de Rheiner (Beiträge zur Histologie des Kehlkopfs, *Contributions à l'histologie du larynx*. Würzburg, 1852, Diss.).

§ 108.

Cartilage réticulé. — Le cartilage *élastique* ou *réticulé* (1) (fig. 166) se distingue par un coloration plus jaunâtre et par sa grande opacité. Il se développe aux dépens des cartilages hyalins du fœtus, par la formation de fibres élastiques qui rappellent la production des fibres chondrigènes du cartilage hyalin, avec cette différence, cependant, que le cartilage réticulé s'observe chez l'enfant, tandis que les fibres chondrigènes se développent chez l'adulte seulement. La substance fondamentale conserve quelquefois son apparence homogène en certains points, surtout autour des cellules de cartilage. Les fibres semblent tantôt minces et fines, tantôt foncées, à contours irréguliers; elles se dirigent dans tous les sens, s'enchevêtrent les unes

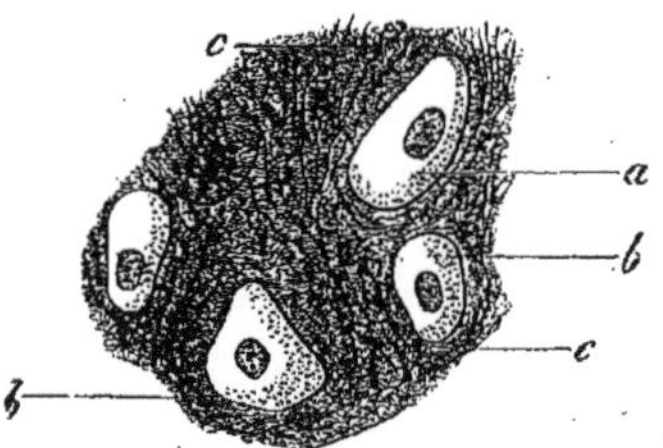

Fig. 166. — Cartilage réticulé du pavillon de l'oreille de veau; *a*, cellules; *b*, substance intercellulaire; *c*, fibres élastiques.

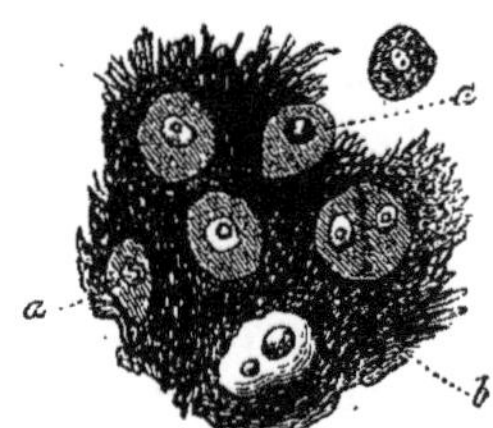

Fig. 167. — Cartilage réticulé de l'épiglotte de l'homme.

dans les autres, de manière à former un véritable réseau. Dans les points où l'état fibreux est très-prononcé, les cellules sont en partie cachées; comme dans l'épiglotte, par exemple (fig. 167), et dans le cartilage de l'oreille. La substance fondamentale peut être plus ou moins abondante; dans certains cas, les cellules sont séparées les unes des autres par de petits points de substance, dans d'autres par de larges espaces de masse fondamentale (2). Les fibres présentent tous les caractères des fibres élastiques. Elles se forment aux dépens du blastème homogène et sans l'aide des cellules. Ce qui le prouve, c'est que, dans les cartilages du bassin de l'homme, la substance fondamentale homogène se transforme immédiatement en substance fibreuse.

Les cellules du cartilage réticulé offrent un volume et une forme variables; elles s'isolent plus facilement que dans le cartilage hyalin. Elles sont généralement disposées d'une façon irrégulière; on trouve cependant dans l'épiglotte de petites cellules minces, situées à la périphérie, et qui rappellent les cellules des cartilages hyalins permanents. Les cellules du cartilage réticulé ont des capsules peu nettes, peu développées, et semblent avoir peu de tendance à proliférer. Les noyaux sont lisses, et contiennent des nucléoles; ou bien ils sont granuleux; ils sont au nombre de un, et plus rarement de deux, dans chaque cellule. On peut également trouver de la graisse dans le corps de la cellule ou au pourtour du noyau.

L'épiglotte, les cartilages de Santorini et de Wrisberg, la portion cartilagineuse de la trompe d'Eustache, les cartilages de l'oreille sont formés par une substance fondamentale réticulée très-solide. Les cartilages arythénoïdes et les ligaments jaunes sont en partie constitués par du cartilage réticulé.

REMARQUES. — (1) Voyez les travaux de HENLE, KŒLLIKER, BRUCH, DONDERS, RABL-RUCKHARD, etc. — (2) Dans le cartilage de l'oreille du lapin, les cellules sont très-serrées; elles sont chargées de grosses gouttes de graisse, et la substance fondamentale hyaline est peu fibreuse.

§ 109.

Cartilage à substance fondamentale fibreuse. — Il nous reste enfin à étudier une troisième forme du tissu cartilagineux, le cartilage à substance fondamentale *conjonctive* ou *fibreuse* (1) (fig. 168). Cette variété peut être considérée comme un cartilage hyalin dont la substance fondamentale se serait décomposée en faisceaux de fibres de tissu conjonctif, ou bien comme un tissu conjonctif résistant dans les cavités duquel seraient venues s'implanter des cellules cartilagineuses. Le tissu conjonctif se trouve mélangé ici, comme partout ailleurs, de fibres et de canaux élastiques, puis de corpuscules de tissu conjonctif.

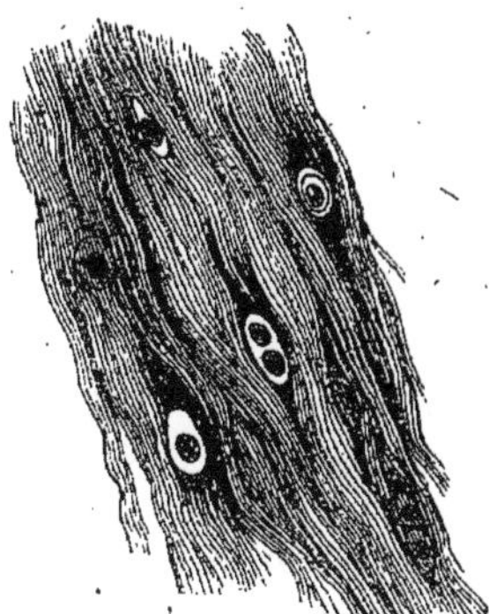

Fig. 168. — Cartilage à substance fondamentale conjonctive du ligament intervertébral de l'homme. (Demi-schéma.)

On observe des intermédiaires entre ces cellules formatrices et les cellules de cartilage; aussi voit-on le cartilage à substance fondamentale conjonctive se confondre, sans limite précise, avec le tissu conjonctif ordinaire dans les points surtout où les cellules cartilagineuses deviennent moins nombreuses. Ces transitions s'observent très-bien dans les cartilages intervertébraux; dans certains points, la substance fondamentale est hyaline, dans d'autres elle est fibrillaire, dans d'autres enfin elle se confond avec du tissu conjonctif.

Les cartilages à substance fondamentale conjonctive concourent à la formation des articulations. A l'œil nu, ils offrent une teinte blanche, quelquefois légèrement jaunâtre. Tantôt résistants, solides, ils peuvent aussi offrir une consistance molle, et sont en général plus extensibles que les cartilages ordinaires.

En examinant ce cartilage au microscope, on trouve la substance fondamentale formée par du tissu conjonctif dont les fibrilles sont plus ou moins bien dessinées. Tantôt les faisceaux s'entre-croisent en tous sens, tantôt ils suivent une direction déterminée; leurs caractères optiques et chimiques sont identiques à ceux que présentent les faisceaux de tissu conjonctif. Les cellules de cartilage sont fort peu nombreuses, à tel point qu'il faut une certaine attention pour les trouver et les observer. Les cellules sont petites, mal limitées, à un seul noyau en général. Les cellules à deux noyaux sont fort rares; on n'en trouve pas qui renferment des cellules-filles. L'infiltration graisseuse, qui est si fréquente dans les autres formes de cartilage, s'observe rarement ici : les cellules sont disposées d'une manière fort variable. Tantôt elles sont éparses, isolées, sans ordre; tantôt elles forment de petits groupes, ou bien elles sont disposées par série à la suite les unes des autres. Cette dernière disposition s'observe dans les cas où les faisceaux de tissu conjonctif ont une direction longitudinale parallèle.

Les cartilages renferment des vaisseaux sanguins, mais en petit nombre; on n'y a pas observé de nerfs jusqu'alors.

Les cartilages tarses sont formés par du cartilage à substance fondamentale conjonctive; le cartilage tarse de la paupière supérieure renferme beaucoup de cellules de cartilage; celui de la paupière inférieure en renferme généralement beaucoup moins (Gerlach); les cartilages aryténoïdes du larynx sont formés par la même variété de cartilage, mais sont quelquefois constitués par du cartilage hyalin (Rheiner); viennent enfin les cartilages interarticulaires, les cartilages des tendons. Des portions de tissu formées uniquement de tissu conjonctif pur, peuvent se transformer en cartilage fibreux, quand des capsules de cartilage viennent s'y développer; on peut étudier cette modification dans l'extrémité des tendons, au niveau du point où ils s'insèrent aux os, ainsi que dans certaines gaînes tendineuses. (Kœlliker.)

On retrouve également le cartilage à substance fondamentale conjonctive dans les symphyses et dans les amphyarthroses; il s'y continue directement avec le cartilage hyalin. Luschka (2) a démontré que ces articulations se forment par le ramollissement central de portions solides qui unissent primitivement les masses osseuses.

Nous insisterons sur les articulations vertébrales, dont les ligaments, connus sous le nom de *ligaments intervertébraux*, ont été étudiés d'une manière toute spéciale par Luschka (3).

La portion périphérique des disques intervertébraux se continue directement avec la couche de cartilage hyalin (*c*), qui tapisse la surface osseuse du corps des vertèbres; ces disques sont formés, extérieurement par un anneau fibreux (*b*), composé de couches concentriques qui s'entre-croisent verticalement et obliquement; ces couches sont constituées par du tissu fibreux, qui offre en certains points tous les caractères du tissu conjonctif simple et en d'autres ceux du cartilage à substance fondamentale élastique et conjonctive; au centre du disque on trouve une substance gélatineuse (*a*). (Chez l'adulte, le noyau gélatineux du disque intervertébral est formé par des prolongements villeux du cartilage fibreux périphérique : ces prolongements sont serrés les uns contre les autres; au centre du disque ils s'écartent, et limitent une cavité remplie de substance gélatineuse.)

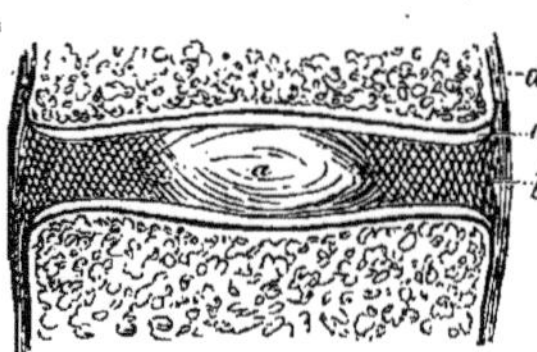

Fig. 169. — Section verticale d'une articulation de corps de vertèbre. (Schema.)

En *a*, noyau muqueux; *b*, anneau fibreux; *c*, revêtement cartilagineux du corps vertébral; *d*, périoste.

Chez le vieillard, le noyau devient de plus en plus résistant, et ne tarde pas à prendre la consistance et le caractère de l'anneau fibreux. Mais chez le fœtus et chez le nouveau-né, le centre du disque offre une texture fort remarquable.

Il est facile de suivre le développement du noyau muqueux chez l'embryon (fig. 170). Il naît aux dépens de la corde dorsale [*chorda dorsalis* de

Luschka (4)], dont les éléments subsistants prolifèrent. La corde dorsale qui persiste en totalité ou en partie chez les animaux supérieurs, disparaît presque entièrement chez l'homme. Elle se présente sous forme d'une tige cylindrique, arrondie antérieurement, et terminée en pointe à sa partie postérieure; cette tige occupe la place des vertèbres et s'étend depuis la base du crâne jusqu'à l'extrémité du tronc. Elle est formée par un tissu analogue au cartilage, composé de cellules transparentes, intimement unies les unes aux autres; la masse est enveloppée par une membrane homogène. La corde dorsale disparaît presque en entier au moment où apparaissent les premières portions cartilagineuses de la base du crâne et des corps des vertèbres. Dans les ligaments intervertébraux seuls, on retrouve des cavités remplies par les cellules caractéristiques de la corde dorsale (*d*); ces cavités s'étendent quelquefois jusqu'au corps des vertèbres (5). Nous venons d'étudier la structure du disque intervertébral tel qu'on l'observe chez un embryon de deux mois et demi. Chez un fœtus de cinq mois (fig. 171) on retrouve des cellules tout à fait analogues, avec un seul noyau vésiculeux; elles ont de $0^m,014$ à $0^m,018$ de diamètre. Ces cellules, qui peuvent atteindre $0^m,025$ de diamètre, renferment quelquefois deux, quatre ou même un plus grand nombre de noyaux (*a b*) ou de cellules endogènes (*c d*). On observe en outre des corps de $0^m,112$ de diamètre à structure vitreuse,

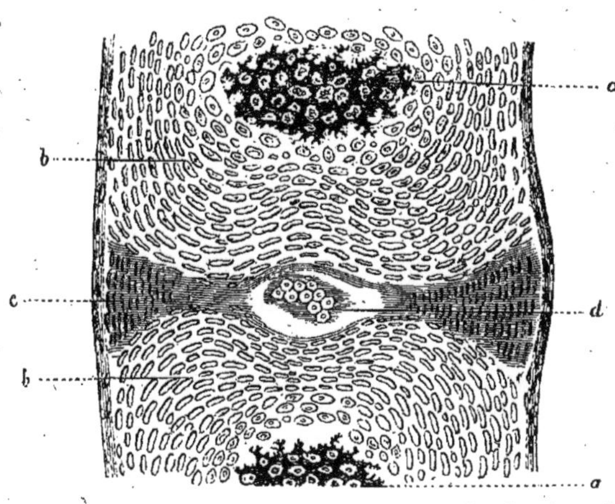

Fig. 170. — Section verticale de la dernière vertèbre dorsale et de la première vertèbre lombaire d'un embryon humain de deux mois et demi.

Corps vertébral avec son tissu cartilagineux calcifié (*a*); en *b*, tissu cartilagineux encore normal; *c*, développement de l'anneau fibreux aux dépens de cellules allongées; *d*, cavité remplie de cellules transparentes destinées à se transformer en noyau muqueux.

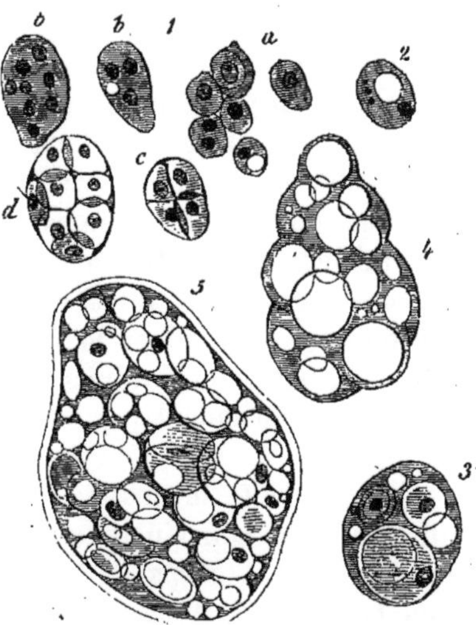

Fig. 171. — Cellules de la corde dorsale chez un fœtus de cinq mois et chez le nouveau-né.

1, cellules d'un fœtus de cinq mois; 2, cellule simple d'un enfant nouveau-né; 3, cellule contenant trois cellules-filles; 4 et 5, corps formés par des cellules-mères dilatées et contenant des cellules à noyaux et des gouttelettes transparentes protéiques.

résultant d'une transformation des cellules-mères ; ils renferment généralement des cellules-filles, puis une quantité considérable de gouttelettes sphériques, transparentes, formées par une substance albuminoïde. Chez l'enfant nouveau-né, ces corps offrent souvent une enveloppe résistante (capsule-mère épaissie) et peuvent atteindre jusqu'à $0^m,225$ de diamètre (4, 5). Quelques-uns de ces corps, de dimension plus petite, ont tous les caractères des cellules-mères (3).

On retrouve ces éléments cellulaires pendant la première année de la vie (6). Ils disparaissent pourtant par suite de l'envahissement toujours croissant de l'anneau fibreux.

Remarques. — (1) Voyez les ouvrages de Todd et Bowman, Gerlach et Kœlliker. — (2) Voyez l'ouvrage de cet auteur sur les symphyses du corps humain ; Berlin, 1858. — (3) Les observations anciennes ont été faites par Henle, Meyer, Donders et Kœlliker (*loc. cit.*, p. 25). — (4) Voyez pour la structure et le développement de la corde dorsale l'ouvrage de Kœlliker sur le développement des animaux, p. 184. — (5) On retrouve des éléments de la corde dorsale, jusqu'au moment de la naissance, dans quelques os de la base du crâne, dans le sacrum et dans le coccyx (H. Müller, Würzburger Verhandlungen, vol. VIII, p. 21). — (6) Traité de Kœlliker, 4e édit., p. 235.

§ 110.

Composition chimique. — Il serait intéressant de connaître la composition chimique des différentes variétés de cartilage (1) ; de rechercher *a*) la composition chimique de la cellule de cartilage et de ses éléments isolés ; *b*) la nature des substances qui forment les capsules et la différence qui existe entre la composition des couches qui enveloppent les cellules jeunes et celles qui environnent les cellules anciennes ; *c*) les variétés de composition de la substance fondamentale sous ses différentes formes, substance fondamentale homogène, granuleuse, fibreuse, fibro-élastique. Il faudrait également étudier les modifications, la composition du cartilage qui accompagnent les transformations physiologiques de ces tissus ; enfin *e*) resterait à déterminer la nature du liquide qui baigne les cartilages, afin d'y retrouver les produits de décomposition de ces tissus. La science n'est malheureusement pas en mesure de répondre aujourd'hui à toutes ces questions.

Quand on traite le cartilage par les réactifs usités en histologie, on ne tarde pas à se convaincre qu'il constitue un tissu fort résistant. L'eau n'agit que sur le corps de la cellule. L'acide acétique a une action analogue. Les cellules de cartilage résistent pendant longtemps à l'acide sulfurique lui-même, et à la potasse en solution concentrée [Donders et Mulder (2)] ; on peut isoler les cellules en faisant macérer le cartilage dans une solution d'acide chlorhydrique. [Virchow (3).] Les cellules se colorent en rouge quand on les traite par le sucre et l'acide sulfurique ; la substance fondamentale, au contraire, prend une teinte d'un rouge jaunâtre. [Schultze (4).] Les noyaux résistent tout aussi bien aux réactifs que le corps de la cellule.

La substance fondamentale se dissout, après ébullition dans l'eau, au bout de douze à quarante-huit heures, en formant de la chondrine; elle appartient donc aux substances chondrigènes. Il est fort intéressant d'étudier la structure des cartilages soumis à l'ébullition. Les cellules résistent fort longtemps, ce qui prouve qu'elles ne sont point formées par de la substance chondrigène ou par une autre substance collagène; leur dissolution finale dans l'eau ne saurait en effet démontrer qu'elles sont composées de substances collagènes. Les capsules de cartilage résistent plus longtemps à l'ébullition que les autres parties de la substance fondamentale; ce fait semblerait indiquer une différence de composition chimique.

Les granulations de la substance fondamentale ne disparaissent pas quand on traite le cartilage par l'éther ou par l'acide acétique, mais elles se dissolvent dans des solutions de potasse, d'acide chlorhydrique ou d'acide sulfurique bouillant. Ces granulations se colorent en rouge quand on traite le cartilage à chaud, par le réactif de *Millon*. [Rheiner (5).] Les fibres du cartilage hyalin forment également de la chondrine, comme semblent l'indiquer les recherches qui ont été faites à ce sujet.

En résumé, le cartilage hyalin est un tissu chondrigène qui contient des cellules dont la composition n'est pas encore nettement déterminée.

REMARQUES. — (1) Voyez pour la composition chimique du cartilage : SCHLOSSBERGER, Chimie des tissus, 1re partie, p. 5; La chimie physiologique de LEHMANN, vol. III, p. 35, et la zoochimie du même auteur, p. 451 ; les travaux de HOPPE, dans ERDMANN's Journal, vol. LVI, p. 129 et dans VIRCHOW's Archiv, vol. V, p. 170 ; puis LUSCHKA, Anatomie humaine, vol. II, 1re partie, p. 102, Tübingen, 1862 ; GORUP, Chimie physiologique, p. 581. — (2) Chimie physiologique de MULDER, p. 602. — (3) Würzburger Verhandlungen, vol. II, p. 152. — (4) Annales, vol. LXXI, p. 274. — (5) Contributions à l'étude histologique du larynx, p. 7.

§ 111.

En soumettant le cartilage réticulé ou élastique à une coction prolongée, on obtient une petite quantité de chondrine qui provient de la substance fondamentale hyaline encore contenue dans le cartilage réticulé. Les fibres élastiques, qui sont évidemment formées par une transformation de la substance chondrigène, résistent à la coction. Elles prennent une consistance gélatineuse quand on les a traitées plusieurs jours de suite par la potasse, se décomposent en granulations et se dissolvent dans l'eau. On a prétendu que les cellules du cartilage réticulé se dissolvaient plus facilement que les cellules du cartilage hyalin : ce fait mérite vérification.

Le cartilage fibreux, dont la substance fondamentale présente toutes les réactions de la substance conjonctive, se transforme en colle par la coction. Cette colle n'est plus de la chondrine; c'est de la glutine (1).

La composition du liquide qui baigne les cartilages est inconnue (2). Ce cartilage contient des proportions fort variables de substance minérale, ce qui semble tenir à la nature variable du liquide. La leucine et la glycine paraissent être des produits de désassimilation des cartilages (§ 24 et 25).

La proportion d'eau renfermée dans les cartilages est de 54 à 70 pour 100; la graisse, qui se retrouve dans tous les cartilages, y est en proportion fort variable. On en trouve, en moyenne, de 2 à 5 pour 100. La nature des substances grasses qui entrent dans la composition du cartilage n'a pas encore été déterminée.

Les substances minérales contenues dans les cartilages semblent être fort variables : il est vrai de dire que les auteurs se sont servis de procédés d'incinération très-défectueux pour déterminer ces substances. On y a trouvé du phosphate de chaux, de magnésie, du chlorure de sodium, du carbonate de soude et des sulfates alcalins (3).

Nous allons indiquer quelques analyses faites par les auteurs. Schlossberger (4) a trouvé chez un lapin adulte les proportions de cendres suivantes : Cartilages propres du nez, 3,51 pour 100; cartilages de l'oreille, 2,30 pour 100; cartilage costal, 22,80 pour 100. Hoppe (5) a trouvé 2,20 pour 100 de cendres en incinérant les cartilages costaux d'un jeune homme de 22 ans, qui s'était suicidé; il trouva 1,54 de cendres en incinérant les cartilages de l'articulation du genou.

On a recherché sur les cartilages costaux de l'homme l'influence de l'âge sur la proportion des éléments inorganiques. Les analyses suivantes sont dues à Bibra, à l'exception toutefois de la dernière :

Enfant de 6 mois	*cendres*. . . .	2,24	p. 100
Enfant de 3 ans	—	3,00	—
Jeune fille de 16 ans	—	7,29	—
Femme de 25 ans	—	3,92	—
Homme de 20 ans	—	3,40	—
Homme de 40 ans	—	6,10	—

REMARQUES. — (1) Les histologistes qui admettent encore aujourd'hui la transformation directe du cartilage en os, ont cherché à savoir si la chondrine se transforme en glutine dans le cours du processus. Cette étude a perdu son importance depuis les travaux de H. MÜLLER ; SCHULTZE a indiqué dans les Annales (vol. LXXI, p. 274) qu'un cartilage traité par la potasse, puis par la coction, formait non plus de la chondrine, mais de la glutine; nous avons vainement cherché à confirmer l'assertion de cet observateur en faisant des recherches sur des cartilages costaux humains dans notre laboratoire. — (2) VIRCHOW (Würzburger Verhandlungen, vol. II, p. 283) a fait des recherches sur le noyau muqueux des disques intervertébraux. Il a obtenu les mêmes résultats que pour les gaînes tendineuses et les bourses muqueuses. — (3) V. BIBRA, *Recherches chimiques sur les os et les dents de l'homme et des vertébrés*, Chemische Untersuchungen über die Knochen und Zæhne des Menschen und der Wirbelthiere, Schweinfurt, 1844, p. 412. — (4) Chimie des tissus, p. 37. — (5) LUSCHKA, *loc. cit.*

§ 112.

Développement du cartilage. Phénomènes histologiques qui se produisent dans le cartilage développé. — Les cartilages permanents de l'adulte sont les restes d'un vaste système répandu dans tout l'organisme à la période fœtale, et qui a disparu en partie au moment de la production de l'os (§ 103). Les éléments des cartilages subissent des transformations multiples; les cartilages qui persistent chez l'adulte se modifient ; ils se ramollissent, ils subissent la transformation fibreuse, la dégénérescence calcaire, et peuvent être envahis par le tissu osseux ; en un mot, ils peuvent être le siége de tous les processus que nous avons décrits en étudiant les cartilages transitoires.

Les phénomènes nutritifs qui se passent dans le tissu cartilagineux, généralement dépourvu de vaisseaux (1), semblent être peu actifs. La nutrition de ce tissu se fait de deux manières différentes. Une partie du système cartilagineux est tapissée par une membrane conjonctive ou périchondre, dont les vaisseaux amènent au cartilage des éléments nutritifs ; mais, fait fort curieux à signaler, c'est justement la portion centrale du cartilage, c'est-à-dire la plus éloignée des vaisseaux sanguins, qui semble la plus développée. On n'a pas encore cherché à savoir si le cartilage peut se développer aux dépens du périchondre, et dans quelle proportion ce développement peut avoir lieu. D'autres cartilages de revêtement sont dépourvus de périchondre et reçoivent leurs éléments nutritifs par l'intermédiaire des vaisseaux de l'os sous-jacent.

La substance fondamentale joue dans le cartilage le rôle essentiel ; les cellules, isolées, sont en effet presque des éléments accessoires au milieu de cette masse abondante qui offre une résistance, une solidité et une élasticité tout à fait remarquables. Ces propriétés physiques du cartilage ont une importance essentielle dans l'organisme ; en effet, le cartilage sert de soutien à certains organes, il renforce les parois des canaux membraneux, il tapisse les surfaces articulaires des os, et forme des revêtements résistants, lisses, qui s'usent à peine ; il sert en outre à unir d'une manière solide les portions différentes des os.

Bien que le cartilage soit dépourvu de vaisseaux, il peut, quand il s'enflamme, être le siége d'altérations tout aussi bien que les tissus les plus vasculaires de l'organisme. On y observe une prolifération très-active des éléments cellulaires, qui se multiplient par division, une augmentation de volume des capsules, la production de granulations graisseuses dans le corps de la cellule. La substance cellulaire se décompose en travées, en fibres, ou bien se ramollit. Le cartilage peut également se calcifier ou se transformer en une masse de tissu conjonctif. [Redfren, Virchow (2).] Nous retrouvons ici les processus dont nous avons parlé § 104.

La substance des cartilages ne se régénère pas ; les fragments de cartilage sont toujours unis par du tissu cicatriciel conjonctif. Il est assez fréquent d'observer des néoformations accidentelles de tissu cartilagineux. Ces néoformations peuvent se produire au niveau même du cartilage préexistant et portent alors le nom d'*ecchondroses ;* on peut également trouver des tumeurs cartilagineuses dans des points de l'organisme qui n'en renferment jamais à l'état normal : ces tumeurs, connues sous le nom d'*enchondromes*, s'observent dans les os, les glandes, etc. On retrouve, dans les enchondromes surtout, et quelquefois dans la même tumeur, toutes les variétés de cartilage que nous avons décrites ; on y observe également des îlots de substance cartilagineuse unis par des masses fibreuses conjonctives (3).

Il nous reste à étudier le *développement* du cartilage chez l'embryon, ainsi que les premières modifications que subit ce tissu. Schwann (4), Kœlliker (5), Bruch (6), Heidenhain (7), etc., ont fait, à ce sujet, des recherches fort intéressantes et fort curieuses.

Le cartilage apparaît de très-bonne heure chez l'embryon : cela s'explique par la simplicité anatomique même de ce tissu, formé primitivement de cellules analogues aux autres cellules ou cellules embryonnaires. Le premier cartilage ou cartilage transitoire offre d'abord un aspect blanchâtre, assez semblable à celui des tissus environnants. Mais bientôt la structure caractéristique du tissu se dessine.

Au début, les cellules de cartilage sont serrées les unes contre les autres, et l'on n'aperçoit pas encore de substance intercellulaire. Mais bientôt la masse intercellulaire apparaît d'une façon plus nette.

Chez des embryons de mouton de 13 à 15 millimètres de longueur, Kœlliker a trouvé des cellules de cartilages de 0^m,013 à 0^m,022 de diamètre, séparées par très-peu de substance fondamentale. Sur des embryons plus volumineux, notamment sur un embryon de cochon de 2 pouces de longueur et plus, les cellules, dans lesquelles on observe déjà des cellules-filles, l'emportent encore de beaucoup sur la substance fondamentale (fig. 172).

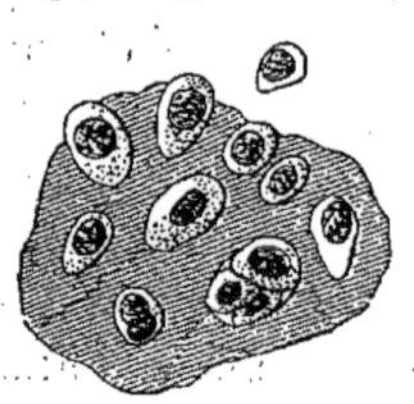

Fig. 172. — Cellules de cartilage du corps d'une vertèbre d'un fœtus de cochon de deux pouces de longueur.

Chez les embryons de cochon de 3 pouces 1/2 de longueur, la substance intercellulaire n'occupe, d'après Schwann, qu'un quart environ du volume total. A cette époque le cartilage est encore fort mou, et par la plus légère pression on fait sortir les cellules qui se répandent dans le liquide environnant. Plus tard, la substance intercellulaire augmente de plus en plus; les cellules deviennent plus volumineuses et se multiplient par prolifération endogène. Les cellules se multiplient également par division (8). Les capsules épaisses, distinctes par leur degré de réfringence, n'existent qu'à une période plus avancée dans les cartilages des mammifères; la graisse s'observe à peine dans les cartilages des nouveau-nés (voy. fig. 164). Plus tard enfin apparaissent la striation et la transformation fibrillaire de la substance fondamentale.

Schwann (9) d'abord et Hoppe (10) ensuite ont remarqué que la substance fondamentale du cartilage fœtal ne renferme, au début, ni chondrine, ni substance collagène; la différence de composition anatomique est donc liée à une différence de composition chimique.

On a surtout étudié jusqu'alors le développement du cartilage hyalin; mais dans cette étude rentre implicitement celle du cartilage réticulé et fibreux. Ces cartilages sont également formés par une substance homogène au commencement de la période embryonnaire. La formation des fibres se fait plus ou moins rapidement et continue même après la naissance (11).

Remarques. — (1) Le cartilage de la cloison du nez chez le bœuf et le cochon renferme, d'après Kœlliker (Zeitschrift für wissensch. Zoologie, vol. II, p. 280) de nombreux vaisseaux sanguins; chez le veau on y trouverait même des nerfs venus du périchondre. On sait que certains cartilages transitoires renferment des vaisseaux; les cartilages permanents qui s'ossifient plus tard, se vascularisent également. Voyez au sujet des vaisseaux des cartilages fibreux § 109. — (2) Je n'ai pu étudier dans l'original les observations de Redfren (Monthly Journal of medical science, Edinburgh, 1849, 1850). Voyez Virchow, dans Archives, vol. IV, p. 289. — (3) Voyez Virchow, traité des tumeurs, vol. I, p. 435. Les transformations du cartilage de l'enchondrôme sont à peu près identiques à celles que l'on observe physiologiquement dans le cartilage ordinaire (§ 106). — (4) *Loc. cit.*, p. 114. — (5) Anatomie microscopique, vol. II, 2ᵉ cahier, p. 250. — (6) *Loc. cit.*, p. 10. — (7) *Loc. cit.* — (8) Harting (Recherches micrométriques, p. 77) a bien étudié cette question. Dans le second cartilage costal d'un enfant nouveau-né on trouve trois à quatre fois autant de cellules que chez un fœtus de quatre mois. Les cellules augmentent de volume pendant la vie embryonnaire et après la naissance; chez le nouveau-né, elles sont environ quatre fois aussi volumineuses que chez l'embryon. Chez l'adulte, elles sont huit à douze fois plus grandes qu'au moment de la naissance. Chez le fœtus, la masse des cellules équivaut à peu près à celle de la substance fondamentale; mais chez l'enfant, chez l'adulte, la proportion de substance fondamentale double. Voyez Krieger, *loc. cit.* — (9) *Loc. cit.*, p. 31. — (10) Virchow's Archiv, vol. V, p. 182. — (11) Donders, in Holländischen Beiträgen, p. 264 et Bruch, *loc. cit.*, p. 20 et 85.

6 à 7. Tissu conjonctif muqueux et réticulé.

§ 113.

Nous confondons sous le nom de tissu *gélatineux* ou *muqueux* et de *substance conjonctive réticulée* (1), une série de tissus du groupe des tissus de substance conjonctive qui présentent également des variétés nombreuses. Aussi ce groupement est-il tout à fait provisoire. Quand l'étude du développement des différents tissus que nous avons assemblés et groupés les uns à côté des autres sera complète, on pourra conserver notre division ou y apporter des modifications.

Au premier abord, il semble qu'un abîme sépare du cartilage le tissu muqueux et le tissu conjonctif réticulé. Dans le cartilage, nous avions observé des cellules arrondies plongées dans une substance fondamentale solide, chondrigène; les tissus que nous étudions maintenant ont, au contraire, une consistance molle, gélatineuse, quelquefois même presque liquide. Les éléments cellulaires n'ont plus qu'exceptionnellement leur forme sphéroïdale primitive (fig. 173); ils sont, en général étoilés, et leurs ramifications divergentes s'anastomosent de manière à former un réseau cellulaire (fig. 174 et 175).

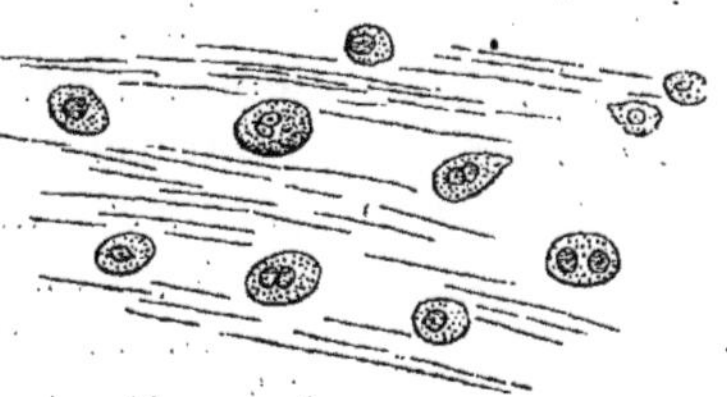

Fig. 173. — Tissu muqueux à cellules arrondies du corps vitré d'un embryon humain.

Les mailles de ce réseau varient d'étendue, et les parties qu'elles limitent sont fort différentes. Dans un premier groupe de tissus, les cellules sont séparées par une substance liquide qui ne contient pas d'éléments formés, et qui renferme de la mucine ou un corps analogue ; ces tissus sont connus sous le nom de tissus gélatineux ou *muqueux* (2) (fig. 174).

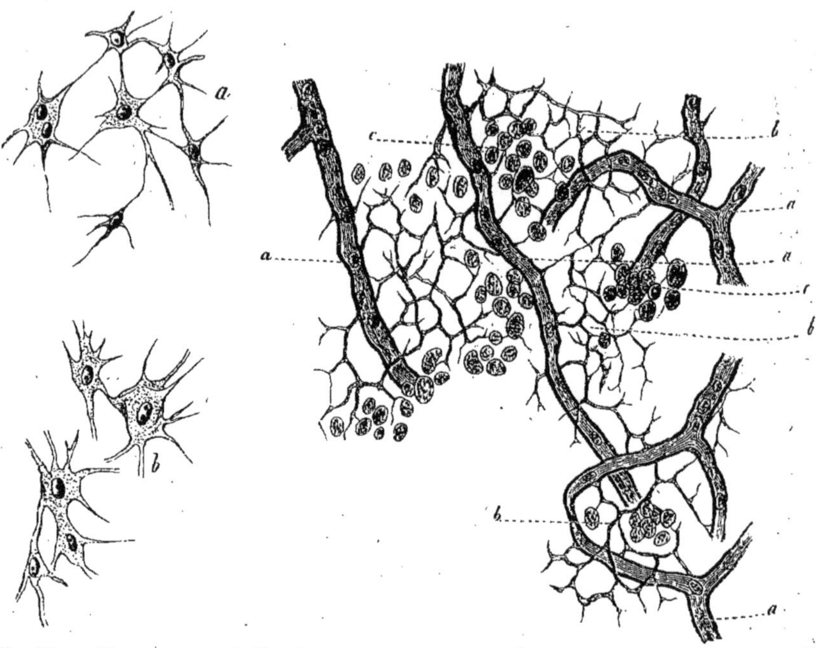

Fig. 174. — Tissu muqueux à cellules étoilées de la gelée de Wharton d'un embryon humain.

Fig. 175. — Tissu conjonctif réticulé avec cellules lymphatiques provenant d'un follicule de Peyer d'un lapin adulte. *a*, capillaires ; *b*, trame celluleuse ; *c*, cellules de la lymphe emportées en partie par le pinceau.

Dans un second groupe de tissus, les espaces intercellulaires sont occupés par un nombre considérable de petites cellules granuleuses, en tous points analogues aux éléments de la lymphe. C'est le tissu conjonctif *réticulé* (fig. 175), qui a été décrit par Kœlliker sous le nom de tissu conjonctif *cytogène* (3), et par His sous le nom de tissu adénoïde (4).

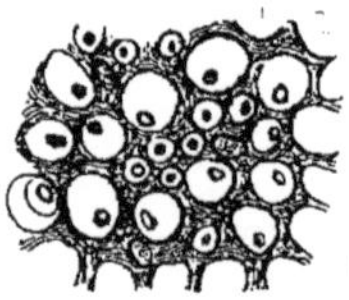

Fig. 176. — Tissu conjonctif d'un des cordons postérieurs de la moelle.

Un troisième et dernier groupe de tissus est formé par un réseau à mailles fines et étroites qui entourent des éléments nerveux (fig. 176) ou des masses graisseuses. On peut désigner ces tissus sous le nom de *substratum* du tissu nerveux ; il n'a pas encore été étudié d'une manière complète jusqu'à ce jour.

Tous les tissus dont nous venons de parler offrent bien évidemment les caractères du tissu conjonctif ; on peut s'en convaincre en étudiant leur développement physiologique ou leurs transformations pathologiques. On voit, en effet, le tissu conjonctif muqueux ou réticulé se transformer en tissu conjonctif ordinaire; les réseaux formés par les cellules se chargent de fibrilles de tissu conjonctif, et la substance muqueuse et les cellules refoulées diminuent d'étendue et de nombre pour disparaître bientôt complétement. On observe également, dans les différents groupes d'animaux, les substitutions des tissus dont nous avons déjà parlé, § 101. Le tissu conjonctif cytogène, que l'on observe dans les organes de certains animaux, est remplacé chez d'autres par du tissu conjonctif fibrillaire ordinaire. Tous les tissus de substance conjonctive doivent être plus ou moins aptes à former du tissu conjonctif muqueux et réticulé.

Remarques. — (1) Voyez Kœlliker, Würzburger naturw. Zeitschrift, vol. II, p. 150, et son Traité d'histologie, 4e édition, p. 70; Virchow, Pathologie cellulaire, 3e édition, p. 42 et 93, et le Traité des tumeurs, du même auteur, vol. I, p. 396. L'étude histologique comparée est aussi importante dans ce cas que pour le tissu conjonctif en général. Voyez, pour les indications, le Traité de Kœlliker, et l'ouvrage de Leydig (*loc. cit.*, p. 45). — (2) Virchow, Würzburger Verhandlungen, vol. II, p. 150 et 314. — (3) Histologie, p. 70. — (4) Zeitschrift für wissensch. Zoologie, vol. XI, p. 423.

§ 114.

Constitution et distribution du tissu muqueux. — Comme nous venons de le voir, on comprend sous le nom de tissus muqueux des tissus formés de cellules séparées par une substance fondamentale homogène, molle, liquide, qui contient de la mucine ou une substance analogue. Ce caractère les distingue des cartilages, qui renferment des substances chondrigènes et du tissu conjonctif proprement dit. La substance fondamentale est en général très-abondante, aussi bien dans le tissu muqueux que dans le cartilage : c'est la composition de la substance fondamentale qui détermine la différence de consistance des deux tissus.

A l'origine, les cellules de forme arrondie sont plongées dans la masse intercellulaire liquide, homogène; cet état embryonnaire persiste rarement; presque toujours le tissu subit d'autres transformations. Les cellules deviennent fusiformes, étoilées, tendent à se souder par leur prolongements; la substance fondamentale prend un aspect strié, fibrillaire.

Le tissu muqueux est une des variétés du tissu conjonctif dont le développement est le moins complet; on le trouve chez le fœtus, chez l'enfant, où il forme des masses embryonnaires destinées à se transformer ou à disparaître, mais qui jamais ne persistent jusqu'à l'âge adulte. Les cellules peuvent être étouffées pour ainsi dire par la substance fondamentale, qui persiste seule à la destruction des cellules. Plus souvent le tissu muqueux se transforme en tissu conjonctif mou ordinaire; il est donc fort difficile d'établir une limite entre ces deux tissus (1).

On range parmi les tissus muqueux du corps humain : le corps vitré, la gelée de Wharton, quelques masses qui remplissent l'organe de l'audition pendant la période de son développement, le bulbe dentaire et le tissu conjonctif mou, non encore collagène, de la période fœtale. Chez les animaux, le tissu muqueux persiste quelquefois pendant toute la vie. Chez les oiseaux, il forme le sinus rhomboïdal de la moelle ; chez les poissons, il remplace le tissu conjonctif. Il est très-répandu chez les animaux inférieurs. Le corps des acalèphes en est complétement formé. [Virchow (2), Schultze (3).]

Chez l'homme adulte, le tissu muqueux ne persiste plus qu'à l'état de vestige dans le corps vitré. Mais il peut réapparaître sous l'influence de certains états pathologiques, et se développer aux dépens d'une autre variété de tissu conjonctif. On l'a vu se produire aux dépens du tissu adipeux, dans des cas d'amaigrissement considérable (4). Les tumeurs connues sous le nom de *myxomes* sont constituées uniquement par du tissu muqueux. [Virchow (5).]

Remarques.— (1) Quelques histologistes rapprochent pour cette raison le tissu muqueux du tissu conjonctif fœtal. — (2) Archives, vol. VII, p. 558. — (3) Archives de Müller, 1856, p. 311. — Le tissu muqueux des acalèphes ne donne ni mucine ni colle. Voyez l'Histologie comparée de Leydig, *loc. cit.*, p. 23. — (4) Archives de Virchow, vol. XVI, p. 15. — (5) Traité des tumeurs, vol. I, p. 396.

§ 115.

Tissu muqueux du corps vitré. — La forme la plus simple du tissu muqueux s'observe dans le corps vitré des embryons et des tout jeunes sujets (1).

La surface du corps vitré est tapissé, chez l'embryon, par un réseau vasculaire qui ne tarde pas à s'oblitérer. Quand on examine le tissu du corps vitré d'un embryon de quatre mois environ (fig. 177), on y trouve une substance fondamentale homogène, complétement incolore, filante, très-abondante, qui prend un aspect strié quand on la traite par l'acide acétique. Dans cette substance sont plongées des cellules peu nombreuses, à peu près également distantes les unes des autres. Ces cellules sont généralement sphériques, ou du moins arrondies ; comme elles sont fort molles ainsi que le liquide qui les environne, elles changent de forme quand on comprime ou dilacère le tissu. Ces cellules ressemblent à de gros globules blancs ou à des éléments de la lymphe ; elles paraissent granuleuses, et sont parsemées de granulations tantôt fines, tantôt assez grosses, mais toujours peu nombreuses : aussi sont-elles assez transparentes. L'enveloppe résiste pendant un certain temps à une solution faible d'acide acétique ; le noyau devient plus granuleux, le nucléole très-apparent. Les noyaux sont arrondis, ovalaires, offrent quelquefois la forme de reins ; on en trouve même parfois deux dans une même cellule. Il semblerait ressortir de là que les cellules

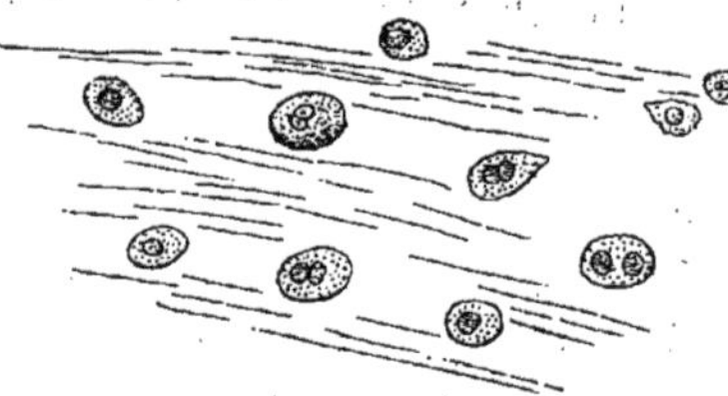

Fig. 177. — Tissu du corps vitré d'un embryon humain de quatre mois.

du corps vitré se multiplient par division. Les cellules ont en moyenne de $0^{mm},009$ à $0^{mm},18$ de diamètre ; les noyaux ont un diamètre moyen de $0^{mm},005$.

On observe également des cellules fusiformes et étoilées dans le corps vitré ; elles se trouvent presque toutes dans la membrane hyaloïde et semblent jouer un certain rôle dans la formation des vaisseaux de cette membrane, comme l'a fort bien indiqué Kœlliker.

La structure du corps vitré de l'enfant nouveau-né est en tout semblable à celle que nous venons de décrire ; on admet généralement que les cellules disparaissent dans le jeune âge, et que chez l'adulte le corps vitré n'est plus formé que par de la substance fondamentale (2). O. Weber (3) s'est élevé contre cette manière de voir ; il prétend que les cellules persistent dans la masse vitreuse, bien qu'elles soient moins nombreuses, il est vrai, dans les parties profondes qu'à la périphérie.

Composition chimique du corps vitré. — La composition chimique du corps vitré a été étudiée par Berzelius, Lohmeyer et Virchow (4). Le corps vitré renferme plus de 98,5 pour 100 d'eau ; les substances inorganiques, représentées surtout par le chlorure de sodium, l'emportent sur les substances organiques. On y trouve quelques traces seulement d'albumine et une substance analogue au mucus (Virchow), substance à laquelle le corps vitré doit sa consistance gélatineuse. Le corps vitré pourrait donc être considéré comme une masse de mucine gonflée dans un liquide chargé de chlorure de sodium. — Voici du reste l'analyse de Lohmeyer.

1000 parties renferment :

Eau.	986,400
Membranes.	0,210
Albuminate de soude et mucine? . . .	1,360
Graisse.	0,016
Substances extractives.	3,206
Chlorure de sodium.	7,757
Chlorure de potassium.	0,605
Sulfate de potasse.	0,148
Phosphate de chaux.	0,101
Phosphate de magnésie.	0,032
Phosphate de fer.	0,026
Chaux.	0,133

On n'a pas cherché s'il existait réellement de la mucine dans le corps vitré ; Milon (5) et Wœhler (6) y ont trouvé de l'urée ; Lohmeyer l'y a vainement cherchée.

Le corps vitré forme le milieu réfringent le plus reculé de l'œil. L'indice de réfraction du corps vitré de l'homme est de 1,3506 [Krause (7)], celui de l'eau étant de 1,3358. Le corps vitré ne se régénère pas.

REMARQUES. — (1) KŒLLIKER, Anatomie microscopique, vol. II, p. 713. — BOWMANN, Lectures on the parts, etc., of the eye. London, 1849, p. 100 ; VIRCHOW, Archives, vol. IV, p. 468, et vol. V, p. 278, et Würzburger Verhandlungen, vol. II, p. 317 ; DONCAN, De corporis vitrei structura. Utrecht, 1854, et Nederl. Lancet, 1853-54, p. 625; FINKBEINER, in Siebold's et Kœlliker's Zeitschrift, vol. VI, p. 330; O. WEBER, in Virchow's Archiv, vol. XVI, p. 410, et vol. XIX, p. 367. — (2) Cette opinion était généralement répandue autrefois et admise sans contestation par tous les auteurs. — (3) *Loc. cit.* — Les altérations pathologiques et inflammatoires du corps vitré s'accordent parfaitement avec ces faits. — (4) SCHLOSSBERGER, Gewebechemie, Ire partie, p. 309; BERZELIUS, Thierchemie, 1831, p. 431; LOHMEYER, in Henle's und Pfeufer's Zeitschrift, nouvelle série, vol. V, p. 56; VIRCHOW, in Würzburger Verhandlungen, vol. II, p. 317; GORUP, Chimie physiologique, p. 378. — (5) Comptes rendus, tome XXVI, p. 121. — (6) Annales, vol. LXVIII, p. 128. — (7) KRAUSE, Indices de réfraction des milieux transparents de l'œil. Hannover, 1855, p. 28.

§ 116.

Tissu muqueux du bulbe dentaire et du cordon ombilical. — Nous retrouvons le tissu muqueux dans la pulpe dentaire, dans la gelée de Wharton du cordon ombilical, et sous forme de tissu conjonctif embryonnaire, sans parler des enveloppes de l'œuf. Dans toutes ces parties on observe, au milieu d'une substance fondamentale transparente, gélatineuse, des cellules fusiformes et étoilées qui ont été déjà décrites par Schwann (1). Ces cellules s'unissent par l'intermédiaire de leurs prolongements ramifiés et forment un réseau qui, d'abord serré, finit par se distendre; autour de ce réseau, s'accumule une partie de la substance fondamentale condensée. Le tissu est donc formé par un système de trabécules dont les mailles embrassent une masse molle, gélatinense, au milieu de laquelle on peut trouver quelques cellules non transformées.

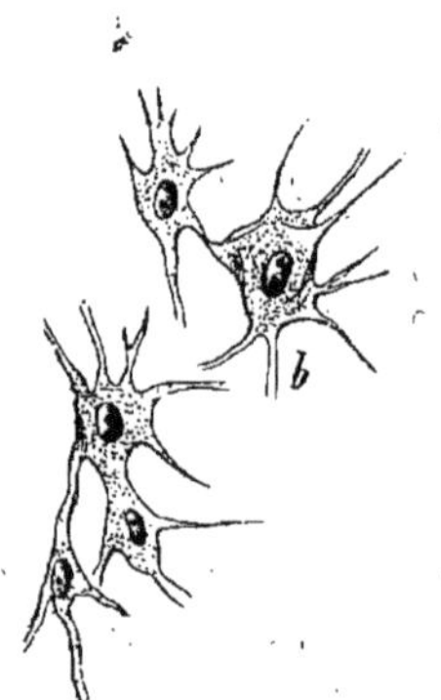

Fig. 178. — Cellules du bulbe dentaire d'un embryon de quatre mois; en *a*, petites cellules; en *b*, cellules plus volumineuses et étoilées mieux développées.

La masse qui forme les travées enveloppantes présente de bonne heure des stries longitudinales, qui deviennent de plus en plus nettes et finissent par se transformer en fibrilles de tissu conjonctif. De véritables fibres élastiques se forment par la transformation de cette substance. Les cellules deviennent souvent plus longues, plus allongées.

Lorsque la série des transformations est complète, ce qui est loin d'être la règle générale, on a du tissu conjonctif lâche.

Cela dit, étudions le bulbe dentaire et le cordon ombilical. Le bulbe dentaire (2) recouvre, dans la période fœtale et dans les premiers moments de la vie, le germe de la dent qui se développe.

Le tissu (fig. 178) est formé par des cellules élégantes, étoilées, à noyaux très-nets. Chez un embryon de quatre mois, ces noyaux sont vésiculeux; ils ont de $0^{mm},004$ à $0^{mm},009$ de diamètre; les cellules, avec leurs prolongements, ont $0^{mm},022$ à $0^{mm},028$ de diamètre. Les cellules n'ont, dans certains cas, que quatre prolongements (*a*); d'autres fois, elles en ont plusieurs (*a*, *b*). On observe des cellules à deux noyaux (*a*), et même en voie de division (*b*, en bas). Les espaces compris entre les cellules ont une largeur de 0,020 à 0,022 et plus; ils sont comblés par une masse homogène, gélatineuse, très-abondante; de là la structure du bulbe dentaire.

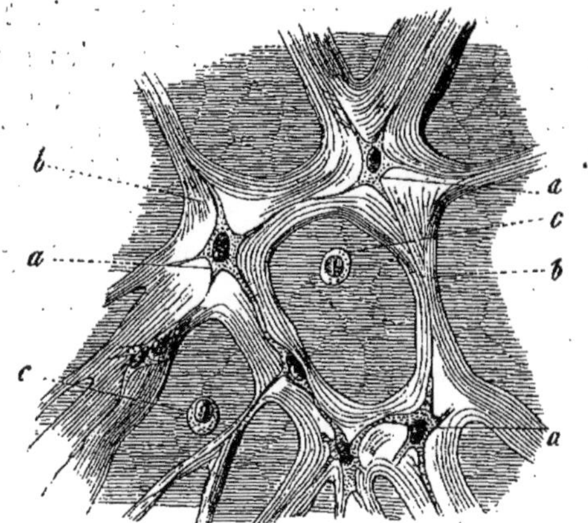

Fig. 179. — Tissu de la gelée de Wharton d'un embryon de quatre mois. Coupe transversale d'un cordon ombilical. *a*, réseau de cellules étoilées; *b*, substance fondamentale condensée sous forme de travées; *c*, cellules embryonnaires arrondies non transformées.

Inutile de dire que le tissu du bulbe dentaire ne persiste que pendant une certaine durée de la vie; il disparaît quand le cément est complétement développé.

Les cellules contenues dans la masse gélatineuse, gelée de Wharton (3), qui forme le cordon ombilical (fig. 179), sont identiques à celles que nous venons d'étudier. Au début de la période embryonnaire, le réseau cellulaire (fig. 179, *a*) est déjà enveloppé par une substance intercellulaire transparente finement striée (*b*). Les mailles sont remplies par une masse gélatineuse qui contient de la mucine. On y observe également des cellules sphériques (*c*), comme celles que l'on trouve dans le tissu conjonctif lâche. Elles sont sans doute destinées à se transformer dans ce tissu en cellules adipeuses (voy. Tissu adipeux). Les travées qui enveloppent le réseau cellulaire, et qui sont formées par la substance fondamentale condensée (fig. 180, *a*, *b*), se transforment plus tard en fibrilles de tissu conjonctif; entre ces fibrilles on voit apparaître, du moins chez les animaux, des fibres élastiques. Les

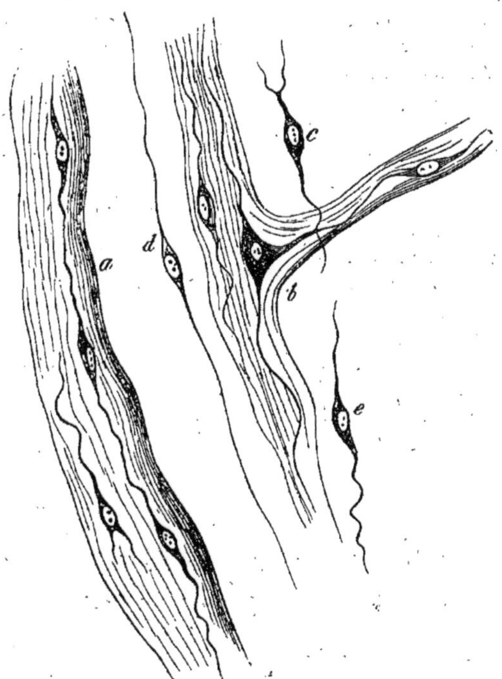

Fig. 180. — Tissu du cordon ombilical peu de temps avant la naissance avec développement fibrillaire complet. *a*, *b*, faisceaux de tissu conjonctif et corpuscules de tissu conjonctif dans l'axe; *c*, *d*, *e*, cellules isolées.

cellules s'éloignant de plus en plus les unes des autres, leurs prolongements deviennent très-allongés, filiformes, si bien que le corps de la cellule, dont le noyau apparaît cependant d'une façon très-nette, semble diminuer de volume à mesure que les ramifications s'étendent (*c*, *d*, *e*). Le réseau des cellules peut, du reste, offrir des caractères différents en se développant [Weismann (4)] ; il résiste aux acides, comme les fibres élastiques, mais se détruit rapidement en présence des alcalis, contrairement à ces fibres *.

Nous venons d'étudier un tissu qui, au moment où il va disparaître, c'est-à-dire à la naissance du nouvel être, a atteint un développement assez complet.

Le tissu conjonctif mou, lâche, offre à peu près les mêmes caractères dans les premières phases de son développement, et l'on observe également dans ses mailles des cellules arrondies, comme l'avait déjà vu Schwann ; ces cellules se transforment probablement en cellules adipeuses. La trame des deux tissus donne de la colle par la coction (5).

Remarques. — (1) *Loc. cit.*, p. 133. — (2) Kœlliker, Anatomie microscopique, vol. II, p. 98, et Würzb. naturw. Zeitschrift, vol. II, p. 155. Le bulbe dentaire semble se développer aux dépens d'un tissu épithélial. C'est là, du moins, ce que nous a appris Kœlliker dans son étude du développement des dents. L'importance de cette étude histologique et la difficulté de ces observations embryogéniques réclame des recherches nouvelles. — D'après Hensen (Virchow's Archiv, vol. XXXI, p. 54), le tissu muqueux de la queue des têtards est constitué par une substance transparente sécrétée par les cellules de l'épiderme et dans laquelle sont emprisonnées des cellules venues du feuillet moyen du blastoderme. — (3) Virchow, in Würzburger Verhandlungen, vol. II, p. 160; Pathologie cellulaire, p. 93; Kœlliker, *loc. cit.*, vol. III, p. 2, et Würzb. naturw. Zeitschrift, vol. II, p. 155; Bruch, in Siebold's et Kœlliker's Zeitschrift, vol. VI, p. 145; Gerlach, Traité des tissus, p. 96; Henle, in Jahresbericht für 1858, p. 60; Weismann, in Henle's und Pfeufer's Zeitschrift, vol. XI, p. 140. — (4) Comme chez les mammifères, la gelée de Wharton peut être parcourue par des capillaires. Weismann (*loc. cit.*) considère les cellules étoilées qu'on y observe comme destinées à former des vaisseaux; mais, comme chez l'homme, le cordon ne renferme pas de vaisseaux; il pense que ces cellules n'ont pas atteint leur complet développement (!). Voyez Hessling, *loc. cit.*, p. 82. — (5) Schwann découvrit ce fait pour le tissu conjonctif lâche (*loc. cit.*, p. 143); il fut confirmé par Schlossberger (Gewebechemie, p. 119). Scherer a observé le même fait dans le cordon ombilical (Würzburger Verhandlungen, vol. II, p. 160).

§ 117.

Tissu conjonctif réticulé. — Nous arrivons au tissu conjonctif réticulé, adénoïde de His ou cytogène de Kœlliker (1).

* Les figures étoilées que l'on observe sur des préparations du cordon ombilical coloré par le carmin, ne doivent pas être considérées comme des cellules; ce sont des espaces stellaires limités par une membrane secondaire comparable aux capsules de cartilage, si l'on s'appuie sur la morphologie générale. C'est dans l'intérieur de cet espace que se trouvent les véritables cellules. Sur le cordon ombilical d'un enfant nouveau-né, une seule cellule occupe chaque espace stellaire; mais, chez des embryons de trois ou quatre mois, il y en a souvent plusieurs dans le même espace. Ces cellules sont arrondies, ou bien elles envoient des prolongements dans les canaux qui forment les ramifications des espaces plasmatiques. R.

On retrouve dans le tissu conjonctif réticulé des réseaux de cellules étoilées qui se transforment en fibres ou trabécules allongées et s'enveloppent de substance fondamentale striée ou fibrillaire. Les espaces incomplétement limités par les cellules sont comblés par une série innombrable de cellules lymphoïdes, analogues à celles du chyle et de la lymphe, et non par une masse gélatineuse (2).

Le tissu conjonctif réticulé entre dans la structure d'un grand nombre d'organes. Il forme la charpente des ganglions lymphatiques et des organes lymphoïdes, c'est-à-dire des amygdales, du thymus, des follicules de l'intestin et de l'œil. Les corpuscules de Malpighi de la rate sont également constitués par du tissu conjonctif réticulé; chez les animaux supérieurs, il concourt à la formation de la muqueuse de l'intestin grêle et même d'une portion du gros intestin (3). Dans la pulpe splénique, on retrouve enfin un tissu analogue, bien que très-modifié (4).

À la périphérie de tous ces organes, le tissu conjonctif réticulé se transforme et finit par se confondre avec le tissu conjonctif ordinaire. Dans l'intestin des vertébrés inférieurs, le tissu réticulé remplace complétement le tissu conjonctif ordinaire. Enfin on voit le tissu réticulé se former aux dépens du tissu conjonctif ordinaire dans certains cas pathologiques, et inversement.

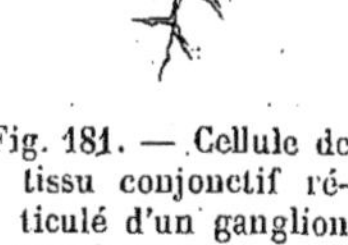

Fig. 181. — Cellule de tissu conjonctif réticulé d'un ganglion lymphatique.

L'élément fondamental de ce tissu est représenté par une cellule étoilée (fig. 181), dont le noyau mesure en moyenne de $0^{mm},004$ à $0^{mm},006$ de diamètre; il est uni, contient des nucléoles et peut être granuleux. Le corps de la cellule est formé par une couche mince de substance transparente qui se ramifie, à la périphérie, en un certain nombre de prolongements étoilés, pâles. A leur origine, ces prolongements ont environ $0^{mm},002$ de diamètre; mais ils ne tardent pas à devenir deux, trois et même quatre fois plus minces. Ces prolongements se ramifient souvent à leur tour; les ramifications secondaires se détachent généralement à angle presque droit du tronc principal. Au point de réunion de ces ramifications secondaires avec les prolongements de cellules voisines se forment des nœuds, mais ils ne renferment pas de noyaux. Les espaces (fig. 182) limités par les prolongements des cellules ont généralement une forme arrondie, polyédrique, assez élégante; ils ont de $0^{mm},011$ à $0^{mm},22$ de diamètre. Les mailles peuvent évidemment devenir plus ou moins serrés, ou plus lâches; en certains points elles s'allongent ainsi que les prolongements des cellules.

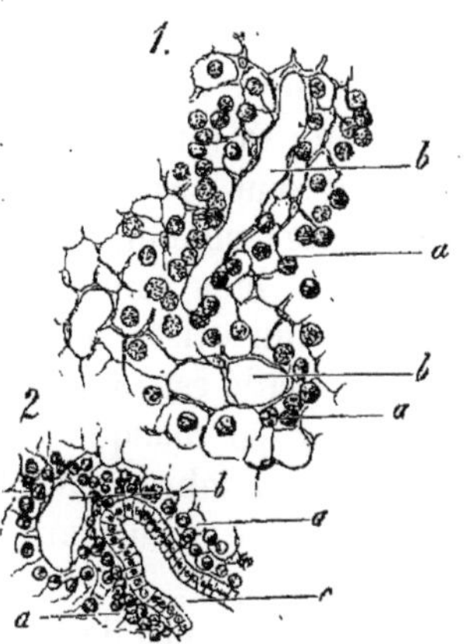

Fig. 182. — Préparation faite sur un follicule lymphoïde de l'appendice vermiforme d'un lapin (fig. 1). Tissu réticulé avec les espaces limités par les mailles du réseau *b* et leurs cellules lymphatiques en grande partie enlevées.

Ce réseau, fort élégant, est mou, friable à l'état frais ; aussi ne peut-on l'apercevoir et l'étudier d'une manière nette qu'après avoir fait durcir le tissu et enlevé les éléments lymphatiques avec le pinceau. Les cellules étoilées résistent à la coction, mais ne tardent pas à disparaître en présence des alcalis et de l'acide acétique.

Le développement du réseau cellulaire et l'origine des cellules contenues dans les mailles de ce réseau n'ont pas été étudiées d'une façon assez complète.

Remarques. — (1) Kœlliker observa le premier d'une manière incomplète le réseau des cellules étoilées (Anatomie microscopique, vol. II, p. 530). Voyez également Donders, Physiologie humaine, traduction allemande. Leipzig, 1856, vol. I, p. 318. Billroth étudia le tissu d'une manière plus complète : Beiträge zur pathologischen Histologie, *Contributions à l'étude de l'histologie pathologique.* Berlin, 1858, p. 126 ; His (Zeitschrift für wissensch. Zoologie, vol. X, p. 334), et Frey, Untersuchungen über die Lymphdrüsen des Menschen und der Säugethiere, *Recherches sur les ganglions lymphatiques de l'homme et des mammifères.* Leipzig, 1861, p. 39. Voyez aussi Henle, in Henle's und Pfeufer's Zeitschrift, 3e série, vol. 8, p. 201 ; le travail d'Eckard, intitulé : *De glandularum lymphat. structura*, Berolini, 1858, et Archives de Virchow, vol. XVII, p. 173 ; Heidenhain, in Reichert's et Du Bois-Reymond's Archiv, 1859, p. 460, ainsi que W. Müller, in Henle's et Pfeufer's Zeitschrift, 3e série, vol. XX, p. 119. — (2) On ne sait pas si cette gélatine existe à l'époque embryonnaire. — (3) Voyez His, dans Zeitschrift für wissench. Zoologie, vol. XI, p. 416, et Frey, même endroit, vol. XII, p. 336. — (4) Billroth, dans Müller's Archiv, 1857, p. 88, et dans Virchow's Archiv, vol. XX, p. 409 ; vol. XXIII, p. 457, et dans Zeitschrift für Wissenschaft : Zoologie, vol. XI, p. 325.

§ 118.

Le tissu réticulé que nous avons décrit dans le paragraphe précédent est celui que l'on trouve généralement dans le jeune âge. Mais, chez l'adulte, le réseau cellulaire se modifie très-fréquemment ; le corps de la cellule se rétracte ainsi que le noyau, et les nœuds principaux apparaissent sous forme d'un simple renflement. Aussi a-t-on confondu souvent cette forme du tissu avec un réseau de fibres élastiques (1). La figure 183 rend bien compte de cet aspect particulier et montre en outre le rapport qui existe entre les vaisseaux et le tissu conjonctif réticulé. Le tissu réticulé est toujours parcouru par des vaisseaux, tandis que le tissu muqueux en manque d'une manière complète ou n'en renferme qu'un très-petit nombre. Dans le tissu réticulé, les cellules forment, en s'unissant autour des vaisseaux, une véritable enveloppe secondaire, une tunique adventice (*a*).

Sous l'influence de l'inflammation, les cellules et les noyaux ratatinés se gonflent et reprennent leur état turgide ancien.

Le réseau cellulaire peut offrir d'autres modifications ; il peut s'aplatir, sous forme de membrane ; les cellules isolées, fusiformes, s'unissent pour former des fibres qui pourraient être prises pour des fibres élastiques si elles ne se dissolvaient pas en présence des alcalis. Enfin, et nous avons déjà indiqué ce fait à propos du tissu muqueux, le réseau cellulaire peut s'envelopper de couches minces d'une substance fondamentale tantôt striée, tantôt fibrillaire, qui se confond, sans ligne de démarcation, avec le tissu conjonctif ordinaire. Cette substance fondamentale, pour ainsi dire surajoutée, est évidemment un produit cellulaire qui doit se former comme la masse fondamentale des cartilages [§ 104 (2)].

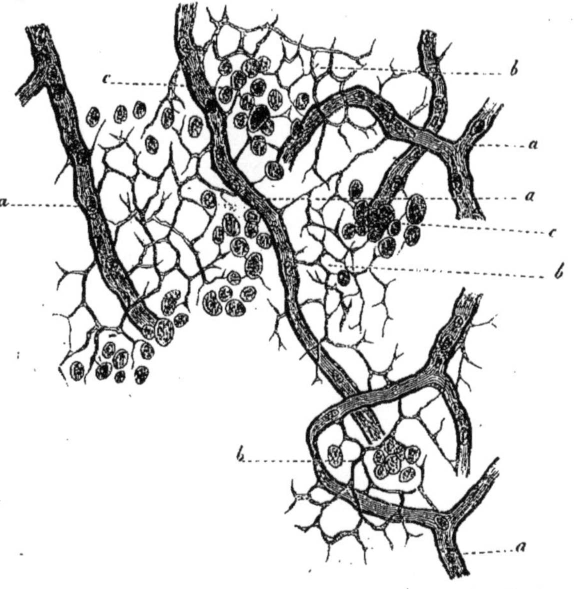

Fig. 183. — Tissu conjonctif réticulé avec ses cellules lymphatiques provenant d'un follicule de Peyer d'un lapin adulte.
a, capillaires ; *b*, réseau ; *c*, cellules lymphatiques enlevées en grande partie par le pinceau.

On peut très-bien étudier sur la muqueuse de l'intestin grêle les variétés de caractère du tissu conjonctif réticulé, ainsi que sa transformation en tissu conjonctif ordinaire (3).

En étudiant, chez le mouton (fig. 184, 1), le tissu qui environne le follicule lymphatique, on observe un aspect réticulé (*b*) ; plus loin, les mailles s'espacent, les réseaux deviennent larges, irréguliers (2). Souvent on trouve près des espaces glandulaires un tissu conjonctif plus homogène, contenant des noyaux (3, *a*) ; ce tissu présente en certains points la structure du tissu conjonctif réticulé (3, *b*).

Dans le gros intestin, on observe un tissu qui remplit l'intermédiaire entre le tissu conjonctif ordinaire et le tissu réticulé ; il ne renferme, en général, qu'un nombre fort restreint de globules lymphatiques.

Nous trouvons enfin, dans la pulpe splénique, le tissu conjonctif réticulé la plus délicat, qui se forme aux dépens d'un tissu qui se trouve en continuité directe avec la charpente cellulaire des corpuscules de Malpighi (4).

Ce tissu, examiné sur des pièces durcies, apparaît sous forme d'un réseau cellulaire constitué par des filaments très-fins, pâles, à contours très-nets. Ces filaments peuvent s'étaler sous forme de membrane en certains points. On trouve dans ce tissu des noyaux pâles, ovoïdes. Les réseaux limités par les cellules ont de $0^{mm},022$ à $0^{mm},006$ de diamètre ; ils sont remplis par des cellules lymphatiques et par des globules rouges.

En pathologie, ce tissu, qui abrite des cellules réticulées et lymphoïdes, joue un rôle fort important. Sans parler de l'hypertrophie des organes qui sont formés par ce tissu (follicules de Peyer, rate), on le trouve dans les néoformations du foie, des reins, de la rate, organes dont la charpente est formée par du tissu conjonctif (5).

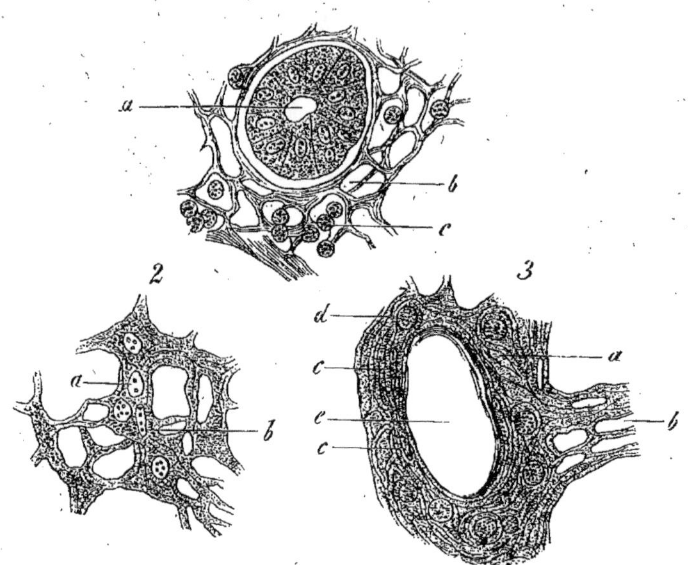

Fig. 184. — Tissu conjonctif réticulé de la muqueuse de l'intestin grêle du mouton à un fort grossissement.

1, tissu pris au pourtour d'un follicule. *a*, coupe transversale d'une glande de Lieberkühn; *b*, réseau des cellules; *c*, cellules lymphatiques.
2, noyaux. *a*, arrondis; *b*, allongés. Dans une partie plus éloignée du follicule.
3, plus loin encore le tissu prend un aspect indéterminé *a*; en *b*, réseau de cellules; *c*, noyaux; *d*, corpuscules de la lymphe; *e*, espace glandulaire vide.

Remarques. — (1) Eckard, *loc. cit.*, et Henle, dans Pfeufer's Zeitschrift, 3e série, vol. VIII, p. 301. — (2) Voyez les travaux de His et de Frey. — (3) His et Frey, *loc. cit.*, et le travail de Schærtl, intitulé : Einige Beobachtungen über den Bau der Dünndarmschleimhaut, *Observations sur la structure de la muqueuse de l'intestin grêle.* Zürich, 1862. — (4) Billroth a fait des recherches remarquables sur la structure du réseau de la pulpe splénique ; ce réseau avait été découvert par un Italien, Tigri. Quelques observateurs ont prétendu, mais fort à tort, que cette trame était le produit de la coagulation effectuée dans le liquide durcissant. W. Müller a publié, dans ces derniers temps, de très-jolis dessins de la trame splénique (Ueber den feineren Bau der Milz), *De la structure fine de la rate.* Leipzig et Heidelberg, 1865, pl. 6. — (5) Virchow, Traité des tumeurs, vol. II, p. 570; Friedreich, Archives de Virchow, vol. XII, p. 42; Bœttcher, a. d. O., vol. XIV, p. 483, et Recklinghausen, vol. XXX, p. 370.

§ 119.

Tissu réticulé des centres nerveux. — La trame extrêmement fine qui sert de charpente au système nerveux central et à la rétine est beaucoup moins connue que le tissu conjonctif réticulé ordinaire (1). Il est fort douteux qu'elle se développe aux dépens du feuillet moyen du blastoderme, qui est l'origine des tissus de substance conjonctive. Quelques auteurs admettaient bien autrefois l'existence d'une charpente celluleuse dans la masse cérébro-spinale (2), mais cette opinion mit longtemps à se répandre. De plus, une difficulté se présente, à savoir qu'il est impossible de séparer nettement les éléments de cette trame des éléments nerveux de la substance grise. Aussi ne faut-il pas s'étonner de voir Bidder et ses élèves (3) donner au substratum conjonctif des centres nerveux une étendue considérable, tandis que d'autres observateurs vont jusqu'à rejeter l'existence de tout autre élément que l'élément nerveux (4).

Dans les points où le substratum de tissu conjonctif atteint une certaine épaisseur et n'est pas mélangé à d'autres éléments, il apparaît sous forme d'une masse homogène, striée ou finement fibrillaire, dans laquelle sont plongées des cellules étoilées ou fusiformes. La couche qui tapisse l'épendyme (5), c'est-à-dire les cavités du cerveau et le canal central de la moelle épinière, est constituée de la sorte. Ce tissu, qui offre évidemment tous les caractères du tissu conjonctif, se continue à travers la substance blanche et la substance grise, avec un tissu beaucoup plus difficile à étudier, et auquel Virchow (6) a donné le nom de ciment nerveux ou de *névroglie*.

Quand on examine des préparations durcies, on voit dans la substance blanche les fibres nerveuses coupées transversalement (fig. 185), et séparées les unes des autres par des travées d'un tissu spécial tantôt homogène, tantôt strié, et dans lequel on observe, en quelques points, des noyaux arrondis ou ovoïdes à contour très-net, mesurant de 0,009 à 0^{m},006. Sur des coupes longitudinales, on voit que les travées s'étendent sous forme de membranes entre les tubes nerveux; le tissu conjonctif forme donc là un système de séparation régulier, constitué par une série de cylindres adossés. Les éléments de ce tissu semblent être des cellules à prolongements étoilés, ramifiées sous forme de membranes, et environnées d'une masse enveloppante.

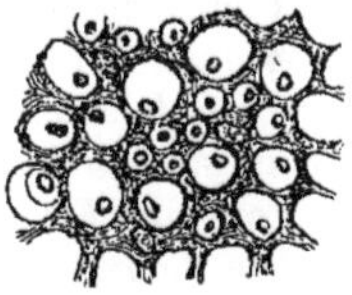

Fig. 185. — Charpente conjonctive des faisceaux postérieurs de la moelle humaine avec la coupe transversale des tubes nerveux.

Dans la substance grise, le substratum est beaucoup plus abondant, mais il se présente sous des aspects variables, et l'étude en est difficile. Sur des pièces fraîches, on aperçoit, entre les tubes nerveux et les cellules, une masse en général finement granuleuse, parsemée de noyaux tantôt isolés, tantôt nombreux, à bords très-nets, mesurant de 0^{mm},009 à 0^{mm},006 de diamètre (fig. 186). — Sur de bonnes préparations on voit, à un fort grossissement, un réseau à mailles très-serrées, formé par des fibres très-fines et très-minces qui partent des nœuds où se trouvent les noyaux enveloppés d'une légère couche de protoplasma. On pourrait donc voir dans ce tissu poreux, spongieux, un réseau de cellules étoilées. Mais la préexistence de ce réseau, bien que fort probable, n'est pas démontrée, et il est possible

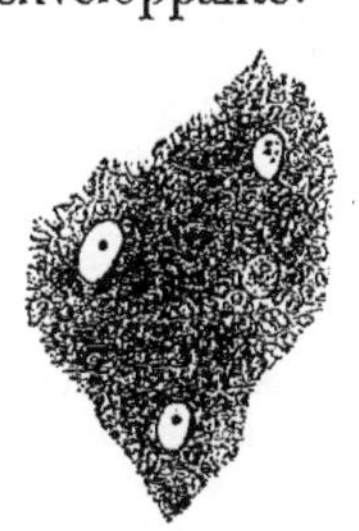

Fig. 186. — Tissu poreux de la substance grise du cervelet de l'homme. Préparation traitée par une solution très-faible d'acide chromique.

qu'il y ait là un simple artifice de préparation. Dans certains points, la masse poreuse avec ses cellules problématiques est traversée par de véritables fibres de tissu conjonctif.

Le tissu conjonctif de la rétine (7) offre une structure analogue; les fibres sont connues sous le nom de fibres de Müller.

Quand on a fait durcir la glande des hibernants, que l'on observe chez certains mammifères, et qui renferme uue quantité très-abondante de graisse, on remarque un réseau analogue très-serré, formé par de petites fibres très-fines (8).

Le substratum de tissu conjonctif des centres nerveux se retrouve dans une série de néoformations pathologiques. Virchow a donné le nom de *gliômes* aux tumeurs qui offrent cette structure (9).

Remarques. — (1) Voyez Kœlliker, Traité d'histologie, 4e édition, p. 303; Virchow, Pathologie cellulaire, p. 256, et Traité des tumeurs, p. 126. — (2) Keuffel a décrit le premier un tissu interstitiel dans la moelle épinière, De Medulla spinali. Halis, 1810, Diss. — (3) Bidder et Kupffer, Untersuchungen über die Textur des Rückenmarks, *Recherches sur la texture de la moelle*. Leipzig, 1857. — (4) Stilling a émis cette opinion. — (5) On croyait autrefois que l'épithélium des cavités cérébrales était appliqué immédiatement sur le tissu nerveux. En 1846, Virchow démontra que l'épithélium repose sur une couche de tissu conjonctif (Zeitschrift für Psychiatrie, 1846, p. 242, et Gesammelte Abhandlungen, etc., p. 887). — (6) Gesammelte Abhandlungen, p. 688, 890. — Voyez, pour la texture de ce tissu dans la substance blanche et dans la substance grise, M. Schultze, *Observationes de retinæ structura penitiori*. Bonnæ, 1859; Gerlach, Mikroscopische Studien, *Études microscopiques*. Erlangen, 1858, p. 13; R. Berlin, Beitrag zur Structurlehre der Gehirnwindungen, *Contributions à l'étude de la structure des circonvolutions cérébrales*. Inaug. Diss. Erlangen, 1858; Dorpater Dissertationen von N. Hess, *De cerebelli gyrorum textura disquisitiones microscopicæ*, 1858; E. Stephany, Beitræge zur Histologie der Rinde des grossen Gehirns, *Contributions à l'histologie de la couche corticale du cerveau*, 1860; E. V. Bochmann, Ein Beitrag zur Histologie des Rückenmarks, *Contribution à l'histologie de la moelle*, 1860, et E. Rutkowsky, Ueber die graue Substanz der Hemisphären des kleinen Gehirns, *Études de la substance grise des hémisphères du cervelet*, 1861; Uffelmann, in Henle's und Pfeufer's Zeitschrift, 3e série, vol. XIV, p. 232; Henle, dans ses Comptes rendus annuels, 1859, p. 37, et 1862, p. 57; M. Schultze, Untersuchungen über den Bau der Nasenschleimhaut, *Recherches sur la structure de la muqueuse nasale*. Halle, 1862, p. 62 (remarque). F. E. Schultze, Ueber den feineren Bau der Rinde des kleinen Gehirns, *De la structure fine de la substance corticale du cervelet*, Rostock, 1863, p. 9; C. Frommann, Untersuchungen über die normale und pathologische Anatomie des Rückenmarks, *Recherches sur l'anatomie normale et pathologique de la moelle*. Iena, 1864, p. 28, et Archives de Virchow, vol. 31, p. 129; L. Stieda, in Reichert's und Du Bois-Reymond's Archiv, 1864, p. 418. — Le travail le plus important qui ait paru sur ce tissu, dont nous reparlerons du reste à propos des centres nerveux, est dû à Deiters, Untersuchungen über Gehirn und Rückenmark des Menschen und der Saügethiere, *Recherches sur le cerveau et la moelle de l'homme et des mammifères* (ouvrage publié après la mort de l'auteur par M. Schultze). Brunswick, 1865, p. 27. — (7) Voyez M. Schultze, *loc. cit.* — (8) Hirzel et Frey, Einiges über den Bau der sogenannten Winterschlafdrüsen. Zeitschrift für wissensch. Zool., vol. XII, p. 165. — (9) Traité des tumeurs, vol. II, p. 130.

8. Tissu adipeux.

§ 120.

On désigne sous le nom de tissu adipeux (1) un tissu formé de grosses cellules rondes de $0^{mm},022$ à $0^{mm},09$ de diamètre, munies de noyaux de $0^{mm},006$ à $0^{mm},009$ de diamètre. La membrane fort mince de ces cellules enveloppe une goutte de graisse. Les cellules adipeuses (fig. 186, *a*) sont généralement accumulées en assez grand nombre en un seul point ; on les rencontre dans le tissu conjonctif lâche, et elles en occupent les mailles. Le tissu conjonctif disparaît entre les cellules adipeuses d'un même groupe.

La membrane cellulaire fort mince se voit à peine à côté du contour foncé de la masse de graisse contenue dans la cellule. Les cellules adipeuses ont tout à fait l'aspect de gouttes de graisse libres ; à la lumière transmise, leurs bords sont très-nets, foncés ; à la lumière directe, elles sont limitées par un contour blanchâtre ou jaune blanchâtre, argenté. Les cellules, rapprochées les unes des autres, s'aplatissent et deviennent polyédriques, ce que l'on n'observe jamais pour les gouttes de graisse libre (fig. 187, *b*) ; au contraire, les gouttes de graisse se réunissent et se confondent.

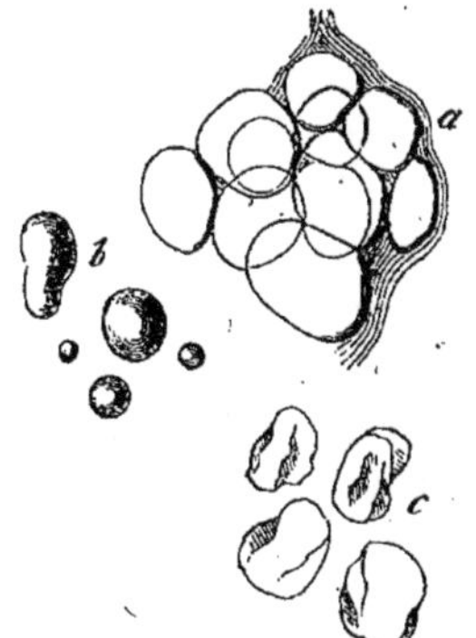

Fig. 187. — Cellules adipeuses de l'homme remplies de graisse et réunies en groupe ; *b*, gouttes de graisse libres ; *c*, enveloppes cellulaires vides.

En examinant une cellule adipeuse isolée et chargée de graisse, on est persuadé qu'il existe une enveloppe ; mais on ne peut la voir. Pour l'apercevoir, on peut se servir de différents moyens. On peut comprimer fortement la cellule qui crève ; l'enveloppe de la cellule apparaît alors sous forme de petits sacs minces, homogènes, sans structure (fig. 187, *c*). On peut également traiter la cellule par l'alcool et l'éther ; le contenu est dissous et l'enveloppe reste intacte. On ne voit généralement pas le noyau, et cependant il existe.

Les cellules adipeuses se rapprochent plus ou moins du type que nous venons de décrire. Elles renferment un mélange de graisses neutres oléagineuses et solides qui reste fluide et mou à la température du corps vivant. Chez les vertébrés à sang chaud, les graisses solides contenues dans les cellules se figent après la mort. Les cellules perdent leur forme arrondie, élégante, et deviennent anguleuses, bosselées. En chauffant la cellule, elle reprend sa forme primitive.

Les graisses neutres se cristallisent quelquefois dans les cellules adipeuses, qui offrent alors un aspect tout particulier (2). Les groupes de cristaux en aiguille peuvent être isolés et former des masses plus considérables. Les histologistes avaient pris ces aiguilles pour des cristaux de margarine ou d'acide margarique. Ces cellules sont connues depuis longtemps (3).

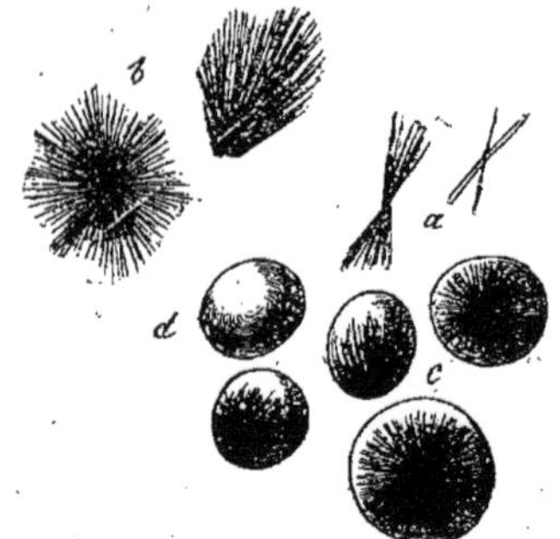

Fig. 188. — Cellules adipeuses de l'homme remplies de cristaux.

a, aiguilles isolées ; *b*, groupes d'aiguilles ; *c*, cellules adipeuses avec des groupes de cristaux en aiguilles ; *d*, cellule adipeuse ordinaire sans cristaux.

Kœlliker (4) a appelé l'attention sur des cellules adipeuses spéciales dont le contenu tout entier se transforme en masses d'aiguilles, de sorte que la cellule semble être, au premier abord, complétement opaque, comme chargée de granulations.

Ces deux variétés de cristaux se forment après le refroidissement du cadavre et n'existent probablement pas pendant la vie.

Remarques. — (1) Henle, Anatomie générale, p. 390 ; Todd et Bowmann, Anatomie physiol., vol. I, p. 80 ; Kœlliker, Anatomie microscop., vol. II, Ire partie, p. 15. — (2) Les cellules adipeuses conservées dans la glycérine présentent presque toujours des cristaux. — (3) Voyez Henle, *loc. cit.*, p. 393 ; Vogel, Icones path. Leipzig, 1843, tab. XI, fig. 3 ; Todd et Bowman, *loc. cit.*, p. 82. — (4) *Loc. cit.*, p. 17.

§ 121.

Les cellules adipeuses n'offrent pas toujours l'aspect que nous venons d'étudier. La graisse peut diminuer de quantité, disparaître même d'une manière complète ; un autre produit liquide vient en occuper la place, elles se chargent de *sérosité* (fig. 189, 1). On observe ces cellules sur les cadavres d'individus mal nourris, amaigris, hydropiques ; leurs bords sont nets ; elles sont plus petites que les cellules remplies de graisse et se forment du reste lentement aux dépens de ces dernières.

On trouve des cellules dans lesquelles il existe encore une grosse goutte de graisse séparée de l'enveloppe cellulaire par une mince couche de liquide (1, *a*, *b*) ; dans cet espace périphérique, on remarque souvent le noyau vésiculeux, à bords très-nets (1).

Dans ces cas, la graisse offre assez souvent une coloration foncée, jaunâtre, qui devient d'autant plus marquée que la quantité de graisse diminue ; le tissu adipeux ainsi altéré présente du reste déjà à l'œil nu une coloration rosée, jaunâtre. Lorsque des cellules adipeuses, qui ont subi cette transformation, se trouvent réunies les unes à côté des autres, elles forment un ensemble qui rappelle tout à fait du cartilage hyalin chargé de graisse (§ 107, remarque 3).

A mesure que la graisse disparaît, la boule graisseuse diminue de volume (*f*). Dans quelques cas, la boule graisseuse se décompose en gouttelettes isolées de volume fort variable (*e*, *g*). On observe enfin des cellules dont toute la graisse a disparu, et dont la cavité est remplie par un liquide homogène (2).

La graisse diminuant de volume, les noyaux deviennent plus saillants, et paraissent bien alors entrer dans la composition essentielle de l'élément cellulaire. Lorsque l'enveloppe reste mince après la disparition de la graisse, les contours de la cellule sont si délicats qu'on la voit à peine. Dans certains cas exceptionnels, la membrane s'épaissit et la limite de la cellule devient alors beaucoup plus nette *.

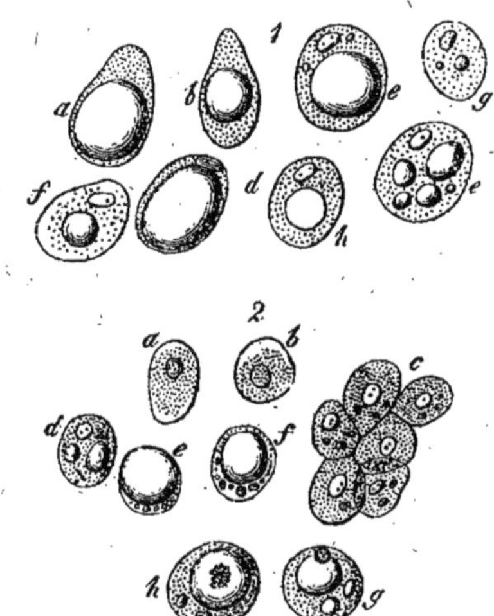

Fig. 189. — Cellules incomplétement remplies de graisse.

1, cellules provenant du tissu cellulaire sous-cutané d'un cadavre amaigri et perdant leur contenu graisseux ; *a*, cellule renfermant une grosse goutte de graisse ; *b*, une petite goutte de graisse ; *c* et *d*, noyau visible ; *e*, gouttelettes graisseuses isolées ; *f*, cellule contenant une seule gouttelette de graisse ; *g*, cellule ne renfermant presque plus de graisse ; en *h*, cellule remplie par une masse de substance albuminoïde.

2, cellules de tissu adipeux provenant de l'enveloppe du rein d'un embryon de mouton de dix pouces de longueur, et se chargeant de plus en plus de graisse ; *a* et *b*, cellules isolées sans graisse ; *c*, amas de cellules ; *d* à *h*, cellules renfermant une quantité considérable de graisse.

Remarques. — (1) Comme le noyau apparaît toujours dans les cellules qui ne renferment plus qu'une petite quantité de graisse, il est évident qu'il doit également exister dans la cellule adipeuse ordinaire. On parvient du reste facilement à le colorer par le carmin, et on le voit alors très-bien quand on a placé la préparation dans le baume. — Gerlach prétend avoir observé une décomposition moléculaire du noyau dans les cellules adipeuses qui doivent se détruire bientôt. (Histologie, p. 19.) — Voyez aussi Schwann, *loc. cit.*, p. 140. — (2) Hunter, Gurlt (Lehrbuch der vergleichenden Physiologie der Haussäugethiere, Berlin 1837, p. 20) et d'autres avaient déjà vu ces cellules.

* A l'état physiologique, le noyau de la cellule adipeuse est un corpuscule aplati, moulé dans une plaque de protoplasma desséché qui se confond avec la partie profonde de la membrane secondaire de la cellule adipeuse.

L'inflammation a la singulière propriété de ramener presque tous les tissus à leur forme primitive, c'est-à-dire de les transformer en tissu embryonnaire. Le tissu adipeux n'échappe pas à cette loi, ainsi que je l'ai établi dans plusieurs publications. Le premier phénomène qui se montre lors de l'irritation pathologique consiste dans le gonflement du noyau, qui prend une forme franchement vésiculeuse et possède alors un ou plusieurs nucléoles bien développés. Le protoplasma se gonfle aussi et se détache de la membrane secondaire ; peu après, la gouttelette graisseuse diminue de volume, et le protoplasma vient occuper la place abandonnée par elle ; puis le noyau se divise, le protoplasma se segmente, et il se forme ainsi plusieurs cellules dans l'intérieur de la cavité limitée par la membrane de la cellule adipeuse. Plus tard enfin, cette membrane se dissout, et à la place qu'occupait la cellule adipeuse il n'y a plus qu'un amas de cellules embryonnaires.

Dans le développement physiologique du tissu adipeux, on observe, en sens inverse, des phases successives qui ne sont pas sans analogie avec celles que nous venons d'indiquer ; on peut les suivre exactement dans le grand épiploon des sujets nouveau-nés. Des cellules granuleuses ayant

§ 122.

Distribution du tissu adipeux. — Nous avons déjà vu que les cellules adipeuses se trouvent dans le tissu conjonctif lâche dont elles comblent les lacunes; elles y forment des pannicules ou de petites grappes pressées les unes contre les autres et enveloppées d'un réseau capillaire très-serré (fig. 190, A) ; chaque cellule est comprise dans une maille vasculaire (B); on s'explique, de cette manière, les phénomènes nutritifs souvent si actifs dont les cellules adipeuses sont le siége.

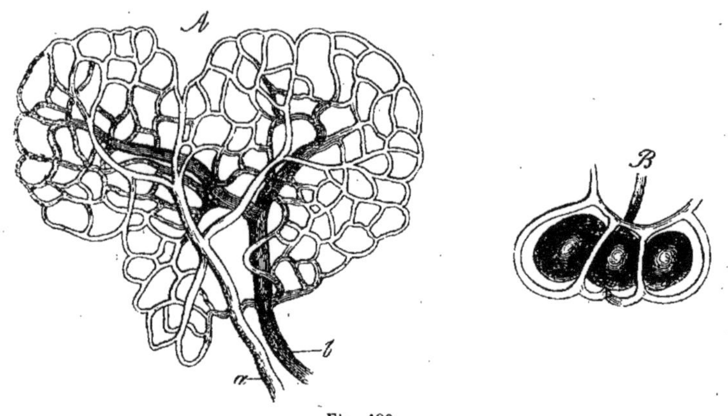

Fig. 190.
A. Réseau vasculaire d'un pannicule adipeux : *a*, artériole; *b*, veinule
B. Anses capillaires entourant trois cellules adipeuses.

Le tissu adipeux est très-abondant chez les sujets bien développés et bien nourris; il est surtout accumulé dans le tissu conjonctif sous-cutané, et y forme le pannicule adipeux. Cette couche offre des épaisseurs variables dans les différents points du corps; elle forme de véritables masses sous la peau de la plante des pieds, à la paume de la main, au niveau des fesses, au pourtour de la glande mammaire; mais on en chercherait en vain dans les paupières. Le tissu adipeux s'accumule également au pourtour des capsules synoviales des articulations (1) et dans l'orbite d'où il ne disparaît même pas chez les sujets les plus amaigris. Dans le canal médullaire des os compactes le tissu adipeux, uni à un peu de tissu conjonctif, forme la moelle jaune (2). Les viscères sont aussi enveloppés, protégés, par des masses souvent fort épaisses de tissu adipeux que l'on

en moyenne 0mm,015 s'entourent d'une membrane secondaire, des gouttelettes graisseuses apparaissent au sein du protoplasma, elles grossissent, se confondent les unes avec les autres, et refoulent peu à peu le noyau et le protoplasma contre la membrane secondaire. A cette période du développement, la cellule adipeuse a presque tous les caractères qu'elle possède à l'état adulte, si ce n'est que la gouttelette de graisse ne touche pas la membrane dont elle est séparée par une couche de protoplasma représentant la masse de l'ancienne cellule étalée en surface. Nous verrons plus loin qu'il y a des rapports intimes entre cette forme et celle des autres cellules du tissu conjonctif. R.

observe au pourtour des reins, dans les épiploons, dans le mésentère, au pourtour du cœur.

Le pannicule adipeux répandu dans les différentes parties du corps sert à limiter ses contours élégants et gracieux; plus abondant chez la femme et l'enfant que chez l'homme, il diminue également à mesure qu'on se rapproche de la vieillesse : représenté par une couche épaisse chez les gens gras, il est à peine sensible chez les personnes maigres. A la suite de privations prolongées, de maladies longues et débilitantes, d'anasarque généralisé, le tissu adipeux disparaît rapidement, mais se reproduit tout aussitôt que les conditions normales de l'existence se trouvent rétablies. Quand on examine le tissu adipeux de cadavres émaciés, on y retrouve les cellules parfaitement conservées, mais ne renfermant plus aucune trace de graisse; ces éléments cellulaires semblent donc doués d'une vitalité très-grande, et il est probable que, lorsque chez un sujet amaigri on voit reparaître l'embonpoint, ce fait est dû à ce que les cellules se sont débarrassées de leur contenu liquide pour se charger à nouveau de produits graisseux.

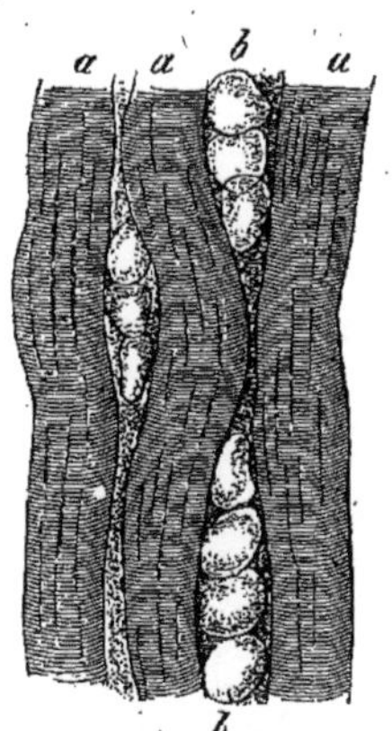

Fig. 191. — Surcharge graisseuse dans un muscle.
a, fibrilles musculaires; *b*, cellules adipeuses dans le tissu conjonctif interstriel.

Chez des sujets dont l'embonpoint est très-prononcé, on trouve de la graisse dans des points de l'organisme qui n'en contiennent pas à l'état normal. C'est ainsi que l'on observe du tissu adipeux au milieu du tissu conjonctif lâche qui est situé entre les fibres musculaires striées (fig. 191); les fonctions du muscle peuvent même être altérées dans ces cas. On retrouve des altérations tout à fait semblables dans les muscles qui sont restés pendant un certain temps à l'état de repos. Il faudrait bien se garder de confondre cette surcharge graisseuse avec la dégénérescence graisseuse du muscle, dans laquelle la masse musculaire elle-même se charge de granulations graisseuses et finit par se détruire.

Les tumeurs adipeuses ou *lipômes* (3) sont formées par un tissu conjonctif adipeux de nouvelle formation.

Le tissu adipeux se retrouve dans le corps de tous les vertébrés, mais en quantité variable et dans des points différents de l'organisme.

REMARQUES. — (1) Le tissu adipeux qui s'accumule au pourtour des capsules synoviales finit souvent par chasser la séreuse devant lui; elle forme alors des replis articulaires qui sont connus sous le nom de glandes de Havers. — (2) Les cellules de la moelle des os sont un peu plus petites; leur enveloppe est ombiliquée et le noyau très-rapproché de la périphérie. (KŒLLIKER, Mikroskopische Anat., vol. II, Abtheil. 1, p. 303.) La moelle, qui remplit le tissu spongieux, offre une structure spéciale, sur laquelle nous reviendrons plus tard. Les cellules de cartilage, les cellules glandulaires peuvent se charger de graisse au point de ressembler à des cellules adipeuses ordinaires. — (3) Voyez VIRCHOW, Traité des tumeurs, vol. I, p. 364.

§ 123.

Propriétés chimiques et physiologiques des cellules adipeuses. — Les cellules adipeuses sont des réservoirs destinés à renfermer les graisses neutres élaborées par l'organisme : à partir d'une certaine époque de la vie l'embonpoint est un état normal, la maigreur une exception. Les conditions qui rendent les cellules adipeuses aptes à se charger de graisse nous sont inconnues.

Nous avons déjà parlé, dans la première partie de cet ouvrage, des graisses neutres de l'organisme, et nous avons vu que nos connaissances étaient encore fort restreintes à ce sujet : il est donc inutile de revenir en détail sur cette question.

La masse graisseuse de l'organisme est formée par de la tripalmitine et de la tristéarine, substances qui sont maintenues en dissolution par une graisse neutre oléagineuse, la trioléine. Plus il y aura de graisses solides dissoutes dans la trioléine, plus le point de fusion du mélange sera élevé, et plus aussi la graisse se figera avec rapidité après la mort. De là les caractères physiques et chimiques variables que la graisse présente, non-seulement dans les différents points d'un même corps, mais également chez les divers animaux. Le tissu adipeux des carnivores se rapproche beaucoup de celui de l'homme. Mais celui des ruminants et des rongeurs en diffère par sa consistance beaucoup plus considérable. Le tissu adipeux des cétacés et des poissons est oléagineux : il devait en être ainsi chez des animaux qui séjournent continuellement dans l'eau.

On a cherché à déterminer la composition chimique (1) de la cellule adipeuse. Quand on a extrait les principes gras contenus dans la cellule à l'aide de l'éther et de l'alcool bouillant, la cellule complétement vide revient sur elle-même. L'acide acétique n'attaque pas l'enveloppe, mais quand on la traite par cet acide, par l'acide sulfurique ou même par la chaleur, en en voit sourdre des gouttelettes de graisse. La membrane cellulaire résiste assez longtemps à l'action de la potasse. Elle est probablement formée par de la substance élastique ou un corps analogue.

L'importance physiologique du tissu adipeux ressort des propriétés mêmes des corps gras en général; il sert à équilibrer les pressions, il forme de véritables coussins protecteurs pour les organes, cédant, fuyant au moindre choc imprimé aux parties de l'organisme dont il remplit les vides. Mauvais conducteur de la chaleur, le tissu adipeux empêche la déperdition du calorique et par cela même le refroidissement du corps. Lorsque la graisse, abandonnant la cavité cellulaire, est chassée dans le torrent circulatoire, elle se décompose au contact de l'oxygène de l'air, se transforme en acide carbonique et en eau, et fournit, comme résultat final, de la chaleur.

Les graisses neutres de l'organisme proviennent des graisses et des aliments destinés à se transformer en corps gras que nous absorbons avec les aliments; de là l'embonpoint des gens qui prennent une nourriture riche et succulente. La graisse absorbée dans le tube digestif pénètre dans les premières ramifications des chylifères sous forme de graisse neutre; on la trouve saponifiée dans le sang; plus tard elle se présente à nouveau sous forme de graisse neutre dans les cellules; les physiologistes n'ont pu déterminer, jusqu'à ce jour, ce que devient la glycérine qui doit évidemment se former au moment de la saponification, ni reconnaître la substance organique qui produit plus tard la décomposition du savon.

REMARQUE. — (1) Voyez : MULDER, Chimie physiol., p. 619 ; SCHLOSSBERGER, *loc. cit.*; 1re partie, p. 140 ; GORUP, Chimie physiol., p. 154, 589.

§ 124.

Développement du tissu adipeux. — Le développement du tissu adipeux chez l'embryon est en partie connu ; il se forme, suivant le siége, tantôt aux dépens des cellules embryonnaires, tantôt aux dépens des cellules de cartilage, comme dans la moelle des os. Chez l'adulte, les cellules adipeuses se forment au milieu du tissu conjonctif par transformation des cellules de ce tissu.

En décrivant le tissu osseux, nous aurons à revenir sur le développement des cellules adipeuses dans le tissu osseux de nouvelle formation ; aussi ne comptons-nous parler ici que de la production des cellules adipeuses dans le tissu conjonctif embryonnaire.

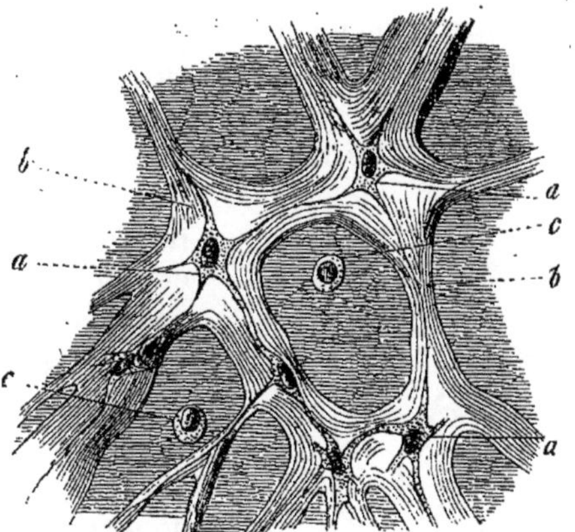

Fig. 192. — Gelée de Wharton du cordon ombilical. Figure schématique pouvant servir à expliquer le développement du tissu conjonctif embryonnaire. *a*, corpuscule de tissu conjonctif; *b*, trabécules de tissu conjonctif; *c*, cellules sphériques destinées probablement à se transformer en cellules adipeuses.

Les cellules adipeuses se forment sans doute aux dépens des cellules sphériques que l'on observe dans les lacunes du tisssu conjonctif en voie de développement (fig. 192, *c*, *c*). Ces cellules, en se multipliant par division, forment des groupes qui comblent les lacunes (1).

Valentin dit avoir observé des cellules adipeuses dépourvues de graisse à la plante des pieds et à la paume des mains d'embryons humains de trois mois et demi (2). Gerlach n'a pu confirmer l'assertion de cet observateur, et je n'ai pas été plus heureux que lui.

Dans une période plus avancée du développement embryonnaire (fig. 193, 2), le tissu adipeux se présente sous des aspects tout particuliers. On observe des cellules serrées les unes contre les autres d'une façon caractéristique (*c*), aplaties, de forme polyédrique, et enveloppées d'un réseau vasculaire. Ces cellules sont sphériques, très-volumineuses (*ab*), à noyau vésiculeux, à contenu finement granuleux, mais elles ne renferment généralement pas de graisse. Chez des embryons de mouton de 10 pouces de long environ, ces cellules offrent des dimensions à peu près égales à la moitié de celles que présentent ces éléments chez l'adulte; les noyaux, au contraire, mesurent en moyenne $0^{mm},004$ de diamètre. Il est fort curieux d'étudier la manière dont ces cellules se chargent petit à petit de graisse, et de suivre un à un tous les degrés de cette transformation que l'on retrouve en examinant chez l'adulte des cellules adipeuses qui se débarrassent de leur graisse. On voit apparaître d'abord quelques petites gouttelettes graisseuses (*d*); ces gouttelettes deviennent de plus en plus nombreuses (*g*), se confondent de manière à former des gouttes (*c*, *f*, *h*), et l'on voit ainsi disparaître finalement tout le contenu granuleux de la cellule. Le moment auquel les cellules se chargent de graisse est variable pour les différents animaux (3).

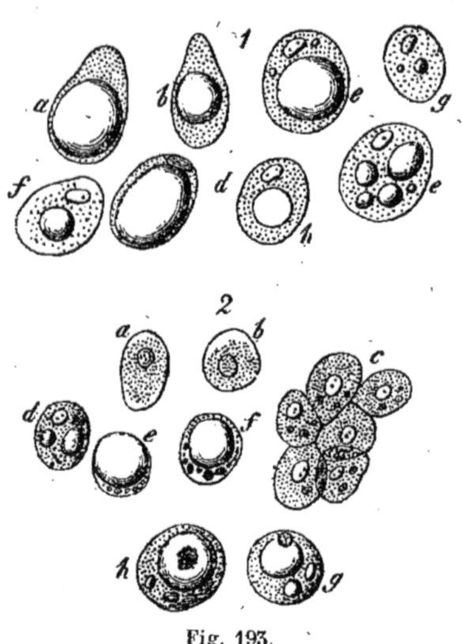

Fig. 193.

Les cellules adipeuses jeunes sont beaucoup plus petites que les cellules adultes, comme l'avait déjà vu Raspail. Harting (4) a mesuré ces éléments avec grand soin, et a trouvé que chez l'embryon les cellules adipeuses de l'orbite avaient environ la moitié, et les cellules de la paume de la main le tiers du volume de celles de l'adulte. Harting conclut de ces recherches que l'augmentation de volume d'un organe dépend de l'augmentation correspondante de volume des cellulles. Il serait curieux de rechercher si les cellules adipeuses d'un sujet amaigri ont un volume moindre que les cellules d'un sujet bien nourri et très-gras.

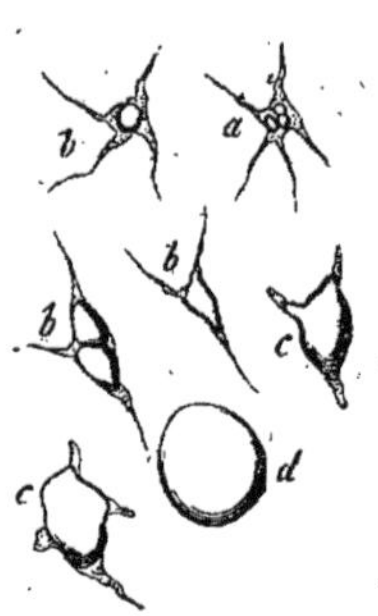

Fig. 194. — Corpuscules de tissu conjonctif se transformant en cellules adipeuses dans un muscle atteint de surcharge graisseuse.

a, corpuscules de tissu conjonctif à peine altérés; *b*, cellules commençant à se remplir de graisse; *c*, cellule dont les prolongements diminuent de longueur; *d*, cellule adipeuse complétement formée.

D'autres observations sont encore venues confirmer la liaison intime qui existe entre le tissu adipeux et le tissu conjonctif. Virchow, Wittich et Fœrster (5) ont montré que les organes atrophiés sont fréquemment enveloppés et traversés en tous sens par une grande quantité de tissu adipeux. Nous avons déjà fait allusion (fig. 191) à une transformation analogue que l'on observe dans le tissu musculaire dans le cas de surcharge graisseuse;

on peut suivre alors dans le tissu conjonctif lâche, qui sépare les fibres musculaires, tous les degrés de transformation des corpuscules de tissu conjonctif en cellules adipeuses (fig. 194). On les voit se remplir (*a*) de petites gouttelettes de graisse (*b*) qui finissent par se confondre; les cellules d'abord fusiformes ou étoilées prennent peu à peu la forme sphérique (*c*) et constituent la cellule adipeuse proprement dite (*d*). Dans les lipômes, Fœrster a vu les corpuscules de tissu conjonctif se transformer en cellules adipeuses.

On a vu les cellules adipeuses se transformer en corpuscules de tissu conjonctif fusiformes ou étoilés, et Kœlliker (6) a indiqué que les cellules adipeuses du tissu cellulaire sous-cutané, qui se remplissent de sérosité après la disparition de la graisse, peuvent se changer en corpuscules de tissu conjonctif.

Le tissu adipeux qui environne le hile du rein et qui se trouve étendu sous le péricarde peut, dans des circonstances analogues, se transformer en tissu muqueux. [Virchow (7).]

REMARQUES. — (1) Voyez SCHWANN, *loc. cit.*, p. 142 ; VIRCHOW, Untersuchungen über die Entwicklung des Schädelgrundes, *Recherches sur le développement de la base du crâne*, Berlin 1857, p. 49. — (2) VALENTIN, Handbuch der Entwicklungsgeschichte des Menschen, *Traité du développement de l'homme*, Berlin 1835, p. 271 ; GERLACH, *loc. cit.*, p. 71. — (3) Würzburger Verhandlungen, vol. VII, p. 183. — (4) *loc. cit.*, p. 51. — (5) Archives de Virchow, vol. VIII, p. 538 ; VIRCHOW, vol. IX, p. 194, WITTICH, et vol. XII, p. 203, FŒRSTER. — (6) Anatomie microscop., vol. II, p. 20. — (7) Archives de Virchow, vol. XVII, p. 15.

9. Tissu conjonctif.

§ 125.

On comprend sous le nom de *tissu conjonctif* (1) un tissu très-répandu dans l'organisme; il est également formé par des cellules ou des rudiments de cellules, et par de la substance intercellulaire. Cette dernière fournit presque toujours de la substance collagène par la cuisson; elle peut également contenir de la chondrine, comme dans la cornée. Elle a une grande tendance à se décomposer en fibrilles comme celles que l'on observe dans tout tissu conjonctif plus ou moins complétement développé; ces fibrilles, réunies les unes aux autres, constituent les faisceaux de tissu conjonctif. On trouve enfin dans le tissu conjonctif des fibres élastiques, également formées aux dépens de la substance fondamentale ; ces fibres forment des réseaux, des membranes cloisonnées, et servent à limiter les faisceaux de tissu conjonctif ou même les lacunes de ce tissu qui peuvent renfermer des éléments cellulaires.

Les caractères que nous venons d'indiquer appartiennent à toutes les masses formées par du tissu conjonctif, et nous voyons que ce tissu peut, à bien des points de vue, être considéré comme du tissu muqueux, qui aurait subi un développement ultérieur. Mais souvent les caractères du tissu conjonctif diffèrent de ceux que nous avons énumérés; et ce tissu présente des aspects si variés qu'il est extrêmement difficile d'en tracer les limites; plus d'un histologiste désigne de nos jours sous le nom de tissu conjonctif les parties dont la structure n'aurait certes pas été interprétée dans le même sens il y a quelques années.

Il est possible cependant d'indiquer les jalons qui pourront servir à suivre les modifications multiples dont nous venons de parler.

Le tissu conjonctif peut être formé par des corpuscules de tissu conjonctif complétement développés, isolés ou unis, sans former de réseaux, et plongés au milieu d'une substance fondamentale très-peu abondante; dans ces cas, cette substance ne se décompose pas généralement en fibrilles. La substance cellulaire est tantôt homogène, tantôt chargée de granulations de mélanine; les cellules forment alors des éléments pigmentaires étoilés. Lorsque la substance fondamentale est peu abondante, les cellules offrent généralement une disposition tout à fait irrégulière; dans le cas contraire, les cellules prennent une direction déterminée, et la masse fondamentale se décompose en fibrilles qui suivent la même direction pour former des faisceaux.

La disposition des éléments cellulaires, les caractères de la substance fondamentale qui, d'abord plissée, ne tarde pas à offrir un aspect strié et à se décomposer en fibrilles, servent à définir le tissu conjonctif arrivé à son développement complet. Mais dans le cours de ces transformations, les cellules de tissu conjonctif peuvent se modifier à leur tour, à tel point qu'elles semblent avoir disparu d'une manière complète, sauf le noyau. Le nombre de ces éléments cellulaires ou les noyaux qui leur survivent, servent également à définir les différentes variétés de tissu conjonctif.

La présence des fibres élastiques vient également ajouter un nouveau caractère au tissu dans lequel elles sont tantôt isolées, tantôt accumulées, suivant la variété que l'on examine.

Il reste encore bien des points à étudier et à approfondir, avant qu'il soit possible de bien définir et de bien limiter ce tissu dont le développement demande à être suivi d'une manière plus complète qu'il ne l'a été jusqu'à ce jour. Cette étude est rendue difficile par la constitution même du tissu dans lequel on rencontre des parties, comme les fibrilles, par exemple, qui cachent aux yeux de l'observateur la plupart des autres éléments. Pour s'en débarrasser, il faut employer les réactifs chimiques, qui viennent à leur tour altérer la forme, les caractères des cellules. En étudiant de pareilles préparations on est donc loin d'avoir sous les yeux les éléments normaux et vivants du tissu conjonctif.

Remarques. — (1) Les premiers histologistes considéraient le tissu conjonctif comme une masse formée de filaments très-déliés, transparents, tantôt entre-croisés, tantôt réunis en faisceaux. La cellule ne fut décrite que bien après. Nous renvoyons, pour l'historique, au paragraphe 139.

§ 126.

Fibrilles de tissu conjonctif. — Passons immédiatement à l'étude des divers éléments qui composent le tissu conjonctif type. Nous commencerons par les fibrilles. Elles se présentent sous forme de filaments très-déliés, extensibles et en même temps élastiques, transparents, de 0^m,0006 de diamètre, non ramifiés (1).

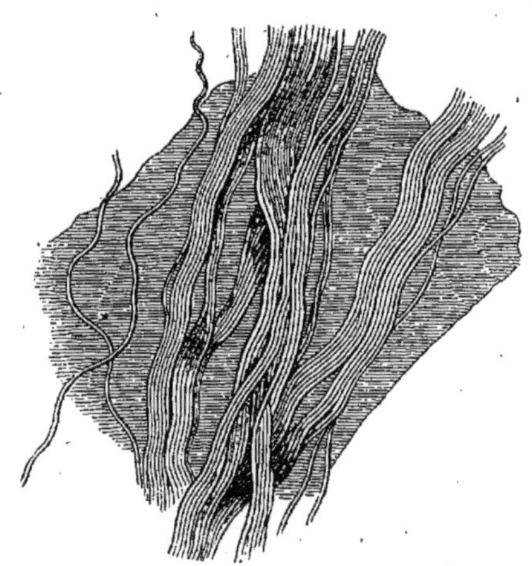

Fig. 195. — Faisceaux de tissu conjonctif plongés dans une masse abondante de substance fondamentale homogène. (A gauche, quelques fibrilles isolées.)

Les fibrilles de tissu conjonctif (fig. 195) se réunissent de manière à former des tractus et des faisceaux d'épaisseur variable; mais il est facile de les dissocier mécaniquement ou à l'aide de réactifs chimiques. [Rollett (2).] Grâce à l'élasticité des fibrilles, les faisceaux présentent un aspect onduleux, des contours irréguliers; à l'œil nu, ils apparaissent souvent sous forme de rubans striés. Les faisceaux ont quelquefois une direction parallèle et sont séparés par une certaine quantité de substance fondamentale, homogène, qui se présente sous forme de lamelles pâles et minces; dans d'autres cas, les faisceaux sont tellement serrés les uns contre les autres, qu'il ne semble plus y avoir de masse intermédiaire ; on observe notamment ce fait dans les tendons. Mais les faisceaux peuvent également s'entre-croiser, tantôt irrégulièrement, tantôt dans un sens plus régulier, à angle droit par exemple. Il est impossible alors de suivre la direction des faisceaux (sclérotique). Des différences dans la forme, la direction, le nombre des faisceaux, dépend la variété d'aspect, de consistance, etc., des parties formées de tissu conjonctif.

Le diamètre des faisceaux de tissu conjonctif varie suivant le nombre des fibrilles qui les compose. En s'unissant les uns aux autres, ces faisceaux forment des tractus de plus en plus épais. On peut donc distinguer les faisceaux *primitifs*, *secondaires* et *tertiaires*.

Il est important de savoir si les fibrilles réunies en faisceaux manquent complétement d'enveloppe ou si elles sont entourées par une gaîne homogène. En règle générale, il n'existe pas d'enveloppe. Mais dans les points où le tissu conjonctif est très-lâche, sous la peau, par exemple, et surtout à la base du cerveau, on observe fréquemment autour des faisceaux une enveloppe tantôt très-mince, tantôt plus épaisse. Cette enveloppe peut avoir conservé les caractères de la substance collagène ou s'être transformée en masse élastique.

L'acide acétique est un excellent réactif pour l'étude du tissu dont nous nous occupons. Les fibrilles sont composées de substance collagène, mais ne se dissolvent que difficilement dans l'acide ; ce dernier fait disparaître l'aspect fibrillaire en amenant un gonflement considérable des faisceaux qui deviennent clairs, transparents; ils offrent quelquefois une striation transversale. En même temps on voit apparaître les fibres élastiques et leurs réseaux, ainsi que les corpuscules de tissu conjonctif modifiés par le réactif. On peut savoir, même sans microscope, si un tissu renferme beaucoup de fibres élastiques ; car, dans ce dernier cas, l'acide acétique ne le rendra pas beaucoup plus transparent qu'à l'état normal.

Il est facile de prouver que les faisceaux de tissu conjonctif ne se dissolvent point dans l'acide acétique. Il suffit, en effet, de laver à grande eau la préparation traitée par cet acide pour voir reparaître les fibrilles. — Les solutions de potasse ont une action analogue à celle de l'acide acétique.

Remarques. — (1) Comme les fibrilles de tissu conjonctif sont très-minces et toujours réunies sous forme de faisceaux, il est facile de comprendre qu'on ait nié leur existence, il y a peu de temps encore, et qu'on les ait considérées comme le produit d'un artifice de préparation. Reichert avait commis cette erreur dans son travail si important et si remarquable à tous les autres points de vue. Pour cet auteur, la masse fondamentale du tissu conjonctif est constituée par une substance homogène, sans structure aucune, qui a une grande tendance à former des plis très-fins et à se fendiller dans le sens de ces plis; ces plis auraient été considérés, à tort, comme des fibrilles. Les anciens avaient, à coup sûr, regardé le tissu conjonctif comme une masse d'une structure beaucoup trop uniforme; la théorie de Reichert n'est pas plus soutenable que la leur. Il suffit d'examiner un petit morceau de tissu conjonctif vivant pour voir les fibrilles, et l'emploi du microscope à polarisation vient encore confirmer la réalité de leur existence (Frey, le microscope, p. 161). En faisant des coupes de tendons, on aperçoit un pointillé très-fin que certains observateurs ont attribué à la coupe transversale des fibrilles. — (2) Henle (Compte rendu pour l'année 1857, p. 35) avait montré qu'en traitant successivement les faisceaux par des réactifs qui les gonflent et les font rétracter alternativement, l'acide azotique ou l'acide chlorhydrique dilué et concentré, par exemple, on parvenait à isoler les fibrilles. Rollet (Wiener Sitzungsberichte, vol. XXX, p. 37) indiqua ensuite que l'eau de chaux, et surtout l'eau de baryte, ont la propriété de dissoudre rapidement le ciment interfibrillaire de manière à permettre d'isoler facilement les fibrilles. Cet auteur prétend que la chaux et la baryte décomposent le tissu conjonctif en fibrilles ou en faisceaux, et que les fibrilles ne deviennent isolubles qu'après une macération prolongée. Rollet conclut de là à l'existence de deux formes de fibres de tissu conjonctif. Les premières se trouveraient surtout dans les tendons, puis dans la sclérotique, les aponévroses, les ligaments fibreux des articulations, la dure-mère, les ligaments interosseux. Les seconds existeraient dans le derme, la conjonctive, le tissu cellulaire sous-cutané, le tissu sous-muqueux de l'intestin, la tunique adventice des vaisseaux. Nous croyons qu'il y a là une simple différence dans le nombre des faisceaux.

§ 127.

Fibres élastiques. — Toutes les fibres élastiques, sous quelque forme qu'elles se présentent, résistent non-seulement à l'action des acides, mais encore à celle des alcalis. La potasse est le meilleur réactif pour l'étude de ces éléments.

Les fibres élastiques sont très-répandues dans l'organisme; tantôt fines, tantôt épaisses, elles peuvent être droites ou ramifiées.

On avait désigné autrefois, sous le nom de *fibres de noyau* [Gerber (1), Henle (2)], les fibres élastiques les plus déliées; on avait cru, en effet, qu'elles se développaient aux dépens de noyaux fusiformes, allongés et soudés entre eux. On les observe dans plusieurs points du corps, et notamment dans le tissu cellulaire sous-cutané. Leur diamètre transversal est à peu près identique à celui d'une fibrille de tissu conjonctif; mais on les distingue facilement par leur contour foncé et par leur direction : elles sont contournées souvent en forme de tire-bouchon, coudées, enroulées. L'enroulement est dû à l'élasticité des fibres, à leur section et au gonflement du tissu sous l'influence de l'acide acétique. On ne sait, jusqu'à ce jour, si toutes ces fibres déliées sont formées par des cylindres pleins ou si elles sont creuses en quelques points (3).

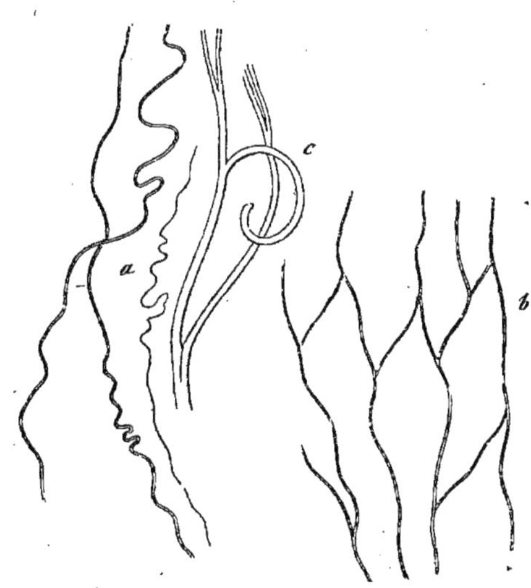

Fig. 196. — Fibres élastiques de l'homme.
a, non-ramifiées et très-déliées; *b*, réseau de fibres élastiques; *c*, fibre plus volumineuse ramifiée.

Ces fibres déliées finissent par former des réseaux en se ramifiant et en s'anastomosant; elles peuvent atteindre alors de $0^{m},001$ à $0^{m},002$ de diamètre (*b*). Les mailles des réseaux peuvent varier d'étendue, mais les fibres principales n'ont jamais une longueur plus considérable que celle d'un faisceau de tissu conjonctif.

On peut observer tous les intermédiaires entre les fibres élastiques fines et les fibres élastiques larges et épaisses (*c*), qui sont évidemment solides. Ces grosses fibres sont souvent cassantes, et, dans les préparations, on rencontre assez souvent des fragments de fibres assez courts.

Les ligaments jaunes de la colonne vertébrale renferment un nombre considérable de fibres élastiques de $0^{m},004$ à $0^{m}005$ de diamètre, généralement arqués, ramifiés; ces ramifications très-nombreuses peuvent se terminer en crochet, s'enrouler, et atteignent souvent une très-grande finesse.

Ces fibres élastiques ont un faible diamètre chez le nouveau-né. Il faut que les mammifères aient acquis de certaines dimensions pour que l'on observe chez eux de larges fibres élastiques. Chez les petits animaux, elles ont toujours de faibles dimensions.

Le tissu conjonctif fibrillaire, situé entre les fibres élastiques, peut être plus ou moins riche; très-abondant dans certains points, on le voit presque disparaître complétement en d'autres. De là le nom de *tissu élastique* donné par quelques anciens observateurs.

On ne saurait mieux choisir, pour étudier le tissu élastique sous toutes ses formes, que les parois des grosses artères des mammifères de grande dimension.

On y observe (fig. 197, *a*) des membranes élastiques très-minces, formées par un réseau de fibres élastiques très-fines et par une substance fondamentale homogène : dans certains cas, la substance fondamentale membraneuse est perforée en différents points (fig. 197, *b*) (membrane fenêtrée de Henle). On observe aussi des membranes élastiques uniformes, sans fibres (fig. 198, 1), également perforées (*a*), et dans lesquelles la substance élastique est représentée par des trabécules ou par de larges fibres élastiques, irrégulières, (*b*, *c*). Aussi est-il fort difficile, dans certains cas, de savoir si l'on a sous les yeux une véritable mem-

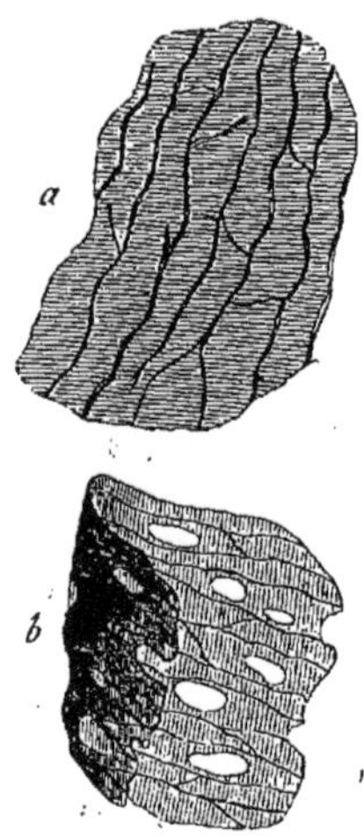

Fig. 197. — Portion de la tunique moyenne de la carotide d'un bœuf.

a, membrane avec un réseau de fibres élastiques très-fines; *b*, membrane analogue, perforée en certains points.

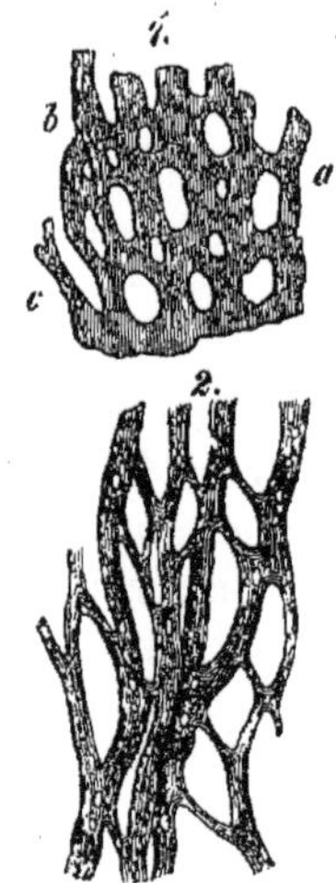

Fig. 198. — Préparations faites avec la tunique moyenne et externe de l'aorte.

1. Membrane élastique du bœuf perforée de nombreux orifices *a*, avec des trabécules interposées *b*, *c*.
2. Réseau de larges fibres élastiques de la baleine perforées en certains points.

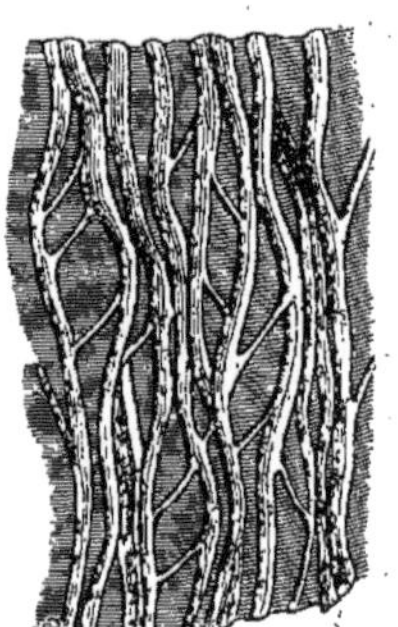

Fig. 199. — Réseau très-serré de larges fibres élastiques provenant de la tunique moyenne de l'aorte d'un bœuf, avec substance fondamentale membraneuse et homogène.

brane élastique ou un réseau très-serré de larges fibres élastiques (fig. 198, 2). L'étude est plus facile et l'interprétation plus nette, quand on a sous les yeux des réseaux de larges fibres élastiques séparées par de la substance fondamentale homogène, comme dans la figure 199.

Quand les fibres élastiques sont très-larges, leurs bords sont quelquefois dentelés en forme de scie. Souvent on observe de petites perforations très-fines des fibres; on les rencontre d'une manière presque constante dans les couches les plus externes de l'aorte de la baleine, dont les fibres mesurent de 0m,004 à 0m,006 et même 0m007 (4).

REMARQUES. — (1) GERBER, traité d'anatomie générale de l'homme et des animaux domestiques. Berne et Chur 1840, p. 70. — (2) *loc. cit.*, p. 193. — (3) J'avais cru observer, il y a quelques années, à l'aide de la coloration par le carmin, que les fibres élastiques les plus déliées du tissu cellulaire sous-cutané sont formées par des cylindres creux; je dois dire que je n'ai plus aujourd'hui que des doutes sur la réalité de ce fait. RECKLINGHAUSEN (Les vaisseaux lymphatiques, p. 59) s'est servi de solutions de nitrate d'argent, et semble à peu près convaincu que les fibres élastiques sont creuses. — (4) Voyez pour le tissu élastique, HENLE, anatomie générale, p. 399, KŒLLIKER, p. 77; et Würzb. naturw. Zeitschrift, vol. II, p. 143; LEYDIG, *loc. cit.*, p. 27; HENLE, Jahresbericht für 1851, p. 22.

§ 128.

Membranes élastiques des faisceaux de tissu conjonctif. — Après avoir étudié les fibres et les réseaux élastiques en général, nous allons examiner la transformation de la surface des faisceaux de tissu conjonctif en substance élastique.

En étudiant les faisceaux de tissu conjonctif qui vont de l'arachnoïde aux gros vaisseaux au niveau de la base du crâne, ou bien les faisceaux isolés dans le tissu cellulaire lâche des séreuses, ou le derme, dans les tendons eux-mêmes, on observe, après avoir traité la préparation par l'acide acétique ou même après une imbibition prolongée dans l'eau, des éléments qui ressemblent en tous points à des fibres élastiques contournées en spirales ou en anneaux (fig. 200). Ces éléments ont, du reste, été considérés par certains auteurs comme des fibres élastiques.

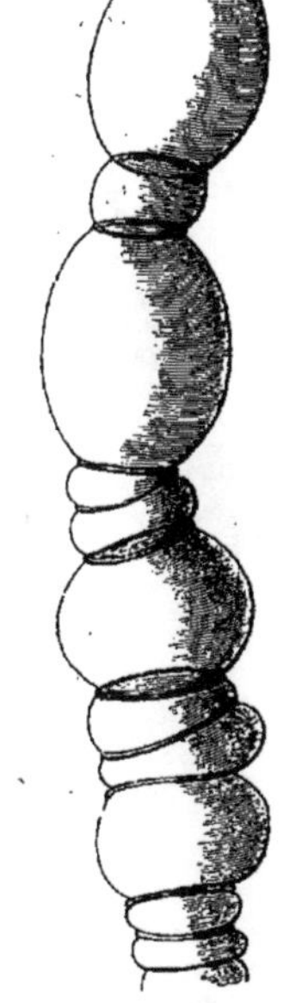

Fig. 200. — Faisceau de tissu conjonctif de la base du cerveau de l'homme traité par l'acide acétique.

On obtient des faisceaux dont l'enveloppe élastique s'est gonflée, distendue sous l'influence du réactif, mais sans se rompre. La substance de tissu conjonctif gonflée présente de distance en distance des renflements fusiformes, et l'enveloppe offre des rétrécissements annulaires ou quelquefois spiroïdes (fig. 201, 1, 2, *c*). Dans certains cas, le gonflement s'est arrêté aux parties latérales du faisceau, et les sillons qui limitent les renflements ressemblent bien alors à de véritables tours de spire (4). Ces lignes, qui représentent les sillons, sont toujours très-fines et n'offrent jamais de double contour. Au niveau du point de section du faisceau (2, *d*), on reconnaît très-bien l'existence d'une enveloppe; on la voit également quand du liquide a pénétré dans un faisceau et que l'enveloppe se détache du contour (1, *a*) en quelques points.

Très-souvent l'enveloppe élastique de ces faisceaux se déchire transversalement. La substance contenue dans le faisceau s'échappe par cette ouverture sous forme d'une masse arrondie, et l'enveloppe obéissant, du reste, à l'élasticité qui lui est propre, se rétracte et revient rapidement sur elle-même. Au début, la gaîne s'allonge et présente des plis transversaux (3, *b*); mais lorsque la masse contenue dans le faisceau s'écoule par les deux extrémités rompues, l'enveloppe revient sur elle-même, de manière à ne plus former qu'un anneau très-mince, à contours très-obscurs (2, *a*, 3, *a*); quelquefois le faisceau prend la forme d'une fibre contournée en spirale. Si l'on n'étudiait pas l'origine de ces singuliers éléments, on pourrait les prendre pour de grosses fibres élastiques enroulées autour d'un faisceau de tissu conjonctif sous forme d'anneaux ou de spirales (1). En faisant agir de l'oxyde de cuivre ammoniacal sur des filaments de coton, on obtient des figures tout à fait analogues et dont on peut suivre très-facilement toutes les phases : ce fait est assurément fort curieux (2). Il semblerait donc évident que toutes les membranes élastiques peuvent, en se déchirant, se rétracter sous forme de fibres.

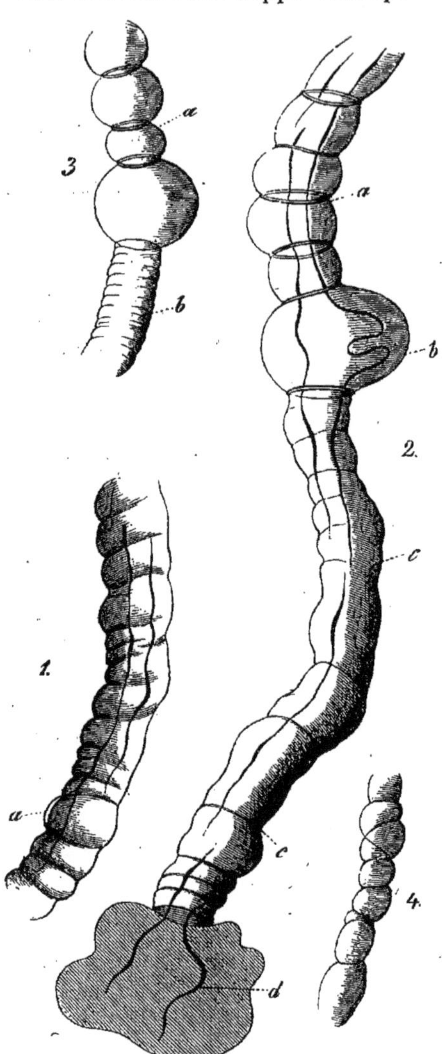

Fig. 201. — Faisceaux de tissu conjonctif de la base du cerveau de l'homme traités par l'acide acétique, et renfermant des fibres élastiques plus ou moins complétement développées.

1, Faisceau dont l'enveloppe s'est rétractée transversalement et s'est légèrement soulevée en *a*. 2, faisceau dont l'enveloppe présente des rétractions annulaires *a*; en *b*, gonflement considérable de la substance conjonctive; *cc*, longue portion rétractée de l'enveloppe; le contenu du faisceau s'écoulant en *d*. 3, faisceau avec renflement annulaire *a*; en *b* la gaîne offre des plis transversaux dus à sa rétraction. 4, petit faisceau; enveloppe intacte et rétractée.

Il est une question que l'on s'adresse immédiatement en observant ces transformations tout artificielles, à savoir, si ces phénomènes ne se produiraient pas normalement sur certaines membranes élastiques. Une membrane élastique, en disparaissant par place, en se déchirant, ne pourrait-elle pas former un réseau de travées élastiques et des fibres; les ponts de substance d'une membrane fenêtrée, ne pourraient-ils pas, en obéissant à leur élasticité propre, se rétracter et revenir sur eux-mêmes?

Il semble évident que les réseaux de larges fibres élastiques et les travées aplaties que l'on observe dans la tunique moyenne des gros troncs vasculaires chez les mammifères (fig. 202), se sont produits de cette manière. Les membranes élastiques peuvent former des replis, des stries, s'épaissir à ce niveau, et former ainsi un réseau élastique [fig. 199 (3)].

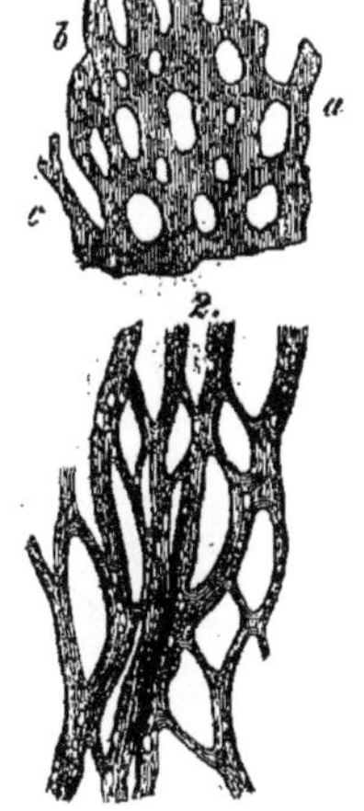

Fig. 202. — Réseau élastique de l'aorte.
1. Membrane élastique fenêtrée du bœuf.
2. Réseau de larges fibres élastiques du cheval.

Remarques. — (1) Des travaux très-nombreux ont été publiés sur ce sujet. Voyez Henle, Anatomie génér., p. 194 et 351; le Compte rendu annuel du même auteur, année 1851, p. 25; le Compte rendu annuel de Reichert, dans les Archives de Müller, 1852, p. 96; Luschka, Le nerf phrénique de l'homme. Tübingen, 1852, p. 64; Leydig, Traité d'histologie, p. 30; Klopsch, in Müller's Archiv, 1857, p. 417. Henle étudia de nouveau ce sujet dans son compte rendu de 1857 publié dans le Henle's und Pfeufer's Zeitschrift, p. 37. Dans ces derniers temps, Kœlliker (Traité d'histologie, 3e édit., p. 69) a prétendu que les tractus minces et spiroïdes qui traversent les réseaux sont de véritables fibres; il a observé, chez le nouveau-né, les corpuscules de tissu conjonctif qui forment ces fibres, et en a donné des dessins. Rollett (Wiener Sitzungsberichte, vol. XXX, p. 71) a émis une opinion analogue et a donné, pl. II, fig. 12, un dessin qui a rapport à ce sujet. Après avoir fait des recherches chez le nouveau-né, je maintiens la description que j'ai donnée dans le texte et qui est basée sur des observations faites chez l'adulte. Le travail de A. Bandlin, Zur Kenntniss der umspinnenden Spiralfasern des Bindegewebes, *Contributions à l'étude des fibres spiroïdes du tissu conjonctif*, contient tous les détails relatifs à cette question. — (2) Voyez Cramer, in der Vierteljahrschrift der naturforschenden Gesellschaft in Zürich, 3, Jahrgang, p. 1. — (3) La présence de petites perforations dans les fibres élastiques larges vient également à l'appui de la théorie que nous venons d'émettre.

§ 129.

Cellules du tissu conjonctif. — Il nous reste à étudier les éléments cellulaires qui sont connus sous le nom de cellules ou de *corpuscules de tissu conjonctif*. Ces éléments, dont l'interprétation est fort difficile, ont une portée physiologique de la plus haute importance. Nous avons dit que ces cellules sont généralement recouvertes, cachées par les fibrilles; il faut se servir de l'acide acétique ou d'autres agents puissants pour les faire apparaître au milieu de la masse fondamentale. Cependant, quand on parvient à observer ces éléments vivants et non altérés, on leur trouve des caractères tout différents de ceux des cellules qui ont été traitées par les réactifs. Kühne (1) a indiqué dernièrement un excellent moyen pour observer du tissu conjonctif vivant. Il suffit d'exciser entre les muscles postérieurs de la cuisse de la grenouille de petites plaques de tissu conjonctif très-minces et transparentes.

En examinant une de ces lamelles (fig. 203), on aperçoit au milieu d'une masse molle, vitreuse, des fibrilles et des faisceaux de tissu conjonctif (*f*, *g*), ainsi qu'un réseau de fibres élastiques très-fines (*h*). On observe en outre, à des intervalles plus considérables que sur la figure ci-contre, les cellules (*a*—*e*). Ces cellules n'ont point d'enveloppe et se présentent sous toutes les formes. Les éléments les plus nombreux sont formés par du protoplasma très-mince, au milieu duquel on n'aperçoit pas de noyau, mais une place un peu plus foncée (*a*) Ces cellules ont des prolongements qui peuvent atteindre une certaine longueur et s'anastamoser entre eux. Quelques cellules offrent des contours plus nets et ont un noyau vésiculeux (*b* en haut et *c*). Leurs prolongements, moins nombreux s'anastamosent entre eux et avec ceux des cellules de la première variété. L'on remarque enfin des cellules d'une troisième variété, caractérisées par l'état trouble de leur protoplasma, par leur aspect fusiforme (*d*, *e*) et l'état vésiculeux de leurs noyaux (2).

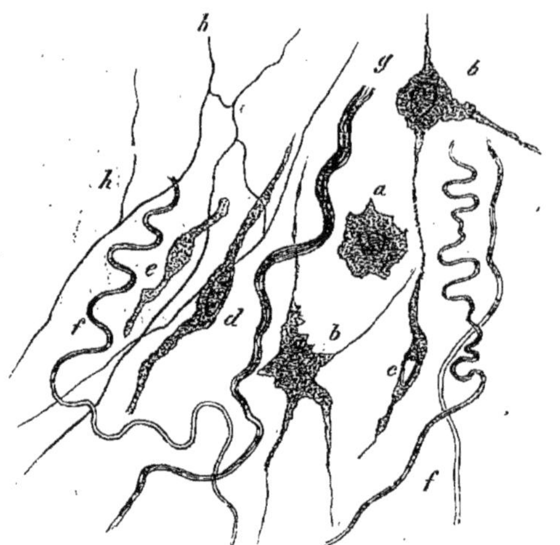

Fig. 203. — Tissu conjonctif vivant d'une grenouille pris entre les muscles de la cuisse (fort grossissement).

a, cellule pâle, contractée, renfermant un petit bloc obscur; *b*, corpuscule étoilé à noyau vésiculeux; *d* et *e*, cellules à grosses granulations, n'offrant aucun mouvement; *f*, fibrilles; *g*, faisceaux de tissu conjonctif; *h*, réseau élastique.

Tous ces éléments, à l'exception des derniers, offrent des phénomènes de contractilité vitale très-évidents, bien que fort lents. Ils changent de forme. Ces prolongements se développent, s'étendent, s'anastomosent avec les prolongements voisins, puis reviennent quelquefois sur eux-mêmes. Ces prolongements cellulaires s'étendent au hasard et sans suivre de direction déterminée : la substance fondamentale homogène et très-molle permet à ces prolongements de s'avancer de tous côtés sans obstacle.

On a observé du tissu conjonctif contractile dans d'autres organes et dans le corps d'autres animaux; la contractilité semble donc être une propriété des cellules de tissu conjonctif (3).

Revenons pour un moment aux cellules de tissu conjonctif de la grenouille. Une goutte d'eau suffit pour produire une altération du noyau et du protoplasma, qui se rétracte autour du premier sous forme d'un réseau serré. Quand on fait agir l'acide acétique, le noyau apparaît sous forme d'une petite masse obscure au milieu du protoplasma contracté de la cellule dont les contours deviennent également très-nets. Ce contour, formé aux dépens de la substance fondamentale altérée, pourrait parfaitement en imposer pour une membrane cellulaire (4).

Remarques. — (1) Voyez les belles expériences de Kühne, dans son travail sur le protoplasma, p. 109. Il est facile de se convaincre de l'exactitude de toutes les recherches de cet auteur. — (2) On observe facilement ces cellules de tissu conjonctif à grosses granulations dans le tissu conjonctif dont la substance fondamentale est très-fibrillaire. — (3) Voyez le chapitre suivant sur la cornée. — (4) Kühne a observé des lacunes de ce genre qui ne renfermaient aucune cellule.

§ 130.

D'après ce que nous venons de voir, il est évident qu'il faut renoncer à observer chez l'homme des cellules de tissu conjonctif normales et non altérées, et, dans les conditions d'observation les plus favorables, nous n'aurons jamais sous les yeux que des cellules mortes plus ou moins transformées. L'acide acétique dilué, le seul réactif qui nous permette d'étudier les corpuscules de tissu conjonctif, leur fera nécessairement subir des altérations de forme (1).

En comparant la forme des corpuscules de tissu conjonctif soumis à l'action de l'acide acétique (fig. 204) avec ceux que l'on observe chez la grenouille vivante (fig. 203), on constate une différence énorme. En dehors des cellules embryonnaires (*a*, *b*) que l'on peut isoler facilement au milieu de la masse fondamentale molle et des éléments à prolongements très-courts (*c* et *d*) qui existent dans les premières phases du développement ou dans les portions lâches (2), on ne voit que des éléments minces à prolongements allongés (*e*—*i*), à noyau foncé, très-distincts au milieu de la masse fondamentale gonflée, résistante. Le noyau est limité par des lignes très-accusées, et l'on avait cru, pendant un certain temps, que ces lignes représentaient le contour d'une membrane cellulaire. Les restes de

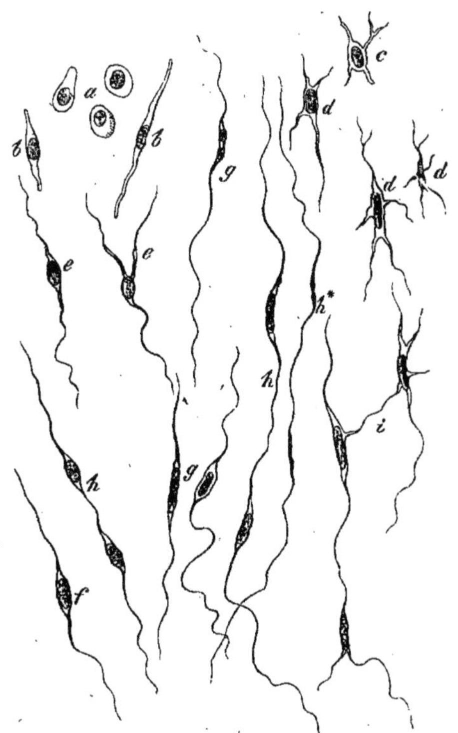

Fig. 204. — Corpuscules de tissu conjonctif de différentes formes et à différentes époques de leur développement; la plupart traités par l'acide acétique.

protoplasma qui entourent les noyaux des cellules ont échappé à la plupart des observateurs; la couche de substance fondamentale modifiée autour du corps cellulaire a été considérée à tort comme une membrane cellulaire.

Donc, au lieu de cellules fusiformes très-allongées ou de cellules étoilées avec leur membrane, il ne reste plus qu'une cellule de tissu conjonctif fort petite plongée dans une lacune du tissu. Dans le tissu conjonctif serré de l'adulte, on observe souvent des éléments cellulaires de cette nature (3).

On avait pensé, il y a quelques années, que les fibres élastiques se développaient aux dépens de ces cellules minces, allongées, réunies par des prolongements très-effilés. C'était là une erreur. Il est vrai que l'examen microscopique simple et l'action des acides minéraux semblent confirmer cette opinion, mais les solutions concentrées de potasse détruisent ces éléments anastomosés, tandis que les réseaux de fibres élastiques leur résistent. [Kœlliker (4).]

En considérant la cellule de tissu conjonctif comme un élément dépourvu de membrane, et elle en est certainement privée dans la période embryonnaire, on comprendra la part que doit prendre le protoplasma du corps cellulaire dans la production de la substance fondamentale; cette interprétation nous permettra également de comprendre comment on peut trouver des noyaux au lieu de cellules au milieu d'une masse fondamentale striée ou fibrillaire (5). Ces faits s'observent non-seulement chez le fœtus, mais encore chez l'adulte et même dans les productions pathologiques.

A mesure que le tissu se développe davantage, on voit quelquefois disparaître les cellules qui existaient à la période embryonnaire; cette disparition a surtout lieu dans les parties qui renferment beaucoup de fibres élastiques. Kœlliker (6) l'a observée en étudiant le développement du ligament cervical des mammifères.

Remarques. — (1) L'étude des éléments cellulaires du tissu conjonctif est fort difficile; la technique laisse encore bien à désirer à ce sujet. Nous compléterons dans les paragraphes suivants ce que nous avons à dire sur ces cellules. — (2) Tout observateur consciencieux est obligé d'admettre aujourd'hui l'existence des cellules de tissu conjonctif embryonnaire et muqueux, de même que celle des cellules que l'on rencontre en grand nombre dans toutes les néo-formations pathologiques. — (3) Voyez les chapitres suivants au sujet de la cornée et des tendons. — (4) Würzb. naturw. Zeitschrift, vol. II, p. 148. — (5) Voyez le travail de Baur, *loc. cit.*, p. 15, et les observations de M. Schultze dans les Archives de Reichert et Du Bois-Reymond, 1861, p. 13. — Il est également nécessaire de lire, à ce sujet, le travail de Beale sur Die Structur der einfachen Gewebe, *la Structure des tissus simples*, p. 96 et 150. — (6) *Loc. cit.* (Würzb. Zeitschrift, p. 147).

§ 131.

Distribution du tissu conjonctif. — Voyons quels sont les différents points du corps dans lesquels on rencontre du tissu conjonctif.

Partout où il se trouve, il y a de la substance fondamentale fibrillaire, des éléments cellulaires ou corpuscules de tissu conjonctif, des fibres élastiques, des réseaux de fibres élastiques, etc. Dans certains tissus les fibres élastiques sont peu abondantes, et plongées dans une masse de substance fondamentale fibrillaire ; dans d'autres cas, les fibrilles collagènes et les cellules n'existent pas, et il n'y a que des membranes élastiques, ou des réseaux de fibres élastiques unies par une substance fondamentale homogène, non collagène. Il arrive même que ces fibres sont complétement libres. On ne saurait donner à ces membranes le nom de tissu élastique, car on retrouve toutes les formes intermédiaires qui les rattachent au tissu conjonctif type.

Aux éléments essentiels du tissu conjonctif viennent se joindre des cellules de cartilage (§ 109), des cellules adipeuses (§ 122), des fibres musculaires lisses, si abondantes dans le dartos, des vaisseaux sanguins et lymphatiques, des fibres nerveuses, etc. Ce mélange d'éléments nouveaux rend encore les parties formées de tissu conjonctif plus différentes.

Le tissu conjonctif sert à combler les espaces qui séparent les organes ou leurs annexes, il forme leurs enveloppes, il soutient les vaisseaux et les nerfs, ou bien il forme de véritables membranes solides, résistantes. De là la division en tissu conjonctif sans forme ou interstitiel, et tissu conjonctif représentant une forme déterminée (aponévroses, tendons, etc.) ; cette distinction est en partie fondée, mais il ne faut jamais oublier que le tissu conjonctif sous forme de membrane se trouve toujours en continuité avec du tissu conjonctif interstitiel et inversement : il n'existe donc aucune limite naturelle entre ces deux variétés de tissu. En général, le tissu conjonctif interstitiel est mou ; le tissu conjonctif ayant une forme déterminée est, au contraire, résistant et solide.

Le premier, appelé aussi tissu conjonctif lâche ou aréolaire (1) quand il se trouve en masse abondante, est formé par une substance homogène, molle, presque muqueuse, puis par des faisceaux de tissu conjonctif, des fibres élastiques et des cellules en proportion variable. Les faisceaux sont entre-croisés, mais généralement d'une façon très-lâche, aussi tout le tissu est-il mou, extensible ; les faisceaux forment tantôt des réseaux, tantôt de véritables plaques emprisonnées et maintenues dans une substance fondamentale molle. Quand des cellules adipeuses s'accumulent dans le tissu conjonctif aréolaire, il se forme des lacunes qui communiquent les unes avec les autres et qui représentent les cellules décrites par les anciens auteurs ; de là le nom de tissu cellulaire donné par les anatomistes et répété depuis par les histologistes. On peut également dissocier, à l'aide de procédés mécaniques, par l'insufflation, par exemple, ces tissus généralement baignés pendant la vie par un transsudat aqueux très-analogue à la synovie. A l'état pathologique les cellules, ou plutôt les lacunes du tissu, apparaissent également quand il y a accumulation de liquide ou pénétration anormale d'air. Le tissu conjonctif aréolaire se rapproche donc du tissu muqueux, et on l'avait du reste considéré déjà en partie comme du tissu muqueux réticulé (2).

Les fibres élastiques sont tantôt fines, tantôt de dimension moyenne; elles ne se rencontrent jamais en grand nombre. Les cellules sont situées entre les faisceaux de fibrilles sous forme d'éléments fusiformes et étoilés, ou bien sont plongées dans une masse fondamentale molle et sont alors arrondies. Ces dernières, en tout semblables aux corpuscules lymphatiques, sont douées de propriétés contractiles et peuvent se déplacer à travers la substance muqueuse sans qu'il y ait cependant de voies spéciales tracées au milieu du tissu (3).

Le tissu conjonctif aréolaire porte différents noms, suivant les points où on le rencontre : tissu conjonctif sous-cutané, sous-muqueux et sous-séreux.

Le tissu conjonctif aréolaire se transforme en tissu conjonctif à forme déterminée pour constituer la gaîne fibreuse des nerfs, les aponévroses; le derme, etc.

Le tissu conjonctif aréolaire sert aussi à soutenir et à consolider la charpente de nombreux viscères. Et d'abord, on l'observe dans toutes les glandes volumineuses et en abondance variable; sous forme de masse fibrillaire plus ou moins accusée, avec des cellules fusiformes ou étoilées, ou bien avec de simples noyaux, débris d'anciennes cellules. Le tissu fibrillaire ainsi constitué se rencontre dans le testicule, dans le corps thyroïde; la charpente du rein est formée par du tissu conjonctif à peine fibrillaire; de plus, chez les jeunes sujets, on parvient à isoler des cellules étoilées dans la substance tubulaire (4). La charpente conjonctive des muscles et des nerfs est plus ou moins fibrillaire.

Remarques.— (1) Voyez, outre les anciens Traités d'anatomie et d'histologie, comme ceux de Henle (p. 355), les travaux de His, Häute und Höhlen des Körpers, *les Membranes et les cavités du corps*, p. 20. — (2) Voyez § 117. — (3) Recklinghausen, dans les Archives de Virchow, vol. XXVIII, p. 176.—(4) F. Schweigger-Seidel, die Nieren des Menschen und der Säugethiere, *les Reins de l'homme et des mammifères*. Halle, 1865, p. 78.

§ 132.

Le tissu conjonctif formé, c'est-à-dire celui qui est disposé en masses ayant une forme déterminée, offre des variétés bien plus nombreuses encore, tant au point de vue de l'entre-croisement des faisceaux et de l'existence des fibres élastiques, qu'au point de vue de la texture. En règle générale, le tissu conjonctif y est complétement développé, et offre un aspect caractéristique; mais il peut aussi se présenter sous des formes spéciales, que nous allons tout d'abord indiquer.

Les cellules disparaissent quelquefois d'une façon presque complète; les noyaux seuls persistent, et la substance fondamentale est homogène ou striée en long, mais non fibrillaire. Les corpuscules de tissu conjonctif étoilés et les fibres élastiques, ou bien manquent d'une façon complète, ou n'existent qu'en fort petit nombre. Le tissu de la pulpe dentaire (1) présente à peu près ces caractères; mais la substance fondamentale du tissu de la pulpe ne devient pas transparente par l'addition de l'acide acétique, ce qui ferait supposer qu'il y a là ou du tissu muqueux ou du tissu à substance fondamentale gélatineuse.

La tunique externe des petites artères et des petites veines est formée généralement par un tissu à substance fondamentale striée ou homogène, avec cellules allongées ou noyaux libres. Dans les gros troncs vasculaires, la substance intercellulaire est fibrillaire. Toute la masse devient transparente par l'addition de l'acide acétique.

La gaîne des petits troncs nerveux (périnèvre) est formée par une substance transparente dans laquelle se trouvent emprisonnés des noyaux ovalaires, allongés, de 0^{mm},006 à 0^{mm},012 de diamètre. La gaîne des troncs nerveux, d'un calibre plus considérable, est formée par une substance fondamentale striée et fibrillaire dans laquelle les noyaux sont remplacés par des cellules de tissu conjonctif; enfin, dans la gaîne des gros troncs nerveux, on observe une substance fondamentale tout à fait fibrillaire avec un réseau très-riche de fibres élastiques.

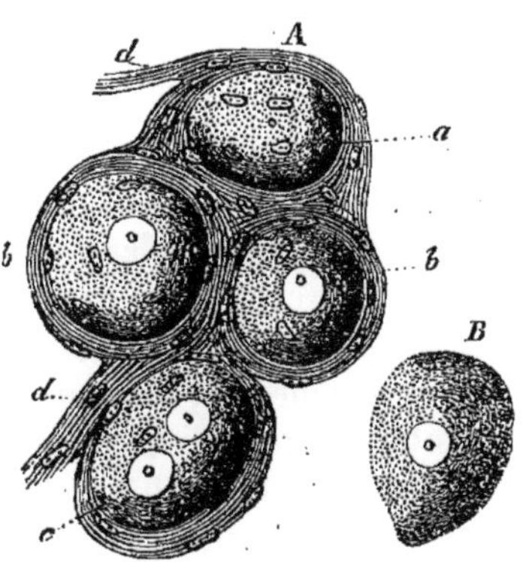

Fig. 205. — Petite portion d'un ganglion du grand sympathique de l'homme.

A, quatre cellules nerveuses (en *a*, cellules sans noyau; en *b*, cellule à deux noyaux) entourées par du tissu conjonctif homogène avec ses noyaux *bb*, qui se continue en *dd* avec des fibres de Remak; B, cellule sans enveloppe.

Les cellules nerveuses des ganglions (fig. 205, A) sont enveloppées par un tissu homogène, rempli de noyaux.

On voit souvent partir de cette enveloppe des rubans aplatis (*d*, *d*).

Nous étudierons plus tard, à propos du système nerveux, les fibres dites de Remak, qui sont représentées par des filaments pâles, à noyaux, de nature fort variée. Ces fibres, décrites sous le nom de fibres de Remak, dérivent souvent du tissu conjonctif et semblent se rattacher au tissu qui forme l'enveloppe protectrice des cellules nerveuses.

On observe dans certains tissus du corps des vertébrés des cellules de tissu conjonctif très-volumineuses, très-abondantes, chargées de granulations pigmentaires brunes ou noires, et rappelant tout à fait certains épithéliums pavimenteux pigmentés (§ 89). Cependant on remarque que les granulations de mélanine sont plus petites dans ces cellules que dans les cellules épithéliales (2).

Les corpuscules de tissu conjonctif pigmentés, étoilés (fig. 206) s'observent presque exclusivement dans un seul point du corps, à savoir, dans l'œil; mais, chez les vertébrés inférieurs, ces cellules se retrouvent dans presque tous les points du corps; la grenouille est l'exemple le plus frappant de ce fait. On a observé sur ces animaux des phénomènes de contraction vitale des cellules (3).

Dans l'œil humain les cellules chargées de granulations de mélanine peuvent être très-abondantes; la substance fondamentale est alors presque masquée, homogène; ou bien les cellules sont plus éparses, isolées, et le tissu se rapproche alors du tissu conjonctif fibreux type.

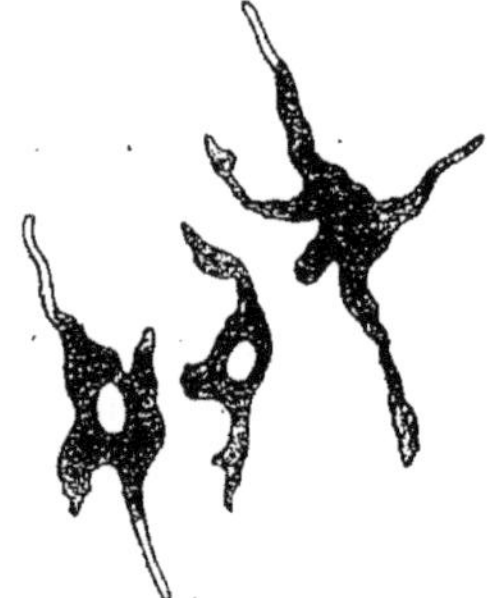

Fig. 206. — Corpuscules de tissu conjonctif pigmentés (cellules pigmentaires étoilées) provenant de la *lamina fusca* d'un œil de mammifère.

Dans la *choroïde*, on observe un réseau très-serré de cellules étoilées et fusiformes, à noyaux ovoïdes, à prolongements en nombre variable, qui se terminent par des filaments extrêmement minces, filiformes, anastomosés. Leur diamètre varie entre 0m,04 et 0m,02. Le réseau rappelle tout à fait un réseau de cellules plasmatiques normales; du reste, chez les nouveau-nés, la distinction serait presque impossible, attendu que les cellules n'ont pas encore eu le temps de se charger de granulations pigmentaires.

On peut également observer l'absence du pigment dans les cellules de la choroïde chez l'adulte. Les albinos sont un exemple frappant de ce fait que l'on peut étudier chaque jour sur les lapins blancs. Immédiatement après la naissance, la plupart des cellules se chargent de granulations colorées, même celles qui se trouvent dans les régions profondes (4). La pigmentation ne se limite pas à la choroïde; elle envahit aussi les cellules de la lamina fusca qui est située entre la choroïde et la sclérotique.

Une partie des cellules du tissu conjonctif fibrillaire de l'iris se colore également chez les individus à yeux très-foncés, mais non pas chez ceux qui ont les yeux bleus. Dans tous les cas, la matière colorante est toujours plus transparente et d'un brun plus clair dans ces cellules.

Quand on examine ces cellules pigmentées (5) chez les animaux adultes ou chez l'homme (fig. 206), on observe une certaine irrégularité dans leur forme, due sans doute à un arrêt de développement provoqué par la pénétration des grains de mélanine. Le noyau est toujours large, ovoïde; dans les autres cellules, les noyaux sont allongés et étroits.

Les cellules pigmentaires étoilées sont formées par des corpuscules de tissu conjonctif modifiés; il serait curieux d'étudier les transformations successives de ces éléments. Au niveau de la lamina fusca, on trouve des cellules pigmentées dont les ramifications s'étendent à la sclérotique et s'y confondent avec des cellules pigmentaires étoilées (6).

Dans la pie-mère de la moelle allongée et dans la portion de moelle avoisinante, on observe généralement chez l'adulte des cellules de tissu conjonctif pigmentées en brun ou en noir. Leur nombre, leur dimension sont fort variables (7). Dans les néo-formations pathologiques, on peut également observer ces transformations, aussi bien que des cellules pigmentaires étoilées qui s'y développent quelquefois en très-grand nombre (8).

REMARQUES. — (1) Voyez KŒLLIKER, Histologie, 4e édit., p. 405, et GERLACH, *loc. cit.* O, p. 175. — (2) F. ROSOW, in Archives d'ophthalmologie, vol. IX, division 9, remarque 5,

p. 63. — (3) Voyez, au sujet des changements survenus chez les amphibies : Brücke, Mémoires de l'académie de Vienne, vol. IV, p. 22 (1852); Virchow, Archives, vol. VI, p. 226; Harless, in Zeitschrift für wissench. Zoologie, vol. V, p. 372; Wittich, in Müller's Archiv. 1854, p. 41 et 257, Busch, *loc. cit.*, 1856, p. 415; Lister, in Philos. transactions for the year, IIe partie, p. 627; Ueber kontractile Pigmentzellen der Fische, *Sur les cellules pigmentaires contractiles des poissons*; R. Buchholtz, in Reichert's und Du Bois-Reymond Archiv, 1865, p. 71. — (4) Il est curieux de voir la matière colorante se déposer aussi tardivement dans les cellules étoilées de l'œil, tandis que les épithéliums du même organe se chargent de pigment dès leur formation. — (5) Voyez les travaux de Henle, Bruch, etc. — (6) Brücke, *Description anatomique du globe oculaire*, Anat. Beschreibung des menschlichen Augapfels. p. 854. — (7) Virchow, Archives, vol. XVI, p. 118. — Histologie de Kœlliker, p. 335 et 337. — (8) Fœrster, in Virchow's Archiv. — Traité des tumeurs, vol. II, p. 120, par Virchow.

§ 133.

Cornée. — Le tissu de la *cornée* (1) offre une structure beaucoup plus complète ; il est formé par une substance fondamentale chondrigène et par des corpuscules de tissu conjonctif situés dans un système de lacunes très-développé.

A la face antérieure de la cornée (fig. 207) on trouve de l'épithélium pavimenteux à plusieurs couches qui fait suite à celui de la conjonctive (*d*); la face postérieure est recouverte par une seule couche de cellules pavimenteuses (*c*), Au-dessous de la couche antérieure et postérieure de cellules pavimenteuses, on rencontre une membrane ou lamelle amorphe, transparente ; la lamelle antérieure (2) est mince, difficilement isolable ; la lamelle postérieure est plus épaisse et peut s'isoler plus facilement.

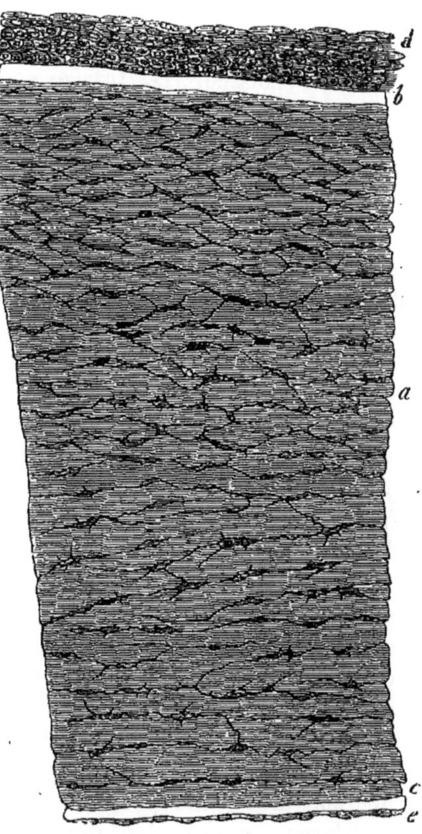

Fig. 207. — Coupe verticale de la cornée d'un enfant nouveau-né (dimensions très-réduites).

a, tissu cornéen ; *b*, couche translucide antérieure *c*, couche translucide postérieure ; *d*, épithélium pavimenteux stratifié ; *e*, couche épithéliale simple

La lamelle antérieure, connue aussi sous le nom de lamina elastica de Bowman (*b*), présente une épaisseur de 0mm,006 à 0mm,009, se dissout dans l'eau bouillante ; il n'existe aucune limite accusée entre cette lamelle et le tissu de la cornée sous-jacent. Rollett pense que cette lamelle est formée par une substance fibrillaire

La lamelle postérieure (*c*), connue également sous le nom de membrane de *Descemet* ou de *Demours*, offre une épaisseur moyenne de $0^m,015$; elle se détache assez facilement de la cornée, et présente une certaine élasticité qui la fait s'enrouler sur elle-même. A la périphérie, elle va former le ligament pectiné de l'iris.

Le tissu proprement dit de la cornée est compris entre ces deux couches transparentes; ce tissu, étudié par un grand nombre d'observateurs, et dont la structure n'est pas encore connue d'une façon bien complète (*a*), est formé par de la substance intercellulaire et par un système de canaux dans lesquels sont contenues des cellules. La substance fondamentale n'offre pas généralement l'aspect fibrillaire, mais il peut se produire quand on emploie certains réactifs et notamment le permanganate de potasse. (Rollett.) Cette substance se continue, à la périphérie, avec le tissu fibrillaire de la conjonctive et de la sclérotique (3); on y observe des travées aplaties, transparentes, de $0^m,02$ à $0^m,09$ de large sur $0^m,004$ à $0^m,009$ d'épaisseur; ces travées sont généralement parallèles et forment des couches superposées; mais à la face antérieure et à la périphérie de la cornée ces travées s'entre-croisent. Aussi certains auteurs ont-ils décrit des couches multiples superposées dans la cornée, tandis que d'autres ont prétendu qu'elle offrait une structure fibreuse; d'autres enfin ont admis les deux opinions. D'après ce que l'on sait aujourd'hui, on peut considérer la cornée comme formée par des lames très-minces laissant entre elles des lacunes; fait que viennent encore confirmer les recherches de His à la lumière polarisée.

Beaucoup d'observateurs ont pensé que le système canaliculé de la cornée (fig. 208, *a*) était formé par un réseau de cellules anastomosés; il est vrai qu'en employant des acides dilués comme réactifs on obtient des images qui peuvent facilement induire en erreur l'expérimentateur le plus habile. Ce système de canaux occupe tout l'espace compris entre les travées de la substance fondamentale, et l'on parvient à l'isoler, soit par la coction, soit en traitant le tissu par des acides minéraux concentrés (4). Ce système canaliculé est réellement creux; on y observe, en effet, des proliférations cellulaires, des dépôts de graisse et de pigment. On parvient également à injecter ces canaux (Bowman, Recklinghausen); ces observations ne sont pas cependant très-concluantes (5). Ce système de canaux présente des parois fort extensibles; les réseaux sont beaucoup plus larges chez l'adulte que chez le nouveau-né ou chez le fœtus.

Quand on examine la cornée sur une coupe parallèle à la surface, on aperçoit un réseau qui présente des dilatations très-nettes (fig. 208, *a*), fort larges, d'où partent des ramifications nombreuses; quand on étudie une coupe verticale de la cornée, on voit au contraire de longues lignes allongées, parallèles, avec des renflements fusiformes; ces lignes communiquent les unes avec les autres par des canalicules transversaux et sont également unies aux lignes plus profondes ou plus élevées par des canalicules perpendiculaires. Il est donc évident que les dilatations étoilées que l'on observe sur les coupes transversales sont aplaties dans le sens même de la surface de la cornée.

Ces espaces dilatés, connus sous le nom de corpuscules de la cornée (6), ont de 0m,013 à 0m,018 de long sur 0m,009 à 0m,011 de large. Les ramifications ont de 0m,002 à 0m0006 de diamètre. Les corpuscules sont éloignés les uns des autres de 0m,02 à 0m,04.

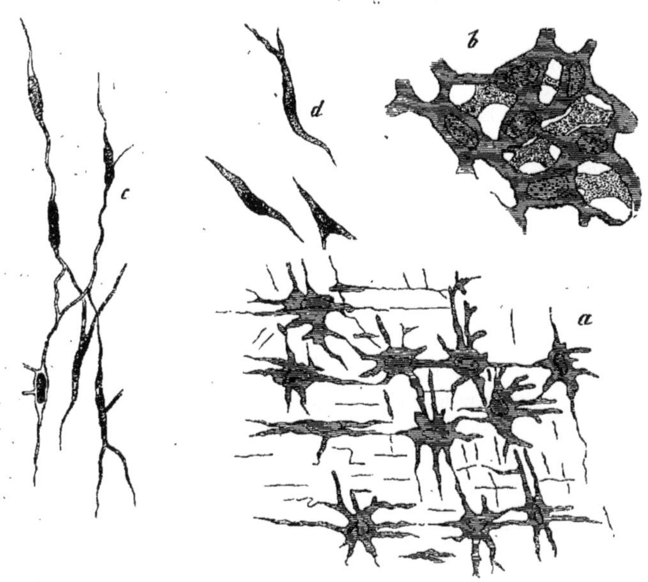

Fig. 208. — Corpuscules de la cornée.
a, du bœuf, vus de face; *b*, du nouveau-né; *c*, corpuscules d'un enfant de quatre mois vus de côté; *d*, corpuscules de jeunes embryons de l'homme et du bœuf.

En traitant la cornée par une solution d'acide acétique dilué, on aperçoit au niveau des dilatations des noyaux de 0m,009 à 0m,011 de diamètre (fig. 208, *c*). Comme le corps cellulaire s'étend généralement jusqu'à la limite de l'espace étoilée, on a voulu faire de cet espace une cellule (7). Mais en se servant de l'imprégnation d'argent (8), on aperçoit un corps finement granuleux, avec son noyau, dépourvu d'enveloppe, et séparé des parois de l'espace étoilé par une distance appréciable. (Recklinghausen.) Cette petite masse est l'élément cellulaire de la cornée, élément contractile pendant toute la durée de la vie et qui envoie ses prolongements dans les canalicules creux et étoilés du tissu cornéen. Recklinghausen a observé en outre dans le tissu de la cornée vivante des éléments amiboïdes, analogues aux corpuscules lymphatiques; il a vu ces éléments se déplacer dans les canalicules de la cornée (9). Chez les embryons (fig. 208, *d*), les corpuscules de la cornée n'ont que fort peu de prolongements; les noyaux sont vésiculeux et quelquefois même en voie de segmentation. Le réseau formé par ces éléments semble très-serré au début (*b*). La substance fondamentale est fort peu abondante; elle est homogène, ne présente pas d'état fibrillaire et ne produit pas de double réfraction de la lumière. Les membranes de Bowman et de Demours se forment également de très-bonne heure (10).

Remarques. — (1) La cornée a été étudiée par un grand nombre d'observateurs dont les travaux se contredisent en grande partie. Les opinions anciennes ont été défendues par Krause, Valentin, Henle, Anatomie générale, p. 325. — Parmi les travaux récents, nous citerons : Toynbee, Philosophical Transactions for the year, 1841, part. II, p. 179; W. Bowmann, Lectures on the parts concerned in the operation on the eye and on the structure of the retina and vitreous humor. London, 1840; F. Strube, Der normale Bau der Cornea, *Structure normale de la cornée.* Würzburg, 1851; W. His, dans les Würzburger Verhandlungen, vol. IV, p. 90, et la monographie de cet auteur intitulée : Beiträge zur normalen und pathologischen Histologie der Cornea. Basle, 1856; Archives de Virchow, vol. XX, p. 207, et Schweizerische Zeitschrift für Heilkunde, vol. II, p. 1; Henle, Compte rendu pour 1852, p. 27, et Henle's und Pfeufer's Zeitschrift, nouvelle série, vol. VIII, p. 234; Dörnbluth, *loc. cit.*, vol. VII, p. 212, et vol. VIII, p. 156; T. Langhans, *loc. cit.*, vol. XII, p. 1; M. Wilckens, *loc. cit.*, vol. XI, p. 167; Wittich, Archives de Virchow, vol. IX, p. 190; A. Winther, Archives de Virchow, vol. X, p. 505; Rollett, in den Wiener Sitzungsberichten, vol. XXXIII, p. 516; A. Classen, Untersuchungen über die Histologie der Cornea, *Recherches sur l'histologie de la cornée.* Rostock, 1858; Recklinghausen, Die Lymphgefässe, *les Vaisseaux lymphatiques*, p. 36, et Archives de Virchow, vol. XXVIII, p. 157; Kühne, Travail sur le protoplasma, p. 123. — (2) Cette lamelle a été découverte en 1845 par Reichert et par Bowmann. — (3) R. Lœwig, dans les Études de l'Institut physiologique de Breslau, par Reichert. Leipzig, 1858, p. 131. — (4) On peut se servir, à cet effet, d'une solution de parties égales d'eau et d'acide sulfurique (His). On peut également isoler ces éléments dans le tissu conjonctif solide, dans le tissu osseux et dans le tissu dentaire. On peut aussi se servir, dans ces cas, d'après le procédé de Fœrster (Archives de Virchow, vol. XVIII, p. 170), de l'acide azotique dilué avec de la glycérine. — (5) Bowmann a le premier décrit ce système sous le nom de *Corneal tubes.* Recklinghausen a donné des détails sur les procédés d'injection de la cornée chez l'homme et les mammifères, dans son travail sur les vaisseaux lymphatiques, p. 41. Cette question mérite d'être mieux étudiée. — (6) Toynbee, puis Virchow, observèrent en premier lieu les corpuscules de la cornée. — (7) Quelques auteurs considèrent encore cet ensemble comme une seule cellule. — (8) Voyez. pour le procédé technique, Frey, le Microscope, p. 92. — (9) Kühne a observé des changements de forme dans les cellules de la cornée d'une grenouille vivante; il a également remarqué la rétraction de ces éléments sous l'influence d'une irritation mécanique ou électrique. D'après cet observateur, la contraction se produit par l'intermédiaire du système nerveux, car il admet que les ramifications terminales des nerfs vont se perdre dans les cellules. Recklinghausen avait vu, avant Kühne, les cellules lymphoïdes dans la cornée de la grenouille et des mammifères. Il prétend que ces éléments traversent, pendant la vie, un système particulier de canaux, et viennent se faire jour en traversant l'épithélium cornéen. Quand on place la cornée d'une grenouille dans le sac lymphatique d'un animal de même espèce, on voit les cellules lymphoïdes pénétrer dans tout le système canaliculé de la cornée (*loc. cit.*, Archives de Virchow). — (10) Voyez la Monographie de His, p. 55.

§ 134.

On comprend dans le tissu conjonctif formé :

1° *Les tendons*. Ils sont formés par un tissu solide, peu élastique, composé de faisceaux longitudinaux de tissu conjonctif, cylindriques, à structure fibreuse très-nette; ces faisceaux réunis constituent des cordes solides qui sont séparées les unes des autres par du tissu conjonctif lâche, dans lequel rampent les vaisseaux, du reste fort peu abondants.

Les tendons renferment des corpuscules de tissu conjonctif et des fibres élastiques très-fines. En certains points, on observe dans les tendons des cellules de cartilage (1). Les tendons sont unis aux organes voisins par du tissu conjonctif ordinaire; ce tissu se condense quelquefois à la périphérie et forme une gaîne connue sous le nom de gaîne muqueuse ou synoviale du tendon. Nous avons déjà parlé, à propos de la synovie, du liquide renfermé dans ces gaînes.

La structure intime des tendons est difficile à déterminer; cette étude a donné lieu à beaucoup de controverses (2).

Quand on examine une coupe du tendon desséché d'un enfant nouveau-né, ramollie dans du liquide, on observe une série d'éléments anguleux, dentelés, munis de deux à quatre prolongements, et rappelant tout à fait un réseau de cellules (fig. 209, *a*). Quand on fait des coupes obliques (*c*, *d*), cet aspect devient encore beaucoup plus frappant. Mais quand on examine des coupes longitudinales, les cellules étoilées disparaissent et font place à des stries allongées qui sont occupées de distance en distance par des corpuscules assez volumineux (*b*).

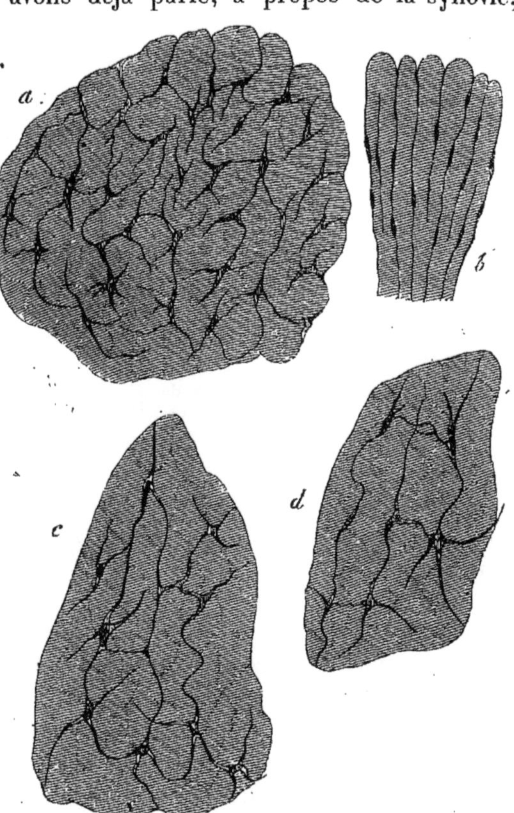

Fig. 209. — Coupes faites sur le tendon d'Achille d'un nouveau-né. *a*, coupe transversale; *b*, coupe longitudinale; *c* et *d*, coupe oblique.

Beaucoup d'observateurs ont pris les figures que l'on voit sur des coupes transversales pour un système creux de cellules anastomosées (Donders, Virchow, etc.); d'autres auteurs, et notamment Henle, ont voulu voir là un système de lacunes renfermant des noyaux libres ou des corpuscules aplatis analogues à l'épithélium pavimenteux, mais pas de cellules étoilées.

Cependant, en étudiant les tendons à la période embryonnaire (fig. 210), on voit, sur des coupes longitudinales (A), des cellules de tissu conjonctif minces, fusiformes, sans enveloppes, contenant des noyaux allongés de $0^m,018$ à $0^m,22$ de long sur 0^m002 de large; les ramifications de ces cellules anastomosées entre elles forment des lignes parallèles séparées les unes des autres par une distance de 0^{m},006 à 0^{m},004, comblée par de la substance fondamentale fibrillaire. Sur des coupes transversales (B), on voit des cellules contenues dans des lacunes irrégulièrement arrondies et anguleuses; à cette période, on ne trouve quelquefois pas de prolongements étoilés. Il est donc évident que les tendons renferment des éléments cellulaires chez le fœtus.

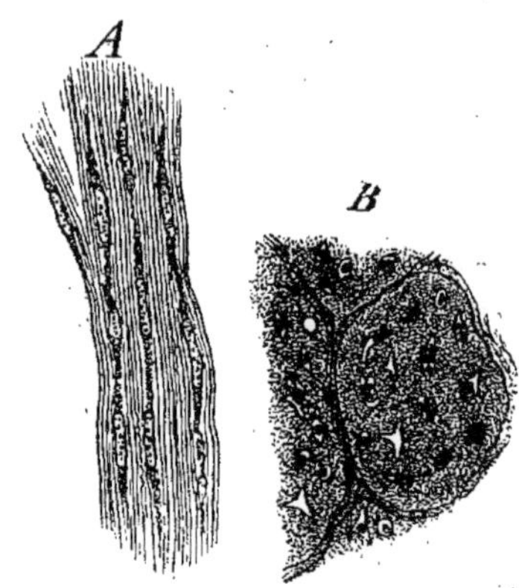

Fig. 210. — Coupes faites sur le tendon d'Achille d'un embryon de cochon de huit pouces de long.

A, coupe longitudinale; cellules vues de côté, substance fondamentale fibrillaire; B, coupe transversale avec ses cellules et ses lacunes.

Si l'on examine une coupe transversale d'un tendon de nouveau-né, on voit que les lacunes étoilées sont anastomosées entre elles; la substance intercellulaire s'est, en effet, décomposée en faisceaux cylindriques de tissu conjonctif dont les parois limitantes ont subi une modification chimique spéciale (3). Une coupe de tendon peut être comparée alors à une membrane de tissu conjonctif contenant des cellules étoilées. Les cellules de tissu conjonctif allongées apparaîtront sous forme d'un noyau coupé transversalement. Inutile d'expliquer l'image que l'on aperçoit en examinant une coupe longitudinale.

Chez l'adulte il existe une quantité plus abondante de tissu conjonctif entre les faisceaux des tendons. Les lacunes sont séparées les unes des autres par une distance de 0^{m},06 à 0^{m},09, elles sont crénelées, et leurs ramifications ont presque toutes disparu. Le contenu de la cellule semble avoir subi des modifications plus profondes encore (4). Sur des coupes longitudinales, on aperçoit dans les lacunes des éléments allongés de 0^{m},04 de diamètre environ, quelquefois contournés, et dans la substance fondamentale un réseau de fibres élastiques fines allongées, et à mailles très-larges.

On est obligé d'admettre que des portions du corps de la cellule se prolongent dans les ramifications étoilées des lacunes. Suivant Kœlliker, les corps des cellules s'allongent surtout dans le sens de la longueur des tendons, et forment par leur union des rubans aplatis ou des stries qui communiquent également entre elles par des prolongements irréguliers, aplatis, membraneux ou rubannés; suivant Langhans, les lacunes des tendons des bœufs ne renfermeraient que des cellules fusiformes. J'ai observé des noyaux allongés, minces, un peu aplatis, avec des restes de corps cellulaire, sous forme de point, au niveau des pôles. Il serait nécessaire d'étudier les éléments contenus dans ces lacunes qui semblent être, sous l'influence de l'inflammation, le siége de proliférations cellulaires nouvelles. On trouvera probablement des méthodes d'investigation qui modifient moins l'état des tissus.

Remarques. — (1) Il faut ranger également ici les corpuscules sésamoïdes que l'on observe dans certains tendons ; ils sont formés par un amas de cellules cartilagineuses unies par de la substance fondamentale conjonctive. Voyez Kœlliker, Anatomie microscopique, vol. II, p. 230. Lehmann a décrit le cartilage contenu dans le tendon d'Achille de la grenouille (Zeitschrift für wiss. Zoologie, vol. XIV, p. 109). Voyez, pour l'ossification des tendons, le chapitre du tissu osseux. — (2) Outre les travaux de Donders et de Virchow, on fera bien de lire la description de Henle dans son compte rendu de 1851, p. 22, et 1858, p. 53; Kœlliker, in der Würzb. naturw. Zeitschrift, vol. II, p. 159; Rollett, in den Wiener Sitzungsberichten, vol. XXX, p. 66; Langhans, même source, vol. V, p. 86. — (3) Quand on détruit la substance conjonctive intermédiaire, à l'aide des acides minéraux concentrés, on obtient une image qui correspond aux prétendus réseaux cellulaires. Voyez, pour les autres détails, la cornée, le tissu osseux et l'ivoire. — (4) Quand on traite, par l'acide acétique dilué, des coupes de tendons desséchés, on aperçoit des images bizarres, sur lesquelles Donders a depuis longtemps appelé le premier l'attention (Holländische Beiträge, vol. I, p. 259). On voit une série d'images qui serpentent en forme de rubans, des cellules de tissu conjonctif fusiformes, puis des fragments de fines fibres élastiques. Les fibres sont les rebords renversés et gonflés des faisceaux sectionnés. Voyez, à ce sujet, Kœlliker, Anatomie microscopique, vol. II, p. 215; Gerlach, Traité, p. 114; Bela Machik, in den Wiener Sitzungsberichten, vol. XXXIV, p. 91.

§ 135.

2° Les *ligaments*, dont il faut cependant exclure les ligaments élastiques, offrent une structure analogue à celle des tendons.

3° Les *fibro-cartilages*, qui peuvent être étudiés en même temps que le cartilage à cause de la nature toute spéciale de la substance fondamentale.

4° Le grand groupe des *membranes fibreuses;* elles sont formées par des faisceaux de tissu conjonctif entre-croisés en tous sens ; leurs éléments élastiques semblent identiques à ceux des tendons, mais sont généralement plus nombreux et plus larges. Les vaisseaux sanguins y sont fort peu abondants. On fait généralement rentrer dans le tissu fibreux :

(*a*). Les membranes blanchâtres, formées d'un tissu très-dense, qui forment l'enveloppe extérieure des viscères. A cette variété, composée de faisceaux de tissu conjonctif fortement entre-croisés appartiennent la sclérotique, la dure-mère cérébro-spinale avec ses fibres élastiques nombreuses, la portion fibreuse du péricarde, l'enveloppe fibreuse des ovaires, du testicule, des reins, de la rate, de la verge, du clitoris. Les fibres élastiques sont généralement très-nombreuses dans toutes ces parties. Du côté de la face viscérale, et notamment dans les organes génito-urinaires, la rate, les ganglions lymphatiques, le tissu peut se continuer par un réseau de trabécules dans lesquelles on voit apparaître quelquefois des fibres musculaires lisses.

(*b*). Les *aponévroses*, qui se continuent à l'extérieur avec du tissu conjonctif lâche et pénètrent entre les fibres musculaires. Les aponévroses offrent plus généralement la texture des tendons; quelquefois les fibres élastiques prédominent, et peuvent même former des réseaux très-riches.

(c). Le *périnèvre* ou, comme on l'appelle d'habitude, *névrilème* se confond également en dehors avec du tissu conjonctif lâche, et devient plus homogène entre les faisceaux nerveux. Le périnèvre des gros troncs nerveux est formé par des faisceaux de tissu conjonctif accolés, longitudinaux, dont les contours ondulés donnent aux nerfs cet aspect brillant, rubanné, puis par de nombreuses fibres élastiques. A mesure que le tronc nerveux devient moins large, l'épaisseur du périnèvre diminue ; cette enveloppe perd bientôt le caractère fibrillaire ; on voit apparaître des corpuscules de tissu conjonctif fusiformes isolés, et bientôt on n'observe plus, au niveau des petites ramifications nerveuses, qu'une membrane transparente, homogène, dans laquelle se trouvent emprisonnés quelques noyaux. Le tissu conjonctif bien formé se trouve donc remplacé alors par une masse de tissu conjonctif très-incomplétement développé.

(d). Le *périoste* et le *périchondre*. Le périoste est une membrane solide qui tapisse la face externe des os; il est traversé par de nombreux vaisseaux qui servent à la nutrition de l'os. La portion la plus externe du périoste renferme beaucoup de tissu conjonctif ; la portion interne contient un grand nombre de fibres élastiques fines. Le périoste est uni à l'os sous-jacent par l'intermédiaire des nombreux vaisseaux qui pénètrent dans le tissu osseux. La face externe du périoste se continue avec du tissu conjonctif lâche, des tendons, des aponévroses et des ligaments. Dans les points de l'organisme où des cavités osseuses sont tapissées par des muqueuses, comme dans l'organe de l'olfaction, par exemple, on admet que la muqueuse se confond avec le périoste, mais rien ne démontre ce fait. Le périchondre est une membrane analogue au périoste; il est également traversé par des vaisseaux destinés à la nutrition du cartilage (§ 112). Dans le cartilage réticulé, on voit les fibres élastiques de la substance fondamentale se continuer d'une manière directe avec les éléments élastiques du périchondre.

5° *Membranes séreuses*. — Elles sont formées par des faisceaux de tissu conjonctif entre-croisés en différents sens et qui constituent au niveau de la surface libre une couche homogène ; on y observe en outre des réseaux souvent fort serrés de fibres élastiques fines. Les vaisseaux sanguins y sont peu abondants. Dans les parties profondes, les séreuses sont formées par du tissu conjonctif lâche ou sous-séreux ; leur surface libre est tapissée par une couche d'épithélium pavimenteux, développée aux dépens du feuillet moyen du blastoderme (§ 98). On admettait autrefois que les séreuses formaient de véritables sacs, clos de toutes parts et emboîtés les uns dans les autres ; mais ce fait est tout au plus vrai pour les véritables sacs séreux tels que le *péricarde*, la *plèvre*, le *péritoine*, la *tunique vaginale*. L'arachnoïde, que l'on range généralement parmi les sacs séreux, n'a pas de feuillet pariétal. Les *capsules synoviales* des articulations ne sont tapissées par une membrane séreuse formée par une couche de tissu conjonctif, recouverte d'épithélium, qu'au niveau des parties latérales; le plancher et la voûte de l'article sont formés par le cartilage articulaire complétement nu.

Dans les bourses muqueuses, dans les gaînes tendineuses, il n'existe souvent pas de paroi proprement dite; elle est remplacée par une couche de tissu conjonctif très-lâche qui se condense peu à peu à la périphérie. Lorsque les bourses muqueuses ou les gaînes tendineuses sont mieux limitées, on voit apparaître en certains points une couche d'épithélium pavimenteux qui tapisse le tissu conjonctif de la paroi.

Ces sacs séreux complets et incomplets se forment aux dépens des lacunes du tissu conjonctif lâche dont nous avons eu à parler (§ 98). Les sacs séreux complets se développent dans les cavités plus considérables qui se trouvent dans le feuillet moyen du blastoderme. Les espaces sous-arachnoïdiens représentent une sorte de transition entre les sacs séreux vrais et faux.

Le liquide séreux qui imbibe le tissu conjonctif lâche lubrifie également la surface de toutes ces cavités. Ce liquide est en général fort peu abondant à l'état normal; la synovie peut néanmoins se former en grande quantité.

§ 136.

6° *Derme.* — Le derme (fig. 211) est un tissu résistant, solide, qui renferme de nombreux vaisseaux; il est formé par un feutrage de faisceaux fibrillaires de tissu conjonctif, accompagnés de fibres élastiques et de cellules de tissu conjonctif.

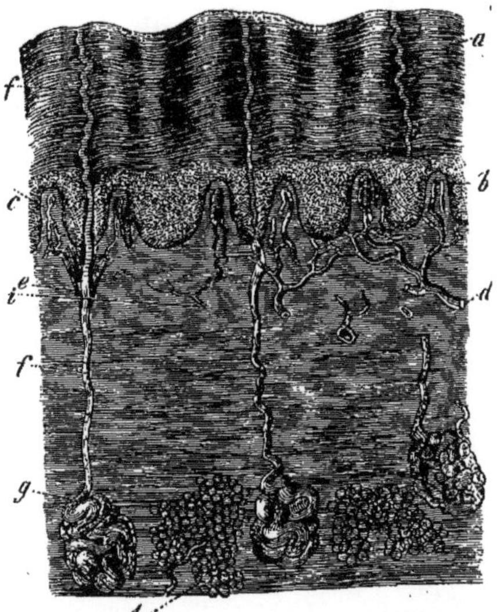

Fig. 211. — Coupe verticale de la peau de l'homme. *a*, couches superficielles de l'épiderme; *b*, réseau de Malpighi. Au-dessous, le derme avec ses papilles en *c*, et se confondant inférieurement avec le tissu conjonctif sous-cutané dans lequel on observe en *h* des amas de cellules adipeuses; *g*, glandes sudoripares avec leurs canaux excréteurs *e* et *f*; *d*, vaisseaux; *i*, nerfs.

Dans les corpuscules du tact (fig. 212) et à la surface du derme, les fibres élastiques semblent disparaître, et le tissu prend alors un aspect plus homogène; les fibres forment une trame tellement serrée qu'elles ne laissent plus aucun espace entre elles. [Rollett (1).] Cette structure spéciale explique comment on avait pu admettre en ce point l'existence d'une couche limitante amorphe, d'une membrane intermédiaire (Henle) ou d'une basement-membrane. (Todd et Bowmann.) Le derme est recouvert par l'épiderme qui se développe aux dépens du feuillet corné; l'épiderme constitue la couche épithéliale la plus épaisse de l'organisme. Au derme se rendent des filets nerveux en grand nombre; cette membrane renferme en outre de petits faisceaux de muscles lisses, des canalicules lymphatiques, et elle est parcourue par les poils munis de leurs bulbes et par les canaux excréteurs de glandes fort nombreuses. Par sa face profonde, le derme se continue avec le tissu conjonctif sous-cutané qui est très-riche en graisse (fig. 211, *h*).

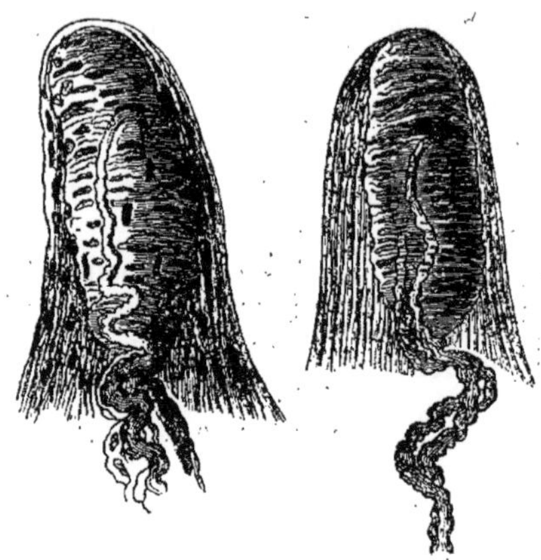

Fig. 212. — Deux corpuscules du tact débarrassés de leur épithélium, avec le tissu conjonctif qui les forme et les nerfs qui s'y terminent.

7° Le tissu également très-vasculaire des muqueuses offre une structure analogue à celle du derme, à moins qu'il ne soit composé par du tissu conjonctif réticulé, comme dans l'intestin notamment. Nous avons déjà parlé (§ 88, 91, 93) du revêtement épithélial des muqueuses qui se développe aux dépens du feuillet interne du blastoderme. Le tissu muqueux proprement dit (fig. 213, *d*) est formé par des faisceaux entre-croisés de tissu conjonctif; ces faisceaux ont une consistance plus molle et sont moins serrés que dans le derme. Les fibres élastiques existent en quantité variable, mais ne sont jamais abondantes comme dans le derme.

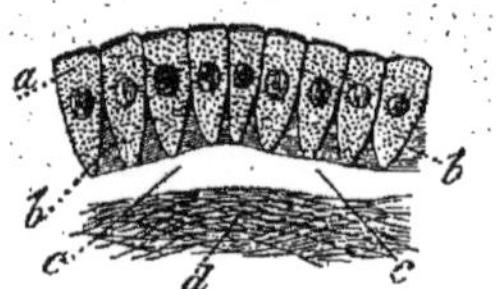

Fig. 213. — Schema d'une membrane muqueuse tapissée de cellules cylindriques.

a, cellules; *bb*, substance intercellulaire interposée entre les extrémités inférieures de ces cellules; *cc*, couche transparente (Basement membrane); *d*, tissu muqueux fibreux conjonctif.

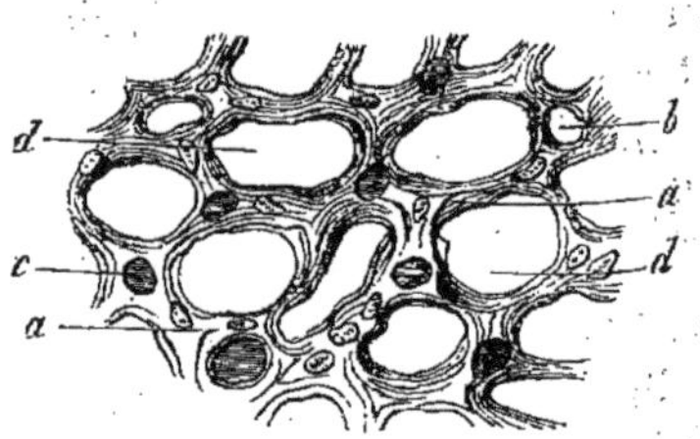

Fig. 214. — Coupe transversale de la muqueuse stomacale d'un lapin.

a, tissu muqueux; *b*, coupe transversale de vaisseaux sanguins vides et injectés *c*; *d*, lacunes pour les glandes en tubes.

A la surface du tissu muqueux, au niveau des villosités, des papilles, des plis, le caractère fibreux du tissu disparaît et l'on aperçoit, comme dans le derme, une couche transparente. Le tissu muqueux présente néanmoins quelques différences suivant les organes dans lesquels on l'examine. Dans les muqueuses très-riches en glandes, le tissu muqueux forme entre les glandes agglomérées une masse striée ou un peu fibreuse et offrant des noyaux (fig. 214). Les couches profondes du tissu muqueux se confondent avec le tissu conjonctif sous-muqueux; ce tissu est serré, résistant, surtout dans l'intestin ; il offre un aspect blanchâtre et forme la *tunica nervea* des anciens auteurs. Les muqueuses sont très-vasculaires en général et renferment une quantité variable de vaisseaux lymphatiques et de nerfs. Dans quelques points, il n'existe pas de glandes ; mais presque toujours les glandes prennent le dessus, et même la substance conjonctive fondamentale se trouve refoulée par elles. Les figures 214 et 215 peuvent rendre compte du nombre considérable de glandes que l'on observe dans la muqueuse stomacale. Dans ces derniers temps on a observé des fibres musculaires lisses dans certaines muqueuses ; ces fibres semblent jouer un rôle physiologique fort important sur lequel nous aurons à revenir plus tard.

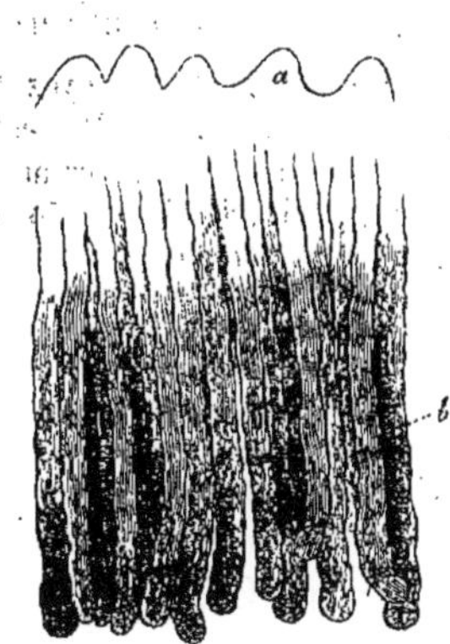

Fig. 215. — Coupe verticale de la muqueuse stomacale de l'homme.

a, papilles de la surface ; *b*, glandes en tubes.

8° Les membranes vasculaires du cerveau et de l'œil, c'est-à-dire la pie-mère, les plexus choroïdes et la choroïde de l'œil, doivent être également rangées parmi le tissu conjonctif. Dans tous ces organes, on observe un réseau vasculaire très-remarquable qui est soutenu par un tissu conjonctif assez lâche.

Nous avons déjà décrit le tissu de la choroïde. Les plexus choroïdes sont formés, chez le nouveau-né, par une substance complétement homogène, dans laquelle sont emprisonnées des cellules arrondies sans prolongements. Chez l'adulte, ce tissu offre encore tous les caractères du tissu conjonctif embryonnaire à substance fondamentale striée. [Hæckel (2).] Dans la pie-mère, on observe du tissu conjonctif fibrillaire avec quelques éléments élastiques.

9° On trouve enfin du tissu conjonctif dans tout le *système vasculaire* ; dans l'endocarde, dans la tunique externe des vaisseaux ou tunique adventice, dans les tuniques moyennes et internes des artères, des veines, des lymphatiques. Le tissu conjonctif se présente dans tous ces organes sous des aspects variés. Tantôt la substance fondamentale est fibrillaire et renferme peu ou beaucoup de fibres élastiques ; tantôt, et surtout dans les artères, les faisceaux du tissu conjonctif disparaissent, et l'on observe au milieu d'une substance fondamentale homogène, non collagène, des réseaux élastiques formés par des fibres très-déliées ou très-épaisses. Quelquefois le tissu paraît complétement homogène et l'on n'a plus sous les yeux qu'une membrane élastique (3).

10° Dans d'autres points de l'organisme, la substance fondamentale disparaît également peu à peu pour faire place aux éléments élastiques ; on observe ce fait dans les ligaments et les membranes du *larynx*, de la *trachée*, des *bronches* et dans le tissu du *poumon*. L'*œsophage* est également enveloppé par une membrane élastique qui établit une continuité entre ce conduit et l'appareil respiratoire. On doit aussi ranger à côté de ces tissus les *ligaments jaunes* de la colonne vertébrale et le *ligament cervical* des mammifères.

REMARQUES. — (1) Voyez le travail de cet auteur : in den Wiener Sitzungsberichten, vol. XXX, p. 50. — (2) Archives de Virchow, vol. XVI, p. 258. Voyez aussi la Monographie de LUSCHKA sur les artères du cerveau, *Die Adergeflechte des menschlichen Gehirns*, Berlin 1855. — (3) Nous renvoyons, pour plus de détails, aux chapitres subséquents de cet ouvrage.

§ 137.

Composition chimique du tissu conjonctif. — Le tissu conjonctif est baigné pendant la vie par une petite quantité de liquide qui doit évidemment renfermer les éléments nutritifs et les produits de désassimilation du tissu. L'excès de ce liquide, sorti du système vasculaire sanguin, est absorbé par le système lymphatique dont les voies d'origine se trouvent répandues dans le tissu conjonctif. Mais ce liquide est trop peu abondant pour qu'il soit possible d'en recueillir en assez grande quantité pour en faire une analyse chimique complète. Il est des cas où ce liquide est fort abondant, notamment dans l'œdème ; mais on ne saurait conclure de la composition de ce liquide tout à fait pathologique à celle du liquide normal.

Les cavités séreuses renferment un liquide analogue, plus ou moins abondant, qui peut être considéré comme une transsudation du liquide intercellulaire du sang ; ce liquide contient de l'albumine, quelquefois même de la fibrine (1), des substances extractives et des sels. Gorup-Besanez (2) et Lehmann (3) ont étudié la composition du liquide contenu dans le péricarde de suppliciés. Les résultats obtenus par ces observateurs ont été différents. Gorup-Besanez a recueilli, dans deux cas, un liquide légèrement alcalin, d'une coloration jaunâtre.

1000 parties de liquide péricardique contenaient :

	I.	II.
Eau.	962,83	955,13
Parties solides. . . .	37,17	44,87
Albumine.	21,62	24,68
Fibrine.	—	0,81
Matières extractives. .	8,21	12,69
Sels.	7,34	6,69

Lehmann n'a trouvé que 8,79 d'albumine, 0,93 de matières organiques et 0,89 de substances minérales.

La substance fondamentale et les faisceaux du tissu conjonctif sont formés par une substance collagène (4) ; la composition chimique des cellules est inconnue ; les éléments élastiques sont formés par de la substance élastique ; la cornée seule fournit de la chondrine. Ces quelques lignes résument tout ce que nous savons de la composition chimique du tissu conjonctif.

Schwann et Schlossberger ont étudié successivement la composition du tissu conjonctif embryonnaire ; ils n'ont pas trouvé de glutine en traitant ce tissu par la coction, et pensent qu'il est formé par une substance protéique. Le tissu conjonctif embryonnaire que l'on observe dans les néo-formations pathologiques offre une composition chimique analogue ; on pourrait donc faire un rapprochement entre la composition du tissu conjonctif embryonnaire et celle du cartilage non développé (§ 112). Comme le tissu conjonctif adulte se transforme en plus ou moins grande proportion en glutine, quand il est traité par la coction, il faut admettre que, pendant l'intervalle qui sépare la période embryonnaire du développement complet du tissu, la substance fondamentale albuminoïde se transforme en substance collagène. Les substances intermédiaires qui se forment pendant cette transformation et le mode de transformation en lui-même nous sont inconnus. Les chimistes ne sont pas encore parvenus à transformer artificiellement des substances protéiques en colle ou en substances collagènes. La composition chimique de tous les tissus à substance conjonctive fibrillaire, à l'exception de la cornée, nous est du reste inconnue. La cornée elle-même ne renferme pas de chondrine chez le fœtus.

La substance fondamentale du tissu conjonctif ne s'altère pas dans l'eau froide, l'alcool et l'éther ; traitée par l'acide acétique à froid, elle se gonfle comme de la gélatine et ne se dissout qu'après avoir subi pendant longtemps l'action de la chaleur. La potasse dissout cette substance même à froid. La substance intercellulaire, traitée par l'eau bouillante, se transforme en glutine. Le temps nécessaire à cette transformation n'est pas le même pour toutes les parties formées de tissu conjonctif. On ne sait pas comment se fait cette transformation du tissu collagène en glutine. La composition du tissu conjonctif normal est identique à celle de la colle obtenue par la coction de ce tissu ; mais ce fait prouve simplement l'impuissance de la technique chimique. Il est au reste impossible de déterminer, de quelque manière que ce soit, la composition de la substance intercellulaire, car nous ne pouvons parvenir, avec les moyens dont nous disposons, à la séparer des nombreux éléments (corpuscules de tissu conjonctif, fibres élastiques, etc.) qu'elle renferme, sans compter les cellules adipeuses, les vaisseaux, nerfs, etc. La substance qui unit les fibrilles se dissout dans l'eau de baryte et dans l'eau de chaux ; les fibrilles elles-mêmes, étudiées dans les tendons, donnent une substance albuminoïde à réaction tout à fait spéciale. [Rollett (5).]

La composition des corpuscules de tissu conjonctif est fort mal connue et a été déduite des réactions que l'on observe dans ces éléments au microscope. Les noyaux résistent à l'action de l'acide acétique ; le protoplasma, altéré facilement par l'eau, résiste pendant assez longtemps aux acides ; il résiste encore aux acides minéraux concentrés à un moment où la substance intercellulaire fondamentale est réduite en véritable bouillie ou même dissoute. On se sert de ce procédé pour isoler les cellules de tissu conjonctif et les réseaux qu'elles forment (6). La potasse dissout rapidement les cellules; aussi emploie-t-on ce réactif pour étudier et rechercher les éléments élastiques des tissus. On ne peut étudier les éléments élastiques que dans le ligament cervical où ils prédominent (7).

Les membranes homogènes élastiques des vaisseaux de gros calibre, dont nous avons déjà parlé (§ 127), et la substance fondamentale amorphe de certains réseaux élastiques, offrent des caractères histologiques fort analogues à ceux du tissu élastique ordinaire. Les enveloppes homogènes qui entourent certains faisceaux de tissu conjonctif semblent formées par une substance collagène; elles se dissolvent en effet dans les solutions alcalines; dans d'autres cas, ces enveloppes sont formées par de la matière élastique (§ 128). Les lamelles transparentes qui servent de limite aux membranes conjonctives ont également une composition variable; la membrane de Descemet de la cornée est élastique; la membrane transparente antérieure et les basements-membranes sont formés par de la substance collagène.

Ces faits sont intéressants à plus d'un point; ils démontrent en effet que la substance élastique est un produit de transformation des substances fondamentales collagènes et élastiques. Le cartilage à substance fondamentale élastique mériterait d'être étudié à ce point de vue (§ 108).

On a peu étudié, jusqu'à ce jour, la composition des organes formés essentiellement de tissu conjonctif. Les tendons renferment 62,03 pour 100 d'eau (Chevreul); la cornée en contient de 73,94 à 77,82 pour 100. (His.) La cornée renferme donc de 26,06 à 22,18 de parties solides. Dans une de ses recherches, His a obtenu 20,38 de parties organiques transformées en colle par la cuisson, et 2,84 parties organiques, non collagènes, provenant sans doute des cellules de la cornée et de leurs prolongements, puis de la membrane de Descémet; il avait trouvé en outre 0,95 pour 100 parties minérales dont 0,84 étaient solubles dans l'eau (8).

REMARQUES. — (1) A. SCHMIDT a démontré que ces liquides transsudés renfermaient toujours de la substance fibrinogène. — (2) Prager Vierteljahresschrift, 1851, p. 32; et la chimie physiologique du même auteur, p. 372. — (3) Chimie physiologique, vol. II, p. 273. — (4) LEHMANN, *loc. cit.*, vol. III, p. 40 et 43; SCHLOSSBERGER, Gewebechemie, *Chimie des tissus*, p. 105; GORUP, Chimie physiologique, p. 584; ZELLINSKY, De telis quibusdam collam edentibus, Mitaviæ et Lipsiæ, 1852, Diss. — (5) Wiener Sitzungsberichte, vol. XXX, p. 43 et vol. XXXIX, p. 308. — (6) On obtient ce résultat avec les acides sulfurique, azotique, chlorhydrique. Quand on fait cuire le tissu avec de l'alcool mélangé à de l'acide chlorhydrique et qu'on laisse macérer ensuite dans l'eau (Ludwig), le protoplasma des cellules résiste; mais la substance fondamentale se dissout et les fibres élastiques s'en vont en fragments (TOMSA, Wiener Sitzungsberichte, vol. LI). — (7) Voyez, outre le § 127, le travail de W. MÜLLER in Henle's und Pfeufer's Zeitschrift, 3e série, vol. X, p. 174. — (8) HIS, *loc. cit.*, p. 41.

§ 138.

Propriétés physiologiques du tissu conjonctif. — Le tissu conjonctif forme une grande partie de la charpente de l'organisme; il unit les organes les uns aux autres, il les enveloppe, remplit les vides qui les séparent les uns des autres, soutient et protége les nerfs et les vaisseaux, ménage des cavités destinées au tissu adipeux, etc. Les propriétés physiques de ce tissu jouent un rôle fort important dans la structure générale de l'organisme. Quand ses faisceaux sont lâchement unis les uns aux autres, ils forment une substance extensible, molle; d'autres fois, et surtout dans le tissu conjonctif complétement formé, les faisceaux sont intimement unis, serrés les uns contre les autres et forment une substance plus ou moins résistante dont l'extensibilité est faible; la présence de fibres élastiques nombreuses modifie également d'une façon notable les propriétés physiques du tissu.

Le tissu conjonctif, quand il est très-vasculaire ou qu'il s'y produit des transsudations abondantes, peut également prendre part aux transformations chimiques de l'organisme; c'est là ce qu'on observe pour le derme et les muqueuses.

On admet généralement, mais sans preuve suffisante, que le tissu conjonctif est le siége d'échanges nutritifs très-peu accusés; on invoque le rôle presque passif de ce tissu dans toutes les modifications importantes de l'organisme, sa tendance très-faible à la putréfaction, son peu de vascularité.

Les phénomènes nutritifs qui se produisent dans le tissu conjonctif nous sont, en somme, à peu près complétement inconnus. Nous savons seulement que la leucine et la glycine sont des produits artificiels de décomposition de la colle, tandis que la substance élastique ne produit que de la colle.

Après les travaux remarquables de Donders et de Virchow sur le tissu conjonctif, on admit que les réseaux cellulaires formés par les corpuscules de tissu conjonctif anastomosés constituent un système de canaux analogue à celui du système osseux et destiné à porter dans les différents points des tissus les sucs nourriciers. Ces canaux, formant entre eux un véritable système plasmatique, reçurent de Kœlliker (1) le nom de *canaux du suc*.

La nécessité d'un pareil système vasculaire ne semble pas évidente, pas plus que pour le tissu cartilagineux; au reste, les lacunes du tissu conjonctif doivent souvent être obstruées par des cellules, comprimées par la substance fondamentale, de sorte que la progression des sucs se trouve plus ou moins entravée. Ces lacunes, ces espaces ne communiquent jamais avec le système vasculaire général, pas plus avec les vaisseaux sanguins qu'avec les canaux lymphatiques (2).

Au point de vue physiologique, il est curieux de rechercher quel est l'élément le plus actif et le plus important du tissu conjonctif; ici, comme en anatomie pure, nous retrouvons la cellule, aussi longtemps du moins qu'elle possède un corps cellulaire, si petit qu'il soit. Les tissus dont les éléments cellulaires ont en partie disparu, et où l'on ne trouve plus que des réseaux serrés de fibres élastiques, comme dans le ligament cervical, par exemple, sont doués d'une activité vitale fort peu considérable.

Le tissu conjonctif peut subir, chez l'adulte, la transformation calcaire, tout comme le cartilage ; cette altération est encore assez fréquente. Le tissu osseux peut également envahir des portions de tissu qui étaient primitivement formées par du tissu conjonctif. Cette production ne se fait pas par transformation directe ; il se développe d'abord une néo-formation embryonnaire, qui vient remplacer l'ancien tissu, et c'est à ses dépens que se forme le tissu osseux nouveau.

Les cellules de tissu conjonctif peuvent-elles se transformer en éléments d'un tissu autre qu'un tissu de substance conjonctive? La réponse est fort difficile à faire. Elles sont douées de contractions vitales comme les cellules des fibres musculaires lisses ; il serait donc fort difficile d'établir une limite, une distinction entre ces deux sortes d'éléments. N'a-t-on pas discuté pendant longtemps pour savoir s'il y avait des corpuscules de tissu conjonctif ou des fibres musculaires lisses dans les ganglions lymphatiques, dans l'ovaire, etc.? Nous avons déjà vu (§ 98) que certaines formes d'épithélium se développent aux dépens des éléments cellulaires du tissu conjonctif. On n'observe cependant pas de rapport entre ces éléments et les cellules du feuillet corné ou muqueux ; à part la névroglie et quelques parties des organes des sens, ces deux tissus ne se trouvent jamais en continuation directe. Certains auteurs, entre autres Heidenhain (3), ont prétendu que cette communication avait lieu pour l'épithélium à cellules cylindriques des villosités intestinales ; les prolongements allongés de ces cellules s'uniraient, suivant eux, aux ramifications des corpuscules de tissu conjonctif du tissu de la villosité. Ces faits méritent confirmation.

Nous avons parlé, dans un paragraphe précédent, de cellules du tissu conjonctif douées de mouvement et très-semblables aux globules lymphatiques. Il est, du reste, évident que les globules de la lymphe doivent se former en grande abondance aux dépens des éléments cellulaires du feuillet moyen du blastoderme.

Virchow a démontré un fait frappant et fort curieux : c'est que le tissu conjonctif, dont les fonctions semblent être presque nulles chez l'adulte, devient, au moment de toute production pathologique, le siége d'une prolifération active et puissante.

Il suffit d'une simple irritation inflammatoire pour amener un gonflement rapide de tous les éléments cellulaires contenus dans les lacunes du tissu. Le protoplasma devient plus trouble, les noyaux se divisent, toutes les cellules se multiplient avec une rapidité étonnante, et les nouveaux éléments, de forme arrondie, remplissent les lacunes et les espaces dilatés du tissu. Ces faits ne s'observent pas seulement dans les organes vasculaires ; on peut également les poursuivre dans des tissus dépourvus de vaisseaux, comme la cornée, où ils se présentent avec les mêmes caractères que ceux que nous avons indiqués en étudiant le cartilage ; His a étudié cette question d'une manière très-approfondie.

Dans ces cas, les cellules nouvellement formées offrent fréquemment tous les caractères des corpuscules de pus; cela est facile à concevoir. Il est évident aussi que ces nouveaux éléments se sont formés aux dépens des cellules du tissu conjonctif dont ils occupent la place (fig. 216) (4).

Le mode de développement de ces nouveaux éléments mérite cependant d'être étudié d'une façon plus complète qu'il ne l'a été jusqu'à ce jour. Plusieurs auteurs ont publié, dans ces dernières années, des planches où l'on voit des cellules fusiformes et étoilées dont la membrane englobe un certain nombre de corpuscules de pus formés par prolifération endogène. Quant à nous, nous ne saurions cacher notre incrédulité sur ces faits. Il est plus que probable que le noyau de la cellule de tissu conjonctif, dépourvu de membrane, se divise, se subdivise et donne ainsi naissance à ces nouveaux éléments lymphoïdes.

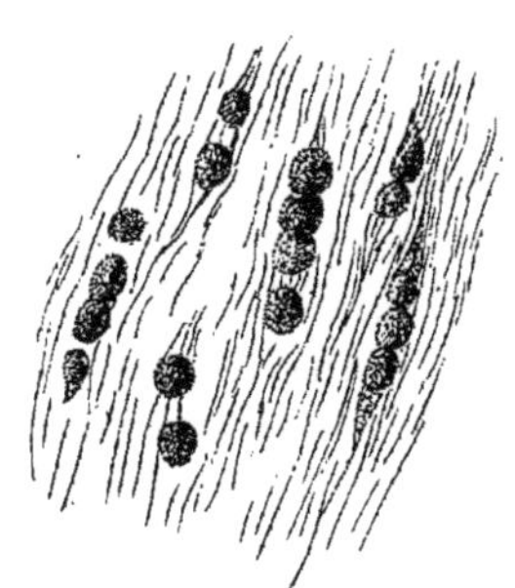

Fig. 216. — Corpuscules de pus, dans les lacunes des tendons; tendon d'Achille du lapin.

Le tissu conjonctif, si répandu dans tout l'organisme, joue un rôle très-important dans toutes les néo-formations pathologiques. Les pertes de substance produites dans les organes développés aux dépens du feuillet moyen du blastoderme sont réparées par ce tissu (tissu de cicatrice); même à l'état physiologique, le tissu conjonctif vient remplacer des organes disparus. En proliférant, le tissu conjonctif épaissit le stroma des glandes et des autres organes, ainsi que les membranes conjonctives, etc. Des tumeurs nombreuses, depuis la simple verrue, jusqu'à la trame du carcinome, sont formées par du tissu conjonctif. On a désigné sous le nom de fibromes des tumeurs composées exclusivement par du tissu conjonctif pur, à trame tantôt molle, tantôt résistante; ces tumeurs se développent en général aux dépens du tissu conjonctif ordinaire ou physiologique, tantôt sous forme d'une prolifération hypertrophique, tantôt, comme dans tout tissu embryonnaire, sous forme d'un amas de jeunes cellules de néo-formation. Le tissu conjonctif de ces tumeurs se présente, du reste, avec des caractères fort différents. Dans quelques points, on observe une texture compliquée comme dans le tissu conjonctif adulte; dans d'autres, le tissu est mou, lâche, aréolaire; on retrouve également tous les caractères du tissu conjonctif jeune et embryonnaire. Quand le tissu s'est développé très-rapidement, on rencontre des cellules fusiformes et étoilées serrées les unes contre les autres, ou bien de simples éléments arrondis, presque embryonnaires, plongés dans une petite quantité de substance fondamentale. Il semble également que les cellules de néo-formation, pourvues de noyaux et d'un protoplasma très-abondant, mais sans enveloppe, peuvent se confondre de manière à former des masses homogènes remplies de noyaux. C'est là sans doute ce qui avait fait dire à quelques anciens observateurs que des noyaux pouvaient se former spontanément et de toute pièce dans les exsudats. Nous n'insisterons pas plus longtemps sur tous ces faits que l'on trouvera détaillés et développés dans les traités d'histologie pathologique (5).

REMARQUES. — (1) Voyez le traité d'histologie de cet auteur, 2e édition, p. 67. — (2) RECKLINGHAUSEN a affirmé ce fait dans son travail sur les vaisseaux lymphatiques, mais bien à tort. Voyez à ce sujet la suite de cet ouvrage. — (3) MOLESCHOTT, Recherches, vol. IV, p. 251; voyez aussi BILLROTH dans les Archives de Müller, 1858, p. 159. — (4) VIRCHOW, Pathologie cellulaire, 3e édit., p. 415, etc.; BILLROTH, Histologie pathologique, p. 26; HIS, Monographie de la cornée, p. 73; O. WEBER, in Archives de Virchow, vol. XV, p. 465, et vol. XIX, p. 409; RINDFLEISCH, *loc. cit.*, vol. XVII, p. 239 et vol. XXI, p. 486; COHNHEIM, *loc. cit.*, vol. XXII, p. 516; NEUMANN, *loc. cit.*, vol. XXIV, p. 202 (avec une note de VIRCHOW) et P. SICK, même ouvrage, vol. XXXI, p. 272; LANGHANS, *loc. cit.*, p. 105. — (5) Pour les détails nous renvoyons le lecteur à la Pathologie cellulaire de Virchow et au Traité de Fœrster, vol. I.

§ 139.

Développement du tissu conjonctif. — La première ébauche du tissu conjonctif est représentée à la période fœtale par des cellules embryonnaires arrondies (1), à noyau vésiculeux, dépourvues de membrane (fig. 46); ces cellules sont réunies les unes aux autres par une petite quantité de substance intercellulaire de nature albuminoïde; le développement embryonnaire du tissu conjonctif et du cartilage est fort analogue, comme on le voit. Le tissu conjonctif ne reste pas longtemps sous cette forme.

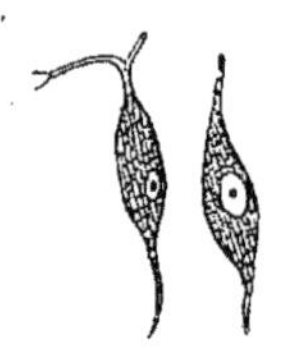

Fig. 217. — Cellules fusiformes du tissu conjonctif embryonnaire.

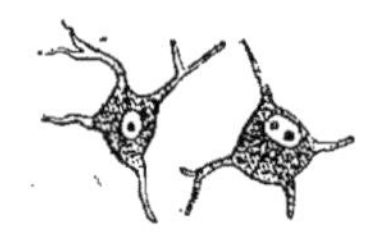

Fig. 218. — Cellules étoilées du meme tissu.

Chez de petits embryons, on observe déjà des cellules fusiformes ou étoilées (fig. 217 et 218), qui sont plongées dans une masse assez considérable de substance fondamentale. A ce moment, les caractères du tissu changent, suivant qu'il est destiné à former du tissu conjonctif aréolaire ou un tissu résistant, comme un tendon, par exemple.

Dans la masse molle qui représente le tissu cellulaire sous-cutané, on observe des cellules fusiformes, puis des cellules étoilées dont les ramifications s'anastomosent avec les prolongements des cellules voisines. Dans la substance fondamentale muqueuse, on trouve ces éléments arrondis dont nous avons parlé (§ 122) et que nous avons considérés comme les éléments formateurs du tissu adipeux. Autour des cellules de tissu conjonctif, on rencontre une masse épaissie, tantôt striée longitudinalement, tantôt fibreuse, formée par les faisceaux de tissu conjonctif. La figure schématique 219 représente les rapports de ces différents éléments entre eux; nous avions, du reste, déjà vu une disposition analogue en étudiant le tissu muqueux.

Quand le tissu conjonctif lâche ne présente pas cet aspect réticulé particulier, on y trouve des séries longitudinales de cellules fusiformes (fig. 220). Ces cellules possèdent un noyau mince, allongé; le corps de la cellule n'est guère plus large que le noyau, mais s'étire considérablement en longueur (*a*) ; il se termine quelquefois par une série de prolongements presque filiformes (*b*). On observe déjà à ce moment des fibrilles de tissu conjonctif très-nettes dans la substance fondamentale molle et vitreuse ; les fibres élastiques ne sont pas encore formées.

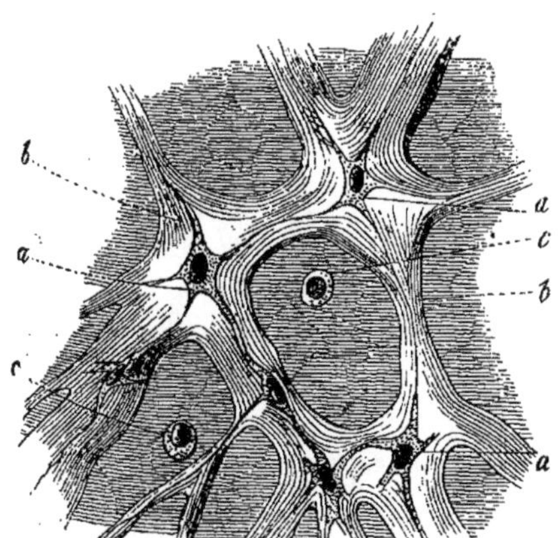

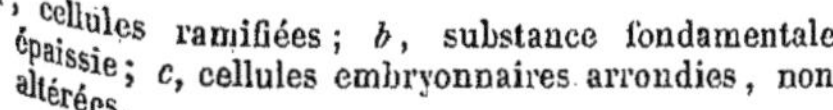

Fig. 219. — Tissu de la gelée de Wharton d'un fœtus humain de quatre mois ; cette figure peut servir de schéma pour le développement du tissu conjonctif aréolaire.

a, cellules ramifiées ; *b*, substance fondamentale épaissie ; *c*, cellules embryonnaires arrondies, non altérées.

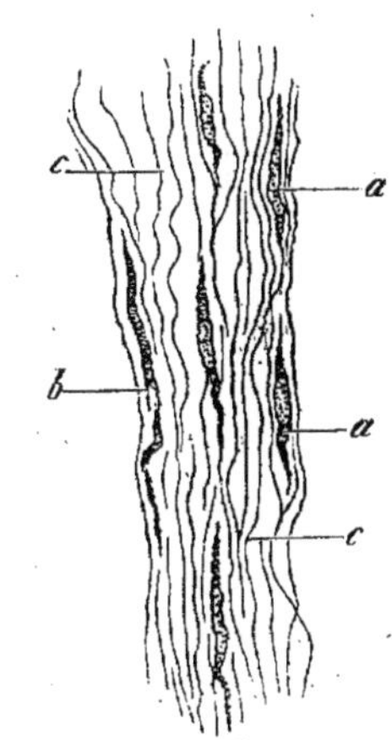

Fig. 220. — Tissu conjonctif lâche pris autour du tendon d'Achille d'un embryon humain de deux mois (préparation traitée par l'alcool).

a, cellules fusiformes ; *b*, cellule fusiforme très-allongée ; *c*, substance fondamentale avec ses fibrilles.

En étudiant le développement des tendons on peut suivre toutes les phases que nous venons d'indiquer. Nous avons déjà parlé (§ 134) des séries longitudinales de cellules du tissu conjonctif. La substance fondamentale s'est transformée dans les tendons, dont le tissu est plus serré, en faisceaux de fibrilles allongés et condensés.

Quand on observe ce tissu sur des préparations dissociées, on voit souvent un faisceau de fibrilles intimement uni avec une cellule fusiforme (fig. 221, A).

Schwann (2) avait déjà observé des images analogues à la figure 222. Lui et ses successeurs les avaient considérées comme démonstratives du développement des faisceaux de tissu conjonctif aux dépens des cellules. Plus tard, on admit l'existence d'une membrane cellulaire ; les observateurs, dominés par cette idée, admirent que la substance fondamentale est un produit de sécrétion de la cellule, et ils regardèrent les fibrilles des faisceaux de tissu conjonctif comme une transformation fibrillaire de la substance fondamentale. Les expériences de Donders et de Virchow contribuèrent à répandre cette opinion, et Kœlliker (3) lui-même, qui longtemps avait défendu la théorie de Schwann, finit par s'y rallier.

Mais, aujourd'hui, l'absence de membrane d'enveloppe est bien démontrée et admise pour les cellules de tissu conjonctif; de plus, on observe, dans la substance intercellulaire, des masses qui semblent bien, comme dans le cartilage, être formées par des parties modifiées des couches les plus

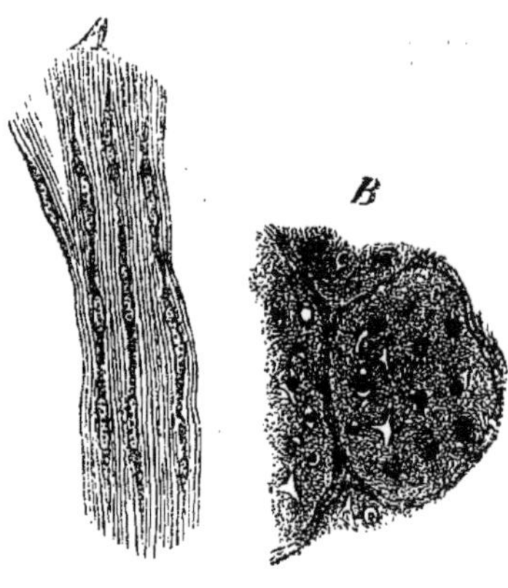

Fig. 221. — Tissu du tendon d'Achille d'un embryon de cochon de 8 pouces de long.

A, cellules fusiformes avec leur substance fondamentale fibreuse; coupe longitudinale; B, coupe transversale (préparation traitée par l'alcool).

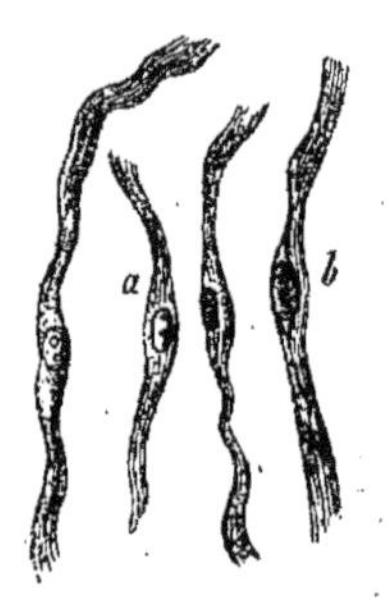

Fig. 222.

a, cellules fusiformes semblant destinées à la formation des faisceaux de tissu conjonctif; *b*, le corps de la cellule et la substance fibrillaire sont encore distinctes l'un de l'autre.

extérieures du corps de la cellule. Ces faits modifient évidemment le rapport que l'on croyait exister entre les cellules de tissu conjonctif et les fibrilles, et l'on serait amené à revenir, en partie du moins, à l'ancienne opinion de Schwann (4).

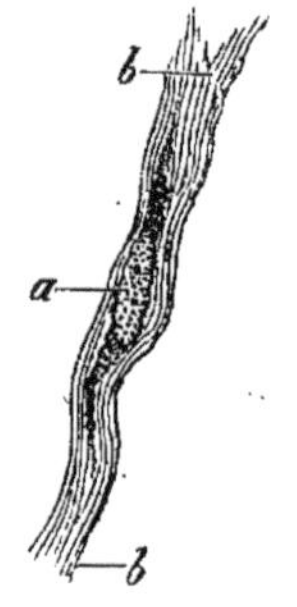

Fig. 223. — Cellule fusiforme du tendon d'un embryon de cochon de 8 pouces de long.

a, cellule avec son protoplasma; *b*, fibrilles de tissu conjonctif (préparation traitée par l'alcool).

Quand on examine à un fort grossissement ces cellules fusiformes munies de leur faisceau fibrillaire, on ne tarde pas à se convaincre que le corps de la cellule est formé par une masse de protoplasma dépourvue d'enveloppe [fig. 223, *a* (5)]. La masse de protoplasma peut varier de volume; quand elle est peu abondante, elle passe quelquefois inaperçue; aussi quelques observateurs en sont-ils venus à ne voir dans ce tissu conjonctif que des faisceaux de fibres avec des noyaux ovoïdes, allongés (6). Avec le temps, le tissu pourrait prendre cet aspect; mais, au moment de son développement, on ne le trouve jamais dans cet état.

Le mode de formation des fibres élastiques, dont l'observation est pourtant facile, a donné lieu à des interprétations et à des controverses multiples. Bien qu'on ne sache pas encore aujourd'hui comment ces fibres se développent dans la substance fondamentale, il est cependant évident qu'elles se forment indépendamment des cellules de tissu conjonctif.

Nous avons vu (§ 136) que le ligament cervical (7) des mammifères adultes renferme une quantité abondante de fibres élastiques, et qu'on n'y trouve pas de cellules de tissu conjonctif. H. Müller, Henle et Reichert ont démontré ce fait.

Si l'on examine le ligament cervical de tout petits embryons, on y trouve un nombre considérable de cellules fusiformes, formant des traînées allongées, au milieu d'une substance fondamentale dans laquelle on ne rencontre pas d'éléments élastiques. Chez des animaux plus âgés (fig. 224, A), on observe des cellules fusiformes tout à fait analogues avec un noyau volumineux et de petits prolongements (*a*). Entre ces éléments, on aperçoit une masse à aspect fibrillaire encore mal caractérisé (*b*). A ce moment, les éléments élastiques ne semblent pas encore formés; mais si l'on traite le tissu par une solution de potasse à chaud (B), les cellules disparaissent, et l'on voit apparaître un réseau formé de fibres élastiques d'une finesse remarquable.

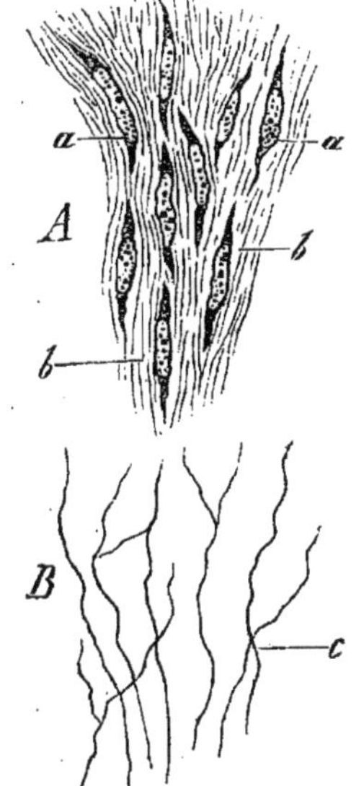

Fig. 224. — Préparation faite avec le ligament cervical d'un embryon de cochon de huit pouces.

A. Coupe longitudinale; *a*, cellules fusiformes plongées dans une masse fondamentale fibrillaire *b*. B. Fibres élastiques *c*, obtenues après coction dans une solution de potasse (préparation traitée par l'alcool).

En étudiant le tissu sur des animaux plus âgés encore, on voit les cellules fusiformes s'allonger, s'amincir, et bientôt même disparaître. Chez l'animal nouveau-né, on ne trouve plus que des restes de cellules. Mais le réseau élastique est devenu, par contre, plus dense, et les fibres qui le composent ont acquis une épaisseur remarquable. Les faisceaux de tissu conjonctif du ligament cervical deviennent également beaucoup plus nets à ce moment. [Kœlliker (8).]

Nous venons de donner une esquisse rapide du développement du tissu conjonctif; les recherches modernes modifieront sans doute bien des points, car nos connaissances sont encore bien incomplètes et presque dans l'enfance.

En étudiant le développement du tissu conjonctif dans l'organisme, on remarque qu'il se fait suivant deux modes : l'un *primaire*, dans lequel le tissu se forme par transformation immédiate des cellules du feuillet moyen du blastoderme; l'autre *secondaire*, dans lequel le développement a lieu aux dépens de parties nées dans ce même feuillet, et qui appartiennent presque toujours au groupe des tissus de substance conjonctive. L'ossification, qui se produit aux dépens des cellules de cartilage, peut être invoquée comme un des exemples les plus frappants de la formation secondaire.

Dans les néo-formations pathologiques, le tissu conjonctif se développe identiquement de même que le tissu normal. Il est évident qu'il existe alors des particularités spéciales.

Remarques. — (1) Ce serait dépasser de beaucoup les limites de ce travail que d'aller discuter longuement la question tant de fois controversée du développement du tissu conjonctif. En 1839 Schwann (*loc. cit.*, p. 133) admettait que le tissu conjonctif est formé, à son origine, par des cellules d'abord arrondies qui se transforment en cellules fusiformes, dont les extrémités s'allongent et dont la substance, après avoir subi la transformation fibrillaire, concourt à la formation des faisceaux de tissu conjonctif. Schwann ne dit pas, dans son travail, ce que deviennent les noyaux des cellules qui ont servi à la formation du tissu et il semble admettre que les fibres élastiques se forment aux dépens d'autres cellules (p. 148). — Henle (Allg. Anat., p. 193 et 379) ne tarda pas à décrire un autre mode de dévoloppement. Sa théorie était basée sur des observations nouvelles. Pour lui, le tissu conjonctif est formé tout d'abord par un blastème homogène avec des noyaux; les noyaux sont disposés régulièrement dans la masse fondamentale qui se décompose en traînées rubannées; ces dernières subissent la transformation fibrillaire et forment les faisceaux de tissu conjonctif. Les noyaux s'allongent et forment des corpuscules fusiformes qui peuvent s'unir les uns aux autres, et se confondre de manière à constituer des fibres élastiques fines (fibres de noyaux). Henle ne donne aucune observation personnelle sur la formation des grosses fibres élastiques. — En 1845 Reichert publia son travail qui fait époque dans l'histoire du tissu conjonctif. Cet auteur prétendit que les cellules embryonnaires du tissu conjonctif fœtal sont bientôt séparées les unes des autres par de la substance intercellulaire avec laquelle elles ne tardent pas à former une masse homogène (les noyaux étant encore visibles à ce moment, le tissu présente tous les caractères donnés par Henle pour la première phase du développement). Les noyaux disparaîtraient seulement plus tard. Il nie l'existence des cellules fusiformes et prétend qu'elles sont produites par des artifices de préparation tout aussi bien que les fibrilles de tissu conjonctif. Il considère les fibres élastiques comme une transformation de la substance fondamentale. — En 1851 les travaux de Virchow (Würzburger Verhandlungen, vol. II, p. 150) et de Donders (Siebold's und Kœlliker's Zeitschrift, vol. III, p. 351) placèrent la question dans un nouveau jour. Ces observateurs admirent, en premier lieu, la persistance des cellules à noyaux sur le rôle essentiel desquelles ils insistèrent; mais ils commirent une erreur en admettant que les fibres élastiques se forment aux dépens de ces mêmes cellules. Ils prétendent que jamais ces éléments ne forment de faisceaux de tissu conjonctif, et pensent, au contraire, qu'ils se transforment en corpuscules étoilés ou fusiformes qui peuvent se réunir et se souder pour constituer des canaux et des fibres élastiques. Les fibres élastiques auraient cette origine exclusive; cette opinion fut défendue pendant assez longtemps par Kœlliker. Quant au tissu conjonctif proprement dit, il serait formé par la substance intercellulaire. — Les opinions de Donders et de Virchow furent attaquées avec une grande persistance par Henle dans ses Comptes rendus annuels de 1851 et 1852; ce dernier prétendit que les cellules étoilées du tissu conjonctif étaient de simples lacunes situées entre les faisceaux et coupées en travers; en somme il considérait toutes ces théories comme basées sur une illusion d'optique. Henle est allé un peu loin dans plusieurs de ses assertions, il faut l'avouer; mais il a eu un mérite, celui d'appeler l'attention sur les erreurs de la théorie de Virchow et de Donders. Cependant une série d'observateurs se rallièrent bientôt à la manière de voir de ces deux savants, adoptèrent leurs théories sans presque rien y changer ou en les complétant, et les appliquèrent, non-seulement à l'histologie normale, mais encore à l'histologie pathologique. Kœlliker seul a défendu jusqu'en 1861, pour l'abandonner ensuite, l'ancienne théorie de Schwann sur la formation des faisceaux de tissu conjonctif aux dépens des cellules. Tous les autres observateurs admettent que les faisceaux de tissu conjonctif et les fibrilles sont de la substance intercellulaire transformée; en considérant la cellule comme une masse de protoplasma dépourvue d'enveloppe il faut également admettre que la substance fondamentale est constituée par la fusion des parties extérieures du corps cellulaire modifiées et transformées.

R. Schultze (Reichert's und Du Bois-Reymond's Archiv, 1861, p. 13) et Beale (Structure des tissus simples, p. 104), etc., admettent ces opinions auxquelles je me rallie complétement depuis les observations que j'ai faites dans ces dernières années. — Nous signalerons encore parmi les travaux publiés sur le tissu conjonctif : Bruch, in Zeitschrift für wissenschaftliche Zoologie, vol. VI, p. 145; W. Beneke, in Archiv des Vereins für wissenschaftliche Arbeiten, vol. IV, p. 381 ; A. Baur, Entwicklung der Bindesubstanz, *Développement du tissu conjonctif;* Henle dans le compte rendu annuel de 1858; Virchow, dans les Archives du même auteur, vol. XVI, p. 1 ; voyez la Pathologie cellulaire du même auteur, et son Traité des tumeurs ; Kœlliker in Würzburger naturw. Zeitschrift, vol. II, p. 141 ; Recklinghausen, die Lymphgefässe, *les Vaisseaux lymphatiques ;* Langhans, in Würzburger naturw. Zeitschrift, vol. V, p. 86 et P. Sick dans les Archives de Virchow, vol. XXXI, p. 265; enfin le travail de Hessling dans son ouvrage, p. 94. — (2) *Loc. cit.*, planche 3, fig. 7 et 11. — (3) Würzburger naturw. Zeitschrift, vol. II, p. 142. — (4) Voyez note 1. — (5) Voyez les planches de l'ouvrage de Beale. — (6) *Henle, Baur, Sick* et autres. — (7) Les histologistes ont beaucoup étudié le développement des masses élastiques et surtout des fibres de ce nom. Plusieurs auteurs se sont élevés contre les opinions de Donders et de Virchow et ont admis la formation des fibres sans le concours des cellules; tels sont : Henle (Jahresbericht 1851, p. 29), Reichert (Jahresbericht 1852, p. 95); H. Müller (Structure des moles, Würzburg 1847, p. 62 et Würzburger Verhandlungen, vol. X, p. 132; Weismann, Henle's und Pfeufer's Zeitschrift, 3e série, vol. XI, p. 140) et Kœlliker (Würzburger naturw. Zeitschrift, vol. II, p. 147). Henle (Jahresbericht 1858, p. 80) et Hesling (Grundzüge, p. 103) semblent encore admettre la possibilité de la formation des fibres élastiques aux dépens de cellules soudées. — (8) En étudiant le ligament cervical des cochons, je suis arrivé à confirmer d'une manière complète les assertions de Kœlliker *.

10. Tissu osseux.

§ 140.

Le tissu osseux (1) ne se développe pas d'une manière immédiate aux dépens des éléments du feuillet moyen du blastoderme. C'est un

* Les préparations de tissu conjonctif faites suivant la méthode de Gerlach (dessiccation du tissu, section, coloration au carmin, lavage et action de l'acide acétique) montrent d'ordinaire des figures étoilées au centre desquelles on aperçoit un corpuscule irrégulier et coloré en rouge.

Virchow vit dans la figure étoilée une véritable cellule, dans le corpuscule irrégulier un noyau, et donna à l'ensemble le nom de *cellule plasmatique*. Il avait découvert que le corpuscule osseux est une cellule ; et, frappé de l'analogie de forme présentée par la cellule plasmatique et le corpuscule osseux, il fut conduit à considérer ces deux éléments comme des équivalents histologiques; aussi admit-il dans le tissu conjonctif, de même que dans les os, un système de canaux destiné à charrier le plasma et à le mettre en rapport avec les différentes parties du tissu.

La conception des canaux plasmatiques du tissu conjonctif prit sous l'influence des travaux de Recklinghausen une consistance très-grande ; mais ces mêmes travaux tendirent à montrer que la figure étoilée du tissu conjonctif n'est pas une simple cellule.

C'est en créant une méthode nouvelle, l'imprégnation des tissus par le nitrate d'argent, que Recklinghausen modifia les idées de la plupart des histologistes au sujet du tissu conjonctif. L'imprégnation de la cornée de la grenouille par le nitrate d'argent fait apparaître des figures étoilées et unies les unes aux autres par des prolongements ramifiés. D'après l'auteur de cette méthode, ces prolongements sont des canaux dans lesquels les cellules (les véritables cellules) peuvent cheminer en vertu de leurs mouvements amiboïdes.

Recklinghausen appliqua la même méthode aux différentes parties du tissu conjonctif; et partout elle lui donna un résultat analogue ; partout le tissu conjonctif lui parut contenir des canaux dans lesquels cheminent le plasma et des cellules. Ces canaux (canaux du suc, *Zalftcanalichen*) seraient encore la véritable origine du système lymphatique.

Les recherches de Kühne sur le tissu conjonctif intermusculaire de la grenouille nous appren-

tissu secondaire qui dérive des cellules de cartilage ou des cellules de tissu conjonctif. Il représente la forme la plus compliquée des tissus

nent que, chez cet animal, les cellules du tissu conjonctif n'ont pas de membranes, ne sont pas comprises dans des canaux et qu'elles sont libres dans les mailles laissées entre les faisceaux du tissu conjonctif. Il en résulte que, au moins chez la grenouille, on ne peut appliquer à tout le tissu conjonctif la conception générale du système plasmatique fournie par l'étude de la cornée à l'aide de l'imprégnation d'argent.

Dès que parurent les premiers travaux de Virchow sur le tissu conjonctif, Henle (Canstatt's Jahresbericht. — 1851, vol. I, p. 23 et 24) se déclara fortement contre ses théories. Il prit comme exemple les tendons qui sur des coupes transversales montrent des figures étoilées, que l'on ne distingue jamais sur des sections longitudinales. Sur ces dernières, il ne vit que des stries longitudinales occupées par des noyaux ovoïdes ou en forme de bâtonnets. Dans ces stries, dit-il, on peut rencontrer encore des plaques rectangulaires semblables aux écailles de la surface des poils ne contenant pas de noyaux, apparaissant comme une ligne mince quand elles sont vues de côté, et comme une plaque quand elles sont vues de face.

Les figures étoilées que l'on observe sur les coupes transversales ne seraient point produites par des cellules, mais seraient seulement délimitées par les lignes qui correspondent à la surface des faisceaux de fibres coupés en travers. Pas plus dans les tendons que dans le tissu conjonctif, il n'y aurait de véritables cellules, mais seulement des noyaux ou leurs dérivés, fibres de noyaux, fibres annulaires, fibres spirales. Dans un travail plus récent sur le tissu conjonctif (Henle's und Pfeufer's Zeitschrift, 1858), Henle soutient toujours les mêmes idées au sujet de la structure de ce tissu.

Il m'a paru nécessaire d'esquisser d'abord à grands traits l'histoire des fluctuations de l'histologie au sujet des cellules du tissu conjonctif. Il importe en effet que les lecteurs soient au courant du débat et puissent apprécier l'état de nos connaissances sur le tissu conjonctif, qui au point de vue de la pathologie est le tissu le plus important de l'organisme.

Voici maintenant quelques résultats auxquels je suis arrivé en analysant les tendons et le tissu cellulaire sous-cutané, ces deux types extrêmes du tissu conjonctif fasciculé.

Je vais donner sur la structure des tendons des détails un peu minutieux, pour montrer combien l'analyse d'un tissu simple en apparence exige de précautions de la part de l'observateur.

Il faut d'abord choisir des tendons assez grêles pour que l'on puisse en faire l'examen sans y pratiquer aucune section. Les tendons qui dans la queue des petits mammifères terminent les muscles spinaux conviennent très-bien.

La queue d'un jeune rat, d'une souris ou mieux encore d'une taupe étant coupée au voisinage de sa base, on peut, en arrachant avec les doigts l'extrémité de la queue, en extraire des tendons filiformes ayant plusieurs centimètres de longueur. Ceux-ci sont placés sur une lame de verre et fixés à leurs deux bouts avec de la cire à cacheter. Après coloration au carmin, lavage, addition d'acide acétique et compression légère avec le verre à recouvrir, on obtient une préparation sur laquelle on observe des traînées parallèles, rouges et paraissant continues, si l'examen est fait avec un grossissement de 100 diamètres. Avec un grossissement de 250 diamètres, on remarque que les traînées rouges sont coupées par des lignes transversales ou légèrement obliques qui les divisent en segments d'égale longueur. Si l'on exerce alors sur la lame à recouvrir une pression un peu forte avec une aiguille ou un scalpel, les petits segments se fendent suivant leur longueur, les deux bords de la fente se renversent, et le cylindre se déroule et se réduit en une cellule plate, rectangulaire. Au centre de cette cellule se trouve un noyau plat rectangulaire d'abord, qui bientôt sous l'influence de l'acide acétique revient sur lui-même et prend une forme arrondie. La cellule est formée par une plaque de protoplasma ; il est bien évident qu'il ne s'agit pas là d'une cellule comme on la comprenait il y a quelques années.

Le noyau est fortement coloré par le carmin ; le protoplasma est légèrement coloré ; les faisceaux de fibres devenus transparents ne présentent qu'une teinte rose faible, si le lavage après l'action du carmin a été suffisant.

Dans l'épaisseur du tendon il n'y a pas d'autres cellules que celles dont je viens de parler.

D'après cette description, l'on voit que les tendons sont parcourus dans toute leur longueur par des tubes formés par des cellules plates, rectangulaires, enroulées et placées bout à bout. Les deux bords d'une même cellule enroulée qui se touchent sont soudés; les deux autres bords sont également soudés avec les bords semblables des cellules placées en dessus et en dessous. Cette soudure est démontrée par l'imprégnation d'argent ; quand l'on place un des petits tendons dans une solution de nitrate d'argent à deux pour mille, et qu'on l'examine alors que l'imprégnation est produite, on observe au point d'union des cellules tubulaires une ligne foncée indiquant qu'en ce point il y a une substance intermédiaire comme dans les épithéliums (fig. VI, C).

de substance conjonctive. Il est formé par un réseau de lacunes ramifiées et étoilées qui renferment des cellules, et par une grande quantité de

L'aspect des tubes cellulaires des tendons varie suivant l'âge des animaux, le mode de préparation et suivant les tendons soumis à l'examen.

Chez les jeunes mammifères et pendant toute la période d'accroissement, les cellules tubulaires sont très-faciles à démontrer dans les tendons de la queue, en employant la méthode que j'ai indiquée. Mais, chez les animaux adultes, il est très-difficile d'obtenir l'ouverture des cellules tubulaires et leur séparation. Cela tient à ce qu'il s'est formé autour des cellules et à la fois dans toute l'étendue du tube une membrane amorphe, résistante et élastique. Pour rendre cette membrane élastique très-évidente, il faut soumettre les tendons à l'ébullition durant cinq ou six heures ; les faisceaux connectifs sont alors devenus très-transparents ; à leur place on distingue des fibres élastiques fines en grand nombre ; les gaînes des tubes sont fort nettes et renferment

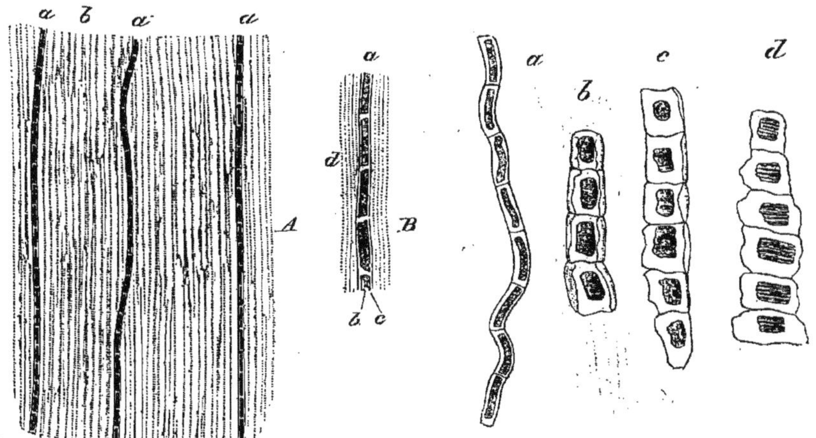

Fig. I. — Tendon de la queue d'un rat albinos âgé d'un mios
A, tendon maintenu tendu ; 100 diamètres. — *a*, tubes cellulaires ; *b*, faisceaux de tissu conjonctif rendus transparents par l'acide acétique.
B, Un des tubes cellulaires à un grossissement de 400 diamètres. — *b*, noyau tubulaire ; *c*, gaîne commune ; *d*, substance des faisceaux connectifs.

Fig. II. — Tubes cellulaires des tendons de la queue de la taupe adulte ; 400 diamètres.
a, tube non ouvert ; *b*, tube entr'ouvert ; *c*, tube presque complétement ouvert ; *d*, tube tassé par le retrait de la substance connective ; les noyaux sont alors plissés.

des granulations, débris des cellules gonflées et détruites par l'ébullition. A la suite d'une compression énergique et prolongée faite sur des tendons filiformes de la queue du chien adulte, on arrive à étaler et même à dissocier le petit tendon sans que les tubes élastiques soient rompus, et l'on ne peut distinguer sur une pareille préparation colorée au carmin que les traînées rouges coupées par quelques lignes transversales. Chez les rongeurs adultes, on obtient plus facilement la déchirure de la gaîne élastique. Les cellules tubulaires s'ouvrent et apparaissent comme des plaques rouges dans lesquelles on ne distingue pas d'abord de noyau (fig. III). Mais lorsque les préparations sont conservées dans un mélange formé de glycérine 100 et acide formique 1, il arrive qu'au bout de quelques semaines on aperçoit sur chaque plaque une surface rectangulaire plus fortement colorée qui représente le noyau. Du reste, on peut à l'aide de l'expérimentation ramener ces cellules à leur forme primitive. Sur un animal vivant, il suffit de passer un fil dans la gaîne des tendons ou d'y faire une injection de solution d'iode ou de nitrate d'argent faible, et 24 ou 48 heures avant de sacrifier l'animal et de faire l'examen (fig. IV). Nous trouvons là encore une application de cette loi générale, à savoir que l'irritation ramène les cellules à leur forme embryonnaire.

Henle, ainsi qu'il a été dit plus haut, avait aperçu dans les tendons des plaques quadrangulaires disposées en série longitudinale. Mais ne se servant pas du carmin, dont l'application à l'histologie fut découverte plus tard par Gerlach, il ne pouvait y distinguer de noyau et par conséquent ne les considérait pas comme des cellules. En outre, employant une méthode imparfaite, il ne put reconnaître que ces plaques rectangulaires proviennent de cellules tubulaires déroulées, et il fut obligé de rester dans un doute absolu au sujet de la nature et de la signifi-

substance fondamentale. Cette dernière se caractérise par sa dureté, sa solidité. Elle donne au tissu sa résistance spéciale. Le poids spécifique est

cation histologique de ces singuliers éléments. Il ne les considéra même pas comme ayant une existence constante et les rencontra au milieu d'autres élements évidemment semblables et qu'il crut complétement différents.

Si l'on n'emploie pas toutes les précautions que j'ai indiquées pour la préparation des tendons, on peut observer à la place de ces formes si régulières les figures les plus bizarres. Il est important de s'y arrêter un instant, pour faire bien saisir toute l'importance des méthodes dans les recherches histologiques.

Le petit tendon étant fixé à ses deux extrémités et examiné dans de l'acide acétique, si l'on vient à le couper de manière à le dégager de ses attaches, il se gonfle, se raccourcit et perd un tiers ou la moitié de sa longueur. Cette rétraction porte sur la substance fibrillaire; les tubes

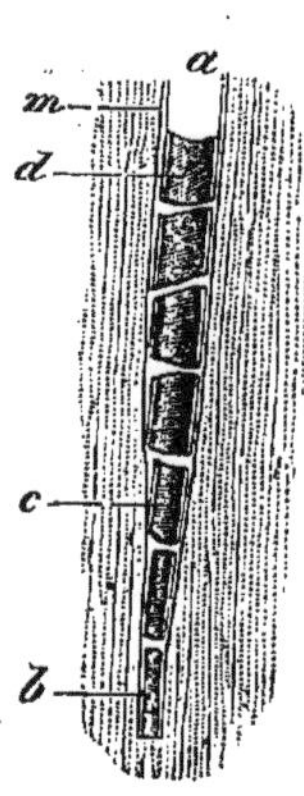

Fig. III. — Tendons de la queue d'un rat albinos adulte; 400 diamètres.

a, tube cellulaire ouvert; *b*, noyau enroulé: *c* et *d*, noyaux ouverts; *m*, membrane de la gaîne commune.

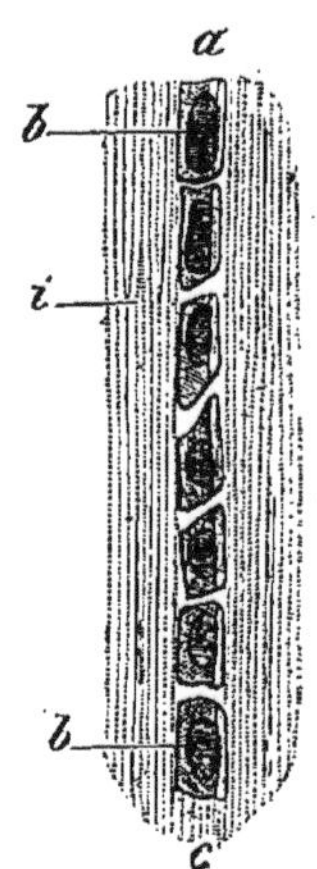

Fig. IV. — Tendon de la queue d'un rat albinos adulte, après 48 heures d'inflammation; 400 diamètres.

a, cellule tubulaire ouverte; *b*, noyau de la cellule devenu apparent; *i*, substance des faisceaux.

cellulaires n'y participent pas; et pour demeurer compris dans un espace plus court ils sont forcés de se replier de manière à former des zigzags ou des lignes ondulées. Parfois même ils se contournent en tire-bouchon. Il n'est point douteux que Henle ait pris de pareilles figures pour des fibres de noyau et même des fibres spirales. Lorsque, avant de laisser les tendons revenir sur eux-mêmes sous l'influence de l'acide acétique, on les a comprimés de telle sorte que les cellules tubulaires se sont déroulées, on observe, au moment de la rétraction, que les cellules et surtout leurs noyaux sont tassés suivant leur longueur. Ceux-ci, formés ainsi qu'on l'a vu par une lame d'une grande minceur, se plissent transversalement et paraissent striés (fig. II, *d*). Pour voir qu'il ne s'agit pas là de stries, mais simplement d'un plissement analogue à celui d'une étoffe, il faut employer un objectif fort et à grand angle d'ouverture.

Ces différents faits montrent que des éléments qui paraissent contournés après l'action de l'acide acétique sur les tissus, par exemple, les fibres élastiques et les noyaux des fibres musculaires lisses, doivent cette forme à l'action du réactif sur la substance intermédiaire. C'est ce dont on peut s'assurer par l'observation directe de ces tissus en employant la tension avant de faire agir l'acide acétique.

Les tubes cellulaires existent dans tous les tendons, mais ils varient un peu dans leur forme suivant les tendons soumis à l'examen. Les bâtonnets qui représentent les noyaux enroulés sont plus ou moins longs, et l'intervalle qui les sépare les uns des autres est plus ou moins étendu; celui-ci a souvent une longueur égale et même supérieure aux bâtonnets eux-mêmes. Au niveau de l'intervalle, la gaîne présente alors un retrécissement, de telle sorte que le tube considéré dans son ensemble a un aspect moniliforme. Presque toujours le bâtonnet qui représente le noyau

de 1870, d'après Krause. Chez l'adulte, et à l'état normal, le tissu osseux, à l'exception d'une mince couche qui tapisse la racine de la dent, ne se

enroulé est limité à ses extrémités par une ligne transversale et paraît cylindrique. L'intervalle qui sépare les bâtonnets est occupé par une substance granuleuse qui n'est autre chose qu'une portion de la cellule plate enroulée elle-même. Le tendon d'Achille de la grenouille fournit des tubes cellulaires tels qu'ils viennent d'être indiqués ; en les comprimant après addition d'acide acétique on détermine l'ouverture et le déroulement des cellules tubulaires.

Après avoir placé la queue d'un rongeur dans une solution concentrée d'acide picrique, au bout de quelques jours les vertèbres ont perdu leurs sels calcaires, sont devenues molles, tandis que les parties fibreuses ont pris de la consistance. Il est facile alors de pratiquer des coupes transversales très-minces qui comprennent à la fois les os, les tendons, les nerfs et les vaisseaux. Ces coupes placées pendant vingt-quatre heures dans le picro-carminate d'ammoniaque, lavées et examinées dans le mélange de glycérine et d'acide formique, montrent au niveau des tendons le plus beau réseau plasmatique (fig. V); mais c'est là une simple apparence. Il faut bien se garder, ainsi qu'Henle l'a dit depuis longtemps, de prendre pour des réseaux canaliculés et pour des cellules plasmatiques ces figures étoilées et anastomosées. On peut déjà reconnaître avec un peu d'attention et un objectif à grand angle d'ouverture que les figures étoilées sont limitées par des cloisons étendues dans toute l'épaisseur de la préparation. Cela se voit encore mieux quand la coupe est légèrement oblique à l'axe du tendon. Ces lames ne sont autre chose que la couche superficielle des faisceaux de tissu conjonctif qui dans les tendons sont tous parallèles. Cette couche sur la nature de laquelle on n'est pas encore bien fixé se colore plus facilement par le carmin que les fibrilles connectives et elle conserve sa coloration dans un liquide acide, tandis que les fibrilles la perdent complétement quand bien même elles ont été d'abord colorées. Je reviendrai sur ces particularités à propos du tissu cellulaire sous-cutané. Quand dans les tendons deux faisceaux de tissu conjonctif sont accolés, on dirait qu'ils sont séparés par une cloison unique qui les unit. Les tubes cellulaires cheminent entre les faisceaux, et dans les points qu'ils occupent sur les coupes transversales on dirait qu'il y a simplement un épaississement de la cloison. Ce sont ces points qui paraissent être des corps de cellules ramifiées. A ce niveau on aperçoit un corpuscule irrégulier qui a été pris certainement jusqu'à présent pour un noyau. Mais sur les coupes obliques un peu épaisses on observe, en abaissant l'objectif, que ce corpuscule est la surface de section d'un cylindre qui s'enfonce dans l'épaisseur du tendon et parallèlement à l'axe de celui-ci. En un mot, ce corpuscule correspond à la coupe d'un tube cellulaire. Les cloisons qui vont en divergeant de l'espace contenant le tube cellulaire séparent, ainsi qu'il a été dit plus haut, les faisceaux connectifs. Mais de ces cloisons naissent des fibrilles qui se dirigent dans différents sens et dont quelques-unes (fig. V, *f*) ont été coupées transversalement par le rasoir.

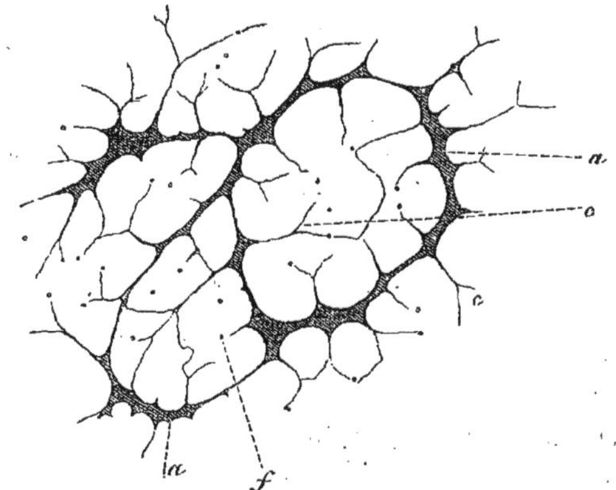

Fig. V. — Coupe transversale d'un tendon de la queue d'un rat albinos âgé d'un mois.

L'interprétation de pareilles préparations dans le sens de cellules plasmatiques dépend donc d'une illusion.

A la surface des tendons on rencontre toujours une couche de tissu conjonctif ordinaire contenant des cellules plates donnant des figures étoilées pour l'imprégnation d'argent. Ce tissu établit une communication entre le tendon et le tissu cellulaire ambiant, ou bien sert de soutien à une couche épithéliale (fig. 6, A) dans le cas où le tendon glisse dans une gaîne synoviale ainsi que cela s'observe pour les tendons de la queue des mammifères. C'est la couche connective ordinaire de la surface des tendons, qui probablement a donné à Recklinghausen[1] des figures étoilées limitées par le défaut d'argent et l'a conduit à admettre cette forme pour toutes les cellules des tendons.

[1] Die Lymphgefässe und ihre Beziehung zum Bindegewebe (Recklinghausen, 1862).

rencontre que dans les os. La distribution du tissu osseux varie beaucoup chez les différents vertébrés.

Entre la structure du tissu cellulaire sous-cutané et celle des tendons il y a des différences très-notables, et cependant entre la coupe transversale d'un tendon et une coupe pratiquée dans le tissu cellulaire sous-cutané, après coloration dans le carmin et action de l'acide acétique, la ressemblance est frappante; on observe là encore des figures étoilées, ramifiées et anastomosées au centre desquelles on rencontre un corpuscule coloré en rouge. La limite des figures est fort nette et paraît formée par une membrane qui se colore par le carmin, tandis que la substance intermédiaire est incolore, si la préparation est bien faite. Cette apparence cellulaire véritablement frappante est une simple illusion d'optique. Pour s'en convaincre il faut avoir recours à d'autres modes de préparation.

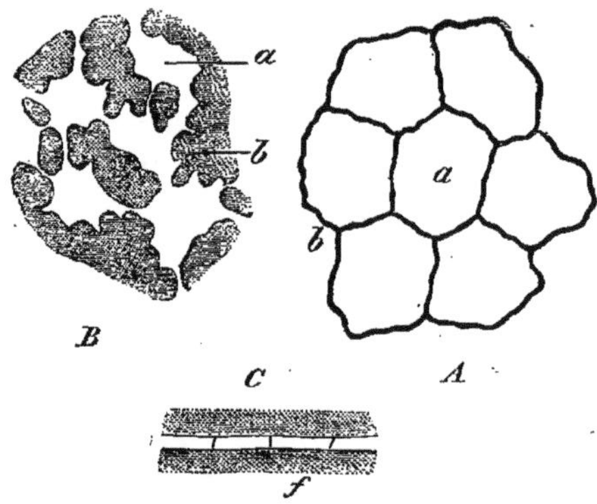

Fig. VI. — Imprégnation des tendons par une solution de nitrate d'argent à 2/1000.

A, épithélium de la surface; B, couche de tissu conjonctif sous-épithéliale; C, tube avec la séparation des cellules marquée par le dépôt d'argent.

La dissociation dans l'eau, procédé employé dès l'origine de l'histologie, avait déjà fourni à Henle des faits qui ne sont pas favorables à la théorie des cellules plasmatiques. A l'aide de ce procédé il ne voyait dans le tissu cellulaire sous-cutané que des faisceaux connectifs entourés de fibres annulaires ou spirales, simples variétés de ce qu'il appelait des fibres de noyau, et enfin des fibres élastiques, dérivant aussi pour lui des fibres de noyau. Mais il faut convenir qu'une pareille analyse était bien insuffisante, et qu'elle laissait de côté les éléments les plus importants, *les cellules*.

Quand bien même les cellules du tissu conjonctif n'ont pas la forme et les rapports que Virchow leur avait assignés, il n'en reste pas moins à ce célèbre professeur le grand mérite d'avoir établi leur existence, et leur signification dans les actes pathologiques.

La dissociation du tissu cellulaire dans l'eau, telle que la pratiquait Henle et telle qu'on la fait encore aujourd'hui, fournit de mauvaises préparations; car en étirant le tissu avec les aiguilles on en mêle les fibres qui perdent ainsi leurs rapports. En même temps les cellules sont gonflées, détruites même, et leurs débris sont cachés par les fibrilles entremêlées.

Pour éviter ces inconvénients, j'ai eu recours à une autre méthode; elle consiste à injecter dans le tissu cellulaire, à l'aide d'une seringue de Pravaz, de la gélatine maintenue à la température de 37° centigrades, une solution de nitrate d'argent au millième ou simplement du sérum. Il faut faire cette injection chez un animal adulte qui vient d'être tué et avant le refroidissement du cadavre.

Il se produit ainsi un œdème artificiel. Si l'injection est faite brusquement, la substance s'accumule en un point circonscrit, et au milieu de celle-ci il y a peu de fibres de tissu conjonctif. Si, au contraire, l'injection est faite avec lenteur, et si l'on frictionne la partie au moment où on pratique l'injection la substance se répand et elle englobe une plus grande quantité d'éléments du tissu conjonctif. On comprend difficilement, au premier abord, qu'un liquide injecté forme une masse circonscrite dans le tissu cellulaire, s'il est constitué simplement par des fibres. Mais si l'on songe que ces fibres sont très-molles et se déplacent facilement les unes sur les autres, on concevra que le liquide en pénétrant brusquement refoule ces fibres, et qu'alors, s'appliquant en très-grand nombre les unes sur les autres, elles forment par leurs réunions une membrane plus ou moins complète qui englobe le liquide et l'empêche de s'épancher au delà. Pour obtenir la diffusion, il suffit de déplacer les fibres en frictionnant la peau avec laquelle elles se continuent.

Les injections de gélatine ont l'avantage de se solidifier au moment du refroidissement de l'animal. On peut alors pratiquer dans la masse des sections qui montrent les différentes parties du tissu connectif écartées les unes des autres par ce nouveau moyen de dissociation.

Les figures étoilées (cellules plasmatiques) n'existent plus, et on ne peut pas les faire apparaître par la coloration au carmin et l'action de l'acide acétique. Voici ce que l'on observe sur ces préparations : des faisceaux de fibres connectives coupés en travers obliquement ou se mon-

Les anatomistes divisent généralement les os d'après leur forme, en os longs ou os creusés de canaux, en os larges ou plats, en os courts ou irré-

trant suivant leur longueur ; à côté de ceux-ci, des cellules d'apparence fusiforme, ou semblables à celles de l'épithélium pavimenteux lamellaire ; enfin des cellules rondes ou de forme irrégulière. Les fibres élastiques se distinguent aussi sur ces préparations ; elles sont rectilignes ou légèrement incurvées.

Pour bien voir ces cellules et apprécier leurs rapports, il convient d'ajouter du nitrate d'argent à la gélatine, suivant la méthode que Chrzonczczewsky a préconisée pour l'étude des capillaires (gélatine de Paris ramollie dans l'eau froide et fondue ensuite au bain-marie, 1 partie ; solution de nitrate d'argent à 2 pour mille, 1 partie). Après coloration au carmin et action de la glycérine et de l'acide formique, les cellules paraissent dans le voisinage des faisceaux ; elles sont plates, très-irrégulières dans leur contour, dépourvues de membranes, et contiennent un noyau plat et ovalaire. Quand ces cellules sont vues de profil, elles paraissent fusiformes et leur noyau ressemble à un bâtonnet. Certaines de ces cellules présentent des prolongements dont quelques-unes semblent en rapport avec des prolongements semblables venus des cellules voisines. Mais cette disposition est très-rare.

On obtient aussi de bonnes préparations en injectant dans le tissu cellulaire une solution de nitrate d'argent au millième. La portion du tissu en contact avec la solution blanchit légèrement ; elle forme une masse globuleuse gorgée de liquide comme dans un œdème, de laquelle on peut avec des ciseaux courbes retrancher des portions qui sont facilement étalées sur une lame de verre. Ces préparations, traitées par le picrocarminate d'ammoniaque et conservées dans la glycérine acidifiée par l'acide formique, montrent des éléments semblables à ceux qui sont représentés dans la fig. VII.

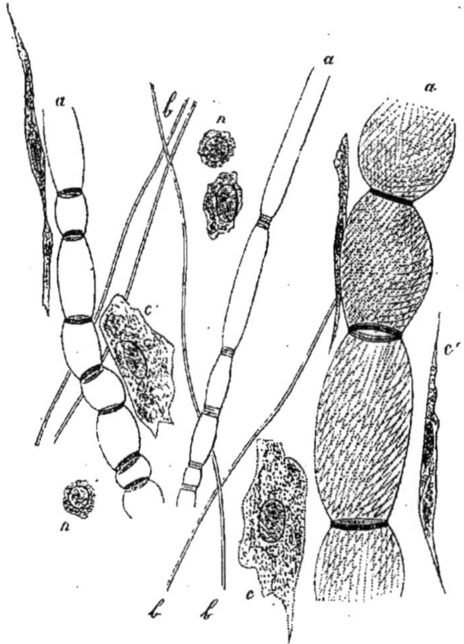

Fig. VII. — Tissu cellulaire sous-cutané de la région inguinale du chien.

a, faisceaux connectifs gonflés par l'acide formique, et présentant des fibres annulaires ; *b*, fibres élastiques ; *c*, cellules plates du tissu conjonctif vues de face ; *c'*, les mêmes, vues de profil ; *n*, cellules semblables aux cellules embryonnaires et aux globules blancs du sang et de la lymphe.

Des faisceaux de tissu conjonctif gonflés entourés de fibres annulaires colorées en rouge. Cette coloration indique que ces fibres sont distinctes des fibres élastiques qui ne se colorent pas par le carmin. On y observe encore les cellules plates vues de face ou de profil, enfin des cellules arrondies ou irrégulières.

Les cellules plates ne sont que faiblement unies aux faisceaux de fibres connectives.

Les cellules rondes et irrégulières paraissent tout à fait libres dans les espaces compris entre les faisceaux.

Il convient d'étudier dans un liquide neutre ces divers éléments, déjà connus à l'aide des méthodes précédentes. Pour cela, on injecte du sérum dans le tissu cellulaire sous-cutané. Dans les parties œdémateuses, on enlève à l'aide des ciseaux des fragments. Ceux-ci placés sur une lame de verre et recouverts d'une lamelle s'étalent d'une façon fort régulière, et l'on peut alors y distinguer des plaques grenues situées le long des faisceaux, et qui représentent les cellules plates dont il a été question plus haut. Enfin des corpuscules irréguliers, beaucoup plus petits, paraissent être libres dans les espaces laissés entre les fibres. Ces corpuscules sont semblables aux globules blancs du sang et aux cellules embryonnaires. Quand on ajoute du picro-carminate à la préparation, des noyaux se montrent dans l'intérieur des plaques grenues et dans les corpuscules.

Voici maintenant les faits qui ressortent des précédentes observations.

Le tissu cellulaire est essentiellement formé par des faisceaux connectifs, des fibres élastiques

guliers. On distingue, en outre, d'après la texture, des os compactes, dont le tissu forme des masses résistantes; des os spongieux, dont les travées

et des cellules. On n'y observe ni lames, ni trous; les mots de tissu lamineux et de tissu cribleux sont donc mauvais.

Les faisceaux de fibres connectives sont cylindriques, ils ont un diamètre fort variable, ils sont limités par une couche spéciale, sorte de membrane, de fibres annulaires ou de fibres spirales. Ces fibres paraissent être un simple épaississement de la membrane; comme celle-ci, elles se colorent par le carmin; sous ce rapport, elles diffèrent des fibres élastiques.

Toutes les cellules qu'on observe dans le tissu conjonctif sont formées par un amas de protoplasma granuleux, elles contiennent des noyaux. Elles ne sont pas toutes semblables. Les unes sont plates, présentent un contour irrégulier et même des prolongements; souvent elles se plissent, et leurs bords peuvent se retourner; leurs noyaux ovalaires et très-aplatis renferment un ou deux nucléoles bien marqués. D'autres cellules moins nombreuses sont globuleuses, irrégulières et présentent des noyaux sphériques; certaines de ces dernières sont en tous points semblables aux globules blancs du sang.

Ces diverses cellules sont placées entre les faisceaux connectifs, mais toutes ne semblent pas affecter avec eux les mêmes rapports. Tandis que les cellules globuleuses paraissent circuler facilement dans les espaces laissés entre les faisceaux, les cellules plates, au contraire, occupent le long des faisceaux une position qu'elles abandonnent plus difficilement, bien que cependant la dissociation suffise le plus souvent pour leur faire perdre leurs rapports.

Les figures étoilées (cellules plasmatiques), que l'on observe sur les préparations faites par section sur des pièces desséchées ou durcies, seront maintenant facilement expliquées.

Pour s'en rendre bien compte, je conseille de faire une préparation en employant la méthode suivante: durcissement dans une solution d'acide picrique, section, coloration au picro-carminate d'ammoniaque, lavage, examen dans glycérine 100 et acide formique 1.

Les faisceaux connectifs coupés en travers sont devenus transparents, mais sont restés distincts. Dans les points où plusieurs de ces faisceaux se touchent, on observe, le plus souvent, un corpuscule formé par un noyau rouge légèrement ratatiné par l'action de l'acide et, autour de lui, l'englobant, une masse de protoplasma légèrement colorée en jaune par l'acide picrique, ayant une forme sémilinaire; noyau et protoplasma sont compris dans un espace limité par le bord des faisceaux coloré en rouge. Ce bord est fort net, et c'est là ce qui avait fait croire à l'existence d'une paroi cellulaire. Comme sur une coupe transversale des faisceaux, ceux-ci en se touchant laissent des interlignes nécessairement disposées en réseau, l'on croyait, et j'ai cru moi-même, à l'existence d'un réseau canaliculé dans lequel les cellules sont incluses.

Il n'est pas à dire pour cela qu'il n'y ait pas dans le tissu conjonctif une circulation plasmatique. Celle-ci s'effectue autour des faisceaux connectifs dans les espaces très-dilatables laissés entre eux. La présence dans ces espaces de cellules semblables aux globules blancs du sang ou aux cellules de la lymphe nous conduit à penser avec Recklinghausen que la circulation plasmatique est une véritable circulation lymphatique. En outre, l'existence dans le tissu cellulaire sous-cutané de ces cellules plates disposées à la surface des faisceaux ne nous suggère-t-elle pas l'idée de voir dans le tissu conjonctif un vaste espace cloisonné analogue aux cavités séreuses; — interprétation fondée non-seulement sur les faits que je viens de montrer, mais encore sur les expériences de Recklinghausen dans lesquelles des corps impalpables introduits dans les cavités séreuses ont pénétré directement dans les lymphatiques et de là dans le sang. Chez des animaux inférieurs, la grenouille par exemple, les vastes sacs qui se trouvent sous la peau, aussi cloisonnés, si semblables aux bourses muqueuses de l'homme, sont en même temps et des cavités séreuses et des sacs lymphatiques; ceci est prouvé par les expériences les plus décisives. Chez l'homme et les animaux supérieurs la démonstration expérimentale n'est pas encore complète, mais elle se produira sans doute.

Les tubes des tendons, qui au premier abord présentent une structure si particulière, me semblent avoir une signification très-générale; en effet, ils peuvent être considérés avec quelque raison comme des cavités séreuses en miniature et en même temps comme des canaux pour la circulation du plasma.

L'importance du tissu conjonctif dans les néo-formations pathologiques n'avait pas échappé à Bichat. Les bourgeons charnus et les tumeurs des divers organes et même des os lui semblaient avoir leur point de départ dans leur tissu cellulaire interstitiel. Il avait même parfaitement vu que la cirrhose du foie ne porte que sur le tissu cellulaire, et que dans cette maladie les éléments glandulaires sont conservés et ont continué leur fonction. Le passage de son anatomie générale où il en parle est tellement frappant que je crois devoir le citer d'une manière textuelle[1].

[1] Anat. génér., 1812, t. I, p. 51.

et les lamelles limitent un système de lacunes qui communiquent les unes avec les autres. Les os longs sont formés par du tissu compacte, à l'exception des épiphyses ; quant aux os courts, leur masse est spongieuse ; elle est protégée par une lamelle corticale qui, dans les os plats, forme une couche extérieure très-résistante, connue sous le nom de table externe et table interne du diploé.

Comme le tissu osseux est très-dur et résistant, on ne peut se servir pour l'étudier des méthodes ordinaires d'investigation. On est obligé de recourir à l'examen de petites lamelles sciées et usées sur la pierre ; on peut également employer les acides, qui débarrassent le tissu osseux de ses principes minéraux ; il est alors facile de faire des coupes sur le tissu décalcifié auquel on a donné, à tort, le nom de cartilage osseux (2).

Quand on examine une coupe verticale de la substance compacte d'un os long (fig. 225), on aperçoit tout d'abord un système de canaux ramifiés, réunis les uns aux autres par des canaux longitudinaux (*a*, *b*, *c*, *d*). Ces canaux ont un diamètre moyen de 0m,112 à 0m,113 ; ils sont distants les uns des autres de 0m,112 à 0m,225, et ont une direction plus ou moins parallèle. De distance en distance, des canaux transversaux ou obliques partent des premiers pour aller se jeter dans des canaux voisins. Quand la coupe occupe toute l'épaisseur de l'os, on aperçoit une partie des canaux qui viennent s'ouvrir dans la cavité médullaire, tandis que les autres vont s'ouvrir immédiatement au-dessous du périoste. Ils présentent assez souvent des dilatations en forme d'ampoule. A l'extrémité des os longs, auprès du cartilage articulaire, les canaux médullaires se recourbent généralement en anse. Les canaux dont nous venons de parler sont destinés à

« Dans beaucoup d'affections organiques du foie, on remarque des tumeurs stéatomateuses, qui donnent à cet organe une forme bosselée, inégale, et qui, occupant uniquement le tissu cellulaire, laissent intact le tissu glanduleux qui sépare, comme à l'ordinaire, la bile, laquelle n'éprouve aucune altération dans son cours. »

Il n'en revient pas moins à Virchow le mérite d'avoir montré l'importance des cellules du tissu conjonctif dans le développement des néo-formations pathologiques. Mais ces cellules n'ont pas la fixité que Virchow leur croyait ; elles ne sont pas encloses dans une substance résistante ; de plus, elles n'ont aucun caractère véritablement spécifique, beaucoup d'entre elles sont semblables aux globules blancs du sang ou aux cellules embryonnaires ; ces derniers sont libres entre les faisceaux du tissu. Aussi la rapidité avec laquelle, sous l'influence d'un irritant, des globules de pus se produisent dans le tissu conjonctif est véritablement prodigieuse. Il se peut que dans l'inflammation des globules blancs s'échappent des vaisseaux pour venir se répandre dans les espaces laissés entre les fibres, mais il est bien facile d'observer aussi la division des cellules préexistantes. Il semble même que dans un mouvement phlegmasique un peu lent, tel que celui qui se produit autour d'une plaie simple, tout le travail se fasse aux dépens des cellules constitutives du tissu. Du reste, ces cellules, une fois modifiées par l'irritation, forment des amas de tissu embryonnaire aux dépens duquel un nouveau tissu se formera suivant la nature du mouvement pathologique.

Si le tissu conjonctif donne facilement naissance à des néo-formations pathologiques, cela tient simplement à ce que ses cellules sont les unes embryonnaires, les autres très-voisines de cet état. Mais la propriété d'engendrer ces néo-formations n'appartient pas au tissu conjonctif d'une manière exclusive. Il suffit que les éléments cellulaires d'un tissu puissent revenir à l'état embryonnaire pour les voir concourir dans des cas déterminés à la formation de tissus pathologiques.

La loi de Virchow sur le tissu conjonctif, source de toutes les néo-formations pathologiques, qui paraissait si générale, pèche donc surtout par défaut de généralité. R.

abriter les vaisseaux sanguins qui président à la nutrition du tissu osseux. Ils portent le nom de canaux de Havers ou canaux médullaires.

Il est facile de comprendre qu'on verra une figure toute différente en examinant une coupe transversale (fig. 226). Les canaux, coupés en tra-

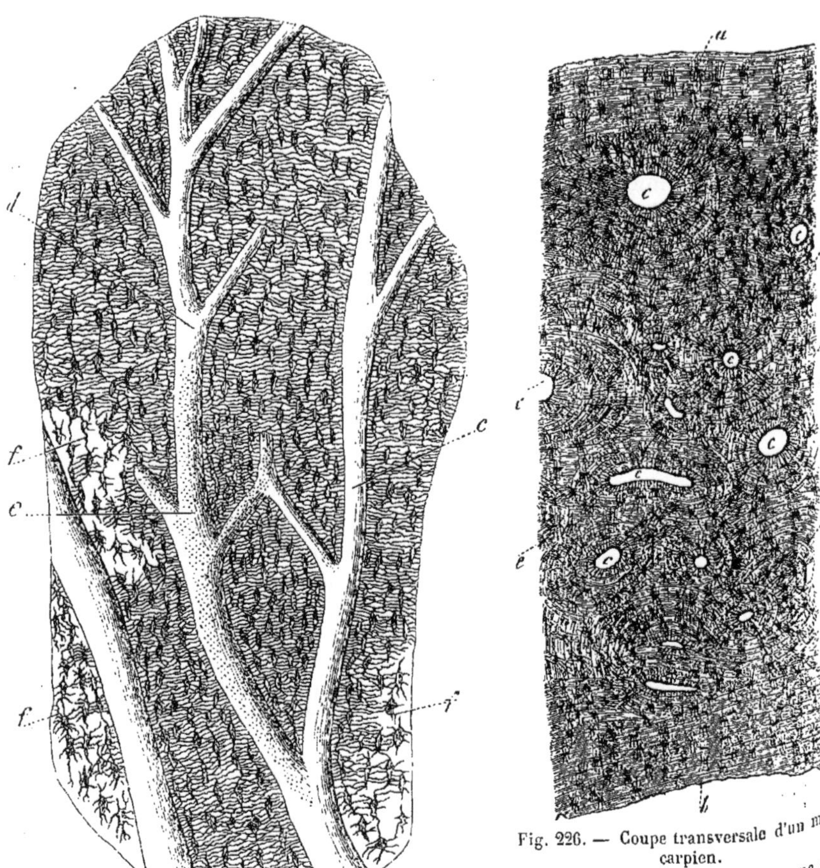

Fig. 225. — Coupe verticale d'une phalange.

En *a* et *b* deux canaux médullaires avec leurs ramifications *c* et *d*; en *e*, orifices des canalicules osseux; en *f*, cellules osseuses remplies d'air.

Fig. 226. — Coupe transversale d'un métacarpien.

a, surface externe; *b*, surface interne avec ses lamelles communes; *c*, coupe transversale d'un canal de Havers enveloppé par ses lamelles spéciales; *d*, lamelles intermédiaires; *e*, corpuscules de tissu osseux avec leurs ramifications.

vers, apparaissent sous forme de trous arrondis, ou bien ovalaires, quand le canal a une direction oblique *c*, *c*. Si la coupe a porté, par hasard, sur un petit canal transversal, on apercevra deux orifices arrondis réunis par un canal. Il est évident que, suivant le siége et la direction de la coupe, on pourra obtenir des figures fort variables.

Tous les os ne présentent pas une régularité aussi parfaite de structure que la partie compacte des os longs. Dans la lame corticale des os plats, les canaux de Havers offrent généralement une direction parallèle à la surface; ils partent presque toujours en divergeant d'un point central. Dans les os courts, les canaux offrent, en général, une direction prédominante. Les canaux médullaires ne sont pas aussi importants dans la masse des os spongieux; ils s'ouvrent très-souvent par des dilatations en forme d'entonnoir dans les espaces celluleux de la moelle. On voit quelquefois des canaux de Havers, avec leurs dilatations en forme d'entonnoir, qui se réunissent pour former une petite lacune remplie de moelle, lacune qui communique elle-même avec de petites cavités d'un volume plus considérable.

Remarques. — (1) Voyez, outre les traités de Henle, Gerlach, Kœlliker, le travail de Miescher, de Inflammatione ossium, etc., Berolini 1836; l'article de Tomes, *Osseous tissue*, dans la Cyclopædia of anatomy and physiology; puis l'excellent travail de Tomes et de de Morgan dans les Phil. Transact. for the year 1853, 1re partie, p. 109. — (2) Voyez, pour la technique, Frey, le Microscope, 2e édit., p. 169.

§ 141.

Le tissu osseux homogène, résistant, qui est situé entre les canaux de Havers, est formé par des couches successives de lamelles dont la formation s'explique par le développement successif de la substance osseuse. Ces lamelles sont intimement unies les unes aux autres; on parvient cependant à les isoler sur des os qui ont macéré et que l'on a débarrassés de leurs sels minéraux.

Il y a deux systèmes de lamelles : les unes comprennent toute l'épaisseur de l'os; les autres entourent simplement les canaux de Havers isolés. Nous désignerons les premières sous le nom de lamelles générales ou fondamentales, et les dernières sous le nom de lamelles spéciales ou de Havers.

Il est facile d'étudier les lamelles sur une coupe transversale faite sur la partie moyenne d'un os long; on pourra s'en faire une idée en examinant la figure 226. Les lamelles communes se présentent sous forme de couches concentriques qui embrassent d'une façon continue toute l'épaisseur de l'os; ces lamelles forment, à l'intérieur de l'os (*b*), la paroi de la grande cavité médullaire (lamelles médullaires); dans la partie moyenne de l'os (*d*), ces lamelles sont moins bien dessinées (lamelles intermédiaires); mais, au-dessous du périoste (*a*), elles apparaissent avec une netteté remarquable (lamelles du périoste). Ces couches ne sont que les parties d'un seul et même système de lamelles. Le nombre et l'épaisseur des lamelles isolées sont fort variables. Elles ont généralement de $0^m,006$ à $0^m,015$ d'épaisseur, et plus.

Les lamelles spéciales entourent, au nombre de 6 à 18 environ, le canal de Havers (*c*). Elles offrent une épaisseur moyenne de $0^m,004$ à $0^m,012$; ces lamelles forment, en général, des couches plus ou moins concentriques; la lamelle la plus interne constitue naturellement la paroi interne du canal. Quelquefois on observe des canaux qui occupent un point excentrique d'un système de lamelles; ce dernier peut alors devenir incomplet du côté où se trouve situé le canal de Havers. Deux canaux de Havers voisins, entourés de leurs lamelles spéciales, peuvent être enveloppés dans certains cas pour un autre système de lamelles secondaires. (Tomes et de

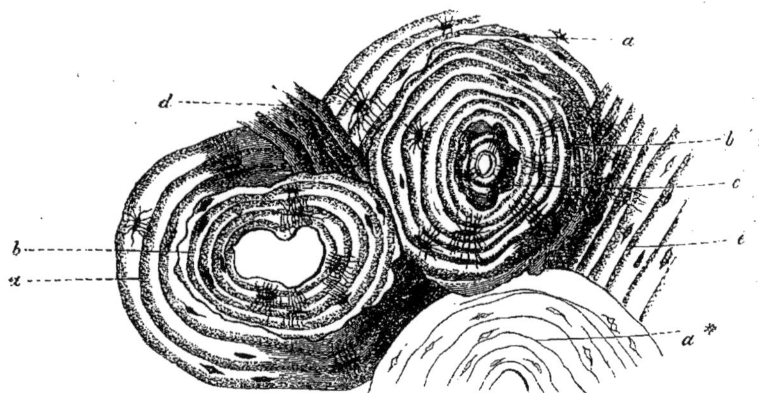

Fig. 227. — Coupe transversale d'une phalange.

a*, système de lamelles ordinaire; aa, deux autres systèmes qui ont subi une résorption centrale (bb) de manière à former des espaces qui sont comblés par de nouvelles lamelles; c, nouvelle résorption dans un espace de Havers rempli par de nouvelles couches osseuses; d, lamelles irrégulières; e, lamelles intermédiaires ordinaires.

Morgan.) L'épaisseur du système de lamelles est très-variable; les canaux d'un diamètre moyen offrent généralement le système de lamelles le plus large. Les canaux de Havers des os longs de l'homme sont tellement serrés les uns contre les autres, que les lamelles concentriques effacent presque complétement les lamelles intermédiaires; il n'en est pas de même pour les os courts du carpe et des doigts, et pour les os des mammifères en général; là, en effet, les canaux de Havers sont séparés les uns des autres par une distance appréciable.

Quand on fait une coupe à travers la masse compacte d'un os long, on aperçoit entre les canaux de Havers des lignes à direction longitudinale, et qui sont séparées les unes des autres par un espace égal à la distance comprise entre les lamelles concentriques que l'on voit sur une coupe transversale. Les lamelles semblent donc être représentées par un système de cylindres d'une certaine longueur, emboîtés les uns dans les autres, et offrant une direction à peu près verticale. Les canaux transversaux seuls sont entourés par des lamelles dont la direction est transversale. On observe ce fait, bien qu'assez rarement il est vrai, quand la coupe horizontale tombe sur un canal perpendiculaire à l'axe de l'os (1).

La régularité des couches de lamelles est moins prononcée dans les autres parties du squelette. Les lamelles des épiphyses des os longs sont moins bien marquées; les couches sont moins nombreuses, et les lamelles communes centrales font presque complétement défaut. Dans les os spongieux, le système lamellaire est représenté par des lamelles et d'épaisses travées dont la masse diminue de plus en plus d'importance. Dans la couche corticale des os plats, les lamelles communes sont parallèles à la surface de l'os, de même que les canaux médullaires et leurs lamelles propres. On trouve les deux systèmes de lamelles dans la couche compacte qui tapisse les os courts.

Le développement très-rapide et très-actif des os à l'état jeune produit quelquefois un phénomène assez curieux : la masse de l'os dont le développement est achevé se redissout, et ce travail de dissolution a pour point de départ les canaux de Havers (fig. 227, *a*). On voit alors des lacunes de dimension variable, à bords irrégulièrement découpés; les lamelles qui les entourent semblent comme rongées. Tomes et de Morgan (2) ont appelé en premier lieu l'attention sur ce phénomène; ils ont donné à ces lacunes le nom d'espaces de Havers (*Haversian spaces*).

Ces espaces peuvent se remplir ultérieurement de nouvelles couches lamellaires, que l'on reconnaît par la limite irrégulière, caractéristique, qui les sépare des lamelles anciennes (*b*, *b*). Il semble même qu'il puisse se produire encore une nouvelle résorption, suivie du développement de lamelles concentriques tertiaires (*c*); j'ai observé ce fait, il y a quelques années, sur une phalange humaine. Il est, du reste, assez fréquent de trouver des espaces de Havers comblés par du tissu osseux de nouvelle formation. Quand ces espaces sont très-nombreux, ils peuvent amener une modification remarquable dans la texture de l'os.

REMARQUES. — (1) Sur des préparations peu étendues, les lamelles des canaux horizontaux doivent se confondre facilement avec des lamelles intermédiaires. — (2) *Loc. cit.*, p. 111.

§ 142.

La substance osseuse appartient aux tissus doués de double réfraction (1) comme nous l'apprend la polarisation; elle offre généralement un aspect homogène, mais n'est jamais très-transparente; elle se présente plutôt avec une coloration assez mate. Quand on se sert d'un fort grossissement, on aperçoit quelquefois, très-nettement, un pointillé assez fin de la masse. C'est à cause de cet aspect que certains auteurs ont admis que le tissu osseux a une texture granuleuse (Tomes, Todd-Bowmann et Kœlliker); d'autres observateurs (Henle, Gerlach) sont d'une opinion tout à fait contraire (2). Il semble évident que les coupes des petits canalicules innombrables et très-fins du tissu osseux concourent à donner au tissu cet aspect spécial; cette hypothèse n'explique cependant pas tout.

Quand on examine les coupes transversales d'un os, on remarque que chaque lamelle de Havers est limitée par une zone extérieure plus foncée et par une zone interne plus claire (fig. 227). La signification de cet état particulier nous est inconnue.

Dans ces derniers temps, quelques histologistes [Sharpey, H. Müller,

Kœlliker (3)] ont appelé l'attention sur un système particulier de fibres situées dans la substance fondamentale des os, et qui portent le nom de fibres *perforantes* ou fibres de *Sharpey* (fig. 228). On rencontre ces fibres chez l'homme et les mammifères, mais on les observe plus fréquemment chez les amphibies et les poissons; l'existence de ces fibres est, du reste, très-irrégulière et très-variable.

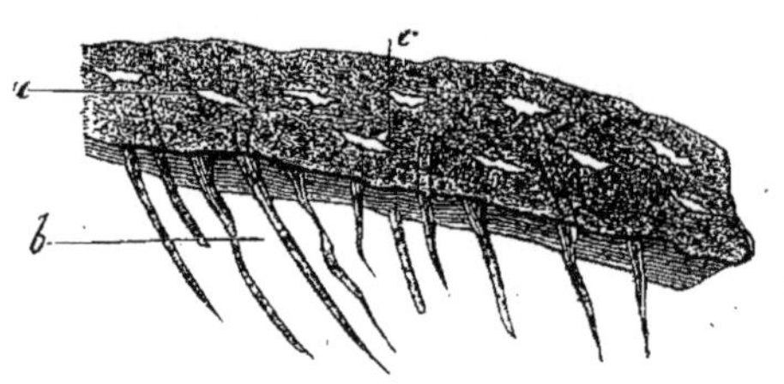

Fig. 228. — Fibres de Sharpey.
b, fibres d'une lamelle périostale d'un tibia humain; a c, cavités de l'os.

Les lamelles osseuses développées aux dépens du périoste, c'est-à-dire les lamelles fondamentales périphériques, sont traversées par les fibres perforantes qui partent du périoste, « tout comme les feuillets d'un livre sont traversés par un clou que l'on aurait enfoncé perpendiculairement à la surface du livre. » L'extrémité de ces fibres est souvent étalée en forme d'entonnoir; dans certains cas, elles s'allongent, se ramifient, etc. Elles peuvent atteindre plus de $2^{m},255$ de longueur ; leur diamètre transversal varie entre $0^{m},002$ et $0^{m},013$. Les fibres de Sharpey sont formées par des restes de substance conjonctive qui a persisté après le développement des lamelles ; elles correspondent tantôt à des faisceaux de tissu conjonctif ou à des gaînes de tissu conjonctif, tantôt à des fibres élastiques avec lesquelles on les voit, du reste, s'unir et se confondre intimement au niveau du périoste. (H. Müller.) Dans le premier cas, elles se dissolvent dans les acides ; dans le second, elles résistent aussi bien aux acides qu'aux solutions de potasse ou de soude. Les fibres de Sharpey subissent quelquefois une transformation calcaire partielle.

Comme ces fibres tirent leur origine du périoste, on ne les rencontre plus dans les lamelles qui se sont développées aux dépens de la moelle ; elles manquent également dans les systèmes de lamelles qui enveloppent directement les canaux de Havers [fig. 228 (4)].

Les cellules constituent, à coup sûr, la partie la plus importante du tissu osseux ; elles sont extrêmement abondantes et sont plongées dans la substance fondamentale (5). Elles sont en rapport avec un système de canalicules enchevêtrés dans tous les sens et qui parcourent, en rayonnant, la substance fondamentale du tissu.

Nous allons étudier en premier lieu les canalicules, auxquels on a donné aussi le nom de canalicules calcaires ; ils sont très-minces et partent d'espaces dilatés ou nœuds qui portent le nom de cavités de l'os ; on a cru pendant longtemps, mais à tort, que les sels calcaires du tissu osseux se déposaient dans ce système de canalicules.

Les cavités du tissu osseux (fig. 230), examinées à l'état frais, se présentent sous l'aspect d'espaces allongés, arrondis, plus ou moins longs, transparents, de forme assez variable ; une des faces est toujours tournée vers le canal médullaire. Leur longueur varie entre $0^m,018$ et $0^m,045$, elles ont en moyenne de $0^m,006$ de largeur sur $0^m,004$ à $0^m,009$ d'épaisseur. Sur des coupes transversales, les cavités paraissent presque tou-

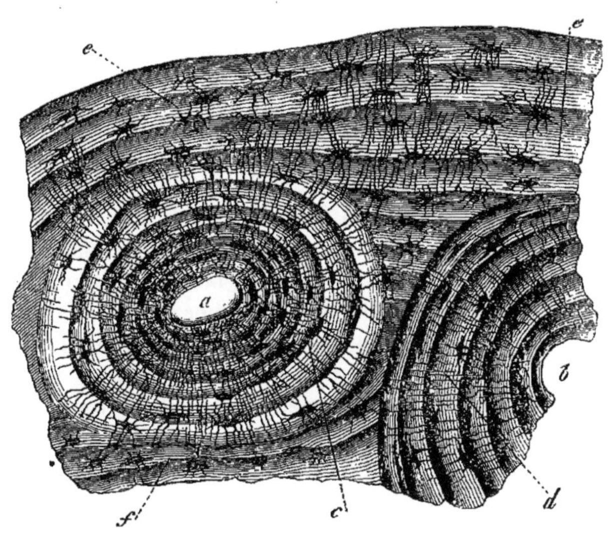

Fig. 229. — Coupe transversale d'un os humain.
a, *b*, deux canaux de Havers enveloppés de leurs lamelles propres *c*, *d*; *e*, *f*, lamelles fondamentales communes.

jours situées dans l'intérieur même des lamelles; on en rencontre quelquefois entre les lamelles, de sorte que leur axe est parallèle au bord de la lamelle. Il n'existe pas de différence notable, sous ce rapport, entre les lamelles propres et les lamelles communes. Les canalicules qui partent des cavités osseuses ont en moyenne de $0^m,001$ à $0^m,002$ de diamètre; à l'état frais, on ne peut les poursuivre que dans une fort petite étendue et on les voit bientôt disparaître dans la substance fondamentale.

On obtient des images beaucoup plus nettes et plus complètes de ces cavités des os et de leurs canalicules en préparant des coupes d'os desséchés, usés sur la pierre ponce *; l'air remplit alors tout le système des canalicules, qui paraissent foncés et noirs à la lumière transmise, blancs, au contraire, à la lumière directe; rien de plus net que ces préparations, dans lesquelles tous les détails dont nous venons de parler frappent immédiatement les yeux de l'observateur (fig. 226, 227, 228, 229). Les

* Pour obtenir de bonnes préparations du tissu osseux, il faut choisir un os bien macéré, ou prendre un os frais et éviter qu'il se déssèche pendant l'opération; sans quoi à mesure que l'eau s'évapore, la graisse prend sa place, et celle-ci ne peut plus être chassée des canalicules osseux. Les sections seront pratiquées à l'aide d'une scie d'horloger; ensuite elles seront usées entre deux pierres ponces coupées dans le sens de leurs fibres et imbibées d'eau. Pour bien indiquer les canaux de Havers, il faut, après avoir usé la lamelle osseuse, la mettre dans une solution ammoniacale de carmin, la laisser sécher, et l'user de nouveau, en imbibant les pierres ponces avec de l'alcool. Pour faire l'examen des lamelles ainsi préparées, il faut les placer dans du baume de Canada sec et fondu à l'aide de la chaleur. R.

canalicules partent en quantité innombrable des parois crénelées des cavités osseuses, puis vont en divergeant se répandre dans la substance fondamentale en se divisant à l'infini ; on les voit également s'anastomoser avec les canalicules partis des cavités voisines; du reste, les canalicules des différents systèmes de lamelles communiquent aussi entre eux.

Quand on poursuit la marche des canalicules sur une coupe transversale très-mince (fig. 231, *a*), on les voit converger vers les canaux de Havers, dans lesquels ils vont déboucher (*b*). Les canalicules situés dans les lamelles communes qui limitent le canal médullaire viennent également s'ouvrir dans ce canal ; de même les canalicules des lamelles périphériques de l'os viennent déboucher au niveau du périoste (6).

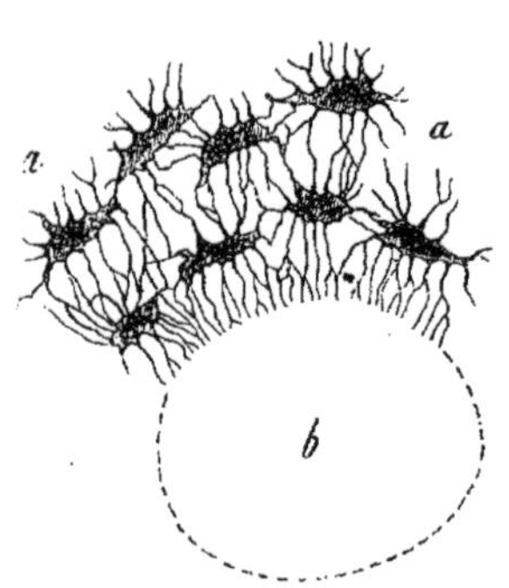

Fig. 230. — Cavités osseuses (*a a*) avec leurs nombreux canalicules qui viennent s'ouvrir dans un canal de Havers (*b*) coupé en travers.

Sur une coupe longitudinale (fig. 226), on voit que les cavités osseuses enveloppent les canaux médullaires et qu'une partie des canalicules suivent une direction horizontale pour aller s'ouvrir dans ces canaux. Il est facile de se convaincre de ce fait quand on a une coupe longitudinale qui est tombée sur le canal de Havers ; la paroi présente alors un aspect ponctué (fig. 226, *e*), qui est dû aux orifices extrêmement nombreux des canalicules. Les éléments que nous venons de décrire se retrouvent dans les os de tous les animaux; leur nombre et leur disposition offre cependant de très-grandes variétés.

Comme le tissu osseux est parsemé de cavités et de canalicules dirigés en tous sens, qui viennent déboucher à la périphérie, on comprend facilement que l'air pénètre rapidement dans tous ces espaces libres quand on laisse dessécher une lamelle osseuse ; on se débarrasse facilement de l'air en imprégnant la lamelle d'huile ou de baume de Canada très-liquide. Il est très-curieux de voir, au microscope, l'huile s'avancer petit à petit sur la préparation et chasser les bulles d'air qui la remplissent. Dans les préparations plongées dans le baume, on voit souvent une partie de la préparation imprégnée de baume, et l'autre remplie d'air. On parvient également à colorer tout le système canaliculé des os avec de la matière à injection. (Gerlach.)

On a beaucoup discuté pour savoir si les parois des canalicules et des cavités osseuses étaient formées par une substance différente de la substance fondamentale. Les histologistes ont interprété cette question de bien des manières différentes.

Il y a des années, on avait déjà essayé de séparer, soit à l'aide des alcalis, soit à l'aide d'acides minéraux concentrés, le système lacunaire formé par les canalicules et les cavités osseuses. Les uns prétendirent avoir obtenu un réseau cellulaire très-lâche; d'autres déclarèrent qu'ils étaient parvenus à isoler les parois des canalicules.

On parvient à isoler ce réseau, non-seulement sur des os frais, mais encore sur des os qui ont macéré depuis longtemps ou qui sont desséchés comme ceux dont se servent les tourneurs [Neumann (7)]. Aussi croyons-nous qu'il existe réellement une paroi propre calcifiée.

Nous avons étudié jusqu'alors le système lacunaire des os, sans nous arrêter à la description des éléments cellulaires renfermés dans les cavités osseuses. Les cellules osseuses échappèrent pendant longtemps à l'attention des physiologistes, parce qu'ils avaient l'habitude d'étudier des os macérés. Quelques observateurs avaient déjà parlé d'un noyau que l'on rencontre dans les cavités osseuses, mais c'est à Virchow (8) que revient l'honneur d'avoir appelé l'attention générale sur ce point.

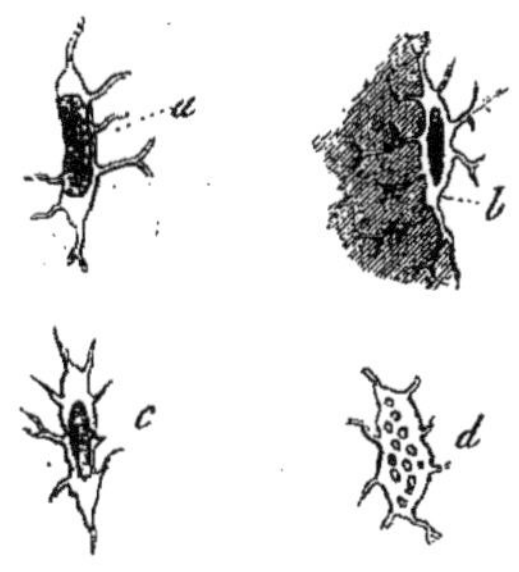

Fig. 231. — Cellules osseuses de la diaphyse du fémur.
a et *c*, cellules avec leurs noyaux; *b*, cellule accolée à une portion de substance fondamentale ramollie; *d*, cellule dont le noyau a subi la dégénérescence granuleuse.

Il est en effet très-facile d'étudier les cellules du tissu osseux. Il suffit de prendre un os frais (fig. 231), de le faire macérer dans l'acide chlorhydrique, ou de le faire cuire, ou, ce qui vaut mieux, de le tremper pendant un temps assez court dans une solution de soude, après avoir laissé agir l'acide chlorhydrique. On aperçoit alors, au milieu de la substance fondamentale ramollie, comme muqueuse (*b*), des éléments qui présentent tout à fait la forme des cavités osseuses et qui sont munis de prolongements plus ou moins allongés; ces éléments ont une paroi propre très-nette, un noyau ovalaire, allongé, mesurant en moyenne $0^{m},006$, à contours assez nets. On parvient quelquefois, en comprimant légèrement la préparation, à dégager sinon complétement, du moins partiellement, des cellules qu'il est alors très-facile d'étudier (*a* — *d*)*.

On a voulu voir dans ces cellules des éléments étoilés, à enveloppe très-résistante; mais ni les membranes cellulaires, ni le corps des cellules dépourvues d'enveloppe ne résistent à la coction dans une solution de soude.

Mais, en étudiant l'os complétement frais, on obtient un autre résultat. En faisant la préparation avec grand soin, et en s'aidant de la coloration par le carmin, on finit par apercevoir dans les cavités osseuses une petite cellule allongée, munie quelquefois de petits prolongements effilés dirigés vers l'embouchure des canalicules et dépourvue de membrane d'enveloppe (fig. 232). Il reste encore à faire des recherches pour savoir quelle

* A l'aide des méthodes indiquées dans ce paragraphe on arrive bien à reconnaître que les corpuscules osseux contiennent des cellules; mais pour se convaincre que tous les corpuscules osseux sont bien réellement des éléments cellulaires et distinguer leurs noyaux, il faut prendre un os frais et en faire macérer un petit fragment dans une solution d'acide chromique à 5 pour 1000 ou mieux dans une solution saturée d'acide picrique. Au bout de quelques jours on peut y pratiquer des sections, qui doivent être d'une très-grande minceur. Ces sections seront colorées dans une solution de rouge d'aniline dans l'acide acétique, lavées et examinées dans l'eau. R.

est l'analogie de ces éléments avec les cellules de tissu conjonctif et si le protoplasma contractile n'envoie pas des prolongements dans les canalicules. Dans la figure 231, nous avons vu la paroi des cavités osseuses contenant encore des fragments de cellules. Il suit de ce que nous venons de dire qu'il y a un rapprochement frappant à établir entre la cellule osseuse et les parois qui la protégent, la cellule de tissu conjonctif et la substance fondamentale, la cellule du cartilage et les capsules de ce tissu (9)*.

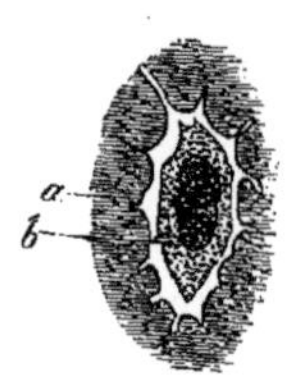

Fig. 232. — Cellule osseuse d'un os de souris colorée par le carmin.

REMARQUES. — (1) Voyez le travail de VALENTIN, intitulé: Die Untersuchung der Gewebe, etc., in polarisirten Lichte, p. 256, *Étude des tissus à la lumière polarisée*. — (2) TOMES (*loc. cit.*, p. 848) a obtenu de fines granulations en comprimant des os calcinés. KŒLLIKER (Traité d'hist., p. 225) admet que la substance fondamentale des os est formée par un mélange intime de petites granulations organiques et inorganiques. — (3) SHARPEY a découvert ces fibres en 1856 (QUAIN's *Elements of anatomy*, 6e édit., revue par SCHARPEY et ELLIS, London). H. MÜLLER (Würzburger naturw. Zeitschrift, vol. 1, p. 296) a étudié ces fibres chez les animaux supérieurs et chez l'homme; KŒLLIKER (même Revue, p. 306) les a étudiées chez les vertébrés inférieurs. Voyez également R. MAIER, in Wirchow's Archiv, vol. XXVI, p. 358. et N. LIEBERKÜHN, dans les Comptes rendus de l'Académie de Berlin, 1861, p. 265. — (4) R. MAIER (*loc. cit.*) a également étudié les altérations des fibres de Scharpey dans les maladies des os. — (5) HARTING (*loc. cit.*, p. 78) a cherché à déterminer le nombre des corpuscules osseux; il a trouvé qu'un millimètre carré de substance osseuse en renferme en moyenne 919. — (6) Il est fort rare de trouver des canalicules osseux fermés à l'une de leurs extrémités. On prenait autrefois l'air contenu dans le système canaliculé des os pour un principe terreux très-fin, mais granuleux, qui, en manquant en certains points, faisait croire à l'existence des lacunes. — (7) Voyez le beau travail de cet auteur, intitulé : Beitrag zur Kenntniss des normalen Zahnbein und Knochengewebes, *Contribution à l'étude du tissu osseux et dentaire normal*. Kœnigsberg, 1863, p. 42. — (8) Würzburger Verhandlungen, vol. I, p. 193, et vol. II, p. 150. — Voyez aussi KŒLLIKER, Anat. microscop., vol. II, première partie, p. 295. — (9) DONDERS (Holländische Beitræge, vol. I, p. 56 et 66) semble avoir une opinion analogue. Les auteurs suivants s'accordent en général avec notre description : BRUCH (Zeitschrift für wissensch. Zoologie, vol. VI, p. 203); HENLE (Jahresbericht pour 1857, p. 91, 1858, p. 93, et 1859, p. 77); ÆBY (Henle's und Pfeufer's Zeitschrift, 3e série, vol. IV, p. 51 et 65); ROUGET (Journal de physiologie, tome I, p. 768); BEALE (Struktur der einfachen Gewebe, *Structure des tissus simples*, p. 128); NEUMANN (*loc. cit.*, p. 47) et HESSLING (Grundzüge, *Principes fondamenteux*, p. 110).

§ 143.

Composition chimique du tissu osseux. — On est obligé de comprendre dans l'analyse chimique du tissu osseux (1) non-seulement le tissu proprement dit, c'est-à-dire les cellules et la substance fondamentale, mais encore les canaux médullaires et leur contenu.

* Il est bien clair qu'un corpuscule osseux ne peut pas être comparé à une cellule du tissu conjonctif, si les faits consignés dans la note de la page 275 sont réels. Quant à la cellule qui forme la partie la plus importante du corpuscule osseux, elle peut être comparée avec toutes les cellules qui n'ont pas en elles-mêmes des caractères spéciaux, telles que les cellules contenues dans les capsules du cartilage, les cellules embryonnaires, etc. R

Les os de l'homme et des vertébrés supérieurs renferment peu d'eau à l'état frais ; le tissu compacte en contient de 3 à 7 pour 100 ; le tissu spongieux de 12 à 30 pour 100 (Stark). Les os d'un animal jeune renferment plus d'eau que ceux d'un animal adulte.

Le tissu osseux desséché est composé de 30 à 45 pour 100 de matière collagène durcie par un excès de sels inorganiques. On trouve en outre une petite quantité, variable du reste, de substances non collagènes, qui provient des cellules, des parois des cavités osseuses et des canalicules ainsi que du contenu des canaux médullaires.

On obtient la *colle* en traitant par la cuisson des os débarrassés de leurs sels ; ils sont alors mous comme du cartilage ; cette colle est formée par de la glutine, tout comme pour le tissu conjonctif.

On trouve également de petites proportions de chondrine (Müller, Simon, Bibra) ; cette substance provient des débris persistants de l'ancien cartilage. Les masses osseuses secondaires, formées aux dépens du périoste, ne doivent pas contenir de chondrine (2).

Les sels que l'on rencontre dans le tissu osseux ont pour base de la chaux et de la magnésie en petite proportion ; ces bases sont combinées à l'acide phosphorique, à l'acide carbonique et à une petite quantité d'acide fluorhydrique.

Le phosphate neutre de chaux prédomine dans les os ; la quantité de ce sel varie suivant l'âge, les conditions de nutrition et les différentes parties du squelette. Il est possible qu'il y ait dans les os d'autres combinaisons du phosphate à la chaux. Le carbonate et le fluorate de chaux sont en fort petite proportion dans les os. La quantité des sels de magnésie est fort minime en comparaison de la grande abondance des sels de chaux ; on admet généralement qu'elle se trouve combinée exclusivement à l'acide phosphorique dans les os.

Dans les os frais on trouve, en outre, des phosphates, des chlorures, des sulfates alcalins? ainsi que du fer, du manganèse, de la silice ; ces différentes substances proviennent évidemment des liquides multiples nutritifs qui baignent les os.

En chauffant les os au rouge, on se débarrasse des substances organiques sans altérer pour cela la forme de l'os ; néanmoins, à cet état, l'os a perdu toute cohésion et au moindre attouchement il se désagrége sous forme d'une masse blanche, pulvérulente. Le phosphate de chaux n'est pas uni chimiquement à la glutine ; la quantité des sels varie dans les différents os ; de plus, on peut débarrasser un os de toutes les substances minérales qu'il renferme sans altérer sa texture ; il faut donc admettre que les sels sont unis d'une manière simplement mécanique au cartilage osseux. Le dépôt de sels calcaires dans les cartilages en voie de calcification, comparé à la diffusion de ces sels dans le tissu ostéogène, présente quelque chose de mystérieux.

En étudiant la composition du tissu compacte d'un fémur de femme, Heintz (3) a trouvé, dans deux cas, les proportions suivantes :

Phosphate de chaux.	85,62	85,83
Carbonate de chaux.	9,06	9,19
Fluorate de chaux.	3,57	3,24
Phosphate de magnésie.. . .	1,75	1,74

On admet généralement que la masse totale des sels varie dans les différentes portions du squelette d'un même individu. Rees a obtenu, comme maximum, 63,50 pour 100 de sels en analysant la composition d'un temporal, et un minimum de 54,51 pour 100 en analysant une omoplate. Bibra a trouvé comme maximum 69 pour 100 pour le fémur, et comme minimum 51 pour 100 pour le sternum (4). Le tissu compacte est plus riche en sels que le tissu spongieux, qu'il est sans doute difficile de débarrasser complétement des parties molles qu'il renferme (5).

Les os subissent également des changements de composition suivant l'âge; ils contiennent plus de matières organiques dans la jeunesse que dans l'âge adulte. Ainsi Bibra a trouvé dans le fémur d'un fœtus de sept mois 59,62 pour 100 de sels; 56,43 chez un enfant de neuf mois; 67,80 chez un enfant de cinq ans; 68,97 chez un homme de vingt-cinq ans; 69,82 chez une femme de soixante-deux ans, et 66,81 chez une femme de soixante-douze ans (6).

Les os fossiles renferment une proportion assez notable de fluorure de calcium; la cause de ce fait n'est pas encore élucidée. Les cendres d'os fossiles peuvent renfermer jusqu'à 10 et même 16 pour 100 de fluorure de calcium.

REMARQUES. — (1) Voyez BIBRA, Chemische Untersuchungen über die Knochen und Zaehne des Menschen und der Wirbelthiere, *Recherches sur la composition chimique des os et des dents de l'homme et des vertébrés*. Schweinfurt, 1844. Puis la Chimie physiologique de LEHMANN, vol. III, p. 11, et la Zoochimie du même auteur, p. 429; MULDER (*loc. cit.*, p. 160); SCHLOSSBERGER (*loc. cit.*, p. 5): GORUP, Chimie physiologique, p. 569; HOPPE, in Virchow's Archiv, vol. V, p. 174, et le Traité d'analyse chimique du même auteur, 2e édition, p. 369; FRÉMY, Annales de chim. et de phys., 3e série, tome XLIII, p. 47; RECKLINGHAUSEN, Archives de Virchow, vol. XIV, p. 466, et A. MILNE-EDWARDS, dans les Annales des sciences naturelles, 4e série, t. XIII, p. 191.—(2) Les chimistes et les physiologistes s'étaient beaucoup préoccupés autrefois de rechercher comment la chondrine se transformait en substance collagène pendant le processus de l'ossification; mais cette question a perdu tout intérêt depuis que les travaux de Bruch et de Müller nous ont appris que le cartilage ne se métamorphose pas en os, mais disparaît, au contraire, pour faire place au tissu osseux. Les parties formées de substance chondrigène sont décomposées, résorbées, et le sang apporte de nouveaux matériaux formés de substance albuminoïde qui se transforme en substance collagène, tout comme pour le tissu conjonctif. — (3) POGGENDORFF, Annales, vol. LXXVII, p. 267. — (4) REES (London and Edinburgh philo. Mag., 1838) a trouvé la série suivante : temporal, humérus, fémur, radius, cubitus, péroné, tibia, pubis, clavicule, côtes, vertèbres, métatarsiens, sternum, omoplates. Ces résultats sont peut-être basés sur des recherches insuffisantes. BIBRA a trouvé une série autre que celle de l'auteur précédent. — (5) FRERICHS (Annales, vol. XLIII, p. 250) et BIBRA ont trouvé tous deux un excès assez considérable de phosphate de chaux dans le tissu compacte. Les proportions de carbonate de chaux sont à peu près identiques dans les deux cas; il y en aurait plus dans le tissu spongieux, d'après BIBRA. RECKLINGHAUSEN nie toute différence dans les proportions. — (6) Ces résultats ont été attaqués par STARK, FRÉMY et RECKLINGHAESEN. Suivant ce dernier auteur, il n'y aurait également pas de différence dans la proportion de sels contenus dans un os jeune et un os ancien. — (7) LASSAIGNE a obtenu pour l'anoplotherium, 15 pour 100 de sels dans les dents; LEHMANN, 16 pour 100 de fluorure de calcium dans les côtes de Hydrarchos (Physiol. chem., vol. I, p. 400. Voyez SCHLOSSBERGER, *loc. cit.*).

§ 144.

Propriétés physiologiques du tissu osseux. — Les os, plus durs et plus résistants que les cartilages, jouent, dans la charpente du corps, un rôle fort important. Ils protégent les viscères et forment des leviers mis en mouvement par les muscles. Les sels calcaires, en imprégnant le tissu osseux, le rendent plus résistant et l'empêchent de plier sous le poids du corps. Cependant les os jouissent d'un certain degré d'élasticité et de cohésion, de sorte qu'ils peuvent subir, sans se briser, des chocs même assez violents. Quand la proportion des sels calcaires augmente dans les os, ils deviennent moins résistants et plus fragiles ; cette différence s'observe physiologiquement chez l'enfant et le vieillard, et s'accentue davantage à l'état pathologique.

Les os sont également le siége d'échanges nutritifs dont l'importance nous échappe en partie, il est vrai ; les données physiologiques semblent cependant indiquer que la nutrition des os peut se faire d'une manière plus ou moins active et varier d'intensité. En effet, pendant le développement des os, chaque fois qu'il se produit une néoformation du tissu osseux, pendant la période de formation du cal dans les fractures, etc., on observe une prolifération cellulaire excessivement active. On sait aussi qu'en enveloppant l'os d'un animal jeune avec un anneau métallique, on retrouve plus tard cet anneau dans l'intérieur de l'os ; ce fait démontre bien l'accroissement et les transformations successives du tissu osseux ; mais l'étude du développement de ce tissu suffit à elle seule pour démontrer ces faits. Ces échanges nutritifs constants n'entraînent évidemment pas la destruction complète du tissu. La composition du tissu osseux prouve aussi qu'il existe des échanges constants de principes chimiques. Nous avons vu dans quelle proportion considérable le phosphate de chaux entrait dans le tissu osseux ; il est évident que l'apport insuffisant de ce sel causera une consolidation incomplète des os [Chossat (1)]. Les expériences que l'on avait faites sur des animaux qu'on nourrissait de garance offrent peu d'intérêt scientifique, car le tissu osseux s'imprègne de matière colorante uniquement dans les points qui avoisinent les vaisseaux sanguins (2).

Le système si compliqué des canalicules osseux a été considéré comme l'appareil préposé à la nutrition du tissu osseux. On a admis que l'ensemble des canalicules forme un vaste système plasmatique destiné à absorber les liquides nourriciers, apportés par les vaisseaux sanguins des canaux médullaires et de la surface des os, et à les conduire dans toutes les parties les plus déliées du tissu qui recevraient ainsi des éléments de nutrition organiques et inorganiques [Goodsir, Lessing, Virchow (3)]. Il est cependant assez difficile de comprendre comment des liquides nutritifs peuvent circuler dans un système de canalicules si souvent interrompus par les cellules du tissu osseux; cela n'empêche pas d'admettre que ces canaux jouent un rôle considérable dans la nutrition du tissu osseux.

Remarques. — (1) Chossat, Gaz. méd., 1842, p. 208. — (2) Ces recherches, commencées par Duhamel dans le siècle dernier, ont été continuées par Flourens (Annales des sciences nat., 2e série, t. XIII, p. 97); Bruch (*loc. cit.*, p. 116) et Schlossberger (p. 65). —(3) Goodsir, Anatomical and pathological researches. Edinburgh, 1845, p. 66; J. B. Lessing (Verhandlungen der naturw. Gesellsch. in Hamburg, 1845, p. 60; Virchow, in den Würzburger Verhandlungen, vol. II, p. 150.

§ 145.

Développement du tissu osseux. — Le tissu osseux n'est pas un tissu de formation primitive; nous avons déjà insisté sur ce fait; il doit être plutôt considéré comme un tissu secondaire, car il manque complétement à une période de la vie où la plupart des autres tissus ont déjà atteint un degré de développement assez avancé.

Le tissu osseux se comporte donc juste à l'opposé du cartilage qu'il est destiné à remplacer en grande partie. Le tissu osseux se développe à des intervalles de temps fort variables suivant les différentes régions de l'organisme.

Le développement du tissu osseux constitue un des points les plus difficiles et les plus controversés de l'histologie.

A l'exception d'une partie des os du crâne, les autres pièces du squelette sont représentées primitivement par du cartilage; à l'œil nu, il semble que le cartilage se transforme directement en tissu osseux; on comprend donc que l'on ait admis pendant longtemps, et que certains histologistes admettent encore aujourd'hui, la transformation directe du cartilage en os (1).

Les recherches de Sharpey, de Bauer et de H. Müller ont démontré que cette opinion ancienne n'est plus admissible; la masse de cartilage se calcifie, il est vrai, mais ne se transforme pas en tissu osseux. Bien plus, elle disparaît, elle fond, pour ainsi dire, pour faire place à l'os de nouvelle formation. Le développement de l'os est toujours simple; de nouvelles générations de cellules étoilées apparaissent au milieu d'une substance fondamentale, d'abord molle, puis calcifiée. Cet ensemble constitue le tissu ostéoïde.

Remarque. — (1) Pendant longtemps, les observateurs ont cherché à démontrer la métamorphose du cartilage, tissu non vasculaire, homogène, renfermant des cellules arrondies, en tissu osseux, éminemment vasculaire, lamelleux, renfermant des cellules étoilées; ils ont même cherché à poursuivre la transformation des cellules de cartilage en cellules osseuses. En étudiant l'histoire de l'histologie (voy. Kœlliker, Anat. microsc., vol. II, 2e partie, p. 344), on voit que trois opinions différentes ont régné successivement à ce sujet. Les uns admettaient que les noyaux des cavités du cartilage se ramifient, prennent une forme étoilée, et constituent ainsi un corpuscule osseux. Les seconds pensaient que la cellule de cartilage tout entière subit la modification précédente. La troisième théorie, qui a été admise encore jusque dans ces derniers temps, est due à SCHWANN et à HENLE. Ils pensent que le corpuscule osseux est produit par un épaississement inégal de la capsule de cartilage. La présence de véritables cellules étoilées dans les capsules de cartilage et la nature cellulaire des corpuscules osseux découverte par VIRCHOW contribuèrent à soutenir cette opinion; les recherches de KŒLLIKER et d'autres observateurs sur les os des rachitiques concluaient dans le même sens. — Cependant, dès 1848, SHARPEY (Quain's Anatomy, fifth edition, by Quain and Sharpey, part. II, p. 146, London, 1846); puis KŒLLIKER (Comptes rendus de l'Institut zootomique de Würzburg. Leipzig, 1849, p. 35), déclarèrent que, chez l'homme et chez les vertébrés, le tissu osseux vrai peut se développer aux dépens du tissu conjonctif : ainsi s'expliquait la production de l'os aux dépens du périoste, et dans tous les cas où l'os n'est pas primitivement représenté par une masse cartilagineuse. Beaucoup d'auteurs admirent alors que le tissu osseux peut se former, d'une part, par transformation du cartilage, puis par métamorphose d'un substratum de tissu conjonctif. Sharpey prétendait même que le tissu osseux se développe uniquement aux dépens du tissu conjonctif, même lorsqu'il est représenté primitivement par du cartilage. La théorie de la métamorphose du cartilage, admise jusque dans ces derniers temps, était à peu près la suivante. Pendant le processus d'ossification, le cartilage se charge de sels calcaires; les cellules de cartilage se transforment alors rapidement en corpuscules osseux, d'après la troisième théorie que nous avons indiquée tout à l'heure. L'enveloppe secondaire de ces cellules se confond avec la substance intercellulaire et forme la substance fondamentale de l'os. Les espaces médullaires et les canaux médullaires se forment par résorption du tissu fondamental. Mais toutes ces hypothèses n'expliquaient ni la structure lamelleuse du tissu osseux, ni la formation des canalicules osseux. — C'est à BRUCH (*loc. cit.*), BAUR (Entwicklung der Bindesubstanz, *Développement du tissu conjonctif*, p. 43), et surtout à H. MÜLLER (Zeitschrift für wissensch. Zoologie, vol. IX, p. 147), que revient l'honneur d'avoir renversé la théorie de la transformation du cartilage en tissu osseux. GEGENBAUER (Jenaische Zeitschrift für Medicin, année 1864, p. 343) arriva à des résultats à peu près égaux, ainsi que L. LANDOIS (voyez la communication de cet auteur dans le Centralblatt für die med. Wiss., 1865, p. 273). LIEBERKÜHN a défendu avec ardeur, dans ces derniers temps, la théorie ancienne. Voyez les travaux de cet auteur dans les Monatsberichte der Berliner Akademie, 1861, p. 265 et 517, et dans les Archives de Reichert et Du Bois-Reymond, 1860, p. 824 et 1862, p. 702, ainsi que la réplique de H. MÜLLER, dans les Würzb. naturw. Zeitschrift, vol. IV, p. 29. De nouvelles recherches personnelles ne sauraient nous amener, quant à nous, à rejeter les opinions que nous avons émises dans la première partie de cet ouvrage. Admettons que le cartilage puisse se transformer, dans quelques cas très-rares, en tissu osseux; ce fait s'expliquerait, puisque le cartilage, lui aussi, appartient au grand groupe des tissus de substance conjonctive; mais, à coup sûr, telle n'est point la règle. — Nous citerons encore, parmi les auteurs anciens : BIDDER, in Müller's Archiv, 1843, p. 336; VÖTSCH, Mode de guérison des fractures, etc.; Heidelberg, 1847; ROKITANSKY, Zeitschrift der Wiener Ærzte, 1848, p. 1; ROUGET, Développement et structure du système osseux. Paris, 1856.

§ 146.

Tout en rejetant la théorie de la transformation directe du cartilage en tissu osseux, il est essentiel cependant, pour bien comprendre l'ossification des portions du squelette formées de cartilage, d'avoir bien présent à l'esprit la texture même du tissu cartilagineux. Nous avons déjà décrit, en parlant de ce dernier tissu, sa calcification et son ramollissement, et nous avons indiqué le rôle des cellules de cartilage. Les figures 213, *g*. et 244 rappellent le groupement des cellules de cartilage.

Avant l'ossification, le cartilage renferme des vaisseaux qui se développent dans la période fœtale et qui jouent assurément un rôle important dans les transformations dont nous parlons. Des canaux, destinés à protéger ces vaisseaux, se forment par la disparition d'une certaine portion

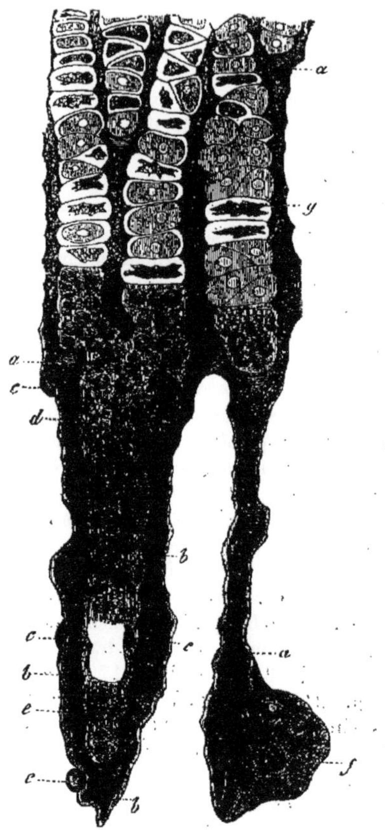

Fig. 233. — Coupe verticale faite au niveau du point d'ossification de la diaphyse du métatarsien d'un fœtus de vache de 2 pouces de long, d'après Müller.

a. Masse fondamentale du cartilage; *b*, substance fondamentale de l'os; *c*, cellules osseuses de nouvelle formation, en partie emprisonnées dans la substance fondamentale; *d*, canal médullaire en voie de formation avec son vaisseau et les cellules de la moelle; *e*, *f*, cellules osseuses de la portion extérieure de l'os; *g*, capsules de cartilage en partie remplies par des membranes cellulaires rétractées.

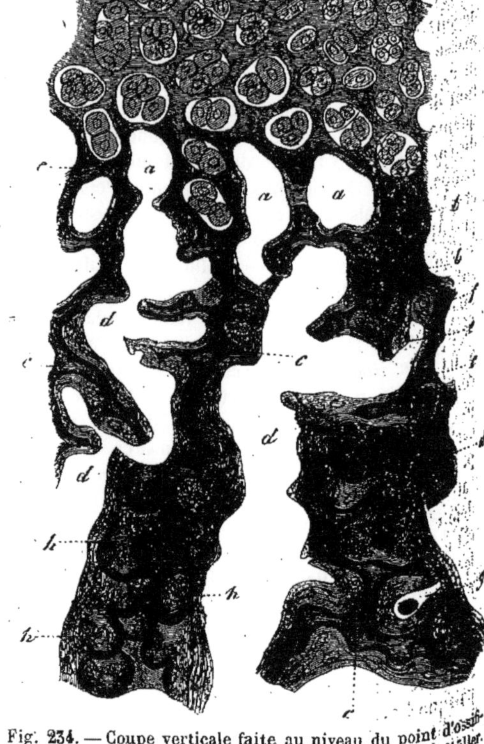

Fig. 234. — Coupe verticale faite au niveau du point d'ossification de l'épiphyse d'une phalange de veau, d'après Müller.

A la partie supérieure le cartilage avec ses cellules irrégulièrement disposées et remplies de cellules-filles. *a*, petits espaces médullaires, apparaissant en partie comblés d'éléments, mais dessinés comme s'ils étaient vides; *b*, espaces médullaires avec leurs cellules; *c*, restes du tissu cartilagineux calcifié; *d*, larges espaces médullaires dont les parois sont tapissées par des couches plus ou moins épaisses et même stratifiées de tissu osseux; *e*, cellule osseuse en voie de formation; *f*, capsule cartilagineuse ouverte remplie de cellules osseuses; *g*, capsule de cartilage en partie remplie, tapissée de tissu osseux à la périphérie et renfermant une cellule de la moelle à l'intérieur; *h*, capsules de cartilage paraissant fermées mais qui sont remplies de cellules osseuses.

du tissu. Ces canaux sont remplis de cellules arrondies, serrées, qui se réunissent plus tard de manière à former la paroi vasculaire. On a désigné ce tissu sous le nom de moelle du cartilage ; les éléments cellulaires qui le constituent proviennent de la prolifération des cellules de cartilage.

Le trajet et le caractère de ses vaisseaux, qui communiquent avec ceux du périchondre ou qui sont destinés à communiquer avec ceux des portions cartilagineuses déjà ossifiées, ne sont pas encore parfaitement connus.

Dans cet état, les cartilages sont propres à se calcifier et à se transformer en tissu osseux. L'ossification a, comme on le voit, des points de départ déterminés; on leur a donné le nom de *points d'ossification*. Il vaudrait mieux cependant les désigner sous le nom de points de calcification. Ces points ou noyaux osseux peuvent être multiples pour un seul et même os, mais apparaissent à des moments différents. Dans les os longs, le point d'ossification de la diaphyse est généralement situé dans la partie moyenne de l'os; dans les os pairs, plats ou courts, il est situé au centre. Les os impairs, qui sont plats ou courts, ont deux ou plusieurs noyaux d'ossification. Du noyau osseux comme centre, l'ossification s'avance progressivement à la périphérie dans le cartilage; ce dernier offre donc des variétés de texture suivant qu'on l'examine près ou loin du noyau d'ossification.

Quand on étudie les portions de cartilage qui avoisinent le noyau d'ossification, on les trouve remplies de sels calcaires qui les rendent opaques et empêchent ainsi l'étude de l'ostéogenèse. Mais, depuis ces dernières années, on s'est servi, d'après les indications de H. Müller, de solution d'acide chromique, dont l'action fait disparaître tous les sels.

Du reste, les sels calcaires ne se déposent pas uniformément dans les cartilages; là où les cellules sont isolées et ne forment que de petits groupes (fig. 234), on les voit enveloppées assez complétement par des granulations calcaires; quand les cellules sont au contraire disposées en séries (fig. 233) longitudinales, on trouve des ponts transversaux assez minces constitués par de la substance restée molle.

§ 147.

Le cartilage calcifié, envahi par le tissu osseux, se résorbe rapidement; c'est ainsi que se forment les espaces médullaires. Il est évident que les capsules de cartilage restées molles se résorbent en premier lieu. Aussi, en examinant la diaphyse des os longs, on voit disparaître les parois d'une série de capsules de cartilage ainsi que la petite quantité de substance fondamentale qui les sépare; il se forme ainsi des espaces allongés, étroits, dont les parois présentent des renflements (fig. 233, *d*). Mais, au même moment, des portions de substance fondamentale avoisinantes se résorbent et il s'établit ainsi des communications avec les espaces allongés (*d*, en haut). Si nous examinons, au contraire, une épiphyse (fig. 234), ou un os court, on voit que la résorption du cartilage se fait irrégulièrement, dans tous les sens, de sorte que les espaces médullaires forment un système de cavités sinueuses (fig. 234), dont il est difficile de suivre la direction. Si les points au niveau desquels ces cavités s'embouchent les unes dans les autres ne sont pas compris dans la coupe, on peut s'en laisser imposer et croire à des espaces médullaires clos [fig. 234, *a*. (à droite et en haut), *b*.].

L'étude du contenu de ces espaces est fort importante au point de vue du développement ultérieur de l'os ; on lui a donné le nom de moelle osseuse fœtale.

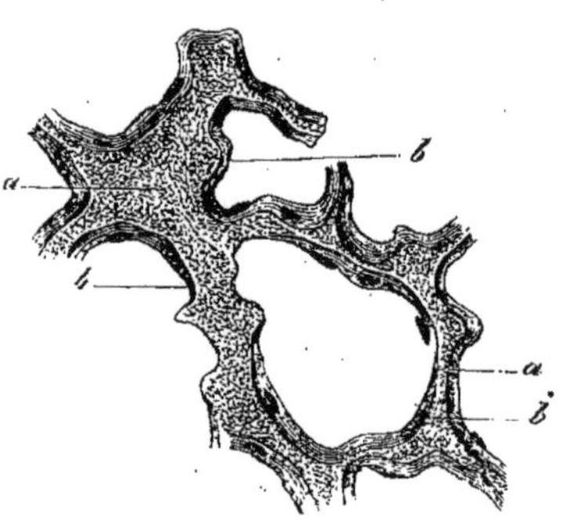

Fig. 235. — Coupe transversale de la partie supérieure du fémur d'un embryon humain de 11 semaines.

a, reste du cartilage; *b*, revêtements formés par du tissu ostéoïde.

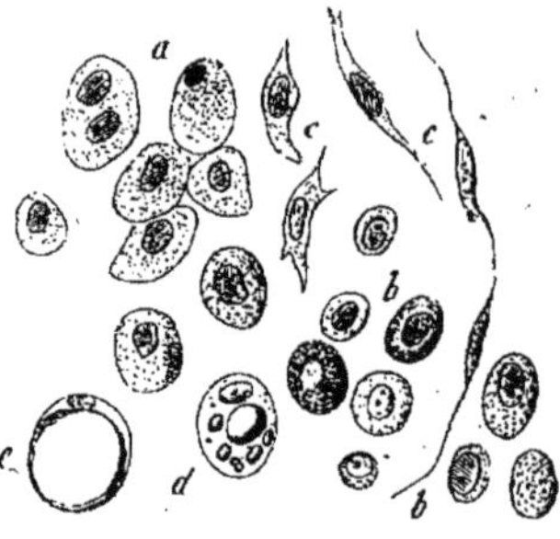

Fig. 236. — Cellules de la moelle des os.

a, provenant de l'humérus d'un fœtus humain de 5 mois; *b*, de l'humérus d'un enfant nouveau-né; *c*, cellules fusiformes; *d*, formation des cellules adipeuses de la moelle; *e*, cellule remplie de graisse.

La moelle fœtale (fig. 236) se présente sous forme d'une masse molle rougeâtre; elle renferme de petits éléments arrondis (*a*) de $0^{mm},012$ à 0,022 de diamètre qui ressemblent en tous points à des cellules embryonnaires. Le contenu de ces cellules est légèrement granuleux ; ils renferment un ou deux noyaux. Ces cellules proviennent évidemment de la prolifération des cellules de cartilage qui ont pénétré dans les espaces médullaires après la résorption des capsules et s'y sont multipliées.

Les cellules de la moelle subissent des transformations variables. Les unes se développent dans les os longs et conservent leur forme arrondie, se chargent de graisses neutres et deviennent les cellules adipeuses de la moelle jaune des os (*d*, *e*). D'autres se transforment en corpuscules de tissu conjonctif (*c*), ou bien même concourent à la formation de vaisseaux sanguins et de nerfs; une partie de ces éléments enfin ne subit aucune modification ; on les retrouve d'une manière constante dans la moelle rouge des os spongieux; ils sont granuleux, mais ne contiennent pas de graisse.

Il y a quelques années déjà on avait reconnu que les cellules de la moelle ne persistent pas à cet état et qu'elles peuvent subir d'autres modifications; en effet, ces éléments peuvent se transformer en corpuscules osseux, et c'est là, bien à coup sûr, un rôle fort important. H. Müller (1) admettait la transformation directe des éléments de la moelle en corpuscules osseux; Gegenbauer (2) a trouvé qu'il existait des cellules intermédiaires entre ces deux éléments différents : il leur a donné le nom d'*ostéoblastes* (fig. 237 et 238).

Il est facile de se convaincre que ces éléments tapissent, sous forme d'un revêtement épithélial (fig. 237, *c*), les parois des espaces médullaires. Quand ils sont serrés les uns contre les autres (fig. 238, *b*, *b*), ils se présentent sous forme de cellules arrondies, polygonales ou cylindriques; les noyaux sont uniques ou multiples, vésiculeux, de dimension variable; ces cellules forment sur la face interne des parois une couche opalescente, homogène (fig. 237, *d*), ou bien se confondent avec le corps des cellules dépourvues de membrane. Cette couche cellulaire est destinée à former la masse fondamentale du tissu ostéoïde ainsi que les cellules du tissu. Au-dessus de la couche d'ostéoblastes, se trouve une lamelle de nouvelle formation dans laquelle pénètrent des cellules complètes ou des portions de cellules (fig. 237, *g*, *f*, fig. 238, *c*). On peut étudier dans ces points toutes les transformations des cellules en éléments étoilés et même apercevoir des ramifications de ces cellules anastomosées avec les canalicules d'autres corpuscules osseux. Mais ces corpuscules osseux sont plus volumineux et présentent moins de ramifications que les corpuscules anciens.

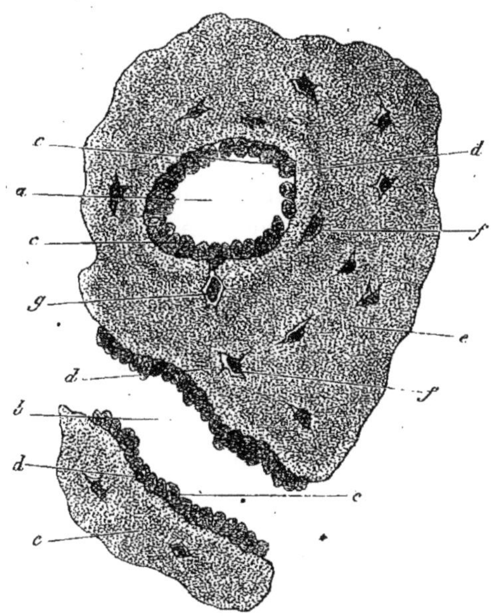

Fig. 237. — Coupe transversale du fémur d'un embryon humain de 11 semaines environ.

a, canal médullaire sectionné en travers; *b*, coupe longitudinale d'un canal médullaire; *c*, ostéoplastes; *d*, substance osseuse transparente de nouvelle formation; *e*, substance osseuse ancienne; *f*, cavités osseuses avec leurs cellules; *g*, cellule avec son ostéoblaste.

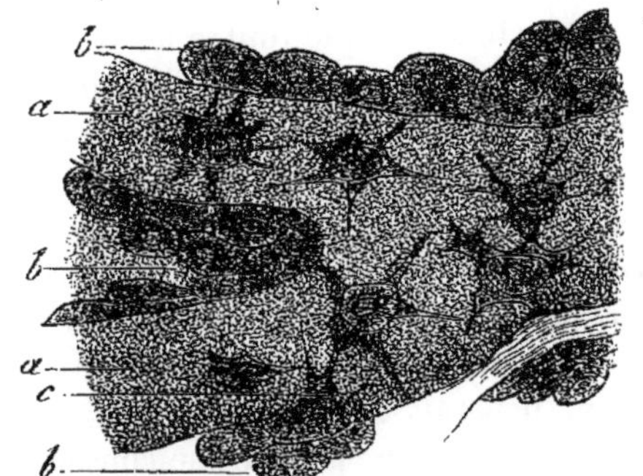

Fig. 238. — Ostéoblastes du pariétal d'un embryon humain de 13 semaines (d'après Gegenbauer).

a, trabécules osseuses avec leurs cellules;
b, couches d'ostéoblastes;
c, ostéoblastes se transformant en cellules osseuses.

Ces transformations cellulaires se continuent d'une façon constante. Dès que la première lamelle homogène est formée, il s'en produit une seconde, tapissée du même revêtement épithélial et ainsi de suite. C'est ainsi que le substratum du tissu osseux s'épaissit de plus en plus et prend un aspect d'abord strié puis bientôt stratifié, dû aux couches successives qui se sont déposées. Les lamelles du tissu osseux se trouvent ainsi formées.

On ne sait pas comment se développent les canalicules du tissu osseux pendant ce processus (3).

Bientôt la substance ostéoïde subit une modification nouvelle; elle se charge de sels calcaires qui s'y déposent, non sous forme des grumeaux, mais d'une manière diffuse, de manière à conserver au tissu une certaine transparence.

Le substratum organique des couches primitives est probablement constitué, au début, par de la matière collagène.

Comme les espaces médullaires ont un contour très-irrégulier et que les portions de cartilage qui subsistent encore se résorbent d'une façon constante, on comprend que le tissu ostéogène qui se dépose au début se présente sous des formes très-variables comme dans les figures 233 et 234.

Sur des coupes transversales de la partie moyenne du fémur, par exemple, on voit également que le tissu est irrégulier et formé par des travées longitudinales unies par des ponts transversaux de tissu osseux (fig. 235).

On trouve, par place, des cellules fort remarquables et qui nous expliquent comment on a pu autrefois commettre l'erreur de croire à une transformation immédiate de la cellule cartilagineuse en corpuscule osseux; ces cellules sont des cellules de cartilage, mais elles servent de dépôt à une ou plusieurs cellules osseuses, ainsi qu'à la substance primitive; il peut arriver très-facilement que l'on n'aperçoive point leur ouverture à cause de sa petitesse, de sorte que l'on croit avoir affaire à une capsule fermée contenant deux ou trois cellules osseuses [fig. 234, *hef*, fig. 233, *e*, (4)].

Quelquefois presque toutes les travées d'une préparation osseuse ont ce singulier aspect qui est très-difficile à décrire et dont la figure 234 (à gauche et en bas) peut donner une idée.

Les restes de la substance cartilagineuse, qui jusqu'alors se sont conservés, disparaissent par suite d'une résorption ultérieure; les espaces qui deviennent ainsi vides sont remplis de tissu osseux; celui-ci forme alors des couches de plus en plus épaisses; le système des canalicules osseux se développe; c'est ainsi que le cartilage se trouve remplacé par du tissu osseux. Il paraît certain qu'au milieu de la masse osseuse, même complétement achevée, peuvent se conserver des restes du cartilage primitif calcifié; mais nous ne savons pas encore dans quelle proportion. (Müller, Tomes et de Morgan.)

Nous verrons plus loin que dans les os achevés ont lieu plus tard des résorptions considérables. Mais, à côté de cette disparition en masse de tissu ostéoïde calcifié, nous trouvons encore dans les os une résorption semblable et non apparente; des parties anciennes disparaissent et à leur place de nouvelles sont formées. Ceci est déjà démontré par la structure des cellules médullaires des os anciens et spongieux comparée à la structure des mêmes parties dans les os jeunes. Cette résorption ne s'arrête même pas à un âge avancé; nous l'avons déjà appris plus haut (§ 141, fig. 227), en parlant de la formation des cavités de Havers qui sont de nouveau remplies par des lamelles formées ultérieurement.

REMARQUES. — (1) Cependant il est possible que les cellules qui traversent les canaux cartilagineux avant que l'ossification ait commencé, prennent part à la formation des corpuscules osseux. Cette origine des cellules osseuses paraît certaine pour la production de la substance osseuse première dans l'intérieur des épiphyses et des os courts (MÜLLER, *loc. cit.*, p. 187). — (2) Voir les observations de ce savant dans Jenaische Zeitschrift, vol. I. WALDEYER est également du même avis (Archiv für mikrosk. Anatomie, *Archives d'anatomie microscopique*, 1865, p. 354). — (3) D'après GEGENBAUER, les ostéoblastes sont couverts, sur la face qui regarde la masse primitive, d'appendices très-minces et presque aussi serrées que les cils. Ces prolongements protoplasmatiques relient entre eux les ostéoblastes situés dans les lamelles osseuses, de manière à former un réseau. Celui-ci grandit et peu à peu est complétement enveloppé par la masse fondamentale calcifiée; en même temps apparaissent les cavités osseuses et les canalicules. — (4) Nous ne disons pas du tout pour cela que les cellules osseuses ne peuvent pas se former dans des capsules cartilagineuses fermées. Les os des rachitiques furent, pendant des années, considérés, d'après KŒLLIKER (voir son Anatomie microscopique, vol. II, 1re partie, p. 360, fig. 112), comme très-favorables pour démontrer l'existence des cellules osseuses dans l'intérieur des capsules cartilagineuses fermées; d'après MÜLLER, ce seraient, au contraire, des sujets de préparation trompeurs, car souvent on y trouve des restes considérables du cartilage primitif; de plus les cellules peuvent se présenter sous forme de capsules épaissies, dont l'enveloppe primitive est revenue sur elle-même et s'est ratatinée en forme d'étoile, de sorte qu'on la distingue à peine des véritables cellules osseuses (ce phénomène ne se montre pas dans les os à l'état normal dont la formation se fait rapidement et énergiquement); enfin, dans ces cas, on peut très-bien ne pas apercevoir les ouvertures des cavités cartilagineuses. Il est probable cependant que de véritables cellules osseuses peuvent aussi se former dans l'intérieur des capsules cartilagineuses, ce qui arrive également, comme exception, dans l'ostéogenèse normale; il en est de même dans les bois de cerf ossifiés, où les transformations se font rapidement et sont difficiles à comprendre, quoique là aussi la loi de l'ostéogenèse puisse être reconnue dans ses parties essentielles. Voir pour ce sujet H. MÜLLER (Würzburger naturw. Zeitschrift, vol. IV, p. 36). LIEBERKÜHN (Monatsberichte des Berliner Akademie, *Rapports mensuels de l'Académie de Berlin*, 1861, p. 517, et Reichert's und Du Bois-Reymond's Archiv, 1861, p. 265) avait interprété le processus en question tout autrement que comme une transformation immédiate de tissu cartilagineux en tissu osseux. D'après L. LANDOIS (Centralblatt für die med. Wiss., *Journal central des sciences médicales*, 1865, p. 241), toute la corne de cerf ne serait que de l'os développé aux dépens du périoste.

§ 148.

Nous avons encore à parler de la formation du tissu osseux dans les endroits où n'existe point antérieurement de tissu cartilagineux. Nous ne dirons rien d'abord de l'ossification qui se fait aux dépens du tissu conjonctif véritable et achevé (1), et nous nous arrêterons à *la formation de la masse osseuse aux dépens du périoste* et à *l'ossification des os dits secondaires*.

Le premier mode de formation (2) constitue un processus très-généralisé qui préside au développement des os en épaisseur. Nous choisirons encore ici l'exemple des os longs. L'expérience nous apprend que, pendant la croissance du corps, ce n'est pas seulement la longueur, mais aussi le diamètre de ces os qui augmente. La croissance en longueur, pour en dire deux mots, n'est que la continuation du processus que nous avons examiné précédemment ; elle se fait donc aux dépens du cartilage des épiphyses et des articulations; les parties inférieures de ces cartilages se calcifient, puis se trouvent résorbées et donnent ainsi place au tissu ostéoïde. En même temps le cartilage articulaire croît à sa partie supérieure par le dédoublement des cellules et par l'augmentation de la masse fondamentale. La croissance en épaisseur se fait par la formation, au-dessus de l'enveloppe périostale, de nouvelles couches osseuses qui viennent entourer l'ancien os à la manière de tuyaux. Il est évident que de cette manière chaque couche nouvelle est plus vaste que la précédente. Mais comme l'os s'allonge en même temps d'une manière considérable, chaque nouveau tube osseux est également plus long que le précédent.

Ollier (3), par une série d'expériences remarquables, a confirmé ce rôle important du périoste dans la formation des os. Des morceaux détachés du périoste, qu'ils soient en communication avec le reste de l'enveloppe osseuse ou bien isolés, qu'ils soient transportés dans une autre partie du corps, ou même d'un animal d'une espèce sur un autre animal de la même espèce, peuvent reproduire un os complet. Mais il faut pour cela que la couche profonde du périoste ait été conservée sans altération ; c'est là une précaution dont nous comprendrons bientôt la nécessité.

Passons maintenant à l'étude histologique de ce processus (fig. 239, 1) ; il faut d'abord se rappeler que le périoste est plus riche en vaisseaux sanguins à cette première époque de la vie. A la face interne du périoste se développent des végétations qui tendent à former des couches vasculaires de tissu ostéogène (*b*) ; ces couches adhèrent fortement à la surface de l'os et sont formées par une masse primitive tantôt homogène, tantôt plutôt striée et fibreuse qui renferme des cellules finement granuleuses, à noyaux, arrondies ou allongées, de $0^{mm},011$—$0^{mm},022$. Elles prennent peu à peu une forme étoilée (*c*); les prolongements croissent (*d*) et on admet qu'en même temps ils se transforment en cellules osseuses [Virchow (4)], tandis que la masse intercellulaire se calcifie d'une manière diffuse (*e*). D'après les observations de Gegenbauer, confirmées par les résultats de Waldeyer et par mes propres recherches, les ostéoblastes forment également ici une couche de transition. Pour la reconnaître, nous renvoyons à notre figure 238, *b*, *c*. Le tissu osseux nouvellement formé (239, *e*) présente des prolongements pointus vers les couches extérieures encore molles ; à l'intérieur il offre, à la manière d'une éponge, de nombreuses lacunes. Les lacunes sont ensuite remplies par des cellules médullaires et par les ostéoblastes qui recouvrent ces dernières; elles se transforment ainsi en canaux de Havers, dans lesquels se forment alors des vaisseaux sanguins qui ne tardent pas à communiquer avec les vaisseaux proprement dits du tissu osseux et avec les vaisseaux extérieurs du périoste. En même temps, d'autres cellules médullaires se transforment en ostéoblastes et forment autour des canaux de Havers des lamelles spéciales d'après le mode de développement que nous avons déjà décrit en parlant de la formation intercartilagineuse des os.

Mais pendant ce temps la formation secondaire de la grande cavité médullaire entraîne de nouvelles modifications dans le tissu osseux. Si nous nous rappelons les dimensions considérables de cette cavité, il devient évident qu'elle se produit par suite d'une résorption considérable du tissu osseux. Cette cavité occupe dans l'os achevé un espace beaucoup plus grand que celui qu'occupait l'os entier à une époque antérieure de la vie ; il est donc bien évident que tout le tissu osseux primitif ne tarde pas à disparaître par résorption et que l'os long, quand il est achevé, provient entièrement de la substance ostéoïde périostéale. Les couches qui proviennent du périoste formeront les lamelles générales ; cela va de soi, et toute section transversale le démontre (fig. 226). On comprend facilement, d'après ce qui précède, que les plus anciennes des lamelles périostales qui subsistent deviennent finalement des lamelles périmédullaires et enveloppent la paroi de la grande cavité de la moelle (5).

Il est probable que dans ce processus les cellules osseuses, d'abord entourées par la masse fondamentale, repassent à l'état de cellules médullaires une fois qu'elles sont en liberté et servent ainsi à produire l'augmentation de nombre de ces derniers éléments.

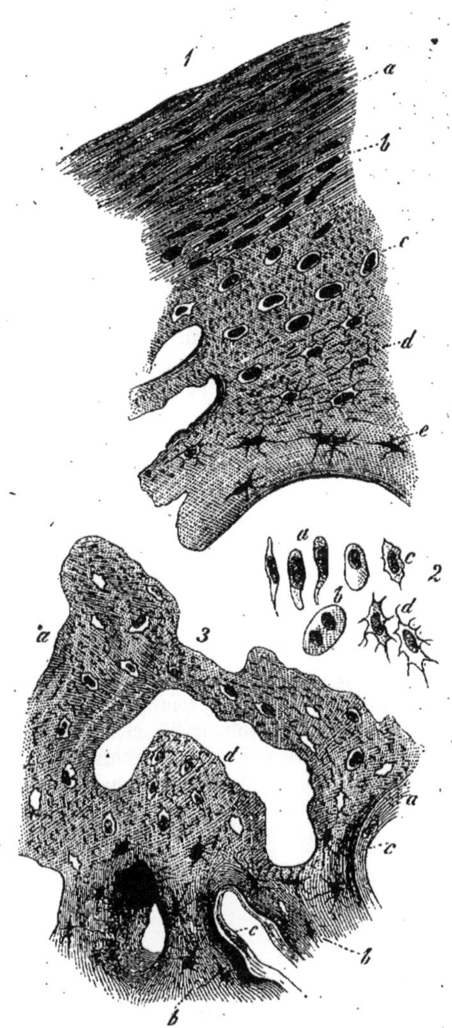

Fig. 239. — Formation de la masse osseuse secondaire chez le fœtus humain.

1. Section transversale de l'humérus d'un embryon de 8 mois ; elle représente la formation osseuse par le périoste avec des espaces médullaires à gauche. *a*, périoste ; *b*, tissu ostéogène nouveau ; *c*, id. plus ancien, durci en partie et muni de cellules étoilées ; *d*, *e*, substance osseuse achevée.

2. Les cellules de la figure 1, avec un grossissement plus fort, mêmes lettres.

3. Section de l'os pariétal d'un fœtus de 7 mois. *a*, tissu ostéogène durci avec des cellules et des corpuscules osseux dont une partie est rayonnée (*b*) ; *c*, dépôt de nouvelles couches de tissu osseux ; *d*, grand espace médullaire avec trois autres plus petits vers le bas.

Dans les os courts et plats, au contraire, une partie plus ou moins grande de tissu osseux primitif, qui s'était formé aux dépens du cartilage, persiste.

Pendant la formation du point d'ossification au milieu des diaphyses, il se produit une couche osseuse aux dépens du périchondre, c'est-à-dire du périoste futur; la formation de cette couche précède probablement dans certains cas la calcification du cartilage (6).

Remarques.—(1) Comme, par exemple, l'ossification de certains tendons chez des oiseaux adultes; c'est là un chapitre controversé de l'ostéogenèse. L. Lessing (Henle's und Pfeufer's Zeitschrift, 3 R., vol. XII, p. 314), Lieberkühn (Reichert's und Du Bois-Reymond's Archiv, 1860, p. 824), et H. Müller (Würzburger naturw. Zeitschrift, vol. IV, p. 45) ont entrepris, dans ces derniers temps, des travaux sur ce sujet; mais les trois résultats ne sont rien moins que concordants. Pour nous, nous ne conservons aucun doute à cet égard après les minutieuses recherches de Müller. Il n'y a d'abord qu'une simple calcification du tendon, de sorte qu'après extraction des sels terreux, c'est le tissu tendineux qui reste tel qu'il était auparavant. Plus tard, au contraire, on rencontre la véritable substance osseuse avec des cavités peu nombreuses, des lamelles et des canaux de Havers. D'après Lieberkühn, il y aurait alors une transformation directe du tissu tendineux en tissu osseux. Müller montra, au contraire, que cette assertion est erronée; dans le tendon calcifié apparaissent par places des vaisseaux; ces espaces vasculaires correspondent aux espaces médullaires du cartilage et sont remplis par une substance molle. C'est dans ces espaces que se forme une substance solide qui bientôt se calcifie et qui ressemble plus ou moins à l'os véritable. — L'ossification du tissu conjonctif, que l'on observe chez l'homme dans certains cas pathologiques, a lieu probablement de la même manière; il est certain que l'on a souvent confondu du tissu conjonctif calcifié avec les os. — (2) Voir le grand ouvrage de Kœlliker, p. 305. — (3) Les recherches de L. Ollier sont rapportées dans le *Journal de la physiologie*, tome II, p. 1, 170, 408, et tome III, p. 88; ainsi que dans la *Gazette médicale*, 1859, n° 37, et 1860, n° 12. Voir encore à ce sujet les observations de R. Buchholz, dans Virchow's Archiv, vol. XXVI, p. 78. — (4) Virchow's Archiv, vol. V, p. 409. — (5) Cette théorie se trouve en accord avec cette observation ancienne, qu'un anneau placé autour d'un os long qui est en croissance, disparaît peu à peu au milieu de la substance osseuse. — (6) Voir les ouvrages de Bruch et Müller.

§ 149.

Nous passons maintenant à la formation des os secondaires ou plutôt des os qui ne préexistaient pas à l'état de cartilage (1); dans cette série nous trouvons chez l'homme : les os plats du crâne, à l'exception de la partie inférieure de l'occipital, les maxillaires inférieurs et supérieurs, les os du nez, les os lacrymaux et palatins, le vomer, les os malaires et enfin probablement l'aile interne de l'apophyse ptérygoïde, ainsi que le cornet sphénoïdal. (Kœlliker.) Ces os se développent après le crâne primordial; leurs rudiments sont d'abord petits et s'étendent ensuite en largeur. On rencontre au commencement un véritable point osseux qui, grandissant ensuite, se transforme en un réseau de petites travées calcaires ou d'aiguilles calcaires qui se perdent dans le tissu mou adjacent. Ici aussi on arrive facilement à reconnaître la couche ostéoplastique qui recouvre ces petites travées (fig. 238), et l'uniformité du processus d'ossification.

Les opinions diffèrent sur la nature de ce tissu primitif (fig. 239, 3, *a*), de même que sur celle du substratum périostal; les uns considèrent ce tissu comme une masse de tissu conjonctif non développé et non cartilagineux (Kœlliker), tandis que d'autres en font une espèce de cartilage fibreux. (Reichert.) Comme dans ce dernier tissu, on y retrouve en effet une masse d'aspect tantôt homogène, tantôt strié ou fibreux, et pourvue de cellules; celles-ci sont d'abord rondes, et rappellent assez bien les jeunes cellules cartilagineuses, ou bien elles prennent plus tard une forme étoilée, et sont désignées alors sous le nom de corpuscules de tissu conjonctif; elles présentent finalement l'apparence des cellules osseuses (*b*, *b*).

La calcification diffuse progresse d'abord par plans, ainsi que nous l'avons déjà fait remarquer; en même temps, il se fait à la périphérie un dépôt de tissu ostéogène, de sorte qu'à l'opposé des os qui préexistent à l'état cartilagineux, les os secondaires ne prennent leur forme et leur volume que petit à petit.

Plus tard, l'os croît en épaisseur aux dépens de végétations de masse ostéoïde qui se forment sur les deux faces du périoste. C'est ainsi que se forment les couches corticales compactes qui ont d'abord le caractère poreux du tissu osseux périostal de nouvelle formation. La formation de nouvelles couches de substance ostéogène dans les espaces médullaires (*c*) rappelle le processus des os primitivement cartilagineux.

Ces considérations nous amènent à reconnaître que la substance ostéoïde se produit souvent par végétations considérables, qu'elle a une vitalité fort active qui peut reparaître dans les os achevés, surtout quand les conditions sont anormales.

Mais si ces processus, ceux, par exemple, que nous avons suivis dans les os longs, sont bien évidents, il ne faut pas croire pour cela qu'il ne se produit dans ces os qu'une résorption intérieure et un dépôt extérieur par couches. Ici aussi l'on observe des proliférations interstitielles, quoique limitées, c'est-à-dire une croissance par intussusception, comme on la rencontre presque dans tous les tissus. [R. Volkmann (2).]

On trouve souvent des néoformations pathologiques de tissu osseux sur les os isolés, quand il y a solution de continuité par suite d'une fracture; elles viennent aussi remplacer des masses détruites par un processus pathologique, ou enlevées par les instruments du chirurgien; on rencontre de plus, sous forme de néoformations végétantes sur des os intacts, des hypertrophies, des exostoses, des tumeurs osseuses, etc. Dans tous ces cas, la production de tissu osseux se fait généralement aux dépens du périoste d'après le mode décrit plus haut. Les expériences d'Ollier nous ont appris, du reste, la haute importance du périoste dans la production du tissu ostéoïde (p. 304). Mais, tandis que le tissu médullaire ne prend aucune part à la production osseuse normale [comme l'a confirmé le savant que nous venons de nommer (3)], il peut au contraire arriver, dans des conditions anormales, que la partie extérieure de ce tissu se transforme en tissu conjonctif plus ferme, en une espèce d'endoste (4) et produise de la substance ostéoïde. Le tissu osseux prend rarement naissance dans les parties molles éloignées des os. Il est très-rare de rencontrer du tissu osseux véritable loin des os ; on le trouve cependant à un âge avancé dans les cartilages, et alors il se forme comme chez le fœtus; il en est de même dans les parties formées de tissu conjonctif où le tissu osseux se développe aux dépens de végétations qui sont analogues à celles du périoste. Les néoformations osseuses pathologiques sont souvent poreuses et rappellent le premier état du tissu normal ; mais elles peuvent aussi être compactes et douées d'une grande solidité.

Il arrive assez souvent, dans certaines maladies, que le tissu osseux normal disparaisse; ces phénomènes sont précédés d'une décalcification et se font de la même manière que la résorption normale qui a lieu dans les os pendant leur croissance (5) *.

* La loi du développement du tissu osseux avait échappé aux prédécesseurs de H. Müller. Ceux-ci avaient constamment confondu l'infiltration calcaire des tissu cartilagineux et conjonctif avec l'ossification vraie.

J'ai cherché moi-même à l'exemple de H. Müller (Considérations sur le développement des tissu osseux. Th. de Paris, 1865) à montrer que le tissu osseux de l'homme et des animaux supérieurs se forme toujours suivant la même loi générale, qu'il se développe aux dépens du tissu cartilagineux, sous le périoste ou aux dépens du tissu conjonctif.

L'*ossification aux dépens du cartilage* se fait de la façon suivante : les cellules cartilagineuses se divisent; les cellules nouvelles s'entourent de capsules secondaires; les capsules primitives qui en sont remplies s'agrandissent et s'allongent par compression réciproque, de façon à converger vers le point d'ossification.

La substance fondamentale comprise entre les capsules-mères ou primitives se segmente de manière à paraître fibrillaire, puis elle s'infiltre bientôt de sels calcaires sous forme de granulations anguleuses. A ce moment, les capsules secondaires se dissolvent, les cellules devenues libres se multiplient et présentent tous les caractères des cellules embryonnaires. Ces cellules examinées sur des pièces très-fraîches montrent souvent des prolongements amiboïdes.

A la fin de cette première phase de l'ossification, le tissu cartilagineux est détruit et le tissu osseux n'existe pas encore. Le tissu intermédiaire, auquel le nom d'*ossiforme* convient très-bien, est constitué par des travées qui représentent la substance fondamentale du cartilage ancien infiltré de sels calcaires. Dans ces travées, il n'y a pas d'éléments cellulaires. Elles limitent des alvéoles communiquant les uns avec les autres et formant ainsi un espace caverneux rempli de moelle embryonnaire.

Ce tissu ne correspond nullement à la description du tissu ostéoïde de Virchow, ni du tissu spongioïde de Guérin. Ces auteurs ont basé leur description sur les os rachitiques. Or, dans le rachitisme, les travées du tissu ostéoïde ou spongioïde contiennent des élements cellulaires.

Dans ce *tissu ossiforme*, les vaisseaux venus du périoste pénètrent dans les alvéoles et y forment des anses. C'est à ce moment que commence l'ossification vraie. Le long des travées calcifiées se rangent les cellules de la moelle embryonnaire ; celles-ci sont pressées les unes contre les autres et anguleuses (ostéoblastes). Autour de quelques-unes, qui déjà présentent des prolongements, s'étale une substance intercellulaire nouvelle qui est la substance osseuse. C'est ainsi que se forment les corpuscules osseux et la substance fondamentale de l'os.

L'*ossification sous-périostique*, qui se produit pendant la durée de l'accroissement des os, s'effectue aux dépens de cellules semblables à celles qu'on observe dans les cavités médullaires du tissu ossiforme.

Ces cellules forment une couche au milieu de laquelle s'avancent des aiguilles osseuses rectilignes ou courbes dont la base fait corps avec l'os ancien, dont l'extrémité libre est dirigée vers le périoste. La couche de cellules médullaires sous-périostiques se prolonge dans les canaux de Havers et se poursuit jusqu'à la moelle centrale.

L'*ossification aux dépens du tissu conjonctif* s'observe facilement sur les os du crâne des embryons. Le développement du tissu osseux se produit sous forme de travées qui augmentent peu à peu d'épaisseur, s'incurvent et limitent des espaces médullaires. Le long de ces travées on observe une ou plusieurs couches de cellules polygonales ou anguleuses, semblables à celles qui se montrent sous le périoste et dans les cavités médullaires. C'est par un mécanisme identique que ces cellules deviennent des corpuscules osseux. Les travées se terminent dans le tissu con-

REMARQUES. — (1) Pour cette question, toujours fort controversée, voir KŒLLIKER, Berichte von der zootomischen Anstalt zu Würzburg, *Rapports de l'établissement zootomique de Wurzbourg*, vol II, p. 281, ainsi que son article dans sa Mikrosk. Anat., *Anatomie microscopique*, vol. II, 1re partie, p. 374; REICHERT, dans Müller's Archiv, 1849, p 442, et 1852, p. 528; BRUCH, *loc. cit.*, et dans Zeitschrift für wissensch. Zoologie, *Journal de zoologie scientifique*, vol. IV, p. 371. — Comme les os qui ne préexistaient pas à l'état de cartilages se forment généralement plus tôt que ceux qui résultent de l'ossification du tissu cartilagineux, l'expression de « os secondaires » n'est pas très-heureuse pour les premiers. Aussi a-t-on voulu la remplacer par ceux de « os de recouvrement. » Du reste, ces questions ont beaucoup perdu de leur intérêt histologique, par suite d'observations toutes récentes sur l'ostéogenèse. — (2) Virchow's Archiv, vol. XXIV, p. 512. Des changements de forme des os à l'état normal, aussi bien qu'à l'état pathologique, le démontrent. — (3) *Journal de la physiologie*, tome VI, 145 et 211. — (4) L'endoste n'existe pas à l'état normal. — (5) Pour l'histologie pathologique du tissu osseux, voir la *Pathologie cellulaire* de VIRCHOW, 3e édit.; voir aussi son ouvrage, Die krankhaften Geschwülste, *les Tumeurs pathologiques*, vol. II, p. 1, et l'*Anatomie pathologique* de FŒRSTER, 2e édit., vol. I, p. 245 et 337.

11. Tissu dentaire.

§ 150.

Comme le *tissu dentaire* (1) forme la plus grande partie des dents, il est nécessaire de parler d'abord de ces dernières. La dent présente trois parties différentes; la *couronne* qui est libre, le *collet* qui disparaît sous la gencive, et la *racine* qui est enclavée dans l'alvéole. La dent est creuse intérieurement et traversée par un canal placé dans son axe ; il est fermé au niveau de la couronne et ouvert en bas à l'extrémité de la racine. La cavité dentaire est simple dans les dents canines et incisives; dans les molaires, elle est divisée à sa partie inférieure en autant de compartiments qu'il y a de racines. Cette cavité est remplie par un tissu conjonctif tout à fait spécial, très-riche en vaisseaux et en nerfs ; c'est la pulpe. La nutrition de toute la dent se fait par l'intermédiaire de cette cavité analogue à un canal de Havers.

Sous le rapport histologique (fig. 240), la dent est composée de trois espèces de tissus : l'enveloppe de la racine, ou *cément*, c'est-à-dire une

jonctif par un long filament formé d'une substance réfringente et vaguement fibrillaire, ne contenant pas de cellules. Ces filaments, connus sous le nom de *fibres de Sharpey*, sont comparables aux travées de substance cartilagineuse infiltrées de sels calcaires qui dirigent et soutiennent le travail de l'ossification lorsqu'il s'effectue dans le cartilage. Les cellules embryonnaires qui longent les travées osseuses dérivent très-nettement des cellules du tissu conjonctif circonvoisin.

A une époque où l'on ne connaissait pas la véritable structure des tendons, on a cru trouver dans l'ossification des tendons de la patte des oiseaux une exception à la loi générale de l'ossification qui ressort des faits précédents (Lieberkühn, *Arch. de Reichert*, 1860) ; mais il est clair qu'il faut de nouveau étudier la question, car une infiltration calcaire des tubes décrits à la page 275 et suivantes de cet ouvrage ne pourrait nullement former des corpuscules osseux.

Je dois ajouter encore que les cellules polygonales qui longent les travées osseuses en voie de développement et ont été désignées par le nom d'ostéoblastes (Gegenbauer) ne sont pas des cellules spéciales en ce qui regarde l'ossification, car elles peuvent aussi bien se rencontrer le long de travées osseuses en voie de résorption. C'est ce que l'on observe dans l'ostéite. R.

substance osseuse ; une masse qui recouvre la couronne, c'est l'*émail* (voir le chapitre suivant), et enfin une substance intérieure complétement recouverte, le tissu dentaire qui enveloppe la cavité dentaire et porte encore le nom de *dentine* ou d'*ivoire*.

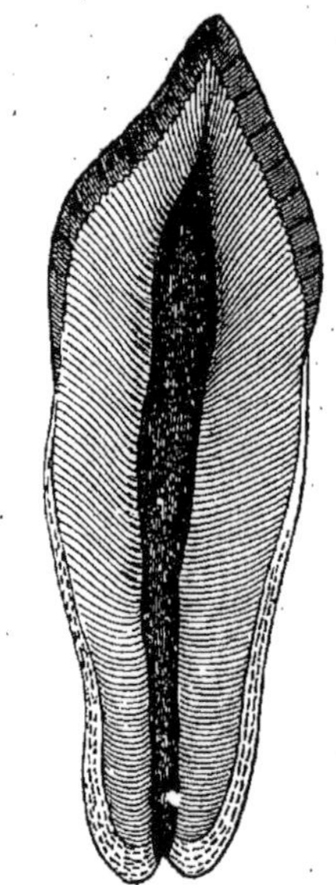

Fig. 240. — Dent incisive de l'homme avec la cavité dentaire placée dans l'axe et enveloppée par la dentine qui est recouverte dans sa partie supérieure par l'émail et dans sa partie inférieure par le cément.

Cette dernière substance a une dureté supérieure à celle de l'os et peut être considérée comme du tissu osseux modifié, sans cellules osseuses, dans lequel les canalicules ont une disposition régulière. Sur des sections polies, elle paraît blanche et souvent douée d'un éclat satiné, aussi longtemps qu'un liquide n'a pas pénétré dans le système des canalicules et n'en a pas chassé l'air.

Ces canaux, nommés *canalicules dentaires*, se montrent sur des sections polies, désséchées et non privées d'air, sous forme de canaux foncés, excessivement nombreux et minces, de $0^{mm},0012$ —0,0023 de diamètre et plus. Ils sont à peu près parallèles les uns aux autres et ont une direction perpendiculaire à la surface de la cavité dentaire. Souvent ils sont verticaux au milieu de la couronne, obliques dans ses parties latérales et deviennent peu à peu horizontaux vers l'extrémité de la racine (2). Les parties moyenne et inférieure d'une dent offrent une disposition radiée sur une section transversale.

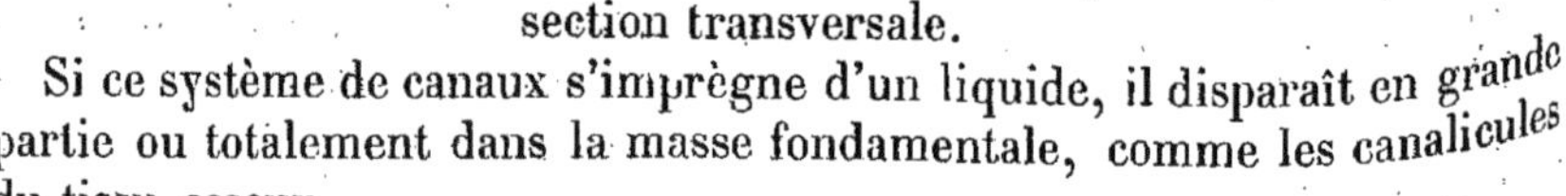

Si ce système de canaux s'imprègne d'un liquide, il disparaît en grande partie ou totalement dans la masse fondamentale, comme les canalicules du tissu osseux.

Les canalicules dentaires ressemblent encore aux canalicules osseux par leur paroi propre qui est cependant plus épaisse. Dans la dentine qu'on a fait macérer, ils se montrent sous forme de petits tubes indépendants les uns des autres et qui font saillie sur le bord de la section; on peut parfaitement les isoler sous forme de masse cohérente, en ramollissant la dentine par les acides ou par les alcalis, ou encore en dissolvant le cartilage dentaire à l'aide de l'ébullition. (Kœlliker, Hoppe, Neumann.)

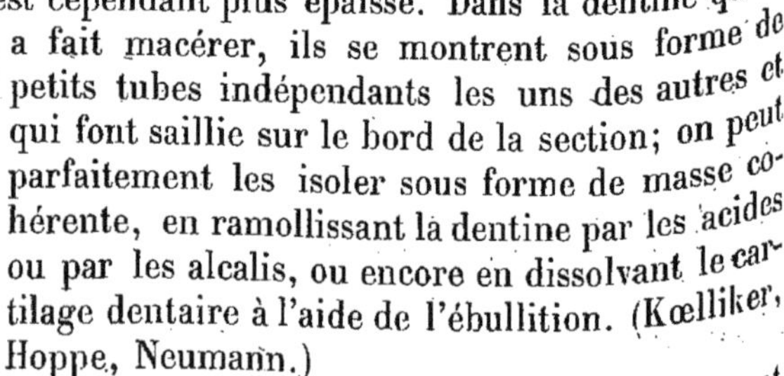

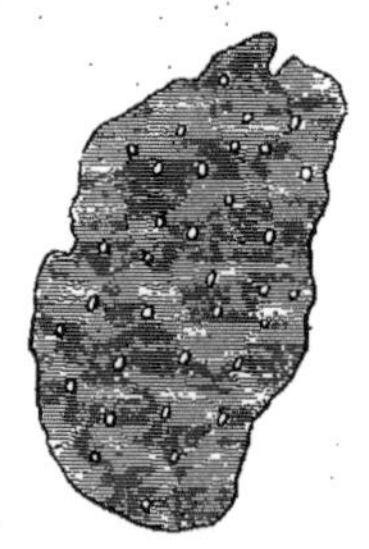

Fig. 241. — Dentine ramollie avec ses canalicules coupés transversalement.

Sur des coupes bien faites on peut également voir la section transversale des canaux (fig. 241).

Si, sur une section de la dentine polie et non privée d'air, on examine plus minutieusement la disposition détaillée des canalicules, on voit qu'ils se trouvent en plus grande quantité dans la couronne et dans les régions qui entourent la cavité, que dans la racine. Sur le trajet d'un canalicule de dedans en dehors, on remarque trois grandes courbures ondulées (souvent aussi on n'en voit que deux), mais il y a de plus une quantité de replis très-petits dentelés ou hélicoïdes; on en a compté à peu près deux cents pour une ligne. (Retzius.)

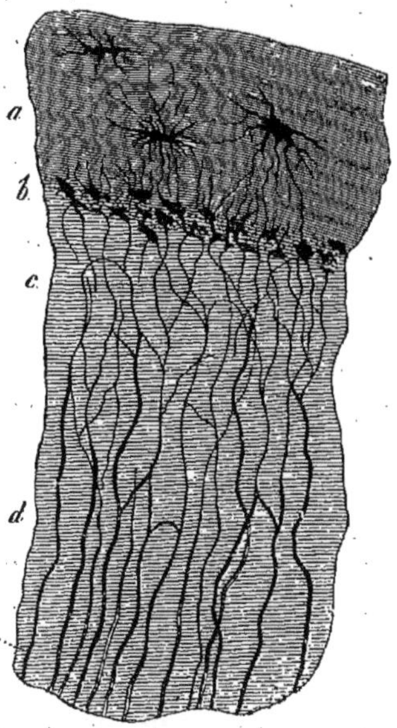

Le système de canalicules de la dentine (fig. 242, *e*) présente, comme les canalicules osseux, une quantité de ramifications et d'anastomoses, quoique l'aspect en soit tout autre, à cause de la disposition régulière des canaux de la dentine.

Fig. 242.
Partie corticale de la dentine (*d*) de l'homme avec l'enveloppe de cément *a*; *b*, couche granuleuse ou de Tomes avec ses lacunes interglobulaires; *c* et *e* canalicules de la dentine.

Arrivés à la moitié de leur trajet, les canalicules de la dentine forment un grand nombre de bifurcations qui se succèdent à angles aigus, et dont les branches vont en s'amincissant. La quantité de ces ramifications va toujours en augmentant et leur nombre est considérable dans la couche corticale. Un seul tube peut donc ainsi donner naissance à tout un système de canaux.

On voit de plus des canalicules voisins s'anastomoser très-souvent par de petites branches latérales (*c*); de ces communications entre canalicules peut résulter un réseau complet dans la couche corticale (fig. 243). Là, une partie des canalicules se réunissent deux à deux sous forme d'anses terminales (fig. 242, *c*), d'autres vont aboutir à des lacunes placées au milieu d'une couche granuleuse qui limite la dentine (*b*); d'autres enfin dépassent la dentine et vont pénétrer dans le cément (fig. 242, *a*) ou dans l'émail (fig. 243, *c*). Nous reviendrons plus tard sur ces derniers.

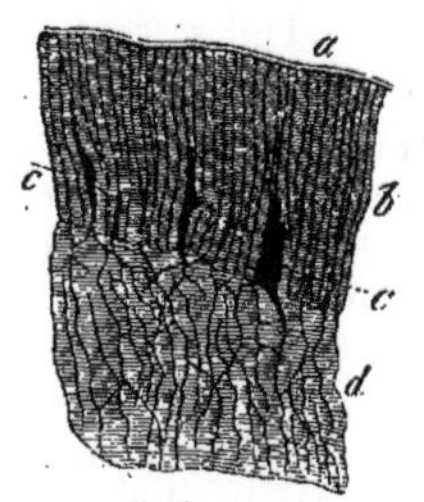

Fig. 243.
Partie corticale de la dentine *d* dans la couronne; *b*, couche de l'émail; *a*, cuticule de l'émail; *c*, lacunes remplies d'air.

A l'intérieur le système de canalicules se termine librement dans la cavité dentaire.

Quant à la masse fondamentale de la dentine, elle nous apparaît sous forme d'une substance homogène qui, après macération, peut être divisée artificiellement en travées marquées d'avance par les canalicules. Ce sont là les parties essentielles de la texture élémentaire; mais il faut y ajouter quelques détails moins importants.

Czermak désigne sous le nom d'*espaces interglobulaires* (fig. 242, *b*) un système de cavités irrégulières, de dimensions très-variables ; leur existence est normale dans le tissu dentaire ; ils sont formés par des saillies plus ou moins globulaires de la masse fondamentale, saillies que l'on désigne sous le nom de *globes de la dentine*. Les lacunes sont très-nombreuses et très-petites, surtout au-dessous du cément dans la racine ; là, elles forment la couche granuleuse ou de Tomes ; elles peuvent facilement être confondues avec les cellules osseuses, d'autant plus que des canalicules dentaires viennent y aboutir. Pendant la vie, ces lacunes ne renferment pas d'air, mais une substance organique molle. De plus grands globes de la dentine peuvent se montrer vers le centre de la dent, le long de la paroi qui limite la cavité dentaire, et présenter alors, comme on l'a dit justement, l'aspect de stalactites. Dans la couronne, on remarque souvent des dessins formés dans l'ivoire, placés les uns au-dessus des autres dans une direction plus ou moins parallèle à la surface ; ils paraissent indiquer une espèce de stratification qui se trouverait expliquée par l'histogenèse. Ce sont les lignes de contour de Owen.

Nous avons déjà fait remarquer plus haut que l'on pouvait considérer la dentine comme du tissu osseux modifié. L'histologie comparée nous apprend, en effet, que le tissu ostéoïde de beaucoup de poissons osseux représente la transition du tissu osseux à la dentine ; chez une partie assez considérable de ces poissons, la dentine a tout à fait pris la place du système osseux. [Kœlliker (3).]

Remarques. — (1) Outre les ouvrages de Henle et Gerlach, voir encore Kœlliker (Mikr. Anat., *Anatomie microscopique*, vol. II, IIe part., p. 54, ainsi que Gewebelehre, *Histologie*, 4e édition, p. 394) et Todd-Bowmann (vol. II, p. 165) ; de plus, R. Owen, Odontography, etc., volume I ; London, 1840-45 ; Retzius, dans Müller's Archiv, 1837, p. 486 ; Czermak, dans Zeitschrift für wissensch. Zoologie, vol. II, p. 275 ; Hannover, dans Abhandlungen der Leopoldinischen Akademie, *Rapports de l'Académie de Léopold*, 1856, p. 805 ; J. Tomes, A course of lectures on dental physiology and surgery. London, 1848, et Philos. Transact. for the year, 1856, p. 515 ; Beale, Die Struktur der einfachen Gewebe, *Structure des tissus simples*, p. 139 ; Neumann, Beiträge zur Kenntniss des normalen Zahnbein und Knochengewebes, *Contributions à l'histologie de la dentine et des os à l'état normal*, p. 1. — (2) Dans les couronnes des molaires, on obtient la direction des canalicules dentaires, en considérant chaque pointe comme la couronne d'une dent simple. Dans les dents à plusieurs racines, la direction verticale du centre de la couronne se trouve dans l'espace que Purkinje appela très-proprement *surface alvéolaire*. — (3) Queckett dirigea d'abord, pour plusieurs poissons, l'attention sur ce sujet (Catalogue of Surgeons of England, vol. II) ; Kœlliker démontra ensuite que ces phénomènes étaient très-étendus (Würzb. Verhandlungen, vol. IX, p. 257 ; vol. X, p. 193, et XXXVIII).

§ 151.

Pulpe dentaire. — La pulpe de la dent, *pulpa dentis*, représente le reste, non calcifié, de la papille dentaire qui existait pendant l'état embryonnaire (voir plus loin). Elle forme une espèce de tissu conjonctif non complétement développé, chargé de suc, qu'il faut peut-être ranger avec le tissu muqueux; ce tissu est pourvu d'éléments cellulaires nombreux, à noyaux de forme ronde ou allongée. La substance intermédiaire, qui n'est pas rendue transparente par l'acide acétique, est fibreuse et sans mélange de fibres élastiques. Du reste, la pulpe de la dent est extrêmement riche en vaisseaux sanguins et en nerfs. Le petit tronc artériel qui y pénètre se divise en plusieurs branches qui se continuent dans la pulpe et ne forment de nombreuses anses capillaires que dans la couronne; ces anses conduisent à des branches veineuses qui retournent par le même chemin. C'est par ces vaisseaux que se fait la nutrition de la dent. Nous parlerons des nerfs dans un des chapitres suivants. Ce sont eux qui rendent les dents sensibles et nous y font éprouver parfois des douleurs très-vives comme on le sait.

La surface extérieure de la pulpe est recouverte par une sorte d'épithélium; c'est une couche stratifiée, épaisse de $0^{mm},045$ à $0^{mm},090$ et composée de cellules cylindriques minces qui sont pourvues d'un noyau allongé et de prolongements fins et mous. On connaît déjà depuis longtemps ces cellules de la dentine [fig. 244, *b* (1)], mais ce n'est que peu à peu que l'on a fait attention à leurs rapports avec le tissu dentaire.

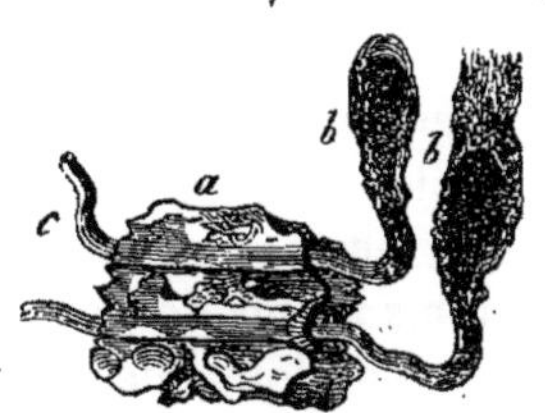

Fig. 244.
Deux cellules de la dentine *b* dont les prolongements traversent une partie des canalicules dentaires en *a* et sortent en *c* du fragment de la dentine (d'après Beale).

On croyait d'abord que les canalicules dentaires constituaient un système de canaux ne contenant point de substance organisée et remplis simplement d'un suc nourricier aqueux. [Lessing (2).] La dentine paraissait représenter un des plus beaux exemples du système vasculaire plasmatique des tissus conjonctifs.

C'était là une erreur, comme le démontra la découverte de Tomes, confirmée par les expériences de Beale, Kœlliker (3) et Neumann.

On peut, en effet, se convaincre facilement que les prolongements des cellules de la dentine pénètrent dans les cananicules dentaires (fig. 244, *a*); il est probable qu'ils parcourent ces derniers dans toute leur longueur en se ramifiant comme eux; du moins les reconnaît-on encore dans la couronne de l'adulte. Les fibres de Tomes ou fibres de la dentine paraissent, du reste, remplir complétement tout l'intérieur de ces canaux.

On a admis que ce sont ces prolongements des cellules dentaires qui constituent les canalicules que l'on isole par macération de la dentine [Kœlliker (4)], mais c'est à tort; car en soumettant la dent à des traitements qui doivent nécessairement détruire toutes les parties molles de la dent, en l'abandonnant à une putréfaction complète, on peut cependant toujours isoler des canalicules recouverts d'une paroi spéciale. (Neumann.)

Pas plus que dans le tissu osseux, on ne peut considérer cette paroi comme la membrane calcifiée des cellules dentaires et de leurs prolongements (5). La paroi est encore formée ici par une couche modifiée de la masse primitive; il est donc permis de parler de *gaînes dentaires*. (Neumann.)

Une opinion fort singulière a enfin été émise par Tomes, qui veut attribuer la sensibilité de la dentine aux fibres molles des cellules dentaires. Il est désirable que, pour avoir une solution de cette question, on fasse de nouvelles recherches, surtout sur la terminaison des nerfs de la pulpe.

Nous allons encore dire ici deux mots du *cément*. Cette enveloppe des racines commence à la limite de l'émail sous forme d'une couche mince (fig. 240); sa puissance augmente vers la base et elle atteint son maximum d'épaisseur à la pointe de la racine dentaire. Le cément est simplement du tissu osseux (fig. 242, *a*), et sa dureté est beaucoup moindre que celle de la dentine et surtout de l'émail; il n'est pas toujours très-nettement délimité du côté de l'ivoire. Il se compose d'une substance primitive tantôt homogène, tantôt striée, ou bien faiblement lamelleuse, quand son épaisseur est considérable; chez l'homme, on n'y trouve que rarement des canaux de Havers. Les cellules osseuses manquent complétement dans le cément au niveau du collet; elles apparaissent plus bas et deviennent de plus en plus nombreuses vers la pointe de la racine. Leur grandeur, leur forme, le nombre, souvent très-variable, de leurs appendices sont soumis à plus de variations que dans le tissu osseux ordinaire. Une partie de ces prolongements se relient avec les canalicules dentaires; d'autres forment des anastomoses entre les cellules voisines (fig. 242, au milieu de la couche *a*).

Il ne faut pas confondre ces corpuscules osseux avec des fentes que l'on rencontre fréquemment, sous forme de lacunes petites et irrégulièrement ramifiées, dans le cément des dents chez des sujets âgés.

Remarques. — (1) Voir Lent, dans Zeitschrift für wissensch. Zoologie, vol. VI, p. 121. — (2) Voir son ouvrage dans Verhandlungen des Hamburger naturhist. Vereins, *Travaux de la Société des sciences naturelles de Hambourg;* voir, de plus, Krukenberg, dans Müller's Archiv, 1849, p. 403. — (3) Voir Gewebelehre, *Histologie*, 4e édition, p. 398. Lent déjà, dans un travail fait sous la direction de Kœlliker, se rapprochait de la découverte de Tomes. — (4) Même ouvrage, p. 396 et 398. — (5) Comme Lent l'avait admis (loc. cit.).

§ 152.

Composition chimique des dents. — Malgré sa grande dureté, la *dentine* renferme encore plusieurs parties d'eau (10 pour 100, suivant quelques auteurs); elle a une composition analogue à celle du tissu osseux, et consiste en une substance organique gélatineuse durcie par des sels de chaux et de magnésie; ces matières inorganiques y sont en proportion beaucoup plus considérables que dans les os (1).

La substance fondamentale de la dentine est formée par une matière collagène sans mélange de chondrine. Hoppe a fait une observation qui paraît présenter de l'intérêt : en isolant la matière organique par des alcalis ou des acides assez concentrés, et en la traitant ensuite dans une marmite de Papin, la substance cartilagineuse se transforme en glutine, tandis que les parois des canalicules dentaires ne se dissolvent point ; ces canaux ne sont donc pas formés de substance gélatineuse et nous retrouvons ici les mêmes rapports qu'entre le corpuscule osseux et ses canalicules. Les corpuscules de la dentine ne se transforment pas non plus en glutine ; leur substance résiste même très-énergiquement aux acides.

L'analogie avec le tissu osseux se continue encore dans la composition de la matière minérale de la dentine qui est un mélange de phosphate de chaux avec une quantité beaucoup moindre il est vrai de carbonate de chaux ; de plus, on y trouve des quantités très-faibles de fluorure de calcium et de phosphate de magnésie. La proportion de carbonate de chaux paraît être encore plus variable dans l'ivoire que dans le tissu osseux. Berzelius y a démontré la présence du fluorure de calcium ; Bibra a remarqué que la dentine de beaucoup de mammifères est proportionnellement très-riche en phosphate de magnésie (2).

On trouve en outre dans la dentine un certain nombre d'autres sels, quelques matières organiques et une petite quantité de matière grasse.

Dans la dentine de l'homme la proportion de matière minérale est de 71 à 78 pour 100, tandis que la quantité de substance gélatineuse (appelée *cartilage dentaire*) s'élève à peu près à 20 ou 29 pour 100.

Comme exemple, nous allons encore citer deux analyses de Bibra (3) ; elles ont été faites sur de la dentine sèche prise sur des molaires de l'homme ; la première provient d'un adulte, la seconde d'une femme de 25 ans.

Cartilage.	27,61	20,42
Corps gras.	0,40	0,58
Phosphate de chaux et fluorure de calcium. .	66,72	67,54
Carbonate de chaux.	3,36	7,97
Phosphate de magnésie.	1,08	2,49
Autres sels.	0,83	1,00

Quant au *cément*, qui est moins dur, il est difficile de le séparer de la dentine. Il résulte des recherches qui ont été entreprises jusqu'à présent, qu'il contient un peu plus de substance organique gélatineuse ; pour le reste, sa composition est analogue à celle de la dentine. Chez l'homme, Bibra obtint, pour les matières organiques, la proportion de 29,42, y compris un peu de matière grasse ; la matière minérale existait dans la proportion de 70,58 pour 100.

Remarques. — (1) Voyez les ouvrages indiqués pour la composition chimique du tissu osseux : Bibra, Lehmann (vol. III, p. 32), Schlossberger et Gorup, p. 579, ainsi que le Traité de Hoppe. — (2) Chez les pachydermes, la quantité de phosphate de magnésie peut monter jusqu'à 6 et même jusqu'à 12 pour 100. — (3) *Loc. cit.*, p. 275.

§ 153.

Développement des dents. — L'étude de la *formation des dents* (1) constitue une des parties les plus difficiles de l'histogenèse. Si on veut se contenter de ne retracer qu'à gros traits, à partir du quatrième mois de la vie intra-utérine, les phénomènes que l'on observe, on voit dans les gouttières des mâchoires les rudiments des futures dents de lait sous forme de follicules clos ; du fond de chaque follicule s'élève une papille destinée à former la dentine, et tout d'abord la dentine de la couronne; le reste du bulbe joue le rôle de la pulpe dentaire; ce rudiment mamelonnaire rappelle la forme ultérieure de la couronne dentaire; on lui a donné le nom de *germe de la dentine*.

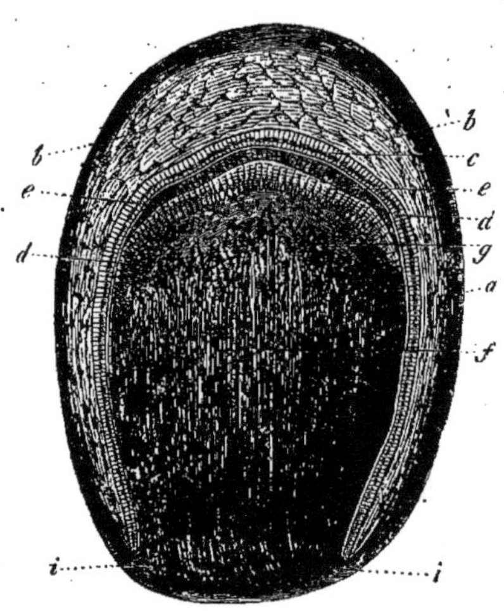

Fig. 245. — Bulbe dentaire d'un embryon humain d'un certain âge. La figure est en partie schématique.

a, enveloppe de tissu conjonctif avec la surface extérieure a^1 et la couche intérieure a^2; *b*, organe de l'émail avec ses cellules inférieures *c* et supérieures c^*; *d*, membrane et prismes de l'émail; *e*, cellules de l'ivoire; *f*, germe de la dentine avec les vaisseaux capillaires; *g*, *i*, passage du tissu conjonctif de l'enveloppe au tissu du germe.

La figure 245 fait voir ce bulbe dentaire chez un embryon déjà avancé; (*a*) représente la couche de tissu conjonctif, (*f*) le germe de la dentine avec ses nombreux vaisseaux capillaires (*g*) ; ce germe est recouvert d'une substance particulière qui descend profondément sur ses bords et qui le coiffe comme d'un bonnet ; cette substance a été appelée *organe de l'émail* ; car c'est à ses dépens que se forme l'émail, comme nous le verrons plus tard. Sa surface inférieure et concave, qui recouvre le germe de la dentine, est garnie d'une couche de cellules cylindriques et étroites (*c*); sa surface extérieure et convexe est recouverte d'une couche semblable de cellules (*c* *) ; mais celles-ci sont plus petites.

Les faits qui précèdent sont bien démontrés ; mais ici s'élève une question remplie de difficultés et des plus controversées, pour laquelle on a proposé successivement les solutions les plus diverses, c'est celle de la formation des différents tissus de la dent.

Nous nous arrêterons à la solution suivante, appuyée sur des recherches récentes et sur les travaux de Thiersch et de Kœlliker, dont les résultats ont été confirmés par Waldeyer et par plusieurs autres observateurs.

Les parties qui remplissent le follicule dentaire sont d'origine diverse. Le germe de la dentine peut être comparé à une papille muqueuse entourée par l'enveloppe du follicule dentaire comme par une gaîne muqueuse ; tous deux se développent aux dépens du tissu muqueux du maxillaire du fœtus.

L'organe de l'émail, au contraire, se développe aux dépens de la partie inférieure de l'épithélium muqueux ; il recouvre le germe de la dentine comme le tissu épidermique ordinaire recouvre une papille muqueuse. Mais dans la phase de développement que représente la figure (245), la masse ainsi formée est déjà complétement séparée de la paroi qui lui avait donné naissance.

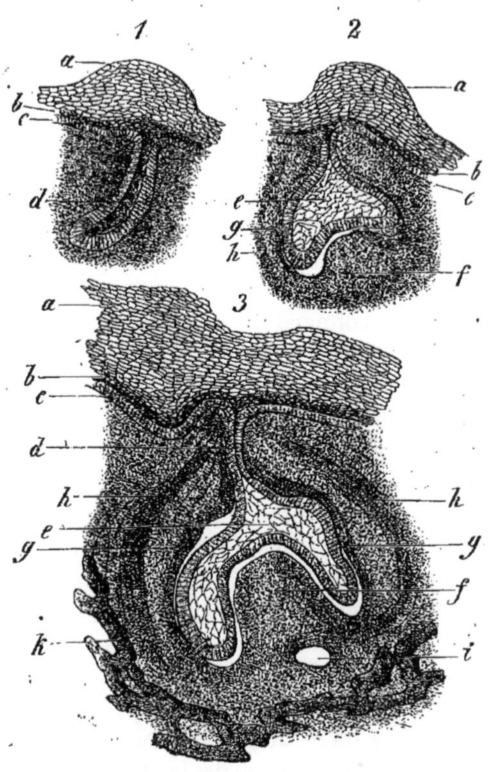

Fig. 246. — Développement de la dent dans les embryons de cochon, d'après les préparations de Thiersch (section verticale de la mâchoire supérieure).

1. 2. Moitiés gauche et droite de la mâchoire dans un embryon plus petit. — *a*, rebord dentaire ; *b*, couche nouvelle de l'épithélium ; *c*, couche inférieure du même ; *d*, germe de l'émail ; *e*, organe de l'émail ; *f*, germe dentaire ; *g* et *h*, couches intérieure et extérieure du follicule dentaire en voie de formation. — 3. Même section chez un embryon plus âgé et pédoncule de l'organe de l'émail ; *i*, section d'un vaisseau sanguin ; *k*, substance osseuse (les autres lettres ont la même signification que dans 1 et 2.)

Pour comprendre tout ceci, nous sommes obligés de revenir sur une période de la vie intra-utérine de beaucoup antérieure à celle que nous considérons.

Au début, quand il n'existe encore aucune trace du germe de la dentine, ni du follicule dentaire, les bords des maxillaires sont recouverts d'une épaisse couche épithéliale, partout où doivent ultérieurement naître ces organes ; c'est là ce que Kœlliker a appelé le rebord dentaire. (Voy. fig. 246, 1, 2, *a*.)

Bientôt cette excroissance épithéliale s'enfonce dans le tissu muqueux sous forme d'un prolongement vertical et foliiforme ; elle se replie en bas et en dedans en conservant des contours arrondis, de sorte que, sur une section verticale, elle se présente sous forme d'une faux. On lui a donné le nom de *germe de l'émail* (*l*, *d*). Des cellules verticales minces en constituent la paroi ; le centre est rempli de cellules plus petites et arrondies.

Plus tard, aux points où doivent se développer les papilles dentaires, certaines parties du germe de l'émail s'étendent en largeur à leur extrémité inférieure, et préparent ainsi la formation de différents *organes de l'émail* (2, *d*). Ce sont surtout les petites cellules arrondies du centre qui produisent cette dilatation; car elles se transforment peu à peu en un tissu muqueux, dépourvu de vaisseaux et parsemé de cellules étoilées (2, *e*).

Plus tard a lieu la formation du germe de la dentine ou de la papille dentaire (2, *f*) ; celle-ci grandit, s'élève et comprime la face inférieure de l'organe de l'émail, dont elle se coiffe.

C'est alors que la paroi du follicule dentaire se développe aux dépens du tissu muqueux environnant; et l'on distingue bientôt dans cette paroi une couche extérieure d'un tissu plus ferme (2, *h*) et une couche épaisse et intérieure dont la structure est plus molle et plus lâche (2, *g*).

La figure 246 (3) fera bien comprendre cette phase du développement: en (*f*) s'élève le germe de la dentine; au-dessous on distingue la section transversale d'un vaisseau volumineux (*i*) et la masse osseuse du maxillaire supérieur (*h*) qui commence à se former. Le germe se perd dans la paroi du follicule dentaire qui est encore inachevée et dont on voit la couche extérieure en (*h*) et la couche intérieure en (*g*).

Nous reconnaissons en même temps que le pédicule (*d*) de l'organe de l'émail (*e*) éprouve un rétrécissement considérable par suite de l'extension que prend la paroi du follicule dentaire; ce phénomène est destiné à amener ultérieurement la séparation de l'organe de l'émail avec l'épithélium de la cavité buccale.

Kœlliker croit cependant devoir admettre la formation préalable d'un organe qui ne doit se développer que plus tard; c'est le germe secondaire de l'émail qui, dans le développement des dents permanentes, joue le même rôle que son prédécesseur dans la formation des dents de lait. Il remarqua une couche d'épithélium qui part de ce dernier et qui s'enfonce de la même manière dans le tissu muqueux; c'est déjà ainsi que, dans une période antérieure, elle avait amené la formation de l'organe de l'émail. Elle est placée dans une position latérale par rapport à ce dernier organe. La formation des dents persistantes s'effectuerait donc aux dépens d'un nouveau germe de la dentine, mais avec l'ancien organe de l'émail (4).

Si nous continuons à suivre les phases successives de ce développement si intéressant et si remarquable, nous arrivons enfin à la destruction du pédicule qui reliait encore l'épithélium du maxillaire avec l'organe de l'émail; cette phase est celle qui a été représentée dans la figure 245. Le follicule dentaire s'est fermé par la réunion des parois convergentes, de manière à former une voûte au-dessus de l'organe de l'émail.

Revenons à cette phase du développement.

Remarques. — (1) Il existe des travaux très-nombreux sur la formation des dents. A côté d'ouvrages plus anciens, voyez : Raschkow, Meletemata circa dentium mammalium evolutionem. Vratislaviæ, 1835, Diss.; Goodsir, dans Edinburgh med. and surg. Journ., 1838, n° 31, p. 1; Huxley, dans Quart. Journ. of microsc. science, vol. III, p. 149; vol. X, p. 127, et vol. XIX, p. 166; Hannover, Die Entwicklung und der Bau des Säugethierzahnes, *Développement et structure des dents des mammifères*. Breslau et Bonn, 1856 (Nova Acta Leopoldina); Magitot, Études sur le développement et la structure des dents humaines. Paris, 1856; ainsi que Comptes rendus, 1860, p. 424; GUILLOT, dans les Annal. des scienc. nat., IIe série, tome IX, p. 277; JOLLY, *id.*, IIIe série, tome XI, p. 151; ROBIN et MAGITOT, dans le Journal de la physiologie, tome III, p. 1, 300, 663, et tome IV, p. 60; ainsi que dans la Gaz. médic. de Paris, années 1860 et 61, dans plusieurs passages; KŒLLIKER, dans Mikrosk. Anat., vol. II, chap. II, p. 1; dans Zeitschrift für wissensch. Zoologie, vol. XII, p. 455, ainsi que dans la quatrième édition de sa Gewebelehre, p. 406; G. WALDEYER, De dentium evolutione. Vratislaviæ, 1864 (Comment. pro venia leg.); et Untersuchungen über die Entwicklung der Zähne, *Recherches sur le développement des dents*, chap. I. Dantzig, 1864. — (2) Longtemps on a cru exacte la description de GOODSIR. D'après lui, il se formerait d'abord (ce serait dans la sixième semaine, chez l'embryon humain) une gouttière dans les rebords des maxillaires, dans laquelle prendraient ensuite naissance, peu à peu, les vingt germes dentaires de la première dentition. Au moyen de parois transversales, il se formerait alors autour de chaque germe de la dentine comme une gaîne qui se fermerait ultérieurement par en haut. Plus tard, l'opinion de GOODSIR a été très-violemment attaquée par les travaux de plusieurs histologistes français : GUILLOT, MAGITOT et ROBIN. D'après eux, les germes dentaires se forment avec le follicule et les autres parties dans le tissu conjonctif sous-muqueux, et cette formation a lieu tout à fait indépendamment de l'épithélium et de la muqueuse. WALDEYER adopte les opinions de KŒLLIKER; cependant, d'après lui, la formation du rebord dentaire est un peu plus compliquée dans l'embryon humain pour les dents canines et incisives. Il est permis d'admettre la même genèse dentaire pour tous les mammifères; car KŒLLIKER a examiné les dents des ruminants; WALDEYER a observé chez les carnivores, chez le cochon et chez l'homme les mêmes caractères que KŒLLIKER; enfin les recherches de ces auteurs ont été confirmées par des observations ultérieures sur le cochon, sur le lapin, ainsi que sur l'homme. — (3) HUXLEY fut le premier qui attribua à tout l'organe de l'émail une origine épithéliale. — (4) Déjà dans le cinquième mois de la vie intra-utérine, de nouveaux follicules sont placés obliquement, au-dessus des germes des dents de lait; ils renferment les rudiments des dents permanentes. Plus tard, ils se déplacent en arrière et en bas; en même temps ils prennent une position plus verticale. Leur ossification se fait peu à peu pendant les premières années de la vie. Comme les phénomènes histogénétiques sont les mêmes pour les deux dentitions, il nous suffira de parler seulement des dents de lait dans le texte.

§ 154.

L'enveloppe conjonctive du follicule dentaire (fig. 247, *a*) se compose de très-bonne heure, ainsi que nous l'avons déjà vu dans le paragraphe précédent, de deux couches : l'une extérieure (a^2), l'autre intérieure (a^3). La première a une texture plus ferme et plutôt fibreuse; la seconde contient beaucoup d'éléments cellulaires et possède une structure plus molle et gélatineuse. La face intérieure du follicule dentaire présente un aspect très-homogène, de sorte que l'on a décrit une couche limitante hyaline. Les villosités de cette couche inférieure présentent un aspect très-intéressant; elles sont dirigées vers la face supérieure de l'organe de l'émail et correspondent aux papilles vasculaires ordinaires d'une muqueuse. Bientôt se développe un réseau capillaire qui reçoit le sang des vaisseaux du maxillaire et de la gencive; il ne tarde pas à envahir toutes les parois du follicule dentaire et à former des anses vasculaires dans les villosités dont nous venons de parler.

L'organe de l'émail (*b*) présente sur sa face profonde et concave une couche épithéliale que nous connaissons depuis longtemps et qui est composée de cellules minces, cylindriques, granuleuses de 0m,022 à 0m,025 de longueur sur 0mm,0047 de largeur (1). Depuis longtemps déjà, on a désigné l'ensemble de cette couche sous le nom de *membrane de l'émail* (2).

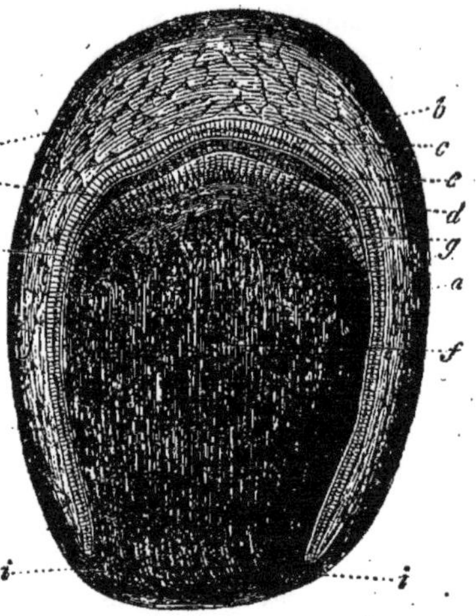

Fig. 247. — Follicule dentaire d'un embryon humain d'un certain âge. La figure est en partie schématique.

a, enveloppe de tissu conjonctif avec la surface extérieure *a*¹ et la couche intérieure *a*²; *b*, organe de l'émail avec ses cellules inférieures *c* et supérieures *c**; *d*, membrane et prismes de l'émail; *e*, cellules de l'ivoire; *f*, germe de la dentine avec les vaisseaux capillaires; *g*, *i*, passage du tissu conjonctif de l'enveloppe au tissu du germe.

Ce n'est que plus tard qu'on a découvert l'épithélium qui tapisse la face extérieure convexe de l'organe de l'émail (*b*) (3). Il se compose de petites cellules ; chez l'homme elles mesurent à peu près 0mm,011.

Du reste, la couche dont nous venons de parler ne présente nullement la même épaisseur en tous ses points; elle forme, au contraire, un grand nombre de petites saillies en forme de bourgeons, qui sont tournées vers le follicule dentaire et qui sont surtout nombreuses dans la région où ce follicule est recouvert par la gencive ; ces bourgeons s'avancent dans les intervalles des villosités du follicule dont nous venons de parler (4).

Sous cette enveloppe cellulaire de l'organe de l'émail se trouve un tissu muqueux (5) dépourvu de vaisseaux: nous l'avons déjà étudié; nous renvoyons donc à ce que nous en avons dit alors.

Le germe de la dentine (*f*) se présente sous forme d'un tissu cellulaire non développé; c'est une masse finement granuleuse qui renferme un grand nombre de noyaux arrondis et de cellules également arrondies, ou bien étoilées et fusiformes. Le germe de la dentine est très-riche en vaisseaux sanguins qui, à quelque distance de la surface, se terminent en anse (*g*, et fig. 248). Plus tard se forment des nerfs en grand nombre. Il est nécessaire que ce développement soit étudié d'une façon plus complète ; j'en dirai autant de la formation des vaisseaux lymphatiques.

La surface de ce tissu se présente sous forme d'une couche homogène (fig. 248, *e*, et 247, *f*) ; on l'appelle la *membrane préformative* (6). A la base du germe de la dentine, elle se confond avec la base intérieure du follicule dentaire, qui offre une structure analogue. Le germe de la dentine est recouvert par une couche de cellules cylindriques très-minces dont la longueur est de 0mm,045 ou plus (fig. 247, *e*, 248, *b*). Ce sont les *cellules de la dentine ;* nous avons déjà parlé, § 142, de leur structure et de leur position dans la dent complétement développée. Nous avons décrit l'ensemble de ces cellules sous le nom de membrane de l'ivoire. Leur rôle ultérieur montre qu'elles se rapprochent beaucoup des ostéoblastes du tissu ostéoïde. (Gegenbauer.)

REMARQUES. — (1) Ces villosités furent d'abord décrites par des observateurs anglais (GOODSIR, HUXLEY, TODD et BOWMANN, *loc. cit.*); elles furent décrites exactement, dans ces dernières années surtout, par ROBIN et MAGITOT. — (2) Les noms de membrane de l'émail et d'organe de l'émail ont été donnés par RASCHKOW (voyez le travail de cet auteur, fait sous la direction de PURKINJE). — (3) L'épithélium de la face extérieure de l'organe de l'émail a été également vu pour la première fois par des observateurs anglais (NASMYTH, HUXLEY); ce sont des Français qui l'ont étudié d'une manière plus approfondie. Voyez GUILLOT, *loc. cit.*, ROBIN et MAGITOT (Journ. de la physiol., tome IV, p. 71). — (4) Voyez ROBIN et MAGITOT. — (5) KŒLLIKER, *loc. cit.*, considère comme une production épithéliale le tissu muqueux qui s'est formé dans l'intérieur de l'émail. Comme la question est des plus difficiles et qu'on peut comprendre bien des choses sous le nom de substances conjonctives, il est nécessaire d'étudier à nouveau ce sujet. — (6) RASCHKOW, *loc. cit.*

§ 155.

Le germe de la dentine est destiné à produire la dentine qui se développe aux dépens des cellules cylindriques de la superficie. A cet effet ces éléments s'allongent de manière à devenir filiformes, et se transforment ainsi en fibres dentaires de *Tomes*, dont nous avons déjà parlé. Puis, au milieu d'elles, apparaît une masse homogène dont la production est analogue à celle des substances intercellulaires dans le tissu conjonctif. Il se produit alors une calcification diffuse, et la masse se transforme en dentine; cette transformation est analogue à celle du tissu ostéoïde qui présente, avec celui dont nous parlons, des liens frappants de parenté;

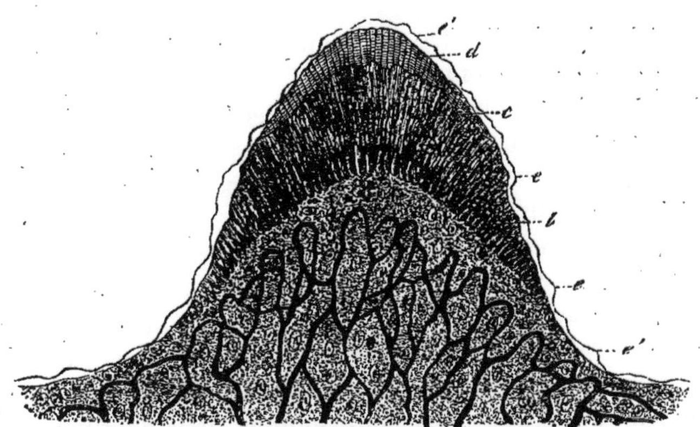

Fig. 248. — Section verticale du germe d'une molaire dans laquelle la calcification a déjà commencé (fœtus humain).
a, germe de la dentine avec ses capillaires; *b*, cellules de l'ivoire; *c*, dentine; *d*, émail; *e*, membrane préformative.

c'est alors que les parois des canalicules dentaires se forment aux dépens des couches qui limitent et enveloppent les fibres de *Tomes*.

La marche de ce développement est très-difficile à suivre; voici cependant ce qui paraît ressortir des connaissances que nous avons à ce sujet.

D'après les recherches de *Lent* et d'autres observateurs, les cellules de la dentine (fig. 248, *b*, fig. 249, *a*, *b*) produisent peu à peu les prolongements filiformes que nous avons déjà mentionnés, et qui atteignent une longueur considérable; ces prolongements s'anastomosent ensuite à l'aide de leurs ramifications (fig. 249, *c*, *d*), et préparent ainsi le trajet des canalicules dentaires. Ordinairement chaque cellule ne paraît engendrer qu'un seul de ces prolongements; il en est cependant qui en offrent deux. (Kœlliker.)

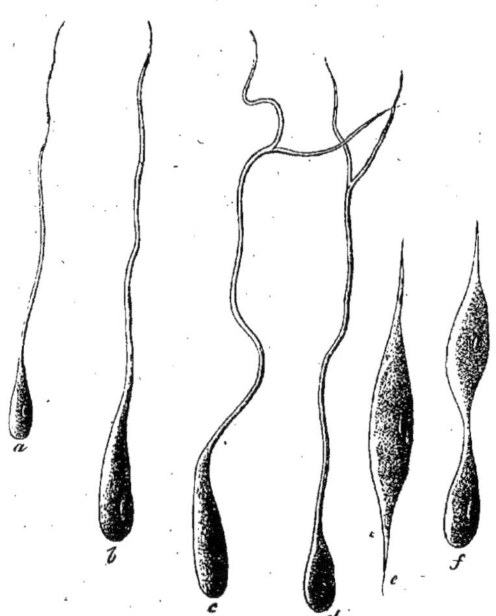

Fig. 249. — Cellules de la dentine d'après *Lent*. *a* et *b*, prolongements filiformes simples qui se transforment en canalicules dentaires; *c*, *d*, prolongements bifurqués; *e*, cellule fusiforme; *f*, cellule dédoublée (?)

On a cru reconnaître là des phénomènes de dédoublement de cellules (*f*): il est vrai que d'autres observateurs ont pensé, mais par erreur, que les cellules se réunissaient de manière à former des séries longitudinales; cette opinion était motivée par la grande longueur des canalicules dentaires (1).

La calcification dont nous venons de parler commence au sommet du germe de la dentine, dans le tissu que nous avons décrit, sous forme d'une seule ou de plusieurs plaques minces séparées les unes des autres; on les a désignées sous le nom de calottes de la dentine (fig. 248, *c*). Nous avons vu que l'ossification se faisait d'abord par couches planes; ici, au contraire, la couche calcifiée recouvre peu à peu le germe de la dentine, en s'étendant sur les côtés et de haut en bas; au moment où commence cette calcification, le réseau des vaisseaux sanguins a atteint son développement complet. Mais, pendant cet intervalle, les cellules de l'ivoire, qui sont placées au-dessous du sommet de la dentine, continuent toujours à engendrer des fibres de *Tomes*, des canalicules dentaires et de la masse fondamentale; cette dernière éprouve bientôt une nouvelle calcification; il en résulte que le germe de la dentine devient de plus en plus petit, quoiqu'il se soit peu à peu considérablement étendu en longueur (2).

Cette extension de longueur du germe de la dentine conduit peu à peu à la formation de la racine qui, éprouvant des transformations tout à fait analogues à celles de la couronne, se change en ivoire et se calcifie à la périphérie.

On admet que le *cément* se développe aux dépens de la partie inférieure de la paroi du follicule ; de même que dans le développement de l'os aux dépens du périoste, cette partie se transformerait en substance ostéogène et éprouverait une calcification diffuse.

Les deux parties se comporteraient donc comme le tissu osseux. La dentine représenterait une substance osseuse modifiée, sur laquelle le cément se trouverait étendu comme une couche osseuse périostique plus récente l'est sur une autre plus ancienne, et les communications entre les canalicules dentaires et les canalicules des cellules osseuses s'effectueraient de la même manière que dans les os quand ils croissent en épaisseur.

Le cément recouvre la racine comme l'émail recouvre la dent ; ce sont l'un et l'autre des couches enveloppantes et fortement adhérentes. La dent, après son allongement, presse peu à peu contre l'organe de l'émail et contre le sommet du follicule dentaire ; ces parties cèdent par conséquent ainsi que la portion de la gencive qui les recouvre. C'est ainsi qu'apparaissent les vingt dents de lait ; elles se montrent vers le sixième ou le septième mois de la vie et ne sont complétement percées qu'à la fin de la seconde, ou même au milieu de la troisième année ; le reste du follicule dentaire joue le rôle de périoste alvéolaire.

On a expliqué la chute des dents de lait par la disparition de leurs racines ; mais cette explication n'est pas suffisamment claire.

L'apparition successive des trente-deux dents permanentes commence à partir de la septième année et s'étend jusque vers la vingtième (dent de sagesse).

On n'a pas encore expliqué suffisamment la cause qui produit la chute des dents dans la vieillesse. Il est probable que le rétrécissement des canalicules dentaires et la disparition des fibres de *Tomes* déterminent la mort de l'organe.

Il est nécessaire aussi de soumettre à de nouvelles recherches le développement de la carie des dents qui s'accompagne du ramollissement et de la destruction successives de la membrane de l'émail, de l'émail et de la dentine. En même temps il y a production de vibrions et de filaments de leptothrix (3). Le tartre dentaire est formé par des albuminates, des matières organiques contenues dans les liquides de la bouche, et par une grande quantité de phosphates terreux. Les premières substances s'y trouvent, d'après *Berzelius*, dans la proportion de 21, les dernières de 79 pour 100.

On rencontre souvent des hypertrophies sur la surface extérieure des dents. Elles se produisent aux dépens du cément, de la dentine ou de ces deux substances à la fois (4).

On trouve aussi très-fréquemment une nouvelle formation de dentine sur la paroi intérieure ou une ossification de la pulpe. La production de nouvelles couches de dentine dans l'intérieur de la pulpe est déterminée par l'usure de la couronne, qui résulte de la mastication, et par des pertes de substance sur la face extérieure. [Salter (5).]

Des dents arrachées peuvent revivre quand on les implante de nouveau dans les alvéoles.

Il est très-rare de rencontrer des dents sur d'autres points de l'organisme que la bouche ; on en a cependant trouvé dans l'ovaire (6) et même dans d'autres organes.

REMARQUES. — (1) Cette dernière opinion a été soutenue contrairement à celle de KŒLLIKER et de LENT, par HANNOVER (*loc. cit.*), et FÜRSTENBERG (Archives de MÜLLER, 1857, p. 6). — (2) Dans cette période, on observe, outre la calcification diffuse, la formation des globes de la dentine; ce sont des corps arrondis et calcifiés dont une partie est destinée à subsister, l'autre à disparaitre de nouveau, plus tard. HOPPE conteste que ce soient de simples concrétions de phosphate de chaux empâtées dans une masse organique collagène; il ne put, en effet, comme nous l'avons déjà dit, transformer cette substance organique en gélatine, en la faisant bouillir dans l'eau. Il attribue plutôt à ces corps, comme HANNOVER, une structure celluleuse. Les lacunes incomplétement calcifiées qui se montrent au milieu des globules ne sont autre chose que les espaces intraglobulaires dont nous avons parlé, § 148. — (3) FICINUS, dans le Journal für Chirurgie de WALTHER et AMMON, année 1846, p. 1 ; H. KLENKE, Die Verderbniss der Zähne. Leipzig, 1850. — (4) Voyez le Traité des tumeurs de Virchow, vol. II, p. 53. — (5) Voyez Transactions of the London pathol. Society, vol. VII, p. 185; les années antérieures de ce journal contiennent aussi des travaux importants de l'auteur sur des états pathologiques des dents. — (6) Comparez avec ce que nous avons dit sur cet organe.

D. TISSUS COMPOSÉS DE CELLULES TRANSFORMÉES, NON SOUDÉES LES UNES AUX AUTRES, ET PLONGÉES DANS UNE SUBSTANCE FONDAMENTALE HOMOGÈNE, PEU ABONDANTE, ET SOLIDE.

---

12. Émail.

§ 156.

L'*émail* (1), que l'on observe seulement dans les dents chez l'homme et les animaux supérieurs, est évidemment une production épithéliale, comme nous le verrons plus loin; il est brillant comme la porcelaine; il présente cependant souvent une teinte un peu jaunâtre ou bleuâtre; sa surface est lisse (2). La loupe suffit déjà ordinairement pour faire apercevoir une foule de sillons très-minces qui entourent la couronne. *Retzius* en comptait vingt-quatre par ligne et ils deviennent encore plus nombreux vers la limite de l'émail et du cément. De même que la couche osseuse du tissu dentaire, l'émail possède sa plus petite épaisseur au collet de la dent où il se sépare nettement du cément; à partir de là il devient de plus en plus épais et il atteint sa plus grande puissance au milieu de la couronne (voyez fig. 240). En soumettant l'émail à l'examen de la lumière polarisée, on voit qu'il présente une réfraction double beaucoup plus considérable que celle de la dentine et du cément. [Hoppe (3), Valentin (4).]

En examinant l'émail sur des coupes très-fines ou sur des masses qu'on a d'abord fait macérer dans des solutions faiblement acidulées, on trouve que le tissu se compose de longues fibres ou colonnes polyédriques (fig. 250, *b*) qui sont serrées étroitement les unes contre les autres et reliées ensemble par une substance unissante très-peu abondante. On les appelle *prismes de l'émail*. La plupart traversent toute l'épaisseur de la couche adamantine, l'une de leurs extrémités venant s'arrêter à la dentine, tandis que l'autre sert à former la surface de l'émail. Cependant il est possible de rencontrer aussi des prismes plus courts, qui se terminent à l'intérieur à une distance plus ou moins grande de la dentine. L'épaisseur des prismes est de $0^{m},0023$ à $0^{m},004$; et leur longueur est approximativement la même que l'épaisseur de l'émail.

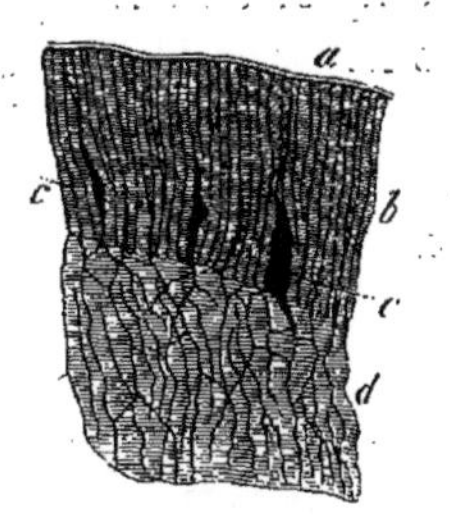

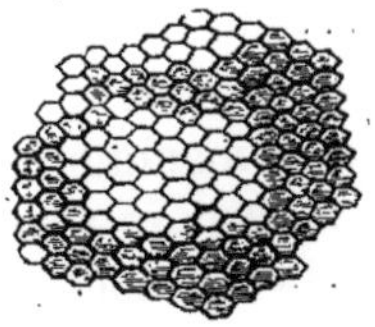

Fig. 250. — Coupe verticale de l'émail et de la partie avoisinante du tissu dentaire chez l'homme. *a*, cuticule de l'émail; *b*, prismes de l'émail; *c*, intervalles entre les prismes; *d*, tissu dentaire avec ses canalicules.

Lorsqu'on coupe transversalement une couche adamantine, la section des prismes se présente sous forme d'une élégante mosaïque composée de carrés et d'hexagones qui rappellent l'épithélium (fig. 251).

Fig. 251. — Section transversale des prismes de l'émail chez l'homme.

Enfin, la surface de l'émail est encore recouverte et protégée par une membrane mince, homogène, excessivement dure et résistante (fig. 250, *a*). C'est la *cuticule de l'émail* (Kœlliker) ou la *membrane préformative*, qui existait déjà à l'époque de la vie embryonnaire (§ 152).

Remarques. — (1) Comparez les ouvrages indiqués à propos de la dentine, surtout celui de Czermak. — (2) L'émail qui convient le mieux pour cet examen est l'émail mou des dents qui n'ont pas encore percé. — (3) Voyez l'article de cet auteur dans les Archives de Virchow, vol. XXIV, p. 29. — (4) Voyez son ouvrage : Untersuchungen der Gewebe im polarisirten Lichte, *Étude des tissus à la lumière polarisée*, p. 263.

§ 157.

En étudiant l'émail de plus près, on y observe des détails de texture tout particuliers.

Quelques groupes des fibres de l'émail pénètrent plus profondément que d'autres dans la couche extérieure de la dentine; il en résulte que la surface de celle-ci devient inégale et raboteuse. Comme la surface interne de l'émail est plus petite que sa surface extérieure et libre, on s'est demandé si les prismes de l'émail s'élargissaient par leur extrémité périphérique, ou s'il n'y avait pas un certain nombre de prismes plus courts que les autres et se terminant déjà avant d'avoir atteint la surface de la dentine. Beaucoup d'auteurs ont admis l'existence de ces petits prismes intermédiaires, quoiqu'il soit à peine possible de décider cette question à cause de la marche onduléc des prismes. En outre, *Czermak* (1) a souvent observé que les colonnes s'élargissaient vers l'extrérieur.

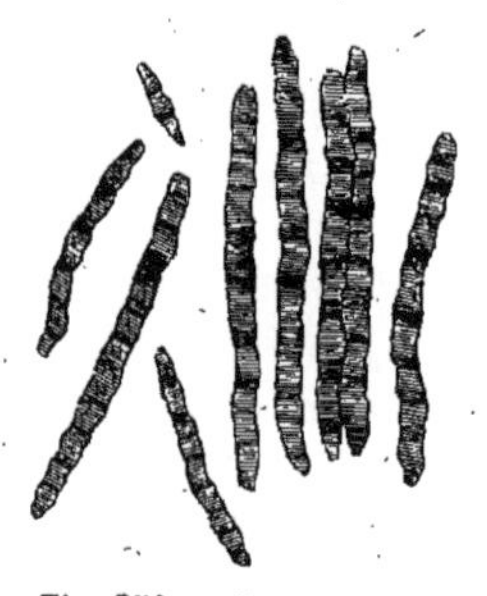

Fig. 252. — Fragments de prismes de l'émail de l'homme.

Ces colonnes elles-mêmes présentent ordinairement des raies transversales plus ou moins nettes et plus ou moins éloignées les unes des autres; elles sont dues, sans doute, soit à des nodosités, soit à l'existence de couches stratifiées.

Enfin, si nous considérons en détail le trajet des colonnes, nous voyons qu'il est des plus variés; les prismes sont en effet onduleux ou diversement contournés; et souvent des groupes tout entiers se croisent avec d'autres, de sorte qu'en faisant des coupes longitudinales de l'émail, la surface ainsi obtenue présente une apparence rayée, parce que les prismes deviennent visibles, suivant des sections longitudinales pour les uns, transversales pour d'autres, obliques pour d'autres encore.

L'émail manque de canaux nutritifs spéciaux; mais on y trouve un système de lacunes accidentelles (fig. 250, *c*); leur longueur et leur largeur sont très-variables; elles sont tantôt simples, tantôt ramifiées, et elles s'étendent ordinairement dans le sens de la longueur des prismes, mais quelquefois aussi dans une direction transversale; elles sont surtout nombreuses dans la partie de l'émail qui touche au cément. Les fentes et les crevasses qui se produisent quand on fait des coupes dans un émail cassant peuvent donner lieu à des figures analogues. Enfin, quelques fibres de *Tomes* et quelques canalicules de la dentine pénètrent isolément dans l'émail, comme nous l'avons déjà dit plus haut, et se prolongent à une petite distance au milieu des colonnes, pour se terminer ensuite dans les lacunes ou pour se perdre au milieu des prismes (2).

REMARQUES. — (1) *Loc. cit.*, p. 299. — (2) D'après GERLACH (Gewebelehre, p. 169), on trouverait même dans l'émail des anneaux formés par des canalicules dentaires. Voyez encore l'ouvrage de TOMES (Phil. Transact., p. 522).

§ 158.

Composition chimique de l'émail. — L'émail étant une masse très-dure et très-compacte constitue une excellente couche protectrice pour la dentine qu'il recouvre, et, sous ce rapport, la cuticule de l'émail présente encore plus d'avantage que les prismes.

Si nous passons maintenant à la *constitution chimique* de ce tissu (1), nous trouvons que c'est de tout l'organisme celui qui contient le moins d'eau et le plus de substances inorganiques. La masse organique est de 2, 4 ou 6 pour 100; on aperçoit la forme des prismes, quand on traite l'émail par les acides; on n'obtient point de gélatine par l'ébullition dans l'eau; il y a de plus 81 à 90 parties pour 100 de phosphate de chaux, 4 à 9 de carbonate de chaux, plus 3 pour 100 de fluorure de calcium (d'après *Berzelius*) et 1, 5 à 2, 5 de phosphate de magnésie (2). Comme exemples, nous citerons deux analyses de *Bibra* qui ont été faites sur l'émail de deux molaires prises, la première chez un adulte, la seconde chez une femme de vingt-cinq ans.

	I.	II.
Substance organique.	3,39 (?)	5,97
Corps gras.	0,20	traces.
Phosphate de chaux et fluorure de calcium. .	89,82	81,63
Carbonate de chaux.	4,37	8,88
Phosphate de magnésie.	1,34	2,55
Autres sels.	0,88	0,97

L'émail en voie de développement est naturellement beaucoup plus riche en substances organiques.

La matière organique de la cuticule de l'émail se distingue par la grande résistance qu'elle offre à l'action des acides et des alcalis; elle ne se transforme pas en gélatine (Kœlliker).

Développement de l'émail. — On sait depuis longtemps que l'émail se développe (3) aux dépens des cellules qui recouvrent la face concave de l'organe de l'émail (fig. 247, *c*); on sait également que chaque prisme de

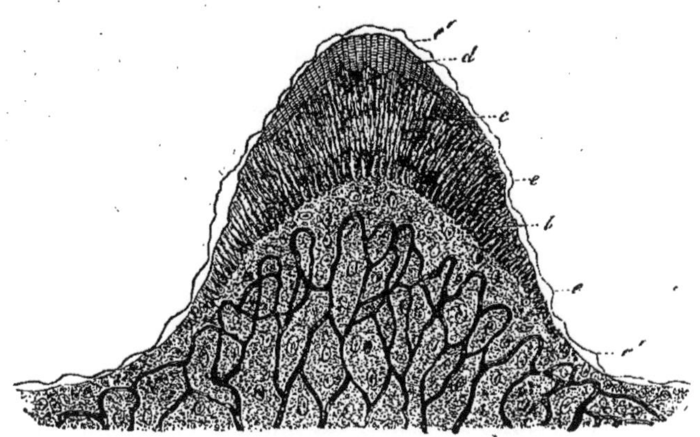

Fig 253.

l'émail correspond à une de ces cellules, mais on n'a encore aucune notion sur la nature de ce mode de développement.

Ainsi que nous l'avons déjà vu, ces cellules apparaissent sous forme d'éléments cylindriques pourvus de noyaux vésiculeux et d'un contenu très-finement granuleux, et ayant à peu près la même largeur que les prismes de l'émail. Plus tard, quand commence la calcification de la dentine, on remarque que la surface de celle-ci se recouvre de prismes de l'émail déjà durcis, mais encore très-courts (fig. 253, *d*). On admet que la membrane préformative (*e*), qui doit plus tard devenir la cuticule de l'émail, vient se placer encore par-dessus ces rudiments de prismes, de sorte que ceux-ci se trouvent séparés de leurs cellules cylindriques. Ce n'est que par des hypothèses que l'on peut expliquer ce fait qui a été indiqué par *Huxley* et vérifié par *Lent* (4).

Remarques. — (1) Voyez l'ouvrage de Bibra, les travaux que nous avons cités à propos du tissu de la dentine, ainsi que l'article de Hoppe (*loc. cit.*). — (2) Hoppe a fait une série d'analyses des éléments minéraux de l'émail; d'après lui, sur 3 atomes de phosphate de chaux, il y aurait en moyenne 1 atome de chaux en combinaison avec l'acide carbonique, le fluor et le chlore. — (3) Voyez à ce sujet les ouvrages que nous avons mentionnés à propos du développement de la dentine. — (4) D'après des indications plus anciennes, fournies par Schwann (loc. cit., p. 118), les prismes de l'émail ne seraient que les cellules cylindriques, qui recouvraient d'abord la face inférieure de l'organe de l'émail et qui auraient été calcifiées. Une autre opinion, qui est certainement erronée, fait naître les prismes de l'émail au-dessous de la membrane préformative, et indépendamment des cellules cylindriques. (Huxley, Robin et Magitot.) Kœlliker a proposé encore une autre théorie (Handbuch der Gewebelehre, 4e édition, p. 416). D'après lui, les prismes de l'émail seraient des sections de ces cellules cylindriques, sections qui seraient toute formées et qui éprouveraient plus tard la calcification; leur développement serait donc analogue aux formations épidermiques chez les animaux inférieurs (voyez Würzburger Verhandlungen, vol. VIII, p. 57). Ce n'est qu'après le développement complet des prismes que ces cellules se détruiraient, après avoir produit, comme dernier travail, l'organisation de la cuticule de l'émail. Waldeyer, qui a observé ces phénomènes en dernier lieu, se range de nouveau de l'avis de Schwann. Les cellules cylindriques, tubulaires et ouvertes, se calcifient en s'imprégnant de sels de chaux, d'abord sur leurs parois, puis dans leur substance même. Quand on aura déterminé le siége et l'époque d'apparition de la membrane préformative on sera près de trouver la solution de cette question. Pour nous, les prismes de l'émail sont des parties calcifiées et allongées du corps des cellules de l'émail; d'après les observations qui ont été faites jusqu'à présent, et qui malheureusement sont encore insuffisantes, nous sommes très-disposés à nous ranger de l'avis de Waldeyer, et à considérer la membrane préformative comme la couche la plus récente et la moins calcifiée de l'émail.

13. Tissu cristallinien.

§ 159.

Le *cristallin* (1) se compose d'une capsule qui enveloppe un tissu composé de tubes, à consistance vitreuse, excessivement ténus. Ces derniers résultent d'une transformation du feuillet corné du blastoderme; tout l'organe présente un caractère essentiellement épithélial.

Son enveloppe, *la capsule du cristallin*, *capsula lentis* (fig. 254, *a*), est une membrane parfaitement limpide et dépourvue de structure; ce n'est qu'à de forts grossissements qu'elle paraît finement striée; elle est beaucoup plus épaisse dans sa partie antérieure ($0^m,015$) que dans sa partie postérieure ($0^m,006$). La face interne de la cristalloïde antérieure est recouverte par l'épithélium pavimenteux dont nous avons déjà parlé (§ 87) et qui se compose de cellules simples, transparentes, pourvues de noyaux, de $0^m,015$ à $0^m,022$ de diamètre (fig. 254, *b*, et 258, *d*).

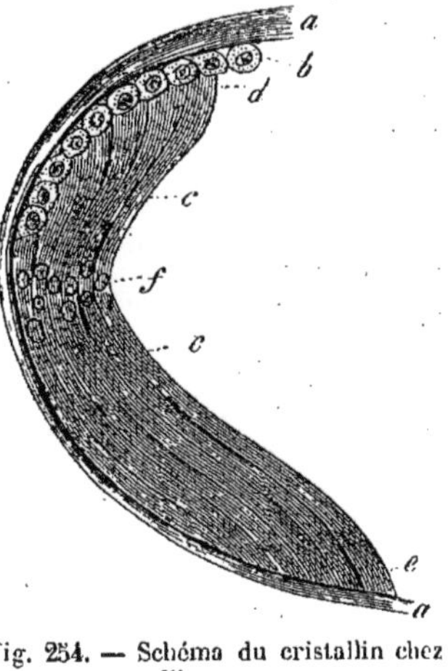

Fig. 254. — Schéma du cristallin chez l'homme.

a, capsule; *c*, fibres du cristallin s'élargissant à leurs extrémités (*d*); elles s'appliquent en avant à la couche antérieure de l'épithélium *b* et en arrière à la capsule *e*; *f*, zone des noyaux.

A la périphérie, dans la région de la *zone de Zinn* (là où se termine l'épaississement de la capsule), cet épithélium se confond avec une zone de jeunes cellules, à noyaux souvent divisés et à corps petit. Si l'on avance encore plus vers la périphérie, on remarque des éléments arrondis et pourvus de noyaux qui ont pris naissance dans ces cellules et qui sont destinés à se transformer en fibres du cristallin. (Von Becker.)

Les *fibres du cristallin* (fig. 255, *a*, *b*) sont pâles, limpides et sans structure à l'intérieur. Dans les couches extérieures du cristallin, elles sont plus transparentes, mesurent en largeur de $0^m,009$ à $0^m,011$, tandis que, dans les parties centrales de l'organe, elles sont plus ténues ($0^m,004$), et en même temps plus nettement délimitées et plus distinctes.

Dans les fibres périphériques (*a*) se trouve une substance homogène, liquide et épaisse qui est entourée par une enveloppe très-mince; ces fibres méritent donc le nom de tubes.

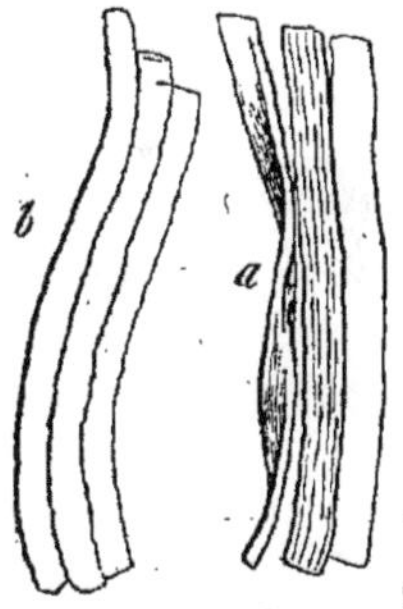

Les fibres intérieures (*b*) sont plus fermes et présentent assez souvent des bords finement dentelés; cette disposition est importante pour l'adhérence des tubes entre eux; elle est plus développée chez les poissons où les bords sont fortement crénelés.

Les fibres du cristallin ne sont pas cylindriques, mais plutôt aplaties en forme de rubans (fig. 255, *a*). Cette disposition est très-nette sur la section d'un cristallin desséché (fig. 256) qui offre un dessin d'une élégance remarquable, où chacun de ces tubes aplatis est représenté par un champ hexagonal de $0^m,011$ à $0^m,004$ de largeur.

Fig. 255. — Fibres du cristallin chez l'homme.

a, fibres périphériques; *b*, fibres centrales.

Si nous passons maintenant à l'agencement de ces fibres (fig. 254), nous voyons qu'elles sont disposées comme des méridiens qui partent du milieu de la cristalloïde antérieure, pour passer sur l'équateur de l'organe et se terminer dans la région correspondante de la cristalloïde postérieure; dans tout leur parcours, ces fibres tournent toujours en dehors leur face la plus large et elles adhèrent aux fibres voisines par les dents qui garnissent leurs bords. Comme, par suite de cette disposition, les fibres tiennent bien plus fortement ensemble par leurs bords, il en résulte que les couches du cristallin peuvent être séparées les unes des autres sous forme de lamelles minces et concentriques qui, dans les régions extérieures, suivent les courbures de l'organe, mais qui deviennent plus sphériques à l'intérieur.

Sur des sections verticales de cristallins durcis, on remarque que les fibres (fig. 254, *c*) prennent naissance au-dessous de l'enveloppe épithéliale (*b*) où elles sont plus larges (*d*); de là elles se prolongent, en décrivant une courbe, et vont se terminer en s'élargissant au niveau de la paroi postérieure de la capsule à laquelle elles s'insèrent[*e* (2)]. Dans la région équatoriale de l'organe chaque tube est muni d'un beau noyau arrondi et vésiculeux de 0^{m},006 à 0^{m},011 de diamètre (*f*).

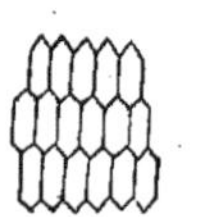

Fig. 256. — Section transversale des fibres d'un cristallin desséché.

L'ensemble de ces noyaux (*Kernzone* de H. Meyer) présente un aspect très-élégant, lorsqu'on vient à les examiner à travers le tissu transparent qui les enveloppe. Généralement chaque tube ne renferme qu'un seul noyau, mais il y a des exceptions à cette règle (3); sur un fœtus de huit mois, j'ai observé très-distinctement deux et même trois noyaux [fig. 259 (4)].

Cependant il ne faut pas se représenter cette zone de noyaux comme un diaphragme situé dans le plan de l'équateur. Elle ressemble plutôt à une feuille fixée à la périphérie et se continuant vers l'intérieur par des ondulations, de manière à être toujours à une distance égale des rayons de l'étoile cristallinienne que nous allons étudier. (Von Becker.)

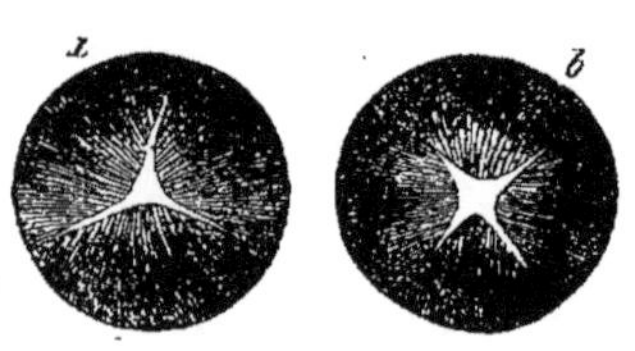

Fig. 257. — Cristallin d'un nouveau-né. *a*, face antérieure; *b*, face postérieure.

Le cristallin un peu opaque du nouveau-né présente une structure tout à fait particulière au niveau de ce que l'on appelle les *étoiles du cristallin*. Au milieu de la face antérieure du cristallin se réunissent trois raies qui font entre elles des angles de 120° et forment ainsi une étoile à trois rayons ou un Y renversé. Dans le premier cas, les rayons de l'Y postérieur alternent donc avec ceux de l'antérieur, avec lesquels il font des angles de 60 degrés. Sur la face postérieure, on remarque la même figure disposée d'une manière inverse ou bien une étoile à quatre rayons (*b*). Dans une période avancée de la vie chaque rayon se trouve partagé sous des angles aigus et se décompose en un système de ramifications; il résulte de là des figures étoilées plus compliquées.

Le microscope démontre qu'à l'intérieur de cette étoile et de ses ramifications, il n'y a point de fibres cristalliniennes, mais qu'elles y sont remplacées par une masse homogène, liquide et épaisse. Cette substance se continue comme une cloison à travers tout le cristallin ; il en résulte que cet organe se trouve divisé par une espèce de charpente formée de lames qui partent du centre du cristallin. Chaque hémisphère du cristallin est donc divisé en trois ou quatre pièces cunéiformes (5).

Cette disposition exerce naturellement une influence prédominante sur la direction des tubes cristalliniens (6), et il est impossible qu'une fibre atteigne réellement l'un des deux pôles.

Remarques. — (1) A côté des ouvrages d'histologie, voyez Hannover dans Müller's Archiv, 1845, p. 478 ; H. Meyer, *id.*, 1852, p. 202 ; Harting, Histol. Anteckeningen in van der Hoeven en de Vriese Tigdschrift, 1846, vol. XII, p. 1 ; Bowmann, Lectures on the parts concerned in the operations on the eye, etc.; London, 1849 ; Kœlliker, dans ; Zeitschrift für wissensch. Zoologie, vol. VI, p. 142 ; Th. Nunnely, dans Journ. of microsc. science, 1858, p. 136 ; von Becker, dans Archiv für Ophthalmologie, vol. IX, IIe partie, p. 1. — (2) Les extrémités élargies des tubes cristalliniens imitent, lorsqu'on les examine sur une section transversale, l'aspect d'un épithélium pavimenteux dépourvu de noyaux. — (3) On admettait d'abord, entre la capsule et le cristallin, l'existence d'une petite quantité d'un fluide visqueux et transparent, l'*humeur de Morgagni*. Mais ce fluide n'existe pas pendant la vie et n'est qu'un phénomène cadavérique ; il résulte de la décomposition de l'épithélium et des tubes cristalliniens périphériques, qui sont excessivement délicats. L'épithélium se gonfle sous forme de grosses vésicules globuleuses qui se rompent ensuite (fig. 258, *e*). — (4) Von Becker a nié complétement, et à tort, l'existence de tubes cristalliniens à plusieurs noyaux. — (5) D'après Von Becker, les rayons des étoiles se continuent au milieu des fibres, comme un système de canaux très-déliés qu'il appelle *conduits interfibrillaires* (interfibillären Gänge). Ils contiennent la même substance homogène que les étoiles cristalliniennes et, suivant cet observateur, on ne devrait pas les considérer comme le produit d'un artifice de préparation. Pour leur importance dans les états inflammatoires de l'organe, voyez encore le travail de Mœrs (Virchow's Archiv, vol. XXXII, p. 45). — (6) Sur des sections polies du cristallin, Thomas a découvert plusieurs systèmes de courbes tout à fait particulières (Prager Vierteljahrsschrift, 1854, vol. II, Supplément, p. 1), que Czermak est parvenu à interpréter (Zeitschrift für wissensch. Zoologie, vol. VII, p. 185).

§ 160.

Composition chimique du tissu cristallinien. — On ne connaît encore que d'une manière très-insuffisante la composition de la *capsule* (1). Elle se gonfle dans l'acide acétique et dans les solutions alcalines, mais sans se troubler ni se dissoudre. Elle ne se transforme pas non plus en gélatine par une ébullition de deux jours ; elle résiste longtemps aux alcalis, mais se dissout lentement dans les acides minéraux. (Mensonides.) D'après cela, nous aurions donc ici à peu près les mêmes réactions que pour la plupart des membranes transparentes et élastiques. *Strahl* prétend, au contraire, que la capsule se dissout dans l'eau, après une ébullition de plusieurs heures ; cependant la substance que l'on obtient ainsi ne présente pas les réactions de la gélatine.

On ne connaît pas encore la composition du noyau et de la paroi des fibres cristalliniennes. Dans leur intérieur, elles renferment une solution concentrée d'un corps protéique particulier, très-facilement décomposable, auquel on a donné le nom de Cristalline (§ 13, p. 20). Il se rapproche beaucoup de l'albumine et tous les réactifs qui font coaguler le blanc d'œuf, coagulent également le cristallin ; cette dernière réaction facilite l'étude du tissu cristallinien. L'acide chromique surtout est très-employé à cet effet et à juste titre. Le cristallin renferme en outre une quantité assez considérable de matière grasse et, d'après des analyses plus anciennes, des substances extractives. Chez l'homme, *Berzelius* a obtenu, pour 100 parties,

Eau.	58,0
Substance protéique.	35,9
Parois des fibres et autres substances restées sur le filtre.	2,4
Substances extractives.	3,7

On a trouvé 2,06 pour 100 de matières grasses dans le cristallin de l'homme (Husson) (2) ; parmi ces matières se trouve de la cholestérine. (Lohmeyer.) On n'a rencontré que 0,35 pour 100 de substances minérales. L'opacité du cristallin après la mort provient d'un changement de composition qui n'est pas encore connu (3).

Le poids spécifique du cristallin de l'homme est, d'après *Chenevix*, de 1,076 pour les couches périphériques ; pour le noyau, qui est plus dense, il s'élève jusqu'à 1,194. L'indice de réfraction est, d'après *Krause*, 1,40 71 pour les couches extérieures, 1,43 19 pour les couches moyennes et 1,45 64 pour les couches centrales (4).

Remarques. — (1) Voyez la Gewebechemie de Schlossberger, 1re partie, p. 304; Mensonides, dans Nederl. Lancet, 1848-49, p. 694 et 709; Strahl, dans Archiv für phys. Heilkunde, 1852, p. 332 ; Lohmeyer, dans Henle's et Pfeufer's Zeitschrift, N. F., vol. V, p. 56. — (2) Rapports de la Société des sciences de Göttingen, 1853, n° 5, p. 47. — (3) L'opacité de la cataracte provient de causes très-diverses, par exemple de la calcification du tissu, de dépôts de matière grasse et de cholestérine, etc. — (4) Krause, *loc. cit.*, p. 28.

§ 161.

Développement du cristallin. — Le cristallin se développe (1) dans un cul-de-sac de la couche cellulaire superficielle du feuillet corné, dont nous avons déjà parlé plus haut à propos de l'épiderme.

Le cristallin se montre de très-bonne heure sous forme d'un corps complétement séparé de la couche cellulaire, creux à l'intérieur, mais à parois très-épaisses, et enveloppé par une membrane transparente. Les parois se composent de plusieurs couches de cellules allongées. Il est possible que ces couches sécrètent une masse homogène qui, se solidifiant ensuite, forme la capsule du cristallin. On admet que ces cellules et celles qu'elles engendrent remplissent peu à peu la cavité centrale ; puis elles croissent et se transforment pour la plupart en tubes cristalliniens, tandis qu'un petit nombre d'entre elles, placées à la face antérieure, conservent leur caractère primitif et forment l'épithélium de la capsule.

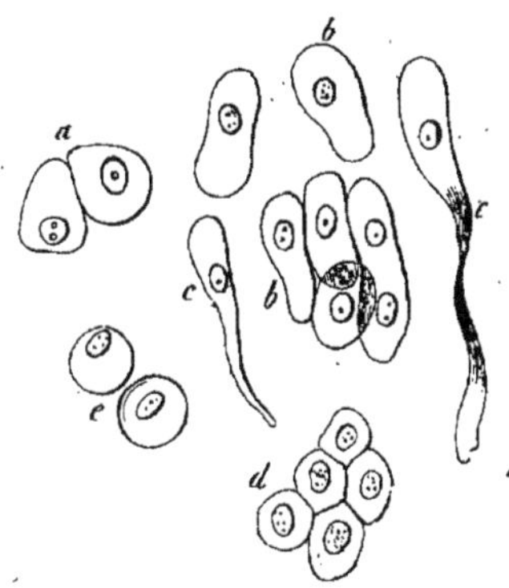

Fig. 258. — *a*, *c*, cellules cristalliniennes d'un embryon de cochon de deux pouces de longueur; *b*, cellules ovalaires, allongées ; *c*, cellules plus développées, sur le point de se transformer en tubes cristalliniens; *d*, épithélium du cristallin dans un fœtus humain de 8 mois; *e*, cellules de l'humeur *de Morgagni*.

Dans des embryons très-jeunes, on peut trouver de ces tubes cristalliniens en voie de formation (fig. 258, *a*, *c*).

Chez des embryons plus âgés, par exemple sur ceux de l'homme pendant les derniers mois, les fibres ressemblent tout à fait à celles de l'adulte (fig. 258, *a*, *c*) ; quelquefois cependant elles présentent encore le caractère cellulaire (*b*). Il n'est pas très-rare de rencontrer des tubes avec deux et même trois noyaux (*d*). Il est possible que ce soit dans cette couche de cellules en voie de développement, placées sur le bord de l'épithélium (§ 157), que se forment ensuite, par dédoublement, de nouveaux tubes cristalliniens qui viendraient se superposer aux anciens. Il est certain que le développement du cristallin continue longtemps encore après la période embryonnaire (2).

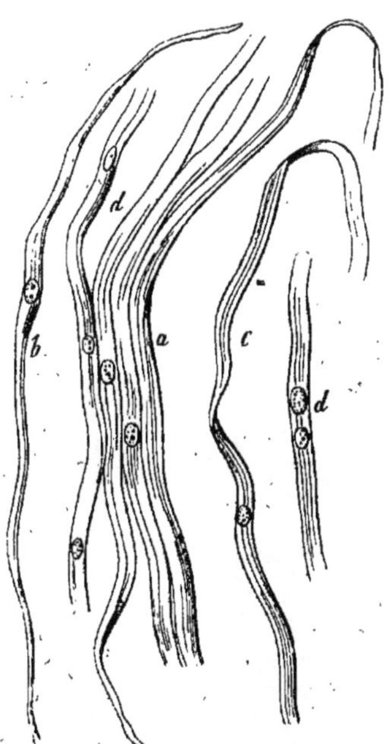

Fig. 259. — Fibres cristalliniennes d'un embryon humain de 8 mois.

a, fibres avec un noyau; *b*, fibre présentant encore le caractère cellulaire; *c*, apparence plate que présentent ces fibres quand on les regarde de côté *d*, fibres avec deux ou trois noyaux.

Pendant la vie fœtale, la capsule du cristallin est entourée d'une enveloppe vasculaire qui fait partie de la membrane connue sous le nom de *membrane capsulo-pupillaire* (3).

Quand le corps grandit après la naissance, le nombre des tubes augmente, mais leurs dimensions n'éprouvent point de changement. [Harting (4).]

Ces tubes se développent aux dépens des cellules épithéliales de la capsule et ils ne se régénèrent, comme tous les tissus épithéliaux, qu'autant que la capsule se conserve intacte ainsi que la couche celluleuse qui les recouvre (5). Comme la forme du tissu cristallinien est déterminée par celle de la capsule, on comprend que le cristallin qui se reproduit après la déchirure de cette membrane ne reprenne plus la forme régulière qu'il avait auparavant. On ne connaît encore ni l'importance, ni la nature des échanges nutritifs qui s'opèrent dans le cristallin.

Remarques. — (1) C'est à Huschke que l'on doit la première découverte à ce sujet (Isis, 1831, p. 950, et Meckel's Archiv, 1832, p. 17). Ses données furent confirmées par les observations de Kœlliker (Entwicklungsgeschichte der Cephalopoden. Zürich, 1844, p. 99 et 103, Mikrosk. Anat., vol. II, IIe partie, p. 730, et Zeitschrift für wissensch. Zoologie, vol. VI, p. 142, ainsi que son ouvrage sur l'histoire du développement des animaux, p. 276 et 295), et, déjà avant lui, par celles de C. Wogt (Embryologie, 1844, p. 76). Voyez encore l'ouvrage de Remak, p. 34, 90 et 150. — (2) Je crois avoir remarqué quelquefois des dédoublements de noyaux dans des tubes cristalliniens presque parfaits chez des fœtus humains de huit mois. Mœrs en a observé récemment dans des cristallins enflammés; il se produit alors une multiplication très-abondante de noyaux. — D'après Babuchin (Würzb. naturw. Zeitschrift, vol. IV, p. 85), le développement du cristallin s'effectuerait de la manière suivante: les parois de l'organe creux sont formées d'abord par des cellules minces, d'égale longueur; mais les cellules de l'hémisphère postérieure se développent plus vite et grandissent surtout en longueur, tandis que les éléments du segment antérieur s'élargissent et en même temps se raccourcissent. Il en résulte que la paroi postérieure devient toujours plus épaisse, et l'antérieure toujours plus mince. Quand le développement est achevé, les cellules de la première paroi se sont transformées en fibres cristalliniennes, et celles de la moitié antérieure ont formé l'épithélium. Le cristallin serait donc une sphère creuse avec des parois très-inégalement développées: l'une, l'antérieure, très-mince; l'autre, la postérieure, excessivement épaisse. — (3) Les vaisseaux offrent beaucoup d'intérêt au point de vue de l'étude du développement. — (4) Harting, Recherches micrométriques, p. 57. — (5) Physiologie de Valentin, 2e édition, vol. I, p. 314.

14. Tissu musculaire.

§ 162.

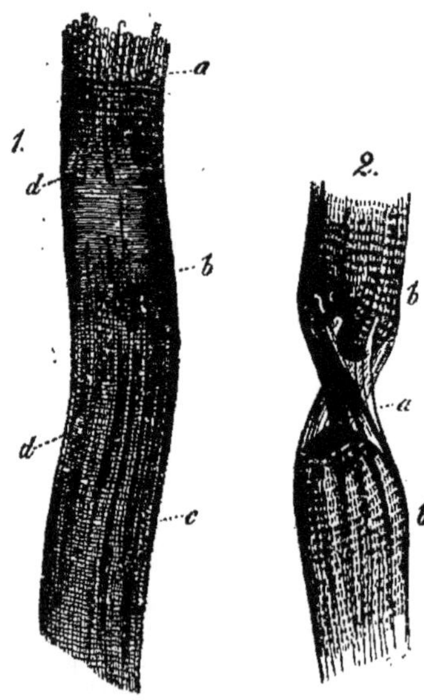

Fig. 260. — Fibres musculaires striées transversalement.

Les muscles qui se développent aux dépens du feuillet moyen du blastoderme, forment un tissu mou, rougeâtre, d'apparence fibreuse, caractérisé par la propriété de se raccourcir, lorsqu'on vient à exciter le nerf moteur correspondant; on désigne cette propriété sous le nom de *contractilité*. La physiologie nous apprend que, parmi les contractions du tissu musculaire, les unes sont volontaires, les autres involontaires.

Sous le rapport histologique, une partie des muscles est formée de filaments longs, striés transversalement (fig. 260), tandis que l'autre est constituée par des cellules lisses, allongées, fusiformes (fig. 261). On distingue donc les muscles striés et les muscles lisses.

Cependant cette différence anatomique paraît au premier aspect beaucoup plus importante qu'elle ne l'est réellement.

En effet, d'un côté nous trouvons dans le règne animal un grand nombre de transitions entre ces deux formes du tissu musculaire (1), et d'un autre côté l'histoire du développement nous a appris, tout récemment, que les deux espèces d'éléments constituants ont des origines tout à fait analogues, car ils proviennent tous deux d'une cellule (§ 57). L'élément musculaire lisse conserve ses caractères cellulaires pendant toute la vie, tandis que la fibre striée s'en éloigne beaucoup par sa structure compliquée.

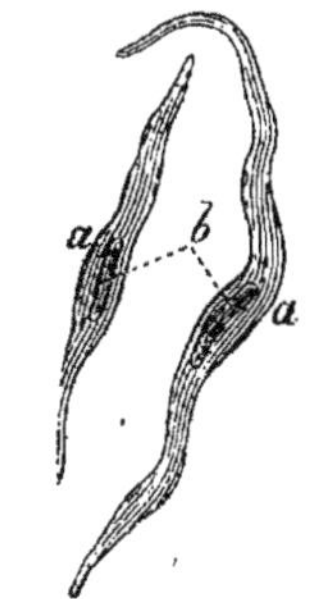

Fig. 261. — Éléments de la musculature lisse.

Pour terminer, nous ferons encore cette remarque, que les fibres striées forment tous les muscles volontaires de notre corps, et le cœur parmi les organes dont les mouvements sont involontaires, tandis que les autres muscles, qui ne sont pas sous l'empire de la volonté, sont constitués par des éléments lisses. Par conséquent les expressions de muscle lisse et involontaire, muscle strié et volontaire ne se correspondent pas tout à fait pour l'homme (2)*.

Remarques. — (1) Voyez Leydig, Traité d'histologie, p. 42, ainsi que son ouvrage sur la structure du corps humain, Bau des thierischen Körpers, p. 68, et Kœlliker, dans Würzburger Verhandlungen, vol. VIII, p. 109, et Gewebelehre, 4e édition, p. 94; A. Weismann, dans Zeitschrift de Henle et Pfeufer, 3 R., vol. XV, p. 60 et 279; l'ouvrage de von Hessling, p. 112, et d'autres. — (2) Si l'on poursuit, à ce point de vue, l'examen du tissu musculaire dans la série animale, on trouve des différences toujours plus grandes entre la fonction et la structure, de sorte que ce parallèle perd toute espèce de valeur. Les muscles striés prédominent chez les arthropodes, tandis que les mollusques, les vers et les animaux rayonnés ne possèdent que des éléments musculaires lisses. — Le travail volontaire ou involontaire d'un muscle ne dépend pas de sa structure, mais de l'origine des nerfs qui le mettent en mouvement.

* Chez les mammifères, les muscles striés ne sont pas tous volontaires, puisque le cœur qui est formé par des faisceaux striés se meut indépendamment de la volonté. De telle sorte que la grande division histologique des muscles en lisses et striés ne correspond pas (comme le fait avec juste raison observer l'auteur de cet ouvrage) à une division physiologique fondée sur l'action volontaire ou involontaire. Mais en se plaçant à un point de vue physiologique plus rigoureux, on reconnaît qu'il y a un rapport étroit entre la structure d'un muscle et sa véritable fonction. En effet, si un muscle se contracte sous l'influence de la volonté, on ne dira pas que la contraction volontaire est une fonction de ce muscle, l'organe de la volonté étant le système nerveux central. Le muscle n'a qu'une fonction spéciale, la contraction. Celle-ci se produit brusquement ou avec lenteur. Dans le premier cas le muscle est strié, dans le second il est lisse.

Les fibres striées qui forment le cœur diffèrent des faisceaux striés ordinaires en ce qu'elles contiennent des noyaux à leur centre et qu'elles sont réunies les unes aux autres par des anastomoses. Cette union intime des fibres entre elles, les confondant en un seul faisceau pour ainsi dire, assure la synergie et le synchronisme de la contraction cardiaque. Il y a donc là un rapport intime entre la structure de l'organe et sa fonction.

Les modifications qui surviennent dans le muscle utérin vers la fin de la grossesse apportent encore un appui à la manière de voir exposée dans cette note. En effet, les fibres musculaires de l'utérus, lisses en dehors de la grossesse, sont nettement striées au moment de la parturition, c'est-à-dire lorsque l'utérus doit se contracter avec énergie pour expulser le fœtus. R.

§ 163.

Fibres musculaires lisses. — On désignait autrefois sous le nom d'éléments musculaires lisses (fig. 262), des fibres longues, pâles, rubannées (*i*), offrant, de distance en distance, des noyaux également allongés. C'est à la perspicacité de Kœlliker (1) qu'il était réservé de reconnaître que ces fibres étaient des cellules allongées, disposées par séries longitudinales, et d'introduire ainsi dans l'histologie, en 1847, la connaissance des *fibres cellules contractiles* (*c*, *h*); c'était là un grand progrès pour la connaissance de ce tissu dont l'examen est si difficile (2).

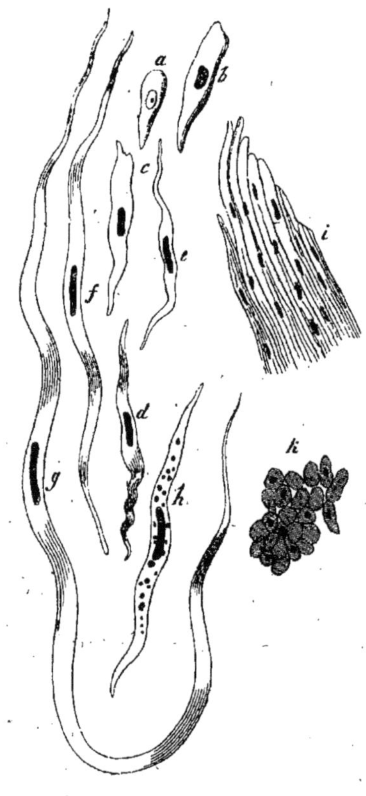

Fig. 262. — Muscles lisses de l'homme et du cochon.

a, cellule en voie de formation dans la paroi stomacale d'un embryon de cochon de deux pouces de longueur; *b*, autre cellule plus developpée ; *c*-*g*, différentes formes des fibres-cellules chez l'homme; *h*, cellule pourvue de granulations graisseuses; *i*, faisceaux de fibres musculaires lisses; *k*, section transversale d'un faisceau de l'aorte d'un bœuf; beaucoup de noyaux se trouvent dans le plan de la section.

La *cellule musculaire lisse* apparaît sous forme d'un élément quelquefois court (*c*), ordinairement long (*d*, *f*), parfois très-allongé (*g*), qui s'effile en pointe à ses deux extrémités. La longueur est de $0^{m},045$ à $0^{m},049$ pour les cellules moyennes; elle peut descendre jusqu'à $0^{m},025$ pour les petites, et s'élever jusqu'à 0,225 et plus pour les très-longues. La largeur des fibres-cellules varie entre $0^{mm},006$ et 0,013.

Du reste, elles paraissent pâles et homogènes, ou bien elles sont tout à fait incolores, ou bien elles possèdent une légère teinte jaunâtre, sans que pour cela leur paroi et leur corps présentent une différence perceptible. Il arrive assez souvent que la substance homogène se trouve légèrement troublée par des molécules excessivement ténues, ressemblant à des grains de poussière, ou par des granulations graisseuses, de volume et de nombre variable (4).

Mais c'est surtout le noyau qui donne à la fibre-cellule un aspect caractéristique ; c'est un petit bâtonnet assez pâle, long, cylindrique, plus ou moins arrondi à ses deux extrémités, qui peut se montrer ondulée après avoir été soumis à l'action de l'acide acétique. Le noyau aussi est homogène ; on n'y distingue ni enveloppe ni contenu ; il est dépourvu de nucléole. Sa longueur moyenne est de $0^{m},025$, sa largeur de 0,002 à 0,008. Il est placé à peu près au milieu de la cellule dont il occupe l'axe, comme on peut surtout le voir nettement sur la section transversale d'un muscle préalablement desséché (*k*) ; cette section permet de s'assurer en même temps de la forme cylindrique de la plupart des fibres-cellules. Presque toujours le noyau est simple ; mais on en trouve aussi deux, et il peut même y en avoir trois ou quatre dans une même cellule [Remak (3), Kœlliker (4)] ; cette structure est une preuve importante de l'analogie qui existe entre ces cellules et les fibrilles musculaires striées. Avec le microscope de polarisation on constate que la fibre-cellule possède une réfraction double et qu'elle dévie à droite la lumière polarisée. [Valentin (5).]

Tandis que la fibre-cellule présente à l'époque de son complet développement un aspect particulier, elle n'offre au contraire chez l'embryon que des caractères peu tranchés ; le noyau est alors arrondi et vésiculeux (*a*, *b*). Cet état primitif peut-il se conserver intact dans certaines régions du corps? C'est là une question à laquelle il n'est pas possible de répondre aujourd'hui. Du reste, il est impossible d'indiquer, d'une manière certaine, une ligne de séparation entre les éléments musculaires lisses et les cellules fusiformes du tissu conjonctif ; d'autant plus que ces dernières possèdent aussi à un degré marqué la propriété de se contracter. C'est à ce point de vue qu'il faut juger les discussions qui ont eu lieu dans ces dernières années, sur la question de savoir s'il existait, oui ou non, des fibres-cellules dans tel ou tel organe, par exemple dans l'ovaire ou dans les ganglions lymphatiques (6).

D'un autre côté il peut arriver que la fibre-cellule contractile, à un seul noyau, contienne dans son intérieur une substance striée ; alors elle se rapproche des éléments musculaires volontaires.

Dans ce cas se trouvent les éléments du muscle cardiaque chez les vertébrés inférieurs [*Weismann* (7)], ceux de la crosse aortique chez la salamandre et le protée [*Leydig* (8)], ainsi que les fibres placées sous l'endocarde chez les ruminants (9).

Les fibres musculaires lisses existent dans tout le canal digestif depuis l'extrémité inférieure de l'œsophage jusque dans le gros intestin ; elles se rencontrent aussi dans la muqueuse elle-même, seulement les couches sont alors plus minces, les faisceaux plus petits ; on appelle cette couche *muscularis mucosæ* (10). L'appareil respiratoire contient également de ces éléments ; on les trouve dans la paroi postérieure de la trachée, dans la muqueuse à fibres circulaires des bronches et dans leurs ramifications ; mais ils n'existent plus dans les canalicules respiratoires (11) ; ils se trouvent de même dans les parois des vaisseaux, surtout dans la couche moyenne. Dans la peau, les fibres-cellules contractiles n'apparaissent ordinairement que sous forme de petits groupes, au niveau des follicules pileux et des glandes sudoripares ; rarement elles y forment des faisceaux épais comme dans le dartos. Parmi les canaux biliaires de l'homme, il n'y a que la vésicule du fiel qui contienne de ces éléments. [Henle (12), Eberth (13).] Ils sont plus répandus dans l'appareil urinaire ; on les trouve sous forme de couche serrée dans les calices, le bassinet, l'uretère et la vessie ; sous forme d'éléments disséminés dans le canal de l'urèthre. Ce tissu est très-répandu dans l'appareil génital de l'homme (dans le dartos, entre les tuniques vaginales commune et propre du cordon spermatique, dans les épididymes, les canaux déférents, les vésicules séminales, la prostate, les glandes de *Cowper*, les corps caverneux), ainsi que dans les organes génitaux de la femme ; son existence est douteuse dans l'ovaire (14), certaine dans les oviductes, dans l'utérus (15) qui, pendant la grossesse, renferme une quantité très-considérable de fibres lisses, dans les ligaments larges [*Luschka* (16)] et dans les corps caverneux. On admet de plus l'existence du tissu musculaire lisse dans les cloisons de la rate des mammifères et dans les ganglions lymphatiques (17). Enfin il s'observe encore dans l'œil ; on l'y trouve dans le sphincter et le dilatateur de la pupille, dans la choroïde, dans les muscles ciliaire et orbitaire et dans les paupières. [*H. Müller* (18).]

Remarques. — (1) Voyez son article dans Zeitschrift für wissensch. Zoologie, p. 48. — (2) Pour les méthodes d'investigation, voyez Frey, Das Mikroskop, 2ᵉ édition, p. 181. — (3) *Loc. cit.*, p. 177. — (4) *Loc. cit.*, p. 81. — (5) Voyez son ouvrage, bien connu, p. 292. — (6) Plusieurs auteurs ont admis pour l'ovaire des fibres-cellules contractiles ; ce sont : Rouget (Journ. de la physiologie, tome I, p. 480) ; Æby (Reichert's und Du Bois-Reymond's Archiv, 1859, p. 675) et His (dans Schultze's Archiv, tome I, p. 171). Klebs (Virchow's Archiv, tome XXI, p. 363) et Grohe (tome XXVI, p. 278) ont déclaré également se ranger de cette opinion. — Leur existence a été niée, au contraire, par O. Schrön (Zeitschrift für wissensch. Zoologie, vol. II, p. 420) et Pflüger (dans sa Monographie, p. 44). Ce tissu est admis dans l'enveloppe et dans les cloisons des ganglions lymphatiques par des auteurs contemporains : His (Zeitschr. für wissensch. Zoologie, vol. XI, p. 70) ; W. Müller (Henle's und Pfeufer's Zeitschr., 3 R., vol. XX, p. 120), et Kœlliker (Gewebelehre, 4ᵉ édition, p. 609). Quant à moi, je l'ai bien vu chez d'autres mammifères, mais non pas chez l'homme (Untersuchungen über die Lymphdrüsen, p. 35). — (7) Voyez son travail dans les Archives de Reichert et Du Bois-Reymond, 1861, p. 41. — (8) Recherches anatomiques et histologiques sur les poissons et les reptiles, 1853, p. 53. — (9) Von Hessling, dans Zeitschr. für wissensch. Zoologie, vol. V, p. 189. — Reichert, dans son Rapport annuel de 1854, p. 53. — (10) C'est surtout à Brücke que l'on doit la preuve de l'existence de ce tissu dans les muqueuses de l'appareil digestif (Wiener Sitzungsberichte, vol. VI, p. 214). Voyez aussi Kœlliker, dans Zeitschrift für wissensch. Zoologie, vol. III, p. 106. — (11) Moleschott (Untersuchungen zur Naturlehre des Menschen) prétendit qu'il existait là du tissu musculaire lisse. C'était une erreur dont Eberth fit plus tard justice (Zeitschrift für wissensch. Zoologie, vol. XII, p. 447). Du reste, d'après Colberg (Observationes de penitiore pulmonum structura et physiologica et pathologica. Halis, 1863), les canalicules respiratoires des nouveau-nés contiendraient des fibres-cellules musculaires. — (12) Handbuch der Anatomie, vol. II, Iʳᵉ partie, p. 218). — (13) *Loc. cit.*, p. 362. — (14) Voyez à cet égard la note 6. — (15) Moleschott et Piso-Borme (Beiträge zur Naturlehre des Menschen, vol. IX, p. 1) indiquent des divisions ramifiées des cellules musculaires dans l'utérus pendant la grossesse, ainsi que dans la prostate, l'estomac, l'iris. Klebs en dit autant de la vessie urinaire de la grenouille (Virchow's Archiv, vol. XXXII, p. 174). — (16) Voyez son article dans Reichert's et Du Bois-Reymond's Archiv, 1862, p. 202. — (17) Nous renvoyons à la note 6 et au chapitre qui traite de la Rate, dans la troisième partie de cet ouvrage. — (18) Voyez Würzburger Verhandlungen, vol. IX, p. 244 et 76 ; vol. X, p. 179.

§ 164.

Fibres musculaires striées. — Le tissu musculaire strié (1) se rencontre dans tous les muscles du tronc, des membres et de l'oreille, dans les muscles extérieurs de l'œil (excepté toutefois ceux que nous avons mentionnés dans le paragraphe précédent) ; on le rencontre de plus dans un grand nombre de viscères, dans la langue, le pharynx, la partie supérieure de l'œsophage, le larynx ; dans les organes génitaux, l'extrémité du rectum ; enfin il se présente encore dans le diaphragme, et on le retrouve dans le cœur avec certaines modifications.

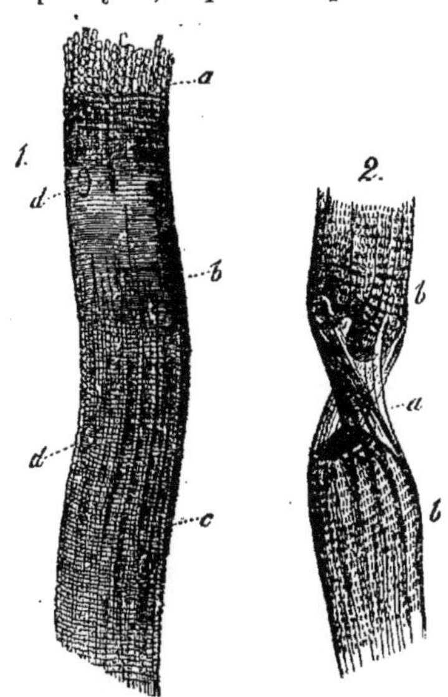

Fig. 263. — 1. Fibre musculaire striée. On voit sa division en fibrilles primitives *a*, leurs stries transversales nettement marquées *b*, et la striation longitudinale en *c*; *d*, noyaux. — 2. Fibre musculaire *b*, déchirée en *a*, où l'on voit distinctement le sarcolemme complétement vide sur une petite étendue.

L'élément de ce tissu (fig. 263, 1) se présente sous forme d'un filament allongé, cylindrique, rarement aplati, qui généralement ne se ramifie pas et qui, chez l'homme, possède une épaisseur de 0m,012 et 0,018, et même de 0m,045. On le désigne sous le nom de *fibre musculaire* ou *faisceau primitif*.

La fibre musculaire de l'homme est plus épaisse que l'élément lisse et plus fortement teintée en jaune ; nous avons vu que le tissu musculaire lisse offrait peu de caractères marqués ; la fibre striée au contraire présente, à de forts grossissements, une texture très-accentuée et caractéristique.

La fibre musculaire se compose d'une enveloppe extérieure et d'une substance intérieure contractile. On désigne la première sous le nom de *sarcolemme* ou de *cloison primitive*; c'est une membrane homogène, transparente qui, grâce à sa grande élasticité, reste toujours étroitement appliquée sur la substance intérieure, malgré les nombreux changements de forme de cette dernière (fig. 263, 1). On parvient à démontrer l'existence du sarcolemme, sans avoir recours aux procédés chimiques ; il n'y a pour cela qu'à déchirer la substance intérieure (2, *a*) ; un excellent moyen aussi est de traiter par l'eau des fibres musculaires encore vivantes ; l'eau pénètre sous le sarcolemme par endosmose et y forme des vésicules (2). Les préparations dans l'alcool des muscles d'amphibies nus donnent de bonnes figures dans lesquelles le sarcolemme est souvent très-distant de la masse intérieure.

On trouve, appliquée contre la face interne du sarcolemme, toute une série de noyaux ronds ou ovalaires (1, *d*) dont le diamètre varie de

$0^{mm},011$ à 0,007. En examinant plus minutieusement les fibres musculaires d'amphibies nus, à l'aide de systèmes de lentilles donnant un très-fort grossissement, le noyau (*c*) apparaît comme une vésicule à paroi assez épaisse, à double contour, contenant un ou deux nucléoles. Dans le tissu frais, le noyau se trouve placé dans une lacune fusiforme, où il est étroitement serré. Les extrémités de cette lacune sont remplies par une masse claire et homogène qui, par les réactifs, se coagule et devient granuleuse; c'est un reste du protoplasma primitif qui n'a pas été employé à la formation de la masse musculaire. On a appelé le tout *corpuscule musculaire* [Welcker, M. Schultze (3)] et on l'a considéré comme équivalant à une cellule.

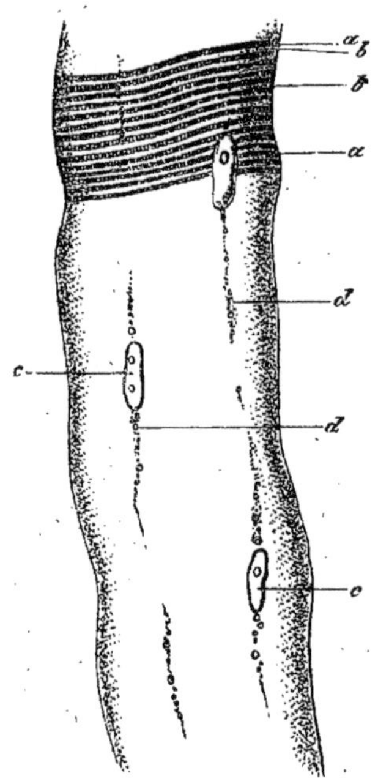

Fig. 264. — Fibre musculaire de la grenouille. Grossissement de 800 diamètres.

a, zone obscure avec des sarcous elements; *b*, zone claire; *c*, noyaux; *d*, granulations interstitielles (pièce préparée dans l'alcool).

La figure 264 montre des stries filiformes partant de ces corpuscules (nous y reviendrons plus tard). Ces stries, ainsi que le noyau, sont parsemées de granulations graisseuses.

Ces noyaux ou corpuscules sont en nombre assez considérable ; tantôt leur disposition est tout à fait irrégulière, tantôt elle alterne. Ce n'est que dans les fibres musculaires du cœur que, outre les noyaux périphériques, on en trouve d'autres placés dans l'axe même de la fibre. Chez les animaux inférieurs, chez la grenouille par exemple, les noyaux sont situés dans le centre même de la fibre (4).

La substance renfermée dans le sarcolemme ou masse musculaire (fig. 263, 1) présente, d'une manière plus ou moins accentuée et plus ou moins nette, une striation longitudinale (*c*) et transversale (*b*) qui traverse la masse dans toute son épaisseur.

Sur des muscles frais, qui n'ont encore éprouvé aucune altération, les stries transversales forment, dans beaucoup de fibres, un dessin très-élégant ; ces stries sont traversées par des lignes longitudinales très-nombreuses, parallèles entre elles, ténues et cependant distinctes ; la distance d'une ligne à l'autre varie entre $0^{mm},001$ et 0,002. Souvent ces lignes longitudinales sont continues sur une grande distance ; mais plus souvent encore elles sont interrompues par intervalles, et, après s'être montrées dans une certaine longueur de la masse musculaire, elles disparaissent de nouveau.

A l'extrémité de la fibre sectionnée, on aperçoit souvent le faisceau qui se décompose en petites fibrilles (fig. 263, 1, *a*).

Mais c'est surtout après avoir été soumise à l'action de certains réactifs que la fibre musculaire présente des figures remarquables[1]; en général ce mode de traitement a une grande influence sur ce tissu. Les fibres musculaires se divisent en filaments allongés, fins, de $0^{mm},001$ à 0,0023 d'épaisseur (fig. 265) quand on les fait macérer à froid ou bouillir dans l'eau, ou quand on les a soumises longtemps à l'action de l'alcool, du bichlorure de mercure, de l'acide chromique et surtout du bichromate de potasse.

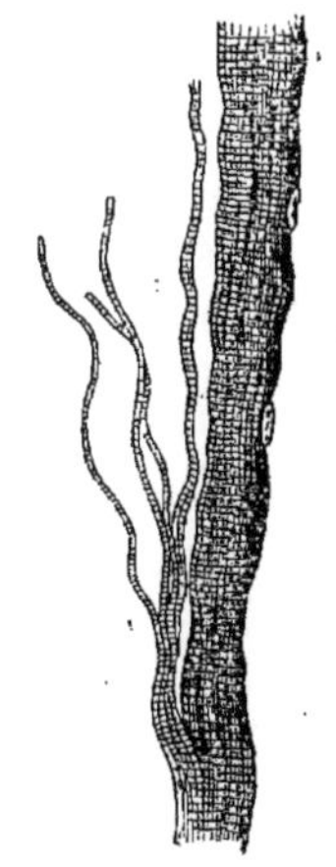

Fig. 265. — Fibre musculaire qui a été soumise pendant vingt-quatre heures à l'action du bichromate de potasse; elle est divisée partiellement en fibrilles.

C'est en se basant sur ce qui précède que l'on a admis généralement que la fibre musculaire était un assemblage de fibres élémentaires très-ténues que l'on appelle *fibrilles musculaires;* on a donné à leur ensemble le nom de *faisceau primitif*.

Cette théorie a été défendue par une série d'observateurs distingués, tels que *Schwann*, *Valentin*, *Henle*, *Gerlach*, *Kœlliker*, *Leydig*, *Welcker* (5), *Schœnn* (6), etc.

REMARQUES. — (1) Voyez : Allgemeine Anatomie de HENLE, p. 578; BOWMAN, dans Phil. Transact., 1840, part. II, p. 69, et 1842, part. I, p. 457; voyez également ses deux articles : « Muscle » et « Muscular motion, » dans Cyclopædia, vol. III, p. 506 et 519, ainsi que l'ouvrage qu'il a publié avec TODD, vol. I, p. 150; Traité de KŒLLIKER, 4e édition, p. 183. — (2) Les muscles cruraux de grenouilles récemment tuées conviennent parfaitement dans ce but. — (3) ROLLETT, dans Sitzungsberichten der Wiener Akademie, vol. XXIV, p. 291. — (4) Voyez l'article que nous avons déjà cité plusieurs fois dans Reichert's und Du Bois-Reymond's Archiv, 1861, p. 1. Voyez aussi l'excellente description donnée par A. JAHN WELKER (Henle's und Pfeufer's Zeitschrift, 3. R., vol. X, p. 238). Pour la curiosité du fait, nous dirons encore que P. STEPHAN a nié, en 1860, la préexistence de ces noyaux (voyez sa dissertation inaugurale : Die kernähnlichen Gebilde des Muskelprimitivbündels. Erlangen; réimprimé dans le volume de Henle's und Pfeufer's Zeitschrift que nous venons de citer à l'instant, p. 204). — (5) *Loc. cit.* — (6) Jenaische Zeitschrift, vol. II, p. 28.

§ 165.

Dans le muscle à l'état frais, les *stries transversales* se montrent sous des apparences très-différentes, qui sont difficiles à saisir, à cause de la petitesse de l'objet et des variations du foyer. Tantôt on rencontre des lignes continues, fines, nettes, parallèles, qu'elles soient d'ailleurs droites ou ondulées; leur distance est toujours de $0^{m},001$ à 0,0023; tantôt ces lignes sont transversales, paraissent coupées de distance en distance, et manquent par intervalles; dans ce cas la surface qui limite toute la fibre est lisse. Dans d'autres fibres musculaires les lignes transversales sont plus fortement accentuées et beaucoup plus larges, de sorte que toute la fibre paraît se composer de deux systèmes de zones transversales dont les unes sont plus foncées et les autres plus claires. Enfin, mais ce cas est très-rare, les lignes transversales peuvent être à de plus grandes distances les unes des autres; alors les bords de la fibre sont entaillés et celle-ci a l'air d'être sur le point de se dissocier et de tomber en morceaux. Ordinairement, quand la striation transversale s'accentue davantage, les stries longitudinales s'effacent de plus en plus.

Ici encore le tissu, après avoir été traité par certains réactifs, présente des figures remarquables. Ainsi l'acide acétique fait disparaître les lignes longitudinales, pour ne laisser voir pendant quelque temps que les stries transversales. En traitant la fibre musculaire par l'acide chlorhydrique très-étendu ou par du suc gastrique acide, elle se gonfle et commence à se dissoudre; en même temps il y a destruction complète de la striation longitudinale, et la fibre se décompose en disques très-minces et s'effeuille souvent ainsi d'une manière très-élégante (fig. 266, 4, 5). Le carbonate de potasse agit d'une manière analogue, mais sans produire de gonflement; l'action du chlorure de calcium se rapproche encore de la précédente; mais avec ce corps la fibre se rétracte et se ride en même temps, et souvent apparaissent dans son intérieur des déchirures transversales. Les cas que nous avons cités dans le paragraphe précédent paraissent prouver, de la manière la plus certaine, que la fibre musculaire se compose de fibrilles; de même, il faudrait admettre, d'après les actions chimiques que nous venons de mentionner, qu'elle est constituée par des disques ou des plaques superposées (1).

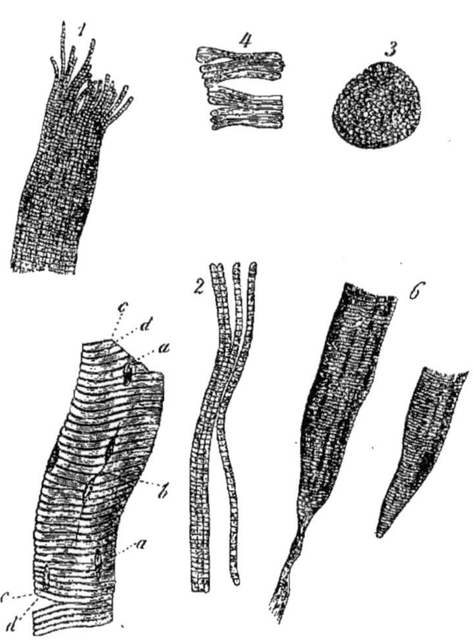

Fig. 266. — 1. Schéma d'une fibre musculaire avec ses fibrilles primitives et ses stries transversales fortement accentuées. — 2. Fibrilles isolées considérablement grossies. — 3. Figure schématique de parcelles musculaires reliées en forme de disque. — 4. Plaques d'une fibrille musculaire de l'homme, qui a été soumise à l'action de l'acide chlorhydrique. — 5. Fibre de l'homme, qui a été longtemps soumise à l'action de l'acide chlorhydrique; on distingue les zones obscures (*c*) et les zones claires (*d*), ainsi que les noyaux *a*, *b*. — 6. Deux fibres pointues du biceps brachial de l'homme. Dans l'une le tissu conjonctif se continue au delà de l'extrémité de la fibre.

On comprend que, par suite de la difficulté de la question, les histologistes aient proposé les théories les plus diverses, pour expliquer cette singulière striation double que présentent les fibres musculaires. Si on laisse de côté un grand nombre d'explications fausses, il n'en restera que deux qui puissent rendre compte de la texture en question, au moins dans ses caractères essentiels. Aussi ont-elles trouvé toutes deux jusqu'à présent des défenseurs et des adversaires.

Nous avons déjà parlé dans le paragraphe précédent de la première hypothèse : d'après elle, les fibrilles sont les éléments préexistants essentiels qui composent la masse musculaire; elles se distinguent par leur structure articulée et variqueuse (fig. 266, 2). Les lignes transversales de toutes les fibrilles d'une même fibre musculaire reviennent à des intervalles réguliers et sont toutes placées à la même hauteur les unes à côté des autres; il en résulte que la fibre a l'air d'être striée transversalement (fig. 266, 1). Il est aisé de voir qu'avec cette hypothèse il est facile d'interpréter les dispositions de la fibre, et de comprendre comment c'est tantôt le dessin transversal, tantôt le dessin longitudinal qui prédomine; il faut dire cependant qu'on n'explique pas avec la même facilité l'existence de disques transversaux avec absence de toute ligne longitudinale.

La seconde théorie a gagné dans ces derniers temps un grand nombre de défenseurs, et nous la croyons exacte pour peu qu'on y apporte quelques modifications; elle a été proposée par le célèbre histologiste anglais *Bowmann* (2). Depuis, Harting, Hæckel, Leydig, Keferstein, Margó, W. Krauze (3), etc., l'ont adoptée, en y apportant des modifications plus ou moins profondes.

D'après cette théorie, la fibre musculaire consiste essentiellement en une agrégation de *petits corpuscules*, ou *sarcous elements* qui, rattachés et reliés entre eux transversalement, présentent par leur ensemble l'image d'un disque ou d'une plaque mince (*Disque* de *Bowmann*, fig. 266, 3,4, 5); quand, au contraire, ils sont superposés dans le sens de la longueur, ils offrent l'aspect de la fibrille (fig. 266, 1, 2). Il ne faut pas croire cependant qu'un pareil assemblage préexiste et que ces deux formes, disque ou fibrille, en soient l'expression optique; au contraire, ces assemblages n'existent nullement dans la fibre musculaire fraîche et vivante; mais ces formes indiquent seulement une tendance des éléments musculaires à se dissocier suivant l'une des deux directions (4). Il faut reconnaître cependant que la fibre musculaire a une tendance plus forte à se dissocier dans le sens de longueur et à se décomposer en fibrilles; car la décomposition en disques est un phénomène beaucoup plus rare que celui de la division en fibrilles.

La théorie des sarcous elements reliés entre eux suivant leur longueur et suivant leur largeur, conduit nécessairement à l'existence d'une substance unissante. Rappelons-nous les effets complétement opposés des deux séries de réactifs mentionnés plus haut : l'acide chlorhydrique très-étendu, par exemple, décompose la fibre musculaire en disques, tandis que l'alcool ou le bichromate de potasse la divise en fibrilles; nous serons alors forcés d'admettre deux substances unissantes différentes, l'une pour la réunion longitudinale des éléments en fibrilles, l'autre pour la réunion transversale en disques. Mais cette dernière est en quantité beaucoup moindre que la première qui se distingue, en outre, par ce qu'elle a la propriété très-marquée de se contracter et de se gonfler; d'où il résulte que les zones transversales obscures sont tantôt très-rapprochées, tantôt beaucoup plus éloignées les unes des autres.

Il est très-important de savoir quels sont les rapports qui existent entre les sarcous elements et les lignes transversales de la fibrille.

En étudiant les muscles de l'homme et du cochon, on remarque souvent un phénomène qui se présente régulièrement, si l'on traite d'abord le muscle par l'acide acétique faible; on aperçoit alors des zones plus obscures, transversales, réfractant plus fortement la lumière et alternant avec d'autres zones plus claires, qui offrent une réfraction moindre. Ces dernières sont les couches de la substance unissante gonflée et devenue transparente, tandis que les zones sombres représentent les sarcous elements réunis en forme de disques par la substance unissante longitudinale (5). En faisant une étude approfondie des effets produits par l'eau acidulée d'acide chlorhydrique, on remarque que les zones transversales claires deviennent d'abord plus distinctes, parce que la substance conjonctive transversale, avant de se dissoudre, se gonfle très-rapidement; on voit comment la fibre musculaire se partage ensuite en disques dont chacun se compose d'une plaque plus claire et d'une autre plus obscure, à l'instar d'un élément voltaïque constitué par une plaque de zinc et une plaque de cuivre [fig. 166, 5, *c*, *d* (6)]; comment la couche claire se dissout de plus en plus, tandis que la couche obscure qui subsiste, présente quelquefois des sarcous elements d'un disque en voie de se séparer les uns des autres (7).

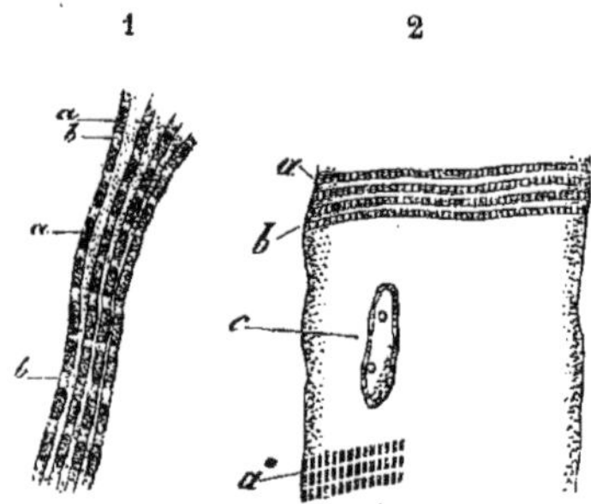

Fig. 267. — Deux fibres musculaires, l'une du protée 1, l'autre du cochon 2; grossissement de 1000 diamètres (la première a été préparée avec l'alcool, la seconde avec l'acide acétique dilué à 0,01 %).

a, éléments musculaires; *b*, substance conjonctive longitudinale; *a**, sarcous elements éloignés les uns des autres, laissant voir la substance conjonctive transversale; *c*, noyau.

Les grossissements énormes et perfectionnés que l'on obtient avec les nouveaux microscopes permettent aujourd'hui de voir facilement les sarcous elements et la structure intime d'un grand nombre de muscles (fig. 267). Le protée (8) et le siredon nous fournissent des sujets très-favorables pour cet examen, à cause de la grandeur de leurs éléments musculaires. Cependant on peut aussi reconnaître la même disposition chez d'autres animaux, par exemple chez la grenouille, les mammifères et l'homme dont les sarcous elements sont plus petits. Ces sarcous elements se présentent alors sous forme de corpuscules (9) cylindriques ou de prismes hexagonaux, plus longs que larges. Chez le *protée* (1^a) leur longueur est de 0^m,0015, chez la grenouille (fig. 268) de 0,0011, chez le cochon (fig. 267, 2^a) et chez l'homme de 0,0011 à 0,0012. Par leur juxtaposition ils forment toutes les zones transversales obscures, et, comme la substance conjonctive transversale est très-peu abondante, ils se touchent presque par la totalité de leurs surfaces latérales (fig. 266, 2, *a*; fig. 267, *a*). On observe quelquefois des séries transversales, dans lesquelles les sarcous elements sont un peu plus éloignés les uns des autres (fig. 267, 1 en bas, 2, *a**); ces figures rendent bien compte du rapport des éléments les uns avec les autres.

On ne sait pas si les muscles lisses possèdent également des sarcous elements (10).

Brücke (11) a fait dans ces derniers temps une observation d'un grand intérêt. Les sarcous elements de *Bowman* possèdent une double réfraction et un seul axe positif; la couche de substance conjonctive longitudinale qui les sépare offre une réfraction simple. Les premiers sont anisotropes, la seconde est isotrope. Cependant *Rouget* et *Valentin* (12) ont contesté ultérieurement l'exactitude de l'observation de *Brücke*.

REMARQUES. — (1) Ce qui doit faire réfléchir encore, c'est le peu de tendance que montrent les fibrilles à se séparer les unes des autres, lorsqu'on ne fait pas intervenir les réactifs chimiques. — (2) *Loc. cit.* — (3) Déjà, en l'année 1854, HARTING avait prouvé qu'il y avait entre les sarcous elements une substance conjonctive dont l'existence pouvait être démontrée chimiquement; HÆKEL montra ensuite (Müller's Archiv, 1857, p. 491) que les substances qui cimentent les sarcous elements, transversalement et longitudinalement, sont de nature différente; cette doctrine a été confirmée plus tard par leurs réactions chimiques différentes (1859). Voyez à ce sujet le travail de C. REISER, Die Einwirkung verschiedener Reagentien auf den quergestreiften Muskelfaden. *De l'action des réactifs sur les fibrilles musculaires striées*. Zurich, 1860. Les auteurs qui se sont déclarés pour la théorie de BOWMAN, ou au moins contre la préexistence des fibrilles, sont : LEYDIG (Lehrbuch des Histologie, p. 44; W. KEFERSTEIN (Reichert's und Du Bois-Reymond's Archiv, 1859, p. 548); H. MUNK (De fibra musculari. Berolini, 1859. Diss.), et MARGÓ (Wiener Sitzungsberichte, vol. XXXVI, p. 219). W. KRAUSE (Henle's und Pfeufer's Zeitschrift, 3. R., vol. XX, p. 1) s'exprime de la manière suivante sur la structure de la fibre musculaire : « L'espace intérieur enveloppé par le sarcolemme est rempli par trois substances, dont deux sont, l'une isotrope, l'autre anisotrope (voyez plus bas, BRÜCKE). » C'est en se superposant par couches alternatives qu'elles forment les fibrilles, dont les stries transversales sont dues au pouvoir réfringent plus grand de la substance anisotrope. Cette dernière, dont les éléments constituent ce que BOWMANN a appelé *sarcous elements*, est ferme; tandis que la première est gélatineuse. Ces fibrilles sont réunies entre elles, par leurs faces latérales, à l'aide d'une troisième masse qui est liquide. Quand cette masse remplit entièrement les intervalles très-petits qui existent entre les sarcous elements, on aperçoit une ligne transversale continue dans la fibre musculaire. — REMAK (Wiener Sitzungsberichte, vol. XXIV, p. 415) admet également que les fibrilles n'existent pas pendant la vie; mais, pour lui, les lignes transversales sont l'expression optique d'un léger plissement de la couche corticale; c'est seulement à l'intérieur de celle-ci que serait placée la masse contractile. L'opinion de KÜHNE n'a pas trouvé crédit, jusqu'à présent ; il prétend que, vu sa grande mobilité, la masse intérieure de la fibre musculaire doit être liquide pendant la vie (Virchow's Archiv, vol. XXVI, p. 222). — (4) « La fibre musculaire n'est donc pas plus un faisceau de fibrilles qu'une colonne construite avec des plaques superposées. Si la fibre se dissociait totalement dans ses deux sens, les sarcous elements se trouveraient tous dissociés. — Lorsqu'on sépare une fibrille de sa fibre musculaire, on enlève à chaque disque un sarcous element, et réciproquement. » (BOWMANN.) — (5) Voyez ROLLETT, *loc. cit.* — (6) DOBIE fit, il y a longtemps déjà, une distinction de ce genre (Annal. of nat. hist. Feb., 1848 [dans Jahrbericht de HENLE, 1848, p. 38]); outre les sarcous elements plus foncés de BOWMANN, il admit un système de corpuscules plus clairs, remplissant les intervalles compris entre les premiers. D'après Martyn (Beale's Arch., 1862, April., p. 227), les fibres musculaires tendues présentent encore au milieu de leur zone claire une strie transversale plus sombre. Amici et Kœlliker avaient déjà antérieurement indiqué cette même strie, et moi-même je l'ai observée plusieurs fois. — (7) Pour l'effet exercé sur le muscle par le chlorure de potassium et l'acide nitrique, voyez Budge, Archiv für phys. Heilkunde, N. F., vol. II, p. 71. — (8) Voyez Keferstein, *Loc. cit.* — (9) Les sarcous elements peuvent acquérir des dimensions considérables chez l'écrevisse fluviatile. Hæckel (*loc. cit.*) leur trouva une longueur variant entre 0mm,002 et 0,009, et, après les avoir fait gonfler, il put les isoler; ils atteignaient alors une longueur de 0m,012 et paraissaient être des prismes à six pans.—Les observations d'Amici présentent encore un grand intérêt (Virchow's Archiv, vol. XVI, p, 414). Chez la mouche domestique, les sarcous elements sont séparés les uns des autres par une substance conjonctive abondante (zone claire); ils prennent, par la contraction, une position inclinée très-marquée (je puis affirmer la chose moi-même). D'après Schönn, on apercevrait encore dans ces sarcous elements un point obscur. — (10) Schönn dit avoir observé ces éléments chez des animaux invertébrés. — (11) Wiener Academieschriften, vol. XV, p. 69. — (12) Journal de la physiologie, tome XV, p. 247, et ouvrage de Valentin, p. 277. D'après ces observateurs, les deux substances de la fibre musculaire offrent une double réfraction, et les images que l'on obtient à l'aide du microscope de polarisation doivent être rapportées aux ondulations de la surface*.

§ 166.

La fibre musculaire renferme en outre des *molécules étrangères* formées en partie de graisse (ce sont les granulations interstitielles de *Kœlliker*). Il y a déjà très-longtemps que *Henle* (1) les observa le premier.

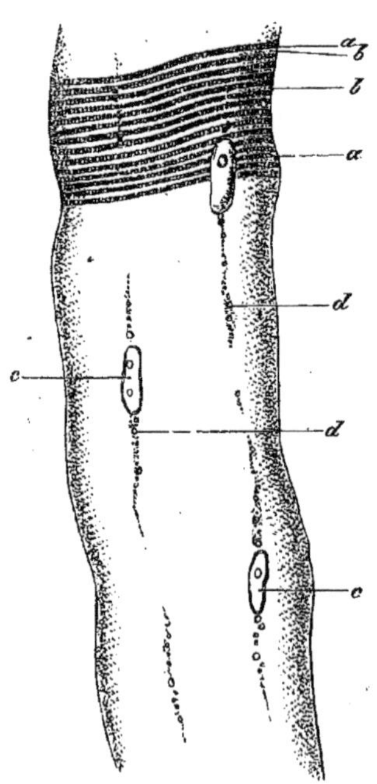

Fig. 268.

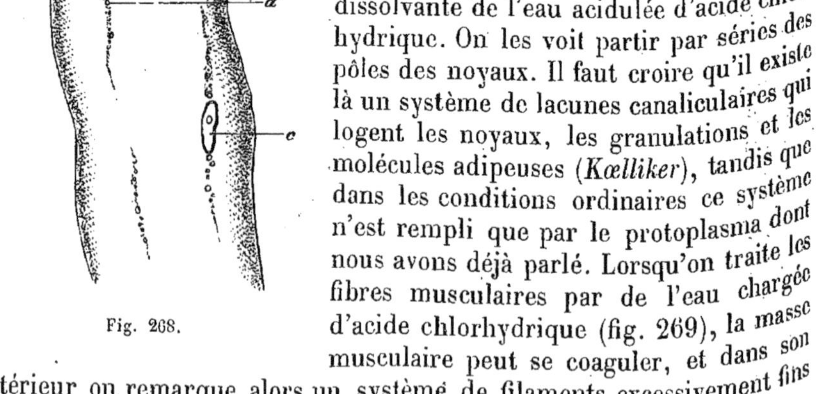

On ne les distingue pas toujours dans les muscles de l'homme. Lorsqu'on les rencontre, c'est sous forme de séries longitudinales plus ou moins nombreuses qui traversent la fibre musculaire.

Elles se montrent plus nettement dans les muscles de la grenouille (fig. 268, *d*), où elles sont souvent très-nombreuses et où elles résistent complétement à l'action dissolvante de l'eau acidulée d'acide chlorhydrique. On les voit partir par séries des pôles des noyaux. Il faut croire qu'il existe là un système de lacunes canaliculaires qui logent les noyaux, les granulations et les molécules adipeuses (*Kœlliker*), tandis que dans les conditions ordinaires ce système n'est rempli que par le protoplasma dont nous avons déjà parlé. Lorsqu'on traite les fibres musculaires par de l'eau chargée d'acide chlorhydrique (fig. 269), la masse musculaire peut se coaguler, et dans son intérieur on remarque alors un système de filaments excessivement fins

* Voir la note placée à la fin de la description des muscles.

(de 0m,0006 d'épaisseur) en partie chargés de molécules adipeuses, tant à l'intérieur qu'à la surface du faisceau. *Leydig*, *Bœttcher* et *O. Weber* ont pris ces éléments pour les noyaux musculaires, et ont considéré cet ensemble comme un réseau formé par des cellules étoilées de tissu conjonctif (2).

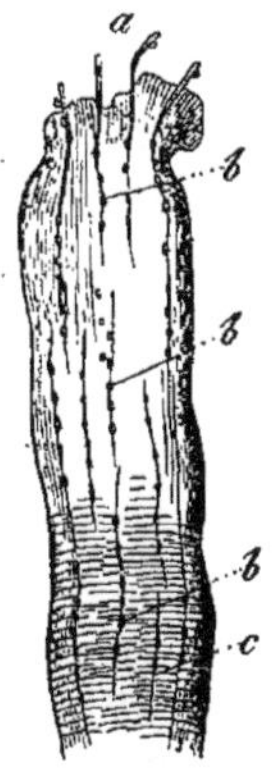

Fig. 269.
Fibre musculaire de la cuisse de la grenouille, après action prolongée de l'acide chlorhydrique très-étendu. A l'extrémité coupée on voit des filaments très-fins *a* qui font saillie et qui sont garnis de granulations graisseuses *b*; ces dernières traversent toute la fibre *c*.

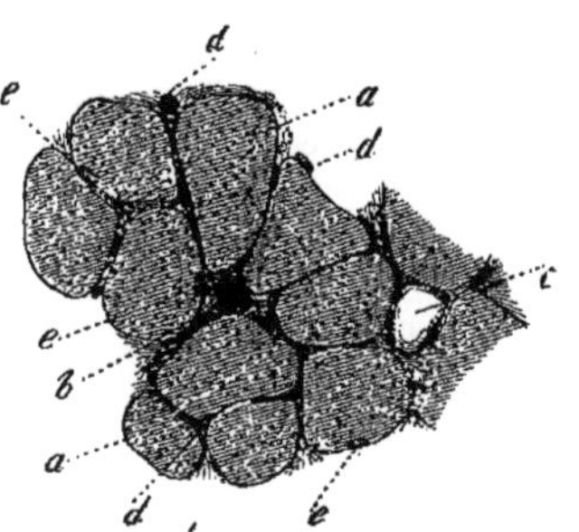

Fig. 270. — Section transversale du biceps brachial chez l'homme.
a, fibres musculaires; *b*, section transversale d'un vaisseau assez volumineux; *c*, cellule adipeuse dans une lacune plus grande; *d*, sections de vaisseaux capillaires placées dans la mince couche de tissu conjonctif qui se trouve entre les fibres; *e*, noyaux de ces fibres, appliqués contre le sarcolemme.

Quand on examine des sections transversales de fibres musculaires qui ont été d'abord désséchées puis ramollies après la section (fig. 270, *a*), les rangées formées par les molécules graisseuses sont représentées par des points sombres en nombre assez considérable, dans le cas où les granulations sont restées comprises dans cette section transversale; si, au contraire, elles sont sorties de leurs lacunes, on aperçoit de petits trous arrondis. On voit en outre, plus ou moins distinctement, la masse des sarcous elements sous forme de points excessivement petits et plus pâles que les granulations graisseuses (3). En employant par exemple les muscles de l'écrevisse fluviatile, on obtient d'excellentes figures, dans lesquelles on distingue des sarcous elements polyédriques. Mais les dessins qu'ils forment sont beaucoup trop délicats pour qu'une gravure sur bois puisse les rendre, aussi les avons-nous laissés complétement de côté dans notre figure.

Remarques. — (1) Voyez son Anatomie générale, p. 580, et Kœlliker, dans Zeitschrift für wissensch. Zoologie, vol. VIII, IIIe partie. — (2) Dans Müller's Archiv, 1856; Leydig admit le premier dans les muscles l'existence de corpuscules de tissu conjonctif et de leurs canalicules; cette interprétation fut combattue par Kœlliker (Zeitschrift für wissensch. Zoologie, vol. VIII, p. 318), et Henle (dans Jahresberichte für 1857, qu'il publia avec Meissner, p. 35). — Rollett (dans Moleschott's Untersuchungen, vol. III, p. 345) considère la fibre musculaire comme traversée par un système de lacunes; si alors une de ces lacunes renferme un noyau, sa section transversale peut induire en erreur et présenter l'aspect d'une cellule étoilée. Böttcher (Virchow's Archiv, vol. XIII, p. 227) et O. Weber (*id.*, vol. XV, p. 465) interprètent comme Leydig le réseau de corpuscules de tissu conjonctif (Böttcher prétend l'avoir imbibé de carmin); ils l'utilisaient pour les cas pathologiques. Mais Welcker combat avec raison cette opinion (dans Henle's und Pfeufer's Zeitschrift, N. F., vol. VIII, p. 226, et 3. R., vol. X, p. 241), pour laquelle cependant s'est prononcé plus tard Szekow (Virchow's Archiv, vol. XIX, p. 215). Voyez encore Deiters (dans Reichert's und Du Bois-Reymond's Archiv, 1861, p. 393). — Quelque opinion que l'on ait sur la théorie de Leydig, il est évident que cet auteur a omis les sections transversales des fibrilles musculaires, c'est-à-dire les sarcous elements; sa figure le prouve suffisamment (*loc. cit.*, tab. V, fig. 2 B). Nous admettons facilement que les fibres musculaires puissent se diviser en filaments cylindriques plus fins. Mais alors il faut juger leur section transversale d'après les observations que nous avons faites à propos des tendons (§ 134). Les lacunes dentelées de la fibre musculaire sont remplies de protoplasma ou de substance conjonctive transversale. — (3) Welcker en comptait en moyenne 250 par 0,0025 de millimètres carrés.

§ 167.

Les fibres musculaires *ramifiées* ou anastomosées *en forme de réseau* constituent une modification particulière du tissu musculaire strié (1). On les observe fréquemment chez les animaux inférieurs; on sait aujourd'hui que chez le cochon et chez l'homme, on ne les rencontre que dans quelques régions peu nombreuses.

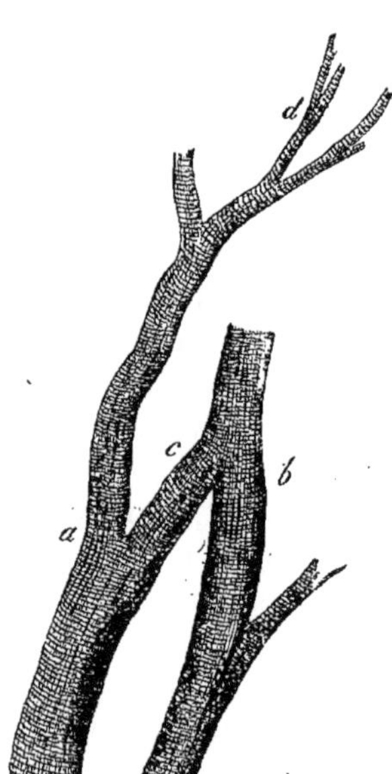

Fig. 271. — Deux fibres musculaires du cœur humain (*a*, *b*), ramifiées (*d*) et anastomosées (*c*).

Depuis longtemps on avait observé dans la *langue* de la grenouille des fibres musculaires qui se ramifiaient plusieurs fois sous des angles aigus. *Bieziadecky*, *Herzig* et *Rippmann* (2) les trouvèrent plus tard dans le même organe chez l'homme; mais déjà avant eux on les avait observées chez quelques mammifères. Les lèvres et les museaux de plusieurs de ces animaux contiennent également des variétés analogues de tissu musculaire.

D'un autre côté, on voit très-souvent, dans le muscle cardiaque de l'homme et des vertébrés, des fibres qui se ramifient et s'anastomosent de manière à former un véritable réseau musculaire.

Les fibres musculaires du cœur sont plus minces que partout ailleurs (fig. 271), et aussi plus riches en fines granulations graisseuses. L'enveloppe est beaucoup moins distincte que dans d'autres fibres striées; elle peut même manquer complétement. Enfin les stries transversales sont très-accentuées, et la fibre a une grande tendance à se décomposer en fibrilles.

Les fibres musculaires s'anastomosent avec leurs voisines (*a*, *b*) par des branches ordinairement courtes (*c*) et plus minces, qui quittent le tronc sous une direction tantôt oblique, tantôt perpendiculaire ; il en résulte un véritable réseau très-important pour le mécanisme des battements du cœur.

En outre on voit souvent des fibres se diviser en rameaux (*d*) qui, après un parcours plus ou moins long, se subdivisent de nouveau, comme les ramifications des muscles linguaux de la grenouille (3).

Il est très-rare et même exceptionnel, de rencontrer des fibres divisées dans les autres muscles striés du corps.

REMARQUES. — (1) Nous avons décrit les premiers, LEUCKART et moi, dans ces derniers temps, les anastomoses des muscles striés chez les arthropodes, et nous avons reconnu, plus tard, que c'était là un mode de structure très-répandu chez les animaux invertébrés (WAGNER, Zootomie, vol. II, p. 62 et 212, Leipzig, 1847). KŒLLIKER retrouva cette structure dans le cœur, en 1849 (LEUWENHŒK l'avait déjà observée). Voyez Zeitschr. für wissensch. Zoologie, vol. I, p. 215 ; la Physiologie de DONDERS. Pour les muscles linguaux de la grenouille, il suffira d'indiquer ici KŒLLIKER (Mikrosk. Anat., vol. II, 1re part., p. 210), et un article de BILLROTH, dans Müller's Archiv, 1858. — (2) Voyez BIESIADECKY et HERZIG, dans Wiener Sitzungsberichten, vol. XXXIII, p. 146 ; RIPPMANN, dans Henle's et Pfeufer's Zeitschrift, 3e série, vol. XIV, p. 200. — (3) Les cœurs lymphatiques des vertébrés présentent aussi une structure musculaire semblable.

§ 168.

Toutes les fibres musculaires, à l'exception de celles du cœur, sont disposées parallèlement les unes aux autres dans le sens de la longueur du muscle. Dans leurs intervalles se trouve du tissu conjonctif très-délicat ; il n'y existe qu'en quantité peu considérable ; c'est là que cheminent les nerfs des fibres, ainsi que les vaisseaux capillaires qui nourrissent ces dernières.

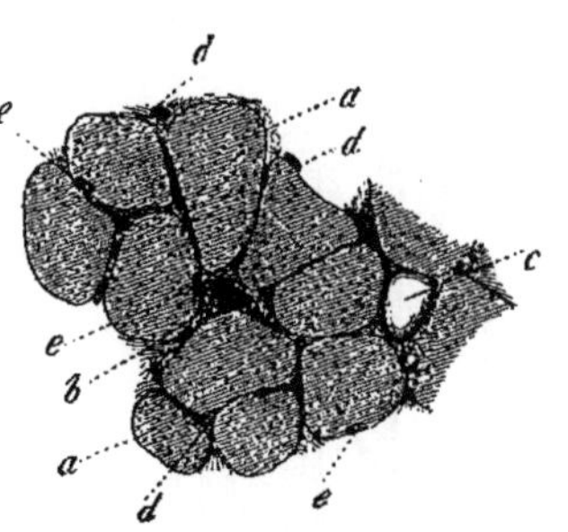

Fig. 272.

Un certain nombre de fibres musculaires se réunissent en faisceaux dont l'épaisseur varie entre 0mm,45 et 1,127 ; ces faisceaux sont séparés des faisceaux voisins par une couche plus épaisse de tissu conjonctif ; les faisceaux *primaires* se réunissent pour former les faisceaux *secondaires* dont l'épaisseur est très-variable (1).

On désigne sous le nom de *périmysium* les enveloppes conjonctives du muscle et la substance qui relie ses différentes parties. On distingue le *périmysium externe*, qui entoure le muscle tout entier, et le *périmysium interne*, formé par les prolongements que le premier envoie dans l'intérieur de la masse musculaire.

On peut trouver des cellules adipeuses (*c*) dans le tissu conjonctif intermédiaire du muscle ; elles deviennent plus nombreuses chez les sujets très-gras et dans les muscles qui n'ont pas exercé de travail pendant quelque temps; elles se réunissent en rangées longitudinales dans les espaces intermédiaires et finissent par gêner considérablement le travail de la fibre musculaire (fig. 273, *b*).

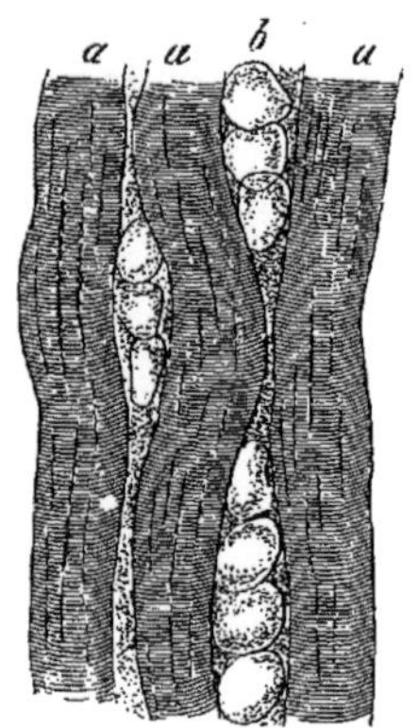

Fig. 273. — Muscles de l'homme traversés par des cellules adipeuses.

a, fibres musculaires; *b*, rangées de cellules adipeuses.

Les muscles lisses ne constituent jamais dans le corps de l'homme des muscles volumineux comme les muscles striés; cependant ces éléments sont souvent réunis en nombre assez considérable et serrés les uns contre les autres; alors ils forment également des faisceaux. D'un autre côté, on trouve très-souvent dans le corps des fibres-cellules contractiles réunies seulement en petit nombre et cachées, enveloppées par un excès de tissu conjonctif, au milieu duquel on ne les aperçoit que difficilement. On peut donc distinguer le tissu *musculaire lisse simple* et le tissu *musculaire lisse mélangé*. (Kœlliker.)

Le muscle est très-riche en vaisseaux, et ceux-ci sont régulièrement disposés (fig. 274). Les canaux artériels pénètrent dans le muscle (*a*); puis, se divisant en courtes ramifications, ils arrivent aux fibres, et se décomposent alors pour former un réseau capillaire très-élégant (*c*, *d*), dont les canaux longitudinaux courent au milieu des fibres musculaires et s'anastomosent de distance en distance par de courtes branches latérales; il en résulte un réseau capillaire qui s'étend autour des fibres musculaires et les enveloppe. Mais aucun vaisseau capillaire ne pénètre dans l'intérieur de la fibre. Les petits vaisseaux veineux (*b*) ont du reste un parcours tout à fait semblable à celui des troncs artériels qui leur correspondent.

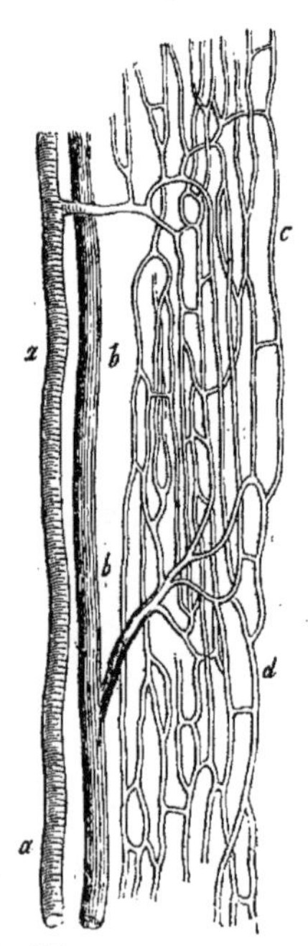

Fig. 274. — Réseau vasculaire d'un muscle strié.

a, vaisseau artériel; *b*, vaisseau veineux; *c*, *d*, réseau capillaire.

Les *nerfs* des muscles seront traités dans le chapitre suivant.

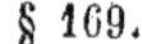

§ 169.

On sait que les muscles sont reliés aux *tendons* d'une manière très-solide; cette liaison se fait de deux manières : ou bien les fibres du tendon semblent se continuer avec les fibres musculaires, ou bien ces dernières s'insèrent sur la masse tendineuse sous un angle obtus.

Mais dans ces deux cas le mode d'union est sensiblement le même. Pendant longtemps on ne parvint à aucun résultat décisif sur cette question, parce que l'on manquait de méthodes convenables (1).

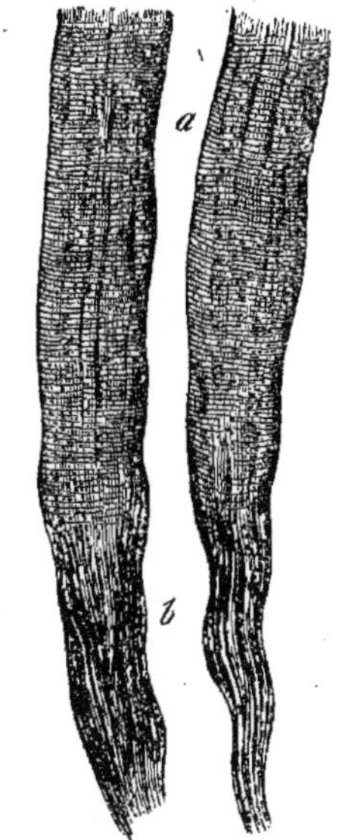

Fig. 275. — Deux fibres musculaires (*a*) qui paraissent se confondre avec les faisceaux de tissu conjonctif du tendon (*b*).

Quand la jonction du muscle et du tendon se fait en ligne droite, on ne voit pas, en effet, de démarcation nette entre les deux masses musculaire et tendineuse, et l'observateur qui n'est pas prévenu croit nécessairement voir là la continuité d'un tissu avec un autre (fig. 275). Lorsqu'au contraire la fibre musculaire vient s'insérer obliquement sur le tendon, elle semble s'interrompre subitement; là on avait donc cru voir une agglutination des deux tissus. [Kœlliker (2).]

Cependant *Weissmann* (3) parvint à démontrer de la façon la plus évidente, à l'aide d'une solution concentrée de potasse, que partout les fibres musculaires se distinguent très-nettement du tissu tendineux. Même au niveau de la surface de contact avec le tendon (fig. 276), la fibre est recouverte par le sarcolemme (*b*); son extrémité peut d'ailleurs être arrondie (*a*, *b*), pointue, tronquée obliquement, etc.; elle est simplement fixée sur le faisceau tendineux par un ciment (*c*, *d*), et cela d'une manière très-solide. On peut arriver au même résultat par la macération dans d'autres réactifs; la glycérine même suffit. (*Bieziadecky* et *Herzig*.)

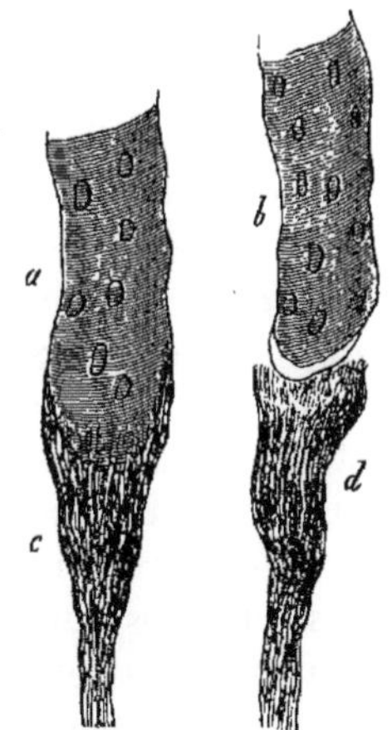

Fig. 276. — Deux fibres musculaires (*a*, *b*) après l'action de la potasse liquide. L'une est encore en communication avec son faisceau tendineux (*c*), l'autre en est séparée (*d*).

Ceci nous amène à parler de la *longueur* des fibres contractiles dans un muscle. Le traversent-elles dans toute son étendue ou se terminent-elles avant?

On avait supposé d'abord que chaque fibre avait la même longueur que le muscle. Rollett (4) a remarqué dans ces derniers temps, que plusieurs fibres isolées, au lieu de traverser le muscle dans toute sa longueur et d'aller se fixer au tendon, s'arrêtent au milieu du muscle où leur extrémité se termine en pointe très-aiguë (fig. 266, *b*). A cette extrémité se trouve placé du tissu conjonctif interstitiel, jouant en quelque sorte le rôle du faisceau tendineux. Les indications de Rollett furent ensuite confirmées par E. H. Weber (5), Bieziadecky et Herzig (6), par Aeby (7) et Krause (8), qui découvrirent en même temps des extrémités arrondies ou effilées en pointe. Il était facile de se convaincre en même temps que l'extrémité opposée de la fibre musculaire pouvait également se terminer de la même manière. Krause admet qu'en général les fibres musculaires n'ont pas plus de 4 centimètres de longueur, et que celles qui paraissent être plus longues sont formées de deux éléments fusiformes accolés l'un à l'autre. De nouvelles observations sont nécessaires sur ce sujet. Dans les muscles de peu de longueur, les fibres s'étendent ordinairement d'une extrémité à l'autre; on peut se convaincre que ceci a lieu chez la grenouille, même dans les muscles les plus longs. [*Kœlliker* (9), *Weismann* (10), *Kühne* (11).]

Remarques. — (1) On peut partager en deux groupes les opinions qui avaient cours autrefois à cet égard. Les uns, tels que Ehrenberg, Kœlliker, Leydig, A. Fick (Müller's Archiv, 1856, p. 425), admirent la transformation immédiate de la masse musculaire en faisceau tendineux, tandis que les autres (Valentin, Bruns, Gerlach) pensèrent que la fibre musculaire était nettement délimitée et que son extrémité arrondie était enveloppée extérieurement par les fibres tendineuses, comme un doigt que l'on saisirait avec les extrémités des doigts de l'autre main. — (2) Mikrosk. Anatomie, vol. II, IIe partie, p. 219. — (3) Voyez son article dans Henle's und Pfeufer's Zeitschrift, 3 R., vol. XII, p. 126. Il y a des auteurs qui, encore aujourd'hui, ne veulent pas admettre cette disposition, pourtant facile à constater. Nous citerons entre autres Wagener (Reichert's und Du Bois-Reymond's Archiv, 1863, p. 224, Schönn, *loc. cit.*, p. 8). — (4) Wiener Sitzungsberichte, vol. XXIV, p. 176. — (5) Voyez la seconde édition de la Physiologie de Funke, vol. I, p. 649. — (6) Wiener Sitzungsberichte, vol. XXX, p. 73 (Herzig), et vol. XXXIII, p. 146. — (7) Henle's und Pfeufer's Zeitschrift, 3 R., vol. XIV, p. 182. — (8) Même ouvrage, 3 R., vol. XX, p. 1. — (9) Gewebelehre, 4e édition, p. 192. — (10) *Loc. cit.* (vol. X, p. 267). — (11) Voyez sa Monographie intitulée : Ueber die peripherischen Endorgane der motorischen Nerven. *Des terminaisons périphériques des nerfs moteurs*. Leipzig, 1862.

§ 170.

Composition chimique des muscles. — Dans l'analyse *chimique* du tissu musculaire (1), il faudrait distinguer les parties essentielles, c'est-à-dire les fibres striées et les cellules contractiles, des parties secondaires, c'est-à-dire du tissu conjonctif, des vaisseaux et des nerfs; cet examen devrait nous indiquer également les substances organiques et inorganiques qui forment les fibres et les cellules, et le mode de distribution de ces substances entre les noyaux, le sarcolemme et son contenu. Il faudrait étudier enfin le liquide qui imprègne le muscle, les matières nutritives que ce liquide renferme et les produits de décomposition qui peuvent résulter des échanges nutritifs si énergiques qui se passent dans le muscle.

Dans l'état actuel de la science, la zoochimie ne peut pas encore répondre à ces exigences de la physiologie. Toujours est-il que le tissu musculaire est un de ceux qui a le plus occupé les chimistes. En 1847 parut un travail de Liebig (2) qui fit époque. Récemment Kühne (3) a fait faire à cette science un pas considérable par un beau travail qu'il a publié sur le muscle de la grenouille.

Nous avons vu plus haut comment la fibre musculaire se comporte au point de vue microchimique, et certaines réactions nous ont montré que la substance intérieure renferme trois corps différents : les sarcous éléments et le ciment conjonctif transversal et longitudinal. Mais la fibre musculaire contient de plus des noyaux, insolubles dans l'acide acétique, et le sarcolemme qui se rapproche beaucoup du tissu élastique. Nous avons donc ici un mélange très-compliqué.

Chez les mammifères et chez l'homme le muscle strié possède, d'après *Krause*, un poids spécifique de 1,055, et renferme 77 à 78 pour 100 d'eau [d'après Bibra (5) il n'y en aurait que 72 à 74 pour 100 chez l'homme]. Cette eau est répandue dans les fibres mêmes, dans les substances qui se trouvent au milieu de celles-ci, enfin dans le suc nourricier qui imprègne le tout. On ne connaît pas encore la quantité du suc (6) que l'on appelle plasma musculaire. Dans le tissu vivant, il se coagule spontanément à la mort du muscle ; de même que le liquide plasmatique du sang, il y a alors séparation d'une substance albumineuse et il reste le *sérum musculaire*. (Kühne.)

Dans le muscle vivant, ce liquide a une réaction sensiblement alcaline [*Du Bois Raymond* (7)]; elle est acide dans les muscles morts et frappés de rigidité cadavérique. [*Liebig* (8).]

Parmi les substances solides du tissu musculaire, dont l'ensemble monte à un peu plus de 20 pour 100, nous trouvons tout d'abord une quantité variable de substance gélatineuse appartenant au tissu conjonctif qui fait partie du mélange. (Le muscle à l'état frais donne de 0,6 à 2 pour 100 de gélatine.)

A l'état frais ce tissu renferme en outre, dans la proportion de 15 à 18 pour 100, toute une série de substances albuminoïdes, partie solubles, partie insolubles, mais qui ne sont pas encore suffisamment connues ; elles font partie du plasma musculaire et du sérum, ou des sarcous elements. Parmi celles qui sont solubles, il y en a qui se distinguent par la faculté de se coaguler à une température peu élevée (35 à 50° centig.) ; cette propriété ne se rencontre que dans les substances contractiles de l'organisme.

En opérant sur le muscle de la grenouille, *Kühne* a pu retirer du plasma une substance albuminoïde qui se coagule spontanément et qu'il a appelée *myosine*. C'est la coagulation de cette substance qui produit l'opacité des fibres musculaires dans la rigidité cadavérique. La myosine coagulée est du reste insoluble dans l'eau, soluble dans une solution contenant 10 pour 100 de chlorure de sodium, soluble également dans les acides et les alcalis étendus.

D'après le même auteur, on peut en outre retirer du sérum trois autres substances albuminoïdes solubles, dont l'une a été appelée albuminate de potasse (9); la seconde se coagule à 45° centig., la troisième à 75°.

Si on traite le muscle par de l'acide chlorhydrique très-dilué (1 p. 1000), les substances albuminoïdes produisent une autre modification de ce groupe de corps, c'est la *syntonine* ou *musculine* dont nous avons déjà parlé (p. 19). Elle peut s'obtenir du reste avec d'autres substances albuminoïdes, et il est probable qu'elle se forme physiologiquement dans l'acte de la digestion, sous l'influence du suc gastrique acide ; on l'avait appelée d'abord fibrine musculaire, jusqu'à ce que *Liebig* eût démontré la différence entre les deux corps.

La quantité de syntonine est très-variable dans les muscles des différents animaux (*Liebig*) ; en examinant au microscope la fibre musculaire, pendant qu'elle se dissout, nous voyons en effet que nous n'avons pas affaire ici à un corps unique, mais bien à un mélange de plusieurs substances; celles-ci sont au nombre de trois : la substance conjonctive longitudinale, qui éprouve la première l'action dissolvante de l'acide chlorhydrique, puis les sarcous elements et la substance conjonctive transversale qui ne se dissolvent pas non plus en même temps. Dans le sarcolemme restent des molécules graisseuses et un résidu muqueux et granuleux.

Le sarcolemme et les noyaux ne contribuent pas à former la musculine. Le sarcolemme ne donne point de gélatine (*Scherer*, *Kœlliker*) ; il consiste en une masse qui se rapproche de la substance élastique ; les noyaux résistent à l'acide chlorhydrique dilué, même quand l'action de cet acide est prolongée pendant plusieurs jours (fig. 266, 5, *a*, *b*) ; ils sont attaqués au contraire par les solutions alcalines concentrées.

Comme tous les tissus, le muscle renferme en outre des corps gras, mais en proportion très-variable ; une partie de ces substances est fournie par les nerfs et les cellules adipeuses du muscle, une autre par les fibres elles-mêmes.

Les muscles des mammifères à l'état cadavérique, macérés et exprimés, cèdent à l'eau froide 6 pour 100 de substances solubles. Celles-ci sont de nature très-diverse et présentent un grand intérêt au point de vue physique et physiologique. On obtient ainsi un liquide trouble, rougeâtre, à réaction fortement acide, qui contient une quantité assez considérable de substance albuminoïde soluble; dans le tissu musculaire frais la proportion de cette substance est de 2 à 3 pour 100.

Par ce procédé, on obtient en même temps, en solution, la matière colorante rouge qui imprégnait la fibre musculaire pendant la vie. La coloration du tissu musculaire est plus intense dans les fibres striées que dans les cellules contractiles; elle est aussi beaucoup plus vive en général chez les vertébrés supérieurs, que chez les vertébrés inférieurs, dont la chair offre ordinairement une coloration rouge très-faible quand elle n'est pas tout à fait pâle. Les expériences récentes de *Kühne* (10) ont démontré l'identité, depuis longtemps soupçonnée, du pigment musculaire avec la matière colorante du sang. Nous avons déjà parlé de son mode de formation (p. 139, Remarq. 3).

Le liquide musculaire fournit de plus, comme *Liebig* surtout nous l'a appris, toute une série de produits de décomposition fort importants que les observateurs antérieurs avaient rangés parmi les matières extractives (11). Nous trouvons tout d'abord plusieurs bases animales, savoir : la *créatine* (p. 39), dont la quantité est généralement faible ;

sa proportion est la plus forte dans le cœur, et varie d'ailleurs suivant les différentes espèces animales ; on en trouve davantage chez les individus maigres que chez ceux qui sont gras ; la quantité de créatine augmente aussi à la suite du travail musculaire. Le muscle de l'homme à l'état frais renferme, d'après *Schlossberger*, sur 100 parties, 0,06 de créatine, tandis que le cœur en contient 0,14 pour 100; d'après *Liebig*, la proportion est de 0,07 pour les muscles du cheval. A côté de cette base existe probablement, mais en quantité encore moindre, une substance très-analogue, la *créatinine* [cependant son existence paraît très-douteuse d'après les recherches de *Neubauer* (12)]; on trouve de plus de l'*hypoxanthine* (p. 46). La chair de bœuf à l'état frais contient seulement 0,022 pour 100 d'hypoxanthine d'après Strecker (13), D'après *Scherer* (14), il faut encore compter un quatrième corps de ce genre, la *xanthine* (p. 46) qui se trouve dans les muscles du cheval et du bœuf. Ordinairement, dans les muscles de l'homme (15), on ne rencontre point d'urée, ni de leucine, ni de tyrosine; chez les embryons de cochons, de 2 pouces de longueur, les muscles renferment une petite quantité de *leucine*.

Dans le tissu musculaire, on rencontre également l'*inosite* (p. 46), qui appartient au groupe des sucres; on ne l'a trouvée jusqu'à présent que dans le muscle cardiaque. D'après *Valentiner* (16), elle se trouverait, comme substance anormale, dans les muscles des individus adonnés à la boisson. *Städeler* (17) l'a trouvée dans les muscles du chien. *Meissner* (18) a soutenu qu'il existait une matière sucrée particulière, *le sucre musculaire*, dans la chair des quatre classes de vertébrés; mais il n'est pas parvenu encore à l'obtenir à l'état de pureté. Comme les muscles des mammifères herbivores renferment en outre de la dextrine (19), ce sucre n'est peut-être autre chose que cette dernière substance. Un phénomène intéressant aussi, c'est l'existence de la matière glycogène dans les fibres musculaires et dans les fibres-cellules contractiles de l'embryon. [*Rouget*, *Bernard* et *Kühne* (20).]

La série des *acides organiques* n'est pas moins nombreuse. La réaction acide du muscle à l'état cadavérique est due à une quantité assez considérable (0,6 à 0,7 pour 100) d'*acide inosique* (p. 37). On croyait d'abord, d'après *Liebig*, que cet acide faisait partie constituante des muscles vivants. Du Bois-Raymond (21) nous apprit plus tard que, dans les muscles à l'état de repos et dans ceux qui n'effectuent que peu de travail, le plasma présente une réaction neutre ou faiblement alcaline, et qu'il ne devient acide que par suite d'efforts extraordinaires. Mais après la mort du muscle qui est indiquée par sa rigidité cadavérique, le fluide du parenchyme prend rapidement la réaction acide dont nous avons déjà parlé et qui coïncide avec l'apparition d'une certaine quantité d'acide lactique libre. Mais quelle est la substance qui donne naissance à cet acide? c'est ce qu'on ne sait point encore.

D'après *Liebig*, il y aurait de plus, mais en quantité très-faible, de l'*acide inosique* (p. 50) qui n'est pas encore bien connu, et que d'ailleurs *Schlossberger* (22) n'a pu trouver dans les muscles de l'homme. Le suc musculaire renferme en outre un acide gras volatil, l'*acide butyrique*, et les acides *acétique* et *formique*. Liebig ne trouva qu'une seule fois de l'*acide urique* (23).

Les *substances minérales* des muscles offrent également un intérêt tout particulier (24). On trouve à la vérité ici les mêmes composés que dans le plasma du sang, mais dans des proportions fort différentes. Dans celui-ci, en effet, ce sont les sels de soude qui prédominent ; le muscle, au contraire, contient beaucoup de potasse et est excessivement pauvre en soude. A l'inverse encore de ce qui a lieu dans le plasma sanguin, les phosphates l'emportent ici de beaucoup sur les chlorures ; la majeure partie de l'acide phosphorique est donc combinée à la potasse, et la quantité de chlorure de sodium est excessivement faible. Enfin, parmi les phosphates terreux, c'est le phosphaste de magnésie qui prédomine, et il est en quantité bien plus considérable que le phosphate de chaux. Les muscles renferment de plus une faible proportion de fer ; ce qui est remarquable, c'est l'absence des sulfates.

Si l'on demande maintenant comment ces substances minérales sont réparties entre les fibres musculaires et le suc nourricier, nous répondrons en faisant remarquer que dans le muscle la quantité des sels solubles est très-considérable. La cendre musculaire en renferme, en effet, 81 pour 100 d'après *Chevreuil*, 82,2 d'après *Keller*, tandis que le phosphate de chaux ne monte qu'à 5,77 pour 100, et le phosphate de magnésie à 12,23 pour 100. Il est évident que le fluide musculaire renferme proportionnellement beaucoup plus de sels de potasse que la fibre qui est au contraire plus riche en phosphates terreux.

Le muscle vivant renferme en outre de l'acide carbonique et de l'oxygène (25). Il n'absorbe ce dernier gaz que pendant la vie, tandis que l'acide carbonique se forme toujours comme produit de décomposition, même quand le muscle ne reçoit plus la moindre quantité de sang. La proportion de ce gaz augmente d'ailleurs avec le travail effectué par les muscles; ceux-ci sont par conséquent une des principales sources de ce produit ultime des échanges nutritifs.

Les muscles lisses (26), avec leurs fibres cellules contractiles et leurs noyaux, offrent une composition moins compliquée que les fibres striées ; mais, comme ils sont en quantité beaucoup moindre dans l'organisme, ils n'ont pas été, autant que les fibres striées, l'objet d'analyses chimiques. Leur composition paraît d'ailleurs analogue à celle des muscles striés. On en a retiré naturellement de la syntonine. (*Lehmann.*) Dans le suc musculaire on trouve des substances albuminoïdes, de la créatine, de l'hypoxanthine, et les acides lactique, acétique, formique, butyrique. Ici aussi ce sont les sels de potasse qui prédominent.

Remarques. — (1) Voyez les traités de chimie physiologique de Mulder, Lehmann (Handbuch, 2e édition, p. 313), Schlossberger (IIe partie, p. 149), Gorup (p. 603). Là se trouvent traités également les phénomènes microchimiques, pour lesquels on peut consulter encore PAULSEN et REISER. — (2) Annales, vol. LXII, p. 257. — (3) Untersuchungen über das Protoplasma, *Recherches sur le protoplasma*, p. 1. — (4) LIEBIG, LEHMANN, SCHLOSSBERGER, *loc. cit.* — (5) Archiv für physiolog. Heilkunde, 1845, p. 536. — (6) Une remarque intéressante, c'est que les muscles placés dans l'eau sont encore imbibés, après plusieurs heures, d'une quantité considérable de leur fluide propre (ŒSTERLEN, dans Archiv für physiolog. Heilkunde, 1842, p. 185, et SCHLOSSBERGER, Gewebechemie, p. 170), et que chez l'animal mort de soif, le muscle est de toutes les parties du corps celle qui a éprouvé la plus grande perte d'eau (FALK et SCHEFFER, Archiv für physiolog. Heilkunde, 1854, p. 522). — (7) Le livre auquel nous renvoyons contient la note 21 que nous donnons plus loin. — (8) *Loc. cit.* — (9) Voir encore à ce sujet un article de ROLLETT, Wiener Sitzungsberichte, vol. XXXIX, p. 547. — (10) Wirchow's Archiv, vol. XXXIII, p. 79. L'auteur parvint à retirer de la matière colorante du muscle l'hémato-cristalline de TEICHMANN, dont nous avons déjà parlé, p. 59. Cette identité de la matière colorante des muscles et du sang est un fait qui met en doute l'exactitude de la méthode de WELCKER pour l'analyse du sang, méthode basée sur l'intensité de la coloration. — (11) HELMHOLTZ (Müller's Archiv, 1845, p. 72) nous apprit que le muscle de la grenouille, à l'état de repos et de mouvement, contient des proportions différentes d'extrait aqueux et d'extrait alcoolique. — (12) FRESENIUS, Zeitschrift für analyt. Chemie, 2e année, p. 22. — (13) Annales, vol. CII, p. 137. — (14) Même ouvrage, vol. CVII, p. 314. — (15) Dans la classe des poissons, les plagiostomes contiennent dans leurs muscles des quantités considérables d'urée (STÆDELER et FRERICHS, dans Erdmann's Journal, vol. LXXIII, p. 48, et vol. LXXVI, p. 58). —(16) Dans les muscles des plagiostomes, FRERICHS et STÆDELER trouvèrent un corps très-semblable à l'*inosite*, la *scyllite* (Erdmann's Journal, vol. LXXIII, p. 48). — (17) Annales, vol. CXVI, p. 102. — (18) Nachrichten von der k. Gesellschaft der Wissench. zu Göttingen, 1861, p. 206. — (19) LIMPRICHT trouva qu'elle existait, mais d'une manière irrégulière, dans la chair du cheval (Annalen, vol. CXXXIII, p. 292). Antérieurement, des données ont été fournies par SANSON et BERNARD (Comptes rendus, tome XLIV, p. 1323 et 1325); PELOUZE (p. 1321). — (20) Les recherches de ces auteurs se trouvent dans le deuxième volume du Journal de la physiologie; celles de ROUGET, p. 319, et celles de BERNARD et KÜHNE, p. 333. Voyez encore la note p. 39. ROUGET n'admet d'ailleurs la présence de la matière glycogène que dans la partie axillaire de la fibre musculaire de l'embryon. — (21) De fibræ muscularis reactione ut chemicis visa est acida. Berolini, 1859; et Rapports mensuels de l'Académie de Berlin, 1859, p. 288. — LIEBIG avait d'ailleurs dit à peu près la même chose en 1851, dans la troisième édition de ses Lettres sur la Chimie. Voyez encore Annales, vol. CXI, p. 357. DU BOIS-REYMOND s'est ensuite arrogé la priorité de cette découverte, dans Reichert's und Du Bois-Reymond's Archiv, 1859, p. 849. — (22) Annalen, vol. LXVI, p. 82. — (23) *Id.*, vol. LXII, p. 368 (on ne fait pas mention des animaux). — (24) LIEBIG, *loc. cit.*, ainsi que WEBER dans Poggendorff's Annalen, vol. LXXVI, p. 572, et KELLER dans Annalen, vol. LXX, p. 91. — (25) Voir le travail de LIEBIG jeune dans Müller's Archiv, 1850, p. 393. — (26) Physiologische Chemie de LEHMANN, vol. III, p. 55; SIEGMUND, dans Würzburger Verhandlungen, vol. III, p. 50. Dans les muscles des mollusques, on a trouvé de la créatine, de la créatinine, de la taurine, et du phosphate acide de potasse (VALENCIENNES et FREMY dans le Journ. de pharm. et de chimie, 3e série, tome XXVIII, p. 401).

§ 171.

Propriétés physiologiques du tissu musculaire. — Nous ne ferons que signaler ici les propriétés physiques et physiologiques du tissu musculaire.

Le muscle vivant possède, à l'état de repos, une grande extensibilité; aussitôt que la force qui l'étendait cesse d'agir, il reprend presque exactement son ancienne longueur; son élasticité n'est pas très-grande, mais elle est complète. La fibre à l'état d'activité est encore plus extensible, c'est-à-dire que son élasticité a diminué. A l'état cadavérique, la fibre musculaire possède une extensibilité beaucoup moindre et elle ne revient plus alors à sa longueur primitive (1).

Le tissu musculaire vivant possède des propriétés électro-motrices, et présente ce qu'on appelle le courant musculaire ; *Du Bois-Reymond* (2) s'est fait un nom dans la science en étudiant ce courant dans ces derniers temps. Nous ne pouvons nous arrêter ici aux différences que ce courant présente quand le muscle est à l'état de repos ou d'activité. Le muscle à l'état cadavérique a perdu sa faculté électro-motrice.

Mais la fibre musculaire vivante possède une propriété bien plus importante encore, et qui appartient aussi à l'élément lisse ; elle se contracte dès qu'on excite les nerfs moteurs qui s'y terminent; la fibre diminue alors de longueur, tandis que son diamètre transversal augmente. Depuis de longues années les physiologistes discutent sur la nature de cette propriété ; ils cherchent à savoir si la fibre musculaire est excitable par elle-même ou si elle ne l'est que par l'intermédiaire des fibres nerveuses qui s'y terminent *.

Le mode de contraction est différent pour les divers éléments histologiques. Dans les fibres striées, nous voyons la contraction commencer presque dans le même moment où l'excitation atteint le nerf; quand l'excitation cesse, le relâchement se produit presque immédiatement. Dans le tissu musculaire lisse, au contraire, la contraction n'a lieu qu'au bout d'un temps assez long ; elle dure plus longtemps que l'influence excitante, et peu à peu le muscle revient à l'état de repos. On peut étudier ces phénomènes différents sur des groupes entiers d'animaux et sur certains organes, comme, par exemple, l'iris des oiseaux, qui est composé de fibres striées, tandis que celui des mammifères et de l'homme est formé par des éléments lisses. Les fibres striées seules, avec leurs mouvements rapides et précis, se trouvent sous l'empire de la volonté.

Quand la fibre musculaire se contracte en ligne droite (3), on voit, au microscope, les stries longitudinales devenir moins distinctes et disparaître, tandis que les stries transversales s'accentuent davantage. Il serait naturellement très-important de savoir, d'une manière certaine, comment se comportent, pendant la contraction, les parties élémentaires de la fibre en activité, et surtout ce que deviennent les zones foncées par rapport aux zones claires. A la vérité les premières paraissent se rapprocher davantage, et les secondes diminuer de longueur. Mais ces rapports de texture sont encore trop incertains pour que nous puissions tirer de ceci des conclusions importantes. Cependant il nous semble pro-

* Depuis plus de dix ans, il est établi d'une manière indiscutable que des muscles peuvent se contracter indépendamment de toute action du système nerveux. En effet, Cl. Bernard (*Leçons sur les matières toxiques et médicamenteuses*. Paris, 1866), par ses belles expériences sur le curare, a démontré que ce poison abolit d'une manière complète les propriétés physiologiques des nerfs moteurs, en laissant intacte l'excitabilité musculaire. R.

bable que les sarcous elements restent relativement invariables par rapport à la substance conjonctive transversale qui éprouve surtout la contraction. D'après les observations d'*Amici* (4), les sarcous elements paraissent prendre, chez la mouche domestique, une position oblique au moment de la contraction. Nous avons observé également ce phénomène.

Le sarcolemme, grâce à son élasticité, suit tous les changements de forme de la fibre, à laquelle il reste toujours étroitement adhérent. Il est certain que ce ne sont pas les plis transversaux du sarcolemme qui forment les lignes transversales des fibres. Nous parlerons plus loin des nerfs moteurs.— Il est beaucoup plus difficile d'observer la fibre-cellule contractile au moment de sa contraction. D'après *Heidenhain* (5), les éléments musculaires lisses deviennent aussi plus épais, chez les invertébrés, et plus courts au moment de la contraction; ce changement se fait d'une manière uniforme et au même moment dans toutes les parties de la cellule musculaire (6).

Le microscope ne nous a rien appris sur la rigidité cadavérique (*rigor mortis*) qui accompagne la mort du muscle et qui coïncide, comme nous l'avons déjà fait remarquer, avec la coagulation de la substance albuminoïde et avec l'apparition de la réaction acide du tissu. La fibre musculaire du cadavre paraît plus trouble et moins transparente que la fibre vivante (7).

REMARQUES. — (1) Voyez à ce sujet l'article de E. WEBER : « Muskelbewegung, » *du Mouvement musculaire*, dans Handw. d. Phys., vol. III, IIe partie, p. 100. Le reste regarde la physiologie; nous ne pouvons donc nous arrêter ici aux objections de VOLKMANN et de WUNDT. — (2) Untersuchungen über die thierische Electrizität. *Recherches sur l'électricité animale.* 2 vol. Berlin, 1848, 49 et 60. — (3) Les plissements en forme de zigzag que la fibrille excitée présente sous le microscope ne sont pas des phénomènes de contraction, comme on l'avait cru généralement, d'après les expériences de PRÉVOST et DUMAS; mais c'est un effet du relâchement qui suit la contraction, car la fibrille couchée sur la plaque de verre ne peut, à cause du frottement, s'allonger en ligne droite. Voyez l'article de WEBER, p. 54. — (4) *Loc. cit.* — (5) Studien des physiol. Instituts zu Breslau, 1er cah. Leipzig, 1861, p. 176.— (6) Il y eut d'abord quelques travaux peu importants sur les variations de forme des fibres-cellules en activité; MEISSNER les observa ensuite (Henle's und Pfeufer's Zeitschrift, 3 R., vol. II, p. 316). En faisant macérer dans l'acide pyroligneux étendu des fibres-cellules prises chez un mammifère, on les trouve, après cette macération, plus courtes et plus ramassées, et sur l'un des côtés de la face large on aperçoit de nombreuses rides transversales qui donnent à la cellule, lorsqu'on la regarde de profil, l'aspect de la lame d'une scie. MEISSNER considérait cette apparence comme caractéristique de l'état de contraction. HEIDENHAIN observa chez les mammifères des fibres-cellules contractiles après la mort de l'animal, et il les vit plissées en zigzag. Nous avons donc ici la répétition du phénomène déjà mentionné pour la fibre striée. Chez la sangsue on peut observer, sur des muscles en voie de destruction, différentes formes de mouvements péristaltiques-ondulatoires (REMAK avait déjà décrit un phénomène semblable pour les éléments striés; Müller's Archiv, 1843, p. 182). La modification typique de forme dont nous avons parlé dans le texte a été observée par l'auteur chez la sangsue et chez le naïs. — (7) HEIDENHAIN a décrit des coagulations spéciales des fibres-cellules contractiles (*loc. cit.*, p. 199). Voyez aussi à ce sujet G. HELLWIG, Nonnulla de musculis lævibus. Vratislaviæ, 1861, Diss.

§ 172.

Développement du tissu musculaire. — Passons maintenant au développement de ce tissu; les muscles lisses (1) se développent aux dépens des cellules embryonnaires arrondies et pourvues de noyaux vésiculeux du feuillet moyen du blastoderme. Ces cellules se transforment en fibres-cellules contractiles en s'allongeant à leurs extrémités; en même temps les noyaux prennent la forme de petits bâtonnets allongés, que nous avons déjà étudiés (p. 325). La figure 262 *a*, *b* représente deux de ces cellules embryonnaires prises dans la paroi stomacale d'un fœtus de cochon long de 2 pouces.

Quant à la formation des muscles striés, on a admis pendant longtemps la théorie de Schwann (2); d'après cet auteur les fibres se forment par la réunion de cellules embryonnaires rangées en série; les enveloppes réunies forment le sarcolemme, tandis que les noyaux persistent, et le contenu des cellules, subissant des transformations plus profondes, est destiné à constituer, en fin de compte, la substance musculaire caractéristique.

Cette manière de voir est erronée, on en a aujourd'hui la certitude (3). La fibre musculaire ne se développe pas par la réunion d'une rangée de cellules; la fibre est formée par une seule cellule qui s'est étendue en longueur, dont les noyaux se sont multipliés et dont la substance intérieure s'est transformée; il est vrai que, par suite de la longueur des muscles striés, cette cellule atteint des proportions gigantesques. Dans la partie générale nous avons déjà parlé, à propos du têtard de la grenouille, de ce mode de développement dont la découverte est due à *Lebert* et à *Remak*.

Chez l'homme et les mammifères les choses se passent d'une manière analogue. Ici également on parvient à observer, sur de jeunes embryons, la marche du développement de ce tissu sensiblement semblable à la précédente.

Ainsi, par exemple, sur des fœtus humains de six à huit semaines on trouve, aux pieds et aux mains, des éléments musculaires naissants, représentées par des cellules très-minces, à peine larges de $0^m,0023$ à 0,0034, fusiformes, dépourvues d'enveloppe, avec un protoplasma peu abondant et un noyau vésiculeux simple ou double; leur longueur varie entre $0^m,135$ et 0,18. (*Kœlliker*, *Frey*.)

On aperçoit les mêmes cellules chez les embryons des mammifères dans la période correspondante du développement. Chez l'embryon du mouton, de 3 à 4 pouces de longueur, on trouve, dans le diaphragme et les muscles abdominaux, des cellules fusiformes (fig. 277) longues de $0^m,2$ à $0^m,3$, larges de $0^m,0045$ à 0,0067; elles possèdent des noyaux vésiculeux de $0^m,0067$ à 0,0090 et sont marquées dans leur milieu de stries transversales naissantes (*a*, *b*). Les noyaux sont au nombre de deux à quatre. D'autres cellules, mieux développées, contiennent un nombre plus considérable de noyaux (*c*), et atteignent une largeur souvent double et même plus grande encore (*d*). L'axe de la cellule ne présente pas ordinairement de stries transversales ; il est formé par le protoplasma primitif. Chez des animaux un peu plus âgés, la fibre musculaire est épaisse de 0^m,012 à 0,025, et si longue qu'on ne peut plus l'isoler dans tout son parcours, quoiqu'il soit facile d'apercevoir ses extrémités effilées en pointe (*e*) ou bien arrondies (*f*). Le nombre des noyaux devient de plus en plus grand (4), et on en observe souvent qui se dédoublent (*e*, *f*, *g*). Les noyaux sont tantôt situés à la périphérie (*h*), tantôt vers le centre (*f*, *g*, *i*). L'axe de la fibre (5) est généralement encore dépourvu de stries (*f*, *g*, *h*), tandis que dans les parties périphériques on commence à apercevoir les stries longitudinales. Beaucoup de ces fibres musculaires ont de la tendance à se rompre et à se diviser en disques assez épais lorsqu'on les fait macérer dans l'eau (*i*).

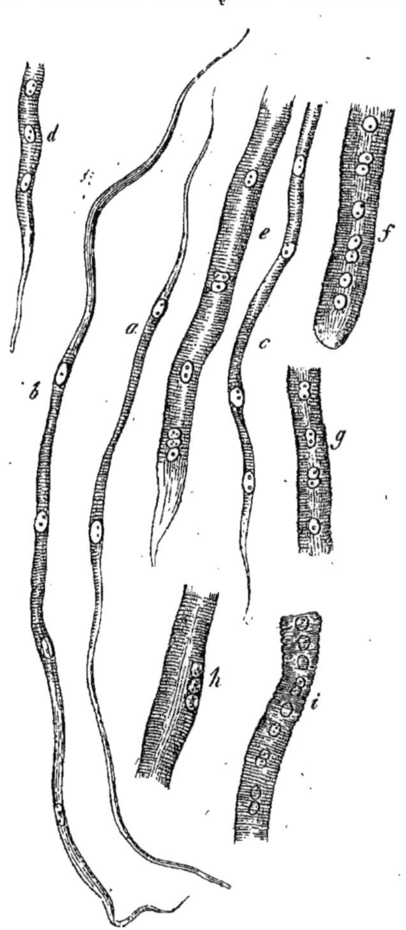

Fig. 277. — Développement des fibres musculaires striées chez l'embryon du mouton.

a, *b*, cellules fusiformes très-allongées avec deux ou trois noyaux; elles commencent à être striées; *c*, *d*, portions de fibres plus âgées, avec de nombreux noyaux, et présentant une épaisseur plus grande; *e*, *f*, *g*, fibres encore plus développées avec des noyaux situés dans la direction de l'axe; *h*, noyaux placés sous le sarcolemme; *i*, fibres se divisant en disques assez épais.

Les muscles du fœtus renferment de la substance glycogène, comme nous l'avons déjà dit. Au commencement, quand la transformation des cellules embryonnaires en fibres n'est pas encore caractérisée, cette substance manque complétement, ainsi que l'ont observé *Bernard* et *Kühne*. Quand la fibre est une fois formée, la substance glycogène se montre, entre les noyaux, sous forme de masse granuleuse. *Rouget*, au contraire, admet que cette substance se répand dans les fibres d'une manière diffuse. Plus tard, quand apparaissent les stries transversales et quand la structure musculaire s'accentue, les fibres sont infiltrées de matière glycogène. Celle-ci se maintient jusqu'à la naissance, mais disparaît rapidement, quand commence la respiration pulmonaire.

Jusqu'à présent nous n'avons encore rien dit de la formation du sarcolemme. Autrefois on supposait que les cellules embryonnaires étaient pourvues d'une membrane, et l'on pensait que cette enveloppe cellulaire transformée constituait la paroi des fibres; mais aujourd'hui qu'on a acquis la certitude que cette membrane n'existe pas dans les cellules embryonnaires, il faut rejeter complétement ce mode de formation du sarcolemme ; c'est donc à d'autres théories qu'il a fallu recourir, et aujourd'hui il y en a deux de fort répandues. Les uns déclarent que le sarcolemme est sécrété par les cellules et se forme comme certaines membranes de revêtement ; les autres, et nous partageons leur opinion, considèrent cette gaîne dépourvue de structure comme une formation de tissu conjonctif qui est venue se déposer extérieurement sur la fibre musculaire et qui serait comparable aux couches élastiques qui limitent beaucoup d'organes formés par du tissu conjonctif (6). Nous avons dit que l'extrémité de la fibre musculaire peut être séparée facilement, avec sa paroi, du faisceau tendineux ; ce fait, disons-nous, ne nous paraît pas une objection sérieuse contre cette théorie ; car nous voyons également les fibres élastiques se séparer des faisceaux de tissu conjonctif, et cependant ils ont tous deux la même origine.

Kœlliker assure que les éléments ramifiés du muscle cardiaque correspondent à des cellules étoilées modifiées, et que le muscle tout entier est comparable à un réseau cellulaire. *Weismann* (7) a fait des recherches sur cette question et n'est pas de l'avis de *Kœlliker*. D'après lui la charpente musculaire, chez les poissons et chez les amphibies, consiste (et il est facile de s'en assurer) en une accumulation de cellules fusiformes simples et allongées ; il en est de même chez les embryons des vertébrés supérieurs. Chez ces derniers les cellules se transforment plus tard et se confondent de manière à constituer la charpente musculaire commune. *Gastaldi* (8) a de nouveau contesté cette dernière opinion.

Remarques. — (1) Voyez Kœlliker, dans Zeitschrift für wissensch. Zoologie, p. 50. — (2) Voyez son ouvrage, p. 156. — (3) Les travaux sur le mode de formation des muscles, et surtout des fibres striées, sont très-nombreux. Dans le texte, nous avons décrit, d'après nos propres observations, la marche du développement ; voici les auteurs qui sont d'accord avec nous : Lebert et Remak (voyez p. 114, remarque 2) ; Kœlliker (Zeitschrift für wissensch. Zoologie, vol. IX, p. 139 ; Gewebelehre, 3e édition, p. 200 ; 4e édition, p. 210 et 213 ; M. Schultze et F. E. Schultze (p. 114, remarque 2) ; Gastaldi (Würzb. naturw. Zeitschrift, vol. III, p. 6) ; Zenker (*loc. cit.* p. 47 ; Von Hessling (Grundzüge der Gewebelehre, p. 121). Weismann (Henle's und Pfeufer's Zeitschrift, 3 R., vol. XV, q. 60) n'adopta pas entièrement cette opinion. Chez l'homme et chez les vertébrés, il admet que les fibres des muscles du tronc se forment aux dépens d'une seule cellule ; mais, d'après lui, les fibres des arthropodes sont d'origine multicellulaire, et il en serait de même des éléments musculaires du cœur chez les vertébrés. Nous reviendrons sur cette question. — D'autres observateurs ont émis, dans ces derniers temps, des opinions différentes. D'après Margó (Wiener Sitzungsberichte, vol. XXXVI, p. 219 ; Moleschott's Beiträge, vol. VII, p. 165, et Denkschriften der Wiener Akademie, vol. XX, IIe partie, p. 2), le développement se fait de la manière suivante : dans un blastème chargé de noyaux naissent d'abord les cellules pourvues de membranes, qui doivent former les fibres musculaires ; ce sont les sarcoblastes, éléments arrondis, ovalaires ou fusiformes, qui ont de 0mm,011 de longueur sur 0,0045 de largeur dans leur portion moyenne ; c'est dans ce blastème que se développe ensuite la masse musculaire. Mais chaque sarcoblaste ne forme pas une seule fibre musculaire ; ce sont plusieurs sarcoblastes, placés en rangée simple ou double, ou même dans une position oblique, à la manière des tuiles d'un toit, qui se réunissent entre eux et qui constituent ainsi l'élément du tissu accompli. L'auteur admet que les muscles lisses sont formés par les mêmes cellules. Les éléments musculaires lisses sont formés partie par un seul sarcoblaste, partie par la réunion de plusieurs de ces éléments. VON WITTICH (Kœnigsberger mediz. Jahrbücher, vol. III, cah. 1, p. 46) paraît admettre également l'origine multicellulaire des fibrilles. E. MORITZ (Untersuchungen über die Entwicklung der quergestreiften Muskelfasern. *Recherches sur le développement des fibres musculaires striées.* Dorpat, 1860, Diss.) dit que les éléments musculaires volontaires sont formés par la réunion d'une rangée de cellules qui se sont d'abord développées pour devenir fusiformes. WEISMANN (*loc. cit.*) fait naître les fibres musculaires des arthropodes par la réunion de cellules arrondies, pourvues de noyaux, serrées les unes contre les autres, de telle manière que la masse musculaire résulterait de l'ensemble de ces corps cellulaires. LEYDIG (Vom Bau des thierischen Körpers, vol. I, p. 70) déclare aussi que la fibre des muscles volontaires des vertébrés est formée par plusieurs cellules; SCHÖNN est également de cet avis (*loc. cit.*). DEITERS (Reichert's und Du Bois-Reymond's Archiv, 1861, p. 393) dit que la fibre musculaire se compose primitivement d'une seule cellule ou de plusieurs cellules embryonnaires fondues ensemble, mais que la substance contractile se forme comme une excrétion, sur la face extérieure de ces cellules. Des auteurs anglais et français ont également publié, dans ces derniers temps, plusieurs travaux dans lesquels ils rejettent complétement l'origine unicellulaire des fibrilles. Voyez LOCKART-CLARKE, dans Quart. Journ. of microsc. science, 1862, p. 212, et 1863, p. 1; ainsi que ROUGET, dans les Comptes rendus, tome LV, p. 36. — (4) On peut aussi observer une augmentation de noyaux dans les fibres-cellules contractiles; quoique ce ne soit là qu'un fait exceptionnel. § 163. Nous avons déjà mentionné de ces éléments qui avaient deux ou même plusieurs noyaux. — (5) Cette circonstance nous fait comprendre pourquoi certains auteurs pensaient que les fibres musculaires embryonnaires possèdent un canal central (VALENTIN, dans Müller's Archiv, 1840, p. 207, et dans son article «Gewebe,» Handw. d. Phys., vol. I, p. 713). — (6) De pareilles opinions, diversement modifiées dans les détails, ont été énoncées par LEYDIG (voir son Histologie, p. 48), par DEITERS, MARGÓ, MORITZ, WEISMANN, ROUGET, BEALE (Anat. Journ. of microsc. science, 1864, p. 100). — (7) Voyez son article dans Reichert's und Du Bois-Reymond's Archiv, 1864, p. 41. — (8) *Loc. cit.*

§ 173.

Passons maintenant à l'étude de l'accroissement des muscles.

Les fibres musculaires embryonnaires, telles que nous les avons décrites dans le paragraphe précédent, sont beaucoup plus minces que celles des nouveau-nés, et, chez ces derniers, leur largeur est encore beaucoup moindre que chez l'adulte.

D'après des mesures précises prises par *Harting* (1), les fibres musculaires de l'adulte sont au moins cinq fois plus épaisses qu'à l'époque de la naissance. Cette augmentation se fait par l'addition de nouveaux éléments à ceux déjà existants, c'est-à-dire par intussusception (2).

Mais dans les muscles en voie de développement, les fibres ne deviennent pas seulement plus épaisses, leur nombre augmente en même temps. Ceci a été démontré par *Budge* (3) d'une manière indubitable sur le muscle du mollet de la grenouille. Nous devons de plus à *Weismann* (4) d'autres communications fort intéressantes sur le même sujet. D'après ce dernier observateur la croissance des muscles de la grenouille ne se fait, qu'en partie, par l'augmentation d'épaisseur des fibres primitives; le nombre de celles-ci augmente d'une manière très-sensible par suite de leur dédoublement suivant la longueur. Le processus commence par la formation de nombreux noyaux dans les fibres musculaires anciennes, de sorte que l'on rencontre bientôt de véritables colonnes formées par les noyaux rangés en séries longitudinales ; en même temps la fibre s'aplatit et s'élargit; enfin elle se fend longitudinalement et forme ainsi deux fibres distinctes. Celles-ci passent alors de nouveau par toutes les phases que nous venons de décrire pour finir par se dédoubler également ; de sorte qu'un seul élément musculaire ancien forme tout un groupe d'éléments nouveaux qui atteignent ensuite l'épaisseur type, grâce à l'accroissement de leur masse intérieure, comme nous l'avons dit plus haut.

Chez les grenouilles adultes on observe, pendant le repos de l'hiver, une formation très-active de nouvelles fibres musculaires, tandis que les anciennes subissent une dégénérescence graisseuse. [Wittich (5).] *Weismann* a vu que chez ces animaux le nombre des fibres augmentait également.

Zenker (6) a fait des observations très-intéressantes sur la destruction en masse des fibres musculaires chez l'homme atteint du typhus, destruction qui résulte d'une dégénérescence spéciale; il a observé aussi une régénération énergique de ces éléments pendant la convalescence. Il est probable que ce dernier phénomène se fait de la même manière que chez la grenouille pendant son sommeil d'hiver.

D'après ces faits, peu nombreux à la vérité, les fibres musculaires ne seraient donc nullement des éléments persistants, comme on l'admettait autrefois.

L'utérus de la femme enceinte est très-favorable pour faire des observations sur les éléments musculaires lisses. On sait que cet organe augmente considérablement dans sa masse ; cette augmentation doit être attribuée principalement aux muscles. A cet effet la fibre-cellule contractile devient sept à onze fois plus longue et deux à cinq fois plus épaisse. (*Kœlliker.*) D'après ce même observateur, il se ferait aussi une génération de nouvelles cellules.

Bientôt après l'accouchement, les fibres contractiles commencent à diminuer d'une manière sensible, et, au bout de trois semaines, elles sont revenues à leurs dimensions primitives. Des infiltrations graisseuses dans la substance des fibres-cellules se produisent fréquemment à cette période, et l'on peut admettre avec certitude la dissolution d'une partie des éléments musculaires (7).

On ignore s'il existe une hypertrophie physiologique des fibres musculaires striées. Dans des circonstances anormales on peut trouver ces éléments considérablement augmentés de masse, dans le cœur et la langue, par exemple. Dans le premier organe, *Hepp* prétend avoir trouvé des fibres devenues jusqu'à quatre fois plus épaisses (8).

On observe fréquemment des hypertrophies pathologiques du tissu musculaire lisse; elles sont même parfois si considérables qu'elles forment de véritables tumeurs. Elles apparaissent dans les parties qui sont très-riches en tissu musculaire lisse (par exemple dans l'œsophage, dans l'estomac, dans l'utérus). Il est nécessaire de faire de nouvelles recherches sur le développement de ces tumeurs. Il est excessivement probable que dans ces cas les cellules de tissu conjonctif se transforment en éléments contractiles.

Il y a de plus une disparition, une atrophie de la fibre musculaire. On l'observe quelquefois comme phénomène normal dans un âge avancé; elle apparaît plus souvent comme phénomène pathologique; il y a alors diminution du diamètre, comme, par exemple, dans les paralysies locales d'un membre; dans ce cas, l'atrophie est accompagnée souvent d'une dégénérescence graisseuse de la fibre ou d'une formation de cellules adipeuses interstitielles. Nous avons déjà parlé de ce dernier phénomène (fig. 278) (§ 122 et 169). Quand le tissu adipeux se développe en abondance, il peut arrêter finalement, par pression, l'activité de masses musculaires isolées, par exemple celle du cœur. L'apparition de petites molécules graisseuses dans l'intérieur de la fibre est un phénomène normal et fréquent, pourvu que leur nombre ne soit pas trop considérable ; on l'a observé dans les muscles du cœur, et chez la grenouille dans les muscles des extrémités (§ 166). Nous trouvons un degré plus élevé de ce phénomène dans les régressions graisseuses (fig. 279) pathologiques. Mais, en examinant attentivement des muscles sains, on observe toujours des fibres isolées qui présentent une quantité considérable de granulations graisseuses et souvent aussi une diminution dans leur épaisseur ; il est donc probable qu'il se fait aussi une destruction physiologique et limitée des fibres, accompagnée de dégénérescence graisseuse. On a observé récemment pendant le typhus une dégénérescence particulière de la masse charnue des muscles striés [*Zenker* (9)] ; elle coïncide avec une prolifération très-active de noyaux ou corpuscules musculaires. [*Waldeyer* (10).] Ce dernier phénomène, déjà observé par *Weismann* pendant le dédoublement des fibres, se montre du reste toutes les fois que les muscles sont dans un état d'irritation (11). Ces noyaux peuvent se transformer ensuite en corpuscules de pus qui sont les éléments de nouveaux produits pathologiques (12).

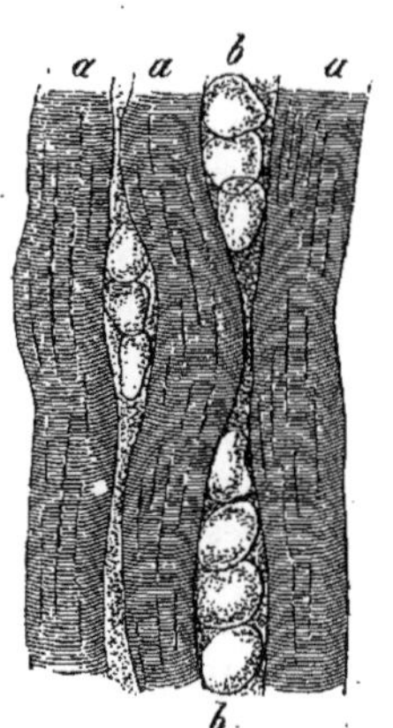

Fig. 278. — Muscles de l'homme envahis par des cellules adipeuses.
a, fibres musculaires; *b*, rangées de cellules adipeuses.

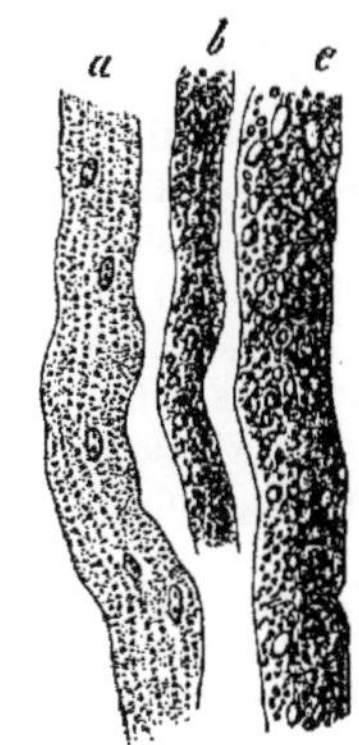

Fig. 279. — Muscles de l'homme qui ont subi la dégénérescence graisseuse.
a, dégénérescence faible ; *b*, dégénérescence plus marquée; *c*, dégénérescence complète.

On observe très-rarement la calcification des muscles (13).

Il est un phénomène également rare, c'est la développement de la substance musculaire striée sur des points où il n'en existe pas à l'état normal. Il est remarquable qu'une partie des cas peu nombreux que l'on a observés jusqu'à présent se rapportent aux testicules et aux ovaires. Il n'est pas douteux que les fibres musculaires se développent dans ces cas aux dépens des cellules de tissu conjonctif (14).

La faculté de reproduction du tissu musculaire strié semble être assez faible; quand ce tissu subit une perte de cette substance, il n'y a point, en règle générale, de régénération de nouvelles fibres musculaires; il se produit seulement une cicatrice formée par du tissu conjonctif (15).

Remarques. — (1) Voyez ses Recherches microscopiques, p. 59. — (2) Margó admet que lors de la croissance du muscle il y a addition de nouveaux sarcoblastes; cette hypothèse ne repose sur aucun fondement. — (3) Voyez son article dans Archiv für physiol. Heilkunde, nouvelle série, vol. II, p. 71; voyez aussi G. Schmitz, De incremento musculorum observationes physiologicæ. Gryphiæ, 1858; puis encore Moleschott's Untersuchungen, vol. VI, p. 41, et Virchow's Archiv, vol. XVII, p. 196. L'augmentation du nombre des fibres a été niée plus tard par Æby (Henle's und Pfeufer's Zeitschrift, 3e série, vol. XIV, p. 182). — (4) Voyez le même ouvrage, 3e série, vol. X, p. 263. Kœlliker (Zeitschrift für wissensch. Zoologie, vol. VIII, p. 311) avait déjà observé antérieurement, chez les grenouilles hibernantes, ces colonnes composées de noyaux dont nous parlons dans le texte. Il est facile de vérifier l'observation de Weismann chez la grenouille pendant son sommeil d'hiver. — (5) *Loc. cit.* D'après cet observateur, les muscles détruits en masse seraient remplacés, chez l'animal qui nous occupe, par de nouvelles fibres dont la formation, indépendante des fibres anciennes, se ferait aux dépens des cellules fusiformes du tissu conjonctif adjacent. — (6) *Loc. cit.* L'auteur croit que la formation est analogue à celle que von Wittich admet pour la grenouille hibernante. — (7) Zeitschrift für wissench. Zoologie, vol. I, p. 71. — (8) L. Hepp. Die pathologischen Veränderungen der Muskelfaser. *Altérations pathologiques de la fibre musculaire.* Zürich, 1863, Diss.). Wedl (Grundzüge d. pathol. Hist., p. 227 et 229) admet également cette augmentation d'épaisseur. Mais il pourrait se faire en même temps une génération de fibres nouvelles. Voyez O. Weber, dans Virchow's Archiv, vol. VII, p. 115. — (9) *Loc. cit.* — (10) Centralblatt für die Mediz. wissench., 1865, p. 97. — (11) De nombreuses observations d'histologie pathologique démontrent ce fait. — (12) Fiedler (Virchow's Archiv, vol. XXX, p. 461) en a observé dernièrement dans les muscles striés envahis par les trichines. — (13) H. Meyer, dans Henle's und Pfeufer's Zeitschrift, N. P., vol. I, p. 30. — (14) Voyez dans le traité d'Anat. pathol. (2e édit., vol. I, p. 339), de Förster, la bibliographie des observations faites jusqu'à présent à ce sujet. — (15) Voyez O. Deiters (*loc. cit.*), *Peremeschko* (Virchow's Archiv, vol. XXVII, p. 119), et O. Weber (Centralblatt für die mediz. Wissench., 1863, p. 530) *.

* Le microscope nous a beaucoup appris sur la structure des muscles, et parmi les faits qu'il nous a révélés la plupart sont interprétés de la même façon par tous les histologistes. En effet, l'on ne discute pas sur l'existence du sarcolemme, des noyaux sous-jacents, de la striation de la substance musculaire, etc.; mais la constitution morphologique intime de cette substance est encore aujourd'hui l'objet d'une vive discussion. Les uns admettent qu'elle résulte d'un ensemble de fibrilles, et que la fibre striée est un faisceau de ces fibrilles, d'où le nom de faisceau primitif; les autres pensent avec Bowman que les stries longitudinales et transversales limitent de petits corps prismatiques (sarcous elements) qui sont les éléments primitifs du muscle.

A l'aide des objectifs puissants que nous possédons depuis quelques années, on est arrivé à pousser encore plus loin l'analyse des fibres musculaires, et les résultats auxquels on est parvenu ont engendré d'autres théories.

D'après la description donnée par l'auteur de cet ouvrage, on a vu que les stries musculaires sont distantes les unes des autres de 2 ou 3 millièmes de millimètre; les parties limitées par ces stries sont donc d'une grande minceur, et, si elles présentent une disposition complexe, il faudra pour la reconnaître employer de très-forts grossissements, et de plus choisir des objets convenables.

Un faisceau primitif est beaucoup trop épais pour qu'on puisse en faire l'analyse avec une forte

E. TISSUS COMPOSÉS.

15. — Tissu nerveux.

§ 174.

Le système nerveux (1) est formé par des fibres et par des cellules plongées dans une masse fondamentale de tissu conjonctif.

lentille, et il est impossible de le diviser, au moins chez l'homme et les vertébrés, sans faire éprouver à la substance musculaire des altérations considérables qui résultent de l'application de moyens mécaniques ou chimiques. Il n'en est pas de même chez quelques invertébrés. Les crustacés et les insectes, par exemple, ont des muscles qui se résolvent en fibrilles sous l'influence d'une dissociation délicate faite avec les aiguilles. Mais les préparations les plus favorables nous sont fournies par les muscles thoraciques des *hydrophiles* et des *dytisques*. Ces muscles présentent une coloration blanchâtre, opaque, due à la présence d'un grand nombre de granulations graisseuses. Celles-ci s'accumulent dans les stries longitudinales et décomposent ainsi les faisceaux en fibrilles. Ces fibrilles ont en moyenne $0^m,003$ de diamètre ; elles se montrent avec des aspects assez variés, mais qui peuvent tous être ramenés à une forme fondamentale, celle qu'on observe lorsqu'une fibrille est tendue par ses deux extrémités. Il est bien clair que l'on ne peut saisir les extrémités d'une fibrille pour la tendre et la maintenir en extension. Mais il arrive constamment que, dans une préparation qui renferme un très-grand nombre de fibrilles, quelques-unes se trouvent dans cet état. On comprend facilement comment cela se produit.

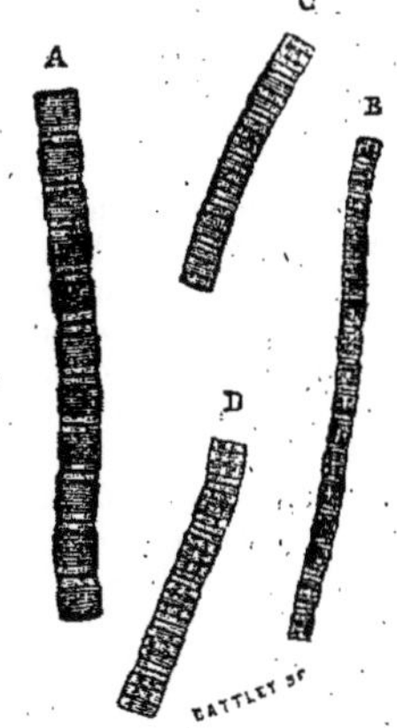

Fibrilles des muscles thoraciques de l'hydrophile, vues à un grossissement de 800 diamètres.

A. Fibrille vue lorsque l'objectif est bien au point.

B, C et D. Fibrilles observées quand l'objectif est retiré en deçà de la vue distincte.

Une fibrille en extension, examinée à un grossissement de 800 diamètres et avec un objectif à grand angle d'ouverture, montre, au moment où l'objectif est bien au point, des détails d'une admirable régularité (A). On y observe des disques foncés, presque aussi larges que longs, séparés les uns des autres par des espaces clairs, divisés eux-mêmes en deux parties égales par un disque mince. Ces différents objets sont superposés d'une manière très-régulière. Tout le long de la fibrille, les disques épais ont la même longueur ; il en est de même des espaces clairs et des disques minces. Il n'y a rien d'accidentel dans cette disposition. Le diamètre des disques épais pris suivant l'axe de la fibre est de $0^m,003$ à $0^m,004$; celui des disques minces de $0^m,0004$ et celui des espaces clairs de $0^m,0005$ en moyenne. La surface des disques épais et des disques minces est légèrement convexes. Celle des espaces clairs qui séparent les disques est un peu excavée. Si l'on conserve la préparation dans du picrocarminate d'ammoniaque, au bout de quelques jours, les disques épais et les disques minces sont colorés, tandis que les espaces clairs sont restés incolores.

Les deux espaces clairs et le disque mince correspondent à une strie transversale. L'existence du disque mince a été signalée sous forme d'une ligne obscure traversant la strie transversale par Amici, Kœlliker, Martyn (*voy.* p. 345, remarque 65), par Rouget (*Journal de la physiologie*, t. VI, p. 687) et par Krause (*Zeitschrift für rat. Med.* 1868).

Chacun de ces deux derniers auteurs a cherché à établir sur cette disposition une théorie sur la structure intime de la substance musculaire et sur la contraction elle-même.

Rouget admet que la fibrille est formée par un filament enroulé en spirale. Un seul tour représenterait le disque mince, tandis que le disque épais serait formé par plusieurs tours de spire. Le disque mince, d'après cette manière de voir, n'étant qu'un tour de spire dégagé des autres, ne devrait pas avoir une position fixe. Or j'ai montré un peu plus haut la disposition par-

Les premières, désignées sous les noms de *fibres nerveuses*, *tubes nerveux*, *fibres primitives*, forment presque exclusivement la substance blanche des appareils nerveux. Les secondes, nommées *cellules nerveuses*, *cellules ganglionnaires* ou *corpuscules ganglionnaires*, se montrent dans la substance grise mélangées aux premiers éléments.

La *charpente* de tissu conjonctif se présente tantôt sous forme d'un tissu fibrillaire complétement développé, plus souvent sous celle d'une substance unissante homogène (périnèvre) ou sous celle de rubans chargés de noyaux (fibres de *Remak*); elle offre quelquefois l'aspect d'un tissu très-délicat pourvu de noyaux et de cellules (comme dans les organes centraux).

Les *tubes nerveux* (fig. 280) sont tantôt foncés sur leurs bords et remplis de substance médullaire, tantôt pâles et dépourvus de substance médullaire. Ces tubes sont simples et non ramifiés, excepté aux points d'origine et de terminaison des nerfs; leur épaisseur, très-variable, peut s'élever jusqu'à $0^m,022$ et descendre jusqu'à 0,0018 et au-dessous. Comme l'aspect de ces différents tubes n'est du reste pas le même, on distingue les tubes nerveux *larges* ou *épais* (*a* et *b*) dont l'épaisseur est de $0^m,022$ et

faitement régulière des disques et des espaces clairs. D'après le même auteur, la contraction musculaire serait le résultat de la mise en jeu de l'élasticité de la fibrille spirale. Dès lors la contraction serait produite quand aucune force ne solliciterait le muscle au relâchement; ce qui a conduit l'auteur à cette conception paradoxale que la contraction est un repos.

Krause considère le disque mince comme une cloison limitant deux cylindres creux (cases musculaires). Chacune de ces cases occuperait toute la portion de la fibrille comprise entre deux disques minces. Le disque épais serait un corps plein (prisme musculaire) contenu dans la case. Ce prisme serait immergé dans un liquide occupant la case musculaire. Le raccourcissement du muscle, au moment de la contraction, serait dû au déplacement du liquide qui viendrait se placer sur les parties latérales du prisme. Les prismes, écartés les uns des autres pendant le relâchement du muscle, se rapprocheraient par leurs bases au moment de la contraction; de là le raccourcissement. Bien que les faits sur lesquels cette théorie est basée ne soient pas bien établis, elle mérite pourtant une certaine considération, car elle ne repose pas sur une hypothèse inadmissible.

Il convient aussi de parler de certaines figures qui apparaissent dans l'intérieur des disques épais lorsqu'on emploie pour l'éclairage un très-petit diaphragme et que l'on fait varier la mise au point. Ces figures, qui me semblent être le résultat du jeu de la lumière, ont été considérées comme l'expression de dispositions réelles.

Quand on éloigne la lentille de manière à dépasser le point de la vue distincte, les disques épais qui étaient obscurs deviennent brillants; c'est là un caractère de tout corps convexe réfringent, vu au microscope avec la lumière transmise. A ce moment, on voit apparaître sur les plus grosses fibrilles (D) et dans les disques épais quatre lignes peu précises, légèrement obscures, à égale distance du bord des disques, ou bien simplement deux lignes semblables à direction transversale (C). Sur les fibrilles plus minces (B) on peut observer une simple croix. Ce sont là des phénomènes analogues à ceux que l'on remarque sur une gouttelette de graisse. Étudiée dans les mêmes conditions, cette gouttelette montre, comme on le sait, un cercle central brillant limité par une ligne obscure circulaire et parallèle à la circonférence de la gouttelette. Du reste, les lignes que l'on observe sur les disques musculaires disparaissent d'une manière complète quand on les examine avec les plus forts objectifs de Hartnack et son éclairage à rayons concentrés et parallèles, qui font voir d'une manière si nette les plus fines stries des diatomées.

Enfin lorsque les fibrilles ne sont pas tendues, les disques épais ne sont plus séparés les uns des autres que par une strie fine, dans laquelle on ne distingue plus ni espaces clairs, ni disque mince. Quelques fibrilles fortement rétractées montrent des disques épais dont le contour devenu très-convexe rappelle les dents d'une scie, et, si elles ont été contournées en divers sens, certaines de leurs portions possèdent des stries obliques. R.

plus souvent de $0^{m},012$, à 0,0045, et les *tubes fins* ou *minces* dont le diamètre ordinaire varie entre $0^{m},004$ et 0,0019, mais peut s'abaisser au-dessous (*c*, *d*, *e*).

Les tubes nerveux à bords foncés se composent de trois parties, savoir : une enveloppe de tissu conjonctif très-mince, *membrane primitive*, *membrane de Schwann* ou *névrilème* ; un filament de nature albuminoïde placé dans l'axe, *cylindre-axe ;* enfin un mélange de matières albuminoïdes et de graisses crébrales, placé entre l'axe et l'enveloppe et appelé *substance médullaire* ou *moelle nerveuse*. L'existence de ces trois parties ne peut pas être démontrée immédiatement sur les tubes nerveux frais ; il faut employer pour cela des voies détournées; le cylindre-axe est la partie la plus essentielle des trois, et la seule indispensable.

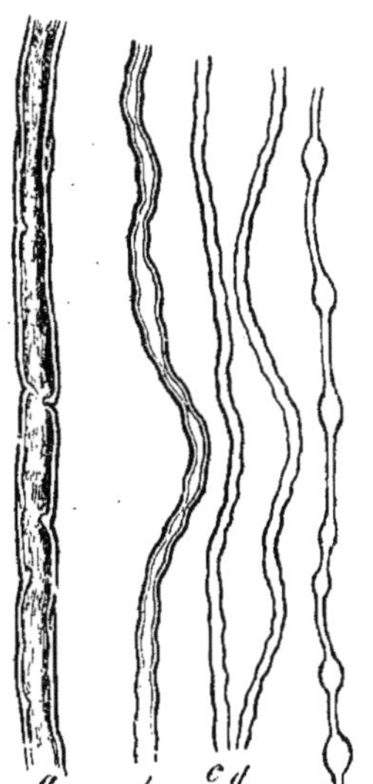

Fig. 280. — Tubes nerveux de l'homme.
a, tube large ; *b*, moyen ; *c*, *d*, *e*, tubes plus minces.

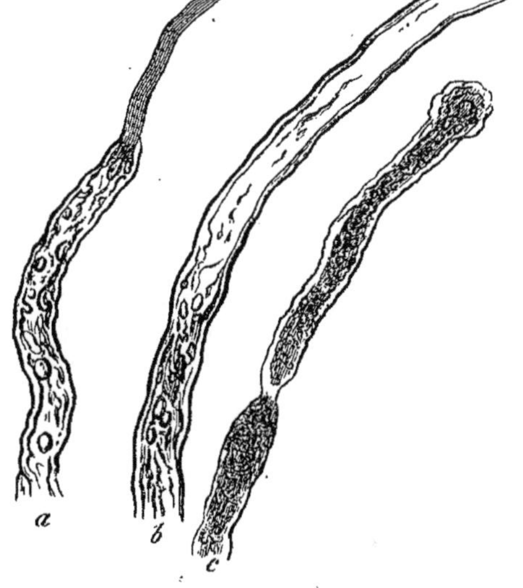

Fig. 281. — Tubes nerveux de l'homme dans lesquels la coagulation est de plus en plus avancée.

Les tubes nerveux frais et larges apparaissent sous forme de filaments tout à fait homogènes, transparents, formés par une masse tout à la fois vitreuse et lactescente. Mais comme la masse intérieure se décompose avec la plus grande facilité, on n'arrive que rarement à apercevoir les fibres dans cet état (2). Dès qu'on est obligé d'isoler les fibres nerveuses, avec toutes les méthodes de préparation, on les obtiendra modifiées, dissociées ou coagulées (3). Cette coagulation se montre à des degrés différents (fig. 280, *a*, *b*, fig. 281).

En isolant rapidement et avec le plus de soin possible un tube nerveux, on aperçoit un bord foncé qui est très-rapproché d'un autre contour intérieur et plus mince (fig. 280, *a*, *b*, fig. 281, *b* en haut).

Ces deux lignes, qui forment un *double contour*, cessent ordinairement plus tard d'être tout à fait parallèles; en même temps le contour intérieur n'est plus continu. Entre les deux lignes de démarcation d'un même côté apparaît une couche intermédiaire, mince, homogène ou remplie de granulations (fig. 280, *a*, *b*).

Le tube nerveux peut se maintenir à cet état, parce que la couche corticale coagulée forme en quelque sorte une enveloppe protectrice pour les parties intérieures; la coagulation peut aussi faire de plus grands progrès, et alors le tube nerveux présente souvent aux différentes parties de son parcours des aspects tout à fait opposés (fig. 280, *b*).

Le contour intérieur s'éloigne ensuite de plus en plus de la ligne extérieure; entre ces lignes, de même que dans l'axe de la fibre, se forment des corps granuleux ou sphériques (*a*, *b*), jusqu'à ce qu'enfin toute la fibre se soit transformée en une masse plus ou moins granuleuse (*c*) et que le tube nerveux soit devenu foncé (4).

Remarques. — (1) On a beaucoup écrit sur le tissu nerveux. Parmi les anciens ouvrages nous mentionnerons : Valentin, dans Nova acta nat. curios., vol. XVIII, tome III; Remak, Observationes anat. et microsc. de systematis nervosi structura. Berolini, 1838, Diss.; H. Hannover, Recherches microscopiques sur le système nerveux. Copenhague et Paris, 1844; R. Wagner, Neue Untersuchungen über den Bau und die Endigungsweisen der Nerven und die Struktur der Ganglien. *Nouvelles recherches sur la structure et la terminaison des nerfs*. Leipzig, 1847, et Handw. d. Phys., vol. I, 1re partie, p. 360; Bidder et Reichert, Lehre vom Verhältniss des Ganglienkörpers zu den Nervenfasern. *Études sur le rapport des cellules et des fibres nerveuses*. Leipzig, 1847; C. Robin, Institut, 1846, vol. DCLXXXVII à XC, et 1848, n° 733. Pour la partie technique, voyez Frey, Das Mikroskop, 2e édition, p. 190. — (2) On le voit dans la paupière transparente de la grenouille et dans la queue du têtard. — (3) Voyez l'Anatomie générale de Henle, p. 614. — (4) La substance médullaire des nerfs, dégagée de son enveloppe, présente des transformations tout à fait analogues (myéline de Virchow); voyez à cet effet la figure 6, p. 36.

§ 175.

Malgré leur mollesse, les tubes nerveux périphériques (1) peuvent être isolés facilement sur une grande longueur; ce fait démontre déjà l'existence d'une enveloppe. Celle-ci, nommée *membrane primitive*, apparaît assez souvent sous forme d'un tube court et vide, quand la substance intérieure a été déplacée (fig. 281, *c*). Elle peut être facilement isolée à l'aide des réactifs chimiques qui dissolvent complétement ou partiellement la substance intérieure (fig. 282, *a*, *c*). Elle consiste en une substance élastique, ou de nature analogue, et constitue, chez l'homme et les vertébrés supérieurs, une membrane tout à fait homogène, très-fine, avec ou sans noyaux. Chez les vertébrés inférieurs et dans les plexus nerveux périphériques chez l'homme, elle peut être plus épaisse et abondamment pourvue de noyaux (2).

Jusqu'où cette membrane recouvre-t-elle les éléments du système nerveux? C'est là une question à laquelle il est difficile de répondre; il est même impossible de le faire d'une manière certaine. Elle manque aux points d'émergence de certains nerfs crâniens; elle manque aussi très-souvent dans les épanouissements périphériques des nerfs (3). De plus, on ne réussit que très-difficilement à démontrer l'existence de cette membrane sur les tubes nerveux très-fins qui sont pourvus de substance médullaire. Enfin les fibres nerveuses du cerveau et de la moelle épinière sont dépourvues d'enveloppe (4).

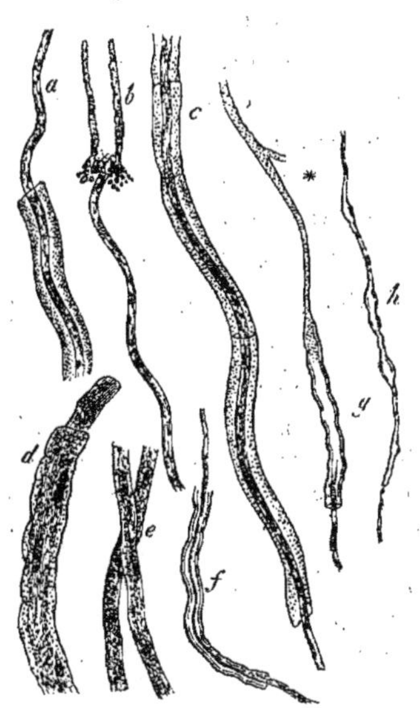

Fig. 282. — Différentes espèces de tubes nerveux.

a, tube nerveux de la grenouille après traitement par l'alcool absolu; on voit son cylindre-axe et son enveloppe propre; *b*, un autre avec son cylindre-axe, après l'action du chromate de potasse; *c*, tube nerveux du même animal avec son cylindre-axe et sa membrane primitive après traitement par le collodion; *d*, tube nerveux du *petromyzon* dépourvu de substance médullaire, avec cylindre-axe et enveloppe nucléée; *e*, tube dépourvu de substance médullaire, pris dans le nerf olfactif du veau; *f*, *g*, *h*, tubes nerveux avec cylindres-axes, pris dans le cerveau de l'homme; *g*, tube (copie d'après R. Wagner) dont la partie supérieure forme le prolongement d'une cellule ganglionnaire.

On ne peut observer le *cylindre-axe* de *Purkinje* [*filament primitif* de *Remak* (5)] dans le tube nerveux frais, à cause de sa délicatesse et de sa consistance molle; de plus, il manque souvent dans les tubes nerveux coagulés, parce qu'il subit probablement aussi la transformation granuleuse.

Mais il se montre très-distinctement (et nous attachons à ce fait la plus haute importance) au point d'origine (fig. 282, *g*) du tube nerveux et dans les branches terminales où la substance médullaire fait défaut. Dans beaucoup de tubes nerveux qui se coagulent à la manière ordinaire, on le voit ressortir à l'extrémité coupée sous forme d'un élément pâle, homogène, ayant l'apparence d'un filament, et dont l'épaisseur est égale à peu près au quart ou au tiers de celle de la fibre (fig. 281, *a* en haut).

Certains réactifs chimiques le font apparaître d'une manière admirable (6). Tantôt on se sert, à cet effet, de substances qui durcissent les corps protéiques, sans dissoudre ni modifier sensiblement les matières grasses; tels sont l'acide chromique, le chromate de potasse, le bichlorure de mercure (fig. 282, *b*). Tantôt il convient de prendre des substances qui dissolvent la graisse, mais non point les substances albuminoïdes, tels sont l'alcool et l'éther à la température de l'ébullition (*a*). On observe fréquemment des tubes dans lesquelles on voit le cylindre-axe sortir de l'extrémité sectionnée comme la mèche d'une bougie. Mais un excellent moyen pour démontrer l'existence du cylindre-axe consiste à traiter la préparation par le collodion; ce moyen a été recommandé par Pflüger (7). A l'aide de ce procédé, on aperçoit presque tous les tubes nerveux avec leur cylindre-axe qui s'étend dans toute la longueur du tube et se trouve souvent considérablement déplacé vers le côté (*c*). On réussit également en colorant la préparation avec le carmin ou le rouge d'aniline [Frey (8)] ou en la traitant par le chloroforme. [Waldeyer (9).]

Les sections transversales de tubes nerveux, préalablement durcies, présentent des aspects intéressants sous le rapport de la structure dont nous venons de donner la description (Reissner) ; on y aperçoit, en effet, l'enveloppe des fibres, au centre le cylindre-axe, et entre ces deux parties on distingue la substance médullaire. Cette dernière présente des couches concentriques, irrégulières, qui ont été observées d'abord par *Lister* et *Turner* (10), et qui sont dues, sans doute, à une disposition stratifiée. Sur des sections transversales des cordons blancs de la moelle épinière le cylindre-axe et la substance médullaire apparaissent de la même manière.

Remarques. — (1) Voyez l'Anatomie générale de Henle, p. 618, et le grand ouvrage de Kœlliker, vol. II, IIe partie, p. 391. — (2) Les opinions sur la nature de la membrane primitive sont encore aujourd'hui fort divergentes. D'après l'opinion la plus ancienne, qui a trouvé de nombreux défenseurs, ce serait une membrane formée par la réunion de cellules plasmatiques. C'est ainsi que Kœlliker considère encore la chose (Gewebelehre, 4e édition, p. 283). Leydig (Vom Bau des thier. Körpers, p. 3) déclare que le névrilemme est une formation épithéliale. — La nature conjonctive de cette membrane était déjà soutenue en 1847 par Reichert et Bidder (*loc. cit.*, p. 59). D'après Reissner (Reichert's und DuBois-Reymond's Archiv, 1861, p. 730), toutes les membranes primitives des nerfs périphériques sont pourvues de noyaux. — (3) Nous renvoyons pour cette question aux paragraphes suivants. — (4) Tous ceux qui se sont occupés particulièrement de ces organes ont cette opinion sur leur structure. Voyez, par exemple, M. Schultze, De retinæ structura, p. 22. Stilling admet au contraire une membrane pour ces fibres (Ueber den Bau der Nerven primitivfaser und der Nervenzelle. *Sur la structure des tubes nerveux et des cellules nerveuses.* Francfort, 1851), Reissner (Reichert's und Du Bois-Reymond's Archiv, 1860, p. 571) et Mauthner (Wiener Sitzungsberichte, vol. XXXIX, p. 588). — (5) Voyez Remak, dans Frorip's Notizen, 1837, n° 47, ainsi que Purkinje, dans Rosenthal, De formatione granulosa. Vratislaviæ, 1839, Diss., p. 16. — (6) Kœlliker, *loc. cit.*, p. 395, et Chimie physiologique de Lehmann, vol. III, p. 87. — (7) Reichert's und Du Bois-Reymond's Archiv, 1859, p. 132. — (8) Das Mikroskop, p. 193. — (9) Henle's und Pfeufer's Zeitschrift, 3 R., vol. XX, p. 193. — (10) Quart. Journ. of microsc. science, 1860, p. 29, pl. II.

§ 176.

On réussit encore souvent, mais plus difficilement, à démontrer l'existence de la membrane primitive sur *les tubes nerveux minces* et *à bords foncés* (fig. 280, *c*, *d*, *e*). On reconnaît également le cylindre-axe (fig. 282, *f*, *g*, *h*) surtout dans les tubes du cerveau et de la moelle épinière. Ce qui est remarquable, c'est que les tubes nerveux minces n'ont pas de tendance à subir la coagulation grumeleuse et granuleuse qui est si générale et si prononcée pour les tubes larges ; ils restent au contraire plutôt transparents et vitreux ; quand ils sont épais (fig. 282, *f*), ils offrent un double contour ; quand ils sont plus minces, ils présentent un contour simple (fig. 280, *c*, *d*, *e*).

Sous l'influence de l'eau, de la pression, de la moindre déchirure, la substance médullaire des tubes nerveux minces se déplace et se rassemble sous forme de globes ; les tubes prennent alors un aspect noueux (fig. 279, *c*, *d*, *e*, et 281, *h*). On désigne ces gonflements noueux sous le nom de *varicosités* (1). Elles sont, nous le répétons, des productions artificielles qui n'existent nullement dans le corps vivant.

A côté de ces éléments à bords foncés et à substance médullaire, s'en trouvent d'autres, les *tubes nerveux pâles*, *dépourvus de substance médullaire*.

C'est sous cette forme que se montrent tout d'abord tous les tubes nerveux chez les embryons de l'homme et des mammifères.

Dans le genre petromyzon, un poisson inférieur, le tube nerveux conserve cette forme pendant toute la vie ; elle est pâle, sans substance médullaire, mais munie d'un cylindre-axe (fig. 282, *d*). Dans le corps des vertébrés supérieurs et de l'homme, le tube nerveux peut également, au moins dans certaines parties du corps, conserver cette constitution primitive et embryonnaire. Il en est ainsi du nerf olfactif (3) dès son entrée dans l'organe de l'odorat (fig. 282, *e*). En comprimant ces tubes on en fait écouler une masse pâle et finement granuleuse.

Aucun doute ne peut régner sur l'interprétation qu'il faut donner à ces éléments nerveux tant qu'il ne s'agit que du nerf olfactif ; mais il en est tout autrement pour les ramifications du grand sympathique. Car ici, à côté des tubes à substance médullaire, apparaissent chez l'homme et les vertébrés supérieurs, les fibres de *Remak* (4) (fibres glanglionnaires), qui souvent même sont en quantité prépondérante. Ce sont des fibres transparentes, souvent aplaties, de 0m,0024 à 0,0067 de largeur et 0,0019

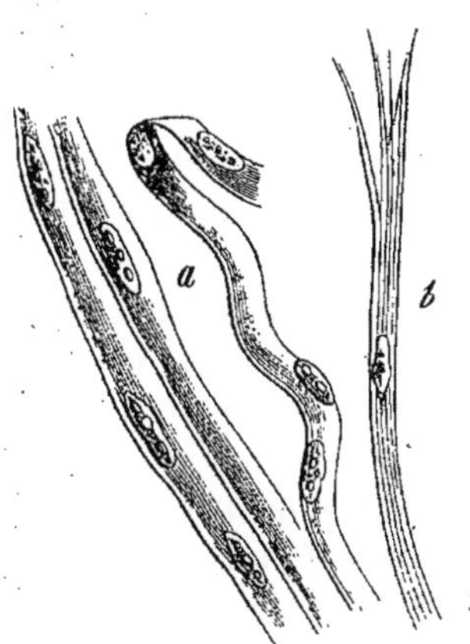

Fig. 283. — Fibres de Remak chez le veau.
a, filaments simples, plats, nucléés; *b*, fibre divisée en haut en fibrilles.

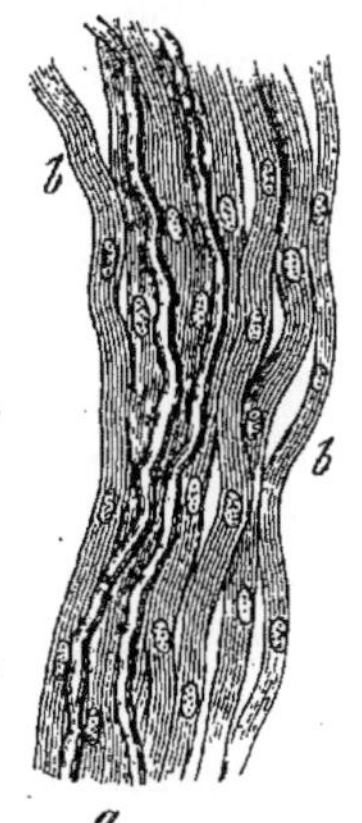

Fig. 284. — Ramification du nerf sympathique chez un mammifère.
a, deux tubes nerveux à bords sombres ; *b*, masse de fibres de Remak qui les enveloppe.

d'épaisseur (fig. 283, 284, *b*). Elles présentent ordinairement un aspect homogène, et de distance en distance on y remarque des noyaux ovalaires, allongés ou bien fusiformes de 0m,0067 à 0,012 de longueur. Quelquefois une pareille fibre se fend et se divise en fibrilles, mais d'une manière incomplète (fig. 283, *b*).

On trouve dans les annales de l'histologie des discussions fort anciennes et non encore terminées, sur la nature des fibres de *Remak* ; les uns les considèrent comme des éléments de tissu conjonctif, d'autres, comme Remak et J. Müller admettent que ce sont des fibres nerveuses. Les éléments nerveux pâles des animaux inférieurs et des petromyzons, les fibres embryonnaires et olfactives des animaux supérieurs semblent indiquer la nature nerveuse de ces fibres, et, en réalité, nos connaissances à ce sujet tendent de plus en plus vers cette solution de la question. Mais, d'un autre côté, il faut reconnaître que le tissu conjonctif jeune et embryonnaire peut également se présenter sous cette forme. Un point difficile encore, et dont nous aurons à traiter dans le paragraphe suivant, c'est l'enveloppe pourvue de noyaux de beaucoup de cellules ganglionnaires.

Dans certains petits troncs isolés (fig. 284) du système nerveux grand sympathique, la quantité de ces fibres pâles (*b*) est tellement grande et le nombre des tubes à substance médullaire tellement faible (*a*), que l'on avait peine à comprendre l'existence d'une enveloppe de tissu conjonctif aussi considérable pour des fibres nerveuses si rares.

Chez les mammifères parvenus à l'âge mûr, on a trouvé dans les nerfs de la rate de petits troncs nerveux de $0^{m},45$ d'épaisseur qui ne sont composés que de fibres de Remak (5).

Les différents aspects que présentent les fibres nerveuses que nous venons de décrire répondent-ils à des fonctions différentes? Il faut en général répondre négativement à cette question. Ainsi, par exemple, les nerfs des muscles volontaires et ceux de la peau sont composés de fibres semblables. Il est vrai que la prépondérance des tubes minces et foncés est très-marquée dans le grand sympathique; mais cependant les mêmes tubes sont aussi en excès dans le cerveau et dans la moelle épinière. De plus, on rencontre de nombreuses fibres intermédiaires entre les fibres larges et les fibres minces. Quant aux fibres pâles, pourvues de noyaux et dépourvues de substance médullaire, on les rencontre, comme nous l'avons déjà dit, dans le système nerveux grand sympathique et aussi dans le nerf olfactif.

Il serait encore bien plus embarrassant de dire si la structure des tubes nerveux que nous venons de décrire est la véritable? ou bien si ces parties peuvent se décomposer elles-mêmes et nous conduire à des éléments plus simples?

Dans ces dernières années on a fait des essais très-nombreux et souvent fort bizarres pour découvrir une composition plus compliquée des nerfs. Mais, malgré le perfectionnement des instruments optiques, ces recherches n'ont encore conduit qu'à un seul résultat, d'une grande importance à la vérité; c'est que *les cylindres-axes de beaucoup de tubes nerveux sont composés d'un faisceau de fibrilles très-fines*, *les fibrilles-axes*. On est parvenu à reconnaître ce fait pour les tubes nerveux pâles de beaucoup d'invertébrés et ceux du nerf olfactif des vertébrés. Des recherches ultérieures nous apprendront si cette structure compliquée appartient aux cylindres-axes de tous les tubes nerveux ; le fait nous paraît probable (6).

REMARQUES. — (1) Les varicosités furent décrites en premier lieu par EHRENBERG (Poggendorff's Annalen, vol. XXVIII, p. 449). — (2) STANNIUS, dans : Nachrichten von der Universität und der K. Gesellschaft der Wissench. zu Göttingen, 1850, p. 90. — (3) REMAK (Ueber ein selbständiges Darmnervensystem. *Recherches sur un système nerveux spécial à l'intestin*. Berlin, p. 32) et TODD-BOWMANN (*loc. cit.*, p. 9) découvrirent, dans l'année 1847, que le nerf olfactif ne possède que des fibres pâles. — (4) Beaucoup d'observateurs, tels que VALENTIN, BIDDER et VOLKMANN (Die Selbständigkeit des sympathischen Nervensystems. *De l'indépendance du grand sympathique*. Leipzig, 1842), regardaient toutes ces fibres comme faisant partie du tissu conjonctif ; d'autres ne considéraient comme telles qu'une partie de ces fibres ; KŒLLIKER, par exemple (Die Selbständigkeit und Abhängigkeit des sympathischen Nervensystems. *De l'indépendance du système nerveux grand sympathique*. Zürich, 1845 ; et Gewebelehre, 4ᵉ édit, p. 358, note). Enfin il y a d'autres observateurs qui ne voient dans ces fibres que des éléments nerveux, comme REMAK (Observationes anatomicæ et microscopicæ de systematis nervosi structura. Berolini, 1838), J. MÜLLER (4ᵉ édit. de sa Physiologie), LEYDIG (Histologie comparée, etc., p. 52) et BEALE (Struktur der einfachen Gewebe, p. 172). — (5) ECKER, dans Handwerk der Phys., vol, IV, p. 148 ; Handbuch de GERLACH, p. 430. — (6) Il est nécessaire d'entrer dans de plus grands détails sur cette structure intime, car elle est d'une haute importance. Ce fut REMAK (Müller's Archiv, 1843, p. 197) qui nous apprit à connaître, il y a déjà longtemps, cette remarquable complication du cylindre-axe ; il la fit voir sur l'écrevisse fluviatile. Le cordon abdominal de cet animal se compose, entre autres éléments, de tubes nerveux très-larges dont le cylindre-axe est composé d'un faisceau de plus de 100 fibrilles excessivement fines, n'ayant pas plus de $0^{m},0002$ d'épaisseur. Ces observations ont été confirmées plus tard et étendues aux invertébrés par HÆCKEL (Müller's Archiv, 1857, p. 477), LEYDIG (Voy. Histologie, p. 60, fig. 33), G. WALTER (Mikroskopische Studien über das Centralnervensystem wirbelloser Thiere. *Recherches microscopiques sur le système nerveux central des invertébrés*. Bonn, 1863), et WALDEYER (*loc. cit.*). M. SCHULTZE (Untersuchungen über den Bau der Nasenschleimhaut, etc. *Recherches sur la structure de la pituitaire*. Halle, 1862, p. 66) trouva que chez les animaux vertébrés les cylindres-axes du nerf olfactif étaient composés, de même, de fibres-axes très-fines. Enfin la quatrième édition du traité d'histologie de KŒLLIKER (p. 288, note) nous apprend encore une observation très-remarquable : les nerfs pâles de la rate, chez le bœuf, ne contiennent, au lieu des fibres de REMAK ordinaires, que des faisceaux de fibrilles très-fines, sans noyaux, semblables aux cylindres-axes. Les noyaux ordinaires se montrent au contraire ici sous forme de petites cellules fusiformes. Quant à la composition plus compliquée des autres parties du tube nerveux, nous avons déjà parlé, p. 355, du dessin annulaire que présente la substance médullaire dans les sections transversales. Ce dessin paraît indiquer une stratification concentrique ; cependant FROMMANN a combattu récemment cette interprétation (Untersuchungen über die normale und pathologische Anatomie des Rüchenmarks. *Recherches sur l'anatomie normale et pathologie de la moelle épinière*. Iena, 1864). D'après KLEBS (Virchow's Archiv, vol. XXXII, p. 179), le cylindre-axe est entouré tout d'abord d'une masse liquide, « le fluide périaxillaire. » — Il y a déjà longtemps que STILLING (*loc. cit.*), faisant des recherches sur des fibres nerveuses préparées avec l'acide chromique, et les examinant à l'aide de forts grossissements, leur attribua une structure excessivement compliquée. D'après lui, la membrane et la substance médullaire sont formées par l'entrelacement de tubes excessivement délicats dirigés dans tous les sens. Le cylindre-axe est composé d'au moins trois couches concentriques, et de chacune d'elles émergent de nouveau d'autres tubes excessivement minces qui vont se relier au réseau périphérique. Voyez encore LOCKHART-CLARKE, dans Quart. Journ. of micr. science, 1860, p. 165. —

Remak prétendit également que le cylindre-axe était creux. Mauthner soutient, au contraire qu'à l'intérieur du cylindre-axe se trouve une fibre solide, qui se colore plus fortement par le carmin (*loc. cit.*, p. 589). Enfin, tout récemment, Frommann (Virchow's Archiv, vol. XXXI, p. 151), a trouvé, après l'action du nitrate d'argent, des stries transversales dans le cylindre-axe, et Roudanowsky (Journal de l'anat. et de la physiolog., tome II, p. 225) nous rapporte que le cylindre-axe est noueux, et émet des ramifications perpendiculaires qui vont s'anastomoser avec celles des fibres nerveuses voisines.

§ 177.

Les *éléments cellulaires* ou *corpuscules ganglionnaires* présentent également un aspect tout à fait caractéristique, à l'exception toutefois de certaines cellules placées dans le cerveau et la moelle épinière, et dont il est très-difficile de déterminer les contours. On peut distinguer les cellules *dépourvues de prolongements* (fig. 285) et les cellules *à prolongements* (fig. 286). Les premières sont appelées cellules ganglionnaires *apolaires*, les autres *unipolaires*, *bipolaires* et *multipolaires*.

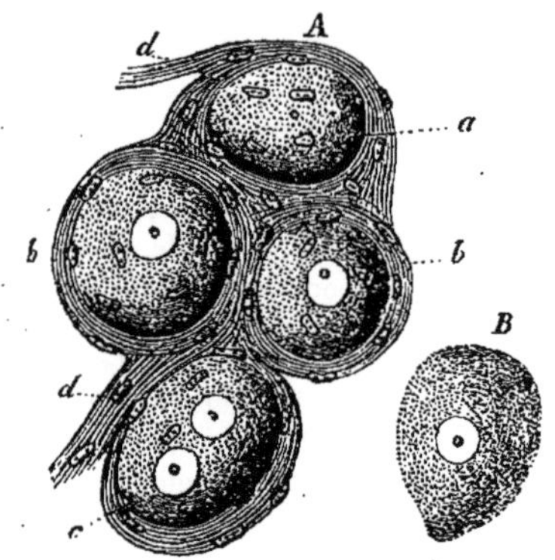

Fig. 285. — Cellules ganglionnaires d'un mammifère.

A. Cellules avec enveloppe conjonctive de laquelle partent des fibres de Remak *d*, *d*; *a*, cellule dépourvue de noyaux; *b*, *b*, deux cellules à un seul noyau; *c*, cellule à deux noyaux.

B. Corpuscule ganglionnaire sans enveloppe.

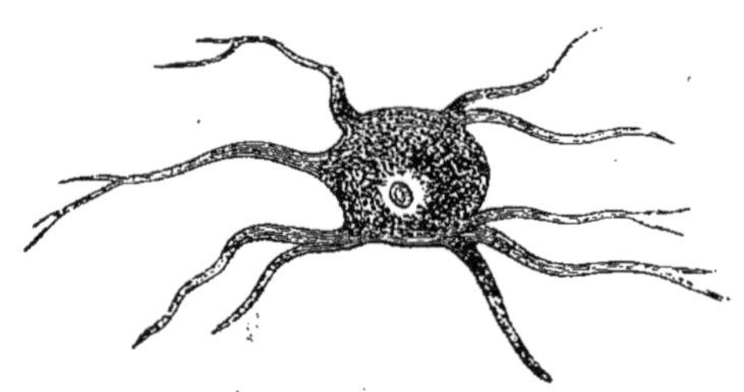

Fig. 286. — Cellule ganglionnaire multipolaire avec des appendices protoplasmatiques, de la substance cérébrale grise de l'homme.

Les dimensions des cellules peuvent varier de $0^m,09$ à 0,045, 0,022 et même 0,018; le corps cellulaire présente une forme sphérique, ovale, piriforme ou réniforme. Il contient un noyau parfaitement sphérique, vésiculeux, d'un aspect élégant, de $0^m,018$ à 0,009 de diamètre; ce noyau est pourvu lui-même d'un nucléole arrondi, doué d'un éclat mat, et ayant un diamètre de $0^m,0023$ à 0,0045. Il arrive assez souvent de trouver deux nucléoles; plus rarement on rencontre deux noyaux. Du reste, le noyau de la cellule ganglionnaire disparaît assez rapidement sous l'influence de l'acide acétique concentré, ce qui le distingue des noyaux ordinaires.

Le contenu de cette cellule (probablement une espèce de protoplasma) apparaît sous forme d'une masse pâteuse, qui renferme de nombreuses molécules très-ténues d'une substance protéique, auxquelles se joignent encore des molécules graisseuses solubles dans l'alcool et l'éther, et très-souvent des granulations formées par un pigment jaunâtre, brun (fig. 286) ou noir (fig. 288, 4). Ces dernières résistent longtemps à l'action des alcalis.

Tous les corpuscules ganglionnaires, les corpuscules centraux aussi bien que les périphériques, sont dépourvus d'uue membrane cellulaire distincte (1).

Les cellules nerveuses se trouvent placées dans la substance grise des centres nerveux, au milieu de la substance conjonctive fondamentale qui sert de support aux éléments nerveux et dont nous avons déjà parlé (§ 119). Dans les ganglions périphériques de l'homme et des mammifères, elles sont généralement entourées par un tissu non fibrillaire, chargé de noyaux (fig. 285, A); isolées des capsules qui les enveloppent, elles apparaissent dépourvues de membrane (B).

Mais quelle est la nature de ce tissu enveloppant?

Il y a à ce sujet une grande divergence d'opinions. Autrefois, on prenait toute cette masse enveloppante pour du tissu conjonctif; mais *Remak* et *Beale* lui attribuent les caractères du tissu nerveux. Il est remarquable, en effet, de voir des fibres de *Remak* prendre naissance dans ce système capsulaire.

Remarques. — (1) Quelques observateurs sont en contradiction complète avec notre opinion, et pensent que toutes les cellules nerveuses out une membrane d'enveloppe; tels sont Stilling et Walther, *loc. cit.*, ainsi que Mauthner (*loc. cit.*, p. 587).

§ 178.

Les *prolongements* ou *expansions* des cellules nerveuses relient entre elles des cellules voisines (fibres commissurales), ou bien ils forment les cylindres-axes de fibres nerveuses qui partent des cellules. Pour qu'on puisse s'orienter plus facilement au milieu de toutes ces difficultés (1), nous recommandons de faire de préférence des observations sur les vertébrés inférieurs, surtout sur les poissons. Les préparations sont bien plus faciles à faire sur ces animaux, parce que le tissu conjonctif enveloppant s'y trouve en quantité moindre. Dans les ganglions nerveux du *Gadus lota* (2) (fig. 287) on remarque les dispositions suivantes :

Une partie des cellules nerveuses sont apolaires (*i*, *k*); rien n'indique, en effet, qu'on en ait arraché des appendices et la capsule se montre fermée de tous côtés.

D'autres cellules nerveuses sont unipolaires et plus petites; à l'une de leurs extrémités elles donnent naissance à un prolongement qui, après un petit parcours, devient foncé, semble contenir de la substance médullaire et se transforme en un tube nerveux mince (*f*). Des cellules, en apparence unipolaires, présentent quelquefois une enveloppe déchirée; cela prouve qu'elles étaient en réalité bipolaires, mais qu'on leur a arraché une de leurs fibres (*e*). On ne trouve point de cellule unipolaire dont le prolongement forme un tube nerveux large (3).

On rencontre fréquemment des cellules bipolaires. Les petites cellules sont en communication avec des tubes minces, les grandes, avec des tubes larges. Les premières (*d*) présentent des expansions pâles, de longueur souvent considérable, qui, dans la cellule unipolaire, se transforment ensuite en tubes nerveux. Les dernières (*a*, *b*, *c*) donnent naissance à un prolongement d'aspect foncé, contenant de la substance médullaire, qui se prolonge jusqu'à la cellule (*a*), autour de laquelle la substance médullaire s'étend encore sous forme d'une mince couche enveloppante (4) qui peut persister, même quand la moelle oléagineuse s'est écoulée par l'extrémité sectionnée du tube nerveux.

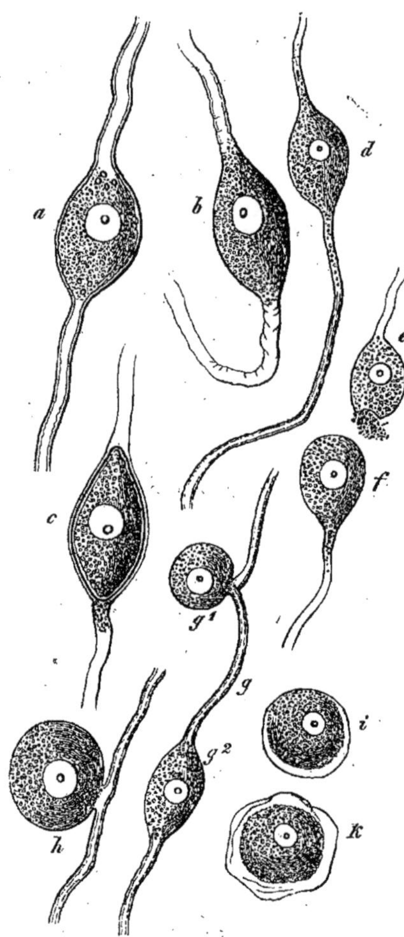

Fig. 287. — Cellules nerveuses prises dans les ganglions périphériques du Gadus lota.

a, *b*, *c*, cellules bipolaires en communication avec des tubes nerveux larges; *d*, cellule semblable se terminant par des tubes nerveux minces; *e*, cellule semblable à laquelle on a arraché l'un de ses tubes nerveux; *f*, cellule unipolaire avec un tube nerveux mince; *g*, deux cellules bipolaires (g^1, g^2) qui communiquent d'une manière particulière avec des tubes nerveux minces; *h*, autre cellule bipolaire; *i*, *k*, deux cellules apolaires.

Il est très-rare de rencontrer des cellules telles que *h*, où les deux pôles se trouvent réunis en un même point, et des tubes nerveux tels que *g*, sur le trajet duquel se trouvent deux cellules nerveuses.

Les figures nous montrent que l'enveloppe propre ou capsule de ces corpuscules ganglionnaires se continue avec la paroi primitive des tubes nerveux. On ne trouve point de cellules multipolaires dans les ganglions périphériques du poisson; les cellules à trois prolongements sont même déjà très-rares (*Stannius*).

Il est beaucoup plus difficile d'étudier la structure du tissu nerveux chez l'homme et les mammifères (5), à cause de la grande quantité de tissu conjonctif interstitiel ; aussi y observe-t-on très-souvent des cellules nerveuses mutilées.

Cependant, en faisant cet examen sans idée préconçue, on ne peut nier qu'il existe encore ici des cellules apolaires, unipolaires et bipolaires ; mais on n'a pas encore de notion certaine sur la quantité relative de ces différentes espèces de cellules.

Les cellules nerveuses multipolaires appartiennent à certaines masses ganglionnaires périphériques et aux épanouissements des nerfs optiques dans la rétine. *Remak* les découvrit également dans le système grand sympathique (6).

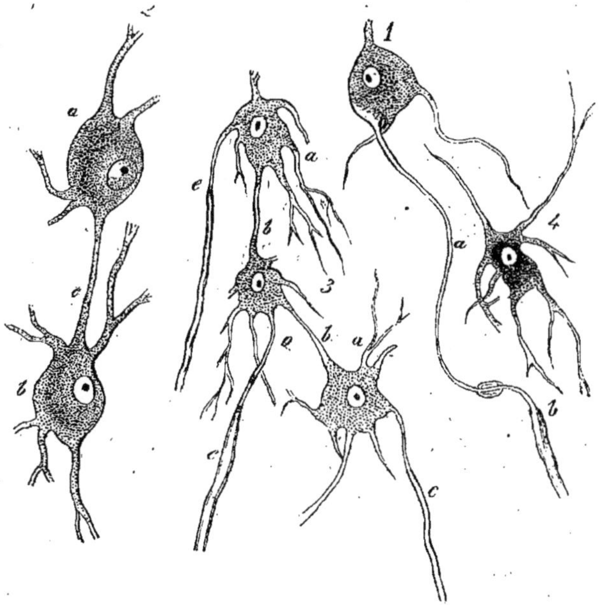

Ces cellules nerveuses se montrent peut-être exclusivement dans le cerveau et la moelle épinière (fig. 288) ; les cellules apolaires ou les cellules pourvues seulement de un ou deux prolongements qu'on peut rencontrer dans ces organes, ne seraient que des cellules mutilées [*Wagner*, *Schrœder van der Kolk* (7)]. Ces cellules présentent une substance intérieure, pâle (2), qui peut être parsemée de corpuscules pigmentaires bruns ou noirs (4) ; elles ont un nombre très-variable de prolongements, 4, 6 et même 12, 15, 20 et plus (fig. 288, 1—4). Ce sont tantôt des prolongements larges ou minces formés par la masse cellulaire finement granuleuse (2, *c*) ; tantôt ils sont homogènes (1, *a*). Une partie de ces appendices se divise peu à peu en une série de ramifications successives (4), pour former finalement des fibrilles d'une grande ténuité. D'autres forment des commissures qui relient entre elles les cellules nerveuses destinées à une même fonction physiologique (2, *c*, 3, *b*) ; enfin, on a vu des cellules donner naissance à des cylindres-axes (fig. 288, 1, *a*, *b*, 3, *c*, et 282, *g**).

Fig. 288. — Cellules ganglionnaires multipolaires du cerveau de l'homme.
1. Cellule dont le prolongement devient le cylindre-axe *a* d'une fibre nerveuse *b*.
2. Cellule *a* reliée à une autre *b* par une commissure *c*.
3. Schéma de trois cellules *a* en communication par des commissures *b* et dont les prolongements sont des fibres nerveuses *c*.
4. Cellule multipolaire remplie de pigment noir.

Il serait impossible de dire aujourd'hui si les variétés de cellules dont nous venons de parler sont destinées à présider à des fonctions physiologiques différentes (8).

Remarques. — (1) Les anciens ouvrages d'histologie publiés de 1830 à 1840 n'admettaient que des cellules apolaires qui, d'après l'hypothèse alors admise, étaient simplement juxtaposées au tube nerveux. Voyez Valentin, Nova Acta Leopold., vol. XVIII, pl. 1, p. 51. Il est vrai que Purkinje avait déjà aperçu en 1838 les prolongements des cellules ganglionnaires, mais il n'avait pas reconnu leur importance (Bericht über die Versammlung deutscher Naturforscher in Prag im Jahre 1837). Helmholtz et Will découvrirent d'abord, chez les invertébrés, des cellules à un seul prolongement que Kœlliker observa plus tard chez les vertébrés (Die Selbständigkeit und Abhängigkeit des sympathischen Nervensystems. Zürich, 1844). La question fit un progrès considérable en l'année 1847, où l'existence de cellules bipolaires chez les poissons fut prouvée par Wagner (Neue Untersuchungen über den Bau und die Endigungen der Nerven und die Struktur der Ganglien, *Nouvelles recherches sur la structure et la terminaison des nerfs, et sur la structure des ganglions nerveux*. Leipzig, 1847 ; ainsi que Handw. der Phys., vol. III, Ire partie, p. 360), par Robin (Institut de 1847, nos 687 et 699) et par Bidder (Zur Lehre von dem Verhältniss der Ganglien Körper zu den Nervenfasern. Leipzig, 1847). — Parmi les travaux qui parurent ensuite, voyez ceux de Stannius (Das peripherische Nervensystem der Fische, *Du système nerveux périphérique des poissons*. Rostock, 1849) et Kœlliker, dans Zeitschrift für wissensch. Zool., vol. I, p. 135. — (2) D'après des observations anciennes qui ont été reprises plus tard. — (3) Küttner (De origine nervi sympathici ranarum. Dorpati, 1854, Diss.) n'admet, dans le sympathique de la grenouille, que des cellules unipolaires munies d'un prolongement qui se bifurque pour former deux tubes nerveux. Beale ne trouva que rarement des cellules bipolaires. — (4) Dans un excellent travail (Observationes de retinæ structura penitiori, p. 22), M. Schultze fait les distinctions suivantes, dont j'ai reconnu l'exactitude par mes propres observations : il admet quatre formes de cellules nerveuses (avec des formes intermédiaires, il est vrai) ; savoir : (*a*) des cellules sans névrilemme ni substance médullaire (cerveau, moelle épinière, rétine); (*b*) des cellules avec névrilemme, mais sans enveloppe médullaire (sympathique et autres ganglions périphériques à éléments multipolaires); (*c*) des cellules avec enveloppe médullaire, mais sans névrilemme (cellules bipolaires isolées du nerf acoustique); (*d*) des corpuscules ganglionnaires avec enveloppe médullaire et névrilemme (cellules bipolaires des ganglions spinaux). A ces quatre variétés de cellules correspondent quatre espèces de fibres nerveuses: (*a*) les cylindres-axes nus; (*b*) les cylindres-axes avec névrilemme, mais sans enveloppe médullaire (tubes du nerf olfactif et fibres de Remak); (*c*) les cylindres-axes sans membrane primitive, mais avec enveloppe médullaire (par exemple, dans la substance blanche des centres nerveux); (*d*) les cylindres-axes enveloppés de substance médullaire et d'un névrilemme (c'est la forme connue). — (5) Voyez les travaux de Wagner, Bidder, Kœlliker. — (6) Monatsberichte der Berliner Academie, 1854, p. 26. Le fait est confirmé par les observations de Kœlliker (Handbuch, 4e édition, p. 359). Voyez également l'ouvrage de Leydig, p. 172. — (7) Neurol. Untersuchungen de Wagner. Göttingen, 1854, p. 41 et 157; Schröder van der Kolk, Anatomisch-physiol. onderzoek over het fijnere zamenstel in de werking van het ruggemerg. Amsterdam, 1854. — (8) Jacubowitsch (Mittheilungen über die feinere Struktur des Gehirns und Rückenmarks, *Recherches sur la structure du cerveau et de la moelle*. Breslau, 1857, p. 2) distingua dans les centres nerveux trois espèces de cellules nerveuses, d'après la forme et la grandeur; savoir : les cellules motrices, sensitives et sympathiques. Mais cette théorie ne peut pas mieux se soutenir que celle de Mauthner (*loc. cit.*, p. 485), qui essaya de distinguer les cellules d'après l'action qu'exerce sur elles la solution ammoniacale de carmin; il arrivait même, de cette manière, à distinguer quatre variétés de cellules.

§ 179.

Nous venons d'examiner les cellules nerveuses, et maintenant se pose de nouveau devant nous la même question que pour les tubes nerveux : toute la structure de l'élément se borne-t-elle aux détails que nous venons de décrire, ou les corpuscules ganglionnaires possèdent-ils encore une texture plus élémentaire et plus fine?

Nous n'avons jusqu'à présent sur ce sujet que des données fort divergentes et généralement incertaines (1).

D'après nos propres observations, nous regardons cependant comme exacte la découverte faite dans ces derniers temps par *Beale* (2), sur la cellule ganglionnaire du grand sympathique de la grenouille (fig. 289). Dans les cellules arrondies ou piriformes, on voit se détacher de l'extrémité pointue une fibre droite qui prend naissance dans la partie centrale du corps cellulaire et sur laquelle on aperçoit souvent un noyau (*c*, *e*). Cette fibre est entourée par une ou plusieurs *fibres spirales* minces qui présentent également des noyaux. Elles naissent à la surface du corps de la cellule et entourent d'abord la fibre droite par des tours de spire étroitement serrés les uns contre les autres (*d*, *d*); puis ces tours de spire s'allongent de plus en plus jusqu'à ce qu'enfin le dernier se termine en ligne droite et se transforme en une fibre pourvue de son enveloppe propre (*f*). La fibre dont nous avons parlé en premier lieu est une fibre nerveuse; elle vient, ainsi que nous l'avons déjà fait remarquer, du centre du corps cellulaire, sans que l'on puisse dire cependant avec certitude qu'elle tire son origine du noyau. *Beale* prétend que la fibre spirale est une fibre nerveuse; elle nous a paru au contraire de nature élastique. *J. Arnold* (3) décrit une structure encore plus compliquée.

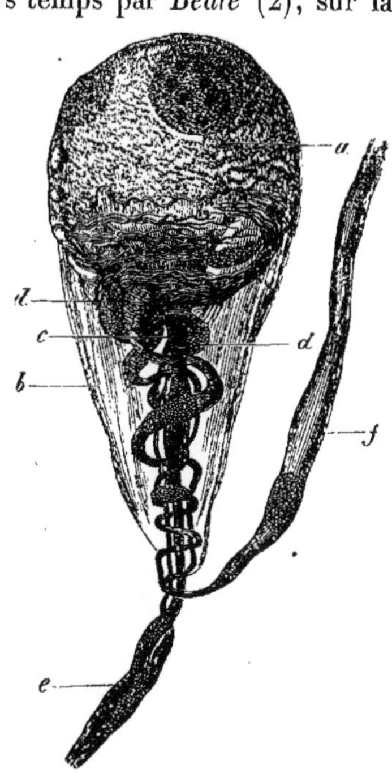

Fig. 289.— Cellule ganglionnaire du grand sympathique du graisset (d'après Beale). *a*, corps de la cellule; *b*, enveloppe; *c*, fibre nerveuse droite; *d*, fibre hélicoïdale *e*, prolongement de la première; *f*, prolongement de la seconde.

Grâce à la perspicacité d'un jeune savant très-distingué, mort à la fleur de l'âge, la structure des cellules ganglionnaires multipolaires des centres nerveux nous est mieux connue (on les trouve surtout très-développées dans les cornes antérieures de la moelle épinière).

Deiters (4) trouva dans ces cellules deux variétés de prolongements (fig. 290). La plupart de ceux-ci ne sont, en effet, que des prolongements du protoplasma qui constitue le corps de la cellule ganglionnaire. Ces prolongements du protoplasma se divisent en ramifications très-nombreuses, jusqu'à ce qu'enfin les rameaux devenus d'une ténuité excessive se perdent dans la substance fondamentale. Parmi ces expansions du protoplasma, on distingue du premier coup d'œil un prolongement très-long (*a*) qui prend naissance, soit dans le corps même de la cellule, soit dans une des plus larges ramifications; il ne se ramifie jamais et il est entouré bientôt par une gaîne de substance médullaire; c'est le *cylindre-axe*.

On aperçoit enfin des filaments tout à fait fins qui partent à angle droit des prolongements du protoplasma (*b*, *b*); *Deiters* a considéré ces filaments comme formant un système de cylindres-axes très-déliés.

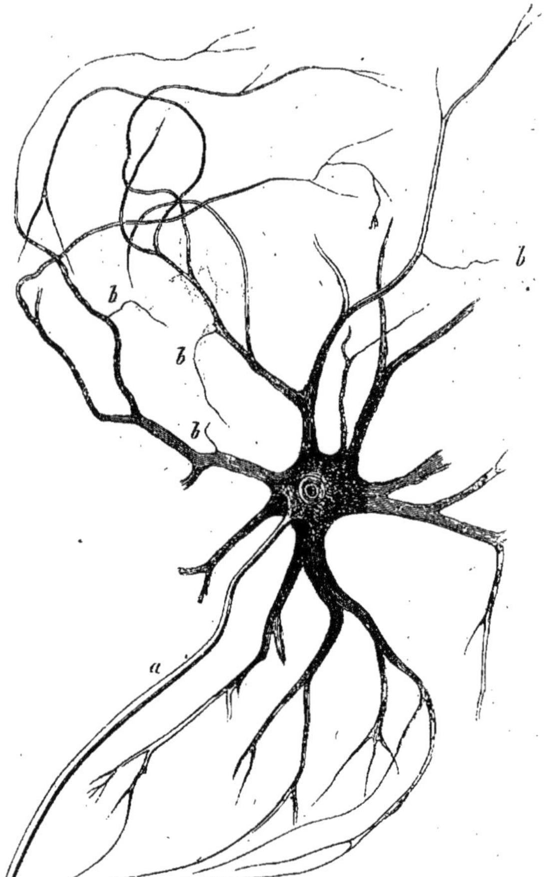

Fig. 290.

Cellule ganglionnaire multipolaire prise dans la corne antérieure de la moëlle épinière (chez le bœuf), avec le cylindre-axe (*a*) et ces prolongements ramifiés du protoplasma, desquels partent en *b* des fibrilles excessivement fines (d'après Deiters).

Remarques. — (1) Stilling (*loc. cit.*) a prétendu que les éléments cellulaires, de même que les tubes nerveux, étaient composés de canalicules excessivement fins. Il est probable que, dans les deux cas, ces canalicules étaient des produits de coagulation opérée par l'acide chromique. Remak (Monatsberichte der Berliner Academie, 1853) a donné la description de fibrilles très-fines qui composeraient la substance intérieure des cellules dans les ganglions spinaux des raies. Leydig (Vom Bau der thier. Körpers, vol. I, p. 85) et G. Walther (*loc. cit.*) disent avoir trouvé une disposition concentrique chez les invertébrés. D'autres auteurs font naître les cylindres-axes dans le noyau ou dans les nucléoles de la cellule ganglionnaire; il est certain que quelques-unes de ces observations sont exactes. Voyez à ce sujet E. Harless (Müller's Archiv, 1846, p. 283); C. F. Axmann (De gangliorum systematis structura penitiori. Berolini, 1847, Diss.); N. Lieberkühn (De structura gangliorum penitiori, Berolini, 1849, Diss.); G. Wagener (Zeitschrift für wissensch. Zoologie, vol. VIII, p. 445), ainsi que les remarques de Kœlliker (Gewebelehre, 4e édit., p. 293), et Leydig (Vom Bau des thier. Körpers, vol. I, p. 90). — (2) Voyez son article dans les Phil. Transact., the year 1863, partie II, p. 543. W. Krause (Henle's und Pfeufer's Zeitschrift, 3 R., vol. XXIII, p. 60) considère également la fibre spirale comme une fibre élastique et non pas comme une fibre nerveuse. Voyez encore J. Schramm (Neue Untersuchungen über den Bau der Spinalganglien, *Nouvelles recherches sur la struc-*

ture des glanglions spinaux. Dorpat, 1864, Diss.). — (3) Voyez son article dans Virchow's Archiv, vol. XXXII, p. 1. D'après l'auteur, le cylindre-axe de la fibre droite se continue à travers le corps cellulaire pour aller se terminer au nucléole de la cellule, tandis que de la couche extérieure du nucléole partent plusieurs, quelquefois jusqu'à cinq fibres très-fines, qui se ramifient et s'anastomosent dans le noyau, ainsi que dans le corps de la cellule; ils finissent par former un réseau fibrillaire dont les filaments se réunissent ensuite pour former la fibre spirale. Cette dernière est une fibre nerveuse et se prolonge dans une gaîne spéciale. Les recherches que j'entrepris à ce sujet, en suivant la méthode d'Arnold, ne confirmèrent point ce fait. La masse intérieure du noyau et du corps de la cellule se coagule et prend la forme fibrillaire; c'est là ce qui paraît avoir induit l'auteur en erreur. Enfin Frommann (Virchow's Archiv, vol. XXXI, p. 129, et vol. XXXII, p. 231) a obtenu des résultats particuliers en ayant recours à la méthode d'imprégnation par le nitrate d'argent. Il a observé dans les appendices et les corps des cellules nerveuses des fibrilles ténues, et il a reconnu que ces fibrilles, qui prennent naissance dans les nucléoles, sont enveloppées par des tubes engainants partis du noyau. M. Schultze (dans l'ouvrage de Deiters, p. 15) prétend également que la substance des cellules nerveuses prises dans la corne antérieure de la moelle épinière présente une structure fibrillaire. Beale (Quart. Journ. of micr. Science, 1865, p. 90) rapporte la même chose pour les cellules ganglionnaires des organes centraux chez l'homme et les mammifères. — (4) *Loc. cit.*, p. 55. Déjà R. Wagner (Neurologische Untersuchungen, p. 111) avait, en 1851, admis le même fait, quoique d'une manière incertaine; Remak, au contraire (Deutsche Klinik, 1855, n° 27), avait observé exactement le cylindre-axe unique qui prend naissance dans la cellule. Ce qui paraît étonnant, c'est que Deiters rejette complétement les commissures entre les cellules nerveuses des organes centraux, dont nous avons parlé dans le paragraphe précédent (*loc. cit.*, p. 67) *.

§ 180.

Après avoir appris à connaître les deux espèces d'éléments qui forment le système nerveux, nous allons étudier leur *disposition générale* dans les *appareils nerveux périphériques*.

Les nerfs du cerveau et de la moelle épinière se distinguent par leur couleur blanche du grand sympathique qui est plutôt gris ou gris rougeâtre; à leur sortie des centres nerveux, ils sont enveloppés d'une membrane de tissu conjonctif mince qui, à son passage à travers la dure-mère, reçoit de nouveaux faisceaux de tissu conjonctif qui la renforcent; ainsi se forme la membrane que l'on appelait autrefois névrilemme, mais que nous désignerons sous le nom de *perinèvre* (1).

Ce périnèvre s'étend à l'intérieur entre les faisceaux des fibres nerveuses que l'on pourrait diviser, comme pour le muscle, en primaires et secondaires; les tubes nerveux y sont groupés dans l'ordre suivant lequel ils se sépareront de l'axe. Tantôt le tissu conjonctif conserve encore le ca-

* Grandry (*Bull. de l'acad. roy. de Belgique*, mars 1868) ayant soumis à l'action d'une solution de nitrate d'argent à $\frac{1}{400}$ pendant quinze jours et à l'abri de la lumière, des fragments de moelle de bœuf parfaitement fraîche, en obtint des préparations qui, exposées pendant plusieurs jours à l'action de la lumière, lui montrèrent une disposition bien remarquable des cellules nerveuses. Celles-ci présentaient des stries parallèles alternativement claires et obscures.

Frommann (voyez les remarques de la page 176) avait déjà obtenu, à l'aide de l'imprégnation d'argent, des stries transversales du cylindre-axe.

Ces faits sont à coup sûr très-intéressants, mais il serait dangereux d'en tirer des conclusions sur la structure fine et à plus forte raison sur les propriétés des éléments nerveux. R.

ractère fibreux, surtout autour des gros faisceaux de tubes nerveux ; tantôt il apparaît comme une masse plus homogène et chargée de noyaux, par exemple autour des faisceaux primaires. Ce tissu enveloppe la couche médullaire des tubes contenus dans les troncs nerveux, mais il est modifié et transformé en substance homogène ; c'est la gaîne primitive que nous connaissons déjà. Enfin, le tronc nerveux est parcouru encore par un réseau capillaire peu riche, composé de tubes très-ténus de $0^{m},0045$ de diamètre.

Dans tout le parcours du nerf les fibres primitives conservent leur position relative sans que rien n'indique leurs fonctions; les ramifications, anastomoses et entrelacements de ces fibres, sont donc sans importance pour le physiologiste (2).

On sait que le tronc nerveux, en se dirigeant vers la périphérie, se divise ordinairement en branches qui en partent à angles aigus. Les tubes primitifs, réunis en faisceaux, quittent alors le tronc commun et continuent séparément leur chemin vers l'organe. Cette division n'influe nullement sur l'énergie spécifique de chaque fibre; mais il peut arriver que dans un nerf, formé par un faisceau sensitif et un faisceau moteur, ces faisceaux se trouvent séparés en se ramifiant.

Les *anastomoses* font communiquer deux branches nerveuses ou deux nerfs voisins; elles ont une importance anatomique, car elles établissent un échange entre deux espèces différentes de fibres. On peut distinguer les anastomoses simples et doubles. Dans le premier cas, un certain nombre de tubes nerveux passent par une branche intermédiaire d'un tronc à un autre, dont ils suivent la direction ; dans le second cas, il y a échange réciproque d'une certaine quantité de fibres nerveuses.

Quand cet échange entre nerfs voisins est plus compliqué, il se forme un *plexus* nerveux.

Les ramifications, les anastomoses et les plexus s'observent jusque sur les troncs de grandeur microscopique, jusque dans les organes où doivent se terminer les tubes nerveux. C'est justement, dans les organes, immédiatement avant l'épanouissement terminal du nerf, que l'on trouve généralement cette disposition en plexus qui a été si souvent décrite par les auteurs anciens et nouveaux. Dans les plexus considérables, on n'observe qu'un échange de fibres primitives isolées ; tandis que dans les plexus très-petits, dits terminaux, on rencontre souvent des divisions de tubes nerveux dont les branches forment de véritables réseaux.

Dans tout son parcours, depuis les centres jusqu'à son épanouissement périphérique, la fibre nerveuse n'est nullement modifiée dans sa nature, et ne l'est que très-peu dans son épaisseur.

Mais à mesure que le tronc nerveux se ramifie, son enveloppe se modifie. Celle-ci diminue d'épaisseur en passant du tronc sur ses branches, et sur les rameaux minces elle cesse d'être fibrillaire et n'est plus que striée ; enfin, sur les divisions terminales, elle se transforme en une substance homogène, pourvue de noyaux; c'est là sa forme la plus simple ; le périnèvre peut recouvrir de petits troncs nerveux qui ne contiennent plus que quelques fibres primitives. Il peut même arriver qu'un tube nerveux isolé parcoure un espace assez considérable, pour ne perdre sa gaîne qu'à son extrémité terminale. Dans de pareils cas, le périnèvre et le névrilemme se confondent. Certains auteurs considèrent ce périnèvre modifié comme une gaîne primitive épaissie (3).

Les troncs et les branches du grand *sympathique* présentent les mêmes dispositions. Seulement ici on rencontre souvent, en quantité prédominante, les fibres de *Remak* que nous avons décrites plus haut (§ 176).

Remarques. — (1) Robin s'est servi le premier de cette dénomination pour désigner l'enveloppe simplifiée des troncs les plus minces. Voyez : Archives générales de médecine, 1854, p. 323. — (2) Stannius rencontra, chez les poissons, mais non chez les mammifères, des divisions fréquentes des fibres primitives (Archiv für physiol. Heilkunde, 1850, p. 75). — (3) Comme exemple, voyez Kölliker, dans Gewebelehre, 4e édition, p. 282.

§ 181.

Comment les fibres nerveuses se terminent-elles à la périphérie dans les organes? C'est là une question dont les anatomistes et les physiologistes se sont occupés de tout temps. Il est évident qu'on ne pouvait faire à ce sujet que des suppositions à l'époque où l'on ne possédait pas encore l'analyse microscopique. On pensait que les branches nerveuses se divisaient en rameaux toujours plus minces, et que les dernières divisions allaient se confondre avec le tissu de l'organe.

A l'aide du microscope, on parvint facilement, vers 1830 et dans les années suivantes, à poursuivre, jusque dans les rameaux les plus minces, les divisions successives des troncs nerveux; on reconnut çà et là leurs prolongements à travers les tissus, et on trouva les anastomoses et les plexus excessivement petits, dont nous avons parlé dans le paragraphe précédent.

A cette époque, un certain nombre d'observateurs crurent avoir trouvé des terminaisons en anse, et cela dans les organes les plus différents. D'après eux, deux fibres nerveuses se réuniraient à la périphérie en formant une courbure plus ou moins arquée; ou bien, en d'autres termes, le tube nerveux se recourberait pour retourner à l'organe central, soit par le même tronc nerveux, soit par un autre tronc voisin (1). Cette théorie était soutenue pour les fibres motrices, tout aussi bien que pour les fibres sensitives; mais elle faisait naître de grandes difficultés physiologiques (2).

Aujourd'hui, une série d'observations nouvelles et beaucoup plus approfondies sont venues éclaircir la question; il est vrai qu'on a constaté l'existence fréquente de ces anses au niveau de l'épanouissement périphérique des nerfs; mais il a été démontré en même temps qu'elles n'ont point d'importance au point de vue de la terminaison des nerfs, parce que les fibres nerveuses, après s'être recourbées, ne sont pas parvenues encore à la fin de leur parcours. La théorie de la terminaison en anse a donc de nouveau disparu de l'histologie.

Dans l'état actuel de nos connaissances, encore très-imparfaites, il est vrai, on peut dire que les fibres nerveuses sont dépourvues de substance médullaire à leurs extrémités ; celles-ci ont la forme de cylindres-axes simples, ramifiés ou décomposés en fibrilles. Souvent on a vu les fibres se terminer dans des corps particuliers, les *corpuscules terminaux* : ils sont formés par des cellules agglomérées ou isolées.

Remarques. — (1) Différents savants tels que Valentin, Burdach, Gerber, Wagner, etc., soutinrent que les nerfs se terminaient en anses dans beaucoup d'organes, tels que les muscles volontaires, les follicules dentaires, la langue, la peau, l'œil et l'organe de l'audition. Voir le rapprochement de toutes les observations faites jusqu'en 1841, dans Henle (Allgemeine Anatomie, *Anatomie générale*, p. 641.— (2) Voyez l'article de Volkmann : « Nervenphysiologie, » dans Handw. d. Phys., vol. II, p. 653. « Dans la physique des nerfs, la théorie des anses est non-seulement énigmatique, mais inutile, je dirais plus, absurde. »

§ 182.

La *terminaison des nerfs moteurs* dans les *muscles striés* (fig. 291) parut pendant quelque temps avoir été observée d'une manière exacte par Wagner et Reichert (1). On crut qu'après s'être plusieurs fois ramifié, le tube nerveux se terminait au niveau des fibres striées, sous forme de fibrilles terminales pâles. Grâce à ces divisions répétées, un petit nombre de fibres primitives pouvait fournir une quantité considérable de branches terminales (2).

Il est très-facile de pousser l'observation jusqu'à ce point ; par exemple sur le muscle pectoral de la grenouille.

On peut se convaincre que ces nombreuses ramifications de la fibre nerveuse motrice constituent un phénomène particulier aux vertébrés inférieurs ; chez les poissons, cette fibre peut avoir jusqu'à 100 terminaisons, et il n'est pas rare de voir des fibres primitives se ramifier pour se rendre à 50 fibres musculaires.

Mais, à mesure qu'on remonte l'échelle animale, ces divisions deviennent de plus en plus rares, et, chez les mammifères, elles ne sont plus que des exceptions. Le nombre des fibres musculaires devient sensiblement égal à celui des fibres nerveuses ; c'est là un fait physiologique d'une grande importance.

En examinant un muscle mince et transparent de la grenouille, on découvre immédiatement les troncs nerveux qui se dirigent tantôt obliquement, tantôt parallèlement aux fibres musculaires ; on voit également leurs nombreuses ramifications et leurs anastomoses. Chez l'homme et les mammifères, on observe des plexus formés par les anastomoses des troncs nerveux voisins.

Quand ces troncs ont une ténuité très-grande, et ne contiennent plus qu'un petit nombre de fibres primitives, on voit souvent une fibre nerveuse se diviser tout à coup en deux ou même plusieurs rameaux ; cette ramification a presque toujours lieu en des points où la fibre est étranglée ; les rameaux présentent la même apparence médullaire que la fibre qui leur a donné naissance, et, suivant la forme de la branche nerveuse dont ils font partie, ils se séparent tantôt sous un angle aigu, tantôt en divergeant. Cependant il est très-facile de se laisser induire en erreur en étudiant ces détails.

Quand la ramification est plus prononcée et que les fibres nerveuses sont déjà isolées ou décomposées en faisceaux très-minces, elles traversent en général le muscle obliquement (fig. 291, *a*), et leurs branches terminales apparaissent d'une manière très-nette.

Ordinairement la fibre se divise en deux branches ; rarement il y en a trois, quatre ou même plus. Les branches peuvent avoir même épaisseur ou être inégales entre elles (*a*, en bas et au milieu). Il peut ne pas y avoir d'étranglement au point de division : cet étranglement peut être faible ou bien fortement marqué. Ce n'est jamais que par suite d'un accident de préparation que l'on observe des solutions de continuité complètes où la membrane primitive vide persiste seule. Par contre le cylindre-axe peut exister seul sans enveloppe médullaire.

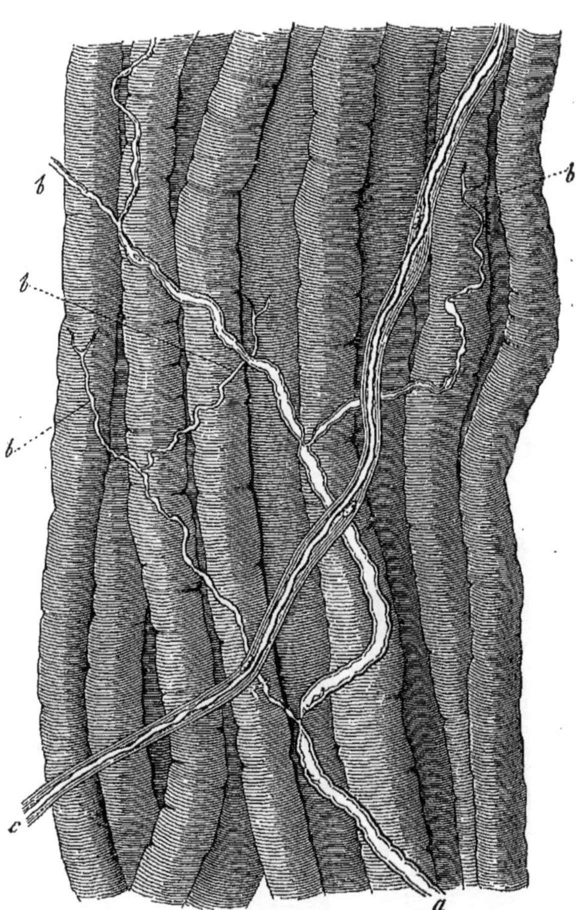

Fig. 291. — Division des nerfs dans les muscles volontaires de la grenouille.

a, fibre nerveuse sans névrilème se divisant par des ramifications successives en plusieurs branches très-fines qui paraissent terminales *bb* *c*, fibre nerveuse non ramifiée et pourvue d'une enveloppe épaisse.

Les fibres nerveuses se présentent d'abord sous forme de tubes à double contour, de $0^{m},013$ à $0,011$ de largeur ; en se ramifiant successivement, elles se transforment peu à peu en fibres de moyen calibre (0m,0045), et ensuite très-fines; elles se présentent alors sous forme de filaments à simple contour (*b*).

Enfin, on remarque les branches terminales, de 0m,004 à 0,0023 de diamètre; elles ont perdu leur aspect foncé et médullaire, et arrivent, sous forme de cylindres-axes libres, aux fibres musculaires isolées; là elles paraissent se terminer par deux petits ramuscules de 0m,0024 à 0,002.

On avait cru que ces fibrilles nerveuses pâles constituaient la véritable terminaison du nerf; mais, vu les difficultés d'une pareille investigation, on avait renoncé à savoir si ces branches se terminaient extérieurement sur le sarcolemme, ou si, traversant cette enveloppe, elles ne se terminaient qu'à l'intérieur, au milieu de la masse musculaire.

Cependant toute une série de nouvelles recherches furent entreprises plus tard sur ce sujet (3); nous ne mentionnerons que celle de Beale, Kühne, Margó, Kœlliker, Krause, Rouget, Engelmann. Ces travaux démontrèrent que les anciennes théories étaient insoutenables, et que les branches que l'on avait considérées comme terminales ne constituaient pas l'extrémité réelle des nerfs.

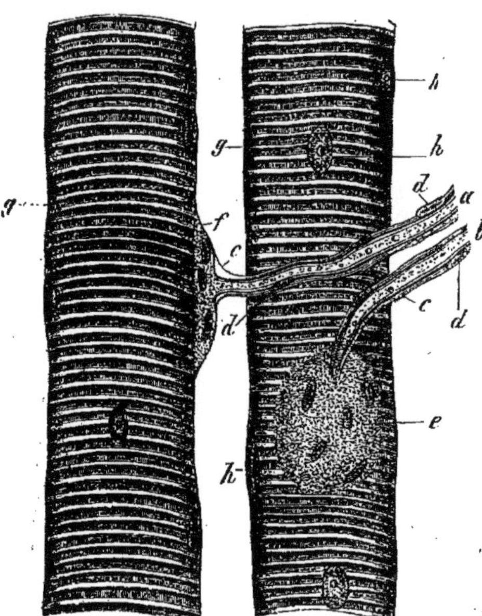

Fig. 292. — Deux fibres musculaires du psoas d'un cochon d'Inde avec les terminaisons de leurs fibres nerveuses.

a, *b*, fibres primitives qui se réunissent et se confondent avec les deux plaques terminales *e*, *f*;
c, névrilème avec ses noyaux *d*, *d*; il se confond avec le sarcolemme *gg*;
h, noyaux musculaires.

Mais sous quelle forme cette terminaison a-t-elle lieu? Est-ce sur le sarcolemme ou au-dessous de cette membrane? Les observateurs ne sont nullement d'accord à ce sujet.

Beale, Kœlliker et Krause font terminer les fibres nerveuses motrices sur la face externe du sarcolemme, tandis que, d'après les autres observateurs, elles se termineraient au-dessous du sarcolemme; et, à notre avis, ces derniers ont raison.

Dans les muscles des mammifères (fig. 292) on voit, en effet, la fibre nerveuse primitive (*a*, *b*) à bords foncés, entourée de sa gaîne chargée de noyaux (*c*, *d*), atteindre la fibre musculaire (*g*, à gauche), et perforer le sarcolemme; on voit le névrilème (*c* à gauche) se continuer et se confondre avec la gaîne de la fibre musculaire; en même temps la branche terminale du nerf se gonfle sous le sarcolemme (*f* à gauche) et constitue une masse en forme de plaque, pourvue de noyaux et finement granuleuse; cette plaque se continue par ses bords (e, e) et par sa face inférieure concave avec la masse musculaire de la fibre (4).

Chez les mammifères, il n'y a qu'une seule masse terminale pour chaque fibre musculaire; on les a désignées sous le nom de *plaques terminales* (Krause, Rouget, Engelmann, etc.), tandis que Kühne leur a donné celui de *mamelons nerveux*.

Chez les mammifères, ces plaques terminales sont bien développées et couvrent une partie assez considérable du contour de la fibre musculaire; leur épaisseur est variable, leur diamètre aussi; il est compris entre $0^{m},024$ et 0,015.

Les noyaux de ces plaques ont des bords nets, ils sont transparents, ovalaires, pourvus de un ou deux nucléoles; ils se distinguent des noyaux de la gaîne de *Schwann*, qui sont plus opaques, et ils diffèrent également des noyaux musculaires. Ils ont de $0^{m},0045$ à 0,009 de diamètre; leur nombre varie de 4 et 6 jusqu'à 10 et 20 par plaque.

Les oiseaux et les amphibies écaillés possèdent des plaques terminales semblables.

Mais est-ce là toute la structure de la plaque nerveuse? La substance finement granuleuse qui les constitue résulte-t-elle d'une modification du cylindre-axe? Celui-ci ne finit-il qu'à l'intérieur de la masse ou à sa surface, et, dans le premier cas, sous quelle forme se termine-t-il? Ce sont là des questions auxquelles on ne peut répondre actuellement d'une manière certaine, et il est probable qu'on ne pourra le faire de longtemps. Ici aussi, il y a une grande divergence d'opinions.

Ainsi, d'après les recherches de Krause, on reconnaît dans l'intérieur de la plaque terminale une fibre (cylindre-axe) pâle, simple ou divisée en deux et trois branches, dont l'extrémité a la forme d'un bouton. Schönn aussi remarqua dans l'intérieur de la plaque un filament très-fin, replié sur lui-même. D'après les recherches de Kühne, ce système serait beaucoup plus compliqué. A son entrée dans l'appareil terminal, le cylindre-axe de la fibre nerveuse se divise, et, en se ramifiant successivement, il constitue un corps particulier, pâle, à rameaux obtus, limité par des lignes très-nettes. C'est là la *plaque terminale proprement dite*. Au-dessous d'elle sont placés les noyaux et la masse finement granuleuse du mamelon nerveux; ils touchent à la masse musculaire (5).

D'après toutes les apparences, les nerfs n'ont pas d'autres terminaisons que les plaques terminales; or celles-ci sont généralement placées au milieu des fibres musculaires; les extrémités de ces dernières seraient donc dépourvues de nerfs, et cependant la masse musculaire se montre partout également contractile.

Cette question, si incertaine et cependant si importante pour la physiologie, est bien plus difficile encore quand il s'agit de la terminaison des nerfs musculaires chez les vertébrés inférieurs, les amphibies nus et les poissons. Ici on ne trouve point ces plaques terminales compliquées et munies de nombreux noyaux. Chez la grenouille (6), le tube nerveux, après avoir atteint la fibre musculaire, se ramifie rapidement et forme un grand nombre de branches à bords sombres (ramuscules terminaux de Kühne). Celles-ci, après avoir perforé le sarcolemme, continuent leur marche à l'intérieur de la fibre musculaire, sous forme de cylindres-axes intramusculaires; elles sont garnies çà et là d'un noyau, et finissent par se confondre en apparence avec la masse musculaire. Des recherches ultérieures nous apprendront si nous avons affaire là à des plaques terminales plus simples, pourvues chacune d'un seul noyau, chaque fibre musculaire possédant un grand nombre de ces plaques (Krause, Waldeyer), ou si le système de cylindres-axes intramusculaires de la grenouille correspond à l'élément terminal de Kühne étendu en surface.

Des résultats tout différents ont été obtenus par d'autres observateurs qui ont étudié la terminaison des nerfs dans les muscles striés (7).

REMARQUES. — (1) J. MÜLLER et BRÜCKE (Physiologie de MÜLLER, 4ᵉ édition, p. 524) paraissent avoir été les premiers qui ont observé des ramifications des fibres nerveuses dans les muscles; c'était en l'année 1844. Pour les travaux de WAGNER, voyez : Neue Untersuchungen über den Bau und die Endigung der Nerven und die Struktur der Ganglien, *Recherches nouvelles sur la structure et la terminaison des nerfs*. Leipzig. 1847, ainsi que Hand. d. Phys., vol. 1, p. 385 et 462; pour le travail de REICHERT, voyez Müller's Archiv, 1851, p. 29. — (2) Ainsi REICHERT comptait, pour le muscle cutané de la grenouille, 160 à 180 fibres musculaires, et 7 à 10 fibres nerveuses, qui, par leurs ramifications successives, formaient finalement 290 à 340 branches terminales. — (3) Les travaux sur la terminaison des tubes nerveux dans les muscles sont fort nombreux. Voyez SCHAAFHAUSEN, Amtlicher Bericht der Naturforscher-Versammlung zu Bonn, 1859, p. 193; BEALE (Proceedings of the royal Soc., vol. X, p. 519; Phil. Transact. for the year, 1861, p. 611, et 1862, p. 2, p. 889, ainsi que Archives of med., nº 11, p. 257, Quart. Journ. of micr. science, 1863, p. 97, et (Proceedings), p. 302; puis, 1864, Transact., p. 94); KÜHNE, dans Reichert's und Du Bois-Reymond's Archiv, 1859. p. 564; du même auteur, la monographie : Ueber die peripherischen Endorgane der motorischen Nerven, *Organes terminaux des nerfs moteurs*. Leipzig, 1862 ; voyez aussi ses articles dans Virchow's Archiv, vol. XXIV, p. 462; vol. XXVII, p. 508; vol. XXVIII, p. 528; vol, XXIX, p. 207 et 433; vol. XXX, p. 187, et vol. XXXIV, p. 412; F. MARGÓ, Ueber die Endigung der Nerven in der quergestreiften Muskelsubstanz, *De la terminaison des nerfs dans les muscles striés*. Pesth, 1862; KŒLLIKER, dans Würzb. naturw. Zeitschrift, vol. III, p. 1, et Zeitschr. für wissench. Zoologie, vol. XII, p. 419; Gewebelehre, 4ᵉ édition, p. 203; KRAUSE, dans Henle's und Pfeufer's Zeitschrift, 3 R., vol. XV, p. 189; vol. XVIII, p. 136; vol. I, p. 1; vol. XXI, p. 77; vol. XXIII, p. 157; ROUGET, dans Comptes rendus, 1862, nº 13; Journal de la Physiologie, 1863, p. 574; F. W. ENGELMANN, Untersuchungen über den Zusammenhang von Nerv. und Muskelfaser. *Recherches sur les rapports des fibres nerveuses et des fibres musculaires*. Leipzig, 1863, et dans Jenaische Zeitschrift für Medizin, vol. I, cahier 3; SCHÖNN, *id.*, p. 46; B. NAUNYN, dans Reichert's und Du Bois-Reymond's Archiv, 1862, p. 481; C. ÆBY, dans Henle's und Pfeufer's Zeitschrift, 3 R., vol. XIV, p. 183 et 198; SCHIFF, dans Schweiz. Zeitschrift für Heilkunde, 1862, p 171; LETZERICH, dans Centralbl. f. d. med. Wiss., 1863, nº 37; WALDEYER, *loc. cit.*, vol. XX, p. 342; COHNHEIM, dans Virchow's Archiv, vol. XXXIV, p. 194. — (4) Ceci se montre parfaitement chez un groupe de petits animaux, les tardigrades. C'est chez eux que DOYÈRE vit, il y a déjà longtemps, la terminaison nerveuse, c'est-à-dire la plaque terminale ou le mamelon nerveux; la fibre nerveuse, dépourvue d'enveloppe, vient y rejoindre la fibre musculaire homogène et également dépourvue d'enveloppe, et au point de contact les deux masses se fondent l'une dans l'autre. Voyez R. GREEFF, dans Archiv für mikr. Anat., vol. 1,

p. 101. — Il suffit de recouvrir les fibres nerveuse et musculaire de leur enveloppe propre pour avoir la disposition qui existe chez les mammifères, — (5) D'après Rouget (Comptes rendus, tome LIX, n° 21), la plaque ne termine pas réellement le nerf; mais la fibre nerveuse se bifurque à la hauteur de cette plaque (chez les arthropodes), et se divise en deux filaments qui, traversant la substance de la plaque, se terminent dans la masse musculaire, en se ramifiant. Dans cet écrit (tome LIX, p. 809), le même auteur déclare également que les plaques terminales de Kühne ne sont autre chose qu'un artifice de préparation, et je suis obligé de me ranger, provisoirement, de son avis. — (6) Pour les dispositions de ces plaques terminales dans les vertébrés inférieurs, voyez Krause et Engelmann. Kühne a décrit des noyaux intramusculaires sous le nom de bourgeons terminaux, surtout chez la grenouille (voyez sa Monographie). Mais beaucoup d'auteurs vinrent contredire ensuite cette description de Kühne. — (7) Parmi ces opinions divergentes, il faut mentionner surtout celles de Beale, Kœlliker et Margó. D'après Beale, on trouve sur la surface du sarcolemme un réseau très-mince présentant des noyaux et formé par l'épanouissement du nerf; le savant Anglais ne pense pas que ce réseau, pas plus que tous les autres, soit un réseau terminal; d'après lui, les nerfs ne s'étendraient à la périphérie qu'en formant des trajets circulaires. Schaafhausen avait déjà, antérieurement, soutenu une opinion analogue. Il est certain que les indications d'un homme tel que Beale, et la méthode d'investigation toute particulière qu'il employa, méritent beaucoup plus d'attention qu'on ne leur en a accordé jusqu'à présent. Kœlliker est d'accord avec Beale sur un point, c'est que les nerfs se terminent sur la face extérieure du sarcolemme; mais il ne reconnait par contre, chez la grenouille, que des fibres terminales pâles qu'il faut considérer comme les prolongements des cylindres-axes, et qui probablement se terminent librement, après de nombreuses ramifications, dans le plus grand nombre de cas. Il en observa cependant qui paraissaient se terminer par un réseau très-mince et serré. — Les résultats obtenus par Margó sont bien différents. Le nerf perfore le sarcolemme, pénètre dans la substance musculaire, et là il se trouve en communication avec un appareil terminal particulier; celui-ci serait formé par la plupart des noyaux musculaires et par le réseau des corpuscules interstitiels (§ 166).

§ 183.

Quant aux fibres nerveuses très-minces qui pénètrent dans les muscles involontaires, il est beaucoup plus difficile d'étudier leur épanouissement terminal. Cependant, ici aussi, il y a des ramifications; on en a trouvé, par exemple, dans l'estomac de la grenouille, des lapins [Ecker (1)], dans le cœur des amphibies (2), et, chez les rongeurs, sur le trajet des nerfs qui se rendent dans l'utérus. [Kilian (3).]

Dans le mésentère de la grenouille, on réussit, à l'aide de préparations rendues plus transparentes par l'acide acétique, à observer des fibres nerveuses ramifiées plusieurs fois, jusqu'à ce qu'enfin leurs branches pénètrent dans les parois et empêchent ainsi l'observateur de les poursuivre plus loin (fig. 293). Ces fibres sont entourées d'une membrane épaisse et pourvue de noyaux.

Mais que deviennent ces éléments nerveux qui ont pénétré dans les muscles lisses?

On ne peut donner aujourd'hui sur cette question que des renseignements fort incomplets.

Les fibres nerveuses, encore pourvues de substance médullaire ou déjà pâles, se ramifient et s'anastomosent; elles forment ainsi des réseaux qui sont composés de fibrilles pâles, larges de 0m,002 à 0,0006, et pourvues de noyaux aux niveau des points d'entre-croisement, qui sont élargis. Ces fibrilles ont été examinées plus minutieusement dans ces derniers temps par beaucoup d'observateurs; par exemple, par Beale (4); et en outre pour l'iris par J. Arnold (5); pour les muscles de la vessie par His (6) et Klebs (7); pour ceux du canal intestinal par Auerbach (8). On les a trouvées également dans les vaisseaux. [His (9), Lehmann (10).]

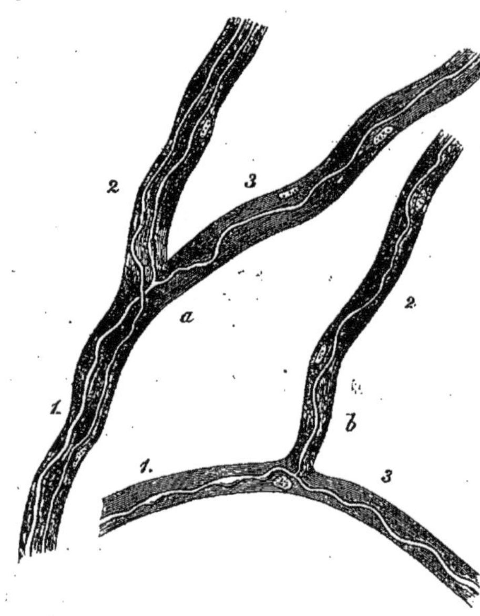

Fig. 293.
Deux minces fibres nerveuses ramifiées (*a*, *b*), prises dans le mésentère de la grenouille; une enveloppe épaisse et munie de noyaux les entoure. 1, troncs; 2 et 3, branches.

Quelques observateurs considèrent ce réseau extrêmement fin comme un réseau terminal; le mode de terminaison des nerfs dans l'organe électrique des torpilles est, en effet, très-analogue (11). Suivant certains auteurs, ce réseau donnerait naissance à des fibrilles extrêmement fines, qui formeraient un nouveau réseau intra-musculaire entre les fibres-cellules contractiles. Il existerait enfin de petits filaments terminaux, variqueux, qui viendraient s'accoler aux fibres-cellules pour les suivre. [Klebs (12).]

Nous parlerons plus loin du réseau nerveux de la cornée.

Je ne veux pas passer outre sans signaler les *nerfs des glandes*, découverts récemment par Krause. Dans les glandes salivaires et lacrymales des mammifères, on observe des fibres à bords foncés qui viennent aboutir à des corpuscules terminaux particuliers; mais on remarque en outre des fibres nerveuses très-pâles et pourvues de noyaux, de 0m,002 de diamètre, qui se ramifient pour aller se fixer à la membrane propre des éléments glandulaires. Ces fibres nerveuses partent des faisceaux de tubes nerveux entrelacés autour des canaux excréteurs des gros lobules glandulaires.

Enfin, Pflüger (13) a observé dans les glandes salivaires des filaments nerveux extrêmement déliés, qui, après avoir perforé la membrane propre, vont se terminer dans les cellules glandulaires; il a vu en outre se terminer dans les mêmes cellules, les prolongements des cellules nerveuses multipolaires situées dans la couche extérieure des lobules.

Remarques. — (1) Handw. d. Phys., vol, III, 1, p. 462. — (2) Voy. dans Wagner, *loc. cit.*, p. 145. — (3) Henle's und Pfeufer Zeitschrift, vol. VIII, p. 221. — (4) Pour ces données déjà anciennes, voy. son travail dans Quart. Journal of microsc. science, 1864 (Journal), p. 14. — (5) Virchow's Archiv, vol. XXVII, p. 345. — (6) Même journal, vol. XXVIII, p. 427. — (7) Id., vol. XXXII, p. 168. — (8) Id., vol. XXX, p. 457. — (9) *Loc. cit.* — (10) Zeitschr. für wissench. Zoologie, vol. XIV, p. 346. — (11) Nous regrettons de ne pouvoir donner plus de détails sur ces organes si intéressants, à cause des limites restreintes de cet ouvrage. — (12) *Loc. cit.*— (13) Centralblatt, 1865.

§ 184.

Les nerfs *sensitifs* se terminent par des corpuscules d'une nature spéciale ou par un prolongement libre ; il est évident que nous n'entendons pas parler ici de la terminaison des nerfs dans les organes des sens, dont la structure anatomique est bien autrement compliquée.

Les éléments terminaux des nerfs sensitifs sont connus sous les noms de corpuscules de Pacini, de corpuscules du tact de Wagner et de Meissner, de corpuscules en forme de massue, de Krause. Les corpuscules de Pacini, découverts en premier lieu, ont une structure très-compliquée ; les éléments de Krause, au contraire, ont une texture fort simple.

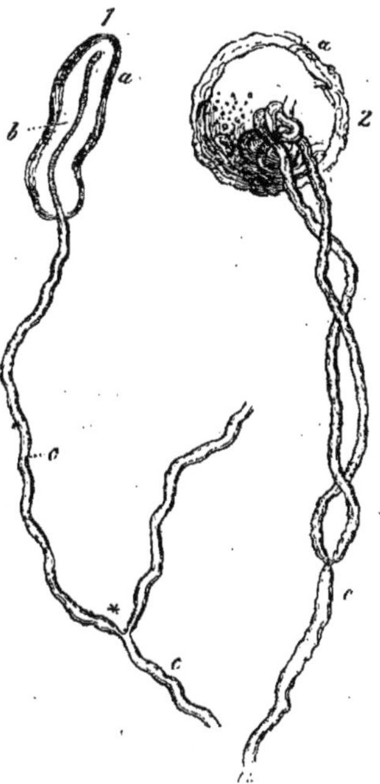

Fig. 294. — Massues terminales.
1, de la conjonctive du veau.
2, de celle de l'homme.
a, massues terminales ;
c, fibres nerveuses ; celle de 1 se termine sous forme de cylindre-axe *b*.

Les corpuscules de Krause (1) (fig. 294), s'observent, chez l'homme, au niveau des ramifications terminales des nerfs sensitifs des muqueuses et de la peau. Ils existent dans la conjonctive, dans la muqueuse de la langue, les papilles spongieuses et caliciformes de cet organe, dans le voile du palais, dans le gland et le clitoris. On les rencontre également chez les mammifères. On en a trouvé dans la peau du dos de la souris, sur la face plantaire des orteils du cochon d'Inde. Ces corpuscules présentent du reste des caractères analogues chez les mammifères et chez l'homme.

Chez les mammifères, le corpuscule terminal a la forme d'une massue allongée, ovalaire, de $0^{m},06$ à $0^{m},13$ de long ; la largeur équivaut au quart environ de la longueur. Chez l'homme (2.*a*) et le singe, le corpuscule est plus arrondi, il a en moyenne $0^{m},022$, $0^{m},045$ et même $0^{m},06$ de longueur. Quelques corpuscules isolés atteignent des dimensions bien plus considérables ; on en rencontre également qui sont repliés sur eux-mêmes ou ondulés.

Le corpuscule lui-même est composé d'une enveloppe transparente, dans laquelle on observe des noyaux ; le centre est occupé par une substance molle, homogène, d'un éclat mat.

Les nerfs (*c*) qui se rendent aux corpuscules de Krause sont plus ou moins ramifiés (1*. 2). C'est ainsi qu'une fibre primitive peut, en se ramifiant, envoyer des filets nerveux à 6 et même 10 corpuscules terminaux. Avant de pénétrer dans le corpuscule, la fibre primitive offre un diamètre moyen de $0^m,005$ à $0^m,006$; mais bientôt elle s'amincit pour se transformer en un tube pâle, dépourvu de substance médullaire, c'est-à-dire en un cylindre-axe terminal (1. *b*). Ce dernier offre un diamètre moyen de $0^m,003$ à $0^m,002$; il traverse le corpuscule suivant son axe, et se termine au pôle supérieur par un léger renflement de $0^m,0045$ de diamètre environ.

Dans la conjonctive de l'homme (fig. 294), les tubes nerveux s'entrecroisent et se replient sur eux-mêmes avant de pénétrer dans les corpuscules, ou même dans l'intérieur de ces éléments ; souvent même ils s'y enroulent sous forme d'une véritable pelote. Les tubes nerveux se divisent quelquefois dans l'intérieur même des corpuscules. La disposition des nerfs est du reste très-variable dans les corpuscules de Krause (2).

Le nombre de ces corpuscules paraît également être fort variable ; Krause en a trouvé 13 sur une surface de 2 millimètres carrés de la conjonctive du veau.

Le même auteur (3) a signalé tout récemment des corpuscules analogues à ceux que nous venons de décrire, et qui existeraient dans les glandes en grappes des mammifères. Ces *capsules terminales* des nerfs glandulaires ont une forme elliptique ; elles sont composées d'une série de membranes concentriques, au nombre de 4 à 8, qui renferment de nombreux noyaux (4). Au centre de cette capsule on aperçoit le corpuscule terminal, qui est très-petit, tantôt cylindrique, tantôt recourbé en forme d'*s* ; l'axe du corpuscule est occupé par une fibre nerveuse terminale, brillante et tellement mince qu'il est presque impossible d'en mesurer le diamètre ; elle est la continuation d'un tube nerveux à bords foncés.

Remarques. — (1) Quelques observateurs avaient déjà signalé l'existence de ces corpuscules, mais sans en comprendre la signification. Krause (Henle's und Pfeufer's Zeitschrift, 3 R., vol. V, p. 28) nous fit connaitre plus exactement ces corpuscules. Des communications plus détaillées de cet auteur se trouvent dans ses deux monographies : Die terminalen Körperchen der einfach sensiblen Nerven, *Les corpuscules terminaux des nerfs sensitifs simples.* Hannover, 1860, et Anatomische Untersuchungen, *Recherches anatomiques.* Hannover, 1861. J'ai confirmé moi-même l'existence de ces corpuscules, ainsi que C. Lüdden (Zeitschr. für wissensch. Zoologie, vol. XII, p. 470) et Kœlliker (Gewebelehre, 4ᵉ édition, p. 117) ; J. Arnold, au contraire, a voulu nier complétement leur existence (Virchow's Archiv, vol. XXIV, p. 470). Krause a réfuté l'opinion de ce dernier auteur (Henle's und Pfeufer's Archiv, 3 R., vol. XV, p. 184). — (2) W. Tomsa a fait récemment des recherches fort remarquables à ce sujet (Wiener Sitzungsberichte, vol. LI, I, p. 83). Il a fait macérer le gland de l'homme dans des réactifs énergiques, et a trouvé que les corpuscules terminaux de cet organe offraient une structure tout à fait spéciale. Les nerfs se divisent, au moment de pénétrer dans les corpuscules, en faisceaux de fibres-axes très-fines qui communiquent avec de petites cellules ou avec des noyaux situés au centre du corpuscule. — (3) Henle's und Pfeufer's Zeitschrift, 3ᵉ série, vol. XXIII, p. 46. — (4) La capsule terminale correspond aux couches concentriques et au canal des corpuscules de Pacini dont nous allons parler.

§ 185.

Les *corpuscules du tact* (1) constituent, en quelque sorte, une modification plus complète des corpuscules de Krause.

Les fibres nerveuses primitives partent des plexus nerveux de la peau, et vont se rendre à la base des papilles sensitives (§ 136). Ces fibres sont isolées ou réunies en petits faisceaux microscopiques extrêmement minces. Souvent les tubes nerveux se divisent à angle aigu.

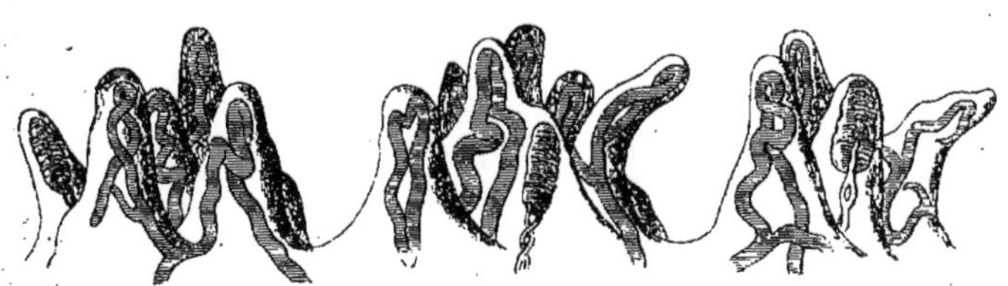

Fig. 295.
Section verticale de trois groupes de papilles nerveuses prises dans la peau de l'index chez l'homme; elles sont pourvues d'anses vasculaires et de corpuscules du tact.

Les corpuscules du tact s'observent sur la face palmaire des doigts et des orteils, dans la paume de la main, à la plante des pieds et au talon. Ils sont surtout fort nombreux au niveau de la surface qui correspond à la dernière articulation des phalanges; ils diminuent au niveau de la seconde et de la troisième phalange. Ils sont beaucoup plus rares encore dans la paume de la main. Meissner a trouvé 108 corpuscules du tact dans 400 papilles comprises dans l'étendue de 2 millimètres carrés de peau, prise au niveau de la pulpe de la dernière phalange; il n'en a plus trouvé que 40 au niveau de la deuxième phalange, 15 au niveau de la première, et 18 seulement dans la paume de la main. Au pied, c'est également au niveau de la dernière phalange que les corpuscules du tact se rencontrent en plus grand nombre; mais les corpuscules sont toujours moins nombreux au pied que dans les parties correspondantes de la main. On en rencontre quelquefois, mais en petit nombre, sur le dos de la main et du pied, ainsi que sur les faces antérieure et latérale de l'avant-bras. On les retrouve enfin, mais toujours en nombre très-faible, au niveau du mamelon et sur les lèvres. On a décrit dans ces points des corpuscules qui formeraient la transition entre les éléments de Krause et les corpuscules du tact. Le singe est le seul mammifère chez lequel on ait trouvé des corpuscules du tact. (Meissner, Krause.)

La forme et le volume de ces corpuscules sont très-variables. Dans la paume de la main ils ont $0^{m},11$ et plus de longueur sur $0^{m},045$ à $0^{m},046$ de largeur; d'autres, plus petits, n'ont que $0^{m},044$ à $0^{m},028$ de large. Les plus grands corpuscules ont généralement une forme ovalaire; les plus petits, au contraire, sont arrondis.

Les corpuscules sont situés dans la partie supérieure de la papille nerveuse, et dirigés suivant l'axe de la papille; dans les papilles composées ils sont quelquefois situés sur les parties latérales. Ces papilles renferment, exceptionnellement, des anses vasculaires. (Voy. fig. 295, au milieu, une papille mixte.) Généralement les papilles munies de corpuscules du tact n'ont pas de vaisseaux.

Le corpuscule du tact (2) est formé par une capsule homogène, et, comme on peut le voir sur une section transversale, par une masse centrale, molle, finement granuleuse.

Dans la capsule on observe de petits corps très-nombreux, allongés, qui occupent une position transversale ou oblique par rapport à celle du corpuscule; nous y reviendrons plus tard. Ces petits corps donnent à la papille un aspect strié caractéristique.

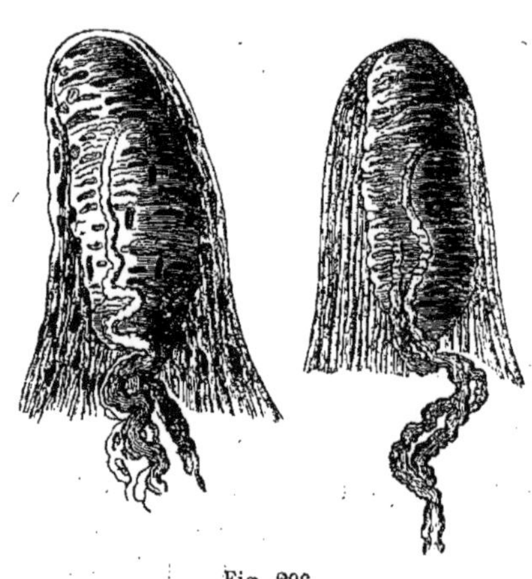

Fig. 296.
Deux papilles nerveuses de l'homme prises dans la peau de la face antérieure de l'index. A l'intérieur de la papille est placé le corpuscule du tact dans lequel pénètrent les fibres nerveuses.

Les fibres nerveuses (fig. 296) pénètrent dans les corpuscules au nombre de 1, ordinairement de 2, quelquefois de 3 et même de 4; elles sont entourées par le névrilemme (fig. 296 à gauche) qui se continue avec la capsule. Ces fibres ont des bords sombres; elles ont au moins $0^m,0045$ de diamètre; elles pénètrent dans le corpuscule, tantôt au niveau de sa base, tantôt latéralement.

Il est très-difficile d'observer la terminaison (3) de ces tubes nerveux. On ne saurait admettre, comme beaucoup d'observateurs, que les fibres nerveuses se terminent en anses, dans les cas où ces fibres sont au nombre de 1 ou de 3. On rencontre quelquefois des corpuscules autour desquels les tubes nerveux forment de véritables tours de spire. D'autres fois, les tubes nerveux se prolongent au delà des corpuscules dans une étendue plus ou moins considérable. Toujours est-il qu'ils finissent toujours par pénétrer dans le centre des corpuscules. Leur terminaison est encore inconnue. Il est probable qu'ils s'épanouissent en se décomposant en fibres pâles et dépourvues de moelle (cylindres-axes). On ne sait pas si les éléments transversaux, analogues à des noyaux, que nous avons mentionnés tout à l'heure, correspondent à la terminaison des nerfs (4).

Remarques. — (1) Comparez Wagner et Meissner, dans Göttinger gel. Anz., 1852, p. 17; Wagner, dans Müller's Archiv, 1852, p. 497; Gerlach, Illustrirte mediz. Zeitung, 1852, vol. II, p. 87; Nuhn, id., p. 80; Meissner, Beiträge zur Anatomie und Physiologie der Haut, *Contributions à la physiologie et à l'anatomie de la peau* Leipzig, 1853; Ecker, dans Icon. physiol., table 17 et texte; Kœlliker, dans Zeitschrift für wiss. Zoologie, vol. IV, p. 43, et vol. VIII, p. 311, ainsi que Handbuch, 4e édit., p. 119; Leydig, dans Müller's Archiv, 1856, p. 150, et Lehrbuch, p. 68; Gerlach, Handbuch, 2e édit., p. 528, et

Mikroskopische Studien, p. 39, ainsi que les travaux de KRAUSE que nous avons mentionnés à propos des corpuscules terminaux. — (2) Sur ce sujet aussi il y a controverse. Ainsi KŒLLIKER soutint que le corpuscule du tact, dont le tissu ne diffère pas essentiellement de celui de la papille, était formé de tissu conjonctif homogène. D'après GERLACH, les fibres nerveuses envelopperaient, sous forme de spirales étroitement serrées, l'axe de la papille, et de là résulterait le corpuscule du tact, qui serait une véritable pelote formée de tubes nerveux enroulés — (3) Plusieurs auteurs se sont prononcés pour l'existence d'anses nerveuses dans les corpuscules du tact; ce furent KŒLLIKER, NUHN, et plus tard GERLACH (Mikroskopische Studien, p. 39), qui déclara fausse la théorie précédente. WAGNER, MEISSNER, ECKER et d'autres se prononcent, au contraire, fort justement, contre les anses terminales. — (4) D'après MEISSNER (*loc. cit.*), les éléments transversaux ou obliques, en forme de noyaux, seraient l'expression optique de fibres ayant cette direction ; celles-ci seraient de nature nerveuse, car elles prennent naissance au point où les tubes nerveux, après être entrés dans la papille, s'épanouissent en formant un faisceau touffu. Enfin TOMSA (Wiener med. Wochenschr., 1865, n° 53) décomposa le corpuscule du tact, de même que les corpuscules terminaux, en un grand nombre de petits éléments cellulaires qui, formant des couches transversales et superposées, constitueraient l'organe tout entier; les prolongements filiformes de ces cellules seraient en communication avec les prolongements du cylindre-axe

§ 186.

Les *corpuscules de Pacini* (1) peuvent être comparés à des corpuscules en forme de massue, enveloppés par une série de capsules concentriques constituées par du tissu conjonctif.

Ces corpuscules (fig. 297) se présentent sous forme d'éléments elliptiques plus ou moins larges, de $1^{mm},127$ à 2,25 de longueur. A l'œil nu ils semblent gonflés, translucides, munis de stries blanches longitudinales. Ils existent chez l'homme à la terminaison des nerfs cutanés de la paume de la main et de la plante des pieds, au niveau des doigts et des orteils, et surtout aux dernières phalanges ; on les rencontre également sur le trajet des plexus du grand sympathique et au pourtour de l'aorte abdominale. On en trouve accidentellement dans d'autres parties du corps. Chez les mammifères, ils existent surtout à la plante des pieds. Le mésentère du chat en renferme de très-beaux ; ils s'y rencontrent en plus ou moins grand nombre. Les oiseaux (2) possèdent également des corpuscules de Pacini ; mais ils sont modifiés.

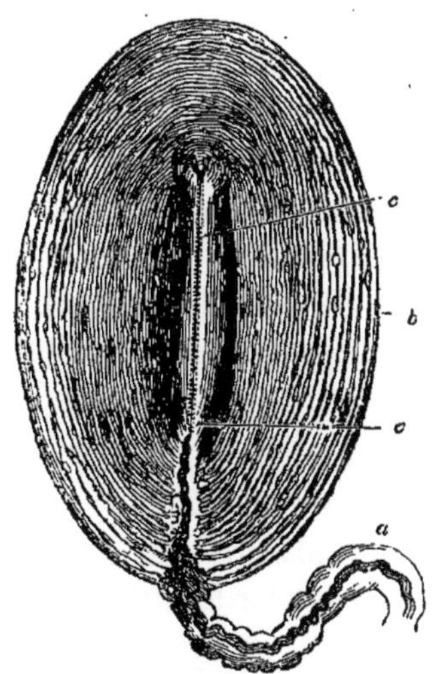

Fig. 297. — Corpuscule de Pacini pris dans le mésentère du chat.
a, nerf formant la tige du corpuscule; *b*, capsule ; *c*, canal central ou massue terminale.

On a estimé que ces corpuscules étaient au nombre de 600 à 1400 dans les quatre membres de l'homme.

On suppose que les membranes concentriques qui forment les capsules sont composées d'une masse fondamentale de tissu conjonctif, tantôt homogène, tantôt striée, tantôt fibrillaire, au milieu de laquelle sont situés des noyaux allongés ou des cellules. En se servant de l'imprégnation d'argent, Hoyer a découvert récemment sur la face interne de ces membranes un revêtement épithélial qui se présente sous l'aspect d'une mosaïque. Les couches concentriques de la capsule sont traversées par un réseau vasculaire peu développé ; ces couches sont distantes les unes des autres à la périphérie ; elles ont une direction parallèle à celle du corpuscule. Les couches centrales sont plus rapprochées les unes des autres et forment une voûte moins prononcée au-dessus du canal qui occupe l'axe et qui est limité par du tissu conjonctif muni de noyaux.

La masse centrale (*c*) est arrondie à son extrémité supérieure ; à son extrémité inférieure, elle se confond avec les membranes de la capsule, de manière à former un pédoncule (*a*) auquel le corpuscule de Pacini se trouve fixé comme une baie.

Ce pédoncule est formé par du tissu conjonctif ordinaire et constitue le périnèvre des fibres nerveuses qui aboutissent au corpuscule.

Les fibres nerveuses qui pénètrent dans les corpuscules ont un diamètre de $0^{m},013$ à $0^{m},011$ et moins ; les tubes nerveux renferment de la substance médullaire. Le tube nerveux pénètre dans le corpuscule par le pôle inférieur et arrive dans le canal central dont il occupe l'axe ; à ce moment, il cesse de présenter des bords foncés ; c'est, du reste, ce que nous avons déjà indiqué pour les corpuscules de Krause ; le tube nerveux s'amincit considérablement et se transforme en un filament très-pâle qui traverse toute la masse centrale pour se terminer par un léger renflement au pôle opposé (*c* en haut) (3).

Le tube nerveux se ramifie quelquefois avant de pénétrer dans le corpuscule ; on voit aussi le tube central se diviser en deux ou trois branches auxquelles correspondent des divisions de la masse centrale.

Il est rare que deux fibres nerveuses pénètrent dans le même corpuscule et se terminent dans la masse centrale en se divisant ou sans se ramifier. [Kœlliker (4).]

Nous passons sous silence les autres variétés fort nombreuses que peuvent présenter les tubes nerveux dans les corpuscules.

Il semble évident, d'après les recherches et les découvertes de Wagner, de Meissner et Krause, que les corpuscules de Pacini sont de véritables appareils nerveux sensitifs (5).

REMARQUES. — (1) Ces appareils si singuliers, et dont les fonctions restent en partie inexpliquées, étaient déjà connus des anciens anatomistes, qui n'y attachèrent qu'une faible importance. L'ancien anatomiste allemand VATER avait vu, il y a plus d'un siècle, que chez l'homme les nerfs cutanés de la paume de la main et de la plante des pieds sont souvent garnis de petits renflements ovalaires qu'il appelait *papilles nerveuses* (LEHMANN, De consensu partium corporis humani. Vitembergæ, 1741, Diss.). Mais elles avaient été complétement oubliées, quand, vers l'année 1830, ces corps furent de nouveau découverts par PACINI de Pistoja, et observés presque au même moment en France. Mais ce qui les fit le mieux connaître, ce fut la monographie de HENLE et KŒLLIKER, publiée en 1844

(Ueber die Pacini'schen Körperchen an den Nerven des Menschen und der Säugethiere, *Des corpuscules de Pacini, des nerfs de l'homme et des mammifères*. Zürich). Ces deux anatomistes, qui ne se doutaient même pas de la découverte de Vater, leur donnèrent le nom de *corpuscules de Pacini*. Beaucoup d'auteurs leur ont, plus tard, conservé ce nom ; d'autres les ont désignés sous celui de corpuscules de Vater ou de Vater-Pacini. Les ouvrages parus sur ce sujet sont fort nombreux ; nous citerons, entre autres, ceux de G. Herbst, Die Pacini'schen körperchen und ihre Bedeutung, *Les corpuscules de Pacini et leurs fonctions*. Göttingen, 1847 ; J. C. Strahl, dans Müller's Archiv, 1848, p. 164 ; F. Will, dans Sitzungsberichten der Wiener Akademie, vol. IV, p. 213 ; Leydig, dans Zeitschrift für wiss. Zool., vol. V, p. 75, et Kœlliker, id., p. 118 ; W. Keferstein, dans Göttinger Nachrichten, 1858, p. 85 ; Krause, Die terminalen Körperchen et anatomische Untersuchungen ; C. Lüdden, Zeitschrift für wissensch. Zool., vol. XII, p. 470 ; Engelmann, *loc. cit.*, vol. XIII, p. 475, et Hoyer, dans Reichert's und Du Bois-Reymond's Archiv, 1864, p. 213, et 1865, p. 204 ; et Ciaccio, dans Centralblatt für d. med. Wiss., 1864, p. 401. — (2) Chez les oiseaux, les corpuscules de Pacini ont une structure plus simple et se rapprochent plus des corpuscules terminaux de Krause que ceux des mammifères. — (3) Les auteurs ont des opinions fort différentes sur la nature de la masse centrale. Leydig (*loc. cit.*, et Lehrbuch, p. 192) la considère comme la terminaison épaissie et dépourvue de moelle de la fibre nerveuse ; il ajoute que le cylindre-axe est un canal creux. Kœlliker pense que le cylindre-axe représente toute la fibre nerveuse du pédoncule (Gewebelehre, 4ᵉ édit., p. 123). Krause croit avec raison que la masse intérieure est analogue chez les mammifères et chez les oiseaux ; il considère la fibre pâle du centre comme l'extrémité du tube nerveux qui entre dans le corpuscule ; Lüdden est du même avis. Keferstein a reconnu que la strie pâle qui traverse la masse centrale du corpuscule des oiseaux est formée par un cylindre plein. Engelmann enfin veut que la masse centrale représente la substance médullaire épaissie, et que la fibre pâle soit le cylindre-axe. — On a cherché à démontrer que le renflement qui termine le cylindre-axe est une cellule ganglionnaire terminale pourvue d'un noyau. Jacubowitsch (Comptes rendus, tome L, p. 859) et Ciaccio (*loc. cit.*) ont encore récemment défendu cette opinion. — (4) Zeitschrift für wiss. Zool., vol. V, p. 119. — (5) Voy. l'article intéressant de Krause, dans Henle's und Pfeufer's Zeitschrift, 3 R., vol. XVII, p. 278.

§ 187.

Après avoir étudié la structure des corpuscules terminaux, nous allons voir comment se terminent les autres nerfs sensitifs ; c'est aborder là une des questions les plus obscures de l'anatomie fine du tissu nerveux.

Il est évident qu'il existe dans les muscles soumis à la volonté, des nerfs chargés de transmettre au cerveau les impressions développées par la sensibilité musculaire. Ces nerfs sont néanmoins fort peu connus.

Kœlliker (1) a cherché à étudier ces nerfs sur les muscles pectoraux de la grenouille, si favorablement organisée pour ce genre de recherches. On y observe des ramifications nerveuses peu abondantes, formées probablement par la division d'un seul tube nerveux plus large ; ces ramifications ne s'étendent que sur la face antérieure du muscle. Les rameaux nerveux présentent des bords foncés à leur origine, puis bientôt ils se transforment en fibres pâles, enveloppées d'un névrilème pourvu de noyaux ; cette gaîne disparaît à son tour, il ne reste plus alors que des filaments excessivement fins de $0^{m},0023$ de diamètre. Sur le trajet de ces rameaux, et surtout au niveau des points où ils se divisent, on observe de petits noyaux. Ces ramuscules nerveux se réunissent rarement pour former des réseaux.

Il est cependant des nerfs que l'on peut, avec plus ou moins de certitude, considérer comme des nerfs sensitifs qui se terminent, suivant quelques auteurs, par des réseaux formés de fibres pâles. Arnold jeune (2) a décrit un réseau nerveux dans la muqueuse de la conjonctive ; Billroth (3), dans la muqueuse œsophagienne de la salamandre ; Kœlliker (4), dans la muqueuse de l'intestin grêle de la grenouille. Ce dernier observateur a également confirmé les recherches publiées par Billroth sur les réseaux nerveux du pharynx et de l'œsophage de la salamandre.

Axmann et Ciaccio (5) ont décrit des réseaux nerveux formés de fibres pâles dans la peau de la grenouille ; on en avait déjà observé dans la queue des têtards (6).

Ces réseaux semblent également exister dans la peau des mammifères; Kœlliker (7) en a trouvé chez la souris ; Hessling (8), chez la musaraigne ; Lüdden (9) chez le rat.

Avouons néanmoins qu'il est facile de prendre des vaisseaux capillaires vides et des cellules plasmatiques anastomosées pour des réseaux nerveux. Cependant trop d'observateurs ont affirmé l'existence de ces réseaux nerveux pour qu'on puisse les nier d'une façon complète, comme Krause (10) a essayé de le faire ; en effet, il semble certain que ces réseaux existent à l'extrémité de quelques nerfs moteurs.

En étudiant la peau de la main et le muqueuse du gland, Tomsa a découvert (11) chez l'homme des réseaux formés par des cylindres-axe qui se termineraient dans de petites cellules analogues à des cellules nerveuses.

Ce genre de recherches est hérissé de difficultés ; aussi la terminaison des nerfs sensitifs de beaucoup d'organes est-elle très-imparfaitement connue, et il est cependant des parties de l'organisme, comme la pulpe dentaire, par exemple, où cette étude serait fort importante à faire (12).

REMARQUES. — (1) Zeitschr. für wiss. Zoologie, vol. XII, p. 157. Voy. aussi l'article de REICHERT, dans Müller's Archiv, 1851, p. 71. — (2) J. ARNOLD, dans Virchow's Archiv, vol. XXIV, p. 250. — (3) Müller's Archiv, 1858, p. 148. — (4) Gewebelehre, 4e édition, p. 435 et 425. — (5) AXMANN, Beiträge zur mikroskopischen Anatomie und Physiologie des Gangliennervensystems, *Contributions à l'anatomie microscopique et à la physiologie du système nerveux ganglionnaire*. Berlin, 1853, et CIACCIO, dans Quart. Journ. of microsc. science, 1864 (Transactions), p. 15. — Voy. un article plus ancien de CZERMAK, dans Müller's Archiv, 1849, p. 252. — (6) KŒLLIKER, dans Annal. d. scienc. nat. Zoologie, 1846, p. 102. — (7) Dans sa Mikr. Anat., vol. II, Ire partie, p. 29. — (8) *Loc. cit.*, vol. V, p. 38. — (9) *Loc. cit.*, p. 480. — (10) Die terminalen Körperchen, *Les corpuscules terminaux*, p. 149. — (11) Voy. ses deux articles déjà mentionnés, § 183 et 184. — (12) On reconnaît facilement les troncs nerveux qui vont aboutir dans les parois de la pulpe ; ils sont composés de fibres nerveuses à bords foncés et ont un diamètre de 0m,0024 à 0m,0067 ; ces faisceaux de fibres se dirigent en haut, parallèlement les uns aux autres ; là, ils se ramifient à angles aigus et forment un réseau nerveux étendu. Mais on ne sait point ce qu'ils deviennent ensuite. Voy. à ce sujet Neurolog. Untersuchungen de R. WAGNER, p. 142 ; GERLACH, dans Handbuch, p. 176 et 457, ainsi que KŒLLIKER, dans Gewebelehre, 4e édit., p. 406.

§ 188.

Structure des ganglions nerveux. — Nous arrivons à une partie fort difficile de l'histologie du tissu nerveux, celle qui concerne la structure des ganglions (1). Le rapport des tubes nerveux et des cellules nerveuses des poissons, animaux chez lesquels l'étude du système nerveux est cependant facile, est loin d'être considéré de la même manière par tous les observateurs. Ces divergences d'opinion sont bien plus prononcées encore quand il s'agit des vertébrés supérieurs et de l'homme, car il est fort difficile, dans ce cas, d'obtenir des préparations microscopiques dont la netteté permette de juger le débat. De plus, nous ne savons pas quelle est l'importance physiologique du mode d'union des tubes nerveux et des cellules ; ce serait donc s'aventurer que d'accorder ici trop d'importance à l'analogie, et d'étendre directement au corps de l'homme des rapports d'organisation trouvés chez les poissons. D'autre part, nous ne sommes pas plus fondés de généraliser d'emblée quelques observations isolées faites péniblement sur l'homme et sur les animaux, et de tracer hardiment, d'après ces données insuffisantes, le plan d'organisation des ganglions nerveux ; ce plan, assez en rapport avec nos connaissances physiologiques, pourrait bien éblouir par sa clarté apparente, mais un jour viendrait où il serait peut-être reconnu foncièrement inexact.

Quand on observe superficiellement des ganglions nerveux, on aperçoit tout d'abord une enveloppe membraneuse d'épaisseur variable ; cette enveloppe est un périnèvre modifié ; elle est formée par du tissu conjonctif fibrillaire mêlé de fibres de Remak. Cette masse de tissu conjonctif, qui sert en même temps de support aux vaisseaux sanguins, s'étend dans l'intérieur du ganglion. Cet organe est formé principalement par des cellules nerveuses pressées et serrées les unes contre les autres.

Le tronc nerveux unique, ou les troncs nerveux qui pénètrent dans le ganglion (fig. 298 *b*), s'y divisent en faisceaux de fibres nerveuses dont une partie traverse le ganglion presque en ligne droite, ou du moins sous forme de courbes peu prononcées (*k*), tandis qu'une autre partie se divise en fibres primitives (*l*). Ces dernières se recourbent dans tous les sens, serpentent au milieu des cellules nerveuses, se replient autour d'elles et traversent ainsi le ganglion. Bientôt elles se réunissent de nouveau en faisceaux, qui se joignent aux faisceaux formés par les premières fibres ; ces faisceaux réunis forment le tronc nerveux émergent (*d e*).

On a divisé les fibres nerveuses, qui traversent les ganglions, en fibres *droites* et en fibres *enveloppantes ;* ces dénominations peuvent être conservées, car elles sont exactes. Il est évident, néanmoins, qu'il existe beaucoup de variétés de fibres intermédiaires aux deux espèces principales que nous venons de signaler.

On pensait, autrefois, que les tubes nerveux et les cellules étaient simplement accolés dans les ganglions. Mais cette théorie ne pouvait pas mieux satisfaire les exigences de la physiologie que celles des anses terminales des tubes nerveux (2). La découverte de l'origine des fibres nerveuses vint renverser cette théorie.

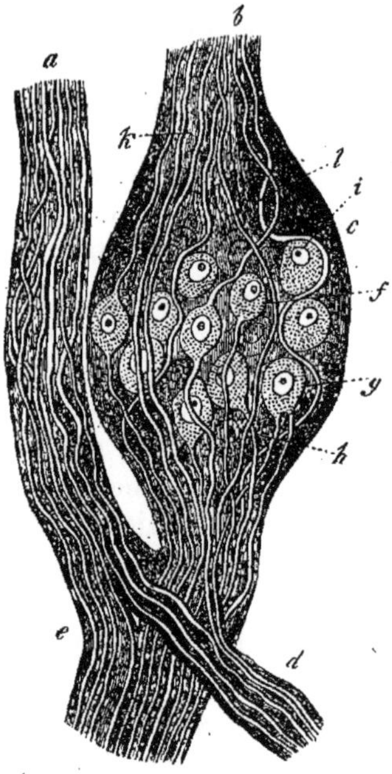

Examinons d'abord en détail les *ganglions spinaux* (fig. 298). Beaucoup d'observateurs (3) avaient remarqué une disposition tout à fait spéciale dans les ganglions spinaux des poissons : ils avaient trouvé que toutes les fibres nerveuses de la racine postérieure sont interrompues par une cellule au moment où elles traversent le ganglion ; sur le trajet des fibres larges se trouve une cellule volumineuse ; sur le trajet des fibres plus fines, existe une cellule plus petite.

Fig. 298.
Schéma d'un ganglion spinal *c* de mammifère.

a, racine antérieure motrice ; *b*, postérieure, sensitive. *d*, *e*, troncs nerveux émergents ; *k*, troncs nerveux qui traversent ; *l*, fibres enveloppantes ; *f*, cellule ganglionnaire unipolaire ; *g* et *h*, bipolaires ; *i*, apolaire.

Dans les ganglions de l'homme et des mammifères, il est bien plus difficile de retrouver ces mêmes cellules bipolaires (*h*). Tantôt les deux prolongements ont une direction opposée, comme chez les poissons, tantôt ils se dirigent en bas et vers la périphérie (*g*). On rencontre plus souvent des cellules unipolaires à un seul prolongement (*f*) qui peut, d'après l'observation de Remak, se diviser en deux fibres nerveuses. On rencontre enfin des cellules nerveuses apolaires et isolées, qui ne semblent communiquer avec aucun tube nerveux ; on les observe fréquemment dans les ganglions spinaux des petits mammifères. Il est évident que les éléments dont nous venons de parler prêtent à discussion ; en effet, les cellules bipolaires mutilées peuvent présenter le même aspect que les cellules apolaires, et, de plus, on se demande quel pourrait être le rôle physiologique de ces cellules ? Toujours est-il qu'un certain nombre de tubes nerveux, et nous ne saurions en préciser le chiffre, ne font que traverser le ganglion nerveux sans communiquer avec aucune cellule.

Les cellules nerveuses (*d*, *e*, *f*) des ganglions du *grand sympathique* (fig. 299) sont généralement plus petites ; mais cela ne suffit pas, croyons-nous, pour les distinguer des cellules cérébro-spinales, qui sont plus grandes (4), en leur donnant le nom de cellules sympathiques.

Les fibres nerveuses sont des tubes généralement fort minces (*a*, *b*, *c*), quelquefois assez larges. On trouve, en outre, dans les ganglions du grand sympathique, ainsi que dans les troncs nerveux, des fibres de Remak ; ces fibres sont quelquefois très-nombreuses.

On rencontre, dans les ganglions du grand sympathique, plusieurs variétés de cellules nerveuses. On y trouve des cellules apolaires (*f*) ; mais nous ne saurions dire si elles sont en grand nombre. Cependant leur existence doit être admise. On rencontre, en outre, des cellules unipolaires, qui donnent naissance à un tube nerveux mince qui se ramifie à la périphérie (*e*). On y observe également des cellules bipolaires d'où partent deux tubes nerveux, tantôt opposés l'un à l'autre, tantôt dirigés dans le même sens (5). Remak (6), et c'est là une découverte à ajouter à ses nombreux titres scientifiques, a découvert une quatrième forme de cellules nerveuses dans le grand sympathique ; ce sont les cellules multipolaires. Ces dernières ont de trois à douze prolongements, qui ne tardent pas à se ramifier (*d*) pour former bientôt un nombre triple de fibres. Le nombre de ces cellules dépend de celui des troncs nerveux qui communiquent avec le ganglion du grand sympathique, et qui reçoivent les prolongements des cellules après leur transformation en fibres nerveuses ; aussi ces cellules sont-elles plus nombreuses dans le plexus solaire que dans les autres ganglions du grand sympathique. Remak admet également que les prolongements des cellules unipolaires et bipolaires du grand sympathique se ramifient.

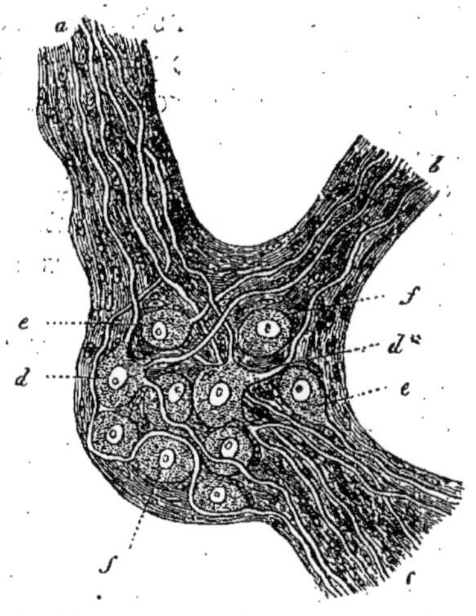

Fig. 299. — Schéma d'un ganglion sympathique de mammifère.

a, *b*, *c*, troncs nerveux ; *d*, cellules multipolaires ; *d**, cellule multipolaire avec une fibre nerveuse qui se ramifie ; *e*, cellule unipolaire ; *f*, apolaire.

Remarques. — (1) Voyez, pour les ganglions, le travail déja mentionné de Valentin, dans Leopold. Verhandlungen, ainsi que les traités spéciaux de cette époque. — (2) « Nous ne pouvons admettre que les cellules nerveuses soient logées simplement au milieu des fibres nerveuses ; cette théorie est insuffisante pour la physique nerveuse. La raison exige des relations plus étroites entre ces deux espèces de corps. » (J. Müller, dans sa Physiologie, 4e édition, vol. I, p. 528.) — (3) C'étaient Wagner, Robin, Bidder (voy. plus haut, § 178). — (4) Ainsi le faisait Robin (voy. le paragraphe que nous venons de citer à la note 3). — (5) Voyez Wagner, dans Neurologischen Untersuchungen ; en outre, Kœlliker, dans Mikr. Anat., vol. II, Ire partie, p. 504 et 522 ; Handbuch, 5e édition, p. 327 et 337. D'après les observations que j'ai faites moi-même sur ce sujet, c'est ce dernier savant qui a été le plus net et le plus impartial dans sa description ; il est vrai que sa théorie est aussi celle qui répond le moins aux exigences de la physiologie ; d'autres, au contraire, tels que Wagner et surtout Leydig (Histologie, p. 171) méritent le reproche de s'être laissés aller à une généralisation très-hasardée. — (6) Voyez Monatsberichte der Berliner Akademie, 1854, p. 26. En dehors des ganglions cervicaux, Remak n'admet, dans le grand sympathique, que des cellules multipolaires, et en cela il va certainement trop loin ; se basant sur sa découverte anatomique, il suppose un mode d'union tout particulier des cellules du grand sympathique et des tubes nerveux.

§ 189.

Outre les ganglions volumineux dont nous venons de parler, il en existe un grand nombre de plus petits ; ces ganglions ont quelquefois des dimensions presque microscopiques ; aussi n'ont-ils été découverts que dans ces derniers temps. Il y en a qui renferment encore de nombreuses cellules nerveuses. On rencontre dans le corps une quantité surprenante de ganglions de ce genre ; ils se rattachent plus ou moins directement au grand sympathique et leurs fibres semblent surtout destinées à animer les muscles lisses.

Il faut compter, parmi ces ganglions, de petits corps, formés par des amas de cellules nerveuses, que l'on a trouvés dans le muscle ciliaire de l'œil, sur les troncs du plexus annulaire qui est placé dans ce muscle [Krause (1), H. Müller (2)]. Un ou plusieurs rameaux du nerf ciliaire pénètrent dans la choroïde, et y forment un autre plexus, sur le trajet duquel on trouve des cellules nerveuses isolées ou réunies par groupe [H. Müller et Schweigger (3)], [Sämisch (4)].

Remak (5) a découvert, il y a plusieurs années déjà, de petits ganglions sur les rameaux du nerf glosso-pharyngien qui anime la langue, le pharynx et l'œsophage ; les branches du nerf lingual, qui se distribuent au premier de ces organes, présentent également des ganglions qui sont encore plus petits que les précédents. On observe enfin de petits ganglions analogues sur le trajet des rameaux nerveux situés dans la paroi du larynx et des bronches, ainsi que dans l'intérieur de la langue (6).

On trouve, en outre, dans la charpente musculaire du cœur, un système fort remarquable de petits ganglions. Chez l'homme et les mammifères, ils sont placés dans les parois des oreillettes et des ventricules [Remak (7)]. Ces ganglions nerveux ont été surtout étudiés sur la grenouille (8) ; chez cet animal, ils sont situés dans la cloison des oreillettes et dans la paroi qui sépare ces dernières cavités des ventricules. On prétend que ces ganglions ne renferment que des cellules unipolaires.

Mais c'est dans la paroi du tube digestif que ces plexus ganglionnaires sont le plus nombreux ; on les y a rencontrés en nombre surprenant depuis qu'une découverte de Meissner (9) a appelé l'attention des observateurs sur ces régions.

Chez l'homme et les mammifères, le premier de ces plexus ganglionnaires et nerveux (10) commence à l'estomac, et se propage en descendant à travers le tissu sous-muqueux ; les prolongements de ces plexus animent les couches musculaires et envoient, sans doute, quelques fibres sensitives à la muqueuse.

Ces plexus ganglionnaires sous-muqueux (fig. 300 et 301, 1) présentent des mailles irrégulières, serrées chez le nouveau-né, plus lâches chez l'adulte ; ils sont formés par un nombre variable de petits troncs nerveux (fig. 300, *b*), et par des ganglions de forme et de dimension très-différentes (fig. 300 à 301, 1, *a*). Les petites cellules nerveuses (fig. 301, *a*) et les commissures formées par des filaments nerveux très-fins et pâles (fig. 301, 2) sont enveloppées (fig. 300, *b* et 301, *c*) par un périnèvre chargé de noyaux. On a décrit dans ces plexus des cellules apolaires, unipolaires ou bipolaires; les cellules multipolaires semblent y manquer.

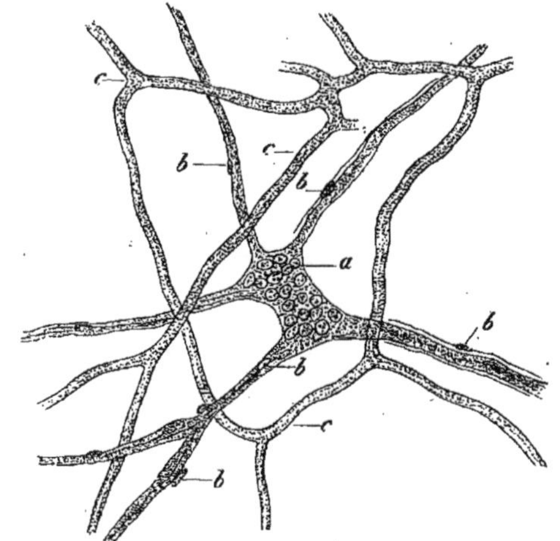

Fig. 300. — Ganglion du tissu sous-muqueux de l'intestin grêle chez un enfant de 10 jours.

a, ganglion; *b*, troncs nerveux qui en partent; *c*, réseau capillaire injecté.

(Macération prolongée dans l'acide pyroligneux.)

Ce plexus ganglionnaire envoie des branches dans la couche musculaire du tube digestif.

Entre les deux couches formées par les fibres musculaires longitudinales et circulaires, se trouve un second appareil nerveux non moins remarquable que le premier; c'est le *plexus myentericus*, ainsi nommé et découvert par Auerbach (11) (fig. 302).

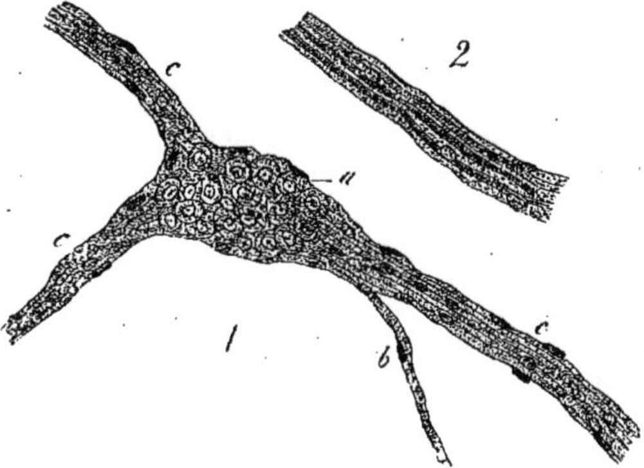

Fig. 301.

1. gros ganglion pris dans l'intestin grêle d'un enfant de 10 jours. *a*, ganglion avec les cellules ganglionnaires; *b*, *c*, troncs nerveux qui en partent avec leurs fibres pâles et nucléés (à l'état frais).
2. tronc nerveux semblable, chez un enfant de 5 ans, avec trois fibres primitives pâles (après traitement par l'acide pyroligneux).

Ce plexus s'étend depuis le pylore jusqu'au rectum, et forme un réseau élégant (*a*), très-régulier, à mailles polyédriques, qui entoure le tube digestif. A chaque entre-croisement des fibres du plexus, ou nœud, on rencontre des amas plus ou moins considérables de cellules nerveuses, qui ne forment en général qu'un renflement peu prononcé. Deux ganglions voisins peuvent être réunis l'un à l'autre par une rangée de cellules. On rencontre également des ganglions perforés en forme d'anneaux d'une manière tout à fait caractéristique. Tous les éléments qui composent ce plexus sont aplatis; on observe ce caractère dans toutes les espèces animales. On retrouve également dans ce plexus de petites cellules nerveuses, des tubes nerveux pâles et fort minces, et un périnèvre contenant des noyaux; on y observe également des cellules nerveuses apolaires et d'autres cellules qui ont deux et même trois prolongements.

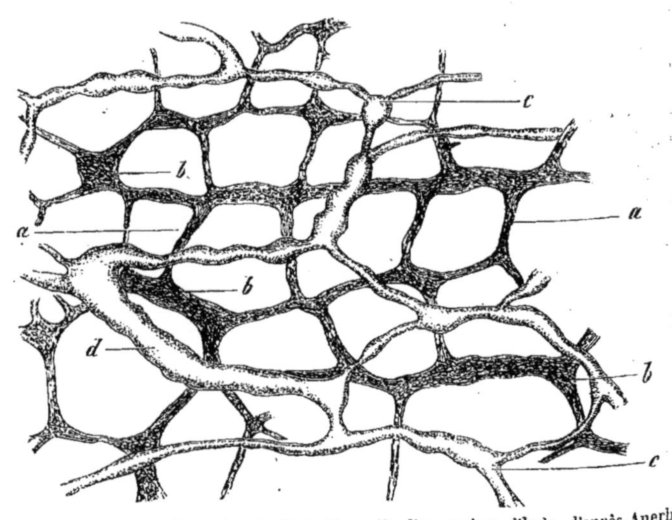

Fig. 302. — Plexus ganglionnaire de l'intestin grêle d'un cochon d'Inde, d'après Auerbach. *a*, réseau nerveux; *b*, ganglions; *c* et *d*, vaisseaux lymphatiques.

Ce plexus nerveux envoie une quantité considérable de petits troncs nerveux très-minces dans les couches annulaire et longitudinale de la tunique musculaire du tube digestif; c'est à ce plexus qu'il faut rapporter les mouvements péristaltiques de l'intestin.

L'appareil génito-urinaire possède également de petits ganglions nerveux. Remak (12) en a trouvé dans la vessie du cochon, et Meissner dans celle de plusieurs autres mammifères. On les observe très-facilement chez la grenouille (Manz (13), Klebs (14).

En 1830 J. Müller avait déjà trouvé ces ganglions dans les corps caverneux de la verge. D'après Remak, ils existeraient également dans l'utérus du cochon; Polle (15) nie ce dernier fait; cet auteur n'a observé ces ganglions, chez l'homme et les mammifères, que dans le tissu conjonctif périphérique de l'ovaire. On les rencontre également dans le tissu cellulaire sous-muqueux du vagin et de l'utérus. La distribution de ces ganglions dans les différents organes que nous venons de nommer est du reste fort variable.

Remak (16) et Manz (17) ont observé des plexus ganglionnaires autour des canaux glandulaires chez les oiseaux.

Enfin, dans ces derniers temps, Krause a observé des plexus dans les glandes salivaires et lacrymales des mammifères, c'est-à-dire dans des organes qui produisent, comme on le sait par expérience, une sécrétion abondante, quand on excite les nerfs qui s'y rendent; ces plexus sont très-développés ; ils sont formés par des fibres nerveuses à bords foncés sur le trajet desquelles se trouvent de nombreux ganglions (18).

Remarques. — (1) C. Krause, Handbuch der Anatomie, 2e édition. Hannover, 1841, vol. I, p. 526. — (2) Würzburger Verbandlungen, vol. X, p. 107. — (3) Archiv für Ophthalmologie, vol. V, IIe partie, p. 216. — (4) Beiträge zur normalen und pathol. Anatomie des Auges, *Contributions à l'anatomie normale et pathologique de l'œil*. Leipzig, 1862. — (5) Voyez Müller's Archiv, 1852, p. 58, et Mikr. Anat. de Kœlliker, vol. II, IIe partie, p. 32 ; ainsi que Schiff, dans Archiv für physiologische Heilkunde, vol. XII, p. 377. — (6) J. Arnold (Virchow's Archiv, vol. XXVIII, p. 453) a décrit les nerfs et les ganglions du poumon de la grenouille. — (7) Müller's Archiv, 1844, p. 463, et 1852, p. 76. — (8) Bidder, *loc. cit.*, 1852, p. 163 ; voy. encore pour ce sujet C. Ludwig, dans le même écrit, 1848, p. 139 ; R. Wagner, dans Handw. der Physiologie, vol. III, IIe partie, p. 452, et Handbuch de Kœlliker, p. 584. — (9) Voy. son article dans Henle's und Pfeufer's Zeitschrift, N. T., vol. VIII, p. 364. — (10) L'existence de ces plexus fut bientôt confirmée par les observations de Remak (Müller's Archiv, 1858, p. 189). D'autres travaux sur cette question ont été publiés par Billroth (*loc. cit.*, p. 148), par W. Manz (Die Nerven und Ganglien des Säugethierdarms, *Les nerfs et les ganglions nerveux de l'intestin des mammifères*. Freiburg, 1859, Diss.) ; Krause (Anat. Untersuchungen, p. 64) ; J. Kollmann (dans Zeitschr. für wiss. Zoologie, vol. X, p. 413) ; Breiter et Frey (*loc. cit.*, vol. XI, p. 126) ; Kœlliker (Handbuch, p. 432). Reichert et ses élèves ont essayé d'attribuer ces réseaux au système des vaisseaux sanguins. Voy. Reichert, dans Reichert's und du Bois-Reymond's Archiv, 1860, p. 544 ; H. Hoyer, id., p. 543, et P. Schrœder, dans le même écrit, 1865, p. 444. — (11) Voy. sa communication provisoire : Ueber einen Plexus myentericus, einen bisher unbekannten Apparat der Wirbelthiere, *Plexus myentericus, appareil nerveux jusqu'alors inconnu chez les vertébrés*. Breslau, 1862, ainsi que Virchow's Archiv, vol. XXX, p. 457 (et vol. XXXIII, p. 340). — (12) *Loc. cit.* — (13) *Loc. cit.* — (14) Centralblatt für die med. Wiss., 1863, no 36, et dans Virchow's Archiv, vol. XXXII, p. 168. — (15) Voy. l'ouvrage couronné de cet auteur : Die Nervenverbreitung in den weiblichen Genitalien bei Menschen und Säugethieren, *Des nerfs des organes génitaux de l'homme et des mammifères*. Göttingen, 1865. — Des résultats différents ont été obtenus par Kœrner (De nervis uteri. Vratislaviæ, 1863, Diss.) et Frankenhæuser (Jenaische Zeitschrift, vol. I, p. 56). — (16) Ueber ein selbständiges Darmnervensystem. Berlin, 1847. — (17) Berichte der naturf. Gesellsch. in Freiburg, vol. II, cahier 2, p. 163. — (18) Voy. son article dans Henle's und Pfeufer's Zeitschrift, 3 R., vol XXI, p. 90. Avant lui, plusieurs observateurs en avaient vu des fragments. Voy. Donders, Physiologie, vol. I, p. 179 ; Ludwig, Physiologie, 2e édition, vol. II, p. 337 ; Henle, Handbuch der Anatomie, vol. II, IIe partie, p. 46. Les premières observations ont été faites probablement par Remak (Müller's Archiv, 1852, p. 62).

§ 190.

Composition chimique du tissu nerveux. — La composition chimique du tissu nerveux (1) est incomplétement connue. Ce fait tient à la disposition anatomique de ce tissu ; ce sont en effet les appareils nerveux les plus volumineux, et pour cela les plus favorables à l'analyse chimique, tels que la moelle épinière et surtout le cerveau, qui présentent la structure la plus compliquée ; ces organes sont composés de tubes nerveux et de cellules qu'il est impossible d'isoler de la substance fondamentale qui les soutient et les englobe. On a peu étudié les substances albuminoïdes du tissu nerveux, et l'analyse des corps gras que l'on y a découverts constitue un des chapitres les plus obscurs de la zoochimie actuelle, comme on a pu le voir dans la partie générale de cet ouvrage.

Le nerf vivant, à l'état de repos, a une réaction neutre ; dans l'état cadavérique, cette réaction est acide. Quand un nerf a été soumis à une excitation prolongée, il présente également une réaction acide [Funke (2)]. Ces propriétés sont tout à fait analogues à celles que nous avons indiquées au sujet du tissu musculaire (§ 170).

L'examen anatomique du tissu nerveux nous a appris que les différentes parties des cellules nerveuses sont formées par des substances albuminoïdes, et que l'on peut trouver dans l'intérieur de ces cellules des granulations graisseuses et pigmentaires (§ 178).

Nous avons vu également (§ 174) que les tubes nerveux sont formés par une enveloppe propre constituée par de la substance élastique ou par une autre substance analogue ; le cylindre-axe, au contraire, est formé essentiellement par une substance protéique, et la substance médullaire est en partie composée de matières grasses.

Les chimistes ont surtout analysé la composition de la substance cérébrale. D'après Sankey, le poids spécifique de la substance grise serait de 1,053 (3) et celui de la substance blanche de 1,041. Il résulte de plusieurs expériences que la substance cérébrale possède, à un haut degré, la propriété de s'imbiber d'eau.

La proportion d'eau contenue dans le tissu nerveux (4) est très-variable. Peu considérable dans certains cas, elle peut atteindre parfois un chiffre très-élevé. On estime à 70-78 et même 80 pour 100 (Schlossberger) la proportion d'eau contenue dans la substance des nerfs périphériques. Dans le cerveau, cette proportion est de 64 à 70 pour la substance blanche, de 84 à 86 pour la substance grise ; cette dernière est donc notablement plus riche en eau. Chez les nouveau-nés, la masse cérébrale est encore plus pauvre en matières solides. La quantité d'eau contenue dans la moelle épinière paraît être moins considérable ; la proportion serait de 66 pour 100, d'après Bibra. Il va de soi que cette quantité d'eau doit être répartie entre le tissu nerveux, lui-même, et le fluide nourricier qui l'imprègne.

La masse nerveuse est composée d'une ou de plusieurs substances albuminoïdes, de graisses, de substances analogues aux matières grasses et longtemps confondues sous ce nom, enfin de substances minérales.

Il serait fort difficile d'indiquer les substances albuminoïdes qui entrent dans la composition du tissu nerveux. Les réactions chimiques que l'on observe en étudiant les cellules nerveuses, permettent d'affirmer la présence d'une ou de plusieurs substances albuminoïdes dans ces éléments ; mais il serait impossible, dans l'état actuel de la science, de déterminer exactement la nature de ces substances.

En étudiant le cylindre-axe à l'aide de différents réactifs, on voit qu'il est formé par une substance protéique très-probablement coagulée. Il est impossible de déterminer la proportion des autres substances albuminoïdes, à l'exception d'une faible quantité d'albumine soluble. On ne saurait faire une analyse quantitative ; car l'expérience porterait en même temps sur les membranes primitives et sur d'autres masses histogénétiques. La proportion des matières insolubles dans l'éther varie entre 9 et 14 pour 100.

Il est encore bien plus difficile de déterminer la proportion des substances solubles dans l'alcool et dans l'éther, telles que les corps gras, les acides gras et les substances analogues, connues sous le nom de graisses cérébrales.

On ne sait pas sous quelle forme ces substances, insolubles dans l'eau, se trouvent dans le tissu nerveux; elles sont du reste fort mal connues encore, et de tous les savants qui se sont occupés de ce sujet, il n'y en a pas deux qui soient parvenus au même résultat.

Fremy a publié la première analyse, à peu près exacte, de ces substances : il a trouvé de l'élaïne, de l'acide élaïque, de l'acide margarique, de l'acide cérébrique et de l'acide phospho-oléique.

Fremy, qui découvrit l'acide cérébrique, prétendit que cette substance doit contenir du phosphore. Gobley, qui a repris l'analyse de cette substance, y a trouvé du phosphore, mais n'a pu constater la réaction acide indiquée par Fremy ; aussi a-t-il remplacé la dénomination d'acide cérébrique par celle de *cérébrine*. Un autre chimiste, M. Müller, a obtenu de la cérébrine dépourvu de phosphore.

L'existence de l'acide phospho-oléïque de Fremy ne paraît pas certaine; ce savant décomposa cet acide en élaïne, en acide élaïque et en acide phosphorique. Gobley, au contraire, n'en a retiré que de l'acide élaïque et de l'acide phospho-glycérique ; il pense donc que l'acide phospho-oléïque n'est qu'un mélange des deux acides précédents ; cette opinion présente une grande apparence de vérité.

L'existence de la lécithine de Gobley ne paraît pas mieux établie ; ce serait une substance neutre qui se décomposerait en acides élaïque, margarique et phospho-glycérique.

Ces substances ont été récemment étudiées par Liebreich et Hoppe.

Il résulte des expériences de Liebreich que les acides cérébriques et phospho-oléique, la cérébrine et la lécithine, ne préexistent pas dans le cerveau. On y trouve, par contre, une substance neutre, azotée et phosphorée, le *protagon*, qui a pour formule ($C252H241\ N_4\ PhO_4$). Ce corps constitue en grande partie la substance médullaire des centres nerveux et des troncs nerveux périphériques ; il est à peine soluble dans l'éther pur, mais il se dissout facilement dans l'alcool à chaud, et, mieux encore, dans les corps gras. Le protagon se gonfle considérablement dans l'eau, et se transforme en une masse blanche, opalescente, qui rappelle l'empois d'amidon ; en solution concentrée, il se prend en une gelée ferme ; quand on le mélange à une grande quantité d'eau, il forme un liquide trouble (voy. § 21).

En faisant bouillir le protagon avec de l'eau de baryte, ce corps se décompose en acide phospho-glycérique, en acide stéarique, en un autre acide non azoté et mal connu, puis en une base énergique, la *neurine*, qui a pour formule C_{10} H_{13} Az. Certaines matières animales, telles que le sang, l'albumine, peuvent produire la même décomposition.

Nous avons déjà parlé, dans la première partie de cet ouvrage, de la myéline ; on peut obtenir des figures analogues à celles que l'on observe quand on examine la myéline, en faisant gonfler le protagon dans l'eau, et, mieux encore, en le dissolvant dans des savons formés avec de la neurine.

Outre ces graisses cérébrales si peu connues, on trouve encore une quantité considérable de cholestérine qui est probablement un produit de décomposition. Suivant Bibra, cette substance formerait environ le tiers de la masse des graisses cérébrales.

La proportion des matières solubles dans l'éther est beaucoup moindre dans la substance grise que dans la substance blanche, qui est plus pauvre en eau. La substance grise renferme, chez l'homme, de 5 à 7 pour 100 de matière soluble dans l'éther ; la substance blanche en renferme de 15 à 17 pour 100. La *moelle* épinière en contient une proportion beaucoup plus forte encore. Les différentes parties d'un seul et même cerveau renferment des quantités fort variables de substances solubles dans l'éther. Le cerveau du nouveau-né ne contient qu'une quantité très-faible de graisses cérébrales, et ces substances se trouvent, à cet âge, dans les mêmes proportions, tant dans la substance grise que dans la substance blanche. La proportion de graisses cérébrales est plus minime encore chez le fœtus.

Parmi les produits de décompositien du tissu nerveux nous signalerons encore les substances suivantes, qui ont été trouvées dans le cerveau ; les acides formique et lactique, (l'acide acétique?), l'inosite, la créatine, la leucine (chez le bœuf), la xanthine et l'hypoxanthine [Scherer (5)], l'urée (chez le chien), ainsi que l'acide urique.

En incinérant la substance cérébrale fraîche, Breed (6) a obtenu 0,027 pour 100 de cendres. Cent parties de cendres contenaient :

Acide phosphorique libre	9,15
Phosphate de potasse	55,24
Phosphate de soude	22,93
Phosphate de fer	1,23
Phosphate de chaux	1,62
Phosphate de magnésie	3,40
Chlorure de sodium	4,74
Sulfate de potasse	1,64
Silice	0,42

La prédominance de la potasse sur la soude, et de la magnésie sur la chaux, rappellent la composition des muscles.

Remarques. — (1) Pour la chimie du tissu nerveux, voyez les rapprochements faits par Lehmann, dans sa Phys. Chemie, 2e édition, vol. III, p. 83, et Zoochemie, p. 498 ; voyez aussi Schlossberger, dans Chemie der Gewebe, IIe partie, p. 1, et Gorup, *loc. cit.*, p. 625. Les travaux spéciaux les plus importants sur ce sujet sont ceux de : Fremy, Annales de chim. et de phys., 3e série, tome II, p. 464 ; Gobley, Journ. de chim. et de phys., 3e série, tome XI, p. 408, et tome XII, p. 5; Von Bibra, dans Annalen, vol. LXXXV, p. 201; ainsi que son ouvrage: Vergleichende Untersuchungen über das Gehirn des Menschen und der Wirbelthiere, *Études comparées du cerveau de l'homme et des vertébrés*. Mannheim, 1854; W. Müller, dans Annalen, vol. CIII, p. 131, et O. Liebreich, id., vol. CXXXIV, p. 29, et dans Virchow's Archiv, vol. XXXII, p. 387; comparez encore aux ouvrages précédents le Handbuch de Hoppe. — (2) Physiologie, 4e édition, vol. I, p. 724. — (3) Lankey, dans Medico-chir. Review, 1853, Jan., p. 240.—(4) Hauff et Walther, dans Annalen, vol. LXXXV, p. 42, et Schlossberger, *loc. cit.*, vol. LXXXVI, p. 119. — (5) Annalen, vol. CVII, p. 314. Voy. la dissertation de Neukomm: Ueber das Vorkommen von Leucin, Tyrosin, etc., im menschlichen Körper bei Krankheiten, *De l'existence de la leucine, de la tyrosine, etc., dans le corps humain à l'état pathologique*. Zürich, 1859. Pour les autres substances, voy. la partie chimique de cet ouvrage. — (6) Annalen, vol. LXXX, p. 124.

§ 191.

Propriétés physiologiques du système nerveux. — Voyons maintenant comment on peut interpréter, au point de vue de là physiologie, la structure du système nerveux, telle que nous venons de la décrire dans les paragraphes précédents. Les tubes nerveux et les cellules, qui sont les deux éléments constituants du système nerveux, présentent entre eux un contraste frappant; les tubes nerveux sont de simples conducteurs; les cellules, au contraire, sont douées de propriétés plus élevées; les sensations diverses, les mouvements volontaires et réflexes sont sous leur dépendance. Aussi trouvons-nous les cellules dans la substance grise du cerveau et de la moelle épinière, de même que dans les ganglions, qui sont les centres des mouvements réflexes, comme nous l'a démontré l'expérience; enfin, nous rencontrons encore ces éléments au niveau de l'épanouissement de quelques nerfs des organes des sens, où leur présence est encore inexpliquée.

Nous avons déjà dit que les différences de forme et de diamètre des tubes nerveux ne correspondaient pas à des fonctions différentes. Ainsi les racines sensitives des nerfs spinaux renferment des fibres qui ne diffèrent en rien de celles des racines motrices. D'autre part, on rencontre dans les différentes parties du système grand sympathique les fibres de Remak, dont la nature nerveuse ne saurait être révoquée en doute. Les éléments nerveux qui se rapprochent le plus de ces fibres, sont les tubes nerveux du nerf olfactif.

De plus, on ne saurait prétendre, avec Bidder et Volkmann, que les fibres nerveuses minces et renfermant de la substance médullaire sont des fibres nerveuses spécialement sympathiques et douées de fonctions particulières; en effet, on observe beaucoup de fibres qui forment la transition entre les tubes larges et les tubes minces, et ces derniers se rencontrent dans des nerfs qui ne remplissent évidemment aucune des fonctions dévolues au grand sympathique.

Mais, par contre, on a fait des recherches fort importantes sur l'anatomie des fibres nerveuses. La physiologie avait démontré que les tubes nerveux devaient nécessairement être continus et isolés les uns des autres dans tout leur parcours ; toutes les observations ont, en effet, confirmé ce que l'expérience avait fait prévoir. On voit partout les fibres nerveuses parcourir, sans interruption, tout le long trajet situé entre les centres nerveux et l'extrémité terminale périphérique ; dans quelques cas, le parcours du tube nerveux est modifié par l'interposition d'une cellule nerveuse.

Il est probable que le cylindre-axe est la partie réellement active, c'est-à-dire l'élément conducteur du tube nerveux ; car on le trouve souvent seul à l'origine de ce tube et probablement toujours au niveau de son épanouissement, tandis que la substance médullaire enveloppante et la membrane primitive disparaissent en ce point. Dans les endroits où les tubes nerveux se ramifient, on observe souvent un étranglement au niveau duquel le cylindre-axe apparaît seul, sans enveloppe aucune. En rejetant la théorie des anses terminales, on n'a fait que soutenir les anatomistes qui défendaient la marche isolée des tubes nerveux. On admet, aujourd'hui, que les tubes nerveux se terminent indépendamment les uns des autres, soit sans se diviser, soit en se ramifiant ; ces opinions sont tout à fait en accord avec les théories physiologiques actuelles. Nous avons vu, en étudiant les nerfs des muscles, qu'une fibre nerveuse peut, en se ramifiant, former une infinité de ramuscules ; c'est là une disposition ingénieuse de la nature, car, de cette manière, un tronc nerveux relativement fort mince, peut fournir des fibres sensitives et motrices à une surface considérable. Il est vrai de dire que cette disposition ne se trouve que chez les animaux inférieurs; en effet, à mesure que l'on remonte l'échelle animale, le nombre de tubes nerveux diminue et finit par devenir sensiblement égal à celui des fibres musculaires. La découverte des plaques motrices est également une des plus importantes au point de vue de la physiologie actuelle. La découverte d'une substance musculaire dépourvue de nerfs, et cependant irritable (Kühne, Krause), a permis de résoudre presque complétement la question si longtemps controversée de l'irritabilité musculaire. La terminaison des nerfs sensitifs dans des corpuscules spéciaux tels que les corpuscules du tact, les corpuscules de Pacini et de Krause, offre également un intérêt spécial.

La forme des cellules nerveuses, pour y revenir encore, pas plus que celle des tubes nerveux, ne semble coïncider avec une différence dans les fonctions physiologiques de ces éléments. Les fonctions des cellules apolaires nous sont inconnues. Leur existence paraît même étrange au physiologiste. La cellule unipolaire, que l'on peut considérer comme l'origine d'un tube nerveux, semblerait devoir se relier par des commissures aux cellules voisines. La fonction dévolue aux cellules bipolaires nous est également cachée. Il est bien plus facile d'interpréter le rôle des cellules multipolaires, à cause des nombreux tubes nerveux qui en partent.

Mais si le rôle des cellules nerveuses ne nous est pas encore connu aujourd'hui, la découverte des plexus ganglionnaires innombrables, dont nous avons parlé, devra nous éclairer sur la production des mouvements des organes où on les observe. Il suffit de se rappeler les réseaux ganglionnaires sous-muqueux et le plexus myentéricus de l'appareil digestif.

La substance nerveuse possède, pendant la vie, des propriétés électromotrices analogues à celles des muscles (1).

Il est impossible de calculer la rapidité avec laquelle s'opèrent les échanges nutritifs dans les éléments nerveux ; il est cependant probable qu'ils se produisent avec une grande activité. Plusieurs faits tendent à le démontrer ; ainsi le nerf qui a été fatigué, reprend, après un repos assez court, ses anciennnes fonctions ; d'autre part, on paralyse rapidement les nerfs sensitifs et moteurs d'une région dont on a lié les artères.

Les indications bien insuffisantes, données dans les paragraphes précédents, résument notre savoir sur la nature et sur la direction des échanges nutritifs.

Ces échanges chimiques sont-ils suivis d'une transformation anatomique, ou, en d'autres termes, les tubes nerveux et les cellules doivent-ils être considérés comme des éléments persistants ou passagers ? On ne saurait répondre à cette question, car les cellules et les tubes nerveux se présentent, chez l'adulte, sous des formes beaucoup trop variables pour qu'il soit possible de distinguer des éléments jeunes, complétement développés ou anciens.

REMARQUE. — (1) Voy. DU BOIS-REYMOND, *loc. cit.*

§ 192.

Développement du tissu nerveux. — Le développement du tissu nerveux (1) chez l'embryon est un des points les plus obscurs de l'histologie actuelle.

Le cerveau, la moelle épinière, et les parties centrales des organes des sens qui prennent naissance dans le cerveau, se développent aux dépens du feuillet corné du blastoderme de Remak, c'est-à-dire qu'ils se forment aux dépens des cellules de la couche supérieure qui limitent l'axe embryonnaire ; ces faits sont certains.

Mais, par contre, nous ne connaissons pas le point d'origine des ganglions et des nerfs périphériques. On ignore si ces organes se développent aux dépens du feuillet corné, ce qui est néanmoins probable, ou bien s'ils se forment isolément dans la couche moyenne du blastoderme, pour ne communiquer que plus tard avec les centres nerveux (2). Il reste enfin une autre difficulté théorique à résoudre, c'est l'insertion de l'extrémité périphérique des nerfs sur des tissus qui, d'après nos connaissances actuelles, se développent aux dépens des feuillets moyen et inférieur du blastoderme, comme les fibres musculaires par exemple (3).

On admet généralement què les cellules nerveuses sont des cellules embryonnaires transformées.

On pense que ces cellules embryonnaires s'agrandissent, que leur masse prend un aspect finement granuleux, caractéristique, et qu'elles se transforment enfin en cellules nerveuses ; quand le développement est régulier, elles formeraient des cellules apolaires ; quand il est irrégulier, il se produirait des prolongements qui iraient communiquer avec les cellules voisines et avec les tubes nerveux naissants. On admet, en outre, que les cellules nerveuses, développées chez le fœtus, peuvent se multiplier en se dédoublant. Il faut espérer que de nouvelles recherches viendront éclairer tous ces points.

Nous avons déjà effleuré la question du développement des tubes nerveux dans la partie générale de cet ouvrage (§ 60); on admet généralement que ces tubes se forment par la fusion de cellules, de sorte qu'un tube nerveux non ramifié résulte de la réunion de cellules fusiformes ou cylindriques, rangées bout à bout en ligne droite.

Chez l'homme et les mammifères, les tubes nerveux n'ont pas, dans la première période fœtale, l'aspect blanc qu'ils prendront plus tard ; ils sont grisâtres, translucides, et ces caractères sont d'autant plus accentués que le fœtus est plus jeune. En les dissociant, on n'observe, au début, que des cellules embryonnaires, fusiformes ou simplement allongées, munies de noyaux vésiculeux. Plus tard on parvient à séparer des rangées de cellules sous forme de rubans minces, pâles, pourvus de noyaux. Ce sont là les premières fibres nerveuses qui rappellent, par leur aspect pâle et non médullaire, les éléments de Remak ; elles ont, en moyenne, de $0^{m},0023$ à $0^{m},0046$ de largeur.

Sur les nerfs plus anciens, on voit apparaître la masse intérieure spéciale aux tubes primitifs; cette masse apparaît d'abord au centre, puis, de là, se propage vers la périphérie ; il est probable que le cylindre-axe se forme en premier lieu ; la substance médullaire s'interpose plus tard entre cet axe et la membrane primitive, formée par les membranes d'enveloppe des cellules.

Ce développement a été indiqué par Schwann, et il est généralement admis dans les traités d'histologie.

Les ramifications des fibres nerveuses se forment, comme plusieurs observations semblent le démontrer, de la manière suivante : des cellules plasmatiques étoilées, ordinairement pourvues de trois prolongements, se soudent à l'extrémité d'une fibre nerveuse, déjà formée, qui s'agrandit et s'allonge vers la périphérie, grâce à l'addition de nouvelles cellules. Il est facile de suivre ce processus sur la queue des têtards et dans l'organe électrique de la torpille (4); on peut également étudier sur ces animaux les modifications qu'éprouvent les tubes nerveux à mesure qu'ils s'éloignent des centres nerveux pour se rendre à la périphérie, où on rencontre les tubes les plus nouvellement formés. Dans la queue des têtards (fig. 303), on trouve des tubes nerveux qui présentent les caractères des fibres de Remak, et qui sont pourvus de noyaux très-distants les uns des autres (1) ; d'autres tubes, dépourvus d'une enveloppe épaisse (2, *b*), sont foncés, et renferment de la substance médullaire dans leur partie supérieure, mais deviennent plus minces et pâles dans leur portion périphérique, où ils se continuent avec les cellules plasmatiques (b^1 et b^2); les prolongements filiformes de ces cellules rayonnent dans les tissus environnants (b^2). Enfin on rencontre très-souvent des tubes nerveux à enveloppe épaisse, (2, a) et à substance médullaire foncée, qui deviennent de plus en plus pâles et se transforment en un filament, comparable à un cylindre-axe, dans leur portion périphérique (2, a^3 et a^4).

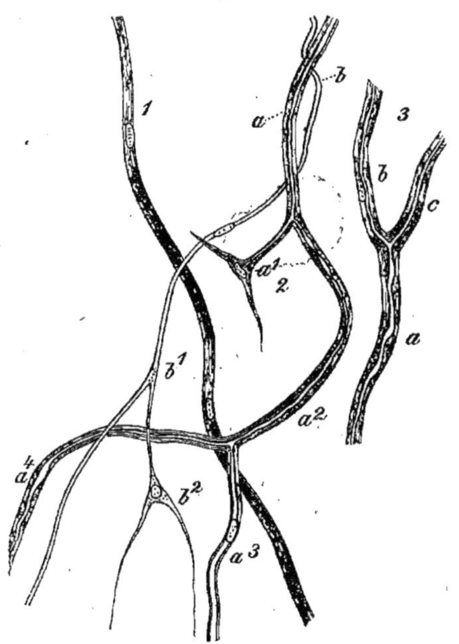

Fig. 303. — Développement des tubes nerveux dans la queue du têtard de la grenouille.

1. Tube pâle, ne contenant pas encore de substance médullaire, avec deux noyaux.
2. Tubes mieux développés, en partie remplis de moelle. a, tube nerveux sur lequel s'insère latéralement une cellule plasmatique (a^1), plus bas il devient peu à peu pâle (a^2) et se bifurque en deux rameaux (a^3 et a^4) ; b, tube nerveux avec lequel se sont soudées et fondues deux cellules étoilées (b^1 et b^2).
3. Tube nerveux encore mieux développé ; ab, tronc, b et c, les deux branches.

Nos connaissances sont encore bien imparfaites, mais les données nouvelles que nous possédons aujourd'hui sont assez complètes pour nous permettre d'abandonner toutes les théories anciennes.

En étudiant le développement de la moelle épinière, Bidder et Kupffer ont vu que, dans la substance blanche de ces organes et dans les racines des nerfs spinaux, les tubes nerveux ne se forment jamais par la réunion d'une rangée de cellules. On observe simplement des fibrilles dépourvues de noyaux et de cellules. Ces fibrilles représenteraient les cylindres-axe ; les auteurs que nous venons de citer pensent que les fibrilles s'allongent simplement pour atteindre la périphérie. Les gaînes semblent se former après coup, aux dépens d'éléments qui apparaissent entre les fibrilles.

Un de nos observateurs les plus distingués, Remak, étudia, il y a de longues années déjà, le système nerveux du têtard de la grenouille, et n'a pas admis que les nerfs pussent se développer par l'addition de cellules embryonnaires les unes aux autres ; il considéra les ramifications des nerfs de la peau comme des prolongements du ganglion spinal.

D'après Hensen, qui a également étudié les nerfs de la queue des têtards, les ramifications nerveuses s'étendraient, au début, jusqu'à la périphérie, sous forme de fibrilles très-minces, brillantes, ramifiées en forme de fourche et dépourvues de noyaux (cylindres-axes). Plus tard seulement, on observe des cellules minces, pâles, excessivement allongées et pourvues de noyaux, qui viennent former une couche autour des fibrilles ;

le cylindre-axe se trouve ainsi placé au centre d'une gaîne chargée de noyaux ; les cellules étoilées, dont nous avons parlé, restent complétement étrangères à ce développement.

Les tubes nerveux, de nouvelle formation, se distinguent par la grande altérabilité de leur substance médullaire, qui apparaît souvent sous forme de gouttelettes distinctes, puis par leur excessive finesse ; ces caractères permettent des les reconnaître dans des parties du corps dont le développement est ancien. L'accroissement d'épaisseur d'un tronc nerveux entier s'explique facilement par l'augmentation de diamètre de chaque tube nerveux en particulier.

Harting (5) a trouvé que, chez le fœtus de quatre mois, les tubes nerveux du nerf médian n'ont que $0^{m},0024$ de diamètre, tandis que, chez le nouveau-né ils ont $0^{m},009$ et chez l'adulte $0^{m},015$ de diamètre en moyenne. Le nombre des fibres primitives, dans les trois périodes de la vie, serait le suivant : 21,432 chez le fœtus ; 20,906 chez le nouveau-né ; 22,560 chez l'adulte.

L'expérience nous a appris, depuis longtemps, que les nerfs sectionnés cessent de remplir leurs fonctions, mais qu'ils les reprennent après un certain temps. Les bouts séparés se réunissent facilement, et il arrive même, quand on a excisé un nerf dans une assez longue étendue, que les deux troncs se rejoignent par l'intermédiaire d'un tissu de nouvelle formation (6).

D'après les anciennes expériences de Waller (7), confirmées par d'autres observateurs, la portion de nerf située au-dessous de la section dégénère jusque dans ses ramifications terminales ; cette dégénérescence consiste en une coagulation de la substance médullaire, qui se résorbe ensuite jusqu'à ce qu'il ne reste plus, finalement, que les enveloppes vides ; ces enveloppes finiraient par disparaître elles-mêmes. Dans le cas où les bouts de section viendraient à se rejoindre, il y aurait donc formation de nouveaux tubes nerveux. Cette dernière opinion a été contestée par Lent (8); cet auteur pense, qu'une fois les bouts de section réunis, les gaînes primitives vidées se remplissent de nouveau de substance médullaire.

D'après Hjelt (9), enfin, une partie seulement des tubes nerveux sectionnés subirait une dégénérescence complète ; ces tubes seraient remplacés par des tubes de nouvelle formation, tandis que les autres éprouveraient une simple régénération. Lent a observé une multiplication des noyaux de la gaîne primitive ; c'est là un fait fort intéressant. Il est désirable qu'on entreprenne de nouvelles recherches pour étudier le tissu intermédiaire qui se forme entre les deux bouts de la section.

On ne sait pas encore si les cellules nerveuses (10) peuvent se régénérer. On observe rarement, à l'état pathologique, des éléments nerveux développés dans d'autres néoplasmes (11) ; les tumeurs formées par des nerfs, et connues sous le nom de névromes (12), sont également rares. Ces tumeurs peuvent être formées par des tubes nerveux ou par de la substance grise.

Le diamètre des tubes nerveux diminue dans les nerfs atrophiés, et la substance médullaire est remplacée par des gouttelettes et des granulations graisseuses.

REMARQUES.—(1) Voy. le travail de SCHWANN, p. 169; KŒLLIKER, dans Annales des sciences naturelles, 3e série, Zoologie, tome VI, p. 102; ainsi que dans sa Mikrosk. Anatomie, *Anatomie microscopique*, vol. II, 1re partie, p. 533; Handbuch, 4e édition, p. 360, et ses Vorlesungen über Entwicklungsgeschichte, *Lectures sur l'histoire du développement*, p. 226; REMAK, dans Entwicklungsgeschichte, *Histoire du développement*, p. 154, etc.; BIDDER et KUPFER, dans Untersuchungen über die Textur des Rückenmarks, *Recherches sur la texture de la moelle épinière*. Leipzig, 1857, p. 48; HENSEN, dans Virchow's Archiv, vol. XXXI, p. 51. — (2) Voyez la description donnée dans Entwicklungsgeschichte, *Histoire du développement* de KŒLLIKER, p. 253 et 264.—(3) HENSEN cherche à expliquer la chose par une hypothèse ingénieuse, pour laquelle nous sommes obligés de renvoyer à l'original (*loc. cit.*).—(4) Voy. pour les nerfs du chabot, les recherches de KŒLLIKER, dans Annal. d. scienc. nat., et pour la torpille, ECKER, dans Zeitschrift für wissensch. Zoologie, *Journal de zoologie scientifique*, vol. I, p. 38. — (5) Voy. Recherches micrométriques, p. 74. — (6) Pour ces expériences exécutées par SCHWANN, STEINRÜCK, NASSE, GÜNTHER, et SCHŒN, BIDDER, STANNINS, voyez Valentin's Phys., vol. I, p. 717 (2e édition). — (7) WALLER, dans Comptes rendus, tomes XXXIII, XXXIV et XXXV; Müller's Archiv, 1852, p. 392, et Nouvelle méthode anatomique pour l'étude du système nerveux, Ire partie, Bern, 1852; SCHIFF, dans Archiv für phys. Heilkunde, *Archives de physiologie médicale*, 1852, p. 145, et dans Zeitschrift für wissensch. Zoologie, *Journal de zoologie scientifique*, vol. VII, p. 338; BRUCH, id., vol. VI, p. 135, et dans Archiv für wissensch. Heilkunde, *Archives des sciences médicales*, vol. II, p. 409; LENT, dans Zeitschrift für wiss. Zoologie, *Journal de zoologie scientifique*, vol. VII, p. 145, et la dissertation de KÜTTNER déjà citée plus haut. — (8) Voy. SCHIFF, LENT. — (9) Voyez son travail dans Virchow's Archiv, vol. XIX, p. 352.— (10) La régénération des cellules nerveuses fut soutenue par VALENTIN (Henle's und Pfeufer's Zeitschrift, vol. II, p. 242), par WALLER, WALTER (De regeneratione gangliorum. Bonn, 1853); elle fut, au contraire, niée par SCHRADER (Experimenta circa regenerationem in gangliis nerveis. Gœttingæ, 1851). — (11) Voyez VIRCHOW, dans Würzburger Verhandlungen, vol. I, p. 144, et vol. II, p. 167; l'Anatomie pathologique de FŒRSTER, vol. I, p. 261. — (12) FŒRSTER, *loc. cit.*, p. 344.

16. Tissu glandulaire.

§ 193.

Jusque dans ces derniers temps il fut très-difficile de déterminer le sens exact du mot glande (1). C'est donc avec raison qu'un spirituel anatomiste put dire il y a plus de vingt ans : qu'il est facile, à une science encore dans son enfance, de créer, à la légère, une classe d'organes désignés sous le nom de glandes, mais qu'il est bien plus difficile à cette science, une fois développée et mûrie, de fonder, et de justifier sa classification.

Au début des études anatomiques on donnait le nom de glande à tout organe dont la forme était arrondie, et dont le tissu était mou et vasculaire; plus tard, au contraire, ce fut la fonction physiologique qui devint le caractère essentiel du tissu glandulaire ; on avait remarqué que les glandes empruntent au sang des matériaux qu'elles n'emploient pas à leur propre nutrition, mais qui deviennent utiles au corps tout entier ; soit qu'il se débarrasse par cette voie de substances décomposées, ou qu'il en élabore d'autres, nécessaires aux besoins de la vie. La glande devint alors un organe de sécrétion, et on attacha une grande importance au canal excréteur. Plus tard, des études d'anatomie comparée prouvèrent l'importance relativement faible du canal excréteur, et on donna également le nom de glandes à des organes clos, dont les sécrétions ne s'écoulent jamais au dehors.

Dans ces derniers temps, l'analyse microscopique nous a fourni des caractères qui permettent de distinguer les glandes d'une manière certaine; cependant, il est beaucoup de détails de texture qui nous échappent encore.

L'étude du développement nous a également fourni, dans ce cas, les caractères les plus importants. Les parties essentielles, au point de vue physiologique, de toutes les glandes vraies, se développent aux dépens des cellules sécrétantes des feuillets corné et muqueux du blastoderme (2).

Enfin, en approfondissant l'étude du système lymphatique, on a reconnu qu'une série d'organes développés aux dépens du feuillet moyen du blastoderme, et considérés autrefois comme des glandes, devaient être rangés parmi les organes lymphoïdes.

Examinons, à présent, les caractères histologiques des glandes. Ces organes (fig. 304 et 305) sont constitués par deux espèces d'éléments :

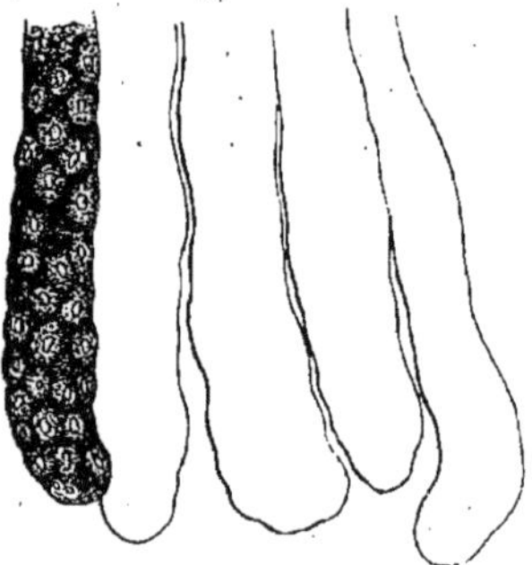

Fig. 304.
Glandes du gros intestin chez le lapin Cul-de-sac glandulaire rempli de cellules. Quatre autres culs-de-sacs vides, avec leur membrane propre.

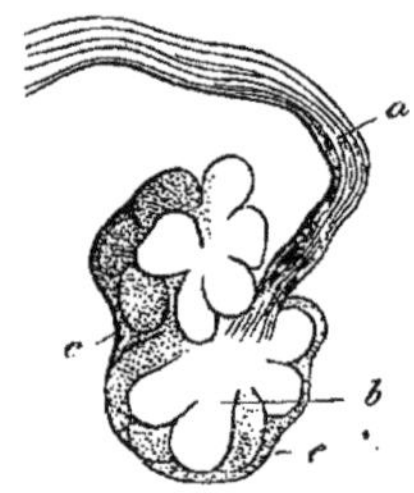

Fig. 305. — Petite glande en grappe de la muqueuse œsophagienne d'un lapin.
a, conduit excréteur ; b, lobules glandulaires ; c, tissu conjonctif périphérique.

1° une membrane transparente, mince, sans structure, désignée sous le nom de *membrane propre* ou de membrane glandulaire ; de cette membrane dépendent la forme et les subdivisions des glandes ; 2° une substance intérieure, enveloppée par la membrane propre, et constituée par des cellules glandulaires (fig. 304, 306 et 307). Il existe un troisième élément indispensable, c'est le réseau vasculaire qui tapisse la face extérieure de la membrane propre (fig. 308). La glande puise dans ses vaisseaux les substances nécessaires à sa nutrition propre et à la sécrétion.

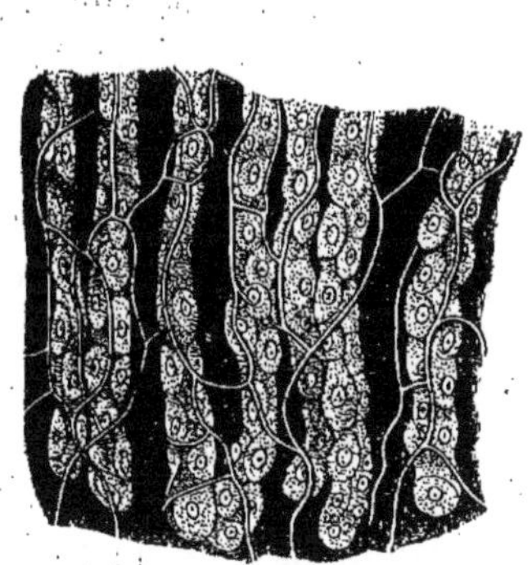

Fig. 306.
Glandes à suc gastrique de l'estomac du chien remplies de cellules et entourées d'un réseau capillaire.

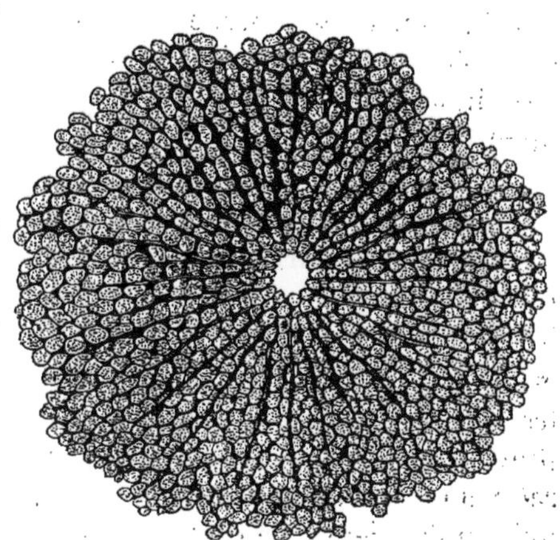

Fig. 307.
Lobule hépatique d'un enfant de 10 ans.

Deux de ces trois éléments sont constants, ce sont les vaisseaux sanguins et les cellules ; la membrane propre manque du reste bien rarement.

Signalons enfin les nerfs qui vont se ramifier dans la glande, les vaisseaux lymphatiques, l'enveloppe extérieure formée de tissu conjonctif, et même quelquefois de tissu musculaire ; puis l'existence fréquente d'un conduit excréteur spécial, souvent très-compliqué.

Remarques. — (1) Il serait bon de consulter, à ce sujet, non-seulement les ouvrages récents, mais encore le travail de Henle, dans : Allgemeine Anatomie, *Anatomie générale*, p. 889 ; pour la partie technique, voy. Frey, Das Mikroskop, *le Microscope*, 2ᵉ édition, p. 231. — (2) Voy. l'ouvrage connu de Remak. Une découverte très-importante a été faite tout récemment par His ; il a trouvé que les cellules qui forment les corps de Wolff et les glandes qui en naissent, c'est-à-dire les ovaires et les testicules, se développent également aux dépens du feuillet corné ; tandis que, auparavant, on avait été obligé, d'après les données de Remak, de leur attribuer une autre origine et d'admettre qu'elles prenaient naissance dans le feuillet moyen du blastoderme. Voyez l'article de His, dans Archiv für mikrosk. Anat., *Archives d'anatomie microscopique*, vol. I, p. 157.

§ 194.

La *membrane propre* ou membrane glandulaire apparaît sous forme d'une couche transparente, sans structure ; elle est quelquefois tellement mince qu'on ne peut en mesurer l'épaisseur, d'autres fois, elle atteint $0^{m},0011$, rarement $0^{m},0023$ d'épaisseur ; souvent elle est enveloppée et renforcée par une couche extérieure de tissu conjonctif ; la paroi ainsi formée a de $0^{m},004$ à $0^{m},0046$ et $0^{m},009$ d'épaisseur. Dans quelques cas assez rares, on observe entre ces deux membranes une couche de muscles lisses, comme par exemple dans les glandes sudoripares très-volumineuses de l'aisselle. Quelquefois, comme dans les follicules sébacés, la membrane propre est remplacée par du tissu conjonctif non développé.

Du reste, la membrane propre possède une solidité et une élasticité considérable ; elle résiste très-longtemps à l'action des acides faibles et des dissolutions alcalines étendues ; aussi se sert-on des alcalis pour démontrer l'existence de cette membrane. Sa composition chimique n'est pas encore bien connue. Il est probable qu'elle est généralement formée de tissu élastique ou d'une substance analogue.

Sous le rapport anatomique, la membrane propre sert à déterminer la forme de l'organe, comme nous l'avons déjà dit; au point de vue physiologique, elle préside à la filtration et à la transsudation du plasma sanguin. Les histologistes avaient pensé que cette membrane était excrétée par les cellules glandulaires et qu'elle durcissait ensuite; formée dans les premières périodes de la vie, elle survivrait néanmoins à plusieurs générations de cellules glandulaires. Depuis, on a émis une autre hypothèse qui paraît mieux fondée ; la membrane propre serait une simple couche modifiée, plus ou moins indépendante du tissu conjonctif adjacent, et ferait partie des tissus développés aux dépens du feuillet moyen du blastoderme. Cette hypothèse explique l'existence et l'absence alternative de la membrane propre. De plus, les cellules glandulaires semblent présenter un caractère qui les distingue des autres éléments cellulaires de l'organisme, c'est qu'elles ne sécrètent jamais de produit organisé par leur face extérieure.

La membrane propre, ou couche limitante du tissu conjonctif, se présente, comme nous l'avons dit, sous des aspects forts variés. On peut, en général, distinguer trois variétés de membrane propre, auxquelles correspondent trois formes de glandes; mais cette division n'a rien de fixe, car on observe des formes intermédiaires, et les glandes peuvent constituer des appareils tantôt simples, tantôt compliqués.

1° Dans la première variété (fig. 308), la membrane propre forme un canal étroit, de longueur inégale, presque toujours fermé à l'une de ces extrémités et ouvert à l'autre. Cette extrémité peut être libre et terminer immédiatement la glande, ou bien s'unir à d'autres éléments semblables, de manière à former un appareil compliqué. La membrane propre forme dans ce cas un cul-de-sac glandulaire. La glande porte le nom de *follicule*. On distingue les glandes folliculaires simples, où tout l'organe se compose d'un seul cul-de-sac microscopique, et les glandes folliculaires composées, dans lesquelles quelques culs-de-sac, ou un grand nombre d'entre eux, se réunissent pour former une nouvelle unité anatomique ; dans ce cas, les conduits glandulaires se divisent en rameaux, qui même se réunissent quelquefois entre eux, de manière à constituer un véritable réseau. Quand les culs-de-sac glandulaires ont une longueur considérable, comme cela a lieu pour deux glandes composées du corps de l'homme, le rein et le testicule, on peut les considérer comme une variété spéciale, et les désigner sous le nom de canaux glandulaires (fig. 311, *a. c.*).

Il est enfin d'autres follicules dont l'extrémité supérieure non divisée et terminée en cul-de-sac s'enroule en formant un véritable glomérule (fig. 309). On a désigné ces glandes sous le nom de follicules glomérulés [Meissner (1)].

2° Dans un second groupe de glandes, la membrane propre se présente sous forme d'une petite vésicule glandulaire ouverte, c'est-à-dire d'un cul-de-sac plus court et plus large, et de dimension microscopique

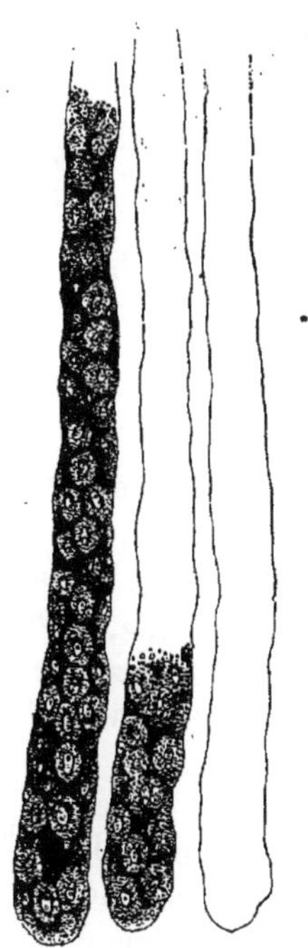

Fig. 308.
Glandes folliculaires simples de la muqueuse de l'estomac chez l'homme.

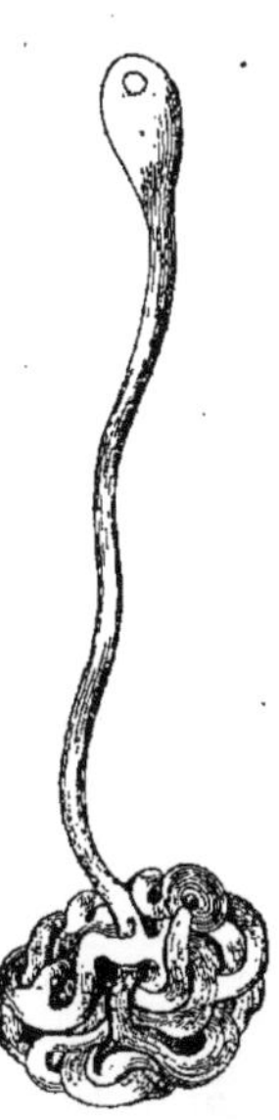

Fig. 309.
Glande glomérulée de la conjonctive d'un veau.

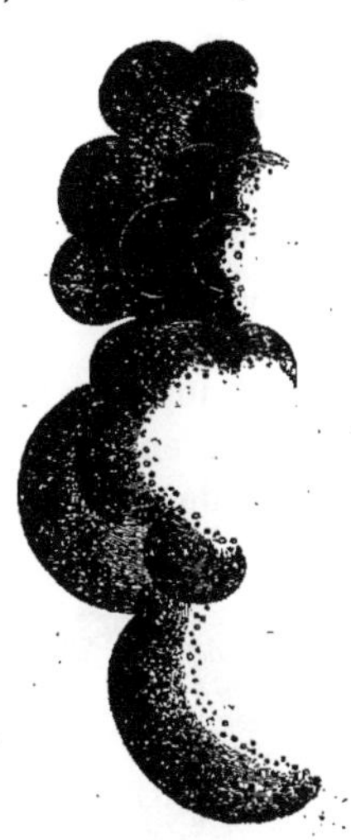

Fig. 310.
Culs-de-sac d'une glande en grappe. (Glande de Brunner de l'homme.)

(fig. 310). Ces culs-de-sac présentent souvent la forme d'une bouteille à col court et à ventre très-large ; d'autres fois ils ressemblent à une baie arrondie ou à un petit cæcum.

Ce qui caractérise surtout ces glandes, c'est la réunion des vésicules par groupes. Ces groupes, souvent peu considérables, peuvent constituer à eux seuls une petite glande microscopique, ou bien se réunir à d'autres masses semblables pour former un tout organique (fig. 305 et 312). On désigne ces groupes de vésicules sous le nom de lobules ou d'acinus (2). Les culs-de-sac glandulaires constituent, de cette manière, toute une série de glandes, dites en grappe, dont les formes et les dimensions sont très-variables, mais qui présentent, au microscope, une structure élémentaire tout à fait uniforme.

Il est difficile d'établir une ligne de démarcation nette entre ces glandes et les follicules. Si la paroi de ces derniers cesse d'être lisse, si au contraire,

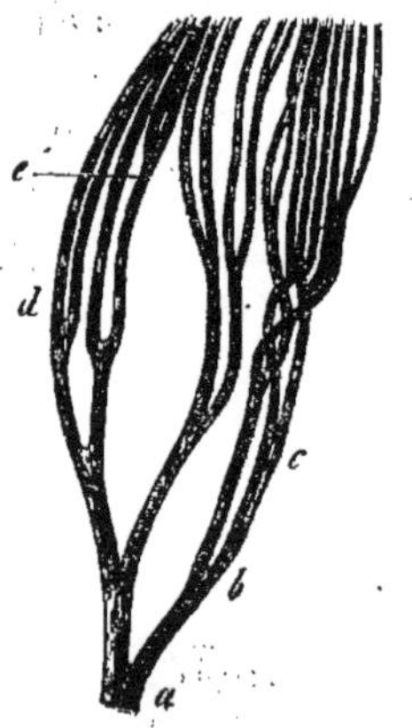

Fig. 311.
Canalicule urinaire ramifié de la substance médullaire du rein d'un chat nouveau-né : *a-e*, ramifications successives à angle aigu.

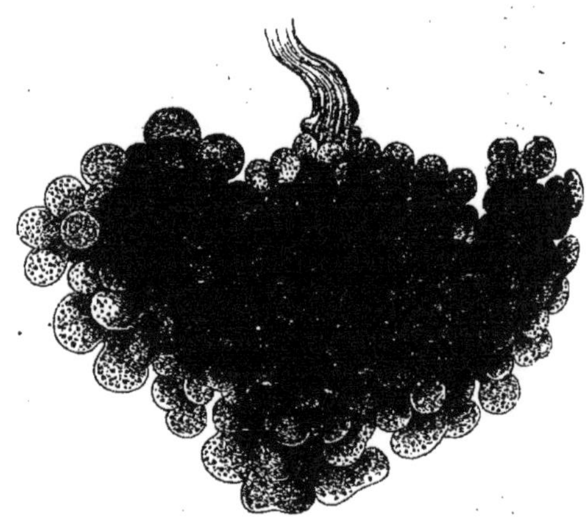

Fig. 312.
Glande en grappe de l'homme. (Glande de Brunner.)

elle devient inégale, bosselée, si elle se couvre de dépressions de forme sphérique, si, en même temps, le conduit glandulaire se ramifie, il pourra en résulter des formes intermédiaires aux deux espèces de glandes. On ne saura donc à quelle variété les rattacher.

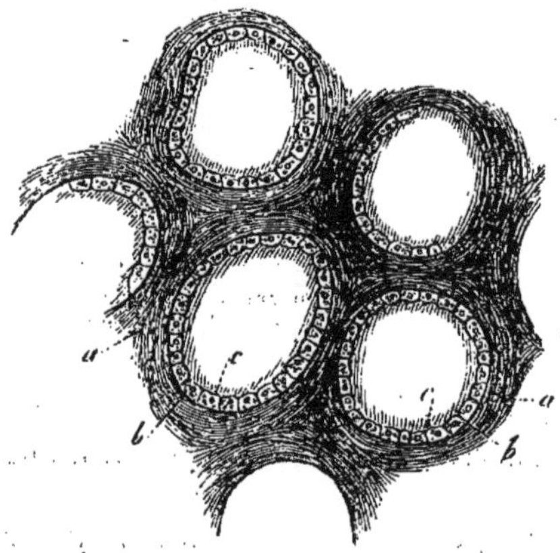

3° La troisième variété comprend les glandes dont la trame de tissu conjonctif semble constituer des capsules arrondies, fermées de toutes parts (fig. 313), et de dimensions souvent assez considérables. Ces capsules peuvent se vider par la rupture de leur enveloppe, c'est-à-dire par déhiscence ; dans ce cas, elles se détruisent, ou bien elles restent constamment fermées, et le liquide contenu transsude à travers la paroi. Le premier cas s'observe dans l'ovaire, le second dans le corps thyroïde.

Fig. 313. — Capsules glandulaires du corps thyroïde d'un enfant.
a, masse fondamentale de tissu conjonctif ; *b*, capsules, *d*, cellules glandulaires.

Mais jamais chez l'homme une capsule glandulaire fermée ne constitue à elle seule une glande complète, comme nous l'avons vu pour le follicule.

Les quelques organes qui rentrent dans la variété de glandes dont nous parlons sont toujours composés d'un grand nombre de capsules, plongées dans une masse fondamentale de tissu conjonctif.

REMARQUES. (1) — Voy. MANZ, dans Henle's et Pfeufer's Zeitschrift, 3ᵉ série, vol. V, p. 122, et MEISSNER, id., p. 129. — (2) On désigne également les culs-de-sac glandulaires sous le nom d'acinus; aussi, pour éviter toute équivoque, vaudrait-il mieux rejeter complétement cette expression.

§ 195.

Le second élément constituant des organes qui nous occupent, et le plus important, est la *cellule glandulaire ;* ces cellules se développent aux dépens des feuillets corné et muqueux du blastoderme, et conservent toujours le caractère épithélial dû à leur origine.

Chez certains animaux inférieurs, les cellules glandulaires offrent une importance tout à fait spéciale. On a découvert, en effet, chez ces animaux, des organes glanduleux composés d'une seule cellule.

Les cellules glandulaires sont situées dans les espaces vides des glandes; tantôt elles les remplissent sans ordre et sous forme de masses serrées, tantôt elles en recouvrent la face intérieure, comme un épithélium, et elles prennent, dans ce dernier cas, une forme polyédrique. Elles sont disposées en couches simples ou stratifiées.

Dans les parties de la glande qui remplissent le rôle d'organes excréteurs, les cellules glandulaires se transforment en cellules épithéliales, sans qu'il existe souvent de ligne de démarcation bien tranchée entre ces deux variétés d'éléments. Les cellules glandulaires pourraient donc être considérées comme des cellules épithéliales modifiées. Il existe en effet plusieurs organes glanduleux dont les cellules diffèrent à peine de l'épithélium, au moins au point de vue anatomique.

Les trois formes de cellules épithéliales que nous avons décrites paragraphe 86, se retrouvent encore dans les cellules glandulaires. Cependant la cellule glandulaire est plus volumineuse, à cause de ses fonctions physiologiques. Aussi ces cellules ne se présentent-elles jamais sous forme d'écailles aplaties comme l'épithélium pavimenteux; elles ont au contraire une forme cubique plus ou moins modifiée. Les cellules glandulaires à cils vibratiles n'existent pas chez l'homme, et sont du reste fort rares; jamais ces cellules ne renferment de granulations de mélanine ; on y observe par contre, assez souvent, des granulations de matières colorantes jaunes ou brunes.

Les cellules glandulaires peuvent être petites, sphériques, ou tout au moins arrondies; tels sont les éléments qui tapissent les capsules de l'ovaire ; d'autres sont plus volumineuses, comme, par exemple, celles qu'on rencontre dans les glandes sébacées de la peau et dans les glandes de Meibomius des paupières. Très-souvent le corps de la cellule s'élargit, de sorte qu'en examinant une seule face on croirait avoir sous les yeux de l'épithélium pavimenteux. Les éléments cellulaires des glandes à suc gastrique de l'estomac (fig. 314), ainsi que les cellules du foie (fig. 315) se pré-

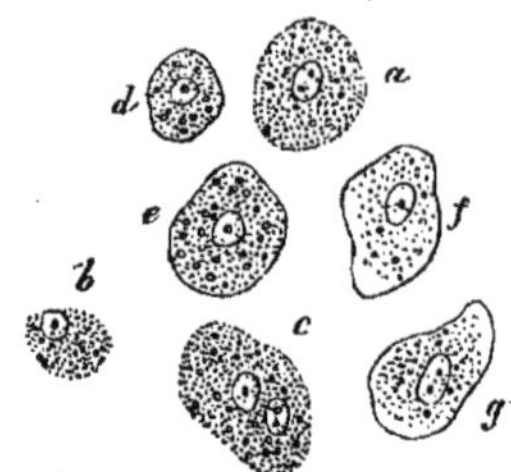

Fig. 314. — Cellules des glandes à suc gastrique de l'homme.

a, cellule dépourvue d'enveloppe; *b*, noyau entouré par les restes du corps de la cellule; *c*, cellule avec deux noyaux; *d*-*g*, cellules à bords très-nets, renfermant une quantité moins considérable de granulations.

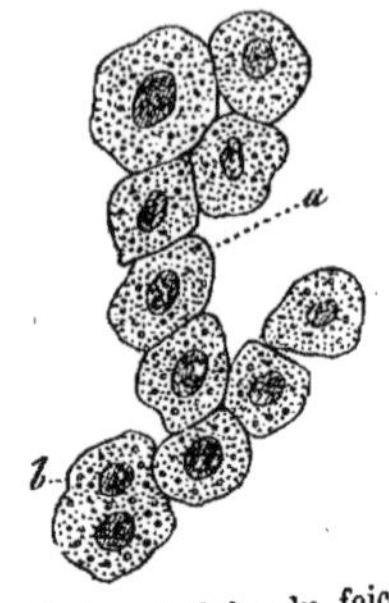

Fig. 315. — Cellules du foie de l'homme.

a, cellule à un seul noyau; *b*, cellule à deux noyaux.

sentent sous cette forme. Quelquefois, enfin, les cellules glandulaires sont cylindriques. On les observe dans les glandes de la muqueuse utérine, dans les glandes dites muqueuses de l'estomac, et dans les glandes de Lieberkühn de l'intestin (fig. 316, *d*), etc.

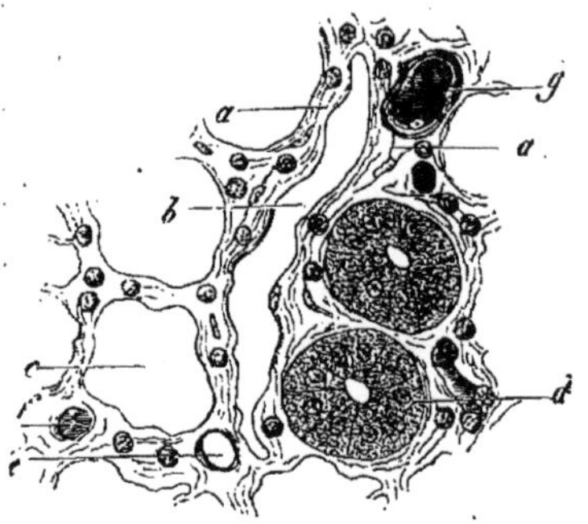

Fig. 316. — Section transversale de la muqueuse de l'intestin grêle d'un lapin, faite près de la surface.

a, tissu conjonctif réticulé, contenant des globules lymphatiques; *b*, canal lymphatique; *c*, section d'une glande de Lieberkühn; *d*, même glande avec ses cellules; *e*, *f*, *g*, vaisseaux sanguins.

Les dimensions des cellules glandulaires sont très-variables. Les cellules qui tapissent les capsules de l'ovaire ont de $0^{m},006$ à $0^{m},009$ de diamètre; les cellules polyédriques des glandes en grappe des muqueuses ont de $0^{m},006$ à $0^{m},011$ de diamètre. Celles des follicules gastriques mesurent de $0^{m},02$ à $0^{m},029$ et celles du foie à peu près autant, etc. Ces cellules renferment des noyaux de $0^{m},004$ à $0^{m},006$ et $0^{m},009$ de diamètre; on observe quelquefois deux noyaux; ils sont tantôt vésiculeux, tantôt homogènes, et peuvent se dissoudre et disparaître complétement quand la cellule vieillit. L'enveloppe de ces cellules est en général fort mince et très-délicate. La masse contenue dans ces cellules est très-variable. Nous y reviendrons tout à l'heure.

§ 196.

Les cellules glandulaires ne persistent pas longtemps à cause de leur structure très-délicate et des échanges nutritifs extrêmement actifs dont elles sont le siége; cette destruction rapide constitue un nouveau point de rapprochement entre les éléments glandulaires et les cellules épithéliales. Il est facile de démontrer, dans certaines glandes, la courte durée de l'existence des cellules glandulaires, mais il en est d'autres où ce fait semble incertain et même contestable. Les cellules du foie (fig. 315) et des reins, par exemple, paraissent être des éléments presque permanents.

Les cellules glandulaires, de même que les cellules épithéliales, peuvent disparaître par voie mécanique, quand elles sont entraînées par le liquide excrété qui balaye une étendue plus ou moins considérable des cavités glandulaires. Quand on examine, pendant la digestion, la muqueuse stomacale, surtout chez les herbivores, on observe des quantités considérables de cellules entraînées par le suc gastrique excrété (1) ; de même, on retrouve dans la matière sébacée de la peau les éléments cellulaires des glandes qui la sécrètent. Il est probable que cette desquamation cellulaire est beaucoup moins intense dans certaines glandes, telles que le rein, les glandes lacrymales, les glandes sudoripares ; dans la bile, il y a absence complète de cellules du foie.

Mais la cellule glandulaire peut encore disparaître d'une autre manière, pendant la formation même du liquide sécrété. Nous ne faisons pas allusion au développement tout à fait spécial des spermatozoïdes dans les cellules des canalicules spermatiques, mais à cette dégénérescence graisseuse physiologique que l'on observe dans certaines glandes ; le corps des cellules subit une transformation graisseuse, la cellule se détruit, se dissout, et la matière grasse formée se mêle au liquide sécrété. Ce phénomène se produit dans les glandes sébacées de la peau, dans la mamelle, dans les glandes de Meibomius et du conduit auditif externe, ainsi que dans beaucoup de glandes sudoripares (2).

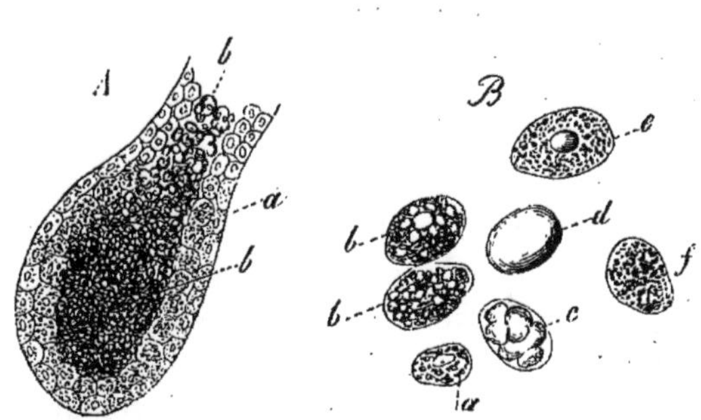

Fig. 317.

A. Cul-de-sac d'une glande sébacée. *a*, cellules glandulaires tapissant la paroi ; *b*, cellules avec contenu graisseux emplissant le cul-de-sac.

B. Cellules vues à un grossissement plus considérable. *a*, petite cellule, tapissant la paroi, et renfermant peu de graisse ; *b*, cellule plus volumineuse et chargée de graisse ; *c*, cellule dans laquelle les granulations graisseuses se sont réunies sous forme de gouttelettes ; *d*, cellule remplie d'une grosse goutte de graisse ; *e*, *f*, cellules dont la graisse s'est en partie échappée.

Ainsi donc, les culs-de-sac des glandes sébacées (fig. 317, *a*) sont tapissées par une couche de cellules (*a*), qui peut être considérée comme un prolongement modifié de la couche cellulaire de Malpighi ; cependant, les cellules qui la composent se distinguent des dernières parce qu'elles renferment beaucoup de molécules graisseuses (*b*, *a*). Quand la quantité de graisse déposée dans le corps de la cellule devient plus considérable, cette dernière augmente de volume (*B*, *b*, *f*), et se détache de la membrane propre (*A*, *b*) ; aussi trouve-t-on, dans les cavités glandulaires, des cellules de 0m,023 à 0m,045 de diamètre, remplies de granulations graisseuses (*B*, *b*), ou de gouttelettes de graisse (*c*); quelquefois même la graisse se rassemble en une masse unique, ce qui donne à la cellule l'aspect d'une véritable cellule adipeuse *a*. Pendant cette transformation, les noyaux et les enveloppes des cellules se détruisent peu à peu. Aussi trouve-t-on dans la matière sébacée de la peau, de la graisse libre et des cellules chargées de graisse comme celles dont nous venons de parler.

Des phénomènes tout à fait analogues se passent dans les glandes mammaires de la femme qui allaite. Le *colostrum*, c'est-à-dire le lait qui se forme dans les derniers temps de la grossesse, renferme des globules connus sous le nom de globules du colostrum (fig. 318, *b*); ce sont de petits corpuscules sphériques, de 0m,013 à 0m,045 de diamètre. Ils sont formés par des gouttelettes de graisse de volume variable, accumulées et maintenues ensemble par une substance unissante; quelquefois ces petites masses ont une enveloppe et un noyau. Il est évident que ces globules sont des cellules glandulaires, qui ont subi la dégénérescence graisseuse, et qui sont en voie de dissolution.

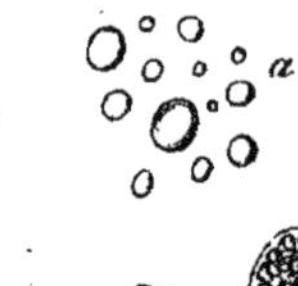

Fig. 318. — Globules du lait de la femme.
a, globules du lait; *b*, corpuscules du colostrum.

Peu de temps après l'accouchement, le lait renferme une quantité innombrable de globules (*a*), c'est-à-dire de gouttelettes de graisse entourées d'une couche extrêmement mince de caséine coagulée; leur diamètre très-variable est compris entre 0m,002 et 0m,009. A cette époque, la sécrétion devient également plus active, ce qui amène la rupture des cellules glandulaires dans l'intérieur de l'organe.

Quand le corps des cellules est chargé de fines granulations composées de substances albuminoïdes, il est plus difficile de se convaincre de la disparition de la cellule pendant la formation du liquide sécrété. Cependant on observe dans les glandes salivaires et dans les follicules gastriques un certain nombre de molécules mises en liberté, des noyaux nus, et des cellules dépourvues d'enveloppe. L'existence de ces éléments semble indiquer, d'une manière évidente, qu'il y a eu destruction de masses cellulaires considérables. On avait déjà observé ces débris cellulaires, mais interprété à rebours l'ordre des faits; car on pensait qu'ils servaient au développement de nouveaux éléments cellulaires.

Dans d'autres organes glanduleux, au contraire, dans les reins, par exemple, les substances destinées à former le liquide sécrété filtrent à travers la membrane cellulaire; les phénomènes se passent donc ici comme dans l'épithélium (3).

Il serait difficile de dire aujourd'hui comment se reproduisent les cellules glandulaires; de nouvelles recherches sont nécessaires pour élucider cette question. Il est probable, néanmoins, que les cellules nouvelles se forment par le dédoublement des anciennes. On observe du reste fréquemment dans beaucoup d'organes glandulaires des cellules à deux noyaux.

Remarques. — (1) Voyez l'article « Digestion » de Frerichs, dans Handw. d. Phys., vol. III, I, p. 750. — (2) Voy. surtout la *Pathologie cellulaire* de Virchow, 3ᵉ édition, p. 300. — (3) Les cellules du foie éprouvent souvent une infiltration graisseuse, soit à l'état normal, chez l'enfant à la mamelle, soit à l'état pathologique, et qui jamais n'entraîne la destruction des éléments cellulaires. Ce fait rappelle les cellules adipeuses, à la fois remplies de graisse et de sérum (§ 121). Voyez, pour la dégénérescence graisseuse du foie, Frerichs, *Maladies du foie*, vol. I, p. 285; Kœlliker, Würzburger Verhandlungen, vol. VII, p. 179.

§ 197.

La richesse du réseau vasculaire des glandes est en rapport avec l'importance des fonctions végétatives de ces organes; la forme de ce réseau est très-variable, car elle varie suivant l'agencement des éléments glandulaires entre eux. Les glandes en grappe, qui sont constituées par des culs-de-sac de forme sphérique, ont un réseau capillaire arrondi (fig. 319) analogue à celui qui enveloppe les cellules adipeuses réunies en masse. Dans les glandes en tubes le réseau vasculaire s'étend le long des parois

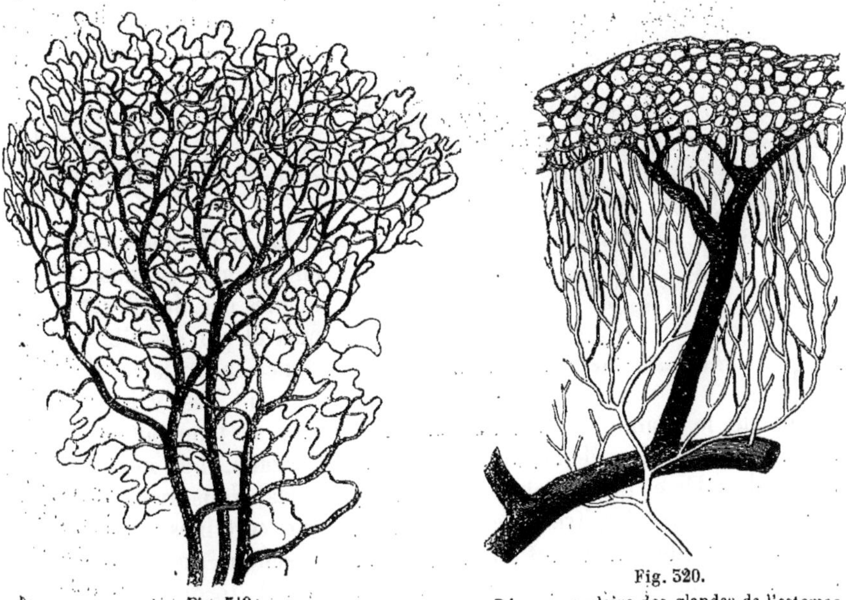

Fig. 319. Réseau vasculaire d'une glande en grappe (pancréas).

Fig. 320. Réseau vasculaire des glandes de l'estomac de l'homme.

(fig. 306 et 320); il ressemble beaucoup à celui des muscles striés et ne reprend une forme arrondie que dans les points où les orifices glandulaires sont étroitement serrés les uns contre les autres (fig. 320 en haut et fig. 321, *c*). Dans le foie le réseau vasculaire est très-riche (fig. 322); les cellules de cet organe sont enveloppées par des mailles tantôt arrondies, tantôt étoilées (voy. fig. 307). En dehors des organes dont nous venons de parler, les vaisseaux ne pénètrent jamais entre les cellules, ils ne font que tapisser la membrane propre ou les enveloppes de tissu conjonctif qui les entourent. Quand les vaisseaux sanguins pénètrent dans l'organe en traversant les tuniques enveloppantes, comme par exemple dans les ganglions lymphatiques, dans les glandes de Peyer, etc., cet organe n'est pas une glande sécrétante et on le range parmi les organes lymphoïdes.

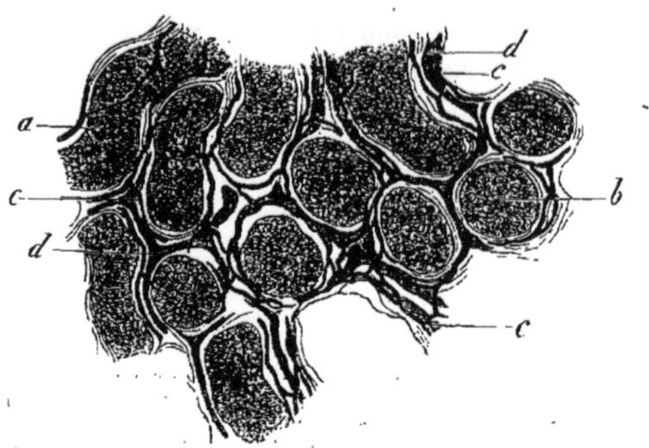

Fig. 321. — Canaux séminifères du testicule du veau. *a*, canaux vus de côté; *b*, section transversale; *c*, vaisseaux sanguins; *d*, vaisseaux lymphatiques.

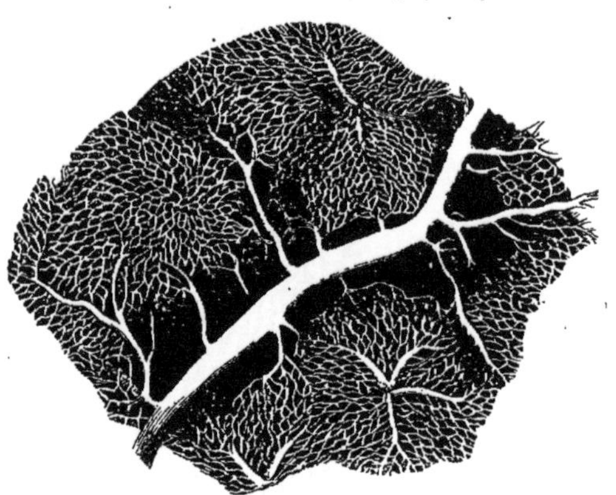

Fig. 322.
Réseau vasculaire du foie du lapin.

Les échanges nutritifs très-actifs dont les glandes sont le siége, font comprendre que ces organes soient presque toujours pourvus de vaisseaux lymphatiques. On les a étudiés d'une manière plus approfondie dans ces derniers temps. Comme exemples nous citerons les testicules et le corps thyroïde (fig. 321 *d* et 323 *d*, *f*).

Les nerfs des glandes sont encore mal connus; ils sont formés par des fibres de Remak et par des fibres à substance médullaire. Ils accompagnent les vaisseaux sanguins de la glande, les canaux excréteurs, et se trouvent en rapport immédiat avec les éléments sécrétants de l'organe. Les nerfs sont en général isolés et peu nombreux dans les glandes. Nous avons vu cependant, dans un chapitre précédent (§ 189), que certaines glandes, telles que les glandes salivaires et lacrymales, possèdent un grand nombre de nerfs. Nous avons également parlé (§ 183) de la terminaison des nerfs dans la *membrane propre*. L'étude des terminaisons nerveuses des glandes offre du reste de grandes difficultés.

Les fibres musculaires lisses jouent également un rôle important dans la composition des glandes. Elles existent tout d'abord dans la paroi du conduit excréteur; puis elles forment des faisceaux déliés entre les glandes, comme par exemple dans la muqueuse de l'estomac. On les observe également dans le tissu conjonctif qui enveloppe les culs-de-sac glandulaires, comme dans la prostate et les glandes de Cowper (Kœlliker); enfin, la paroi glandulaire elle-même peut contenir des fibres musculaires; on les a notamment rencontrées dans les glandes sudoripares très-volumineuses de l'aisselle.

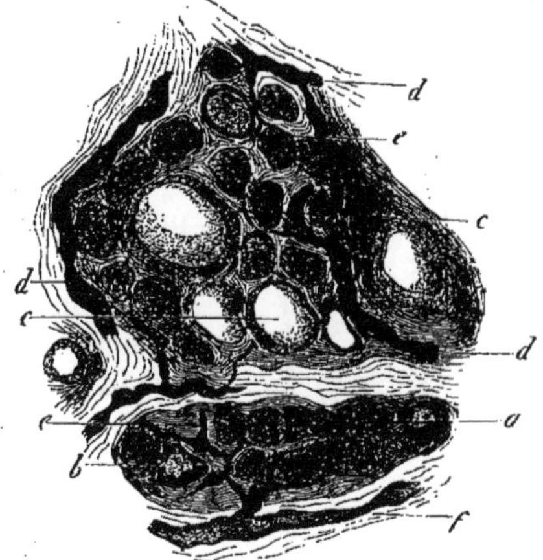

Fig. 323. — Coupe du corps thyroïde d'un nouveau-né.

a, espaces glandulaires remplis de cellules; transformation colloïde commençante *b* et accomplie *c* du contenu des capsules; *d* et *f*, canaux lymphatiques volumineux; *e*, plus déliés.

Nous dirons également quelques mots des conduits excréteurs. Nous avons vu qu'ils n'étaient pas indispensables à la formation d'une glande. Dans les cas où la glande possède même un orifice, l'existence d'un conduit excréteur n'est pas absolument nécessaire; on n'en trouve pas dans les glandes en tubes simples, car la couche cellulaire, qui tapisse le cul-de-sac, ne se modifie nullement jusque dans le voisinage immédiat de l'orifice, en un mot, il n'existe aucune ligne de démarcation sur le trajet de la glande. Cette démarcation n'existe que dans les glandes dont les culs-de-sac multiples se réunissent à leur terminaison de manière à former un conduit fort court, comme cela a lieu dans les follicules gastriques; et, dans ce cas encore, le canal commun (*stomach cell* de Todd et Bowmann) est tapissé par de l'épithélium cylindrique (fig. 324). Dans les glandes glomérulées, la portion du tube qui n'est pas enroulée et qui se dirige vers l'orifice, représente un conduit excréteur, et cependant on n'observe de modification ni dans la structure de la paroi, ni dans le revêtement épithélial; il existe néanmoins un léger rétrécissement au niveau de l'origine du tube droit. Dans les glandes en tubes compliquées, dans le rein par exemple, on trouve un système de canaux composés qui s'étendent à travers l'organe tout entier; ces canaux excréteurs sont tapissés par des cellules

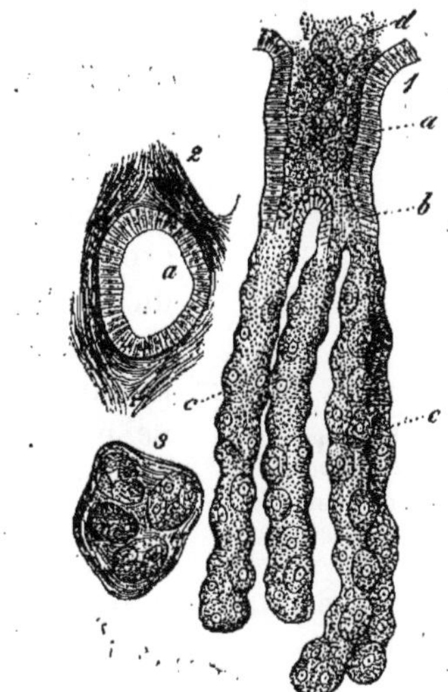

Fig. 324.

1. Glande à suc gastrique composée de l'estomac du chien. *a*, conduit excréteur (*stomach cell*) tapissé par de l'épithélium cylindrique; *b*, point de division de la glande; *c*, culs-de-sac isolés tapissés de cellules; *d*, matière contenu dans la glande, s'échappant par l'orifice excréteur.
2. Coupe transversale de l'orifice excréteur.
3. Coupe transversale contenant des cellules isolées.

épithéliales transparentes, cylindriques et assez courtes (fig. 325, *a-d*). Nous y reviendrons plus tard.

Toutes les glandes en grappe ont un ou plusieurs conduits excréteurs. Les petites glandes des muqueuses présentent la structure la plus simple (fig. 326). Les culs-de-sac, dont l'ensemble forme un lobule, se continuent par un tube mince, plus ou moins long, dont la paroi est formée par la membrane propre prolongée. Dans les glandes de très-faible volume ce premier conduit peut se réunir à un second, de manière à former un conduit excréteur commun

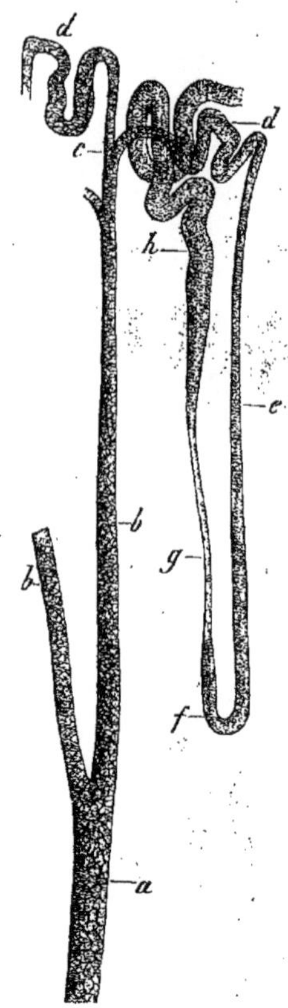

Fig. 325. — Canaux urinifères du rein du cochon d'Inde (section verticale).

a à *d*, conduit excréteur; *e* à *h*, portion secrétante.

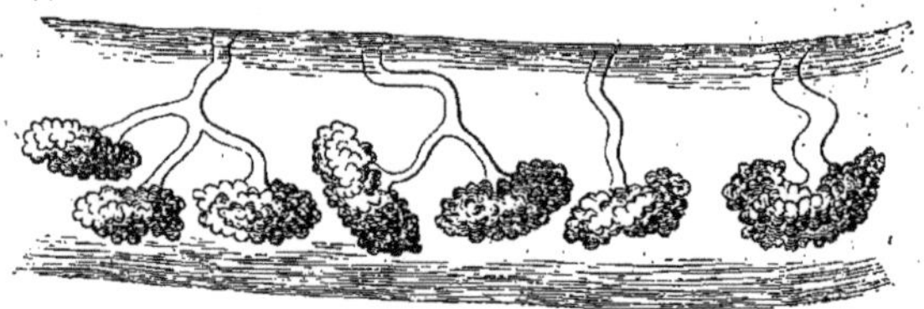

Fig. 326.
Petites glandes muqueuses; plusieurs d'entre elles viennent s'ouvrir dans un conduit excréteur commun.

(fig. 305). Dans d'autres glandes, au contraire, le système des canaux excréteurs devient plus compliqué; dans les glandes muqueuses d'un certain volume, la réunion de tous les canaux d'un même groupe de lobules ne constitue qu'une des branches du conduit excréteur terminal. La paroi de ce conduit commun, et même celle des branches de premier ordre, quand la glande est volumineuse, ne présente plus ni la consistance, ni l'homogénéité de la membrane propre; elle est formée par du tissu conjonctif à direction longitudinale, qui peut être enveloppé par une couche extérieure plus lâche; elle est tapissée intérieurement par un revêtement de cellules épithéliales. La longueur et la largeur de ces conduits sont extrêmement variables.

Ces quelques données préliminaires vont nous servir à comprendre l'agencement des canaux glandulaires dans les glandes plus volumineuses. Les divisions et les ramifications du conduit excréteur y sont plus développées, et les groupes de lobules un peu étendus représentent, en quelque sorte chacun, une glande muqueuse.

Les différences que ces organes présentent dans leur forme reposent en général sur la disposition spéciale des canaux glandulaires.

Dans le pancréas, le canal principal parcourt l'axe de la glande jusqu'à sa pointe. Plusieurs glandes, telles que les glandes lacrymales et mammaires, ont des canaux excréteurs multiples; la réunion des principales branches en un seul canal terminal n'a donc pas lieu dans ces cas.

Les ramifications déliées offrent une texture en tous points analogue à celle des glandes muqueuses; mais les canaux d'un diamètre plus considérable et le conduit terminal ont une paroi plus résistante, qui renferme un grand nombre d'éléments élastiques, enveloppés eux-mêmes par une couche de tissu conjonctif. Entre ces deux couches on rencontre, dans un certain nombre de glandes, une couche musculaire. Quand elle est peu développée, cette couche est formée de fibres-cellules longitudinales (glandes mammaires, glandes de Cowper); quand, au contraire, cette enveloppe acquiert un plus grand développement, elle se compose d'une couche externe formée de fibres longitudinales, et d'une couche interne formée de fibres transversales; il peut même exister une troisième couche intérieure aux deux précédentes et longitudinale (canaux déférents). La couche interne, formée par du tissu conjonctif, se recouvre de cellules cylindriques et se transforme en une véritable muqueuse; aussi y voit-on apparaître de petites glandes muqueuses (canaux biliaires et pancréatiques).

§ 198.

Nous terminerons par quelques remarques sur les glandes en particulier :

1° On compte parmi les *glandes en tubes* chez l'homme : les glandes de Bowmann, situées dans la région olfactive, les glandes de Lieberkühn de l'intestin grêle, les follicules du gros intestin, les glandes à suc gastrique de l'estomac, les glandes utérines. Ces glandes sont formées par des culs-de-sac plus ou moins allongés, constitués par une simple membrane propre. Leur longueur, qui dépend de l'épaisseur de la muqueuse, varie entre $0^m,22$ et $2^m,25$. et plus. Leur diamètre est très-variable ($0^m,02$ à $0^m,04$ pour les glandes de Bowmann; $0^m,047$ pour les glandes de Lieberkühn; $0^m,047$ à $0^m,11$ pour les glandes du gros intestin; $0^m,02$ à $0^m,04$ pour celles de l'estomac). Ces glandes sont parfois très-nombreuses et serrées les unes contre les autres dans la muqueuse. Nous citerons, à titre d'exemple, les glandes de Lieberkühn du chat (fig. 327). Le cul-de-sac glandulaire reste généralement indivis. Dans plusieurs glandes, celles de l'utérus et de l'estomac, par exemple, il se divise en deux, trois, et même un

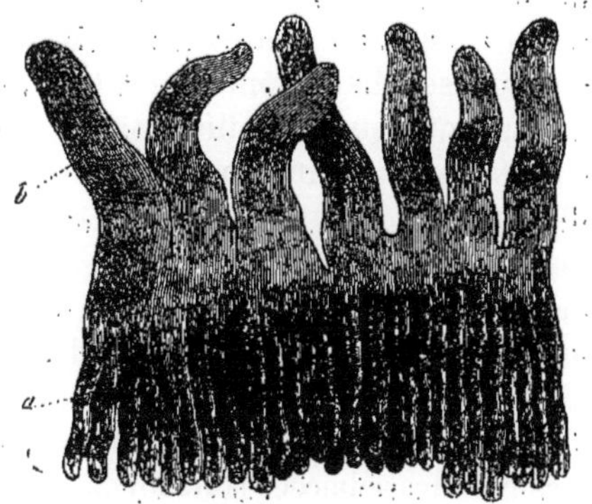

Fig. 327.
Glandes de Lieberkühn du chat (*a*) avec les villosités superposées (*b*).

plus grand nombre de rameaux. Les cellules qui tapissent les culs-de-sac sont tantôt aplaties, tantôt arrondies ou même cylindriques.

Parmi les glandes glomérulées on range les glandes sudoripares, les glandes cérumineuses et les glandes que l'on rencontre sur le rebord cornéal de la conjonctive de beaucoup de mammifères. Rarement la paroi de ces glandes est formée simplement par la membrane propre, comme dans les glandes que nous avons citées en dernier lieu. Ordinairement la paroi est plus résistante, et la première enveloppe est entourée d'une couche de tissu conjonctif; il peut même exister une couche intermédiaire, composée d'éléments musculaires longitudinaux (glandes sudoripares de l'aisselle). La paroi peut atteindre ainsi $0^m,004$, $0^m,009$ et même $0^m,015$ d'épaisseur. Le diamètre des canaux varie entre $0^m,045$, $0^m,09$ et même $0^m,14$; les tubes peuvent atteindre $0^m,22$, 2 millimètres et même 6 millimètres de longueur. Le conduit excréteur est rétréci à son origine; il s'élargit ensuite, et, au moment où il arrive dans les couches épithéliales superposées, il perd sa paroi propre. Les cellules qui tapissent les glandes sont arrondies ou même aplaties; elles renferment de la graisse.

Les glandes, en tubes, compliquées peuvent avoir une membrane homogène, comme dans le rein, ou bien cette première membrane est encore enveloppée par une couche de tissu conjonctif comme dans les testicules. Les canalicules séminifères du testicule ont environ $0^m,16$ de diamètre; les canalicules urinifères ont de $0^m,2$ et 1 millimètre à $0^m,012$ de diamètre et plus. Les cellules sont polyédriques; elles rappellent l'épithélium pavimenteux.

Les fonctions physiologiques des différentes glandes en tubes sont très-variables.

2° Les *glandes en grappe* forment une longue série d'organes de volume excessivement variable; leurs sécrétions sont également très-différentes, de même que leur importance physiologique. Parmi les glandes en grappe nous rangerons toutes les petites glandes situées dans les membranes muqueuses. Leur nombre est très-variable dans les différentes parties du corps; quelquefois elles sont accumulées et serrées les unes contre les autres comme dans quelques points de la cavité buccale et dans le duodénum (fig. 328). Quelquefois elles portent des noms particuliers, comme par exemple dans la portion de l'intestin grêle que nous venons de nommer; elles sont connues, en ce point, sous le nom de glandes de Brunner. Les glandes sébacées, les glandes de Meibomius, qui sont situées dans les paupières, et ne constituent qu'une modification des premières, doivent être également rangées dans le nombre des glandes en grappe. Les glandes sébacées sont formées, au début, par un simple cul-de-sac en forme de bouteille; mais bientôt la paroi se déprime par intervalles, de manière à constituer de nouveaux culs-de-sac; c'est ainsi que ces glandes se transforment en glandes en grappe plus ou moins bien développées. Il existe des glandes en grappe d'un volume beaucoup plus considérable; ce sont : les glandes lacrymales, les différentes glandes salivaires, le pancréas, les glandes mammaires, les glandes de Cowper et de Bartholin dans les organes génitaux; puis la prostate. On pourrait également citer les poumons, en se fondant sur leur structure et leur mode de développement.

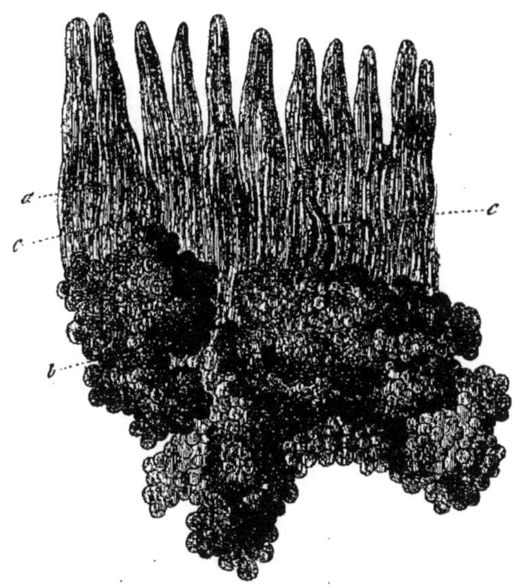

Fig. 328. — Glande de Brunner du duodénum de l'homme. *a*, villosités intestinales; *b*, corps des glandes situés dans le tissu sous-muqueux; leurs conduits excréteurs *c* viennent s'ouvrir à la base des villosités.

Les culs-de-sac glandulaires, presque toujours formés par une membrane propre assez mince, ont en moyenne de 0^{m},1 à 0^{m},04 de diamètre; ils peuvent cependant avoir un diamètre moindre ou plus grand. Ils sont remplis par des cellules arrondies ou cubiques. Ces culs-de-sac peuvent sécréter des matières très-riches en corps gras. Nous avons déjà parlé de leurs conduits excréteurs dans le paragraphe précédent.

3° Nous arrivons enfin aux glandes formées par des *cavités closes* et arrondies. Le corps thyroïde est le type de ces glandes; il est formé, en effet, d'une masse fondamentale de tissu conjonctif dans laquelle sont plongées des cavités arrondies, parfaitement closes, de 0^{m},1 à 0^{m},04 de diamètre et moins; la paroi de ces cavités est formée par du tissu conjonctif (il n'existe pas en ce point de membrane propre bien évidente); elle est tapissée par une couche de petites cellules arrondies. Il existe des capsules beaucoup plus volumineuses, qui atteignent de 1 millimètre à 4 millimètres de diamètre; ce sont les vésicules de Graaf; elles sont plongées dans une masse abondante de tissu conjonctif; à un moment donné elles se brisent; l'œuf et le liquide contenu s'échappent, puis la capsule se détruit. La face interne de ces capsules est tapissée par des cellules, petites, arrondies et pourvues de noyaux, au milieu desquelles est situé l'œuf.

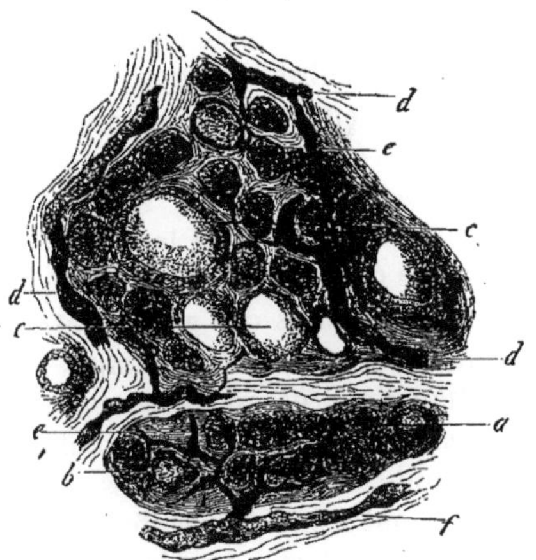

Fig. 329. — Coupe du corps thyroïde d'un nouveau-né. *a* à *c*, espaces glandulaires.

§ 199.

Composition chimique du tissu glandulaire. — La composition chimique du tissu glandulaire a été fort peu étudiée. Les notions que nous avons à ce sujet sont fort incomplètes, et c'est à peine si la nature de la membrane propre nous est un peu connue. Elle n'est pas formée par une substance albuminoïde. Elle est composée d'une matière difficilement soluble, qui résiste assez longtemps à l'action des acides et des alcalis dilués; elle offre donc certaines analogies avec les membranes hyaloïdes. Souvent même la membrane propre résiste aux alcalis concentrés; ce fait tendrait à prouver que cette membrane est formée par de la substance élastique, dont la nature indifférente semblerait avoir une grande importance au point de vue de l'activité sécrétante des glandes. Dans d'autres cas, cependant, la membrane glandulaire offre beaucoup moins de résistance, et il est impossible alors d'en déterminer la composition. Inutile de dire qu'il existe de la substance collagène, quand la membrane homogène et transparente est remplacée par des couches de tissu conjonctif.

Les cellules glandulaires constituent la partie essentielle des glandes; ces organes n'existeraient pas sans elles; elles ne présentent pas de caractères particuliers, sauf toutefois les modifications qui peuvent se produire dans leur masse intérieure. La substance qui forme leurs membranes d'enveloppe se dissout généralement même dans les acides très-dilués; quelquefois, cependant, elle offre plus de résistance, comme l'enveloppe des épithéliums auxquels ces cellules sont analogues. Les noyaux n'offrent rien de spécial.

La masse contenue dans les cellules glandulaires varie avec la nature spécifique de la matière sécrétée. Ainsi, dans les cellules du foie, on trouve des substances destinées à constituer plus tard la bile; telles sont des gouttelettes et granulations graisseuses, des matières colorantes; on y rencontre également de la matière glycogène, qui, transformée en sucre de raisin, est entraînée par le sang veineux du foie. Les cellules de la glande mammaire renferment les substances grasses du lait; celles des glandes sébacées contiennent les principes gras de l'enduit sébacé de la peau, enfin les cellules des glandes stomacales recèlent la pepsine du suc gastrique. Les cellules des glandes qui contribuent à la formation du mucus contiennent très-probablement aussi de la mucine.

Les cellules glandulaires renferment donc les substances qui composent le liquide secrété; mais ces éléments peuvent fonctionner de deux manières tout à fait différentes.

Dans une partie des glandes, ces substances sont simplement empruntées au sang, et séjournent pendant un temps plus ou moins long dans la cellule, sans subir de modification. Il en est ainsi des substances que l'on rencontre dans les cellules des glandes sudoripares et des glandes sébacées; en effet, on n'observe aucune modification chimique produite par l'intermédiaire de ces éléments. Il est cependant des glandes où les modifications opérées dans les cellules sont plus marquées ; ainsi, dans la glande mammaire, une substance albuminoïde se transforme en caséine, et le sucre de raisin y passe très-probablement à l'état de sucre de lait. Ces phénomènes établissent la transition entre les éléments cellulaires, dont nous avons parlé en premier lieu, et les cellules qui élaborent des produits tout à fait nouveaux en transformant les substances qu'elles renferment dans leur intérieur ; telles sont, par exemple, les cellules du foie qui donnent naissance aux acides de la bile.

Mais là ne s'arrêtent pas les caractères qui différencient les cellules glandulaires entre elles : tantôt elles se détachent et se détruisent en mettant en liberté la substance spéciale qu'elles renferment (cellules des glandes sébacées, de la mamelle, de l'estomac) ; tantôt, au contraire, le liquide sécrété s'échappe de la cellule qui l'a élaboré, et l'élément cellulaire persiste dans toute son intégrité (cellules des reins et du foie).

Des échanges nutritifs s'opèrent dans les glandes dans l'intérêt de leur propre développement ; aussi rencontre-t-on dans ces organes les produits de décomposition qui sont répandus dans tout l'organisme (1). C'est ainsi que Stædeler et Frerichs y ont trouvé de petites quantités de leucine, substance plus abondante dans le pancréas. La tyrosine, la taurine, la cystine, l'hypoxanthine, la xanthine et la guanine s'y rencontrent également, mais d'une manière isolée. On peut également y trouver de l'inosite et de l'acide lactique ; l'acide urique y est très-rare. Ces produits de décomposition semblent être entraînés, en partie du moins, par le liquide sécrété, ou bien par le torrent circulatoire.

Nous verrons plus loin, en étudiant les glandes salivaires, quelle est l'action chimique exercée par le système nerveux sur les glandes.

Remarque. — (1) Voy. à cet effet le Traité de physiologie chimique de Gorup, p. 646, et l'étude des organes en particulier, dans la troisième partie de notre ouvrage.

§ 200.

Développement des glandes. — Nous avons déjà signalé le caractère épithélial des glandes (1), et le mode de formation de ces organes en fournit la meilleure preuve. Une série d'organes glanduleux se développent aux dépens du feuillet corné, c'est-à-dire dans la couche cellulaire extérieure du corps du fœtus. Ils se présentent d'abord sous l'aspect de végétations en forme de massue ; on n'y observe, à ce moment, ni cavité, ni membrane glandulaire ; cette dernière se forme plus tard sur la surface du bourgeon, qui grandit et se développe grâce au dédoublement des cellules qui le constituent. La portion de peau, qui entoure les bourgeons, se transforme en une couche de tissu conjonctif qui enveloppe les glandes. Tel est le mode de développement des glandes sébacées, sudoripares, mammaires et lacrymales.

Les *glandes sudoripares* (fig. 330, *d*) apparaissent, suivant Kœlliker, vers le cinquième mois de la vie intra-utérine. Elles se développent, aux dépens des cellules de la couche muqueuse de Malpighi, sous forme de bourgeons qui pénètrent, dans les mois suivants, dans les parties profondes de la peau, et se recourbent en crochet à leur extrémité inférieure. Au même moment, le bourgeon présente une excavation canaliculée, dirigée dans le sens de son axe, et l'orifice extérieur commence à se dessiner. Les glandes sébacées, dont les premiers rudiments apparaissent un peu plus tôt, se développent aux dépens des cellules épithéliales qui forment les follicules pileux; elles ont également la forme de bouteilles ou de massues. Les cellules centrales s'infiltrent très-rapidement de graisse, tout en augmentant de volume. La prolifération cellulaire continuant, on voit apparaître les culs-de-sac que l'on observe dans les glandes achevées.

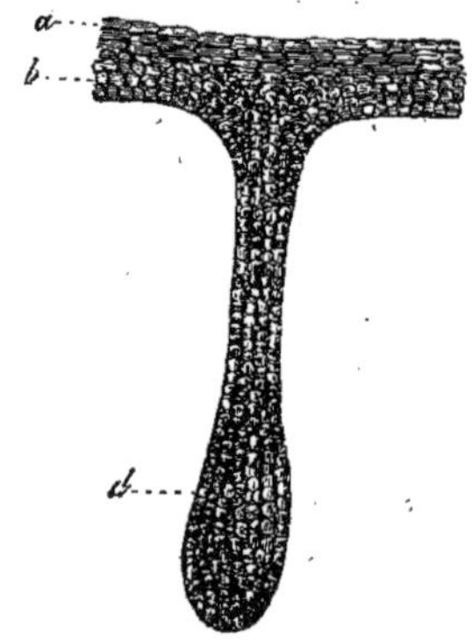

Fig. 330. — Glande sudoripore d'un fœtus de 5 mois.

a, *b*, couches superficielles et profondes de l'épiderme; les dernières forment un bourgeon qui constitue le rudiment de la glande *d*.

La *glande mammaire* se développe d'une manière tout à fait analogue à partir du quatrième et du cinquième mois. Autour de chaque amas de cellules (fig. 331) on observe une enveloppe de tissu conjonctif. Ces glandes n'atteignent leur développement complet qu'au moment de la puberté et de la grossesse.

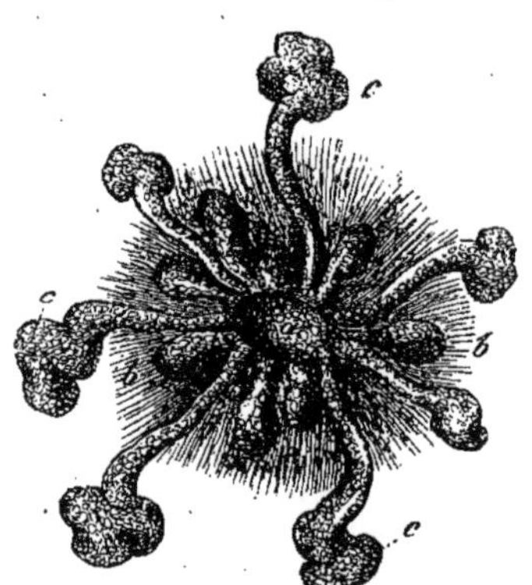

Fig. 331. — Glande mammaire d'un embryon déjà avancé, d'après Langer.

a, bourgeon central avec des prolongements intérieurs *b* et d'autres prolongements extérieurs plus étendus *c*.

Nous avons déjà dit (§ 193, remarque 2) que les parties cellulaires des ovaires et des testicules se développaient aux dépens du feuillet corné du blastoderme. Nous reviendrons sur cette question dans la troisième partie de cet ouvrage.

Beaucoup d'autres organes glanduleux se développent, d'une manière tout à fait analogue, aux dépens du feuillet muqueux du blastoderme. Nous citerons, entre autres, les glandes du tube digestif et des organes avec lesquels il est en rapport, tels que le foie, les poumons et les reins. Les cellules du feuillet corné sont remplacées, dans ce cas, par les cellules du feuillet muqueux qui forme les couches épithéliales de la muqueuse intestinale. Le développement des glandes à suc gastrique et des glandes en tubes du gros intestin est encore mal connu; on sait, au contraire, que les glandes de Lieberkühn sont formées, à l'origine, par de simples dépressions creusées dans la muqueuse. Les glandes de Brunner et les autres glandes en grappe de l'intestin sont formées, au contraire, par des bourgeons pleins. Les glandes salivaires semblent se développer d'une manière analogue; cependant il se produit dans ces organes une prolifération beaucoup plus active de petits amas de cellules arrondies, destinées à former les culs-de-sac glandulaires. Le pancréas est formé d'abord par une excavation tapissée de cellules aux dépens desquelles se développent ensuite les culs-de-sac et les lobules glandulaires. Le poumon offre un développement analogue.

Remarques. — (1) Pour le développement des glandes, en général, voyez l'ouvrage de Remak, ainsi que les Vorlesungen über Entwicklungsgeschichte, *Lectures sur l'histoire du développement*, par Kœlliker. Ce dernier fit des recherches sur le développement des glandes sudoripares et des follicules sébacés (Zeitschrift für wissensch. Zoologie, *Journal de zoologie scientifique*, vol. II, p. 67); Langer en entreprit sur celle des glandes mammaires (Denkschriften der Wiener Akademie, vol. III, IIe partie, p. 25)*.

* Les expériences de Ludwig et de Cl. Bernard sur la glande sous-maxillaire du chien ont ouvert une voie nouvelle à la physiologie et ont provoqué des recherches nombreuses sur la structure des glandes. En effet, lorsque Ludwig nous eut appris que l'excitation du nerf tympanico-lingual détermine la sécrétion de la glande sous-maxillaire, de même que l'excitation du nerf d'un muscle amène la contraction de ce muscle, les histologistes cherchèrent dans la structure de la glande des dispositions capables de rendre compte du mode d'action du nerf et du mécanisme de la sécrétion. Il en est résulté des études qui n'ont pas expliqué tous les phénomènes physiologiques observés, mais qui ont introduit des notions précises et tout à fait nouvelles sur la structure des glandes acineuses. A ce sujet, il convient de citer en première ligne les travaux de Giannuzzi (Von den Folgen des beschleunigten Blutstroms für die Absonderung des Speichels. Sächsische Academ. Sitzungsbericht. Mat. phys. 1865), de Pflüger (Die Endigungen der Absonderungsnerven in den Speicheldrüsen. Bonn. 1866), de Heidenhain (Studien des physiologischen Instituts zu Breslau, 1868), de F. Boll (Ueber den Bau der Thränendrüse in Archiv f. mikroskop. Anat., 1868, p. 146, Bd. IV. Beiträge zur mikroskopischen Anatomie der acinösen Drüsen, Berlin 1869) et de Langerhans (Beiträge zur mikrokopischen Anatomie der Bauchspeicheldrüse. Inaug. Dissert., Berlin, 1869). J'ai entrepris moi-même des recherches sur cette importante question, et bien que je n'en aie pas encore publié le résultat, je m'en servirai pour la rédaction de cette note.

Les glandes acineuses sont toutes construites sur le même type. Leurs éléments essentiels sont des cellules disposées dans des culs-de-sac à la manière des épithéliums de revêtement. La forme de ces cellules est variable; le plus généralement elles ont l'apparence de pyramides dont la base est appuyée sur la paroi du cul-de-sac et dont le sommet correspond au centre de l'acinus. Ce sommet, qui est légèrement arrondi, limite une cavité centrale ou lumière, dont le contour se trouve ainsi festonné. Le contenu des cellules glandulaires n'est pas le même dans toutes les glandes acineuses. Il est en rapport avec le produit sécrété. Si la glande sécrète du mucus, les cellules sont grandes, nettes et transparentes. Si le produit de la sécrétion contient des ferments, les cellules sont très-granuleuses. C'est ainsi que les glandes sous-maxillaires, sublinguales, buccales, etc. qui secrètent du mucus sont des exemples remarquables du premier genre, et que le pancréas et les glandes de Brunner sont des modèles du second.

La couche qui limite les culs-de-sac a été considérée par la plupart des histologistes comme une membrane amorphe (basement membrane de Bowman); c'est là une erreur qui résulte des moyens que l'on employait pour la mettre en évidence, en particulier des solutions de potasse. Cette membrane renferme des noyaux plats. F. Boll dans son dernier travail la considère même comme formée par des cellules plates, ramifiées, anastomosées les unes avec les autres et constituant ainsi un réseau dont les mailles sont comblées par des expansions membraneuses. Dans un travail antérieur, F. Boll (Arch. f. mikr. Anat., t. IV, p. 146) pensait que ces cellules forment un réseau dont les mailles sont vides, et qu'elles envoient entre les cellules glandulaires des prolongements qui pénétreraient jusqu'au centre de l'acinus; mais il revient dans son dernier travail sur cette manière de voir; aujourd'hui il ne convient donc plus de la critiquer.

Les conduits excréteurs des glandes acineuses sont tapissés par un épithélium cylindrique dont les cellules, implantées perpendiculairement, présentent des stries fines longitudinales et montrent sur leur face libre un épaississement comparable au plateau des cellules à cils vibratiles. Ces stries ont été considérées par Pflüger (Die Speicheldrüsen in Handbuch von Stricker, 1869) comme des

17. Les vaisseaux.

§ 201.

Le terme de *tissu vasculaire* ne peut être appliqué que dans un sens fort restreint. La couche la plus interne seule est partout formée par des cellules aplaties, soudées les unes aux autres et très-analogues à l'épithé-

filaments nerveux terminaux; mais ils me paraissent avoir une tout autre signification, ainsi que je le dirai un peu plus loin.

Outre les conduits glandulaires à cellules striées, on trouve encore des conduits beaucoup plus étroits et tapissés de cellules plates (F. Boll.), et de plus un système de canalicules, découvert par Langerhans dans le pancréas du lapin, et qui est comparable à celui que l'on connaissait déjà dans le foie (pour la description et l'historique, voy. l'article consacré à ce dernier organe). De la lumière centrale du cul-de-sac partent des canalicules qui cheminent entre les cellules glandulaires et forment autour d'elles un réseau dont les canaux les plus superficiels sont situés au-dessous de la membrane propre. Ces canalicules sont d'une finesse extrême, ils ont seulement 0,002 à 0,004 de diamètre, ils ne peuvent être injectés qu'avec le bleu de Prusse soluble et à l'aide d'une pression continue. Je les ai injectés très-facilement dans le pancréas, mais je n'ai pu les obtenir encore sur la glande sous-maxillaire du chien; la matière colorée a rempli la lumière des acinis, mais elle n'a pas pénétré au delà.

Il est une disposition très-générale des glandes acineuses bien étudiée par F. Boll dans son dernier travail et qui est relative aux lymphatiques de ces glandes. Ludwig et Tomsa (die Lymphwege etc. in Wiener Acad. 1862) avaient montré que dans les testicules, les conduits séminifères sont séparés les uns des autres par des espaces où circule la lymphe ; ou bien pour rendre compte de la même disposition sous une autre forme, que les tubes séminifères sont plongés dans un vaste sac lymphatique. Les lymphatiques formeraient dans les glandes acineuses un système entièrement comparable. Les culs-de-sac de la glande seraient séparés par des fentes dans lesquelles circulerait la lymphe.

J'ai moi-même étudié cette disposition, et il me semble qu'elle a une signification plus générale encore. Ces fentes sont le plus souvent limitées par des faisceaux de tissu conjonctif recouverts de cellules plates qui ne forment pas un revêtement continu. Dès lors, je pense qu'il s'agit là d'espaces semblables à ceux qui existent entre les faisceaux du tissu conjonctif. Il est certain que ceux qui ne connaissaient pas la structure du tissu conjonctif lâche, telle que je l'ai décrite à la page 280 de cet ouvrage, prenaient très-facilement pour des lymphatiques les espaces compris entre les faisceaux de tissu conjonctif. Cette confusion n'est pas très-grave puisque la lymphe circule dans ces espaces, mais cependant elle est fautive en ce sens qu'elle établit une erreur anatomique.

Avant d'en arriver au mécanisme de la sécrétion de la glande sous-maxillaire du chien, je dois ajouter quelques détails de structure relatifs à cette glande et à toutes celles qui sécrètent du mucus. Quand on a fait macérer pendant quelques heures des fragments de ces organes dans du sérum iodé, dans une solution de bichromate de potasse à $\frac{2}{1000}$ ou dans une solution faible d'acide picrique, on en obtient, par la dissociation, des cellules globuleuses, transparentes, et qui portent un prolongement plus ou moins allongé et formé d'une matière granuleuse. Au niveau de celui-ci et dans l'intérieur de la cellule, il existe un noyau aplati. A coté de ces cellules, on en observe d'autres beaucoup plus petites, chargées de granulations, anguleuses et possédant un noyau sphérique. Le plus souvent ces dernières cellules sont soudées à des cellules semblables et constituent ainsi des groupes en forme de croissant ou de demi-lune.

Sur des coupes pratiquées sur les glandes après durcissement dans l'alcool ou mieux dans une solution saturée d'acide picrique, on reconnaît que ces croissants, découverts par Gianuzzi, sont placé, dans les culs-de-sac entre leur membrane limitante et les cellules muqueuses, non pas sur toute la surface de la membrane, comme on le croit généralement, mais seulement à l'extrémité des culs-de-sac. Sur les mêmes préparations, on constate que les cellules muqueuses sont soudées les unes aux autres par une substance réfringente qui forme entre elles un liséré régulier, et que le noyau plat de ces cellules est toujours appliqué sur celle de leurs faces qui repose sur la membrane du cul-de-sac. Ce noyau y est maintenu par une substance granuleuse, que je considère comme un amas de protoplasma.

C'est à Heidenhain que revient le mérite d'avoir étudié le premier les modifications histologi-

lium. Ces cellules forment à elles seules la paroi des vaisseaux les plus simples. Quant aux autres tuniques vasculaires, qui viennent renforcer la paroi, elles sont toutes formées par du tissu conjonctif, du tissu élastique

ques qui surviennent dans la glande sous-maxillaire après l'excitation prolongée du nerf tympanico-lingual. J'ai répété un grand nombre de fois cette remarquable expérience, et les résultats auxquels je suis arrivé confirment certaines des conclusions d'Heidenhain, mais elles en infirment d'autres.

Lorsque, dans l'espace de plusieurs heures, on a obtenu par l'excitation galvanique de la corde du tympan une quantité de salive de 75 à 125 grammes pour une glande du poids de 7 à 12 grammes, on observe sur de bonnes préparations de la glande des modifications très-considérables du contenu des culs-de-sac glandulaires. A la place des grandes cellules muqueuses, il existe des cellules beaucoup plus petites, formées d'une matière granuleuse. Heidenhain admet que les cellules muqueuses se sont détruites pour former la matière de la sécrétion, et que leurs débris se sont échappés avec le liquide salivaire. Les cellules détruites seraient alors remplacées par les petites cellules des croissants de Giannuzzi, proliférées et agrandies. Heidenhain a étudié les glandes modifiées sur des préparations obtenues par le durcissement dans l'alcool, la coloration au carmin et l'action de la glycérine acidifiée par l'acide acétique. De plus ses expériences ont été faites sur des chiens endormis avec la morphine, d'après les renseignements qu'il m'a donnés lui-même. Je me suis convaincu, en répétant ces expériences, que le durcissement dans l'alcool ne fournit pas des préparations suffisamment nettes pour apprécier un processus physiologique aussi délicat. En outre, j'ai recueilli des salives différentes, suivant que le chien avait été opéré sans anesthésique ou qu'on lui avait administré du chlorhydrate de morphine. Dans le premier cas, la salive est fluide et ne contient pas de corps qui puissent être assimilés à des débris de cellules ; dans le second cas, la salive est épaisse et renferme des corps transparents dont la forme est très-variable. Ces corps sont des cylindres courts ou très-allongés, terminés par des surfaces mousses ou en forme de fuseau ; ou bien ce sont des masses oblongues, arrondies à une de leurs extrémités et coniques à l'autre. Quelques-uns de ces corps sont cylindriques et présentent sur certaines de leurs portions des renflements fusiformes. Tous ces corps sont simplement des moules comparables à ceux que l'on trouve dans les urines albumineuses, et qui constitués par du mucus épais ont été comprimés et rejetés par les canaux excréteurs. Ces canaux ne contiennent pas de fibres musculaires dans leur paroi, mais il est bien probable que leurs cellules épithéliales striées sont contractiles. C'est à leur activité qu'il faut rattacher l'expulsion presque instantanée de la salive sous l'influence de l'excitation du nerf tympanico-lingual.

Pour étudier la glande sous-maxillaire saine et après la galvanisation prolongée de la corde du tympan, j'y ai pratiqué des coupes après durcissement dans l'acide picrique et je les ai colorées avec le picro-carminate d'ammoniaque. Sur de semblables préparations, j'ai pu constater de la manière la plus évidente que, sous l'influence de la secrétion abondante provoquée par l'excitation des nerfs, les culs-de-sac glandulaires perdent de leur diamètre et que les cellules muqueuses se vident peu à peu de leur contenu sans se détruire. A l'aide d'un grossissement de 400 à 600 diamètres, on constate encore les modifications suivantes : le noyau plat qui occupe le fond de la cellule s'est gonflé, est devenu sphérique et a maintenant un double contour évident ; le protoplasma granuleux qui englobe le noyau a pris un volume plus considérable et s'est étendu dans l'intérieur de la cellule, tandis que la portion muqueuse de celle-ci a diminué ou même a complétement disparu. Les cellules du croissant marginal se sont également gonflées et sont beaucoup plus distinctes les unes des autres. Dans certains culs-de-sac, toutes les cellules ont perdu leur mucus et sont transformées en cellules granuleuses; dans d'autres culs-de-sac, l'on peut suivre toutes les modifications successives qui amènent cette transformation.

En résumé, le produit sécrété par les glandes muqueuses provient de leurs cellules ; mais pour le former les cellules glandulaires abandonnent simplement la matière élaborée dans leur intérieur ; elles ne se détruisent pas entièrement, comme l'a dit Heidenhain. Leur portion active (noyau et protoplasma) persiste, et c'est elle qui très-probablement répare les pertes de la sécrétion.

L'excrétion n'est pas due à l'endosmose, car celle-ci devrait gonfler les culs-de-sac, et l'on a vu qu'ils sont au contraire diminués. Pflüger (loc. cit.) a cherché à expliquer par l'action directe des nerfs sur les cellules l'effet si remarquable obtenu par l'excitation de la corde du tympan. En employant l'acide osmique pour préparer la glande, il a vu des filaments nerveux traverser la membrane du cul-de-sac et pénétrer dans les cellules; mais cette disposition n'a été observée par aucun autre histologiste et je l'ai recherchée vainement. Du reste, elle ne pourrait rendre compte du mécanisme de la secrétion et de l'excrétion. Cette dernière, qu'il ne faut pas confondre avec la secrétion ou élaboration des produits de la glande, s'effectue dans les gros conduits glandulaires, tapissés d'épithélium strié, par une véritable contraction, ainsi que le démontre la forme des masses muqueuses trouvées dans la salive sous-maxillaire. R.

ou des fibres musculaires; ces tissus, nous les avons déjà étudiés précédemment. Comme les vaisseaux les plus déliés, et qui présentent la structure la plus simple, se continuent successivement avec les troncs vasculaires plus volumineux et d'une texture plus compliquée, nous embrasserons dans une même description les *vaisseaux sanguins* et les vaisseaux *lymphatiques*.

On distingue les canaux qui conduisent le sang du cœur vers les organes, c'est-à-dire les artères, de ceux qui le ramènent vers l'organe central, c'est-à-dire les veines. Les branches de ces deux ordres de vaisseaux sont reliées entre elles par le système des vaisseaux capillaires. Ces derniers jouent, au point de vue physiologique, le rôle le plus important; les veines et les artères ne font en effet que conduire le sang; il s'effectue par contre, à travers la mince paroi des vaisseaux capillaires, des échanges entre le liquide sanguin et les sucs organiques.

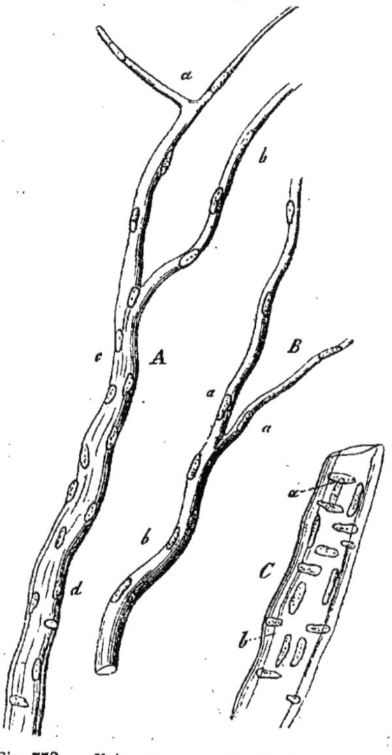

Fig. 332. — Vaisseaux sanguins de la *pie-mère* de l'homme.

A. Tronc vasculaire *c* qui se bifurque à son extrémité supérieure en deux capillaires très-fins *a* et *b*; à son extrémité inférieure *d* ce vaisseau possède une double membrane.

B. Vaisseau analogue *b* ramifié en *a*.

C. Vaisseau plus large avec ses deux tuniques; l'une interne *a* avec ses noyaux longitudinaux; l'autre externe *b*; on aperçoit en outre les noyaux transversaux situés entre ces tuniques.

Les vaisseaux très-déliés ont généralement une paroi distincte des tissus environnants; on leur donne, dans ce cas, le nom de *vaisseaux capillaires*. Dans d'autres cas plus rares, cette paroi est confondue et soudée avec le tissu environnant; le sang paraît alors circuler dans un véritable canal; nous désignerons cette variété de vaisseaux sous le nom de *canaux capillaires*. Enfin, des recherches récentes nous ont appris que, dans le parenchyme splénique, le sang circulait dans un système lacunaire dépourvu de paroi propre; nous désignerons cette variété de vaisseaux sous le nom de *lacunes capillaires* (2).

Les vaisseaux capillaires les plus fins, et que l'on ne trouve du reste pas dans toutes les parties du corps, sont tellement minces qu'ils laissent à peine passer les globules sanguins même comprimés. Ils ont en moyenne de $0^m,004$ à $0^m,006$ de diamètre, mais ils peuvent atteindre $0^m,012$ et même plus de diamètre.

On supposait, jusque dans ces derniers temps, que ces canaux (fig. 232, *A*, *B*) offraient une texture extrêmement simple. Leur paroi, ordinairement très-unie, paraît complétement transparente et amorphe; elle est extensible, très-élastique, et résiste pendant longtemps à l'action des réactifs chimiques; ces caractères la rapprochent du sarcolemme des fibres musculaires et de la gaîne primitive des nerfs. Dans la paroi on observe des noyaux arrondis ou allongés, pourvus de nucléoles; ils ont, en moyenne, de 0^{m},004 à 0^{m},006 de diamètre; ils sont irrégulièrement distribués, mais assez distants les uns des autres (*A*, *a*, *b*, *B*, *a*); quelquefois cependant ils alternent (*A*, *a*, *B*, *b*). On rencontre toujours cette dernière disposition dans les vaisseaux dont le diamètre est de 0^{m},01 et plus (*A*, *c*); la structure de la paroi reste la même, quant au reste; son épaisseur seule varie et peut atteindre 0^{m},0018. L'axe longitudinal des noyaux est parallèle à celui des vaisseaux; aussi les a-t-on désignés sous le nom de noyaux ovalaires allongés.

Remarques. — (1) Voyez l'Anatomie générale de Henle, p. 473; les ouvrages de Gerlach, p. 207; Kœlliker (Gewebelehre, *Histologie*, p. 586); Todd-Bowmann, vol. II, p. 315, et Hessling, p. 246. — (2) Cette terminologie sera justifiée dans la troisième partie de cet ouvrage.

§ 202.

On a admis pendant de longues années que la paroi des vaisseaux capillaires n'offrait pas d'autre texture que celle que nous venons d'indiquer; on ne possédait, en effet, aucun moyen d'investigation à l'aide duquel il fût possible d'étudier la structure intime de cette membrane transparente pourvue de noyaux.

Auerbach, Eberth et Aeby (1) eurent l'heureuse idée de se servir de solutions très-étendues de nitrate d'argent, et parvinrent à reconnaître les moindres détails de texture de la paroi; on sait que le nitrate d'argent a la propriété de faire apparaître les limites des cellules les plus déliées, telles que les cellules épithéliales et les fibres musculaires de la vie organique, sous forme de lignes foncées, très-bien marquées. En se servant de ce moyen, on trouve que la membrane transparente est formée de cellules plates, à bords irréguliers; ces cellules sont munies d'un noyau et sont recourbées dans le sens de la lumière du vaisseau (fig. 333).

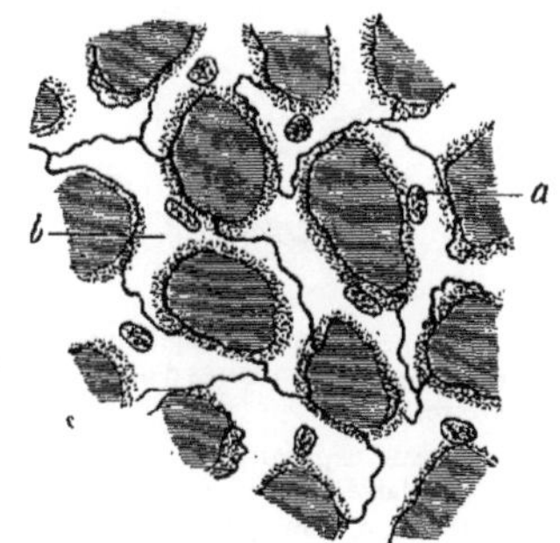

Fig. 333. — Réseau capillaire du poumon d'une grenouille (préparation traitée par le nitrate d'argent). *b*, cellules vasculaires; *a*, leurs noyaux

Dans les troncs vasculaires de moyen et de gros calibre on retrouve également les mêmes cellules, mais elles sont déjà modifiées. D'autres observateurs les y avaient déjà aperçues, car leurs limites sont visibles sans aucun artifice de préparation. On a décrit ces cellules sous le nom d'épithélium des veines, des artères et des cavités cardiaques (§ 87). En effet les cellules vasculaires font partie de l'épithélium du feuillet moyen du blastoderme, que His a décrit sous le nom d'*endothélium* (§ 98). Auerbach (2) a proposé de donner à ce tissu le nom de *périthélium*.

Les cellules dont nous parlons sont plus ou moins fusiformes ou polygonales, suivant le diamètre du vaisseau. Les cellules de la première variété sont limitées par des lignes légèrement dentelées et ondulées ; elles ont, en moyenne, de 0^m,067 à 0^m,090 de long sur 0^m,009 à 0^m,004 de large. Ces cellules s'observent dans les vaisseaux capillaires les plus déliés, elles occupent une position verticale, plus rarement oblique par rapport à l'axe longitudinal du vaisseau dont elles constituent la paroi. Sur une coupe transversale on trouve en moyenne deux à trois, rarement quatre cellules. Dans beaucoup de vaisseaux excessivement minces on rencontre des espaces où la paroi est formée par une seule cellule dont les bords se touchent. De ce nombre sont les vaisseaux capillaires du cerveau, de la rétine, des muscles et de la peau.

Les vaisseaux capillaires d'un diamètre plus considérable sont formés par les cellules de la seconde variété. Elles forment tantôt des figures polygonales régulières, comme dans la choroïde du chat et dans la membrane clignotante de l'œil des oiseaux ; ou bien elles ont une forme irrégulière et sont effilées en pointe (fig. 333). On en rencontre de deux à quatre sur une section transversale. Leur longueur est naturellement fort variable ; elle peut atteindre quelquefois 0^m,067 et même 0^m,15. Les dentelures des cellules qui s'engrènent les unes dans les autres présentent, au microscope, un aspect tout à fait particulier (3).

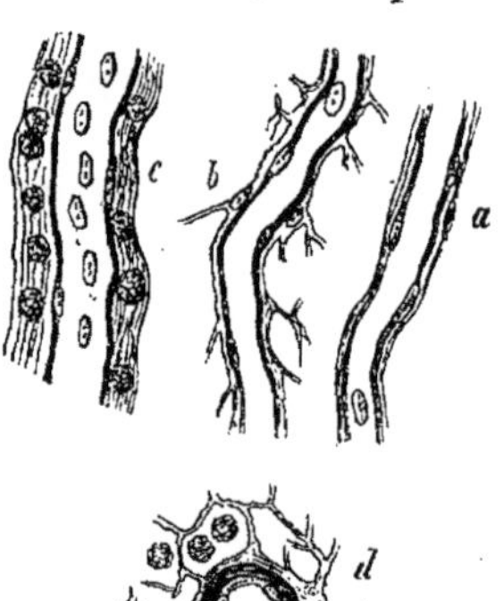

Fig. 334. — Vaisseaux capillaires et petits troncs vasculaires d'un mammifère.

a, vaisseau capillaire du cerveau ; *b*, capillaire d'un ganglion lymphatique ; *c*, tronc plus volumineux avec sa gaîne lymphatique (intestin grêle) ; *d*, section d'une artériole d'un ganglion lymphatique.

Dans beaucoup de parties du corps, les vaisseaux capillaires sont uniquement formés par le tube celluleux que nous venons de décrire, mais il est plusieurs régions dans lesquelles le tissu conjonctif adjacent entoure les vaisseaux capillaires, même les plus déliés, en formant autour d'eux une enveloppe extérieure connue sous le nom de *membrane adventice* (4). C'est ainsi que les capillaires du cerveau (fig. 234, *a*) sont enveloppés par une membrane très-lâche, homogène et pourvue de noyaux, et que les capillaires des organes lymphoïdes (*b*) sont étroitement entourés par du tissu conjonctif réticulé. Sur les troncs plus volumineux, mais appartenant toujours aux vaisseaux capillaires, l'enveloppe de tissu conjonctif peut être placée à une petite distance du vaisseau (*c*); l'intervalle qui en résulte est alors affecté à la circulation lymphatique. Nous reviendrons plus tard sur ces *gaînes lymphatiques;* nous ferons seulement observer qu'il ne faut pas décrire une gaîne lymphatique chaque fois que l'on observe une membrane adventice qui renferme des cellules lymphatiques.

Dans les cas dont nous venons de parler, la paroi du vaisseau capillaire est facile à reconnaître, parce qu'elle est indépendante; mais dans beaucoup d'autres circonstances les cellules vasculaires se soudent d'une manière si étroite au tissu voisin, qu'on ne parvient à les isoler qu'à l'aide de réactifs très-énergiques, si même on peut obtenir ce résultat. Il est évident que la limite des cellules devient toujours visible quand on a recours à l'imprégnation d'argent. Telle est la texture du canal vasculaire proprement dit. On retrouve la même disposition dans l'épiderme, dans certaines membranes solides formées de tissu conjonctif, et dans la membrane pupillaire de l'œil du fœtus (5).

Remarques. — (1) Voyez § 58, remarque 1, les indications relatives à cette remarquable découverte. — (2) *Loc. cit.*, § 192. Il est nécessaire que cette manière de voir soit encore contrôlée par l'étude du développement; du reste, une objection a déjà été posée par Stricker (Wiener Sitzungsberichte, vol. LII, tirage à part). L'auteur s'attache à la nature intercellulaire du vaisseau capillaire, et le considère comme formé de cellules soudées entre elles et représentant un canal creux constitué par du protoplasma. — (3) Voy. l'article de Eberth dans le sixième volume des Würzburger Verhandlungen, p. 27; nous avons suivi dans notre article les indications de cet auteur. — (4) Voy. His, dans Zeitschrift für wissensch. Zoologie, *Journal de zoologie scientifique*, vol. X, p. 340. L'auteur pense que la membrane adventice des capillaires est très-répandue dans le corps, beaucoup plus sans doute qu'elle ne l'est réellement. Consultez encore pour ce sujet les remarques faites par Kœlliker dans son Traité d'histologie, 4e édition, p. 602. — L'enveloppe des vaisseaux capillaires du cerveau fut déjà décrite en 1859 par Robin (Journal de la physiologie, tome II, p. 53 et 7719). — (5) Eberth, *loc. cit.*

§ 203.

En examinant les troncs vasculaires d'un diamètre plus considérable, on trouve tout d'abord les deux couches qui nous sont déjà connues; à savoir la couche épithéliale et l'enveloppe de tissu conjonctif. Cette dernière est formée par des faisceaux longitudinaux de tissu conjonctif avec des noyaux, à direction verticale, ou des cellules plasmatiques.

Sur les vaisseaux encore très-déliés, et surtout du côté des artères, on voit s'interposer entre les deux membranes précédentes une couche très-mince de fibres-cellules contractiles, à direction transversale, et dont il est très-facile d'apercevoir les noyaux. Ces derniers sont connus sous le nom de noyaux ovalaires transversaux. Il est évident que cette couche est le premier vestige de la tunique moyenne ou musculaire des troncs vasculaires plus volumineux.

Presqu'en même temps que le tissu musculaire on voit apparaître une autre couche longitudinale, appliquée immédiatement sur la couche celluleuse intérieure; cette couche se transformera bientôt pour prendre le nom de tunique interne ou tunique séreuse des gros vaisseaux (1).

Nous avons donc: *a*, une couche formée de cellules aplaties; *b*, une tunique interne, à direction longitudinale; *c*, une couche moyenne formée par des éléments musculaires à direction transversale; *d*, enfin, une enveloppe extérieure constituée par du tissu conjonctif.

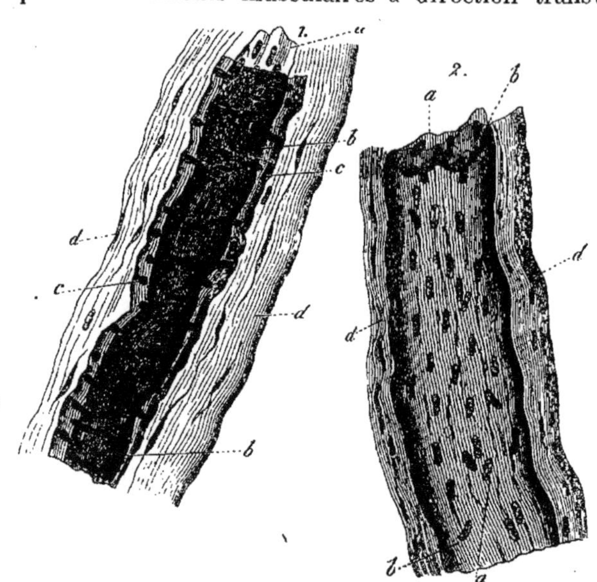

Fig. 335. — Deux vaisseaux de la pie-mère provenant d'un cerveau humain.

1. Petit tronc artériel. 2. Tronc veineux; *a*, *b*, tunique interne; *c*, couche moyenne; *d*, tunique externe.

On ne peut pas conserver le nom de capillaires aux vaisseaux de cet ordre; ils présentent, en effet, tous les caractères des rameaux artériels et veineux. Leur structure est du reste variable, et change suivant les organes et les individus.

En étudiant les vaisseaux qui ont de $0^{m},023$ à $0^{m},045$ de diamètre (fig. 335), on voit que les troncs veineux (2) ont seulement deux membranes vasculaires; l'interne (*a*, *b*), assez résistante, homogène et élastique, se distingue par sa tendance à former des plis longitudinaux plus ou moins allongés; elle est chargée de noyaux que l'on reconnaît facilement par l'imprégnation d'argent; ces noyaux appartiennent aux cellules vasculaires; on ne sait pas s'ils sont recouverts extérieurement par une membrane longitudinale mince. La deuxième couche est formée par du tissu conjonctif (*d*). On y observe des stries longitudinales, des noyaux allongés et des corpuscules fusiformes de tissu conjonctif.

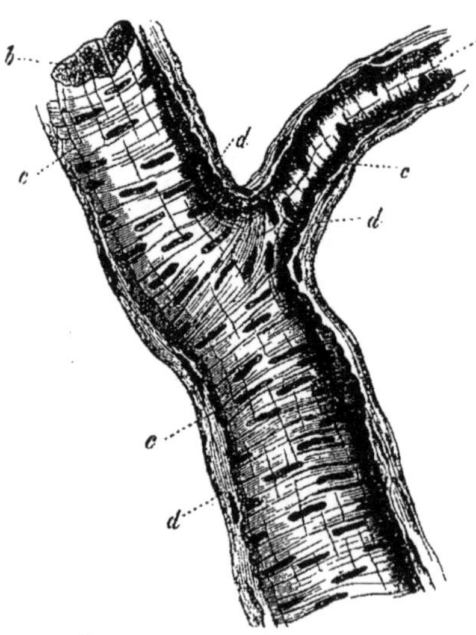

Fig. 336. — Petit tronc artériel.

b, couche interne, homogène, dépourvue de noyaux; *c*, couche moyenne, formée par des fibres-cellules contractiles; *d*, couche externe de tissu conjonctif.

En examinant les troncs artériels, on retrouve les deux enveloppes dont nous venons de parler (*a* et *b*, *d*); mais entre ces deux membranes on rencontre une troisième couche assez épaisse, formée de fibres-cellules contractiles (*i*) transversales, serrées les unes contre les autres ; les noyaux longitudinaux de ces cellules apparaissent sous forme de cercles sur une section transversale. Cette dernière enveloppe est mieux caractérisée sur certains troncs artériels où elle est formée par une et même par plusieurs couches. La figure 336 représente une section longitudinale ; la fig. 334 *d*, une coupe transversale d'une petite artère avec ses couches musculaires stratifiées et sa membrane *adventice* formée de tissu conjonctif réticulé.

Remarque. — (1) Le développement de cette couche mérite d'être étudié d'une manière plus approfondie. On a dû souvent confondre avec cette couche, qui appartient au tissu conjonctif, la tunique résistante, formée par des cellules vasculaires, que l'on trouve dans les vaisseaux de moyen calibre.

§ 204.

Les canaux vasculaires dont nous venons de parler peuvent être soumis en leur entier à l'analyse microscopique. Il n'en est pas de même des vaisseaux plus volumineux que l'on ne peut étudier que par portions. A cet effet, on dissocie les parois ou bien on enlève les différentes couches à l'aide de pinces, après avoir ouvert le vaisseau suivant sa longueur ; on peut arriver au même but en étudiant des coupes faites sur la paroi vasculaire préalablement desséchée.

Les vaisseaux qui font suite à ceux dont nous venons de parler, subissent les transformations que voici (1) : la couche de cellules épithéliales reste simple ; les autres couches, au contraire, et surtout l'interne et la moyenne, offrent une texture de plus en plus stratifiée, de sorte que l'épaisseur de la paroi vasculaire va toujours en augmentant. Les couches internes, superposées, conservent les caractères du tissu élastique qui se présente sous les formes les plus variées et offre généralement une disposition longitudinale. Les couches moyennes sont formées par des plans superposés, constitués par des fibres musculaires lisses, du tissu conjonctif et du tissu élastique. La couche externe, enfin, consiste en une masse abondante de tissu conjonctif, au milieu duquel se développent des réseaux de tissu élastique. Il est facile de se faire une idée de cette disposition par la figure 337 ; 1 représente la section de l'artère ombilicale d'un fœtus de huit mois, et 2 celle d'une grosse artère d'adulte. Il ne faut pas oublier que la paroi des veines est toujours plus mince que celle des artères correspondantes ; ce fait tient surtout au peu de développement des couches moyennes dans les vaisseaux veineux.

Les *petites veines* offrent une disposition analogue à celle du vaisseau représenté figure 335, 2 ; cependant les couches musculaires s'y rencontrent bien plus tard que dans les artères correspondantes. Un vaisseau veineux de 0^{m},225 d'épaisseur présente, outre une membrane interne pourvue de réseaux élastiques minces et allongés, une membrane moyenne, formée de couches musculaires, au milieu desquelles on trouve des réseaux de tissu élastique et de tissu conjonctif; on y rencontre, de plus, une enveloppe externe épaisse, formée de tissu conjonctif fibrillaire et de fibres élastiques.

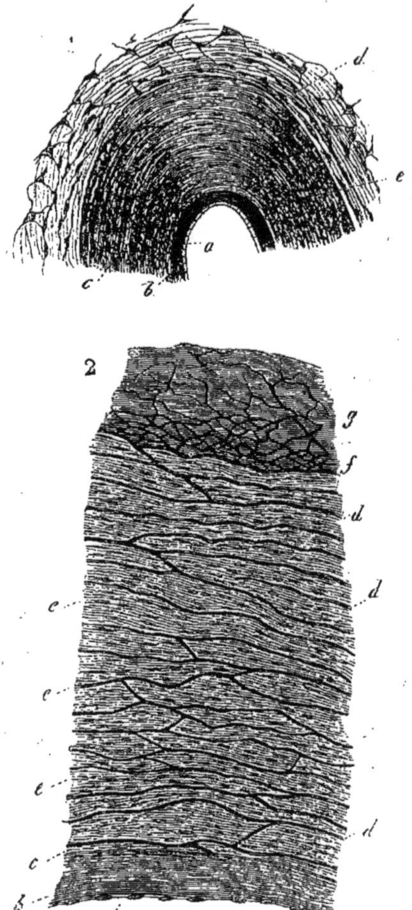

Fig. 337. — Sections transversales de vaisseaux artériels.

1. Artère ombilicale d'un fœtus de huit mois. *a*, épithélium; *b*, couches de la tunique interne; *c*, couches musculaires de la membrane moyenne, dans laquelle il n'existe pas d'éléments élastiques intermédiaires; *d*, tunique externe, formée par du tissu muqueux.

2. Grosse artère d'adulte. *a* et *b*, comme dans la fig. 1; *c*, limite entre les tuniques interne et moyenne; *d*, couches élastiques de la tunique moyenne; *e*, couches musculaires de la tunique moyenne; *g*, tunique externe, formée par du tissu conjonctif, et traversée par des réseaux élastiques; intérieurement, vers *f*, ce réseau élastique fibrillaire est très-développé.

Dans les veines de *moyen calibre* la membrane interne est formée par des couches élastiques superposées et par des réseaux à direction longitudinale; on peut y trouver également des fibres musculaires lisses. La tunique moyenne est formée par du tissu conjonctif à direction transversale, par des réseaux élastiques et par des fibres-cellules contractiles dirigées dans le même sens. On y rencontre également des membranes élastiques dont les fibres ont une direction longitudinale. La couche moyenne de ces vaisseaux est toujours beaucoup plus mince que celle des artères; elle renferme néanmoins un nombre considérable d'éléments musculaires. La membrane externe, très-épaisse, est formée par du tissu conjonctif et par des réseaux allongés de tissu élastique; on peut également rencontrer des fibres musculaires lisses dans cette couche.

Dans les grosses veines, les couches internes offrent une disposition analogue; les couches moyennes, au contraire, sont moins développées et peuvent même manquer complétement. Les éléments musculaires y sont rares et toujours accompagnés d'une grande quantité de tissu conjonctif à direction transversale. On retrouve encore ici les réseaux élastiques allongés. La tunique externe, généralement très-développée, renferme des fibres musculaires lisses à direction longitudinale; ce fait a été observé pour beaucoup de veines ; cette couche musculaire, plus ou moins dense et serrée, occupe les couches les plus centrales de la tunique externe ; elle est traversée par du tissu conjonctif à direction transversale. Dans certaines veines, celles de l'utérus en état de gestation, par exemple, on observe un nombre considérable d'éléments musculaires lisses ; dans d'autres veines, celles de la dure-mère, entre autres, ces éléments manquent d'une manière complète.

Les *valvules* des veines sont tapissées par de l'épithélium et sont formées par du tissu conjonctif mélangé de tissu élastique.

Dans les *petites artères*, les tuniques interne et externe n'éprouvent presque pas de modification. La première couche, cependant, peut prendre les caractères d'une membrane élastique perforée d'espace en espace, d'où le nom de *couche fenêtrée* (§ 127) qui lui a été donné ; ces perforations sont dues à une résorption partielle du tissu. Quelquefois même la tunique s'épaissit et forme un réseau élastique à direction longitudinale. La tunique moyenne est constituée par une série de couches de cellules musculaires lisses, transversales et superposées. Dans la membrane externe, le tissu conjonctif devient fibrillaire et les corpuscules de tissu conjonctif se relient entre eux de manière à former un réseau fibrillaire très-délié.

Les *artères ombilicales* (fig. 337, 1) se distinguent par le développement tout à fait spécial de la couche musculaire moyenne (*c*) ; on y trouve de plus, du tissu conjonctif réticulé, tel que nous l'avons décrit en parlant de la gelée de Wharton (§ 114) ; ce tissu forme autour de ces artères une véritable tunique adventice (*d*). Les artères ovariques présentent également des couches musculaires très-épaisses ; elles peuvent atteindre un développement énorme sur le trajet des rameaux artériels du corpus luteum [His (2)].

La tunique interne des artères plus grosses, de 2 millimètres et plus de diamètre, renferme une proportion beaucoup plus considérable de tissu élastique. Les couches de fibres musculaires lisses augmentent dans la tunique moyenne, et entre elles viennent s'interposer des membranes élastiques, des réseaux fibreux et élastiques à direction transversale ; ces derniers acquièrent également un développement plus considérable dans la tunique externe. Du reste, à mesure que le calibre des vaisseaux augmente, ces réseaux élastiques s'accroissent, et surtout dans la tunique interne vers la limite de la membrane moyenne.

Nous arrivons enfin aux gros *troncs artériels* (fig. 337, 2). La tunique interne (*b*) y est plus épaisse, par suite de l'augmentation du nombre des couches élastiques. Ces couches apparaissent tantôt sous forme de membranes, tantôt sous celle de réseaux allongés, placés à la suite les uns des autres, tantôt sous l'aspect de membranes fenêtrées. Le caractère membraneux des réseaux fibrillaires et élastiques à direction transversale s'accentue toujours davantage dans la tunique moyenne (*d*, *e*). Les fibres qui forment ces réseaux sont tantôt épaisses et résistantes, tantôt minces et déliées ; la substance unissante intermédiaire se perfore souvent en plusieurs points, ce qui donne à la membrane un aspect fenêtré. Le nombre de ces couches membraneuses et élastiques (*d*) peut s'élever jusqu'à 30, 40, 50 et plus; elles alternent généralement d'une manière assez régulière avec les couches musculaires (*e*). Ces dernières n'ont pas un développement régulier, souvent même elles sont très-minces et les couches élastiques intermédiaires semblent l'emporter dans ce cas. Les réseaux élastiques acquièrent souvent un développement considérable dans les couches de la tunique externe (*g*), qui se rapprochent de la membrane moyenne (*f*); chez certains gros mammifères, la baleine par exemple, ces masses de tissu élastique sont très-épaisses. On peut rencontrer des éléments musculaires lisses dans la tunique interne des artères de l'homme. Nous avons dit qu'il existait des fibres musculaires lisses dans les couches extérieures des veines; elles paraissent manquer d'une façon complète dans la tunique externe des artères. Les petits troncs artériels et veineux reçoivent des vaisseaux sanguins connus sous le nom de *vasa vasorum*; ils président à la nutrition des parois; ces vaisseaux existent dans la tunique moyenne et surtout dans la tunique externe. Ils sont nombreux dans cette dernière membrane, et y offrent une disposition analogue aux vaisseaux du tissu conjonctif amorphe; les réseaux qu'ils forment sont néanmoins plus étroits. Ils pénètrent ensuite dans la tunique moyenne, où ils forment, dans les grosses artères, un réseau allongé, transversal, composé de canaux étroits [Gerlach (3)].

Les *nerfs* des vaisseaux viennent du grand sympathique et des nerfs de la moelle épinière; ils se ramifient dans les tuniques externe et moyenne des gros troncs vasculaires. Les artères ont en général plus de nerfs que les veines, ce qui tient à la plus grande épaisseur de leur tunique moyenne; le contraire peut cependant avoir lieu. Nous avons déjà parlé (§ 183) de la terminaison réticulée des nerfs vaso-moteurs de la grenouille.

REMARQUES. — (1) Voyez les traités mentionnés, § 201, remarque 1; voyez en outre, DONDERS et JANSEN, dans Archiv für physiol. Heilkunde, *Archives de médecine physiologique*, vol. VII, p. 539; M. SCHULTZE, De arteriarum structura. Gryphiæ, 1850, Diss.; GIMBERT, dans Journal de l'anat. et de la physiol., tome II, p. 536. Pour la partie technique, voyez FREY, dans Das Mikroskop, *le Microscope*, 2e édition, p. 317. — (2) Voyez son article dans Archiv für mikrosk. Anat., *Archives d'anatomie microscopique*, vol. I, p. 170 et 192. — (3) Voyez son Traité, p. 223.

§ 205.

Nous allons étudier avec plus de détails le système des *vaisseaux capillaires*, qui, au point de vue physiologique, est à coup sûr le plus important.

Nous avons déjà vu qu'il n'existe pas de ligne de démarcation nette et tranchée entre les veines ou les artères d'une part, et les vaisseaux capillaires de l'autre. Ces derniers sont tout simplement des canaux, d'un calibre moindre, intermédiaires aux deux ordres de vaisseaux. Les vaisseaux capillaires se distinguent, parce qu'ils ne s'amincissent plus d'une manière sensible en se ramifiant, et parce qu'ils forment dans les organes des réseaux dont les mailles ont des dimensions à peu près analogues (fig. 338, c, d). Le diamètre des capillaires ainsi anastomosés est loin d'être le même pour les différentes parties du corps, et les canaux les plus minces ne se rencontrent nullement dans tous les points de l'organisme. Le cerveau et la rétine possèdent les vaisseaux les plus étroits; ils ont de 0m,006 à 0m,005 et même 0m,004 de diamètre. Dans les muscles, les vaisseaux sont un peu plus larges; ils ont en moyenne 0m,0067. Le diamètre de ces vaisseaux augmente dans le tissu conjonctif, dans le derme et les muqueuses. Dans la plupart des glandes, le foie, les reins, les poumons, le diamètre des capillaires est compris entre 0m,009 et 0m,013. Enfin, dans le tissu osseux ils peuvent atteindre près de 0m,022 de diamètre. Ces dimensions sont évidemment approximatives, car le tube capillaire est très-élastique; il peut être vide ou gorgé de sang; son diamètre est donc fort variable. Il est évident aussi que dans les autres classes de vertébrés, les vaisseaux capillaires les plus minces doivent s'élargir pour donner passage aux globules du sang, beaucoup plus volumineux.

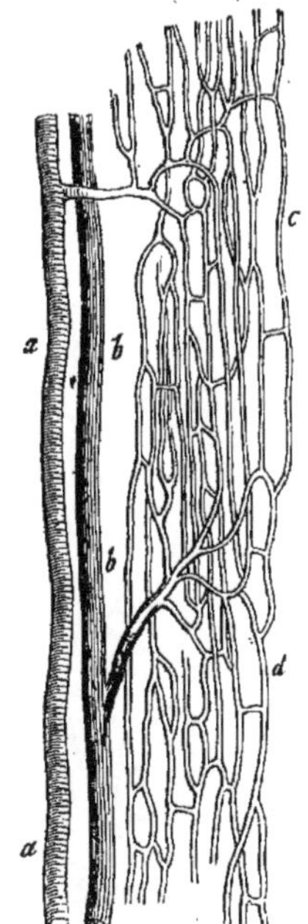

Fig. 338. — Vaisseaux des muscles striés.

a, artère; *b*, veine; *c* et *d*, réseau capillaire allongé.

La distance qui sépare les capillaires les uns des autres, et la richesse vasculaire qui en résulte sont fort variables dans les différentes parties du corps. Le poumon, les glandes, les muqueuses et le derme sont abondamment pourvus de vaisseaux sanguins; d'autres parties du corps, au contraire, telles que les membranes séreuses et fibreuses, les troncs nerveux, etc., reçoivent peu de sang. Nous signalerons, comme exemples, les réseaux capillaires du poumon (fig. 339) et de la rétine (fig. 340), bien que cette dernière membrane soit également très-vasculaire (2).

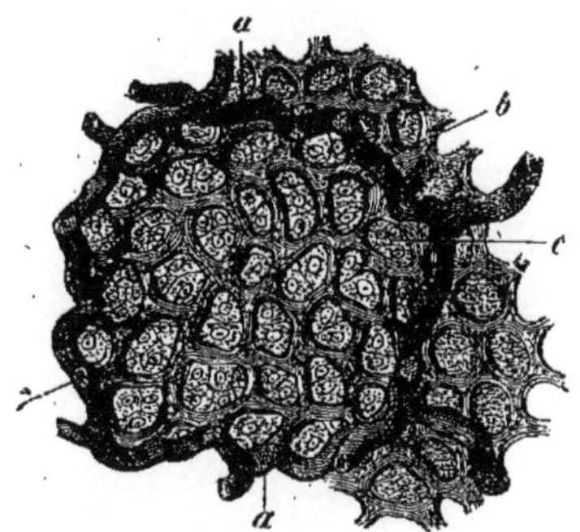

Fig. 339. — Alvéole pulmonaire d'un veau.

a, vaisseaux sanguins; *b*, réseau capillaire; *c*, cellules épithéliales.

Il est enfin des organes dépourvus de vaisseaux; tels sont le cristallin, la cornée, les cartilages, les membranes épithéliales et les ongles. Comme les organes pauvres en vaisseaux sont très-petits, le réseau capillaire les entoure par groupes considérables. Mais dans les organes les plus vasculaires, le tube capillaire reste toujours sur la face externe de l'élément organique, sans jamais pénétrer dans son intérieur; c'est à peine si chaque élément séparé est enveloppé par le réseau capillaire comme cela a lieu, par exemple, pour les cellules adipeuses (§ 122) et pour la fibre musculaire (§ 168).

Les réseaux capillaires offrent des formes variées, qui sont parfois caractéristiques pour les différents organes ; aussi arrive-t-on, avec de l'habitude, à reconnaître facilement sur une préparation injectée, à quel

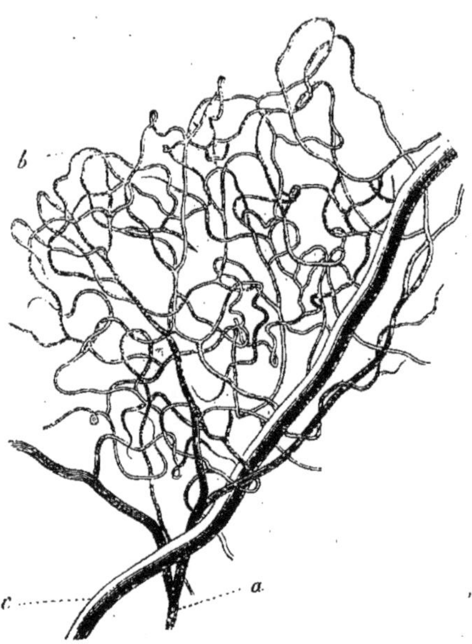

Fig. 340. — Vaisseaux de la rétine de l'homme.
a, branche artérielle ; *c*, rameau veineux ; *b*, réseau capillaire.

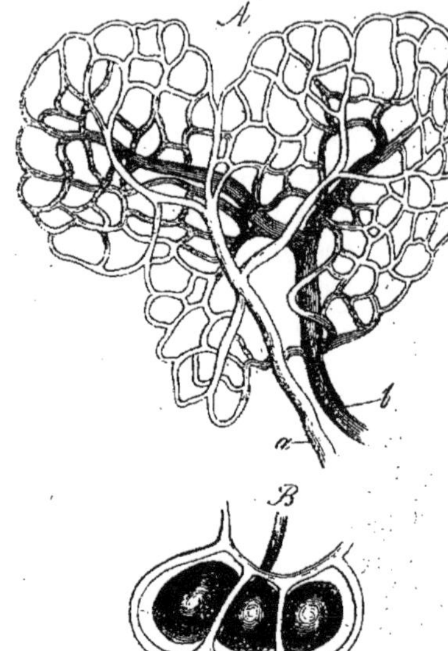

Fig. 341. — Vaisseaux des cellules adipeuses.
A. Tronc artériel (*a*), tronc veineux (*b*) et réseau capillaire d'une grappe de cellules adipeuses.
B. Vaisseaux capillaires entourant trois cellules adipeuses.

organe appartient le réseau vasculaire que l'on a sous les yeux. La forme du réseau dépend de la texture de l'organe et du groupement des éléments entre eux (fig. 341, *A*, *B*). Le réseau capillaire a une forme arrondie, quand les éléments sont sphériques, comme les cellules adipeuses et les culs-de-sac terminaux des glandes en grappe, ou quand le réseau entoure des orifices circulaires comme ceux des glandes tubulées des muqueuses. Dans un lobule du foie (fig. 307) la disposition des cellules détermine la direction rayonnante du réseau vasculaire (fig. 342).

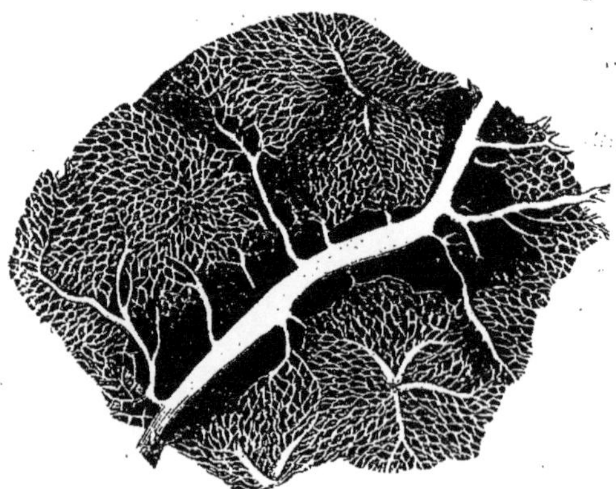

Fig. 342.
Réseau capillaire d'un foie de lapin.

Quand, au contraire, les éléments sont allongés et régulièrement disposés, le réseau capillaire devient allongé et ses mailles sont longues et étroites, comme dans les muscles (fig. 338, *c*, *d*), les nerfs, les glandes tubulées de l'estomac, etc. (fig. 320).

Il est facile de comprendre que les deux types de réseau vasculaire que nous venons d'indiquer doivent subir des modifications de détails multiples.

Ainsi, dans les saillies coniques minces et allongées que l'on observe sur la surface du derme (papilles sensitives) et des muqueuses, on observe une anse capillaire (fig. 343).

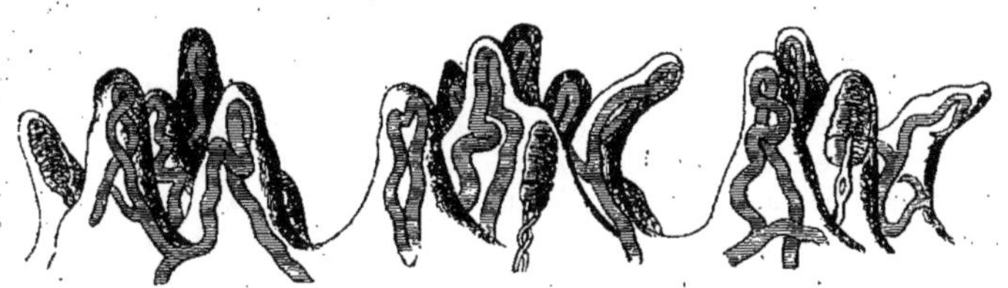

Fig. 343. — Anses capillaires des papilles sensitives du derme.

Quand ces saillies papillaires atteignent des dimensions plus grandes, et nous citerons comme exemple les villosités de l'intestin grêle, on observe un réseau en anse qui n'est qu'une complication, qu'un développement du précédent; on voit, en effet, apparaître ici, entre les vaisseaux qui forment l'anse, un système de canaux transversaux plus déliés qui relient les branches de l'anse entre elles (fig. 344, *b*).

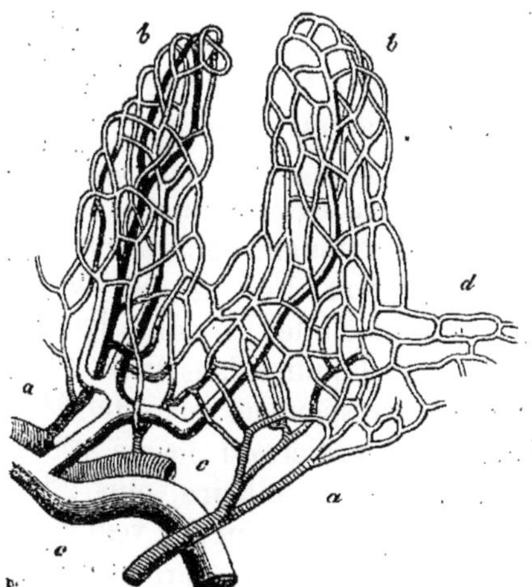

Fig. 344. — Réseau en anse des villosités intestinales. *a*, rameau artériel; *b*, réseau capillaire; *d*, réseau capillaire arrondi autour des orifices des glandes de Lieberkühn; *e*, rameaux veineux.

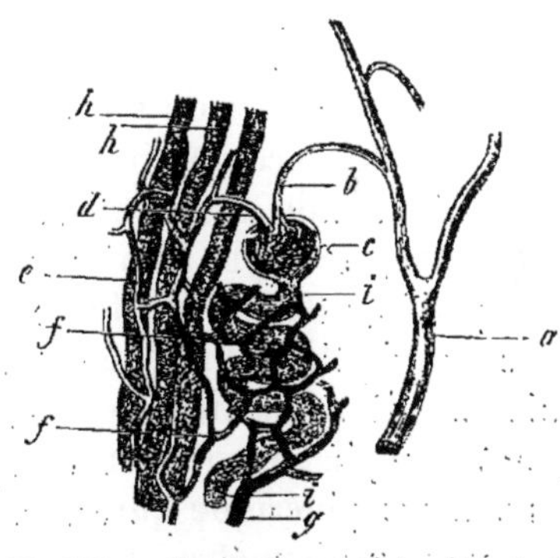

Fig. 345. — Glomérule vasculaire du rein de cochon (figure en partie schematique).

a, branche artérielle; *b*, rameau artériel afférent; *c*, glomérule; *d*, vaisseau efférent; *e*, *f*, réseau capillaire qui débouche dans une branche veineuse en *g*; *h*, *i*, canalicules urinaires.

Nous signalerons encore ici les *glomérules vasculaires* du rein (fig. 345). Une branche artérielle microscopique (*b*) se replie tout à coup sur elle-même, de manière à former un peloton semblable à la partie inférieure d'une glande sudoripare (*c*); le vaisseau, ainsi contourné, peut se ramifier, comme cela a lieu chez l'homme et les mammifères, ou bien se continuer, sans ramification aucune, avec un vaisseau abducteur (*d*), qui ne va se confondre avec le réseau capillaire (*e*, *f*) qu'à une certaine distance.

Remarques.— (1) Pour faire des recherches sur le réseau capillaire, il est nécessaire d'avoir recours aux injections, c'est-à-dire d'injecter dans les vaisseaux des liquides colorés. On se sert de substances colorantes tantôt opaques, tantôt transparentes; ces dernières offrent plus d'avantages. Pour se faire une idée exacte de la disposition des vaisseaux, il faut examiner des parties humides, car par la dessiccation elles se rident et se rétractent, et donnent alors très-souvent des images fausses. Pour la technique, voy. Frey, dans Das Mikroskop, *le Microscope*, 2ᵉ édition, p. 95. On trouve de belles figures d'organes injectés dans l'ouvrage de Berres, Anatomie der mikroskopischen Gebilde des menschlichen Körpers, *Anatomie des éléments microscopiques du corps humain*. Vienne, 1836-42; et dans celui de Wagner : Icones physiol.; ainsi que dans la nouvelle édition du même ouvrage, faite par Ecker. Voyez aussi Hassal, The microscopical anatomy of the human body in health and disease. Londres, 1846-49; et les traités de Todd-Bowmann, Kœlliker et Gerlach. — (2) F. Goll (Vierteljahrschrift d. naturf. Ges. in Zürich, *Journal trimestriel de la Société des sciences naturelles de Zürich*, 1864, septembre) a déterminé dans différentes parties du corps, à l'aide du planimètre, la surface des mailles formées par les vaisseaux capillaires, sur des préparations faites avec le baume du Canada. Il obtint les valeurs suivantes pour un grossissement de 100 diamètres : alvéole des poumons, 7; choroïde, 12; substance grise de la moelle épinière, 57; muscles, 130; substance blanche de la moelle épinière, 340; dure-mère, 410 millimètres carrés. Les valeurs réelles s'obtiennent naturellement en divisant par 10,000.

§ 206.

Le système des *vaisseaux lymphatiques*, qui fait partie du grand système circulatoire, est destiné à ramener dans le torrent de la circulation les liquides nourriciers qui ont transsudé à travers les vaisseaux capillaires dans les interstices du tissu conjonctif des organes, et s'y sont chargés des produits de décomposition des tissus; ils sont également destinés à absorber, à l'aide des ramifications qui se distribuent dans la muqueuse intestinale, le chyle formé pendant la digestion. Nous avons, du reste, déjà parlé de toutes ces fonctions (§ 80). Comme les vaisseaux lymphatiques sont destinés uniquement à amener des liquides dans le torrent circulatoire, il s'ensuit que les canaux qui correspondent aux artères manquent complétement dans ce système. Ce dernier est formé par une portion périphérique qui correspond au système capillaire, puis par des canaux d'un diamètre plus considérable qui ressemblent aux veines.

Les vaisseaux lymphatiques sont très-répandus dans l'organisme; ils accompagnent, en général, les vaisseaux sanguins. On les a cependant cherchés en vain, jusqu'alors, dans plusieurs organes qui renferment du sang. Ils manquent dans les tissus dépourvus de circulation sanguine, tels que l'épiderme, les ongles et les cartilages.

L'origine des vaisseaux lymphatiques a été pendant longtemps inconnue; en effet, les nombreuses valvules des troncs un peu volumineux opposent une résistance très-considérable aux injections ; il est presque impossible d'examiner directement les canaux lymphatiques les plus déliés, à cause de leur contenu incolore, et l'on ne parvient à les apercevoir que sur des parties très-transparentes. Les chylifères, examinés au moment de la digestion, sont très-favorables à cette étude ; ils sont alors remplis par une substance grasse, foncée ; c'est là que l'on avait étudié, chez l'homme et les mammifères, l'origine des vaisseaux lymphatiques.

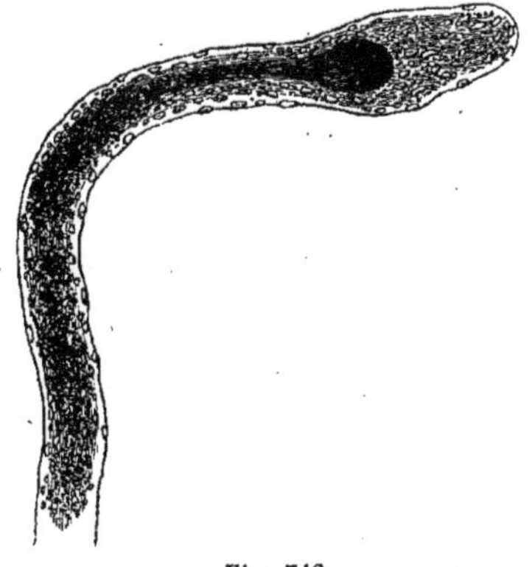

Fig. 346.
Villosité intestinale d'un chevreau pendant la digestion (préparation traitée par l'acide acétique).

Examinons, en premier lieu, la disposition des chylifères dans la muqueuse intestinale. Chez un animal qui a été nourri avec des aliments gras, et l'on choisira de préférence un animal encore à la mamelle, on aperçoit, au centre même de la villosité (fig. 346), un conduit, dirigé suivant l'axe et gorgé de petites molécules graisseuses, ce qui lui donne un aspect foncé. Ce canal se termine souvent par un renflement arrondi, situé au sommet de la villosité ; il est unique dans les villosités minces et allongées, double dans les villosités larges ; on a même observé trois et quatre canaux au centre d'une seule villosité.

En examinant ce vaisseau plus attentivement (fig. 347, *d*), on voit qu'il présente un diamètre de $0^{m},018$ à $0^{m},022$; qu'il est pourvu d'une paroi homogène, mince, mais très-distincte, et qu'il se termine en cul-de-sac à sa partie supérieure, où il peut atteindre $0^{m},022$ de diamètre ; on ne voit pas arriver en ce point de canaux plus fins. On a prétendu que ce vaisseau central était une simple excavation creusée dans le tissu conjonctif de la villosité ; c'est là une erreur (1). J'ai souvent observé des villosités déchirées par le milieu, et en ce point j'ai pu parfaitement isoler la paroi du canal central. Les résultats fournis par l'injection artificielle n'ont fait que confirmer mon assertion (§ 208). Le chylifère central est enveloppé par le réseau en anse (*b*) dont nous avons parlé (§ 205) ; il en est séparé cependant par des couches très-minces de fibres-cellules contractiles (*c*).

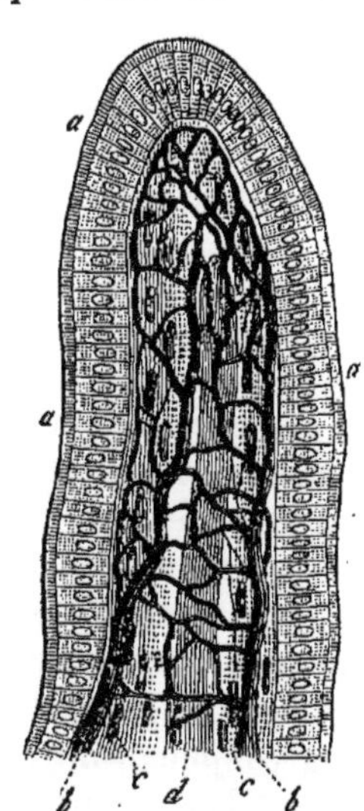

Fig. 347. — Villosité intestinale. *a*, épithélium cylindrique à plateau épais ; *b*, réseau capillaire ; *c*, couches longitudinales de fibres musculaires lisses ; *d*, vaisseau chylifère central.

Il y a longtemps qu'on avait observé des vaisseaux lymphatiques terminaux dans la queue du têtard. [Kœlliker (2).]

Ils présentent en ce point une tout autre forme. Ce sont de petits tubes, extrêmement minces, de $0^m,004$ à $0^m,01$ de diamètre ; ils sont formés par une membrane mince, homogène, pourvue de noyaux, qui est couverte par une série de petites dépressions acuminées. L'ensemble de ces petits canaux offre l'apparence d'un arbre ramifié sous des angles aigus, et ne rappelle en rien l'aspect réticulé des capillaires sanguins. Les tubes terminaux semblent s'effiler en petits prolongements filiformes, et se diriger vers des prolongements analogues qui appartiennent à des cellules plasmatiques étoilées (3).

Remarques. — (1) Comme nous devons entrer dans des détails à ce sujet, en parlant du canal intestinal, nous mentionnerons ici les anciens ouvrages : l'article de Frerichs, Verdauung, *Digestion*, dans Handw. d. Phys., vol. III, Ire partie, p. 751 ; Mikrosk. Anat., *Anatomie microscopique*, de Kœlliker, vol. II, IIe partie, p. 158 ; Brücke, dans Denkschriften der Wiener Akademie, *Mémoires de l'Académie de Vienne*, vol. VI, p. 99 ; Funke, dans Zeitschrift für wissensch. Zoologie, vol. VI, p. 307, et vol. VII, p. 315 ; Donders, dans son traité de Physiologie, vol. I, p. 309, et Leydig, dans son Histologie, p. 294. — (2) Annales des scienc. nat. Zoologie, série II, tome VI, p. 97. Voyez encore J. Billeter, Beiträge zur Lehre von der Entstehung der Gefässe, *Contributions à l'étude du développement des vaisseaux*. Zürich, 1860, Diss., et His, Zeitschr. für wiss. Zoologie, vol. XII, p. 249. Ce dernier auteur avait déjà déclaré, dans son ouvrage, que les vaisseaux lymphatiques de la grenouille étaient des conduits limités par des cellules. Les observations de Kœlliker (Gewebelehre, *Histologie*, 4e édition, p. 606) n'ont pas grande importance. — (3) Il peut arriver que, dans la queue du têtard, l'on confonde ces vaisseaux lymphatiques avec les capillaires de l'appareil circulatoire sanguin ; car ces derniers vaisseaux peuvent aussi avoir des contours dentelés ; il y a déjà longtemps que Billeter en fit la remarque, qui fut confirmée récemment par S. Stricker (Wiener Sitzungsberichte, vol. LII).

§ 207.

On est parvenu, dans ces derniers temps, à vaincre l'obstacle offert par les valvules des vaisseaux lymphatiques qui empêchent le liquide injecté de pénétrer dans les parties périphériques. On se sert aujourd'hui du procédé de ponction de Hyrtl (1) ; il consiste simplement à introduire la canule par un petit orifice pratiqué dans les tissus où l'on soupçonne l'existence de vaisseaux lymphatiques. Teichmann (2) a fait de nombreuses et fructueuses recherches dans cette voie. Ludwig et ses élèves, Tomsa (3), Zawarykin (4) et Mac-Gillavry (5), ainsi que His (6) et Frey (7), ont également fait des recherches nouvelles dans cette voie.

A leur origine, les vaisseaux lymphatiques périphériques occupent le tissu conjonctif interstitiel des organes, ou du moins le tissu conjonctif voisin. Ils apparaissent sous forme de réseaux, qui rappellent la disposition des vaisseaux sanguins périphériques, ou bien ils se présentent sous forme de conduits terminés en cul-de-sac, qui se réunissent ensuite et s'anastomosent pour former les réseaux.

La première disposition s'observe au niveau des surfaces lisses des organes ou dans leur profondeur (fig. 348, 349, 350 et 352) ; la seconde se rencontre dans les régions du corps où existent des surfaces recouvertes d'appendices arrondis ou villeux (fig. 346, 351).

La disposition de ces canaux est du reste fort variable dans les différentes parties du corps ; mais on ne retrouve plus ici la régularité élégante que présentent les réseaux capillaires de l'appareil sanguin.

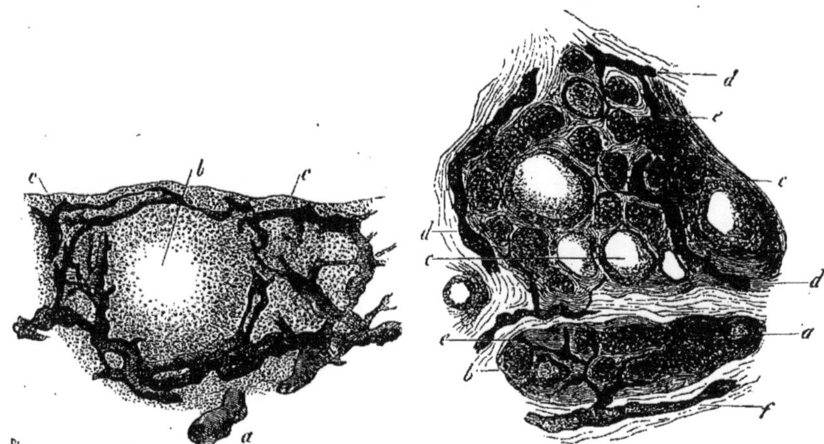

Fig. 348. — Coupe verticale de la conjonctive de la paupière inférieure d'un bœuf.
a, vaisseau lymphatique volumineux ; *b*, follicule ; *c*, vaisseau lymphatique superficiel.

Fig. 349. — Coupe du corps thyroïde du nouveau-né.
a à *c*, espaces glandulaires ; *d* à *f*, vaisseaux lymphatiques volumineux ; *e*, terminaux.

Les vaisseaux lymphatiques ont, en général, un diamètre beaucoup plus considérable ($0^{m},01$ à $0^{m},02$ et $0^{m},045$) que celui des vaisseaux sanguins ; mais leurs dimensions ne restent les mêmes que sur de très-courts espaces. On observe alternativement des renflements volumineux, puis un étranglement brusque de $0^{m},002$ et même moins encore. L'ensemble de ce système présente un aspect dentelé et noueux qu'il n'est pas facile de décrire (fig. 348, 349), mais qu'un œil exercé ne méconnaît jamais.

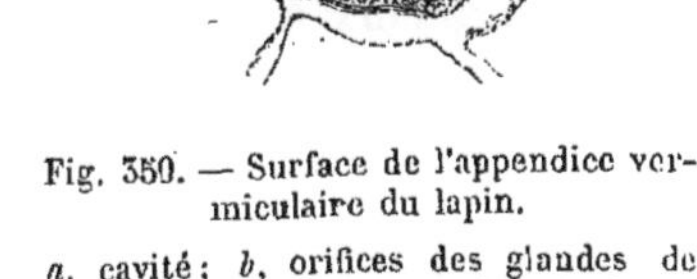

Fig. 350. — Surface de l'appendice vermiculaire du lapin.
a, cavité ; *b*, orifices des glandes de Lieberkühn ; *c*, réseau lymphatique ; *d*, vaisseaux descendants.

La richesse du réseau lymphatique varie d'un organe à l'autre, et même d'une partie d'un organe à l'autre.

Les vaisseaux lymphatiques ne semblent communiquer avec les vaisseaux sanguins, ni directement, ni à l'aide de canaux très-minces interposés.

Dans beaucoup de points, les canaux lymphatiques sont enveloppés extérieurement par les capillaires sanguins (fig. 347, 351). Le réseau sanguin est alors superficiel, et le système des canaux lymphatiques est profond. D'autres fois, les deux espèces de canaux cheminent sans ordre les uns à côté des autres (fig. 352). Enfin les canaux lymphatiques peuvent être placés dans la tunique adventice des vaisseaux sanguins ; dans ce cas, le orrent sanguin est enveloppé par le courant lymphatique (fig. 351, *e*). La disposition des canaux lymphatiques est donc fort variable.

Disons un mot encore des cas où le vaisseau lymphatique entoure les vaisseaux sanguins comme une véritable gaîne.

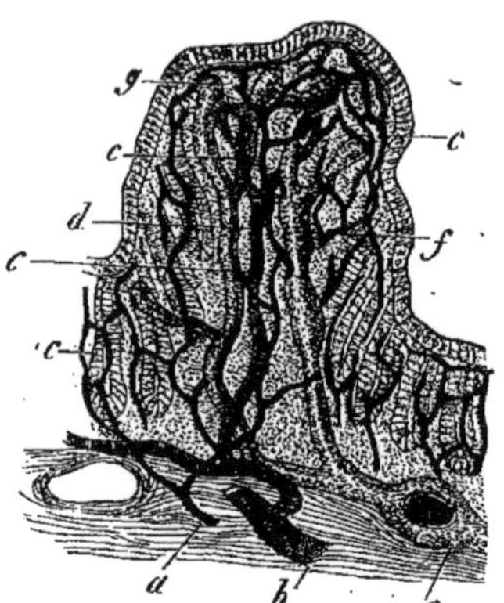

Fig. 351. — Papille du côlon d'un lapin. *a*, branche artérielle; *b*, rameau veineux; *c*, réseau capillaire; *d*, veine descendante de la papille; *e*, vaisseau lymphatique; *f*, voies lymphatiques; *g*, terminaisons en cul-de-sac des conduits lymphatiques.

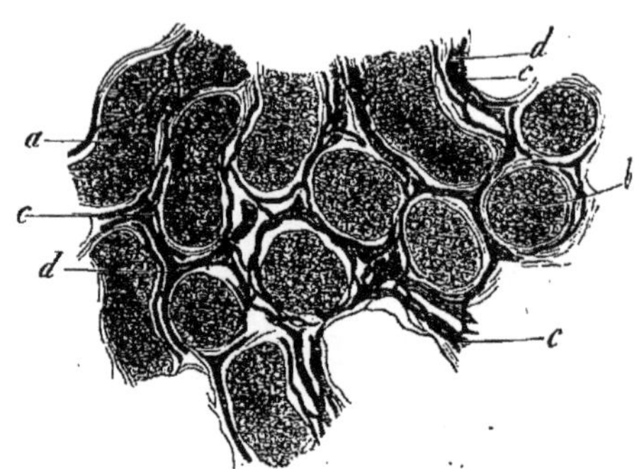

Fig. 352. — Canaux séminifères du veau. *a*, canaux vus de côté; *b*, coupe transversale; *c*, vaisseaux sanguins; *d*, canaux lymphatiques.

On sait depuis longtemps que cette disposition est fréquente chez les vertébrés inférieurs (reptiles). Elle peut également exister chez les animaux supérieurs et chez l'homme; mais, sauf quelques parties du corps, c'est là une disposition exceptionnelle.

His (8) a découvert récemment que, dans les centres nerveux, la moelle et le cerveau, les vaisseaux sanguins sont partout enveloppés par une gaîne de tissu conjonctif lâche. Les artères, les veines et les capillaires possèdent une enveloppe semblable. His a donné à ces gaînes le nom de *système des canaux périvasculaires*, et il suppose, avec raison sans doute, que ces canaux appartiennent au système lymphatique. Robin avait déjà prétendu que les capillaires des organes nerveux centraux étaient enveloppés d'une gaîne lymphatique (9).

REMARQUES. — (1) Pour le procédé indiqué, nous renvoyons à J. HYRTL, Lehrbuch der praktischen Zergliederungskunst, *Traité de dissection pratique*, Vienne, 1860; et FREY, Le microscope, trad. franç., 2ᵉ édit., Paris 1867, p. 111. — (2) Voyez l'excellent ouvrage de L. TEICHMANN, qui est orné de figures magnifiques: Das Saugadersystem vom anatomischen Standpunkte, *le Système des vaisseaux absorbants au point de vue anatomique*. Leipzig, 1861. — (3) LUDWIG et W. TOMSA, dans Wiener Sitzungsberichte, vol. XLIV, IIᵉ partie, p. 155 (testicules); TOMSA, *loc. cit.*, vol. XLVI, p. 324 (origine), et vol. XLVIII, p. 652 (rate). — (4) LUDWIG et T. ZAWARYKIN, dans Wiener Sitzungsberichte, vol. XLVIII, p. 691 (rein). — (5) Même journal, vol. L, p. 207 (foie). — (6) Voyez Zeitschrift für wissensch. Zoologie, vol. XI, p. 416 (glandes de PEYER), vol. XII, p. 223 (membranes), vol. XIII, p. 455 (racines des vaisseaux lymphatiques), et Archiv für mikrosk. Anat., vol. I,

p. 151 (ovaire). — (7) Zeitschrift für wiss. Zoologie, vol. XII, p. 336; vol. XIII, p. 1 et 28; Virchow's Archiv, vol. XXVI, p. 344, et vol. XXVIII, p. 563; ainsi que Vierteljahrschrift d. naturf. Gesel. in Zürich, *Journal trimestriel de la Société des sciences naturelles de Zurich*, vol. VII et VIII (canal intestinal, amygdales, corps thyroïde, testicule). — (8) Zeitschrift für wissensch. Zoologie, vol. XV, p. 127. — (9) Journal de la physiologie, *loc. cit.*, Voy. aussi Gimbert, *loc. cit.*, p. 567. — Cette gaîne lymphatique, qui enveloppe les vaisseaux sanguins, est admise, par exemple, pour le foie, par Mac Gillavry; pour la rate, par W. Müller (Ueber den feineren Bau der Milz, *Structure intime de la rate*. Leipzig et Heidelberg, 1865). Stricker (Wiener Sitzungsberichte, vol. LI, 2, p. 16) la vit autour des capillaires de la grenouille.

§ 208.

Nous venons d'examiner la disposition des vaisseaux lymphatiques périphériques ; nous passons maintenant à la question très-importante de leur nature.

Ces vaisseaux sont-ils pourvus d'une membrane propre, comme les capillaires sanguins ?

Teichmann (1) s'est prononcé dans ce sens, après avoir fait des recherches nombreuses sur des pièces injectées, et Kœlliker s'est rangé du même avis, après avoir étudié les lymphatiques de la queue du têtard (§206).

Mais il est une autre opinion vivement défendue dans ces dernières années, d'après laquelle la circulation lymphatique périphérique se ferait dans les lacunes du tissu conjonctif (2) (Brücke, Leydig, Ludwig, His). J'ai cru aussi pendant longtemps que les canaux lymphatiques étaient limités simplement par du tissu conjonctif; mais je pensais que la couche

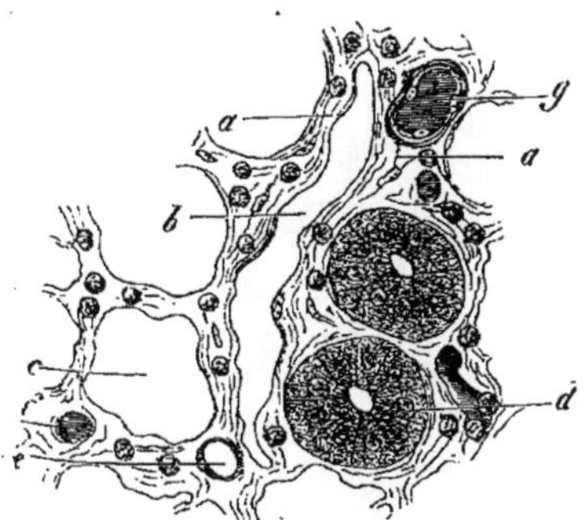

Fig. 353. — Muqueuse de l'intestin grêle du lapin.
a, tissu conjonctif réticulé avec ses cellules lymphatiques; *b*, espace lymphatique ; *c*, une glande de Lieberkühn ; *d*, glande de Lieberkühn avec ses cellules ; *e*, *f*, coupe transversale de vaisseaux capillaires; *g*, petit tronc vasculaire.

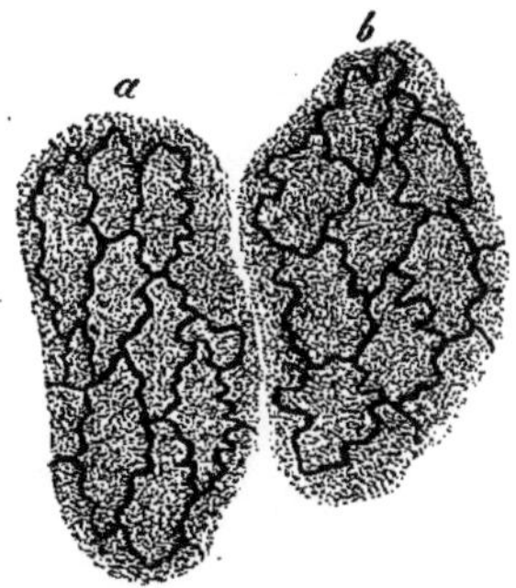

Fig. 354. — Cellules du conduit lymphatique.
a, mosaïque allongée; *b*, mosaïque plus large.

limitante était épaissie et condensée, de manière à jouer le rôle d'une véritable tunique vasculaire, et à isoler complétement la lumière du conduit. On n'apercevait, avec les moyens d'investigation dont nous disposions jusqu'alors, qu'une couche homogène limitant l'espace lymphatique (fig. 353, *b*).

Mais, à l'aide de l'imprégnation d'argent, on est parvenu à décomposer (3) la couche limitante, en apparence homogène, en un système de cellules vasculaires ou épithéliales, soudées intimement entre elles, lisses et pourvues de noyaux; elles sont analogues aux cellules qui tapissent la tunique interne des vaisseaux sanguins (fig. 354).

Nous avons vu que, dans les capillaires sanguins, la paroi était indépendante du tissu adjacent; ici, au contraire, elle se soude avec le tissu voisin, et l'on ne parvient à l'isoler que dans les cas où ce dernier est extrêmement lâche.

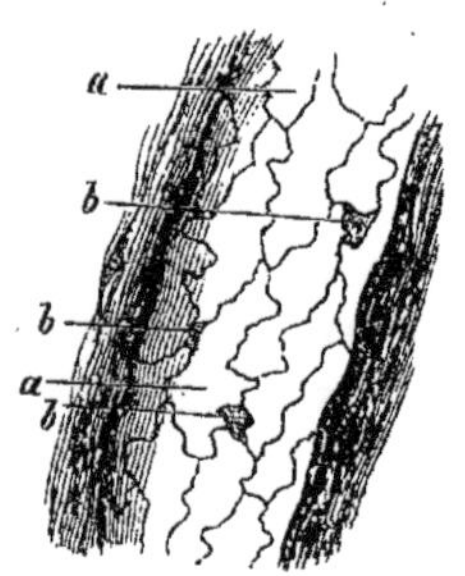

Fig. 355. — Canal lymphatique du gros intestin du cochon d'Inde.

a, cellules vasculaires; *b*, petite plaque intercalaire.

Les lymphatiques périphériques ne sont pas des vaisseaux comme les vaisseaux sanguins, mais bien des canaux (§ 201). La figure 355 représente la texture d'un *canal lymphatique*.

Si nous passons aux canaux lymphatiques d'un plus gros calibre, nous voyons qu'ils sont souvent disposés en forme de réseaux, et qu'ils présentent une texture tout à fait analogue aux précédents (fig. 356). La paroi est encore formée ici par des cellules pourvues de noyaux. On observe déjà sur le trajet de ces canaux de moyen calibre de petites dilatations ampullaires isolées, qui deviennent plus nombreuses à mesure que le calibre du canal augmente; on y rencontre également des valvules comme dans les veines.

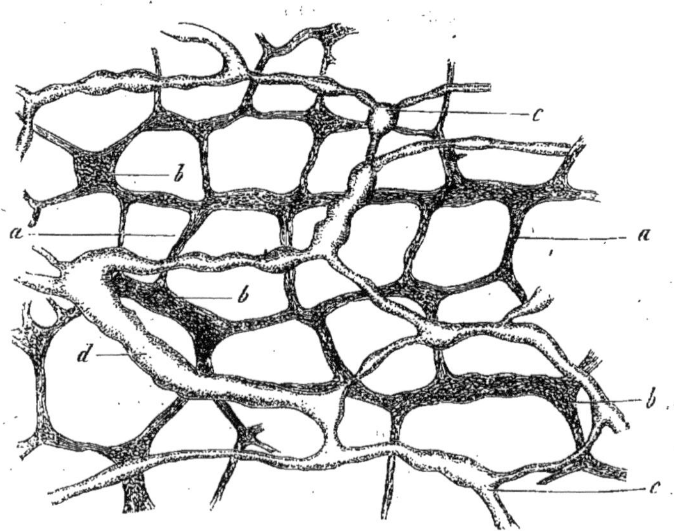

Fig. 356. — Réseau lymphatique situé entre les deux couches de fibres musculaires de l'intestin grêle du cochon d'Inde.

c, canaux minces; *d*, canaux d'un plus gros calibre; *a*, *b*, plexus myentericus (d'après Auerbach).

On peut donner à ces canaux le nom de vaisseaux lymphatiques. En effet, la paroi de ces canaux, et même de canaux plus minces, commence à se détacher du tissu adjacent et à devenir plus indépendante. Les rapports qui existent entre les vaisseaux sanguins et les vaisseaux lymphatiques sont très-variables. Ordinairement, les deux espèces de conduits cheminent les uns à côté des autres. Les troncs artériels sont souvent accompagnés de deux vaisseaux lymphatiques assez volumineux. Quelquefois même il peut se former une véritable gaîne lymphatique autour de l'artère. Mais cette disposition est plus rare qu'on ne le croit généralement.

L'existence de couches extérieures, situées autour de la paroi cellulaire des vaisseaux lymphatiques, mérite d'être confirmée par de nouvelles recherches.

Kœlliker (4) prétend que les petits troncs lymphatiques de $0^m,22$ à $0^m,23$ de diamètre peuvent avoir jusqu'à trois membranes. Autour de l'enveloppe cellulaire on trouve une membrane élastique longitudinale, puis une membrane moyenne composée de fibres-cellules contractiles et de fibres élastiques, enfin une membrane adventice longitudinale, formée de tissu conjonctif.

Les vaisseaux lymphatiques d'un plus fort diamètre offrent une structure analogue ; ils correspondent, comme on le sait, aux veines.

Dans le canal thoracique, l'épithélium est recouvert par plusieurs couches de membranes striées, puis par un réseau élastique longitudinal. Les couches moyennes sont formées par du tissu conjonctif à direction longitudinale ; elles sont recouvertes par une couche musculaire transversale. La tunique adventice est constituée, comme toujours, par du tissu conjonctif ordinaire, puis par quelques faisceaux de fibres musculaires lisses, reliées en forme de réseau. La tunique interne a une épaisseur de $0^m,015$ à $0^m,02$ à peine ; celle de la tunique moyenne est de $0^m,045$. [Kœlliker (5).]

Nous étudierons, dans la troisième partie de cet ouvrage, les rapports des vaisseaux lymphatiques avec les ganglions lymphatiques et les organes lymphoïdes en général.

Remarques. — (1) Teichmann (*loc. cit.*, p. 1) a prétendu que la base du système des vaisseaux absorbants était formée par des éléments analogues aux cellules étoilées, et qu'il appelait cellules absorbantes. Il les considère comme des cellules transformées qui auraient conservé leur enveloppe ; réunies, et communiquant entre elles à l'aide de leurs prolongements, elles formeraient les capillaires du système des vaisseaux absorbants. — (2) Ces manières de voir ont été bien différemment interprétées. Beaucoup d'observateurs ont admis que les canaux lymphatiques sont formés, à leur origine, par de simples lacunes sans paroi, situées dans le tissu conjonctif interstitiel. Ce tissu étant très-extensible, une pression plus forte, naturelle ou artificielle, peut produire, dans le voisinage, des ouvertures en forme de fente (Brücke, Ludwig). Il y a longtemps j'ai attiré l'attention sur les résultats que l'on obtient à l'aide des injections, et qui sont en contradiction avec ce qui précède ; en poussant l'injection avec précaution, aucune molécule du liquide coloré ne sort des canaux lymphatiques pour pénétrer dans le tissu conjonctif adjacent (Zeitsch. für wissensch. Zoologie, vol. XIII, p. 8. — Recklinghausen a obtenu des résultats singuliers (Die Lymphgefässe und ihre Beziehung zum Bindegewebe, *les Vaisseaux lymphatiques et leurs rapports avec le tissu conjonctif*. Berlin, 1862). D'après cet observateur, et il a le mérite de la découverte, toutes les racines du système lymphatique sont tapissées d'épithélium ; mais elles communiquent avec les éléments du tissu conjonctif que Virchow a décrits sous le nom de corpuscules du tissu conjonctif. Suivant Recklinghausen, ces corpuscules ne forment pas un système cellulaire creux, mais des espaces en forme de fentes qui traversen le tissu « canalicules du suc, » et dans lesquels seulement se trouvent placées les cellules élémentaires du tissu conjonctif, dépourvues de tout prolongement. Afin de faire comprendre le passage de ce système de fentes aux lacunes plus grandes et tapissées de cellules qui constituent les racines des vaisseaux lymphatiques, Recklinghausen renvoie à un dessin particulier, obtenu par l'imprégnation d'argent, et dans lequel on aperçoit des lignes sombres qui limitent les cellules vasculaires. On y remarque, en effet, de petites figures, irrégulières, à la vérité, claires et bordées intérieurement par des lignes noires, ou bien tout à fait sombres. Il a considéré ces figures comme un système de lacunes et d'ouvertures situées entre les cellules vasculaires et qui communiquerait avec les canalicules du suc dont nous avons déjà parlé. Voy. Recklinghausen, dans Virchow's Archiv, vol. XXVI, p. 172; ainsi que E. Œdmansson (id., même revue, vol. XXVIII, p. 361). His s'est également déclaré favorable à cette opinion (Zeitschr. für wiss. Zoologie, vol. XIII, p. 455). On ne peut s'empêcher d'hésiter en présence d'une pareille question. La forme si variable, la différence des images constituent des objections; il est évident que l'on a confondu des choses de nature fort différente. De petits caillots, de petites masses sombres contenues dans le canal lymphatique, et déposés contre la paroi, ont pu tromper les observateurs. De plus, il n'est rien moins que certain que les figures claires, limitées par des lignes foncées, représentent des lacunes. Ces figures pourraient être interprétées d'une autre manière: les cellules vasculaires sont fréquemment effilées en pointe; les prolongements ainsi formés peuvent se détacher du corps de la cellule et laissent voir de petits espaces clairs que l'on avait pris pour des lacunes; il est possible que ce phénomène coïncide avec un accroissement de la surface intérieure du canal lymphatique. Voy. encore à ce sujet: Auerbach Virchow's Archiv, vol. XXXIII, p. 381. Il donne à ces figures le nom de « plaques intercalaires. » Enfin nous avons déjà fait remarquer plus haut qu'en poussant des injections, le liquide ne pénètre jamais dans le système canaliculé de Recklinghausen. — (3) Voy; les travaux de Recklinghausen, His et Auerbach, ainsi que ceux de Tommasi (Virchow's Archiv, vol. XXVIII, p. 370). — (4) Gewebelehre, *Histologie*, 4e édition, p. 603. — (5) Même ouvrage, p. 604. *

* *L'origine des vaisseaux lymphatiques dans le tissu conjonctif* est aujourd'hui admise par tous les histologistes. Mais ceux d'entre eux qui se sont spécialement occupés de cette question ne s'entendent plus dès qu'il s'agit de fixer des rapports entre les vaisseaux lymphatiques les plus fins et les éléments du tissu conjonctif. Ce défaut d'entente provient sans doute de ce que le tissu conjonctif lui-même est encore compris de différentes manières.

Parmi les opinions émises sur l'origine des lymphatiques dans le tissu conjonctif (pour la bibliographie, voyez la remarque qui précède cette note), il y en a trois qui ont cours dans la science : 1° les lymphatiques prennent naissance dans des interstices de tissu conjonctif en forme de fentes (Brücke et Ludwig); 2° les vaisseaux lymphatiques ont partout une véritable tunique (Kœlliker et Frey), et dès lors ils sont simplement contigus aux éléments du tissu conjonctif; 3° l'origine des lymphatiques consiste dans un réseau étoilé correspondant aux cellules plasmatiques du tissu conjonctif (Teichmann et Recklinghausen).

Il est vrai que ce dernier auteur soutient que les cellules du tissu conjonctif ne constituent pas le réseau plasmatique, mais sont situées dans son intérieur, au point où plusieurs canaux se rencontrent et forment un confluent. Aussi n'emploie-t-il pas le terme de canaux plasmatiques, mais celui de *canaux du suc*. A la page 281 de cet ouvrage, j'ai cherché à prouver que ces canaux n'existent pas, et il me semble que la méthode que j'ai employée le démontre complètement. Cependant je dois ajouter ici quelques explications sur la valeur des résultats fournis par l'imprégnation d'argent, méthode dans laquelle Recklinghausen a une grande confiance, partagée du reste par beaucoup d'histologistes.

Si l'imprégnation d'argent délimite d'une manière admirable les cellules épithéliales et toutes les autres cellules, il n'est nullement démontré que les figures qu'elle réserve dans le tissu conjonctif sont des canaux, et c'est là cependant ce que Recklinghausen admet sans discussion. Maintenant si l'on compare les figures obtenues par l'imprégnation d'argent du tissu conjonctif aux grandes cellules plates que j'ai décrites dans le tissu conjonctif, on reconnaîtra sans peine que dans ce dernier tissu, comme dans les épithéliums, le dépôt d'argent ménage les cellules. Pour cela, voici comment il faut faire la préparation : On enlève la peau qui recouvre le pli de l'aine, chez un chien ou un lapin que l'on vient de sacrifier; on soulève avec les doigts le tissu con-

§ 209.

Propriétés physiologiques des vaisseaux. — Nous ne ferons qu'indiquer fort brièvement quelques points de physiologie qui trouvent directement leur place ici :

Nous avons vu que l'épaisseur plus grande de la paroi des artères était due au développement de la tunique moyenne, à l'abondance des couches musculaires transversales et des plaques élastiques interposées ; les veines de même calibre ont une paroi bien plus mince. Ce fait tient au peu d'épaisseur de la tunique moyenne, bien que la tunique adventice présente dans ces vaisseaux un développement beaucoup plus grand que dans les artères. Nous avons vu également que l'élément musculaire disparaît d'une manière complète dans les petites veines, tandis qu'il persiste dans les derniers ramuscules artériels, pour ne disparaître qu'à la limite des vaisseaux capillaires. Ces derniers ne renferment plus aucune trace d'élément musculaire ; ils sont formés par une simple membrane élastique.

Le sang, comme nous le savons, est lancé par les artères dans les capillaires, d'où il passe dans les veines. La pression exercée par la colonne sanguine contre la paroi vasculaire est très-considérable dans les artères ; elle est dix fois plus faible dans les veines ; du reste, elle diminue, dans le système artériel, du centre à la périphérie.

Les parois des gros vaisseaux possèdent, grâce à leur texture, une élasticité faible, mais très-parfaite, c'est-à-dire que, sous l'influence d'une

jonctif lâche de cette région ; on glisse alors une lame de verre au-dessous de la membrane que l'on a formée de cette manière ; lorsque celle-ci est devenue adhérente, on la détache du tissu qui la retient par une incision faite avec un bistouri bien tranchant. On obtient ainsi un mince feuillet de tissu conjonctif étendu sur une lame de verre.

On laisse tomber goutte à goutte sur la préparation une solution de nitrate d'argent à $\frac{3}{1000}$. Lorsque l'imprégnation est produite, on observe au microscope des figures claires, ménagées par le dépôt, polygonales, très-rarement unies les unes aux autres par des prolongements, souvent superposées et séparées alors par une ligne noire. Si on colore la préparation avec le picrocarminate d'ammoniaque et qu'ensuite on la traite par la glycérine avec 10 à 15 pour 100 d'acide oxalique en solution concentrée, on voit un noyau apparaître au centre de chacune des figures ménagées par l'argent.

Il est donc évident que ces figures correspondent exactement aux grandes cellules plates du tissu conjonctif, que Recklinghausen ne connaissait pas à l'époque où il a publié ses premiers travaux.

J'ajouterai que, le tissu conjonctif étant formé par des faisceaux très-mobiles, entre lesquels il existe des globules lymphatiques, il est presque certain que le tissu conjonctif lâche n'est qu'un vaste sac lymphatique cloisonné, en communication directe avec les vaisseaux lymphatiques.

Les points où se fait cette communication n'ont pas encore été vus, mais ils existent sans doute, car il suffit de pousser à l'aide d'une seringue du bleu de Prusse soluble dans le tissu conjonctif pour injecter quelques vaisseaux lymphatiques. De plus, des granulations colorées (vermillon ou bleu d'aniline) introduites dans le tissu conjonctif d'un animal vivant arrivent bientôt dans les ganglions lymphatiques correspondants. Je ferai encore remarquer que les sacs séreux des mammifères sont de véritables sacs lymphatiques, en ce sens qu'ils sont en communication directe avec les vaisseaux lymphatiques, comme Recklinghausen l'a démontré en mettant à la surface du péritoine diaphragmatique du lait ou une substance pulvérulente. Il a vu les gouttelettes de graisse ou les autres granulations traverser la couche épithéliale en des points déterminés et s'engouffrer pour ainsi dire dans les lymphatiques superficiels de la membrane séreuse. Ce n'est pas là une des moindres découvertes de cet observateur si estimable. R.

force d'extension, ils se dilatent, pour revenir ensuite à leur forme première. Il ne faut pas oublier que le tube vasculaire renferme constamment une grande quantité de sang ; l'élasticité de la paroi exerce donc toujours une certaine pression sur la colonne liquide. Considérons à ce point de vue une artère, qui se distend beaucoup moins qu'une veine quand la pression latérale augmente ; c'est un tube élastique rempli de sang, dans lequel chaque contraction cardiaque lance une nouvelle quantité de liquide. C'est ainsi que de nouvelles quantités de sang sont constamment chassées par saccades dans les artères. De là résulte la pulsation artérielle, c'est-à-dire un mouvement ondulatoire, qui va s'affaiblissant de plus en plus à cause des résistances qu'il rencontre au niveau des ramifications périphériques dans lesquelles il se propage, et où il finit par se détruire ; aussi n'atteint-il pas les vaisseaux capillaires. Mais ces mouvements ondulatoires ne sont pas l'élément moteur de la circulation sanguine ; ils ne font qu'accélérer le torrent artériel. Le mouvement de la colonne sanguine se produit grâce à la différence de pression qui existe dans les veines et dans les artères. Chaque contraction cardiaque chasse une nouvelle quantité de sang dans le tube artériel béant et tendu, et, à chaque diastole, une certaine quantité de sang passe des veines dans les oreillettes (1).

Ce mouvement est, en général, très-rapide, et l'on peut admettre, qu'en moyenne, le sang ne met pas plus d'une demi-minute pour parcourir tout le cercle circulatoire. La vitesse du courant atteint son maximum dans les artères (400 millimètres en moyenne par seconde dans la carotide du cheval) ; elle est beaucoup moindre dans les veines (225 millimètres dans la jugulaire du cheval). Cette vitesse est insignifiante dans les capillaires, comme nous le verrons dans le paragraphe suivant ; il est vrai de dire que leur longueur est peu considérable. La lenteur du courant circulatoire dans le système capillaire est due à ce que le sang est renfermé d'abord dans un lit étroit, qui devient plus vaste à mesure que le liquide pénètre dans les capillaires ; de plus, la colonne liquide rencontre, en traversant un grand nombre de tubes étroits, une résistance de frottement bien plus grande. Le lit du courant devient de nouveau plus étroit quand le sang pénètre dans les veines : aussi le mouvement s'accélère-t-il à ce moment ; néanmoins la vitesse est bien moins grande ici que dans les artères.

Reste à se demander quelle est l'influence des masses élastiques et des éléments musculaires sur le mouvement de la colonne sanguine.

La paroi des artères, qui renferme beaucoup d'éléments musculaires, se rétrécit d'une manière notable quand on fait agir sur elle l'électricité, des excitants mécaniques, le froid, les agents chimiques. Il est donc évident que les artères, aussi bien que les veines, dont la texture est analogue, possèdent la propriété de se rétracter. On suppose généralement que les couches musculaires des vaisseaux se trouvent dans un état de contraction permanent, mais très-faible, il est vrai, destiné à soutenir les effets d'élasticité produits par les autres éléments de la paroi. Ici, comme ailleurs, du reste, les mouvements musculaires se trouvent sous la dépendance du système nerveux ; il en résulte que certains vaisseaux subiront un rétrécissement plus considérable, dû à une rétraction plus intense de leurs éléments musculaires, et s'élargiront également davantage au moment du relâchement de ces derniers éléments. Il suit de là que les éléments musculaires des vaisseaux exercent une influence régulatrice sur la proportion de sang distribuée dans les différentes parties du corps. La physiologie expérimentale nous a montré, en effet, que les artères se dilatent après la section des nerfs vasomateurs. [Bernard et autres (2).] Les remarquables expériences du physiologiste français sont venues jeter un jour tout nouveau sur cette question. Quand on excite les nerfs vaso-moteurs qui partent du grand sympathique, on provoque des contractions des vaisseaux sanguins de la glande sous-maxillaire ; le sang qui traverse la glande prend une teinte foncée, et la salive, excrétée en petite quantité, devient épaisse et visqueuse. En excitant le nerf crânien qui pénètre dans l'organe, c'est-à-dire la corde du tympan, on obtient des effets diamétralement opposés. Les vaisseaux se dilatent, un sang d'un rouge clair traverse la glande, qui sécrète une salive aqueuse et abondante. L'antagonisme des deux ordres de nerfs destinés à produire alternativement la contraction ou la dilatation des vaisseaux, s'observe également dans d'autres organes, tels que la parotide, les reins et l'estomac. Là aussi on voit, qu'au moment de la sécrétion, les vaisseaux se dilatent et renferment un sang plus clair (3).

Les vaisseaux capillaires, dépourvus de nerfs et peut-être de contractilité vitale (4), se trouvent réduits aux propriétés élastiques de leur mince paroi ; ils forment, au point de vue physiologique, la partie la plus importante de tout le système vasculaire. C'est à travers la mince paroi des capillaires que s'opèrent les échanges entre le plasma sanguin et les fluides organiques ; c'est à travers cette membrane peu épaisse que transsudent les fluides qui formeront plus tard les sécrétions glandulaires. Nous avons déjà dit (§ 205) que la richesse du réseau capillaire coïncidait avec l'activité des échanges nutritifs établis entre le tissu et l'organe. Les différences qui peuvent exister dans la constitution moléculaire de la paroi vasculaire, dans la composition du sang des diverses régions, et dans celle des liquides organiques, modifient les conditions des échanges nutritifs. La disposition des vaisseaux par lesquels le sang arrive dans le réseau capillaire, ou en sort, a également son importance ; il suffira de rappeler que, dans le rein, les vaisseaux se contournent de manière à former des glomérules, disposition anatomique qui doit évidemment ralentir le cours du sang (fig. 345) et établir dans le réseau capillaire des différences de pression dont l'influence est considérable.

Nous dirons un mot, en terminant, des prétendus *vasa serosa*, ou vaisseaux plasmatiques. Existe-t-il dans l'organisme des capillaires tellement fins, qu'à l'état normal ils ne puissent donner passage aux globules sanguins, et ne servent, en conséquence, qu'à la circulation de la portion liquide du sang ? Les observateurs qui admettaient l'existence de ces vaisseaux supposaient que, dans l'état inflammatoire, ils pouvaient s'élargir pour livrer passage aux globules; ils voulaient expliquer de cette manière comment il se fait qu'un organe, jusqu'alors dépourvu de vaisseaux, se remplit de capillaires. Mais ces prétendus *vasa serosa* n'existent point.

On a décrit, il y a longtemps, dans la substance cérébrale, des tubes très-minces, filiformes, qui communiqueraient avec les capillaires ordinaires. [Henle (5).] On les a considérés plus tard comme des capillaires tendus et diminués de calibre. [Welcker (6).] Quelques observateurs ont soutenu, à tort, que les capillaires sanguins se transformaient successivement en canaux plasmatiques, ou canaux du suc. [Coccius, Eckard, Heidenhain (7).] Bien que l'hypothèse d'un système vasculaire intermédiaire entre les capillaires sanguins et les vaisseaux lymphatiques soit très-séduisante, il est nécessaire de dire qu'elle n'a jamais été confirmée par l'observation (8).

Remarques. — (1) Voyez E. H. Weber, dans Müller's Archiv, 1851, p. 497, et 1855, p. 156; ainsi que les articles sur ce sujet dans les Traités de physiologie de Donders (p. 59), et Funke (vol. I, p. 66). — (2) Schiff observa, dans l'oreille du lapin, des artères dont les contractions et les dilatations alternaient d'une manière rhythmique (Archiv für phys. Heilkunde, *Archives de médecine physiologique*, vol. XIII, p. 523). On trouvera d'autres détails dans Funke (3e édition, vol. II, p. 536). — (3) Voyez l'article de Bernard dans Reichert's und Du Boys-Reymond's Archiv, 1859, p. 90 et 672. Nous devons, pour de plus amples explications, renvoyer aux traités de physiologie. — (4) Voyez Stricker, *loc. cit.* L'auteur assure avoir observé, dans beaucoup de cas, chez la grenouille, les manifestations les plus évidentes d'une contractilité vitale. Le fait mérite d'être vérifié, à cause de l'importance de la question. — (5) Voyez son Anatomie générale, p. 477. — (6) Welker, dans Würzburger Verhandlungen, vol. VI, p. 274. — (7) Voyez Coccius, Ueber die Ernährungsweise der Hornhaut und die Serumführenden Gefässe, *De la nutrition de la cornée et des vaisseaux qui conduisent le sérum.* Leipzig, 1852; G. Eckard (De glandularum lymphat. structura. Berolini, 1858, Disc.) et Heidenhain, dans Reichert's und Du Bois-Reymond's Archiv, 1859, p. 466. Voyez aussi les observations de His, combattant cette opinion (*loc. cit.*, vol. X, p. 338). — (8) Führer a soutenu l'existence d'un système vasculaire intermédiaire. Voyez Archiv für physiologische Heilkunde, *Archives de médecine physiologique*, vol. XIII, p. 149.

§ 210.

La circulation du sang, à travers les vaisseaux d'un animal vivant, est un des plus beaux spectacles que puisse présenter le microscope (1). On peut se servir, pour cette étude, d'organes transparents d'un vertébré à sang froid, comme la membrane natatoire de la patte de la grenouille, ou la queue du têtard. On peut également suivre le phénomène sur des embryons de poissons ou d'oiseaux, sur l'aile des chauves-souris, le mésentère de petits mammifères anesthésiés par le chloroforme, etc.

En examinant le courant sanguin dans la membrane natatoire de la grenouille (fig. 357), on observe deux courants contraires qui ont lieu dans les grosses branches artérielles et veineuses; la vitesse du courant subit naturellement une augmentation proportionnelle à la force des lentilles employées. Dans les artères, on observe des mouvements saccadés, caractéristiques, qui correspondent aux pulsations; dans les capillaires, le sang circule lentement et d'une manière uniforme ; dans les veines, la circulation est également uniforme, mais plus accélérée que dans les capillaires. Dans les troncs vasculaires plus volumineux, l'un des pôles des globules, de forme ovalaire, est toujours situé en avant ; les globules cheminent généralement les uns à côté des autres, mais souvent ils s'entremêlent, roulent et tournent les uns au-dessus des autres. La membrane interne (*a*) n'est jamais en contact direct avec les globules rouges, qui sont entraînés par un courant rapide. Entre les globules rouges et la paroi, on observe une couche transparente, incolore, dans laquelle on découvre des globules blancs isolés, qui circulent beaucoup plus lentement que les rouges et s'accolent même à la paroi interne du vaisseau; ils peuvent rester ainsi à la même place pendant un temps plus ou moins long. On peut donc distinguer deux courants, l'un très-rapide, qui se produit dans l'axe même du vaisseau, l'autre bien plus lent, qui a lieu le long des parois (2). Dans les vaisseaux très-petits et les capillaires, la couche périphérique disparaît, parce que le tube est trop étroit, et le courant tumultueux des artères devient calme et régulier ; les globules rouges et les globules blancs glissent les uns derrière les autres, tantôt se touchant, tantôt séparés. Les globules rouges, dont la surface est lisse, qui sont extensibles et doués d'élasticité, traversent plus facilement les canaux très-minces que les globules blancs, dont la surface inégale et gluante s'accole souvent aux parois vasculaires. Dès que le globule rouge a cessé d'être soumis à la pression qu'il subissait dans les capillaires étroits, il reprend sa forme primitive, grâce à son élasticité. Quelques capillaires très-fins ne renferment, à certains moments, aucun globule, et sont uniquement traversés par le plasma. Inutile de dire que le courant a toujours lieu, à l'état normal, d'une manière continue, des artères à travers les capillaires jusqu'aux veines. Le phénomène de la circulation du sang, examiné au microscope, offre une foule de détails curieux et surprenants sur lesquels nous n'insisterons pas.

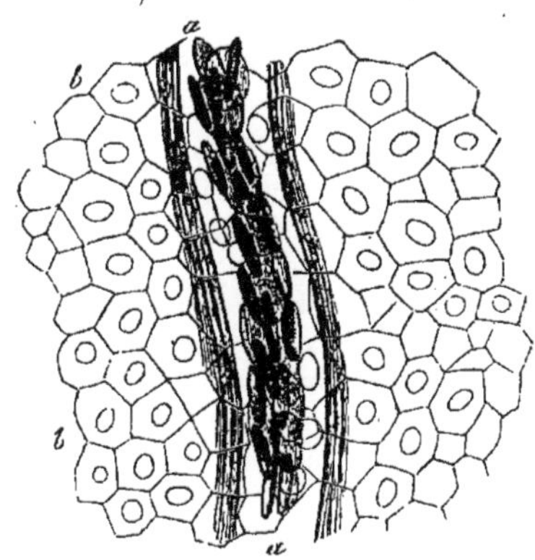

Fig. 357. — Circulation du sang dans la membrane natatoire de la grenouille. (Wagner.) *a*, vaisseau sanguin ; *b*, cellules épithéliales du tissu.

Il paraît, d'après les observations intéressantes de Rollet, que les globules rouges des mammifères subissent des modifications de forme très-variables. Pendant la circulation, la forme du globule se modifie constamment (d'une manière passive, bien entendu) ; mais il reprend sa forme réelle dès que le courant sanguin s'arrête (3).

On ne peut évaluer la vitesse du courant sanguin dans les capillaires que d'une manière approximative. Le globule rouge parcourt, par seconde, la cinquième ou la quatrième partie environ d'une ligne. Il faut dix et même quinze fois plus de temps aux globules blancs pour parcourir le même espace. Si la masse sanguine opère aussi rapidement son trajet à travers l'organisme, c'est que les capillaires sont relativement fort courts.

Remarques. — (1) Voyez E. H. Weber, dans Müller's Archiv, 1837, p. 267; R. Wagner, Beiträge zur vergleichenden Physiologie, *Etudes de physiologie comparée*, livraison 2, p. 33. Leipzig, 1838; ainsi que la Physiologie du même auteur, 3e édition, p. 162. Pour la technique, voyez Wagner et Harting, *loc. cit.*, p. 401, 858, ainsi que Frey, Das Mikroskop, 2e édit., p. 134. — (2) Ce qui est étonnant, c'est que la couche périphérique incolore manque presque complétement dans l'organe respiratoire des amphibies; ce fait fut découvert par Wagner. — (3) Wiener Sitzungsberichte, vol. L, p. 178. Klebs considère tous ces changements de forme, qui ne sont que passifs, comme des mouvements actifs.

§ 211.

Développement du système vasculaire. — Le système vasculaire (1) se développe aux dépens du feuillet moyen du blastoderme. Le cœur, les artères et les veines, qui se développent tout d'abord chez l'embryon, se présentent sous forme de cylindres pleins, composés essentiellement de cellules ; on ne distingue aucune différence entre l'axe et la portion périphérique. Les cellules de cette dernière partie finissent par s'unir d'une manière intime, pour former la membrane vasculaire primitive ; les éléments cellulaires situés dans l'axe deviennent libres, et vont constituer les premiers globules sanguins (§ 81). Remak (2) a étudié le développement des vaisseaux sanguins sur des embryons de poulet ; ils s'y présentent d'abord sous forme de cylindres pleins de 0m,02 à 0m,04 de diamètre ; sur une coupe transversale, on observe, en moyenne, de trois à huit cellules embryonnaires ; quelquefois on n'en trouve que deux. Chez un embryon plus développé, Remak a trouvé un cylindre creux, formant un véritable tube ; la paroi était composée d'une seule couche de cellules embryonnaires, saillantes vers l'intérieur. [Ces cellules représentent sans doute l'épithélium de revêtement (§ 202).] Tandis que le vaisseau s'accroît et se développe, les cellules embryonnaires voisines viennent sans doute s'accumuler sur la paroi vasculaire, la renforcer, et concourir à la formation des nouvelles couches extérieures. Les vaisseaux qui se forment ultérieurement se développeraient, comme on l'admet en général, d'après un autre type ; ils seraient constitués par de simples rangées de cellules, qui se souderaient les unes aux autres, et seraient enveloppées plus tard par de nouvelles couches cellulaires.

Tel est, à peu près, le mode de formation qui a été admis pour les vaisseaux capillaires depuis Schwann. Nous allons donc nous en occuper en premier lieu. Depuis les nouvelles recherches d'Auerbach, d'Eberth et d'Aeby sur la texture des capillaires, il est indispensable d'examiner et d'approfondir à nouveau toutes les données que nous possédons actuellement sur ce sujet.

On a admis jusqu'à présent que les vaisseaux capillaires étaient formés, à l'origine, par des rangées de cellules embryonnaires, se touchant bout à bout ; ces cellules communiquant les unes avec les autres, grâce à la disparition de leur paroi, le tube capillaire se trouverait constitué. Les enveloppes et les noyaux persistants des cellules formeraient la paroi du nouveau vaisseau. Les capillaires se développeraient donc à la manière des ramifications terminales des nerfs ; comme ces derniers, ils pourraient se souder et s'anastomoser avec des prolongements d'autres cellules ou de rangées de cellules.

Les capillaires non ramifiés se formeraient aussi aux dépens de cellules fusiformes, placées bout à bout, de manière à communiquer par leurs prolongements ; elles constitueraient par leur ensemble un tube unique, et les différences de diamètres existant entre le corps des cellules et leurs prolongements disparaîtraient peu à peu (fig. 358, 1, *c*.). On ignore de combien peuvent s'allonger les prolongements des cellules fusiformes ; on n'a pu déterminer d'une manière certaine s'il y avait une prolifération des noyaux (3). Le tube cellulaire, ainsi formé, s'anastomose ensuite avec un vaisseau bien développé, et le courant sanguin y pénètre.

Mais les tubes capillaires non ramifiés ont généralement une longueur très-faible ; de plus, ils s'anastomosent généralement entre eux de manière à constituer un réseau ; aussi a-t-on fait jouer un grand rôle aux cellules étoilées dans la formation et le développement des ramifications des vaisseaux capillaires. Sur la paroi de vaisseaux déjà formés, on observe souvent, et c'est là un fait très-important, des dépressions qui se terminent par un prolongement filiforme (fig. 358, 1, *c*) ; ce dernier communique avec les prolongements de cellules voisines (*b*), ou même avec d'autres capillaires (4).

De nouvelles couches de cellules embryonnaires viennent bientôt se déposer autour de ces vaisseaux ; elles sont destinées à renforcer la paroi vasculaire et à transformer plus tard le capillaire en une petite branche artérielle ou veineuse.

C'est là le second mode de formation des canaux vasculaires que nous avons déjà mentionné plus haut. Quelquefois (fig. 358, 2) ces cellules (*b*, *c*, *d*), qui tapissent la paroi vasculaire, sont isolées et distantes les unes des autres ; d'autres fois, elles sont très-nombreuses, fusiformes et allongées dans le sens de la longueur du vaisseau (5, *c*). Quelques vaisseaux embryonnaires, ceux de la membrane capsulo-pupillaire, par exemple (fig. 359), sont tapissés de nombreuses cellules arrondies (2, 3, 4, 5). On observe parfois des figures qui sembleraient indiquer que le vaisseau s'est formé aux dépens d'une double rangée de cellules (1), mais généralement (4, 5) les vaisseaux capillaires se forment d'après le mode de développement que nous avons indiqué. Il est cependant des cas plus difficiles à interpréter ; ainsi l'on voit des canaux capillaires déjà formés (4, *a*) envoyer un prolongement filiforme, qui va s'anastomoser avec un appendice de même forme appartenant à une cellule plasmatique du vaisseau voisin (*b*).

Les couches de cellules qui se déposent sur ces vaisseaux sont évidemment destinées à former la tunique adventice.

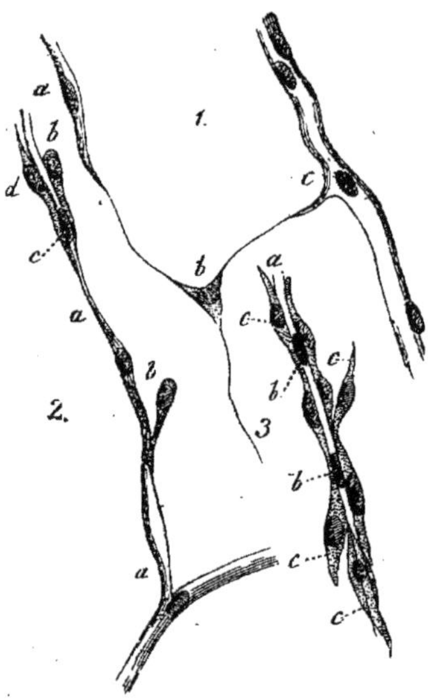

Fig. 358. — Formation des vaisseaux capillaires.

1. Capillaires de la queue du têtard; *a*, vaisseau encore fermé par en bas; *c*, vaisseau parfait; *b*, cellule plasmatique étoilée anastomosée avec un prolongement filiforme de *a* et une dépression du vaisseau *c*.

2 et 3. Vaisseaux de la membrane hyaloïde d'un fœtus de cinq mois. 2. Capillaire anastomosé avec un autre vaisseau de même ordre *a*, qui renferme un globule sanguin (*c*); ces vaisseaux sont recouverts de cellules *b*, *d*. 3. Vaisseau capillaire *a* renfermant des globules sanguins et recouvert de nombreuses cellules fusiformes *c*.

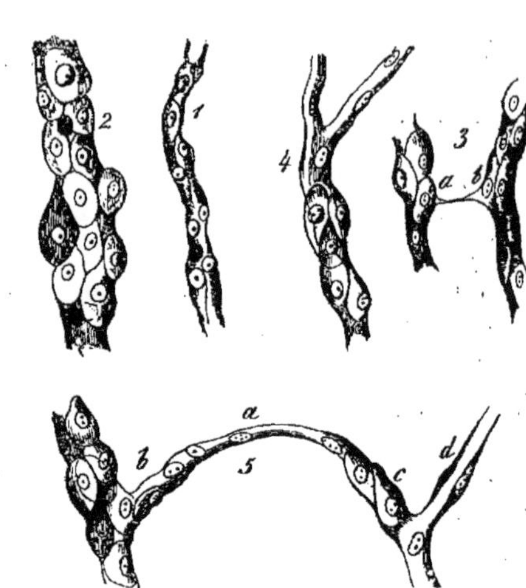

Fig. 359. — Vaisseaux de la membrane capsulo-pupillaire d'un embryon de cochon de 2 pouces 1/2 de longueur; ces vaisseaux sont recouverts extérieurement de cellules arrondies.

1. Vaisseau délié recouvert de quelques cellules seulement.

2. Autre vaisseau tapissé de nombreuses cellules.

3. Deux vaisseau *a*, *b*, réunis par un filament transversal.

4. Vaisseau tapissé de cellules dans sa partie inférieure seulement.

5. Vaisseau recouvert de cellules arrondies *b*; *a*, branche transversale sur laquelle de nouvelles cellules viennent se déposer *c*; cette branche relie le premier vaisseau à un second *d* sur lequel on aperçoit des cellules fusiformes.

Les états inflammatoires des organes déterminent très-souvent la formation de couches de cellules adventices au pourtour des vaisseaux capillaires.

Les vaisseaux peuvent subir ultérieurement des modifications dans leur forme, tout aussi bien que dans leur texture. Les vaisseaux de l'utérus, en état de gestation, offrent des phénomènes d'accroissement tout à fait spéciaux. D'autres vaisseaux, ceux de la cornée, par exemple, subissent, pendant les derniers temps de la vie fœtale et après la naissance, une véritable oblitération. His a observé, dans ce cas, le développement d'éléments étoilés qui rappellent les cellules pigmentaires ramifiées.

On observe très-souvent des néoformations vasculaires à l'état pathologique (5). On avait d'abord admis que ces vaisseaux se développaient isolément et ne se reliaient que plus tard aux vaisseaux préexistants;

c'est là une erreur. En effet, ces vaisseaux de néoformation offrent d'abord tous les caractères de capillaires dilatés. Ils se forment donc, d'après le type physiologique, aux dépens des vaisseaux préexistants ; il est probable que les dépressions situées au niveau de la paroi de ces derniers jouent un grand rôle dans la production de ce phénomène. Plus tard, des couches de cellules peuvent venir se déposer autour de ces capillaires de nouvelle formation, qui se transforment alors en veines ou en artères.

Les tumeurs vasculaires (angiomes) offrent une structure différente. Le lecteur trouvera des renseignements à ce sujet dans les traités d'anatomie pathologique.

Le développement des vaisseaux lymphatiques nous est encore inconnu. Dans la queue du têtard de la grenouille, les canaux lymphatiques très-minces semblent se former par la soudure de plusieurs cellules.

On a observé plusieurs fois des néoformations de vaisseaux lymphatiques dans des pseudo-membranes, dans des adhérences anciennes. [Schrœder van der Kolk (6), E. Wagner (7), Teichmann (8).] Krause (9) a démontré le développement de ces vaisseaux, dans les tumeurs, à l'aide d'injections artificielles.

Remarques. — (1) Voyez l'ouvrage de Schwann, p. 182, et celui de Remak, ainsi que l'Anatomie microscopique de Kœlliker, vol. II, IIe partie, p. 545, J. Meyer, dans Annalen der Charité, *Annales de la Charité*, vol. IV, p. 41 ; en outre, Billroth, Untersuchungen über die Entwicklung der Blutgefässe, *Recherches sur le développement des vaisseaux sanguins*. Berlin, 1856 ; Aubert, dans Zeitschrift für wissensch. Zoologie, vol. VII, p. 345 ; Reichert, dans Studien des physiologischen Instituts zu Breslau, *Travaux de l'Institut physiologique de Breslau*. Leipzig, 1858, p. 9 ; J. Billeter, Beiträge zur Lehre von der Entstehung der Gefässe, *De la formation des vaisseaux*. Zürich, 1860, Diss. — (2) *Loc. cit.*, p. 13. — (3) Voyez les indications de Bruch dans Zeitschrift für wissensch. Zoologie, vol. VI, p. 178. — (4) Platner, dans Müller's Archiv, 1844, p. 525, et R. Wagner, dans sa Physiologie, p. 161 ; J. Meyer, *loc. cit.* — (5) Outre la Monographie de Billroth et les rapprochements faits par Förster dans son Anatomie pathologique, vol. I, p. 264 et 347 ; voir encore J. Meyer, *loc. cit.* ; His, dans sa Monographie der Hornhaut, *Monographie sur la cornée*, p. 73 ; O. Weber, dans Virchow's Archiv, vol. XIII, p. 74 ; XV, p. 465, et XXIX, p. 84 ; ainsi que son travail dans le premier volume de Handbuch der Chirurgie, *Manuel de la chirurgie*, rédigé par Pitha et Billroth. Erlangen, 1865. — (6) Voyez Lespinasse, De vas. nov. pseudomembran. Utrecht, 1842, Diss. — (7) Voyez Archiv für physiol. Heilkunde, *Archives de médecine physiologique*, 1859, p. 343. — (8) *Loc. cit.*, p. 7, remarque. — (9) Deutsche Klinik, 1863, n° 39.*

* Je dois ajouter quelques détails relatifs à *la tunique interne des vaisseaux* de gros et de moyen calibre. Il serait très-important d'être fixé sur la stucture de cette membrane, car elle joue le principal rôle dans les phénomènes pathologiques du système vasculaire.

La tunique interne des vaisseaux se montre dans les artères et dans les veines avec des caractères communs. Sous l'épithélium, prolongement de la membrane cellulaire des capillaires, il existe une couche spéciale parfaitement régulière et d'une grande minceur. Les préparations faites d'après la méthode classique (dessiccation, section, coloration au carmin, lavage, action de l'acide acétique) la montre d'une épaisseur de 0,005 à 0,012 ; elle paraît alors constituée par une substance striée contenant des noyaux. Sur des coupes longitudinales ou transversales, ces noyaux sont allongés, et ils ne semblent différer des noyaux musculaires de la tunique moyenne que par une moindre longueur. Cependant ils n'ont pas, comme ces derniers, la forme d'un bâtonnet, car sur des coupes parallèles à la surface de la membrane ils paraissent circulaires. Leur forme véritable est donc celle d'un disque très-aplati.

Lorsque l'aorte a été envahi par l'athérome simple, on peut facilement détacher la membrane

18. Système pileux.

§ 212.

Les *poils* (1) se développent aux dépens du feuillet corné du blastoderme; ce sont des corps filiformes, constitués par du tissu épidermique modifié, leur structure est assez compliquée. On y distingue (fig. 360) le corps (*l*), dont la plus grande partie est libre et placée en dehors de la peau; il se termine en pointe à son extrémité supérieure. La partie inférieure, ou racine, disparaît sous la peau et s'y trouve cachée dans une excavation piriforme, nommée le *follicule pileux* (*a*); elle s'y termine par un renflement ou *bulbe terminale* (*h*). Ce dernier porte inférieurement une excavation infundibuliforme, dans laquelle se loge une papille qui s'élève du fond du follicule (*i*). Entre le follicule et le poil proprement dit se trouve une enveloppe stratifiée, d'une structure plus compliquée; c'est la *gaîne de la racine*, que l'on divise en externe (*c*) et en interne (*d*).

Nous allons commencer l'étude du poil par sa partie inférieure; c'est là, en effet, que le poil prend naissance, c'est là que l'on trouve ses premiers éléments, et, en partant de ce point, on comprendra plus facilement les transformations successives qui nous conduiront à l'étude de la texture du poil proprement dit.

Le follicule pileux (*a*) est le cul-de-sac d'où émerge le poil; il est situé obliquement dans le derme; sa longueur est variable, et, dans les poils longs et forts, il pénètre presque dans le tissu conjonctif sous-dermique.

interne de cette artère et l'examiner au microscope. On y observe alors des groupes de granulations graisseuses disposées autour des noyaux et figurant des masses étoilées en connexion les unes avec les autres par des prolongements également remplis de granulations graisseuses. Virchow fit le premier cette observation; il considéra ces figures étoilées comme des cellules plasmatiques et en conclut la nature conjonctive de la membrane interne des vaisseaux.

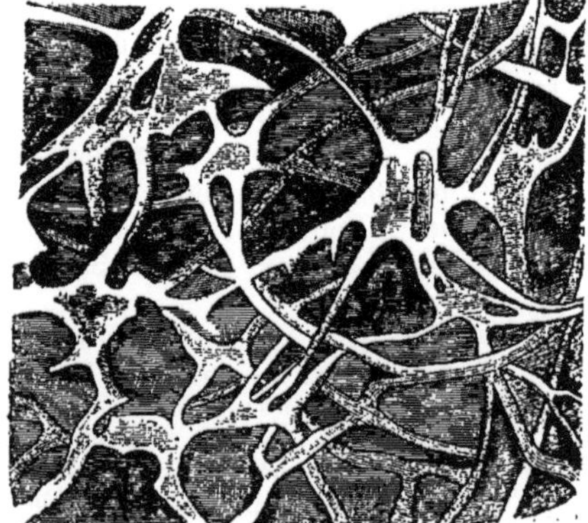

Tunique interne des artères d'après Langhans. La couche sous-épithéliale a été imprégnée par le nitrate d'argent les figures claires ménagées par le dépôt sont des cellules ramifiées et anastomosées.

On obtient des préparations où ces cellules ramifiées sont fort nettes après avoir fait macérer une artère fraîche pendant 24 heures dans une solution de nitrate d'argent à $\frac{5}{1000}$ (Langhans, *Beiträge zur normalen und pathologischen Anatomie der Arterien;* Virchow's Arch. f. path. Anat. 1866, B. 36, p. 187). Le dépôt d'argent se fait dans la substance intercellulaire et ménage les cellules. Celles-ci sont plates et présentent de 3 à 8 prolongements également plats. Dans la tunique interne de l'aorte et des grosses artères, il y a plusieurs couches superposées de ces cellules, dont les prolongements s'entre-croisent sous des angles variés.

Il est probable que les cellules plates sont placées entre des lames minces analogues à celles de la cornée, et que ces lames sont réunies de manière à former un système d'alvéoles communiquant. (Voyez plus loin la description de la cornée.) R.

Sa forme est en général cylindrique ; assez souvent il se rétrécit vers la partie inférieure, où il se termine en cul-de-sac. Sa structure est très-analogue à celle du chorion ; il est formé par une masse de tissu conjonctif fibreux, dans laquelle on peut distinguer plusieurs couches, et à laquelle adhère extérieurement un faisceau de fibres musculaires lisses [arrector pili ou muscle du follicule pileux (2)]. La couche extérieure du follicule peut être très-mince, quand le tissu adjacent est épais et serré ; elle se compose de tissu conjonctif, à direction longitudinale, dans lequel sont plongés des noyaux fusiformes dirigés dans le même sens. Ils ont, en moyenne, de 0m,0024 à 0m,006 de diamètre. On trouve dans cette couche un réseau capillaire assez développé ; on y a découvert aussi quelques nerfs.

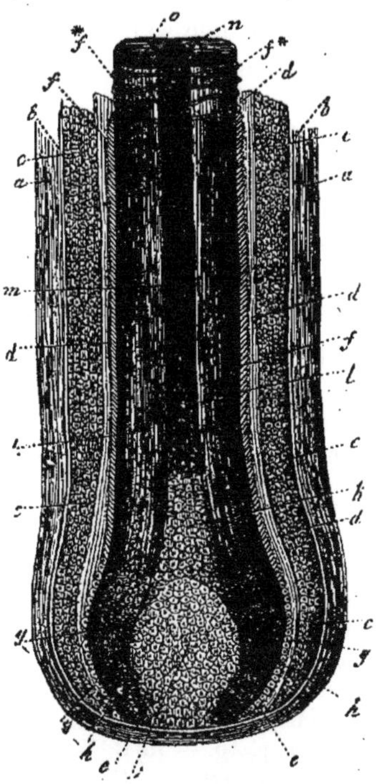

Fig. 360. — Racine et follicule pileux de l'homme. *a*, follicule formé de tissu conjonctif; *b*, couche intérieure transparente du follicule; *c*, gaîne externe *d*, gaîne interne de la racine; *e*, point de jonction de la gaîne extérieure avec le bulbe pileux; *f*, cuticule du poil (en *f** elle se présente sous forme de fibres transversales); *g*, partie inférieure de la cuticule; *h*, cellules du bulbe pileux; *i*, papille du poil; *k*, cellules de la moelle; *l*, couche corticale; *m*, moelle contenant des bulles d'air; *n*, section transversale de la moelle; *o*, section transversale de la substance corticale.

La couche moyenne du follicule est ordinairement la plus épaisse ; elle a, en moyenne, de 0m,0135 à 0m,023 de diamètre ; elle est formée par du tissu conjonctif non développé ; on y observe plusieurs couches de noyaux allongés qui rappellent ceux des fibres-cellules contractiles (Kœlliker), sans qu'il ait été possible néanmoins de trouver ici aucun de ces éléments. Cette couche moyenne commence au fond même du follicule, et se termine supérieurement au niveau des glandes sébacées.

Tout le cul-de-sac est enfin recouvert par une couche transparente, sans structure (fig. 360, *b*; fig. 361, *q*) ; elle présente inférieurement une striation transversale très-fine ; on peut la considérer comme une couche modifiée à la limite du tissu fibreux, ou comme une membrane hyaline. Elle résiste, de même que plusieurs autres membranes de ce genre, à l'action des bases et des acides.

D'après les recherches récentes de Wertheim (3), le follicule pileux ne serait pas arrondi à sa partie inférieure, comme on l'a admis jusqu'à ce jour, et comme le représente la fig. 360.

Les couches moyenne et externe se prolongent inférieurement en un cordon de tissu conjonctif qui s'élargit à son origine, sous forme de calice, et s'amincit ensuite de façon à constituer une véritable tige. Celle-ci se recourbe ou bien se prolonge en ligne droite dans la direction du poil; dans l'un et l'autre cas, elle parcourt une distance plus ou moins grande, pour se confondre enfin avec d'autres pédicules semblables, de manière à former un faisceau épais de tissu conjonctif.

Au fond du follicule s'élève la papille du poil (*i*); formée de tissu conjonctif fibreux peu développé et pourvu de noyaux, elle doit être considérée comme une papille sensitive modifiée de la peau. Elle est de forme conique ou ovalaire, toujours plus longue que large (elle peut avoir 0m,22 de longueur sur 0m,112 de largeur). Elle renferme dans son intérieur un réseau capillaire à mailles serrées (4); c'est à ses dépens que le poil se développe et se nourrit.

Remarques. — (1) Voy. l'Anatomie générale de Henle, p. 292, ainsi que son Traité de splanchnologie, p. 17; Gerlach, *loc. cit.*, p. 537; l'Anatomie microscopique de Kœlliker, vol. II, Ire partie, p. 98, et son Traité d'histologie, 4e édition, p. 144; E. Reissner, Nonnulla de hominis mammaliumque pilis. Dorpati, 1853, et son ouvrage: Beiträge zur Kenntniss der Haare, *Contributions à l'étude des poils*. Breslau, 1854; Reichert, dans Zeitschrift für klinische Medizin, *Journal de médecine clinique*, vol. VI, p. 1: Leydig, dans Reichert's und Du Bois-Reymond's Archiv, 1859, p. 677; P. Chapuis et Moleschott, dans l'ouvrage de ce dernier: Untersuchungen zur Naturlehre des Menschens, *Recherches sur l'histoire naturelle de l'homme*, vol. VII, p. 325. — (2) Kœlliker, dans Zeitschrift f. wiss. Zoologie, vol. I, p. 52, et Eylandt, Observationes microscopicæ de musculis organicis in hominis cute obviis. Dorpati 1850, Diss., p. 21; Henle, dans Jahresbericht, *Annuaire* de 1851, p. 40. — (3) G. Wertheim, dans Wiener Sitzungsberichte, vol. L, p. 302. — (4) Gerlach, *loc. cit.*, p. 543.

§ 213.

Le follicule n'étant qu'un cul-de-sac du derme, la gaîne externe de la racine (fig. 366, *c*, et 361, *e*, *f*) doit être considérée comme un prolongement du réseau de Malpighi. On ne sait pas encore au juste à quoi correspond la gaîne interne de la racine (fig. 360, *d*, et 361, *c*, *d*).

En examinant l'orifice du follicule pileux, on voit que les couches cellulaires profondes de la partie adjacente de la peau descendent dans l'intérieur du follicule, le long de ses parois latérales, pour former la gaîne interne de la racine. Ces couches sont composées de cellules petites, arrondies, pourvues de noyaux (fig. 360, *c*, fig. 361, *e*, et fig. 362, *c*,); leur nombre varie suivant l'épaisseur du poil. Quant aux cellules elles-mêmes, leur diamètre varie entre 0m,0067 et 0m,012. Les cellules de la couche la plus interne sont aplaties, celles de la couche la plus externe sont au contraire allongées, et rappellent celles de la couche cellulaire la plus profonde du réseau muqueux de Malpighi. Nous avons vu que la gaîne externe de la racine se continuait supérieurement avec les cellules du réseau muqueux de Malpighi (1); elle se continue de même au fond du follicule (fig. 360, *e*), avec les masses cellulaires du bulbe (*h*); cette fusion a lieu, du moins pour beaucoup de poils, tandis que dans d'autres la gaîne n'atteint pas le bulbe.

La *gaîne interne* de la racine (2) se distingue, par son aspect transparent et vitreux, de la masse opaque de la gaîne externe, dont l'épaisseur est du reste plus grande (fig. 360, *d*, fig. 361, *c*, *d*). Elle se compose de deux couches différentes. La couche celluleuse externe (fig. 361, *d*, fig. 362, *a*), ou gaîne radiculaire de Henle, se compose de cellules allongées, arrondies, verticales, transparentes et dépourvues de noyaux, de 0m,023 à 0m,045 de longueur; entre ces cellules on aperçoit de petites fentes longitudinales et minces qui, par suite de la consistance cassante de la masse, s'agrandissent rapidement à la moindre pression ou sous l'influence de la plus petite déchirure. Par sa face interne, cette enveloppe touche à un tissu cellulaire à une ou deux couches, qui a été observé pour la première fois par Huxley (fig. 361, *c* et 362, *b*). Les cellules de ce tissu sont également transparentes, polyédriques; dans le sens de la longueur, elles sont plus courtes et plus larges que les précédentes; en épaisseur, leurs dimensions dépassent celles des éléments de la couche de Henle (fig. 361, *c*, *d*). Mais il existe un caractère distinctif beaucoup plus important, c'est que les cellules de la couche de Huxley sont pourvues d'un noyau petit et mince, qui rappelle l'aspect que présentent les cellules unguéales lorsqu'elles sont vues de côté (fig. 154). Vers le fond du follicule pileux, la couche interne de la racine ne se compose plus que d'une seule couche de cellules transparentes et pourvues de noyaux, qui peuvent se continuer avec les cellules périphériques du bulbe. Du côté de l'orifice du follicule, cette gaîne se termine

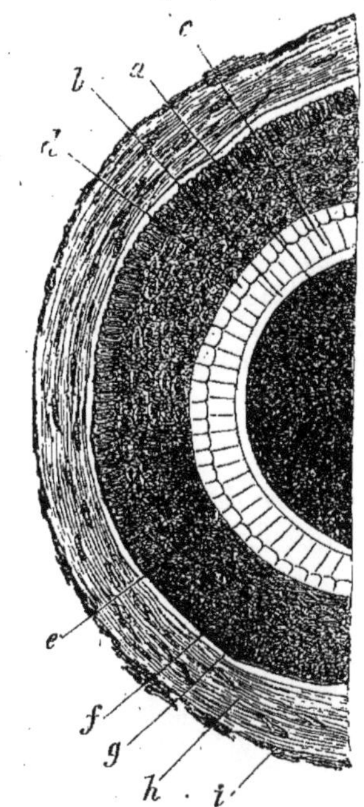

Fig. 361. — Section transversale d'un cheveu et de son follicule.

a, cheveu; *b*, cuticule; *c*, couche interne; *d*, couche externe de la gaîne radiculaire; *e*, gaîne externe de la racine; *f*, couche périphérique de la gaîne, composée de cellules allongées; *g*, membrane vitreuse du follicule; *h* et *i*, couche moyenne et externe du follicule.

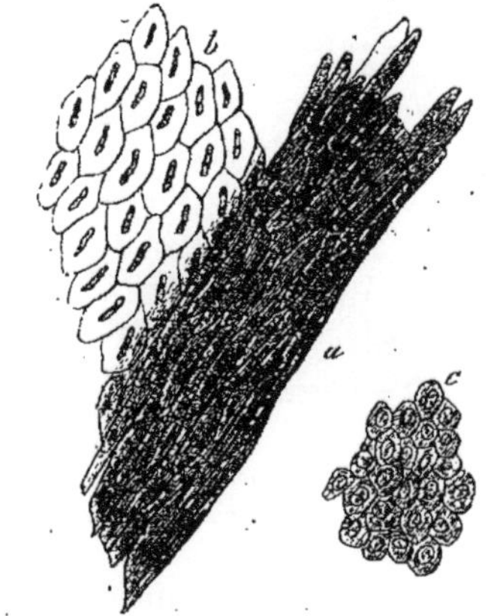

Fig. 362. — Cellules des gaînes de la racine. Gaîne interne de la racine avec la couche de Henle (*a*) et celle de Huxley (*b*); *c*, cellule de la gaîne externe.

brusquement au niveau des follicules sébacés ; sa ligne de démarcation est nette et dentelée.

Remarques. — (1) Krause (article : Peau, p. 125) a vu que, chez le nègre, les cellules de la gaîne externe de la racine sont colorées en brun, ainsi que celles du réseau muqueux de Malpighi (p. 175). — (2) La gaîne interne de la racine fut d'abord décrite par Henle (*loc. cit.*, p. 302) comme une membrane homogène, perforée de trous; c'est-à-dire fenêtrée. La consistance celluleuse de sa partie extérieure fut d'abord démontrée par Kohlrausch (Göttinger gelehrte Anzeigen. Göttingen, 1843, p. 232) ; il déclara avec Krause que toutes les fentes étaient des produits artificiels. Huxley (London med. Gazette, november 1845) a étudié la partie interne de cette gaîne. Voy. encore Kohlrausch, dans Müller's Archiv, 1846, p. 300 ; le grand ouvrage de Kœlliker, p. 129, et Henle, dans Jahresbericht, *Rapport annuel*, de 1850, p. 24.

§ 214.

Structure du poil. Nous arrivons maintenant à l'étude du poil proprement dit ; dans le bulbe, qui surmonte la papille, on voit se continuer les couches cellulaires des gaînes interne et externe de la racine.

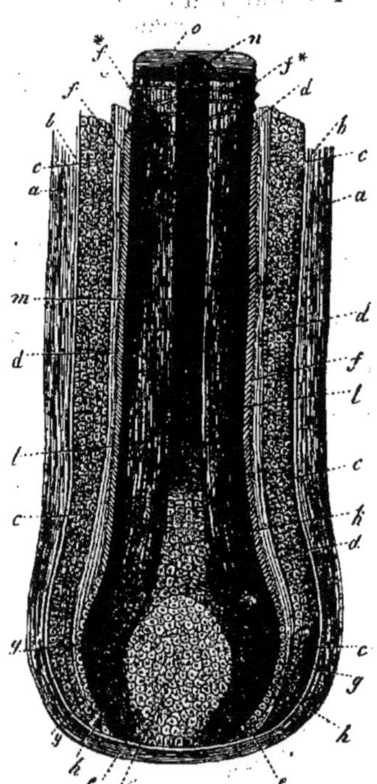

Fig. 363.
Racine et follicule d'un poil de l'homme.

A l'exception d'une mince couche enveloppante, le bulbe pileux (fig. 363, *h*) est essentiellement composé de petites cellules arrondies, étroitement serrées les unes contre les autres, telles que nous les avons déjà rencontrées dans la gaîne externe de la racine (fig. 364, *a*). Elles renferment des molécules incolores ou bien des granulations pigmentaires dont le nombre et la couleur varient suivant la coloration des cheveux.

Plus haut, la nature des cellules subit une modification ; dans cette transformation il s'établit une différence assez tranchée entre la portion périphérique et la portion centrale ; de là deux parties distinctes, la *masse médullaire* (fig. 363 *k*) et la *substance corticale* (*l*).

Les cellules de la substance corticale deviennent d'abord ovales, allongées ; le noyau conserve sa forme sphérique primitive. Mais, en remontant toujours plus haut, on voit les cellules s'aplatir de plus en plus, et se transformer en petites plaques de $0^{m},045$ et plus de longueur; en même temps le noyau s'allonge et s'amincit de manière à prendre la forme d'un petit bâtonnet (fig. 364, *b*). En remontant encore plus haut, jusque dans la région où la masse du poil a pris la consistance dure et cornée du corps pileux, les cellules se présentent sous forme de petites plaques minces, très-plates, fusiformes et à contours irréguliers (c, d); elles sont très-allongées et ont en moyenne $0^m,067$ de longueur. Le diamètre transversal est très-diminué et peut être réduit à $0^m,0045$. Les noyaux deviennent fusiformes, minces, allongés, et finissent même par disparaître. L'ensemble de ces petites plaques constitue la masse corticale, mais leur union est tellement intime qu'on ne se douterait pas de leur existence en examinant un poil intact (fig. 363 l). A l'aide de moyens mécaniques, on arrive seulement à isoler de petits blocs irréguliers couverts d'aspérités. A l'aide de certains réactifs, et surtout de l'acide sulfurique, on parvient à dissoudre la substance unissante et à séparer ces éléments cellulaires.

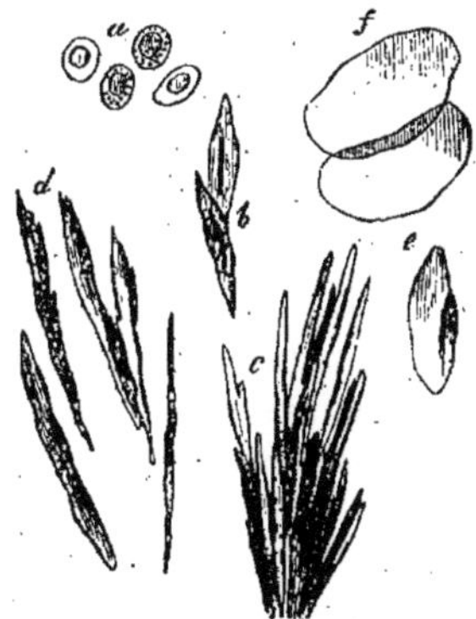

Fig. 364.
a, cellules du bulbe pileux ; b, cellules du corps du poil à sa naissance ; c, masse corticale, après traitement par l'acide sulfurique; d, masse corticale dissociée en petites plaques isolées; e, f, cellules de la cuticule.

En examinant la substance corticale dans son ensemble, on remarque qu'elle est imprégnée d'une matière colorante qui varie suivant la couleur du cheveu. Le cheveu est également traversé par des stries longitudinales irrégulièrement distantes les unes des autres, et qui sont dues aux lignes de démarcation des petites plaques; elles peuvent être aussi produites par des traînées de granulations pigmentaires ; du reste, dans les cheveux de couleur foncée, on rencontre aussi des masses plus considérables de granulations colorées.

La consistance dure et résistante du corps des cheveux permet aux bulles d'air d'y pénétrer; elles s'y trouvent souvent réunies en masses considérables ; elles occupent de petites lacunes allongées au centre des petites plaques du poil. Nous verrons bientôt que, dans la masse médullaire, on rencontre une accumulation d'air semblable, mais beaucoup plus considérable.

§ 215.

Nous avons vu, dans le paragraphe précédent, qu'à partir de la racine même du cheveu on rencontre une couche enveloppante mince et spéciale. Elle constitue, dans la partie supérieure du poil, l'épiderme ou la cuticule.

En examinant le bulbe pileux à sa base (fig. 363), on remarque qu'à partir du point où ses cellules cessent de se confondre avec celles de la gaîne externe de la racine, il est recouvert d'une double couche de petites cellules pâles, transparentes, pourvues de noyaux (g). En remontant plus haut, on voit que les cellules de la couche extérieure continuent à être courtes et épaisses, même quand elles ont déjà perdu leurs noyaux ; on les retrouve jusque dans la partie supérieure du follicule ; mais, à partir de ce point, elles disparaissent. Comme on a souvent vu cette couche détachée du cheveu et adhérente à la gaîne interne de la racine, on l'a considérée comme l'épiderme de cette dernière (1).

Les cellules de la couche interne ont plus d'importance ; elles ne disparaissent pas à l'orifice du follicule, mais continuent à recouvrir le corps du poil dans toute sa longueur; elles forment, par leur ensemble, à la surface du poil, un dessin transversal particulier. Ces cellules prennent une forme plus allongée dans la partie supérieure du bulbe, et leur position devient de plus en plus oblique par rapport à la surface de cet organe. Peu à peu elles perdent leurs noyaux, s'aplatissent (fig. 363, *f*) et se transforment en un système d'écailles minces, transparentes, fixées obliquement sur le corps du poil (fig. 364, *e*, *f*). Elles ont, en moyenne, de 0^{m},024 à 0^{m},045 de diamètre ; ces écailles sont placées les unes sur les autres, à la manière des tuiles d'un toit, de telle sorte que chaque rangée de cellules recouvre celle qui est placée immédiatement au-dessus, de manière à n'en laisser à découvert qu'un bord très-mince. C'est là ce qui donne lieu à un système de lignes transversales minces, onduleuses ou dentelées (fig. 365 et 365, *f*), reliées entre elles par d'autres lignes longitudinales, courtes et obliques, que l'on observe à la surface du poil ; elles forment, par leur ensemble, un véritable réseau (2). Sur le rebord latéral du poil on réussit quelquefois à isoler du corps pileux les bords supérieurs de ces cellules, qui apparaissent sous forme de petites dents. Pour étudier ces cellules épidermiques, on peut les isoler par la soude, et mieux encore par l'acide sulfurique.

Il nous reste enfin à parler de la partie centrale du poil, c'est-à-dire de la moelle (3). Elle ne constitue pas une partie essentielle du poil ; elle manque en effet dans les poils du duvet, et souvent aussi on la voit manquer dans une étendue plus ou moins grande des cheveux. Cette substance médullaire apparaît sous forme d'une strie allongée qui occupe le tiers ou le quart de l'épaisseur du cheveu (fig. 363 *m*, *n*; fig. 365).

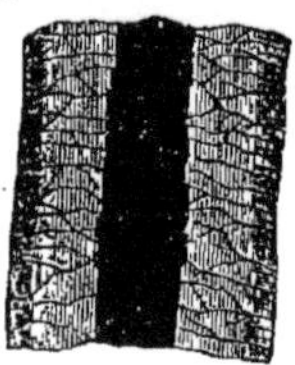
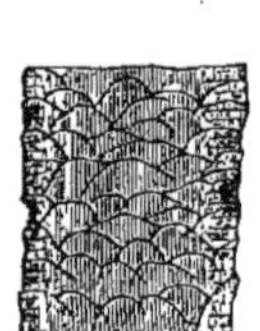

Fig. 365.
Épiderme du cheveu humain. L'un de ces poils contient de la substance médullaire, l'autre en est privé.

Nous avons vu qu'à la limite du bulbe, et à la naissance du corps pileux, les cellules de la couche corticale s'allongeaient et commençaient à se transformer en plaques caractéristiques ; dans cette même région, la moelle présente plusieurs couches de grandes cellules de 0^{m},013 à 0^{m},022 de diamètre ; leurs bords sont anguleux (fig. 363, *k*); bientôt elles se dessèchent et perdent leur noyaux. En même temps il se forme dans l'intérieur de ces cellules un nombre considérable de lacunes qui finissent par se remplir d'air ; cet air pénètre, sous forme de bulles, qui, vu leur petitesse excessive, offrent l'aspect de granulations graisseuses ou pigmentaires (fig. 363, *m*) ; on les a, du reste, longtemps considérées comme telles. Quand la lumière est vive, elle donne à la moelle des cheveux blancs un reflet argenté, tandis que, dans les cheveux de couleur, la substance médullaire est colorée. On arrive, à l'aide de moyens appropriés, à chasser l'air de la moelle, tout comme on parvient à en débarrasser une section polie d'os ; seulement, par la dessiccation, l'air ne tarde pas à venir remplir à nouveau les lacunes.

REMARQUES. — (1) Voy. le Traité de KŒLLIKER, 3e édition, p. 142. — (2) Quand les rebords supérieurs des cellules épidermiques sont plus fortement recourbés, les lignes transversales apparaissent plus larges. Dans les cheveux arrachés, ces rebords se recourbent souvent fortement en arrière vers le bulbe pileux, et présentent alors l'aspect de fibres transversales enveloppantes. Voy. l'Anatomie générale de HENLE, p. 294, et son *Rapport annuel* de 1846, p. 60. — (3) La moelle est la seule partie du poil sur laquelle il existe encore des divergences notables d'opinions. C'est GRIFFITH (London med. Gazette, 1848, p. 844) qui démontra le premier la présence de l'air. Il ne peut plus y avoir de doute à cet égard. STEINLIN (Henle's und Pfeufer's Zeitschrift, vol. IX, p. 288) considérait la moelle comme un prolongement de la papille du poil, pénétrant dans le poil et composé de cellules ; ce prolongement, dans les parties inférieures, serait encore vasculaire et pourvu de cellules molles, tandis que, plus haut, les vaisseaux s'oblitéreraient, les cellules se rétréciraient, et les vides ainsi formés se rempliraient d'air ; la moelle ne serait donc autre chose qu'un reste desséché de la papille. D'après REICHERT, le reste desséché de la papille ne formerait qu'un mince cordon central au milieu de la masse médullaire, et serait, par conséquent analogue à l'âme d'une plume. Chez les mammifères, la papille envoie, à la vérité, au milieu du corps du poil, un prolongement semblable qui monte très-haut et qui ensuite se dessèche ; mais, chez l'homme, ce prolongement paraît très-douteux. La description que nous avons donnée dans le texte est générale ; elle est aussi l'expression la plus simple des résultats de l'observation. Il est probable qu'il y a souvent des communications entre les restes cellulaires, ce qui explique le renouvellement rapide de l'air. — Les cellules médullaires furent d'abord aperçues par MEYER (Notices nouvelles de Frorip, vol. XVI, p. 49). A. SPIESS (Henle's und Pfeufer's Zeitschrift,, 3e série, vol. V, p. 3) nie l'existence de ces cellules.

§ 216.

Composition chimique des poils. — Les poils sont rangés parmi les tissus cornés, de même que l'épiderme et les ongles ; on peut, en effet, à l'aide des alcalis, transformer tous ces corps en un mélange de substances albuminoïdes auquel on donne le nom de substance cornée ou *kératine*. Mais, vu la texture compliquée des poils, ce résultat est encore moins important ici que pour les deux autres tissus, dont la nature est plus simple.

Les réactions microchimiques nous montrent que, dans le poil et ses enveloppes, les cellules récemment formées se composent de matières albuminoïdes (1). Les membranes sont en effet détruites par des agents chimiques assez faibles, tels que l'acide acétique et les solutions alcalines étendues ; ces dernières finissent aussi par détruire les noyaux. On observe ce fait pour le bulbe pileux, le follicule, le réseau muqueux de Malpighi et la gaîne interne de la racine. Il en est tout autrement pour les couches cellulaires de la gaîne interne de la racine et pour la cuticule épidermique du poil (excepté toutefois les parties inférieures de ces tissus, qui adhèrent au bulbe) ; là on trouve en effet une fixité apparente des éléments ; l'acide sulfurique et les solutions alcalines, même à l'état concentré, restent pendant un temps assez long sans agir sur ces cellules et ne les font même pas gonfler d'une manière sensible ; il est donc évident que ces cellules ont une composition spéciale. Les plaques cellulaires sèches et cornées qui forment la portion corticale du corps pileux, se séparent facilement les unes des autres sous l'influence de l'acide sulfurique. Les alcalis produisent un gonflement de la masse corticale ; en solution étendue et à chaud, ils la dissolvent.

Ces derniers agents ramènent également à leur forme première les cellules ratatinées de la substance médullaire.

Enfin la couche interne, transparente, du follicule pilleux possède, comme nous l'avons dit déjà, la fixité des membranes hyalines du tissu élastique.

Les poils, préalablement gonflés, se dissolvent dans les solutions de potasse ou de soude caustiques ; c'est là, comme nous l'avons fait remarquer, une analogie avec l'épiderme et le tissu unguéal. Quand on incinère les poils, on obtient les mêmes résultats d'analyse que pour les deux corps précédents (2). Comme exemple, nous citerons la composition en centièmes trouvée par van Laer.

C	50,65
H	6,36
Az	17,14
O	20,85
S	5,00

La proportion de soufre (4 à 5 pour 100) paraît très-considérable (3).

On n'a pas encore analysé la matière colorante qui imprègne la substance corticale des poils ; on ne connaît pas non plus la composition du pigment granuleux de ce tissu. La graisse que l'on a extraite des poils, en quantité variable, semble se composer des combinaisons grasses neutres que l'on rencontre dans les autres parties de l'organisme. Cette graisse est fournie en grande partie par les glandes sébacées.

La proportion de cendres est de 0, 54 à 1,85 pour 100. Outre des sels solubles dans l'eau, on y trouve du phosphate et du sulfate de chaux, de la silice (4) et de l'oxyde de fer (0,058 à 0,090 pour cent). Vauquelin avait indiqué également le manganèse, mais on n'en a point retrouvé dans les analyses les plus récentes. On a prétendu que le fer contenu dans les poils influait sur leur coloration ; ce n'est là sans doute qu'une pure invention.

REMARQUES. — (1) Pour la partie microchimique et la composition en général, voyez la Chimie physiologique de MULDER, p. 570 ; celle de GORUP, p. 592 ; le grand ouvrage de KŒLLIKER, *loc. cit.* — (2) Des analyses ont été faites par SCHERER (Annalen, vol. XL, p. 55) et VAN LAER (*loc. cit.*, vol. XLV, p. 147). VON BIBRA (Annalen, vol. XCVI, p. 290) obtint, en faisant cuire les poils, un corps impur qui rappelait la gélatine et qui doit probablement être considéré comme une substance intercellulaire. — (3) Détermination du soufre par VAN LAER (*loc. cit.*, p. 178) et VON BIBRA (Annalen, vol. XCVI, p. 291). — (4) Pour la silice des poils, voy. GORUP, dans les Annales, vol. LXVI, p. 321, et dans son ouvrage, p. 602.

§ 217.

Distribution des poils. — Les poils sont répandus sur presque toute la surface du corps de l'homme (1). Il n'y en a point sur la paupière supérieure, les lèvres, la paume de la main et la plante du pied ; ils manquent également sur la face dorsale de la dernière articulation des doigts et des orteils, sur le gland et la face interne du prépuce. Ils offrent, du reste, quant à leur masse, des différences très-considérables, comme le prouve la variabilité de leur diamètre, qui, de $0^m,013$, peut descendre à $0^m,0013$, et moins encore. On trouve de petits poils lanugineux, minces et flexibles, et d'autres plus épais et assez roides ; on ne saurait cependant établir de distinction histologique tranchée entre ces deux variétés. Les poils les plus épais sont ceux de la barbe et des parties sexuelles. La longueur de la portion libre du poil est aussi fort variable ; les petits poils lanugineux n'ont en effet que 2 millimètres à 4 millimètres de longueur, tandis que les cheveux des femmes atteignent 30, 40 et 50 centimètres de longueur. Beaucoup de poils, bien que très-épais, sont cependant fort courts ; tels sont les sourcils, les cils, les poils du vestibule des fosses nasales. L'état lisse ou crépu des poils dépend de la forme du corps du poil, dont la section transversale est circulaire dans le premier cas, ovale ou même réniforme dans le second.

Les poils sont isolés, réunis par paires ou en petits groupes. La direction oblique des follicules donne lieu à des rapports de position différents pour les diverses régions du corps. [Eschricht (2).] Le nombre de poils que l'on trouve sur une même surface dans les différentes parties du corps, varie d'une manière très-considérable. Ainsi on a compté 293 cheveux sur le vertex dans l'étendue de 2 centimètres carrés, et on n'en a trouvé, pour la même surface, que 39 dans la barbe, et 13 sur la face antérieure de la cuisse. (Withof.) Il est inutile de faire remarquer que ces chiffres peuvent varier d'un individu à l'autre.

Les poils se distinguent par leur grande solidité et leur grande souplesse. Ils peuvent supporter, sans se rompre, des poids considérables, et quand la force d'extension n'a pas été trop forte, ils reprennent peu à peu leur longueur primitive. Leur consistance sèche et cornée leur permet de résister longtemps à la destruction (cheveux des momies). Ils attirent très-avidement l'humidité extérieure, c'est-à-dire la vapeur d'eau répandue dans l'atmosphère. Le bulbe absorbe les fluides des tissus adjacents. A cette dernière propriété est dû le renouvellement des substances qui entrent dans la composition du corps pileux ; ce renouvellement n'est pas sans importance, comme le prouvent les cas où l'on a observé un changement rapide dans la coloration des cheveux. La pénétration et l'accumulation de l'air dans la moelle coïncide avec un processus de dessiccation. Le corps du poil s'imprègne également de la graisse des follicules pileux. On peut, comme l'a très-bien dit Henle, juger, d'après la consistance des poils, c'est-à-dire d'après leur rudesse, d'une part, et leur aspect souple et brillant, de l'autre, de la structure de ces organes.

La nutrition et la croissance des poils se font de la même manière que dans les ongles (§ 100). Les cellules se multiplient, en se divisant, dans les parties inférieures et plus molles du bulbe pileux ; ce phénomène est entretenu par les substances nutritives que fournissent les vaisseaux sanguins du follicule, et surtout ceux de la papille. On peut accélérer la croissance des poils, comme celle des ongles, en en coupant l'extrémité supérieure ; c'est pour cela que l'on rase les poils de la barbe. Par contre, quand on ne les coupe pas, et qu'on les laisse croître naturellement, leur dimension atteint une certaine limite. Nous avons vu plus haut que l'ongle peut se régénérer complétement, tant que sa racine reste intacte. Il en est de même du poil, aussi longtemps que son follicule n'est pas détruit ; cette régénération est très-active au commencement de la vie ; mais, plus tard, il y a également formation de nouveaux poils ; en effet, les sujets les plus sains perdent chaque année un nombre considérable de poils, dont la chute est due à la destruction de la racine.

Berthold a étudié en détail les phénomènes de croissance des poils, ainsi que ceux des ongles (3). Les poils grandissent plus rapidement de jour que de nuit, dans la saison chaude que pendant les froids, plus vite aussi quand on les coupe fréquemment. Les poils de la barbe, rasés toutes les douze heures, donneraient, par année, une longueur de 27 millimètres ; si on ne les rasait que toutes les vingt-quatre heures, une longueur de 15 millimètres, et toutes les trente-six heures, une longueur de 12 millimètres.

REMARQUES. — (1) Voy. EBLE, Die Lehre von den Haaren in der gesammten organischen Natur, *Histoire des poils dans la série organique*, 2 vol. Vienne, 1831 ; HENLE, Anatomie générale, p. 305. — (2) Müller's Archiv, 1837, p. 37, — (3) *Id.*. 1850, p. 157. Les indications données par ENGEL (Sitzungsberichte des Wiener Akademie, vol. XIX, p. 240) sur l'accroissement par bourgeonnement des poils à leur extrémité coupée, reposent sur une interprétation erronée. Voy. aussi FÖRSTER dans Virchow's Archiv, vol. XII, p. 569.

§ 218.

Développement des poils. — D'après la découverte de Valentin (1), qui fut plus tard confirmée par Kœlliker (2), les premiers rudiments des poils se montrent chez l'embryon humain à la fin du troisième et au commencement du quatrième mois ; on aperçoit en premier lieu ceux du front et des sourcils. Les cellules du réseau muqueux de Malpighi prolifèrent (fig. 366, *b*), et forment des amas cellulaires (*m*) qui ont la forme de massues ou de verrues, et dont la longueur est de $0^{m},045$; ces amas s'enfoncent obliquement dans le derme et le repoussent. Ces cellules augmentent rapidement de nombre et de volume ; leur masse prend un aspect piriforme. On remarque à cette époque une membrane mince, homogène, transparente, qui les enveloppe (*i*) ; c'est elle probablement qui constitue plus tard la couche transparente interne du follicule pileux.

Le derme placé au pourtour de cette membrane se transforme peu à peu, et constitue les parties périphériques du follicule. Jusqu'à cette époque du développement, les premiers éléments des poils et des glandes sudoripares (§ 200) sont tout à fait analogues.

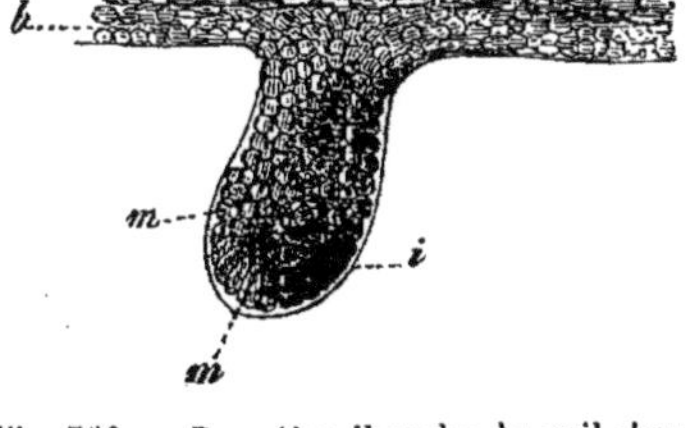

Fig. 366. — Première ébauche du poil chez un embryon humain de quatre mois.

a, b, couches épidermiques ; *m, m*, cellules du poil embryonnaire ; *i*, enveloppe hyaline qui les recouvre.

Au début, tout cet amas cellulaire semblait homogène et solide ; mais bientôt une distinction commence à s'établir entre la partie centrale et la couche périphérique. La première forme le poil et la gaîne interne de la racine ; la seconde constitue la gaîne externe. Les cellules des gaînes s'allongent transversalement, tandis que celles de la partie centrale du poil croissent dans le sens de la longueur. Tel est l'état de développement du poil dans la dix-huitième semaine de la vie intra-utérine, époque à laquelle les amas de cellules ont déjà atteint une longueur de 0^{m},22 à 0^{m},45.

A ce moment, la masse centrale est élargie à sa partie inférieure et terminée en pointe supérieurement ; elle a donc une forme à peu près conique. Bientôt une nouvelle division commence à s'établir ; la couche corticale de cette masse, qui doit former la gaîne interne de la racine, commence à devenir transparente, hyaline, tandis que la partie centrale, destinée à former le bulbe et le corps pileux, continue à garder sa couleur plus foncée. On commence alors à reconnaître la papille du poil ; mais on n'a pas encore expliqué son mode de formation.

Ainsi se trouvent constitués les premiers vestiges du poil proprement dit ; il est d'abord court, et pourvu d'une gaîne interne très-épaisse, mais on n'y reconnaît pas encore la substance médullaire. Peu à peu le poil s'allonge et pénètre entre les cellules inférieures de l'épiderme, qu'il perfore directement après avoir parcouru un trajet oblique.

Les autres poils se forment d'une manière analogue. A la fin du sixième mois, ou au commencement du septième, tous les poils ont perforé l'épiderme.

Les poils qui se sont ainsi développés sont minces et transparents. Après la naissance, l'ancien poil se détache du follicule qui en engendre un nouveau. C'est encore à Kœlliker que l'on doit la démonstration de cet intéressant phénomène (fig. 367). On voit d'abord la masse du poil se détacher de sa papille, puis le rudiment d'un nouveau poil prend naissance dans cette dernière, sous forme d'une masse conique (*A*, *m*) ; audevant se trouve placé l'ancien poil, qui a été détaché de sa base, et qui a pris une consistance cornée jusque dans son bulbe (*d*, *e*). Ce rudiment, d'abord homogène (A), présente ensuite un bulbe (B, *f*) et un corps (*b*, *h*) avec une gaîne radiculaire interne (*g*) ; cette transformation est tout à fait analogue à celle que nous avons appris à connaître pour les premiers poils du fœtus. A cette époque, la gaîne interne de la racine de l'ancien poil disparaît (B, *d*, *e*) et le nouveau poil, avançant toujours, finit par se faire jour près de l'orifice du follicule, à côté du premier poil qu'il pousse au-devant de lui ; ce dernier finit par tomber, et le nouveau poil occupe alors seul le follicule.

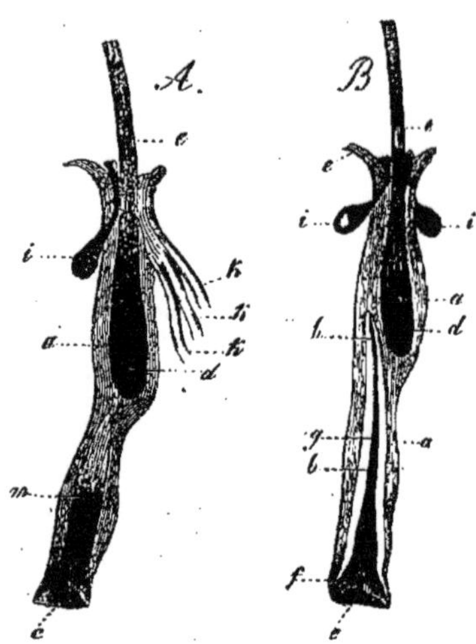

Fig. 367. — Cils d'un enfant d'un an avec formation d'un nouveau poil au fond du follicule.

A, degré antérieur et B, degré ultérieur de développement. *a*, gaîne externe de la racine; *g*, gaîne interne; *d*, bulbe et *e*, corps de l'ancien poil; *i*, glandes sébacées; *k* conduits excréteurs des glandes sudoripores; *c*, cul-de-sac infundibuliforme à la base du rudiment du nouveau poil *m*. Celui-ci est encore homogène en *m* dans la figure A, tandis que dans la figure B on distingue le bulbe *f*, le corps pileux *b* et la pointe *h*.

Il est probable que chez l'adulte la régénération des poils se fait d'une manière analogue. On ne sait pas encore si, à une période ultérieure de la vie, tout le poil, avec son follicule et la gaîne externe de la racine, est susceptible de se reproduire à nouveau. On observe, par contre, des néoformations pathologiques de poils et de follicules qui se développent dans des circonstances singulières. On en rencontre sur les muqueuses, mais c'est là un phénomène très-rare; on en trouve aussi sur la face interne de beaucoup de kystes de la peau ou de l'ovaire, dont les parois ont la consistance cutanée et renferment, non-seulement des poils et des follicules sébacés, mais encore des glandes sudoripares (3). La transplantation des poils, pourvus de leurs follicules, réussit parfaitement.

On ne saurait dire si les poils se régénèrent à une époque avancée de la vie. Il est vrai qu'en examinant les follicules, on rencontre très-fréquemment des poils qui sont destinés à tomber ; ils se sont détachés de leur papille, sur laquelle on peut reconnaître de nouvelles cellules et du pigment. Le bulbe lui-même est décomposé en fibres et présente l'aspect d'un balai ; comme le poil entier, il pâlit et a perdu son pigment. Au-dessus du bulbe on remarque un rétrécissement plus ou moins allongé des gaînes de la racine et du follicule. Au niveau de ce rétrécissement on peut rencontrer un petit poil de nouvelle formation ; mais ce fait ne se produit que très-rarement. [Wertheim (4).]

REMARQUES. — (1) Entwicklungsgeschichte, *Histoire du développement*, p. 275. — (2) Zeitschrift f. wiss. Zoologie, *Journal de zoologie scientifique*, vol. II, p. 71. Voy. en outre SIMON, dans Müller's Archiv, 1841, p. 361; STEINLIN (Henle's und Pfeufer's Zeitschrift, vol. IX, p. 288); REISSNER, *loc. cit.*; REMAK, *loc. cit.*, p. 98, et LANGER (Denkschriften der Wiener Akademie, *Mémoires de l'Académie de Vienne*, vol. 1, IIe partie, p. 1). Les résultats obtenus par ces derniers observateurs s'écartent beaucoup de la description que nous avons donnée dans le texte. — (3) Les poils ainsi formés sont en partie des poils lanugineux et en partie des poils plus épais et d'une longueur considérable. On peut les trouver détachés dans le kyste, sous forme de glomérules ou de tresse. En examinant l'ovaire, nous verrons du reste que les éléments glandulaires de cet organe se développent aux dépens du feuillet corné du blastoderme, ce qui explique ces productions. — (4) *Loc. cit.* L'auteur croit qu'il y a une formation nouvelle complète du corps et du follicule pileux.

§ 219.

Les tissus que nous avons décrits jusqu'à présent se réunissent entre eux d'une manière très-variable, et sous des aspects extérieurs très-divers, pour constituer les différents *organes* ou *appareils* du corps. Les organes, dont les fonctions générales sont déterminées par les fonctions particulières des tissus qui les constituent, sont encore bien plus difficiles à classer que les tissus eux-mêmes (§ 64), d'autant plus qu'on ne saurait dire d'une manière nette ce qu'il faut entendre sous le nom d'organe. Si l'on compare les différents appareils de l'organisme, on trouve qu'ils diffèrent du tout au tout par leur texture. Quelques-uns d'entre eux sont fort simples, et ne sont constitués que par un seul tissu ; tels sont, par exemple, les ongles, le cristallin, le corps vitré. Mais d'autres organes sont formés par la réunion de plusieurs ou même de tous les tissus qui entrent dans la constitution du corps. Comme exemple, il suffira de citer l'appareil de la vision. Nous pouvons donc ici, comme pour la classification des tissus, nous servir systématiquement du caractère de la texture simple ou composée. Mais ici, moins encore que pour les tissus, nous pouvons maintenir rigoureusement ce principe dans toute la série des organes.

Les anatomistes ont généralement réuni les organes du corps en systèmes. On comprend sous le nom de système un ensemble de parties semblables ou de même espèce. C'est ainsi que l'on a formé les systèmes nerveux, musculaire, osseux, vasculaire, etc. On décrit cependant aussi le système digestif, le système de la génération, bien qu'il n'existe aucune analogie de composition entre les différentes parties qui forment le tout. Si donc on compare les classifications indiquées dans les différents traités, on trouve des divergences très-notables (1).

Il serait peut-être préférable d'adopter un principe physiologique comme base de classification de la troisième partie de cet ouvrage, et de suivre l'ancienne division des organes, en organes de la vie végétative et organes de la vie animale. Il est vrai de dire qu'ici encore la ligne de démarcation n'est nullement nette, et que nous trouvons un grand nombre d'états transitoires, ce qui résulte de l'admirable enchaînement de toutes les parties de l'organisme. Ainsi les nerfs et les muscles peuvent faire partie des appareils de la vie végétative, et, inversement, les vaisseaux sanguins et lymphatiques, les glandes, etc., existent dans les organes de la vie animale.

En partant de ce dernier point de vue, on arrive à réunir un certain nombre d'organes reliés entre eux par une fonction physiologique plus générale qui leur est commune ; c'est cet ensemble que l'on comprend sous le nom d'*appareil*. Il peut arriver que les mots système et appareil désignent une seule et même chose, par exemple les portions osseuses, musculaires et nerveuses du corps; mais ce fait n'est pas général. Ainsi, d'après notre manière de voir, il y a un appareil digestif et un appareil respiratoire, mais il n'existe ni système digestif ni système respiratoire. Nous distinguerons donc :

A. LE GROUPE DES APPAREILS DE LA VIE VÉGÉTATIVE.

(1) *Appareil circulatoire.*
(2) *Appareil respiratoire.*
(3) *Appareil digestif.*
(4) *Appareil urinaire.*
(5) *Appareil sexuel.*

B. LE GROUPE DES APPAREILS DE LA VIE ANIMALE.

(6) *Appareil osseux ou système osseux.*
(7) *Appareil musculaire ou système musculaire.*
(8) *Appareil nerveux ou système nerveux.*
(9) *Appareil des sens.*

Comme dans la description des différents tissus nous avons dû nécessairement parler souvent de leur disposition dans les organes, et de l'état sous lequel ils se trouvent dans l'intérieur des appareils composés, nous examinerons d'une manière très-inégale les différents sujets de cette troisième partie, c'est-à-dire de l'histologie topographique. Il ne s'agira que de décrire la structure intime et d'ajouter, quant à la composition élémentaire des différents organes, ce qui n'aura pas encore pu trouver place jusqu'alors.

REMARQUE. — (1) Comme exemples, voyez les différentes classifications de KRAUSE, BRUNS et KŒLLIKER.

TROISIÈME PARTIE

ORGANES

A. ORGANES DE LA VIE VÉGÉTATIVE.

1. Appareil circulatoire.

§ 220. — CŒUR.

Dans la deuxième partie de cet ouvrage nous avons déjà parlé des vaisseaux sanguins et lymphatiques (§ 201-211) ; il ne nous reste donc qu'à compléter la description de l'appareil circulatoire; pour cela, nous aurons encore à parler du *cœur*, *des glandes* et *organes lymphatiques*, de la *rate* et des autres *glandes vasculaires sanguines*.

Le *cœur* (1) est l'organe musculaire central de la circulation; il se compose : 1° du péricarde ou sac séreux qui l'enveloppe, et que nous avons déjà mentionné; 2° d'une masse musculaire; 3° de l'endocarde. Ce dernier représente une modification de la tunique interne des gros vaisseaux (§ 204), tandis que la masse charnue du cœur correspond aux couches musculaires de la paroi des vaisseaux (§ 204); mais plusieurs modifications se présentent ici.

Le péricarde correspond, par sa texture, aux véritables sacs séreux; il se compose d'un feuillet pariétal épais et d'un feuillet viscéral mince. Ce dernier se trouve relié à la masse charnue de l'organe par du tissu conjonctif sous-séreux; il présente des amas de cellules adipeuses qui sont placés principalement dans les sillons du cœur, mais qui se trouvent aussi répandus quelquefois sur presque toute la surface extérieure de l'organe. Les vaisseaux du péricarde ne présentent rien de particulier; les nerfs du feuillet pariétal proviennent, d'après les recherches de Luschka, du nerf pneumogastrique droit (récurrent) et du nerf phrénique (2). Nous avons déjà parlé de l'épithélium et de la substance liquide contenue dans le péricarde (§ 87 et § 137).

Nous avons examiné également, à propos du tissu musculaire, la structure des fibres musculaires du cœur. Ces fibres, qui s'anastomosent pour former des réseaux, sont reliées entre elles d'une façon toute spéciale ; en effet, à l'exception des trabécules charnues des muscles pectinés et papillaires, elles ne sont point réunies en faisceaux, comme cela a lieu pour les autres muscles striés. Les différentes masses de fibres musculaires sont étroitement serrées les unes contre les autres et reliées entre elles par un tissu conjonctif peu abondant. On sait que la masse musculaire présente une épaisseur très-inégale dans les différents compartiments du cœur ; elle est surtout puissante dans le ventricule gauche, mais elle est mince dans les deux oreillettes, principalement dans la gauche. Les plans musculaires du cœur ont, du reste, un trajet très-compliqué, et nous sommes obligés de nous restreindre ici à l'examen des points les plus importants.

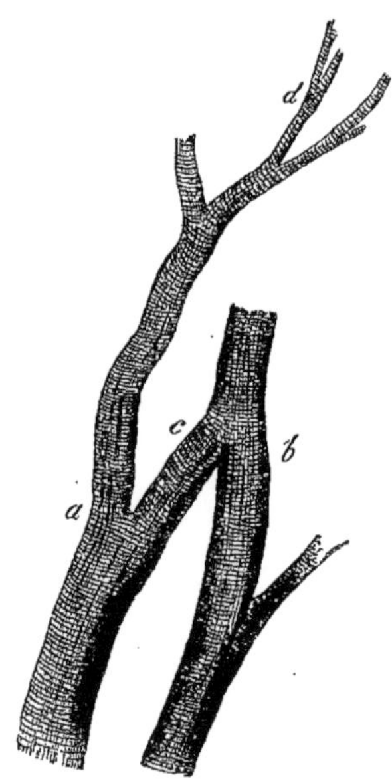

Fig. 368.
Deux fibres musculaires du cœur de l'homme (*a*, *b*), ramifiées (*d*), anastomosées en forme de réseau (*c*).

Les fibres du cœur n'ont pas la même direction dans les oreillettes et dans les ventricules ; on peut les diviser en fibres longitudinales et circulaires ; mais cette distinction n'est complétement exacte que pour les oreillettes, et non pour les ventricules. Il existe encore une autre disposition particulière : une partie de la masse musculaire est commune aux deux oreillettes ; il y a de même des fibres communes aux deux ventricules ; mais, en outre, chacune des quatre parties possède ses fibres musculaires propres.

Les deux anneaux fibreux qui entourent les orifices veineux des ventricules, c'est-à-dire les anneaux fibro-cartilagineux, sont considérés comme le point de départ des fibres musculaires du cœur. Ces fibres partent de ces anneaux, et y reviennent, après avoir formé autour d'une des cavités du cœur une anse qui l'entoure. Vu cette disposition, les oreillettes et les ventricules sont obligés, au moment de la contraction, de se rétrécir et de se replier du côté des anneaux qui forment la base des ventricules.

Dans les oreillettes, on trouve d'abord une couche intérieure formée de faisceaux longitudinaux ; ils partent de l'orifice veineux, et se recourbent en forme d'anse, pour constituer une espèce de voûte au-dessus de cet orifice. Ils prennent un développement particulier dans l'oreillette droite et donnent naissance aux muscles pectinés. Cette première enveloppe est entourée d'une couche annulaire d'une épaisseur plus grande, distincte pour les deux oreillettes et spéciale à chacune d'elles ; plus extérieurement, elle leur est commune ; cette seconde partie de la couche annulaire est surtout développée à la face antérieure du cœur. Enfin les orifices des veines sont enveloppés par des faisceaux annulaires qui se prolongent à une certaine distance sur la paroi de ces vaisseaux.

Dans les ventricules, la disposition des muscles est encore plus compliquée. Remarquons d'abord que le ventricule gauche possède une masse charnue spéciale. Le ventricule droit a également ses fibres propres, mais elles se prolongent sur le ventricule gauche, et ce prolongement sert à renforcer la masse musculaire de ce dernier; enfin il existe des faisceaux musculaires qui partent du ventricule gauche et y reviennent, après avoir formé une anse qui enveloppe le ventricule droit.

On voit en effet un certain nombre de faisceaux musculaires longitudinaux partir de l'anneau fibreux gauche et de l'aorte (et cela sur toute la circonférence du ventricule), descendre dans la partie extérieure de l'une des parois, puis se recourber au niveau de la pointe du cœur et cheminer ensuite à la face interne de la paroi opposée, pour rejoindre de nouveau l'anneau fibro-cartilagineux; les anses, à direction oblique, s'entre-croisent et se contournent en tourbillon à la pointe du cœur.

Dans le ventricule droit, nous voyons également des fibres partir de l'anneau fibro-cartilagineux. Une partie de ces fibres cheminent d'une manière analogue jusqu'à la pointe du ventricule droit; mais, à partir de ce point, leur parcours est différent; elles ne se prolongent pas dans la paroi opposée du ventricule droit, mais se réfléchissent dans la paroi correspondante du ventricule gauche, dans laquelle elles restent jusqu'à leur arrivée à l'anneau fibreux gauche, où elles se terminent.

A ce premier ordre de fibres, disposées d'une manière toute spéciale, mais dont la direction est généralement longitudinale, viennent s'en ajouter d'autres; ces nouvelles fibres sont circulaires; elles prennent naissance au niveau de l'anneau fibro-cartilagineux gauche et forment, autour de la paroi ventriculaire gauche, des tours en forme de huit de chiffre. D'autres faisceaux charnus, partis du même anneau, forment des anses simples qui enveloppent le ventricule droit. Les différentes masses musculaires sont placées au milieu des fibres longitudinales. Des fibres analogues partent également, mais en nombre bien moindre, de l'anneau fibro-cartilagineux droit; elles forment une anse simple autour du ventricule gauche. Enfin, il existe encore des fibres circulaires qui partent de l'anneau fibreux gauche et y reviennent après avoir contourné le cône artériel.

Les muscles papillaires sont formés par des fibres longitudinales et par des fibres transversales (3).

REMARQUES. — (1) Voy. l'ouvrage de KŒLLIKER, vol. II, IIe partie, p. 482; GERLACH, p. 194, et l'article de REID : « Heart, » dans Cyclop., vol. II, p. 577. — (2) Struktur der serösen Häute, *Structure des membranes séreuses*, p. 75. — (3) Pour cette description nous avons suivi exactement l'ouvrage de MEYER (voy. son Lehrbuch der Anatomie, *Traité d'anatomie*, 2e édit., IIe partie, p. 499). Nous citerons encore pour ce sujet : LUDWIG, dans Henle's und Pfeufer's Zeitschrift, vol. VII, p. 191, et DONDERS, dans sa Physiologie, vol. 1, p. 14, ainsi que l'article de SEARLE : On the arrangement of the fibres of the heart,

Disposition des fibres musculaires du cœur, dans Cyclop., vol. II, p. 619; WINKLER, dans Reichert's und Du Bois-Reymond's Archiv, 1865, p. 261.

§ 221.

Endocarde, vaisseaux et nerfs du cœur. — L'endocarde (1) recouvre toute la face interne des cavités cardiaques et en tapisse toutes les inégalités; son épaisseur est très-variable dans les différents points. C'est dans les ventricules qu'il est le plus mince; là il existe sous forme d'une membrane délicate; il atteint sa plus grande épaisseur dans l'oreillette gauche, où il constitue une membrane assez épaisse. L'endocarde est formé essentiellement par des fibres élastiques d'épaisseur variable; elles sont en effet très-fines à la surface, et plus épaisses dans les parties profondes; mais ces dernières manquent quand l'endocarde est très-mince; sur toute sa surface libre, cette membrane est recouverte, comme la tunique interne des vaisseaux, d'une simple couche d'épithélium pavimenteux; sa face opposée se confond avec le tissu musculaire du cœur à l'aide d'une couche de tissu conjonctif inégalement développée dans les différentes parties.

Les valvules auriculo-ventriculaires (valvules tricuspide et mitrale) sont formées par un repli de l'endocarde; entre les deux couches de cette membrane s'en trouve une troisième, formée essentiellement par des fibres venues de la zone fibro-cartilagineuse et par des expansions des tendons des muscles papillaires. Les valvules semi-lunaires des artères possèdent une structure analogue, seulement ici la couche moyenne est plus faible.

Les vaisseaux sanguins se présentent dans la masse musculaire du cœur sous la forme typique d'un réseau à mailles étendues. Généralement l'endocarde ne possède de vaisseaux sanguins que dans le tissu conjonctif qui compose sa couche la plus profonde. Les valvules auriculo-ventriculaires en possèdent dans cette même couche; mais on n'en trouve point dans les valvules semi-lunaires. [Gerlach (2).]

Les vaisseaux lymphatiques se rencontrent principalement dans le tissu conjonctif situé entre le péricarde et la surface extérieure de la couche musculaire; des recherches nouvelles nous apprendront s'il en existe également dans les muscles du cœur et dans la partie profonde de l'endocarde.

Les nerfs du cœur viennent du plexus cardiaque, formé lui-même par des fibres qui partent du grand sympathique et du pneumogastrique.

De nombreux troncs nerveux se ramifient avec les vaisseaux sanguins pour se répandre dans les oreillettes et les ventricules. Ces derniers sont plus riches en nerfs que les premières, et des deux ventricules c'est le gauche qui en possède le plus. Les nerfs cardiaques paraissent gris; ils sont composés de tubes, à substance médullaire, minces, et mêlés de fibres de Remak. Ils se terminent pour la plupart dans les muscles; il y en a cependant que l'on peut suivre jusque dans l'endocarde. Mais, ni chez l'homme ni chez les mammifères, on n'a encore pu déterminer le mode de terminaison des nerfs dans le cœur. Une circonstance remarquable, c'est l'existence de nombreux ganglions microscopiques sur les rameaux nerveux logés dans la masse musculaire; ils existent surtout dans le voisinage du sillon transversal et dans le septum des ventricules (3).

Les physiologistes ont découvert que les deux ordres de nerfs du cœur possèdent des fonctions tout à fait différentes. En effet, les fibres du grand sympathique produisent les contractions des muscles cardiaques; leur centre d'excitation réside dans les ganglions dont nous venons de parler; aussi le cœur continue-t-il de battre quand il a été retiré du corps d'un animal vivant. Les fibres du pneumogastrique exercent une influence toute contraire; car si ces nerfs sont excités, ils interrompent l'activité des éléments du grand sympathique, de sorte que le cœur s'arrête en diastole. [E. Weber (4).]

Ce fait semblerait indiquer que les fibres du pneumogastrique vont se terminer dans les ganglions cardiaques, c'est-à-dire dans les cellules de ces ganglions (5).

Nous renvoyons, pour la composition chimique du muscle cardiaque, à ce que nous avons dit à propos du tissu musculaire (§ 170). Ce qu'il y a de remarquable pour le cœur, c'est la grande proportion de créatine et l'apparition de l'inosite, que l'on n'a encore observée jusqu'à présent que dans la masse musculaire du cœur.

Nous avons examiné déjà la structure des veines et des artères (§ 203 et 204) ainsi que celle des capillaires (§ 201 et 202)*.

Remarques. — (1) Voy. Luschka, dans Virchow's Archiv, vol. IV, p. 171. — (2) *Loc. cit.*, p. 205, et Luschka, *loc. cit.*, p. 181. — (3) Remak, dans Müller's Archiv, 1844, p. 463; Lee, Memoir on the ganglia and nerves of the heart, *Mémoire sur les nerfs et les ganglions nerveux du cœur*, Londres, 1851, et Cloetta, dans Würzburger Verhandlungen, vol. III, p. 64. — C'est surtout chez la grenouille que l'on a exactement étudié ces ganglions. Voy. l'article de Volkmann : Nervenphysiologie, *Physiologie des nerfs*, p. 497; Wagner, dans Handwerk der Phys., *Manuel de physiologie*, vol. III, p. 452; Ludwig, dans Müller's Archiv, 1848, p. 139; Bidder, *id.*, 1852, p. 163; Kœlliker, Gewebelehre, *Histologie*, 4ᵉ édit., p. 585. — Les troncs nerveux qui passent sur la face externe du cœur se réunissent entre eux sous forme de plexus, dont les uns sont des renflements ganglionnaires véritables, tandis que les autres, de forme aplatie, ne sont point des ganglions, mais simplement des corps formés par le périnèvre; ils furent découverts par Lee, puis observés par Cloetta. — (4) Voy. l'article : Muskelbewegung, *Mouvement musculaire*, dans Handwerk der Phys., vol. III, IIᵉ partie, p. 42. Ceci nous rappelle les propriétés analogues des nerfs vasculaires des glandes salivaires, ainsi qu'une découverte de Pflüger, qui trouva qu'en excitant le nerf splanchnique on produit un arrêt dans les mouvements péristaltiques des intestins. (Voy. Monatsberichte der Berliner Akademie, *Rapports mensuels de l'Académie de Berlin*, juillet 1855.) — (5) Kœlliker (*loc. cit.*) prétend que dans le cœur de la grenouille les rameaux du nerf pneumogastrique n'ont aucune espèce de communication avec les cellules ganglionnaires unipolaires, et ne font que traverser les ganglions.

* Au-dessous de l'épithélium, on rencontre dans l'endocarde une couche mince de tissu conjonctif lamellaire à cellules plates. Cette couche est semblable à celle que l'on observe dans la tunique interne des vaisseaux. (Voy. la note de la p. 469, et Ranvier et Cornil, Contrib. à l'hist. normale et path. de la tunique interne des art. et de l'endocarde, *Arch. de physiolog.*, 1868, p. 551.) R.

§ 222.

Ganglions lymphatiques. — On rencontre dans le corps des vertébrés supérieurs des organes qui leur sont propres, je veux parler des ganglions ou plexus lymphatiques (1) ; ils présentent la forme d'un haricot, ou bien ils sont ovoïdes ou arrondis, très-vasculaires, et placés sur le trajet des gros vaisseaux dont ils interrompent le parcours. Ils sont surtout nombreux sur le trajet des troncs lymphatiques des viscères, et dans les régions du corps où des vaisseaux lymphatiques superficiels viennent se jeter dans les vaisseaux profonds. Souvent un seul et même vaisseau reçoit plusieurs autres vaisseaux lymphatiques, et il est probable que tous les troncs lymphatiques reçoivent des vaisseaux afférents, dans leur trajet de la périphérie au canal thoracique. Quand le plexus lymphatique n'est pas trop petit (fig. 369), on voit s'y rendre plusieurs petits troncs lymphatiques (vaisseaux afférents, *f. f.*) qui pénètrent par la partie convexe du plexus; de ce dernier partent un ou plusieurs troncs abducteurs (vaisseaux efférents, *h*) ; ces derniers sont généralement peu nombreux, mais ils ont un diamètre assez considérable. Le point où ces derniers conduits abandonnent l'organe est presque toujours déprimé; c'est là aussi que les vaisseaux sanguins pénètrent dans le plexus. Ce point a été appelé le hile (*h*). Cette dépression manque complétement dans d'autres ganglions lymphatiques.

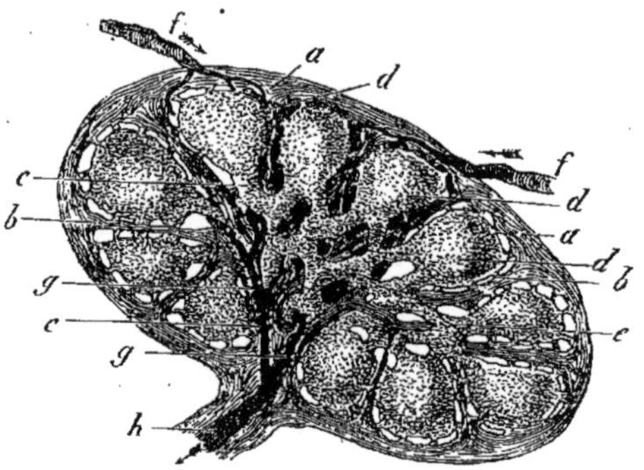

Fig. 369. — Section d'un petit ganglion lymphatique indiquant la direction du courant lymphatique (figure à moitié schématique).

a, enveloppe extérieure ; *b*, cloisons qui séparent les alvéoles ou les follicules de la couche corticale (*d*) ; *c*, cloisons de la masse médullaire, dont une partie se prolonge jusqu'au hile de l'organe ; *c*, vaisseaux lymphatiques de la masse médullaire ; *f*, courants lymphatiques afférents, qui enveloppent les follicules pour traverser ensuite le système des lacunes de la substance médullaire ; *g*, point de jonction de ce système vasculaire avec le vaisseau abducteur (*h*); ce point est placé près du hile de l'organe.

Il est très-difficile d'étudier la structure des ganglions lymphatiques, et ce n'est que dans ces derniers temps que l'on est parvenu à s'en rendre compte. On a remarqué que ces organes présentaient des différences notables suivant leur volume propre, les dimensions des animaux, et enfin suivant les différentes régions du corps ; ainsi, la structure d'un gros ganglion lymphatique de bœuf est loin d'être identique à celle d'un petit ganglion de lapin ou de cochon d'Inde. Si l'on avait eu égard à ces faits, on aurait évité beaucoup de discussions inutiles.

Quand le ganglion lymphatique n'est pas très-petit et rudimentaire, on y distingue deux parties : une *couche corticale* d'un gris rougeâtre, qui se compose de corpuscules ronds appelés *follicules* (*d*), et une *masse médullaire*, spongieuse, plus foncée, formée par les prolongements tubulaires et réticulés des follicules.

Le ganglion lymphatique est renfermé dans une enveloppe de tissu conjonctif (*a*), plus ou moins épaisse ; elle est peu vasculaire, et formée de cellules de tissu conjonctif, d'une masse fondamentale fibrillaire, et d'éléments élastiques. Extérieurement, le tissu se transforme en tissu conjonctif à forme indéterminée, souvent très-riche en cellules adipeuses. Par sa face profonde cette capsule se prolonge sous forme de cloisons (*b. b. c.*) tantôt assez simples, tantôt plus compliquées, quelquefois très-étendues ; ces cloisons se bifurquent, puis se réunissent de nouveau plus loin, et divisent ainsi le centre de l'organe en un certain nombre d'espaces qui communiquent entre eux, et qui sont remplis de tissu lymphoïde.

Du reste, les cloisons possèdent la même texture que la capsule. Elles sont formées par du tissu conjonctif fibreux, ordinairement mélangé de fibres musculaires lisses (2). Souvent ces derniers éléments y sont très-nombreux (His), comme, par exemple, dans les glandes inguinales, axillaires et mésentériques du bœuf ; dans d'autres cas, ces éléments musculaires sont rares, comme chez l'homme par exemple ; il y a des cas où il est impossible de démontrer d'une manière certaine la présence de ces éléments. (Frey.) Ces cloisons sont élargies à leur base ; elles passent ensuite entre les masses arrondies des follicules et descendent verticalement le long de leurs parois latérales ; elles se transforment un peu plus loin dans une région où le tissu lymphoïde éprouve également une modification que nous étudierons plus loin en détail. A la limite de la substance corticale et de la substance médullaire, ces cloisons de tissu conjonctif commencent à se fendre et à se diviser ; elles diminuent en même temps d'épaisseur. Le follicule n'est jamais engainé d'une façon complète, à sa partie inférieure, par ce système de cloisons. Il existe toujours à ce niveau une ou plusieurs lacunes ; souvent même le tissu folliculaire est libre dans une assez grande étendue, et touche immédiatement la masse médullaire. Les cloisons peuvent également être perforées entre deux follicules qui communiquent alors entre eux par des ponts épais formés de tissu lymphoïde.

REMARQUES. — (1) Nous possédons un grand nombre de travaux sur les ganglions lymphatiques. Sans parler des ouvrages plus anciens, nous citerons ici : LUDWIG et NOLL, dans Henle's und Pfeufer's Zeitschrift, vol. IX, p. 52 ; O. HEYFELDER, Ueber den Bau der Lymphdrüsen, *De la structure des ganglions lymphatiques*. Breslau, 1851, Diss. ; KŒLLIKER, Handbuch der Gewebelehre, *Manuel d'histologie*, 1re édit., p. 561 ; BRÜCKE, dans Sitzungsberichten der Wiener Akademie, *Rapports de l'Académie de Vienne*, vol. X, p. 429, et Denkschriften, *Mémoires*, vol. VI, p. 129 ; DONDERS, dans Nederl. Lancet, 3 Ser., 2 Jaargang ; KŒLLIKER, dans Würzb. Verhandl., vol. IV, p. 107 ; LEYDIG, dans Müller's Archiv, 1854, p. 342, et dans son Histologie comparée, p. 404, 424 ; VIRCHOW, dans Gesammelte Abhandl., p. 190, et Cellularpathologie, *Pathologie cellulaire*, 3e édit., p. 173 ; LŒPER, Beiträge zur pathol. Anat. der Lymphdrüsen, *Contributions à l'anatomie pathologique des ganglions lymphatiques*. Würzburg, 1856, Diss. ; G. ECKARD, De glandularum lymphat. structura. Berolini 1858, Diss. ; BILLROTH, Histologie pathologique,

p. 126; dans Virchow's Archiv, vol. XXI, p. 423, et dans Zeitschr. für wissench. Zoologie. *Journal de zoologie scientifique*, vol. X, p. 61; Henle, dans Henle's und Pfeufer's Zeitschrift, 3 R., vol. VIII, p. 201; Frey, dans Vierteljahrschr. d. naturw. Ges. in Zürich, *Journal trimestriel de la Société des sciences naturelles de Zurich*, vol. V, p. 377, et Untersuchungen über die Lymphdrüsen des Menschen und der Säugethiere, *Recherches sur les ganglions lymphatiques de l'homme et des mammifères*. Leipzig, 1861; W. His, dans Zeitschr. f. wiss. Zool., *Journal de zoologie scientifique*, vol. X, p. 333; vol. XI, p. 65; Kœlliker, Gewebelehre, *Histologie*, 4ᵉ édit., p. 607; Teichmann, Das Saugadersystem, *Système des vaisseaux absorbants*, p. 23; Krause, Anatom. Untersuchungen, *Recherches anatomiques*, p. 115; W. Müller, dans Henle's und Pfeufer's Zeitschrift, 3 R., vol. XX, p. 119. Pour les méthodes d'investigation des ganglions lymphatiques (qui offrent de grandes difficultés sous ce rapport), voy. le Microscope, par Frey, 2ᵉ éd., p. 226. — (2) Brücke, Heyfelder, Gerlach, His, Kölliker, indiquent la présence de fibres musculaires lisses dans la capsule et les cloisons. Je ne suis pas arrivé à les reconnaître avec certitude sur les préparations que j'ai étudiées. Voyez encore les recherches minutieuses de W. Müller, ainsi que le paragraphe 163 de notre ouvrage.

§ 223.

Le système de cloisons que nous venons d'examiner (fig. 370, *b*, *c*), divise donc la partie corticale du ganglion lymphatique en un nombre plus ou moins considérable de masses généralement arrondies, auxquels on a donné le nom de follicules (1). Mais les cloisons et le follicule ne se touchent jamais (fig. 369, *d* et 370); il existe toujours entre ces deux corps un espace intermédiaire plus ou moins large, de nature spéciale, qui enveloppe le follicule (fig. 370, *i*).

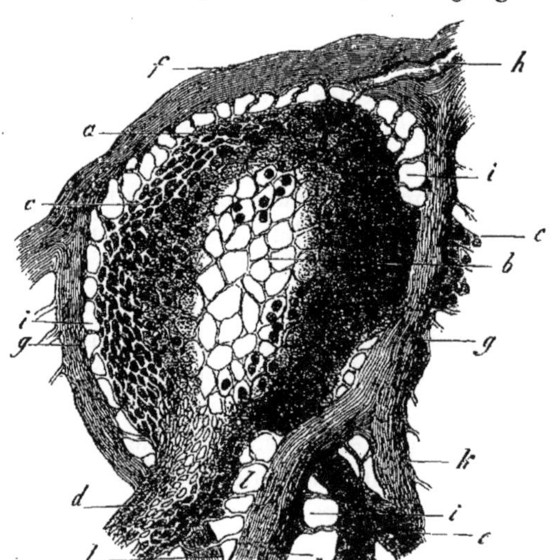

Fig. 370. — Section verticale d'un follicule lymphatique pris chez un chien.

a, charpente réticulée de la partie extérieure; *b*, charpente réticulée de la partie intérieure; *c*, mailles fines de la surface du follicule; *d*, origine d'un canal lymphatique de gros diamètre; *e*, origine d'un autre plus mince; *f*, capsule; *g*, cloisons; *k*, divisions de l'une de ces cloisons; *i*, espace enveloppant avec ses fibres; *h*, vaisseau afférent; *i*, *l*, insertion des canaux lymphatiques sur les cloisons.

Les follicules eux-mêmes sont tantôt serrés les uns contre les autres, tantôt plus éloignés; ils forment une couche simple ou bien plusieurs couches qui se recouvrent l'une l'autre. On peut voir, d'après cela, que l'épaisseur de la couche corticale doit présenter de grandes variations dans les différents ganglions lymphatiques.

En outre, le volume du follicule varie suivant les espèces animales et la région du corps; le diamètre peut varier entre $0^m,23$; 0^m46; $0^m,68$; $1^m,127$ et même 2 millimètres.

Les follicules sont arrondis et font souvent saillie à la surface des ganglions; c'est là la forme générale; mais il existe beaucoup d'exceptions. Les follicules sont presque toujours serrés les uns contre les autres, et prennent, par pression réciproque, une forme polyédrique plus ou moins accusée. Souvent aussi la partie inférieure du follicule se prolonge en pointe et se dirige vers le centre du ganglion, de telle sorte que l'ensemble du follicule prend un aspect piriforme (fig. 369). Quand la partie corticale d'un ganglion se compose de plusieurs rangées de follicules, on trouve encore de plus grandes variations dans la forme de ces derniers.

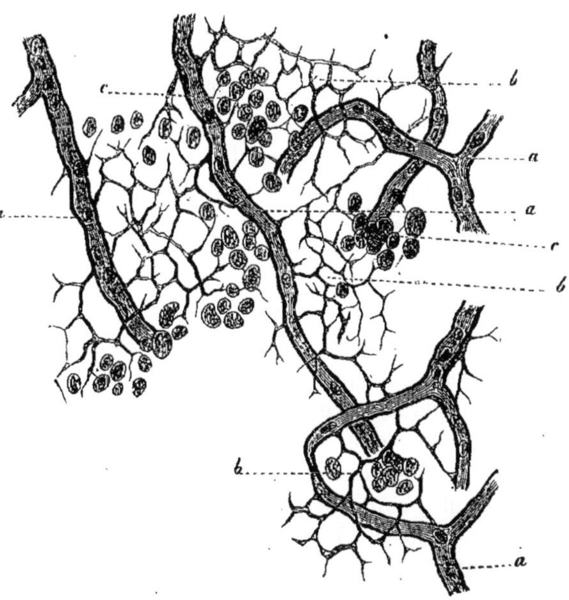

Fig. 371. — Tissu conjonctif réticulé d'un follicule de Peyer du lapin adulte. Le dessin peut servir également à représenter le même tissu dans un follicule ganglionnaire.

a, vaisseaux capillaires; *b*, charpente réticulée de tissu conjonctif avec ses éléments cellulaires ratatinés; *c*, cellules lymphatiques.

Nous avons déjà étudié le tissu des follicules (fig. 371) dans le paragraphe **117** de cet ouvrage. Ils sont formés par du tissu conjonctif réticulé, constitué par un réseau cellulaire continu, à mailles arrondies, polyédriques ou de forme indéterminée; mais le volume des cellules, le nombre et l'épaisseur des prolongements, les dimensions des mailles, offrent ici de nombreuses variations. Ces différences dépendent de l'âge plus ou moins avancé du sujet, du gonflement des ganglions lymphatiques, de certains états pathologiques.

En examinant un ganglion lymphatique chez un enfant nouveau-né, on aperçoit, au niveau des nœuds du tissu conjonctif réticulé, des cellules très-nettes, pourvues d'un noyau saillant qui mesure de $0^{m},004$ à $0^{m},005$. Les mailles du réseau ont de $0^{m},009$ à $0^{m},015$, mais peuvent atteindre jusqu'à $0^{m},018$ et même $0^{m},22$ de diamètre. Mais ces éléments cellulaires peuvent être moins distincts, et presque effacés.

Chez l'adulte on ne trouve souvent plus de noyau, ou bien il est rudimentaire, ratatiné. Les mailles ont en moyenne de $0^{m},012$ à $0^{m},018$ de largeur. Les trabécules peuvent encore être très-minces, mais on en observe également chez l'adulte d'épaisses et de très-solides.

Chez les mammifères, le tissu qui forme la charpente des ganglions lymphatiques présente un aspect analogue, mais des variétés fort nombreuses.

S'il est facile d'étudier les détails de texture que nous venons d'indiquer, on rencontre des difficultés bien plus grandes quand il s'agit de déterminer les limites périphériques du follicule. Il est certain qu'il n'existe pas là de membrane enveloppante. On remarque que les mailles du réseau cellulaire, qui ont ordinairement leur plus grande largeur au centre même du follicule (fig. 370 *b*), se resserrent de plus en plus vers la périphérie (*b*) ; en même temps la forme des mailles, d'abord circulaire, devient de plus en plus allongée ; elles se présentent sous l'aspect de petites fentes longitudinales. Le réseau perd aussi de plus en plus sa nature cellulaire ; on rencontre en effet des travées fibreuses ramifiées. Ces fibres offrent l'aspect d'un réseau élastique excessivement serré (*c*); quand elles sont arrivées à la surface du follicule, elles le contournent. Les petits espaces compris entre ces travées fibreuses n'ont pas plus de $0^m,006$ à $0^m,004$ de diamètre; ils ont la forme de fentes, et doivent livrer facilement passage aux liquides, aux molécules graisseuses et aux corpuscules lymphatiques.

Nous avons déjà parlé plus haut des sinus lymphatiques ; ils ressemblent, comme nous le verrons plus loin, aux sinus des glandes de Peyer ; ces espaces existent dans les ganglions lymphatiques autour de chaque follicule ; quand les ganglions ont subi des altérations pathologiques, ils peuvent disparaître.

Ils entourent toute la surface du follicule sous forme d'une couche transparente, continue, mais qui est loin d'avoir partout la même épaisseur (fig. 369 et 370, *i*); celle-ci varie entre $0^m,018$ et $0^m,023$ et peut même s'élever au-dessus.

Dans ces espaces se trouvent placées des cellules lymphatiques en nombre variable. Si on les chasse de la préparation à l'aide d'un pinceau, on reconnaît qu'il existe encore dans tous les sinus un second élément (*i*); c'est un système de fibres résistantes qui partent de la surface interne de la capsule et des faces latérales des cloisons ; elles se dirigent vers les follicules en convergeant vers leur centre, et se confondent avec le réseau cellulaire périphérique très-dense de ces organes. Ces fibres partent de la capsule et des cloisons et fixent la charpente du follicule comme un cadre qui tend une tapisserie. Grâce à cette disposition le réseau cellulaire du follicule, qui est très-délicat, ne peut revenir sur lui-même ; il reste tendu et les petites fentes de la surface du follicule sont maintenues béantes ; cette disposition est très-importante pour la circulation lymphatique et en général pour la nutrition du ganglion. Les fibres qui tendent le follicule apparaissent sous forme de filaments ou de travées sans noyaux, tantôt minces, tantôt épais, souvent ramifiés à angles aigus ; mais il arrive aussi qu'on rencontre des noyaux aux points d'entre-croisement des fibres, ce qui semble indiquer l'existence d'un réseau cellulaire. Nous retrouvons donc encore ici le tissu conjonctif réticulé avec ses formes bizarres et multiples.

REMARQUES. — (1) Comparez avec les descriptions de HIS et de FREY. Dans les grandes masses de follicules, telles qu'on les rencontre dans les couches corticales des ganglions lymphatiques du bœuf, plusieurs follicules paraissent réunis par une substance unissante à mailles serrées, de sorte que les follicules tranchent sur la masse qui les enveloppe et apparaissent sous forme de corps plus clairs et plus transparents. Voyez le paragraphe suivant, qui traite des autres organes lymphoïdes.

§ 224.

Passons maintenant à l'étude de la *substance médullaire* des ganglions lymphatiques.

Elle est fort compliquée, et peut être considérée comme une expansion des cloisons corticales, de la substance des follicules, de leurs sinus et des fibres qui les tendent.

Elle présente du reste bien des différences à l'analyse microscopique; elle est loin d'offrir les mêmes apparences chez les jeunes sujets, où souvent elle existe seule, et dans tout son développement, que chez l'adulte et le vieillard, où on la trouve plus ou moins atrophiée.

Elle présente aussi des différences suivant les espèces de mammifères. Enfin la substance médullaire est bien plus développée dans les ganglions lymphatiques placés à l'intérieur du corps, et surtout sur le trajet du tube digestif, que dans les ganglions axillaires et inguinaux.

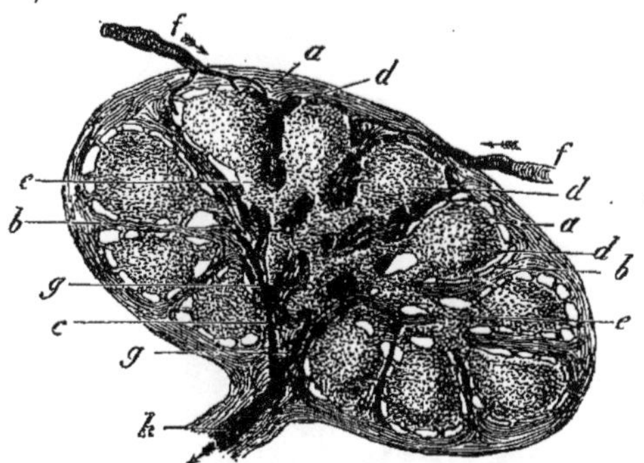

Fig. 372.
Coupe d'un ganglion lymphatique.

Nous commencerons par étudier le système des cloisons formées par du tissu conjonctif (fig. 372, *c*). Quand ces cloisons sont développées, elles sont constituées par le prolongement des cloisons inter-folliculaires, et consistent en plaques et en travées de tissu conjonctif, minces à la vérité, mais serrées, qui se réunissent à angle aigu, de distance en distance, ou bien encore s'écartent l'une de l'autre de la même manière. Finalement, ces cloisons se réunissent de nouveau pour former une seule masse de tissu conjonctif placée dans le voisinage du hile, c'est-à-dire dans la région où les vaisseaux lymphatiques efférents sortent du ganglion (près de *b*). Le volume et l'épaisseur de cette masse commune sont fort variables. En effet, dans beaucoup de ganglions lymphatiques internes, elle est insignifiante et peut même disparaître complétement; au contraire, dans d'autres ganglions, et surtout dans ceux qui sont situés à la périphérie, elle peut atteindre une puissance considérable, de sorte qu'elle arrive même à déplacer le tissu lymphoïde de la substance médullaire. Cette masse de tissu conjonctif, que les cloisons forment par leur réunion, a reçu le nom de *noyau* de tissu conjonctif (Frey) ou de *stroma du hile* (His).

Quant à la partie essentielle, c'est-à-dire la partie lymphoïde de la substance médullaire, elle se présente sous forme d'éléments cylindriques tubulés, reliés entre eux en réseaux, et constituant ainsi un tissu spongieux spécial dont les lacunes représentent les sinus enveloppants de la substance corticale. Nous désignerons ces tubes cylindriques sous le nom de *canaux lymphatiques* (*canaux médullaires* de His), et le système des lacunes intermédiaires sous le nom de *conduits lymphatiques de la substance médullaire* (conduits caverneux).

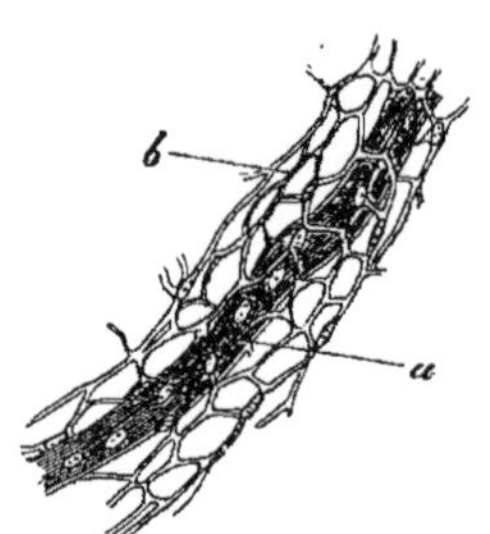

Fig. 373. — Canal lymphatique pris dans le ganglion mésentérique.

a, vaisseau capillaire; *b*, tissu conjonctif réticulé constituant le canal.

Considérons en premier lieu les canaux lymphatiques (fig. 373, 374, 375). Leur épaisseur est excessivement variable; de plus, un seul et même canal peut présenter un diamètre très-inégal dans les différents points de son parcours. Les canaux lymphatiques très-minces peuvent avoir $0^m,023$, et même moins, dans leur diamètre

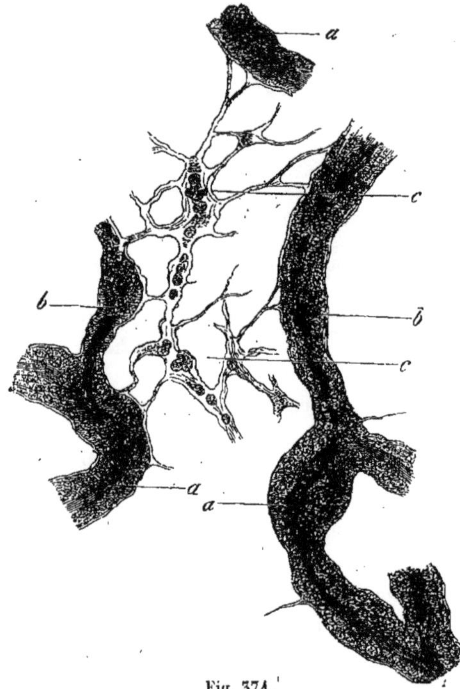

Fig. 374.

Canaux lymphatiques *aa*, pris dans la substance médullaire d'un ganglion abdominal du lapin; vaisseau sanguin et ses ramifications *bb*; *c*, réseau cellulaire intermédiaire très-étendu.

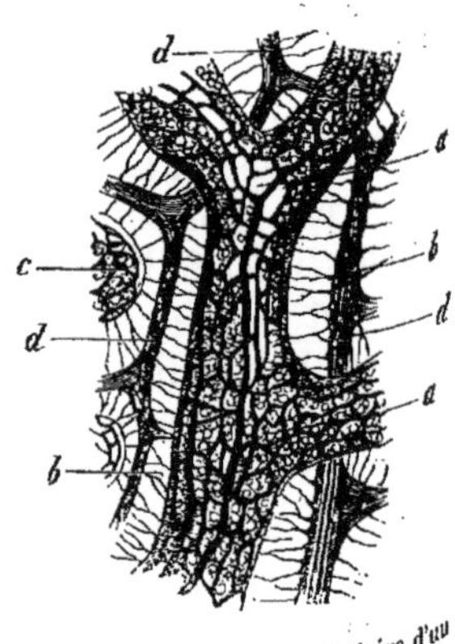

Fig. 375. — Substance médullaire d'un ganglion inguinal du bœuf (d'après His).

a, canal lymphatique avec ses vaisseaux sanguins entre-croisés; *c*, section d'un autre canal lymphatique; *d*, cloisons; *b*, fibres de communication entre le canal lymphatique et les cloisons.

transversal; d'autres ont, au contraire, une épaisseur double ou triple. Chez les petits mammifères on en rencontre qui ont de $0^m,09$ à $0^m,12$ de diamètre. Dans les gros ganglions lymphatiques du bœuf ces canaux de la substance médullaire peuvent atteindre une épaisseur encore plus grande.

Examinons maintenant la texture des canaux lymphatiques, après avoir poussé des injections de matière colorante dans les vaisseaux sanguins; on voit tout d'abord que tous les canaux lymphatiques sont parcourus par des vaisseaux sanguins, de sorte qu'ils ressemblent à des gaînes lymphatiques placées autour de ces derniers. Suivant l'épaisseur du canal lymphatique, l'axe est occupé par une petite branche artérielle, par un vaisseau capillaire (fig. 373 et 374) ou par une veine. Quand les canaux lymphatiques ont une épaisseur considérable, comme dans les ganglions des grands animaux, leur système vasculaire devient plus compliqué (fig. 375, *a*). L'axe est encore occupé dans ce cas par un vaisseau artériel ou veineux plus volumineux, tandis que la partie périphérique est traversée par un réseau capillaire à mailles longitudinales, dépendant du vaisseau central.

Le canal lymphatique est formé par du tissu conjonctif réticulé, c'est-à-dire par un réseau de cellules ou de travées (fig. 373, *b*), qui enveloppent de tous côtés le vaisseau sanguin, et lui tiennent lieu de membrane adventice. Dans les canaux lymphatiques épais, on retrouve aussi du tissu conjonctif réticulé, et dans beaucoup de cas sa surface est perforée et présente très-distinctement l'aspect d'un réseau. Dans les canaux lymphatiques plus minces, ceux des petits animaux et du lapin, entre autres (fig. 374, *a*, *b*), la surface extérieure est plutôt membraneuse et homogène, et rappelle par son aspect les conduits glandulaires. La forme si variable du tissu conjonctif réticulé explique la différence de conformation de la surface extérieure des canaux lymphatiques.

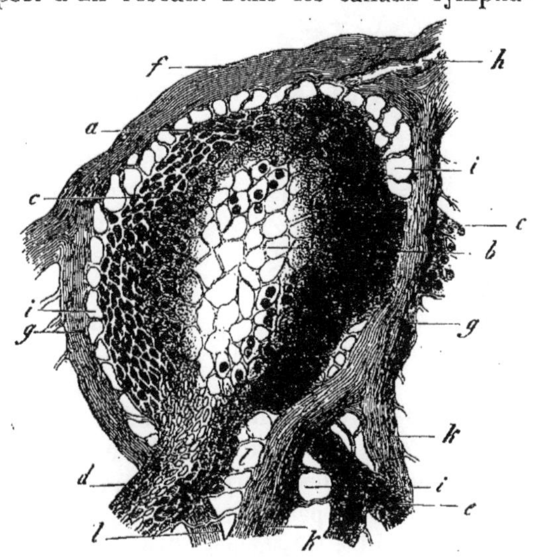

Fig. 376.
Coupe verticale du follicule d'un ganglion lymphatique de chien.

Quelle est l'*origine* des canaux lymphatiques, où vont-ils aboutir, que deviennent-ils?

Il est encore assez facile de déterminer l'origine des canaux lymphatiques dans les follicules (fig. 376). Ils partent de la face inférieure de ces derniers, et paraît-il, toujours en nombre multiple. La charpente du follicule forme le réseau de trabécules du canal lymphatique, et le vaisseau sanguin de ce

32

dernier pénètre dans le follicule au point de contact des deux organes. C'est précisément dans la partie inférieure du follicule que le système des cloisons est souvent fort incomplet (voy. fig. 372).

Abordons maintenant la seconde question : Que deviennent les canaux lymphatiques? Le parallélisme de ces canaux avec les vaisseaux sanguins devait faire penser, tout d'abord, qu'ils se réunissaient en troncs de plus en plus considérables pour se séparer finalement des vaisseaux sanguins dans le voisinage du hile et constituer alors le vaisseau efférent. En effet, cette opinion, complétement inexacte, a été émise à plusieurs reprises. Un examen approfondi de la substance médullaire nous apprend, tout au contraire, que le tissu réticulé des canaux lymphatiques va se perdre de nouveau dans d'autres follicules, après avoir à la vérité subi plus d'une modification (fig. 372). Par conséquent le réseau, si étendu, des canaux lymphatiques de la substance médullaire, doit être considéré comme un système de communication très-compliqué établi entre les différents follicules d'un même ganglion lymphatique.

Nous venons de considérer la substance médullaire comme un réseau formé par les canaux lymphatiques; il est évident qu'un système de lacunes analogues correspond aux canaux de la substance médullaire. Et c'est à travers ces lacunes que s'étendent, en partie ou en totalité, les cloisons dont nous avons déjà parlé (fig. 377, *b*). Nous trouvons ici la même disposition que dans la substance corticale, c'est-à-dire que les cloisons ne touchent pas le tissu lymphoïde. Dans la substance corticale nous avons trouvé un espace qui enveloppait le follicule; ici nous trouvons toujours un espace intermédiaire, plus ou moins grand, qui sépare le canal lymphatique de la cloison, ou les canaux lymphatiques les uns des autres, quand la cloison vient à manquer.

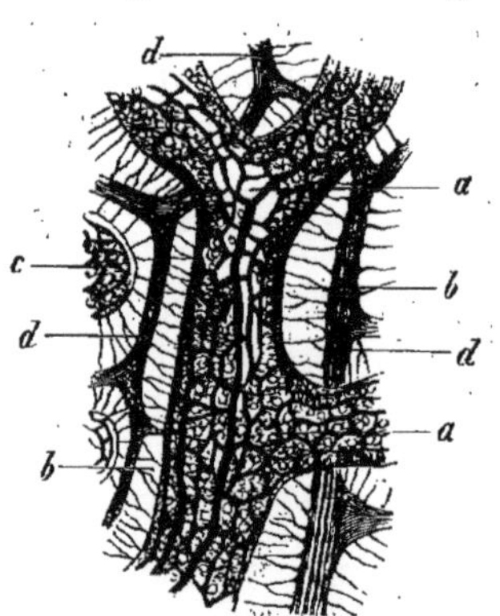

Fig. 377. — Substance médullaire d'un ganglion inguinal de veau (His).

Il nous reste à examiner maintenant ce que contiennent toutes ces lacunes de la substance médullaire. On y trouve, comme dans les sinus qui enveloppent les follicules, un nombre variable de corpuscules lymphatiques que l'on peut enlever à l'aide du pinceau. On observe alors un réseau à mailles très-larges, formé par des cellules de tissu conjonctif, avec leurs noyaux et leurs ramifications, et qui traverse toutes les lacunes (fig. 376 *b*, 375 *l*). Une partie des fibres de ce réseau prend naissance dans les cloisons, une autre partie va se perdre dans le tissu conjonctif réticulé des canaux lymphatiques, et, quand il n'y a pas de cloison, ce réseau relie entre eux les canaux lymphatiques voisins.

Il est facile d'observer ce réseau cellulaire sur les ganglions mésentériques et sur le pancréas d'Aselli du lapin [fig. 378 c(1)]. Cette étude est du reste fort instructive. On remarque, en effet, que les corps des cellules sont gonflés, distendus, dépourvus de membrane; les prolongements cellulaires sont également renflés, larges et épais. Outre le noyau, très-volumineux, on observe dans la cellule et dans ses prolongements des corpuscules lymphatiques isolés. (W. Müller-Frey.) Il est probable qu'il se passe là un phénomène analogue à celui qui préside à la formation des globules de pus aux dépens des éléments du tissu conjonctif, et que les cellules lymphatiques se développent aux dépens des éléments cellulaires du tissu conjonctif réticulé. Nous verrons plus loin que cette partie du ganglion lymphatique est admirablement disposée pour effectuer le mélange des nouveaux éléments cellulaires avec la lymphe, qui parcourt constamment les ganglions.

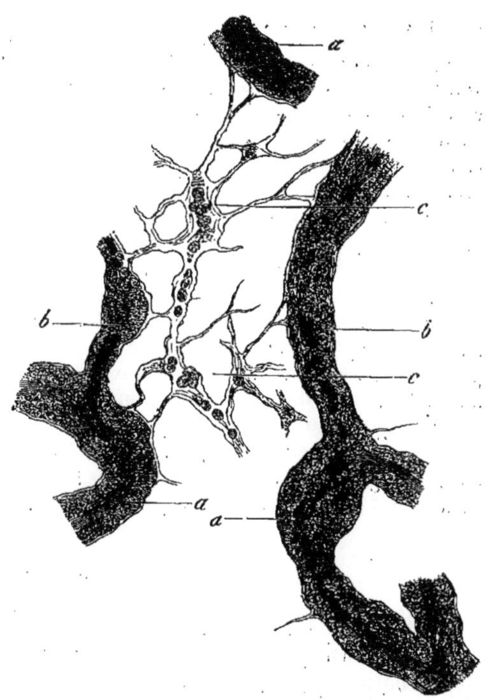

Fig. 378.
Vaisseaux lymphatiques de la substance médullaire du pancréas d'Aselli du lapin.

En poursuivant les lacunes de la substance médullaire jusqu'à sa limite extérieure, on reconnaît facilement, surtout en longeant une cloison, que ces lacunes conduisent dans les espaces enveloppants des follicules (fig. 376).

L'examen des ganglions lymphatiques nous a donc montré qu'il existe un système de lacunes imparfaitement délimité par les cloisons, et que ces lacunes sont occupées par la substance lymphoïde, c'est-à-dire par les follicules dans la substance corticale et par les canaux lymphatiques dans la substance médullaire; mais partout la disposition est telle, que la substance lymphoïde ne touche jamais les cloisons. Il existe donc autour des follicules un système de lacunes formant enveloppe, ce sont les espaces enveloppants, ou sinus, et autour des canaux lymphatiques se trouve un système de conduits creux, en forme de réseau, ce sont les conduits lymphatiques de la substance médullaire. Dans les gros ganglions lymphatiques on voit s'étendre, à travers tout cet espace vide si compliqué, un réseau formé par des cellules et des travées de tissu conjonctif; ce réseau prend naissance dans les parties lymphoïdes et va s'insérer sur les cloisons; il sert ainsi à maintenir tendue toute la charpente du tissu lymphoïde.

Il nous reste maintenant à étudier le courant sanguin et lymphatique dans les ganglions.

REMARQUES. — (1) MÜLLER trouva le premier (*loc. cit.*, p. 125) que le réseau qui traverse les conduits creux des ganglions lymphatiques possède une constitution toute particulière chez l'adulte. A côté des fibres et travées conjonctives, à côté des éléments cellulaires que nous avons déjà examinés plus haut, il remarqua d'autres réseaux en communication constante avec les premiers; la substance qui les compose était finement granuleuse et présentait tous les caractères du tissu embryonnaire avec ses noyaux. Müller considéra ces noyaux comme des éléments transitoires destinés à former les corpuscules lymphatiques parfaits. J'avais déjà observé autrefois, dans la substance médullaire des ganglions mésentériques, des éléments cellulaires analogues qui se trouvent représentés figure 378; j'avais également reconnu que, lors de la résorption du chyle, ces cellules se trouvaient remplies de molécules graisseuses; mais j'avais mal interprété ces faits et cru apercevoir un système de lacunes cellulaires placées entre les canaux lymphatiques. De nouvelles recherches m'ont conduit à adopter les observations approfondies de MÜLLER. Inutile de réfuter l'opinion de KŒLLIKER, qui suppose que la charpente celluleuse remplie de corpuscules lymphatiques est formée par des canaux lymphatiques affaissés sur eux-mêmes (Histologie, p. 616). En examinant les ganglions mésentériques pendant la digestion des matières grasses, il est facile d'observer des granulations et des molécules graisseuses dans le corps des cellules.

§ 225.

Vaisseaux sanguins et lymphatiques des ganglions. — On réussit assez facilement à injecter artificiellement les vaisseaux sanguins des ganglions lymphatiques; on voit alors que ces organes reçoivent leur sang de deux sources d'importance inégale. Dans tous les ganglions lymphatiques des vaisseaux sanguins plus gros pénètrent par le hile dans le système des cloisons et dans le tissu ganglionnaire; d'autres vaisseaux, plus minces, partent de la capsule et se dirigent vers le centre du ganglion. Ces derniers n'existent peut-être pas partout; mais c'est à tort qu'on a voulu les nier complétement (1).

Un ou plusieurs petits troncs artériels pénètrent par le hile et commencent à se ramifier dans le tissu conjonctif de cette région. Une faible partie des branches artérielles arrive avec le tissu conjonctif dans le système des cloisons; ces branches continuent à se diviser et se terminent à la périphérie. La plupart des branches artérielles pénètrent dans les canaux lymphatiques de la substance médullaire dont elles suivent les ramifications. Quand les canaux lymphatiques sont minces, comme par exemple dans le pancréas d'Aselli du lapin et du cochon d'Inde, et dans les ganglions mésentériques de l'homme, chaque canal ne contient ordinairement qu'un seul vaisseau central, représenté par une petite branche artérielle ou veineuse, ou bien par un vaisseau capillaire. Dans les canaux lymphatiques de plus gros calibre, on rencontre plusieurs vaisseaux; d'autres, par exemple ceux des ganglions inguinaux de l'homme et des ganglions lymphatiques du bœuf, présentent un vaisseau central assez gros, soit artériel, soit veineux, et à la périphérie (fig. 377) on observe un réseau capillaire à mailles longitudinales, qui enveloppe d'une manière élégante le canal central, et dont les ramifications ont un diamètre moyen de 0m,0046 à 0m,009. De petites branches artérielles et des vaisseaux capillaires venus des canaux lymphatiques les plus extérieurs de la substance médullaire, pénètrent dans les follicules et en occupent le centre, où ils forment un réseau capillaire assez irrégulier, à larges mailles, qui occupe tout le follicule. Ce réseau est surtout développé à la périphérie du follicule, où l'on observe des vaisseaux recourbés en anse, qui finissent par se réunir pour former les premiers rameaux veineux au centre des follicules. Ces veines pénètrent, à leur sortie des follicules, dans d'autres canaux lymphatiques, avec lesquels elles cheminent jusqu'au hile.

Les ganglions reçoivent également du sang de leur capsule extérieure, qui est traversée par des vaisseaux artériels, veineux et capillaires. Les rameaux artériels vont former des branches horizontales à la base des cloisons interfolliculaires, et se divisent ensuite en rameaux plus petits qui enveloppent les différents follicules. Les veines, venues de la capsule, se ramifient d'une manière analogue dans le tissu ganglionnaire.

La plupart des vaisseaux de la capsule pénètrent ensuite dans les cloisons pour aller communiquer avec les vaisseaux qui proviennent du hile.

D'autres branches cependant, et ce sont presque toujours des vaisseaux capillaires, et rarement des veines ou des artères, pénètrent dans le tissu même des follicules en passant par les plus grosses travées des sinus ou des cloisons.

Nous verrons plus loin que dans d'autres organes tels que la rate, le foie ou les reins, il existe une communication analogue entre les vaisseaux du parenchyme et les vaisseaux capsulaires.

On a aussi recours aux injections artificielles pour reconnaître la direction du courant lymphatique. On peut pousser directement l'injection par le vaisseau afférent, mais ce procédé est difficile; on réussit bien plus facilement en employant la méthode de ponction de Hyrtl. Ce n'est qu'en 1860 que nous sommes parvenus, moi d'abord et His ensuite, à déterminer la marche du courant lymphatique.

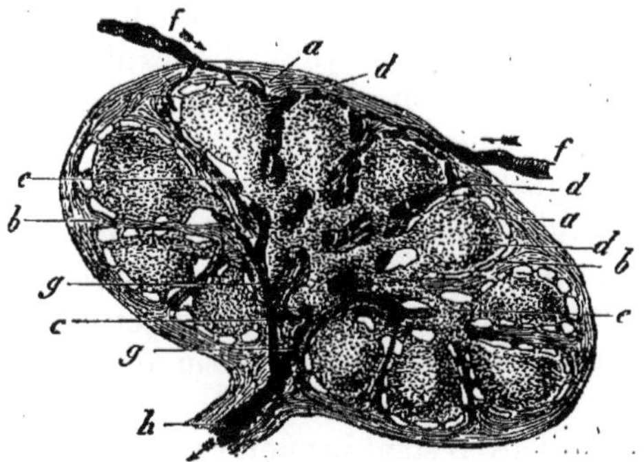

Fig. 379.
Coupe d'un ganglion lymphatique.

Les canaux *lymphatiques afférents* (fig. 379, *f*, *f*) arrivent aux ganglions, soit isolément, soit en grand nombre, comme dans les gros ganglions. Leur diamètre est très-variable; leur paroi est mince, et ils présentent de nombreuses valvules. Les vaisseaux efférents, qui ont la même structure, sortent du ganglion au nombre de un ou plusieurs. Ils émergent ordinairement dans un point déprimé du ganglion, qui porte le nom de hile ; mais cette disposition n'est pas générale, et il est des cas où il est difficile de distinguer les canaux lymphatiques efférents des canaux afférents.

Si l'on injecte avec précaution du liquide par un des canaux afférents, on remplit très-facilement un grand nombre de lacunes placées au-dessous de la capsule, et reliées entre elles en forme de réseau ; elles forment autour du follicule une espèce d'anneau. Sur des coupes transversales on voit que le courant injecté pénètre dans la profondeur de l'organe en passant le long des parois latérales de deux follicules adjacents ; au milieu de ce courant on voit ressortir les travées des cloisons interfolliculaires (2).

La disposition anatomique que nous venons de démontrer par un artifice de préparation, peut aussi se produire naturellement. Quelques heures après l'ingestion de matières grasses le chyle laiteux remplit de la même manière la substance corticale des ganglions mésentériques (3).

Il suffit d'avoir seulement quelques notions sur la structure des ganglions lymphatiques, pour être convaincu que la masse injectée, en pénétrant dans l'intérieur de l'organe, arrive tout d'abord dans les espaces enveloppants des follicules, et que c'est en les remplissant qu'elle forme les réseaux annulaires superficiels que nous avons déjà mentionnés plus haut, et qui ont de $0^{m},0157$ à $0^{m},0245$, et même $0^{m},045$ de large (4).

Un examen plus attentif nous montre qu'au point où il pénètre dans la capsule, le vaisseau lymphatique afférent perd sa paroi propre, qui va se confondre avec le tissu conjonctif de la capsule ; le vaisseau lui-même se ramifie ou débouche dans un sinus enveloppant sous forme d'un canal creux. Ces dispositions expliquent facilement le résultat obtenu par l'injection.

Nous signalerons encore une modification particulière : quelquefois, en effet, les vaisseaux lymphatiques afférents parcourent une certaine distance dans les cloisons interfolliculaires avant de déboucher dans les lacunes lymphatiques du ganglion.

Rappelons-nous en outre comment (§ 224) les sinus enveloppants des follicules communiquent d'une manière immédiate avec le réseau des canaux lymphatiques de la substance médullaire, et il ne pourra plus exister aucun doute sur le trajet que doit suivre le liquide injecté. Il remplit donc aussi ce réseau des conduits lymphatiques, tandis qu'en exerçant une pression légère, les canaux lymphatiques de la substance médullaire restent incolores (5).

En continuant à pousser l'injection dans le ganglion, le liquide finit par pénétrer dans le vaisseau efférent, ce qui prouve que ce dernier est formé par la réunion des conduits lymphatiques de la substance médullaire. On réussit quelquefois à vaincre la résistance des valvules, et à repousser le liquide des vaisseaux efférents dans le ganglion lymphatique. Cette injection rétrograde pénètre d'abord dans le réseau de conduits qui existe entre les canaux lymphatiques de la substance médullaire, et de là elle pénètre ensuite dans les sinus enveloppants des follicules.

Mais il est difficile d'observer le point où les courants lymphatiques médullaires se réunissent pour constituer le vaisseau efférent (fig. 380).

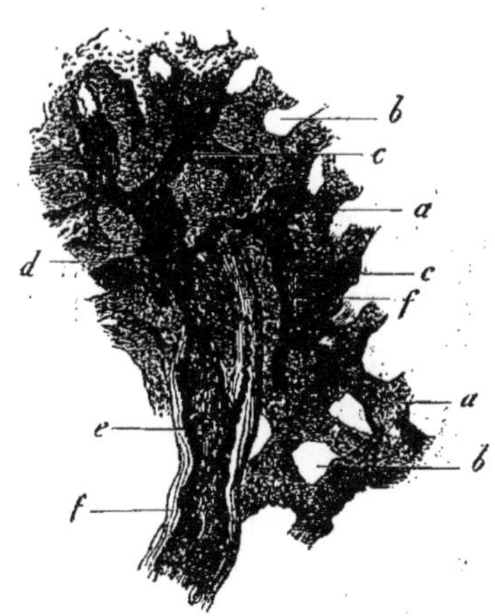

Fig. 380. — Préparation de la substance médullaire d'un ganglion inguinal de chien.

a, canaux lymphatiques; *b*, réseau de conduits lymphatiques de la substance médullaire à l'état vide; *c*, mêmes conduits injectés; *d*, réunion de plusieurs vaisseaux qui commencent à former un des ramuscules du vaisseaux efférent; *e*, ramuscule du vaisseau efférent enfermé dans un septum de tissu conjonctif *ff*.

Ce vaisseau pénètre ordinairement, comme nous l'avons déjà dit, dans le tissu conjonctif du hile, et là il forme des ramifications plus ou moins nombreuses, suivant le volume du ganglion, et le développement plus ou moins prononcé du noyau de tissu conjonctif.

Les dernières ramifications du vaisseau efférent (*e*) sont entourées par les cloisons de la moelle; elles forment des rameaux d'un diamètre variable qui finissent par se souder avec le tissu conjonctif (*f*).

Enfin, en pénétrant plus avant dans le ganglion lymphatique, on reconnaît que la cloison qui enveloppe le prolongement du vaisseau efférent se divise de plus en plus en petites travées qui se séparent les unes des autres, de sorte que le courant lymphatique n'est plus arrêté par aucune enveloppe; il se répand alors dans les lacunes de la substance médullaire (*c*), et en suit par conséquent les réseaux et les contours irréguliers (*d*). En effet, il est évident que le vaisseau lymphatique efférent se perd dans les conduits lymphatiques caverneux (6) de la substance médullaire.

Remarquons, du reste, encore ici, que les vaisseaux efférents, à leur émergence du ganglion lymphatique, présentent de grandes différences qui dépendent du volume de l'organe et du degré de développement qu'a acquis la masse de tissu conjonctif placé dans la région du hile. C'est ainsi que Kœlliker a observé, dans la région du hile des gros ganglions mésentériques du bœuf, un véritable plexus formé de vaisseaux particuliers, très-sinueux et contournés sur eux-mêmes; Teichmann signale également les sinuosités des vaisseaux efférents.

Nous pouvons résumer ainsi qu'il suit les détails qui précèdent : « Le vaisseau lymphatique afférent perfore la capsule du ganglion, se transforme en canal et débouche dans les sinus enveloppants. Ces derniers communiquent avec le réseau des conduits lymphatiques de la substance médullaire, et ceux-ci se réunissent pour former les premières branches du vaisseau efférent; ces rameaux, contenus dans les cloisons de la substance médullaire, se confondent à un moment donné, ainsi que les cloisons elles-mêmes, pour constituer le tronc du vaisseau efférent proprement dit. »

Il est donc évident, d'après ce qui précède, qu'il n'existe point dans les ganglions de vaisseaux lymphatiques véritables ; l'opinion contraire, émise par Teichmann, est certainement inexacte. Mais, d'un autre côté, on ne peut maintenir intégralement une autre opinion très-répandue, et vers laquelle nous avons penché nous-mêmes pendant longtemps ; cette opinion consiste à n'admettre dans les ganglions lymphatiques que des courants lacunaires. En effet, les canaux lymphatiques qui traversent la capsule sont tapissés intérieurement, comme on peut s'en convaincre facilement, par une couche de cellules (fig. 381) particulières, plates et épithéliales, dont nous avons déjà parlé à propos du système vasculaire (§ 208) ; il en est de même des sinus enveloppants, dont les cloisons et les fibres sont recouvertes de cellules, ainsi que la surface des follicules eux-mêmes. (His.)

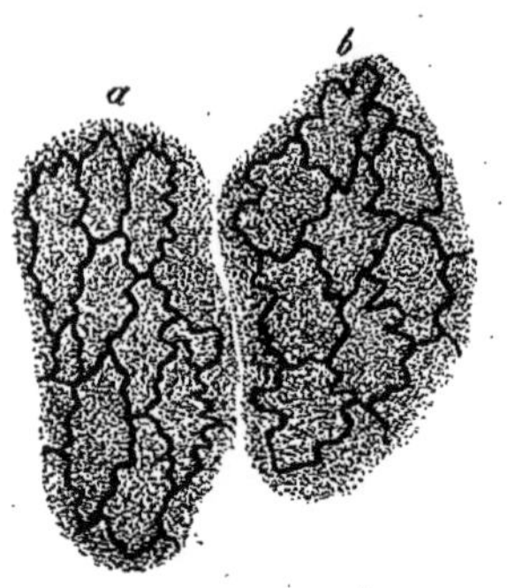

Fig. 381.
Cellules de revêtement d'un conduit lymphatique.

On ne sait point encore si les conduits lymphatiques de la substance médullaire sont également revêtus de cellules. A la suite des injections artificielles, et pendant le passage du chyle, on voit de petites granulations, formées de matière colorante ou de graisse, s'avancer, depuis la périphérie, vers le centre des follicules ; on en observe également dans les tubes lymphatiques, ainsi que dans le réseau cellulaire qui traverse les lacunes de la substance médullaire ; ces faits donnent à réfléchir, et il est nécessaire de faire à ce sujet de nouvelles recherches plus minutieuses. On sait de plus que la lymphe du vaisseau afférent est souvent beaucoup plus pauvre en cellules que celle du vaisseau efférent. Il est donc presque impossible de nier que des corpuscules lymphatiques se détachent de la charpente du ganglion pour se mélanger au fluide qui le traverse. Plusieurs circonstances semblent indiquer que de nouvelles cellules viennent s'ajouter au liquide dans l'intérieur du ganglion ; et d'abord le changement rapide de forme de ces cellules, leur déplacement, qui en est la suite (§ 49), l'état fenêtré de la surface des follicules et des tubes lymphatiques, enfin l'existence de corpuscules lymphatiques dans le réseau cellulaire qui sillonne les conduits de la substance médullaire. Cependant, ce mélange des corpuscules et du liquide lymphatique semble incompatible avec l'existence d'un revêtement cellulaire continu sur la surface interne de tous les canaux et conduits intraganglionnaires.

Nous n'avons encore que des notions très-incomplètes sur les nerfs des ganglions lymphatiques. En étudiant les gros ganglions de l'homme, Kœlliker a vu pénétrer dans la masse médullaire de petits troncs nerveux qui accompagnaient les artères ; chez le bœuf, il a trouvé des faisceaux nerveux composés de fibres pâles de Remak.

REMARQUES. — (1) HIS le fit dans son travail. KŒLLIKER savait déjà que les vaisseaux de la capsule communiquaient avec le système vasculaire de l'intérieur du ganglion. Quelques injections avaient déjà démontré cette disposition qui fut, de plus, confirmée par W. Müller (*loc. cit.*, p. 121). — (2) Les ganglions lymphatiques possèdent presque toujours plusieurs vaisseaux lymphatiques afférents qui communiquent entre eux par le réseau superficiel dont nous avons parlé dans le texte. On peut le démontrer d'une manière très-nette en injectant simultanément deux vaisseaux afférents. — (3) Ecker, dans ses Icones physiol., table 5, fig. 8, a donné une très-belle figure d'un ganglion chylifère de lapin ainsi chargé de graisse. L'étude de ces organes a permis à Brücke d'indiquer, dès l'année 1863, la direction du courant du chyle ; voici ses expressions : « Le chyle pénètre pas les *vasa afferentia* au milieu des éléments glandulaires, arrive de là dans les pores de la substance médullaire, puis retourne de nouveau du côté opposé au milieu des éléments glandulaires pour entrer finalement dans les *vasa efferentia* (Wiener Sitzungsberichte, vol. X, p. 429). — (4) Voy. Frey, Untersuchungen, *Recherches*, p. 91. — (5) Aussi est-il certain que des corpuscules solides peuvent traverser les ganglions lymphatiques. Si, dans le tatouage, les molécules de matière colorante se déposent dans ces organes, c'est qu'alors d'autres causes se trouvent en jeu. Tous ceux qui ont injecté des masses granuleuses dans les ganglions lymphatiques, et qui ont enlevé ensuite les granulations avec un pinceau, savent que celles-ci adhèrent opiniâtrément à quelques points de la surface de l'espace enveloppant. Nous avons déjà vu, § 49, que les cellules lymphatiques peuvent se charger de molécules colorées. Je ne comprends pas que Virchow mette encore aujourd'hui en doute que des globules de pus ou même des granulations de cinabre aient pu traverser des ganglions lymphatiques. Voy. Pathologie cellulaire, 3ᵉ édit., p. 173. — (6) Il est possible qu'il y ait aussi dans les ganglions un courant lymphatique simplement superficiel. Du point de diffusion du vaisseau efférent quelques canaux conduisent directement dans les espaces enveloppants des follicules ; et comme ces espaces communiquent d'un côté entre eux et de l'autre côté avec les vaisseaux afférents, le fluide qui pénètre dans le ganglion peut passer à travers les espaces enveloppants, et ressortir du ganglion, sans avoir passé par les conduits lymphatiques de la substance médullaire. Il y a longtemps que Donders a observé ce fait, qui a son importance physiologique ; j'ai pu le confirmer dans mes recherches ultérieures.

§ 226.

On admet depuis de longues années, et avec raison sans doute, qu'il se fait dans les ganglions lymphatiques un échange actif entre le sang et la lymphe. Cette opinion est basée sur des expériences physiologiques et sur d'autres faits, observés au lit du malade ; les ganglions se tuméfient et se modifient en effet rapidement à la suite de l'altération des humeurs et après la moindre irritation inflammatoire (1).

Les ganglions lymphatiques de l'homme présentent des modifications de structure fort nombreuses qui, pour la plupart, doivent être regardées comme des métamorphoses amenées par l'âge.

Parmi ces dernières il faut compter la transformation partielle de la charpente conjonctive en cellules adipeuses, le passage du tissu conjonctif réticulé à l'état de tissu conjonctif fibreux ordinaire, et la destruction lente de tout l'organe qui en est la suite.

Une troisième transformation, très-étendue, consiste dans la *pigmentation* des ganglions lymphatiques. Elle frappe principalement les ganglions bronchiques, et se montre presque régulièrement à partir de certaines périodes de la vie, bien qu'à des degrés fort différents ; ce phénomène est sans doute occasionné par l'inflammation des organes intrathoraciques. Nous avons vu (§ 57) que la transformation successive de la matière colorante du sang donne naissance à des corpuscules de mélanine; ceux-ci sont répandus d'une manière tout à fait irrégulière, partie dans les corpuscules lymphatiques et dans des masses particulières en forme de blocs, partie dans les parois vasculaires et dans la substance qui constitue la charpente des cloisons. Quelquefois ce sont les follicules qui sont chargés de pigment, d'autres fois ce sont les conduits lymphatiques de la substance médullaire; quand cette *mélanose* est peu développée, les ganglions bronchiques présentent un aspect bigarré et tacheté; quand elle a atteint un haut degré, tout l'organe offre souvent une teinte noire uniforme.

Les ganglions lymphatiques prennent une part active aux inflammations des tissus voisins. Les mailles de la charpente se resserrent, les corps cellulaires se gonflent, les noyaux se divisent et les vaisseaux capillaires se multiplient et s'étendent; le ganglion reprend en quelque sorte l'aspect qu'il avait dans le jeune âge. Plus tard, la charpente, formée de tissu conjonctif réticulé s'agrandit par la prolifération de ses cellules, la différence entre la substance médullaire et la substance corticale s'efface, le système des canaux lymphatiques disparaît, et l'organe perd toutes ses fonctions.

On ne sait pas encore comment les ganglions lymphatiques se forment chez l'*embryon*, ni comment ils se développent pendant les premiers mois de la vie intra-utérine (2). Comme tout le système vasculaire, ils tirent leur origine du feuillet moyen du blastoderme; *Remak* (3) l'a démontré il y a de longues années déjà.

Nous savons très-peu de chose sur la *composition* chimique des ganglions lymphatiques. Ils contiennent, comme produit de décomposition, une très-faible quantité de leucine (Stædeler); on peut aussi, paraît-il, y trouver de l'acide urique, de la tyrosine (?) et de la xanthine [? (4)].

Remarques. — (1) Pour les modifications pathologiques des ganglions lymphatiques, voy. le travail de Lœper (*loc. cit.*), et surtout les recherches de Billroth (Patbol. Histologie, *Histologie pathologique*, p. 123, et Virchow's Archiv, vol. XXI, p. 423), ainsi que la Monographie de l'auteur, p. 72. A. Rebsamen (Virchow's Archiv, vol. XXIV, p. 92) a écrit sur la mélanose. — (2) D'après Teichmann (dans son ouvrage, p. 23), une partie au moins des ganglions lymphatiques prennent naissance d'une manière tout à fait particulière, et doivent leur origine à des glomérules ou à des réseaux agglomérés constitués par des vaisseaux lymphatiques, et dans les lacunes desquels se forment des amas de corpuscules lymphatiques. Cette opinion est certainement erronée; en général, cet excellent technicien n'a point saisi les détails de structure des ganglions lymphatiques. — (3) Voy. son ouvrage, p. 104. — (4) Cloetta, *loc. cit.*, p. 222.

§ 227.

Un certain nombre d'autres organes se rapprochent beaucoup des ganglions lymphatiques; ils sont formés tantôt par un seul, tantôt par plusieurs follicules étroitement serrés et placés en surface les uns à côté des autres; ils sont réunis par une masse unissante spéciale. Ces organes sont situés dans les muqueuses ou dans le tissu sous-muqueux. On en trouve un grand nombre chez l'homme et les mammifères.

Nous signalerons les *follicules lymphoïdes de la conjonctive de l'œil* (1), les *glandes de la face dorsale de la langue* et les *tonsilles* (2), les *follicules de la muqueuse de l'estomac* [glandes lenticulaires (3)], ainsi que les *glandes solitaires et agminées du canal intestinal*, ou *glandes de Peyer* [(4) (fig. 382)]. Nous citerons encore le *thymus*, organe volumineux d'une structure analogue. Tout ce groupe d'organes, y compris les ganglions lymphatiques, peut être désigné sous le nom d'organes lymphoïdes. Enfin il faut y ajouter encore la *rate*, qui est cependant un organe d'une nature particulière.

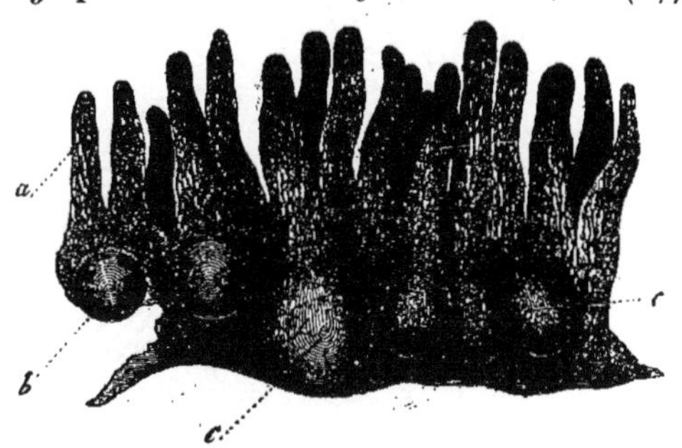

Fig. 382. — Section verticale de l'intestin grêle du lapin présentant un amas de glandes de Peyer. *a*, villosités intestinales; *b*, *c*, follicules.

Le follicule joue le rôle essentiel dans tous les organes que nous venons de nommer en premier lieu et qui appartiennent aux membranes muqueuses. La texture du follicule est identique à celle du même organe que nous avons décrite en parlant des ganglions lymphatiques : comme dans ces derniers il est formé de tissu conjonctif réticulé, dans lequel sont logées des cellules lymphatiques (v. fig. 371 et fig. 383). Ce tissu est souvent lâche au centre, et présente de très-larges mailles; à la périphérie le réseau est plus serré, et, à la surface, il se transforme souvent en un tissu très-dense, semblable à celui que nous avons vu dans les ganglions lymphatiques (§ 223). La vascularité de ces follicules est très-variable. Dans certains cas, comme dans les follicules de la conjonctive par exemple, on ne trouve qu'un petit nombre de vaisseaux capillaires, formant un réseau à larges mailles; dans d'autres au contraire, le réseau est excessivement développé, d'une élégante régularité; les vaisseaux semblent aller en rayonnant, surtout sur des sections transversales.

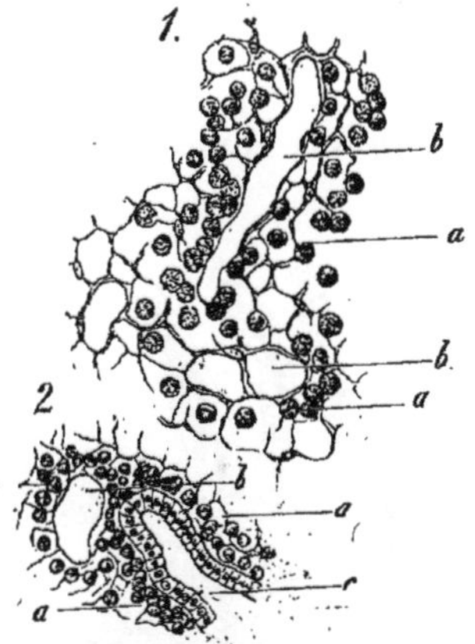

Fig. 383. — Charpente réticulée, placée entre les follicules de l'appendice vermiculaire du lapin.
1. Section horizontale d'une portion plus profonde. *a*, masse qui forme la charpente; *b*, canaux lymphatiques.
2. Partie superficielle. *a* et *b* comme en 1; *c*, cavité creusée dans la muqueuse et recouverte d'épithélium cylindrique.

Nous donnons comme exemple la figure 384, qui représente une préparation faite sur les follicules de Peyer d'un lapin.

Ces follicules sont tantôt sphériques, tantôt allongés, c'est-à-dire ovalaires ; ils sont placés entièrement dans le tissu de la muqueuse, ou bien ils se prolongent dans le tissu sous-muqueux, quand leur longueur est considérable. Leur partie supérieure ou sommet (fig. 385, *d*) peut être recouverte encore par une mince couche du tissu de la muqueuse [follicule de la conjonctive (fig. 386)], mais elle peut aussi faire saillie à tel point que le tissu réticulé ne se trouve plus revêtu que par l'épithélium [tonsilles, follicules de Peyer (fig. 385)].

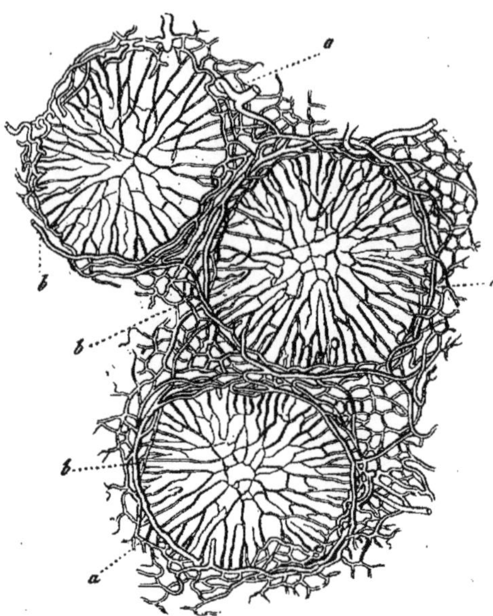

Fig. 384. — Coupe transversale faite à travers le plan équatorial de trois follicules de Peyer (lapin).
a, réseau capillaire; *b*, vaisseaux annulaires plus grands.

Dans sa région équatoriale [zone moyenne (fig. 385, *e*)], le follicule est relié aux tissus voisins, soit par une surface très-large, soit seulement par un mince anneau ; il communique alors soit avec les follicules du voisinage,

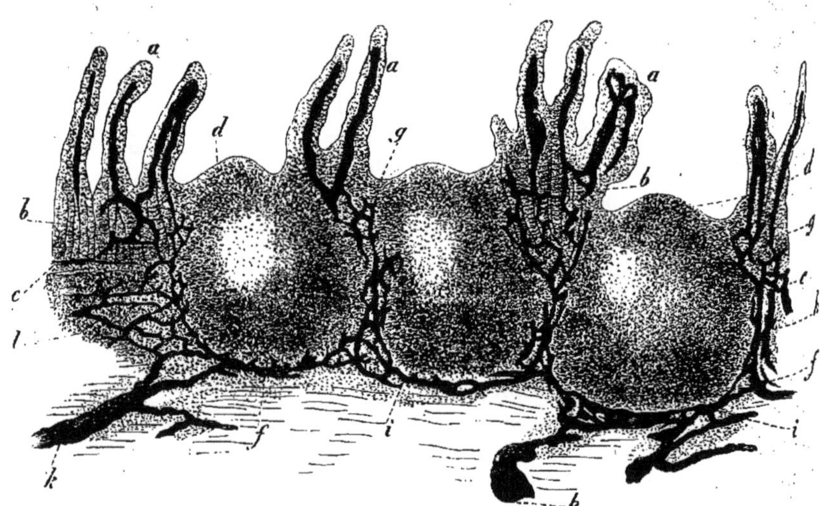

Fig. 385. — Section verticale d'une plaque de Peyer humaine injectée par ses canaux lymphatiques.
a, villosités intestinales avec leurs canaux chylifères; *b*, glandes de Lieberkühn ; *c*, couche musculaire de la muqueuse ; *d*, sommet du follicule ; *e*, zone folliculaire moyenne ; *f*, base des follicules ; *g*, point où les canaux chylifères des villosités intestinales pénètrent dans la véritable muqueuse ; *h*, réseau formé par les canaux lymphatiques dans la zone moyenne ; *i*, trajet des canaux lymphatiques à la base du follicule ; *k*, embouchure de ces canaux dans les vaisseaux lymphatiques du tissu sous-muqueux ; *l*, tissu folliculaire de la couche sous-muqueuse.

soit avec le tissu de la muqueuse adjacente qui prend également le caractère réticulé sur une certaine étendue, et renferme aussi des cellules lymphatiques. Ainsi, par exemple, dans l'appendice vermiculaire du lapin, c'est-à-dire dans une partie de l'intestin qui se compose entièrement de follicules serrés les uns contre les autres et allongés, on voit ces follicules reliés entre eux par un anneau équatorial de tissu lymphoïde (fig. 383), tandis que toute la moitié inférieure ou la base du follicule est entourée, comme dans les ganglions lymphatiques, par un sinus enveloppant continu qui forme comme une coque. L'analogie est même plus frappante; car nous retrouvons ici les cloisons formées par du tissu conjonctif, cloisons qui prennent naissance dans le tissu sous-muqueux, cheminent au-dessous des follicules et y pénètrent en y formant des parois de séparation verticales; les lacunes sont même encore revêtues par la couche caractéristique de cellules vasculaires. (His.)

Quand ces grands espaces enveloppants manquent, les follicules d'un même groupe sont reliés entre eux, sur une surface très-étendue, par une charpente de tissu conjonctif réticulé dont les mailles sont très-serrées, tandis que les mailles des follicules sont lâches; cette charpente apparaît au microscope sous forme d'une couche solide et opaque dans laquelle on voit ressortir les follicules comme des sphères plus claires et plus transparentes.

L'espace enveloppant ne manque pas complétement dans ces cas; il est remplacé par un système de canaux plus étroits, reliés entre eux sous forme de réseau, et qui enveloppent le follicule comme un filet jeté sur un ballon d'enfant.

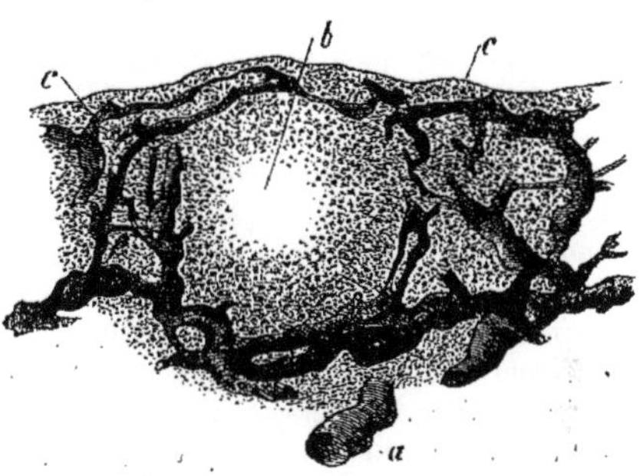

Fig. 386. — Section verticale d'un follicule de la conjonctive du bœuf; les canaux lymphatiques sont injectés.

a, vaisseau lymphatique sous-muqueux; *c*, son parcours jusqu'aux canaux du follicule.

Pour s'assurer que ces canaux, qui entourent les follicules, sont réellement des vaisseaux lymphatiques, il suffit d'avoir recours aux injections (fig. 385, 386). Des vaisseaux lymphatiques tantôt simples (fig. 386), tantôt reliés entre eux sous forme de réseau (385, *g*), arrivent à la surface des follicules; ils remplissent le rôle du vaisseau afférent des ganglions lymphatiques; ils viennent de la surface de la membrane muqueuse et du pourtour des follicules; par exemple des villosités intestinales les plus voisines dans les glandes de Peyer (fig. 385, *a*), de la surface de la muqueuse, mais surtout de la surface de la couche unissante, dans les follicules de la conjonctive (fig. 386, *c*).

Arrivés à la surface du follicule, ces vaisseaux lymphatiques débouchent dans le sinus enveloppant ou dans le réseau qui le remplace (fig. 385, *h*, *i*, 386, *c*). Au-dessous des follicules sont placés les canaux abducteurs ; ce sont des vaisseaux lymphatiques sous-muqueux (385, *k*, 386, *a*), de forme très-variable, qui correspondent au vaisseau efférent des ganglions lymphatiques. — En un mot le parallèle entre les ganglions lymphatiques et les follicules des muqueuses est presque complet, et ces organes représentent bien réellement de petits ganglions lymphatiques, placés dans les muqueuses ; ce fait est confirmé encore par les modifications pathologiques des follicules qui sont analogues à celles des ganglions lymphatiques.

Remarques. — (1) Les recherches faites jusqu'à ce jour sur les follicules lymphatiques de la conjonctive sont déjà très-nombreuses. Voy. C. Bruch, dans Zeitschrift für wissensch. Zoologie, *Journal de zoologie scientifique*, vol. IV, p. 297 ; Stromeyer, dans Deutsche Klinik, 1859, n° 25, p. 247 ; Henle, dans Henle's und Pfeufer's Zeitschr., 3 R., vol. VIII, p. 201, et dans Handbuch d. Anat. Eingeweidelehre, *Splanchnologie*, p. 142 ; Krause, Anat. Untersuchungen, *Recherches anatomiques*, p. 145 ; Frey, dans Vierteljahrschrift d. naturw. Ges. in Zürich, *Journal trimestriel de la Société des sciences naturelles de Zurich*, vol. VII, p. 412 ; Kleinschmidt, dans Archiv f. Ophthalmologie, vol. IX, IVe part., p. 162 ; G. Huguenin. Ueber die Lymphfollikel der Conjunctiva, *Des follicules lymphatiques de la conjonctive*. Zürich, 1865, Diss. — (2) Pour les tonsilles et les follicules de la base de la langue, voy. : Kœlliker, Mikrosk. Anatomie, *Anatomie microscopique*, vol. II, IIe part., p. 41 ; Sachs, Observationes de linguæ structura penitiori. Vratislaviæ, 1856, Diss., et dans Reichert's und Du Bois-Reymond's Archiv, 1859, p. 196 ; Sappey, dans Comptes rendus, tome XLI, p. 957 ; Huxley, dans Mikr. Journal, 1855, vol. II, p. 74 ; Billroth, dans son Histologie pathologique, p. 125 ; Gauster, Beobachtungen über die Balgdrüsen der Zungenwurzel, *Observations sur les glandes de la racine de la langue* ; dans les Untersuchungen, *Recherches*, de Moleschott, vol. IV, p. 135 ; Krause, Anat. Untersuchungen, *Recherches anatomiques*, p. 122 ; H. Asverus, dans les Nova Acta Leopold., tome XXIX. Jena, 1861 : Frey, dans Vierteljahrschrift d. naturw. Ges. in Zürich, vol. VII, p. 410 ; Th. Schmidt, dans Zeitschrift f. wiss. Zool., *Journal de zoologie scientifique*, vol. XIII, p. 259. — (3) Pour les follicules de la muqueuse de l'estomac, voy. : Frerichs (et Frey), dans l'article du premier, « Verdauung, » *Digestion*, paru dans Handw. d. Physiol., *Manuel de physiologie*, vol. III, Ire part., p. 743 ; Henle, *loc. cit.*, vol. VIII, p. 201. — (4) Pour les follicules du tube intestinal, voy. : O. T. Böhm, De glandularum intestinalium structura. Berolini, 1835, Diss. ; Frerichs (et Frey), *loc. cit.*, p. 742 ; Ziegler, Ueber die solitären und Peyer'schen Follikel, *Des follicules isolés et agminés de Peyer*. Würzburg, 1850, Diss. ; Brücke, dans le second volume de Denkschr. d. Wiener Akademie, *Mémoires de l'Academie de Vienne*, p. 21 ; T. Ernst, Ueber die Anordnung der Blutgefässe in den Darmhäuten, *De la disposition des vaisseaux sanguins dans les membranes intestinales*. Zürich, 1851, Diss. ; Basslinger, Wiener Sitzungsberichte, vol. XIII, p. 536, et Zeitschrift d. wiss. Zool., *Journal de zoologie scientifique*, vol. IX, p. 299 ; Heidenhain, dans Reichert's und Du Bois-Reymond's Archiv, 1859, p. 460 ; Krause, *loc. cit.*, p. 136 ; Henle, *loc. cit.*, p. 201 ; Teichmann, *loc. cit.*, p. 88 ; His, dans Zeitschrift f. wiss. Zool., vol. XI, p. 416 ; Frey, id., vol. XIII, p. 28, et Virchow's Archiv, vol. XXVI, p. 344 ; Kœlliker, dans Gewebelehre, *Histologie*, 4e édit., p. 450.

§ 228.

Thymus. — Le thymus (1) est un organe symétrique, dont la fonction est inconnue, et dont la structure, incomplétement étudiée jusqu'à ce jour, ressemble à celle des ganglions lymphatiques ; il ne possède son entier développement que dans les premières périodes de la vie ; plus tard, il s'atrophie, subit une dégénérescence graisseuse complète, et finit par disparaître. Aussi n'est-ce qu'exceptionnellement qu'on en trouve des traces reconnaissables chez l'homme adulte.

Le thymus, composé de lobules multiples, possède une enveloppe de tissu conjonctif très-riche en vaisseaux. Comme celle-ci n'adhère que d'une façon très-lâche à la masse intérieure, on peut, après avoir séparé les vaisseaux sanguins, dérouler, sous forme d'un cordon rubanné, le tissu glandulaire de chaque moitié de l'organe. Ce cordon est formé partout par une petite veine et une petite artère, par quelques vaisseaux lymphatiques qui les accompagnent, et par un conduit glandulaire spécial, le *canal central*, auquel viennent s'insérer les lobes et les lobules glandulaires. L'organe ainsi préparé offre une longueur considérable (fig. 387, *l*); mais, à l'état naturel, le canal central est enroulé sous forme d'une spirale irrégulière, et les lobes sont étroitement serrés les uns contre les autres. D'après His, le canal central ne possède, chez le veau, qu'une largeur de $0^{m},67$.

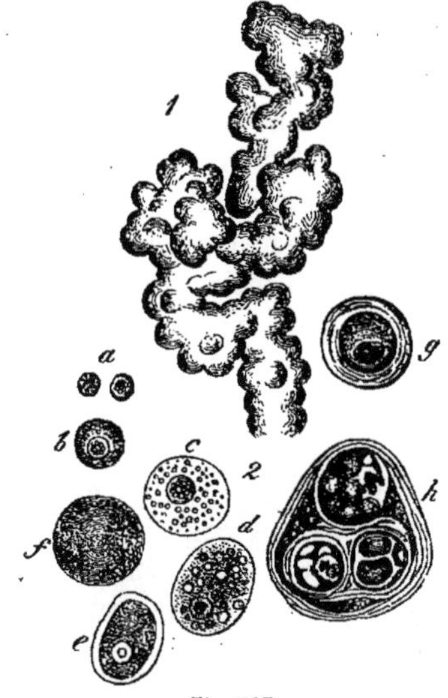

Fig. 387.

1. Partie supérieure du thymus d'un embryon de cochon de deux pouces de longueur; la figure représente le cordon avec les lobules et les corpuscules glandulaires saillants.

2. Cellules du thymus; presque toutes proviennent de l'homme. *a*, noyaux libres; *b*, petite cellule; *c*, cellule plus grande; *d*, grande cellule avec des gouttelettes graisseuses (bœuf); *e*, *f*, cellules remplies de graisse; en *f*, le noyau fait défaut; *g*, *h*, corps concentriques; *g*, cellules à noyaux, entourées d'une capsule; *h*, élément compliqué du même genre.

En poussant l'analyse plus loin, on trouve que chaque lobe se compose de lobules plus petits; ces derniers, entourés d'une enveloppe de tissu conjonctif très-vasculaire, forment de petits corps polyédriques qui s'appuient les uns sur les autres, et dont le diamètre varie entre $0^{m},45$ et $1^{m},12$; chez le veau, ils atteignent 2 millimètres de diamètre. Ce sont là les éléments glandulaires auxquels on a donné le nom de corpuscules ou d'acini du thymus. Au premier aspect, ils ressemblent aux follicules lymphatiques; mais, en les examinant de plus près, on observe des différences très-importantes. A la périphérie, les acini sont, à la vérité, séparés les uns des autres par des sillons profonds; mais, au centre, ils se touchent et rappellent, par leur disposition, les glandes en grappe; dans les lobules de moyen volume, on trouve jusqu'à 50 acini réunis ensemble. Mais il existe une différence plus importante, c'est que l'acinus du thymus est creux au centre, comme dans une glande en grappe; les cavités de tous les acini d'un même lobule aboutissent dans un conduit commun. Ce conduit va se réunir à ceux d'autres lobules, et, en fin de compte, tous les conduits de l'une des moitiés de l'organe vont converger dans le canal central qui est contourné en spirale (2).

Dans la paroi de ce conduit commun on observe des excavations, des dépressions, ou bien des acini isolés ou en groupe qui s'y insèrent ; de là l'épaisseur très-variable qu'offre ce canal dans les différents points de son étendue.

La cavité centrale de l'acinus a un diamètre à peu près égal au tiers ou au quart du diamètre total ; cette cavité est limitée par un tissu épais et mou. Il est formé par un réseau à mailles serrées, constitué par des cellules étoilées de tissu conjonctif réticulé ; les petites mailles sont remplies, comme dans les follicules lymphatiques, par une quantité innombrable de corpuscules lymphatiques. La surface est tapissée par une membrane extrêmement mince et très-vasculaire. Le tissu folliculaire est également traversé par de nombreux vaisseaux sanguins recouverts de leur membrane adventice (§ 202) ; à l'exception de quelques troncs vasculaires assez épais, on n'y rencontre que des capillaires de 0m,004 à 0m,006 de diamètre. En poussant des injections, on peut se rendre compte de l'élégante disposition de ces vaisseaux.

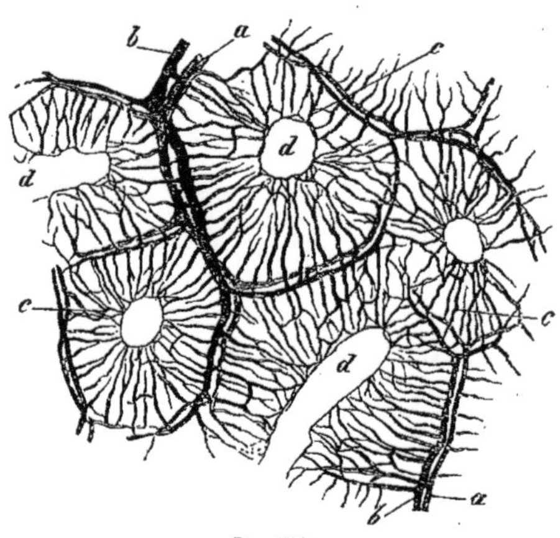

Fig. 388.
Préparation prise dans le thymus du veau (His.) On aperçoit les anneaux artériels (*a*) et veineux (*b*) avec le réseau capillaire (*c*) et les cavités des acini (*d*).

Des troncs vasculaires du centre partent des vaisseaux destinés aux lobules ; chez le veau, ils forment de petites branches artérielles ou veineuses fort élégantes, annulaires ou arquées, qui entourent les acini (fig. 388, *a*, *b*). De ces branches partent les capillaires (*c*) qui vont en s'irradiant, et forment, en traversant la substance lymphoïde, un réseau élégant. En arrivant près de la cavité centrale, ces vaisseaux se recourbent en forme d'anse (*d*). (His.)

Chez l'enfant nouveau-né, on observe une disposition tout à fait analogue des capillaires ; la veine se dirige également à la périphérie de l'acinus, comme chez le veau, mais l'artère et ses branches offrent une disposition toute autre ; elles occupent la partie centrale du tissu glandulaire, dans le voisinage même de la cavité centrale.

On a dit avoir observé dans les petites mailles du réseau une grande quantité de noyaux libres, plongés dans un liquide albumineux, visqueux et acide (fig. 387, *a*) ; l'élément essentiel est représenté par de petites cellules lymphoïdes de 0m,0067 de diamètre, pourvues d'un seul noyau (*b*). Les cellules plus volumineuses, de 0m,002 à 0m,004 de diamètre, sont beaucoup plus rares, et renferment généralement plusieurs noyaux ; le nombre de ces derniers peut varier de 2 à 8. Ecker a indiqué un phénomène de régression, caractérisé par la formation de gouttelettes graisseuses (d) dans l'intérieur des cellules ; quand l'organe a atteint son maximum de développement, ces gouttelettes se réuniraient en une grosse goutte de graisse remplissant tout le corps de la cellule (c, f) ; le même auteur dit avoir également rencontré très-souvent des cellules en voie de régression, dépourvues de leurs noyaux (f).

Les *corpuscules concentriques* (3) sont des éléments spéciaux qui n'ont aucun rapport avec le développement même du thymus.

Autour d'un groupe de cellules ou d'une cellule isolée, qui a déjà commencé à subir la dégénérescence graisseuse, se déposent des couches résistantes et concentriques ; quand on les examine de plus près, on voit qu'elles sont composées de cellules plates, à noyaux, semblables à celles de l'épithélium pavimenteux (Ecker, Paulitzky) ; en somme, ces corps rappellent tout à fait les globes épidermiques que l'on observe dans le cancer épithélial.

Les corpuscules les plus petits renferment les débris d'une cellule, quelquefois pourvue de son noyau, et chargée de granulations ou d'une grosse gouttelette de graisse ; le tout est entouré par l'enveloppe épaisse et stratifiée dont nous venons de parler ; ces corpuscules ont en moyenne de $0^{m},015$ à $0^{m},018$ de diamètre. Les gros corpuscules du même genre (h) sont constitués par la réunion de plusieurs corpuscules simples, qui sont entourés par une enveloppe commune formée de couches concentriques *.

Les vaisseaux lymphatiques du thymus sont malheureusement encore mal connus. Nous avons déjà dit que les principaux troncs lymphatiques accompagnaient les veines et les artères, et se terminaient avec ces vaisseaux dans le cordon central ; on a également observé d'autres vaisseaux lymphatiques plus déliés. Ces derniers seraient représentés, d'après His, par des tubes à paroi très-mince, situés dans le tissu conjonctif interstitiel des lobules. Ils envelopperaient les lobules et aboutiraient dans des conduits de $0^{m},02$ de diamètre, remplis de cellules lymphatiques et provenant du centre de l'acinus. Ces conduits feraient communiquer la cavité centrale avec le vaisseau lymphatique, et seraient destinés à conduire les éléments cellulaires dans les vaisseaux lymphatiques proprement dits.

* *Les corpuscules à couches concentriques du thymus* me paraissent avoir une signification bien différente de celle donnée par Ecker, Paulitzky et l'auteur de ce livre. Ces corpuscules sont formés par de grandes cellules plates, superposées et laissant au centre du corpuscule une cavité occupée par une masse granuleuse et quelquefois par un globe calcaire. Ces corpuscules sont souvent reliés les uns aux autres et aux vaisseaux sanguins par des cordons intermédiaires formés par des cellules plates, enroulées et semblables à celles des vaisseaux et des corpuscules.

Après avoir fait macérer pendant vingt-quatre heures des portions du thymus dans du sérum iodé ou dans le picrocarminate d'ammoniaque, on obtient facilement, par dissociation, des préparations sur lesquelles on observe de la manière la plus nette que les corpuscules prennent naissance sur la paroi des vaisseaux et s'y développent sous forme de bourgeons. Je pense donc que les corps à couches concentriques sont simplement des bourgeons vasculaires et des angiolithes analogues à ceux qui existent à l'état normal dans le plexus choroïde, et dans les tumeurs des méninges auxquelles nous avons donné le nom de sarcome angiolithique.

J'ai exposé pour la première fois ces faits dans une communication à la Société micrographique, en 1867. Ils se trouvent aussi consignés en partie dans notre *Manuel d'histologie pathologique*, en collaboration avec Cornil. R.

Malheureusement on n'a pu constater jusqu'à ce jour l'existence de vaisseaux lymphatiques à l'aide des injections; j'ai échoué moi-même après de nombreuses tentatives; d'un autre côté, les recherches faites dans ces derniers temps sur la structure des organes lymphoïdes ne sont pas favorables à l'opinion de His; il est donc nécessaire que de nouvelles recherches soient faites dans cette voie.

Les nerfs du thymus n'ont pas encore été étudiés.

La composition chimique de cet organe a été étudiée par Simon et Friedleben : le premier de ces auteurs a trouvé, dans le thymus d'un veau âgé de trois mois environ, 77 parties pour 100 d'eau, 4 parties d'une substance albuminoïde, des traces de matières grasses et 2 pour 100 de sels.

Suivant Gorup, Frerichs, Stædeler et Scherer (4), le thymus du veau contient une forte proportion de leucine, de la sarcine, de la xanthine, des acides gras volatils, tels que les acides acétique et formique. On y trouve, en outre, de l'acide succinique et de l'acide lactique. Les substances minérales sont représentées par des phosphates et des chlorures; l'acide phosphorique et la soude y prédominent; on y rencontre également plus de magnésie que de chaux. On n'y trouve que des traces d'acide sulfurique. La composition du thymus rappelle celle du tissu musculaire. La présence de sels ammoniacaux dans cet organe est un fait remarquable. [Frerichs et Stædeler (5).]

L'histoire du développement (6) du thymus a été élucidée par Simon; Ecker a confirmé les opinions de cet auteur.

Chez les mammifères, cet organe se présente d'abord sous forme d'un sac clos, allongé, situé le long des carotides et rempli de cellules et d'une masse granuleuse. Plus tard, la paroi se couvre de dépressions auxquelles correspondent de nombreuses saillies extérieures; ce sont là les premiers vestiges des lobules de l'organe. Le même processus se répétant, les capsules de la glande se trouvent formées; les cavités se développent ultérieurement par suite d'une liquéfaction du tissu. La figure 387, 1, représente le thymus en voie de développement chez l'embryon de cochon de deux pouces de long; il est facile de suivre le processus sur cette figure, et de se rendre compte de la structure de la glande au moment de sa maturité.

La régression de l'organe glandulaire commence par une diminution de volume; des cellules adipeuses se développent en même temps, aux dépens du tissu glandulaire; cette métamorphose est tout à fait analogue à celle qu'éprouvent les ganglions lymphatiques (§ 226). Ecker a prétendu que le phénomène se compliquait d'une dégénérescence graisseuse des cellules glandulaires. L'époque de cette régression glandulaire est fort variable; elle paraît commencer tantôt vers la huitième ou la douzième année, tantôt seulement vers la vingtième ou la vingt-cinquième année de la vie.

REMARQUES. — (1) Voy. HAUGSTEDT, Thymi in homine ac per seriem animalium descriptio anatomica. Hafniæ, 1832; J. SIMON, A physiological essay on the thymus gland. London, 1845; RESTELLI, De thymo observ. anat. — phys. — pathol. Ticini Regii, 1845;

l'article d'Ecker : « Blutgefässdrüsen, » *Glandes vasculaires sanguines*, dans Handw. der Phys., *Manuel de physiologie*, vol. IV, p. 114 ; Gewebelehre, *Histologie*, de Kœlliker, 4e édit., p. 512, et son Anatomie microscopique, vol. II, Ire part., p. 333 ; l'article de Handfield Jones : « Thymus gland, » dans Cyclopædia, vol. 4, p. 1087 ; Jendrassik, dans Wiener Sitzungsberichten, vol. XXII, p. 45 ; Friedleben, Die Physiologie der Thymusdrüse in Gesundheit und Krankeit, *Physiologie du thymus à l'état normal et à l'état pathologique*. Francfort, 1858 ; His, dans Zeitschrift f. wiss. Zool., *Journal de zoologie scientifique*, vol. X, p. 341, et vol. XI, p. 625 ; Henle, dans Eingeweidelehre. *Traité de splanchnologie*, p. 541. — (2) Simon, Ecker, Kœlliker, Gerlach, His, ont admis et étudié le canal central. Friedleben, Jendrassik et d'autres ont, au contraire, nié son existence. Au contact de deux lobules voisins, les surfaces infléchies des acini peuvent, à la vérité, donner l'aspect d'un pareil canal et induire ainsi en erreur. Mais il n'existe point de cavité volumineuse dans chaque moitié du thymus. — (3) Hassal (The microscopical anatomy of the human body in health and disease. London, 1846, p. 46) paraît avoir vu le premier de pareils corpuscules dans le sang. Voy. encore Ecker, *loc. cit.*, p. 116, et la dissertation de Paulitzky, Disquis. de stratis glandulæ thymi corpusculis. Halis, 1863. — (4) Gorup, dans Annalen, vol. LXXXIX, p. 114, et vol. XCVIII, p. 1 ; Frerichs et Stædler, *loc. cit.*, vol. IV, p. 89 ; Scherer, dans Annalen, vol. CXII, p. 314. — (5) Les indications de Friedleben diffèrent beaucoup de celles-là. — (6) Simon, *loc. cit.*; Ecker, *loc. cit.*, p. 118 ; voy. l'ouvrage de Remak, p. 88 et 123, et Kœlliker, dans Vorlesungen über Entwicklungsgeschichte, *Leçons sur l'histoire du développement*, p. 391. D'après ses recherches sur les petits embryons des bêtes à cornes, l'auteur admet que le premier rudiment du thymus est formé par un cordon cellulaire qui s'entoure ensuite d'une enveloppe délicate et transparente, formée par sécrétion.

§ 229.

Rate. — Nous avons encore à examiner un organe important, appartenant au groupe des organes lymphoïdes, c'est la *rate*.

L'étude de la structure intime de la rate est fort difficile à faire, aussi avait-elle été mal interprétée jusque dans ces derniers temps. Aujourd'hui, grâce aux travaux de Gray, de Billroth, de Schweigger-Seidel, et surtout de W. Müller (1), les principaux points de la structure de cet organe nous sont connus. Il se rapproche beaucoup plus des ganglions lymphatiques que le thymus. On peut, en effet, comme je l'ai dit depuis longtemps, après avoir fait de nombreuses recherches sur la rate, considérer cet organe comme un ganglion lymphatique, dans lequel les conduits lymphatiques seraient remplacés par des vaisseaux sanguins ; on pourrait donc dire que la rate est une glande lymphatique sanguine.

On trouve, dans cet organe, une *enveloppe fibreuse*, un système de travées et de trabécules, des cloisons de tissu conjonctif qui enveloppent les vaisseaux, et un parenchyme glandulaire mou. Ce dernier est constitué par des *follicules lymphatiques* et par une masse d'un brun rougeâtre, de nature fort variable, la *pulpe splénique*. Les follicules correspondent aux corpuscules de même nom des ganglions lymphatiques ; la pulpe est une sorte de substance médullaire modifiée.

L'enveloppe séreuse, qui forme la partie la plus extérieure de la rate, s'isole facilement chez les ruminants ; chez l'homme, elle adhère à la couche sous-jacente, c'est-à-dire à l'enveloppe fibreuse ou *capsule* de la rate. En examinant cette capsule au microscope, on voit qu'elle est formée par des fibrilles de tissu conjonctif entrelacées de fibres élastiques très-minces et d'éléments musculaires lisses. Chez beaucoup de mammifères, par exemple chez le mouton, le cochon, le chien, le hérisson, ces fibres-cellules contractiles sont très-abondantes, surtout dans les parties profondes; chez d'autres mammifères, au contraire, chez le bœuf, par exemple, ainsi que chez l'homme, ces éléments sont très-rares (2).

Cette capsule enveloppe la rate comme un sac résistant; au point où pénètrent les vaisseaux et les nerfs, c'est-à-dire au niveau du hile, elle s'infléchit, pénètre dans l'organe, et va former les cloisons des vaisseaux. Elle accompagne les ramifications du système vasculaire même les plus déliées, et forme autour des artères des couches plus épaisses qu'autour des veines. La disposition de cette capsule varie du reste beaucoup suivant les différents animaux; nous reviendrons plus loin sur ce sujet.

Outre les gaînes vasculaires, et communiquant avec ces dernières, on trouve d'autres prolongements de l'enveloppe fibreuse, c'est le système des travées et trabécules. Ce système présente des différences considérables chez les divers mammifères. Il est peu développé dans la rate des petits mammifères tels que la souris, l'écureuil, le cochon d'Inde, le lapin; chez les grands animaux, comme le cheval, le porc, le mouton, le bœuf, il atteint son développement le plus considérable; chez l'homme, le chien et le chat, il offre un développement intermédiaire. Nous avons trouvé la même disposition dans les ganglions lymphatiques. La consistance et la résistance du tissu splénique sont en rapport avec le nombre des trabécules.

De la face interne de la capsule fibreuse de la rate partent, à des distances variables, et sous des angles droits ou aigus, des cordons fibreux, des travées, dont l'épaisseur varie entre $0^{m},12$, $0^{m},2$ et même 2 millimètres. Ce sont là les travées du tissu splénique, qui se divisent, se subdivisent, s'anastomosent, traversent l'organe dans tous les sens, et constituent ainsi, quand elles ont atteint leur développement complet, un réseau compliqué qui forme la charpente de la rate. Elles s'insèrent ensuite sur les gaînes vasculaires ou se confondent avec elles; cette fusion a surtout lieu au niveau des gaînes veineuses. (Tomsa.)

Le tissu glandulaire de la rate est compris dans les mailles innombrables et irrégulières de ce réseau. Chez les grands animaux, les travées prennent un développement considérable; aussi la structure de la rate est-elle plus compliquée et plus difficile à étudier chez ces animaux. Nous répéterons donc ici ce que nous avons dit à propos des ganglions lymphatiques; c'est qu'il est bien plus facile de faire des recherches sur la rate des petits mammifères.

La structure intime des travées et des trabécules ressemble, en tous points, à celle de la capsule. Elles sont formées par du tissu conjonctif ferme et blanchâtre, et par des fibres élastiques. On y trouve aussi des éléments musculaires lisses à direction longitudinale ; ces derniers peuvent exister dans toutes les travées, comme chez le porc, le chien et le chat (Kœlliker, Gray), ou bien seulement dans les petites trabécules, comme chez le bœuf, le mouton (Kœlliker, Ecker, Billroth) ; chez l'homme on n'observe de fibres-cellules contractiles que dans les trabécules les plus déliées.

REMARQUES. — (1) Pour la littérature ancienne et nouvelle, voy. : H. HEWSONII, opus posthumus, edit. Magnus Falconar. Lugduni Batav. 1785; J. P. ASSOLANT, Recherches sur la rate. Paris, 1800; J. MÜLLER, dans ses Archives, 1834, p. 88; H. GIESKER, Splénologie, I, Anatomische physiologische Untersuchungen über die Milz des Menschen, *Recherches anatomiques et physiologiques sur la rate de l'homme.* Zürich, 1835; SCHWAGER-BARDELEBEN, Observationes microscopicæ de glandularum ductu excretorio carentium structura. Berolini, 1841, Diss.; A. TIGRI, Nuova disposizione dell' apparecchio vasculare sanguegno della milza umana. Bologna, 1847; ainsi que Bulletino delle scienze mediche di Bologna, ser. 3, vol. XII, 1848, et Il Progresso, 1849, n°s 11-13; enfin dans Gazetta medica italiana, ser. 2, tom. III, 1853; l'article de KŒLLIKER: « Spleen, » dans Cyclopædia, vol. IV, p. 777, ainsi que son Histologie, 4e édit., p. 478; l'article de ECKER, « Blutgefässdrüsen, » *Glandes vasculaires sanguines*, dans Handw. der Physiolog., *Manuel de physiologie*, vol. IV, p. 130, et Icones physiolog., tabl. 6; GÜNSBURG, dans Müller's Archiv, 1850, p. 161; GERLACH, dans son Handbuch, *Manuel;* W. SANDERS, On the structure of the spleen, Edinburgh, 1850; HLASEK, Disquisitiones de structura lienis. Dorpati, 1852, Diss.; BECK, Untersuchungen und Studien im Gebiete der Anatomie, *Recherches et études anatomiques.* Karlsruhe, 1852, p. 80; CHALK, dans Med. Times, 1852, 2, p. 8, et 1854, 2, p. 476. — Le principal ouvrage publié de 1850 à 1860 est celui de H. GRAY : On the structure and use of the spleen. London, 1854. Voy. aussi T. FÜHRER, dans Archiv für physiol. Heilk., *Archives de médecine physiologique*, vol. XIII, p. 149, et vol. XV, p. 65; G. STINSTRA, Comment. phys. de functione lienis. Groningæ, 1854; A. SASSE, De Milt, Beschouwd in hare Struktur en hare physiologische betrekking. Amsterdam, 1855; A. CRISP, A heatise on the structure and use of the spleen. London, 1857; LEYDIG, dans son Handbuch der Histologie, *Manuel d'histologie*, p. 405 et 424. — Il y a encore d'autres travaux importants : les belles recherches de BILLROTH, dans Müller's Archiv, 1857, p. 88; dans Virchow's Zeitschrift, vol. XX, p. 409, et XXIII, p. 457; enfin dans Zeitschrift für wiss. Zool., *Journal de zoologie scientifique*, vol. XI, p. 325; HENLE, dans Henle's und Pfeufer's Zeitschrift, 3 R., vol. VIII, p. 201; H. FREY, Mikroskop, 2e édit., p. 272 (les méthodes d'investigation y sont également indiquées), et dans Canstatt's Jahresbericht, *Rapports annuels de Canstatt*, à partir de 1861 : N. KOWALEWSKY, dans Virchow's Archiv, vol. XIX, p. 221, et XX, p. 203; T. GROHE, id., vol. XX, p. 306; l'ouvrage bien connu de L. TEICHMANN, p. 95; A. KEY. dans Virchow's Archiv, vol. XXI, p, 568 ; F. SCHWEIGGER-SEIDEL, id., id., vol. XXIII, p. 526, et vol. XXVII, p. 460; L. STIEDA, dans Virchow's Archiv, vol. XXIV, p. 450, et dans son ouvrage : Ueber das Kapillargefässsystem der Milz, *Du système des vaisseaux capillaires de la rate.* Dorpat, 1861; A. TINM, dans Henle's und Pfeufer's Zeitschrift, 3 R., vol. XVIII, p. 165; W. BASLER, dans Würzb. med. Zeitschrift, vol. IV, p. 220; W. TOMSA, dans Wiener Sitzungsberichte, vol. XLVIII, 2, p. 652. Mais, aujourd'hui, l'ouvrage le plus important est l'excellente Monographie de W. MÜLLER, qui nous a beaucoup servi pour la rédaction du texte : Ueber den feineren Bau der Milz, *De la structure intime de la rate*, avec 6 planches, Leipzig et Heidelberg, 1865. Malheureusement nous ne pouvons parler ici des modifications remarquables qu'offre la rate chez les différents groupes des vertébrés inférieurs. Nous sommes obligés de renvoyer aux travaux de GRAY, de BILLROTH, mais surtout à ceux de MÜLLER. Il n'était plus possible de prendre en considération la description donnée par HENLE dans son traité de splanchnologie, p. 546. — (2) Je croyais les avoir vues antérieurement dans les trabécules de la rate humaine, ce qui a été confirmé par Meissner (Henle's und Pfeufer's Zeitschr., 3 R., vol. II, p. 219), ainsi que par Müller. Kœlliker et Gray en nièrent, au contraire, l'existence.

§ 230.

Les loges formées par la charpente que nous venons de décrire dans le paragraphe précédent, renferment la partie glandulaire ou lymphoïde de la rate. Celle-ci est formée par un réseau de cordons ou de travées, connues sous le nom de *canaux de la pulpe ;* ces derniers ressemblent aux canaux lymphatiques contenus dans la partie médullaire des ganglions lymphatiques, mais ne leur sont point identiques. Dans le réseau formé par les canaux de la pulpe, on trouve un nombre considérable de follicules lymphatiques, qui ont été découverts par Malpighi depuis des siècles ; on leur a donné de nom de *corpuscules de Malpighi*, en l'honneur de cet anatomiste (on les a également désignées sous le nom de corpuscules spléniques, de vésicules spléniques). Ces corpuscules se rapprochent beaucoup des follicules lymphatiques, mais au lieu d'être groupés, comme ces derniers, à la périphérie, c'est-à-dire dans la couche corticale, ils sont au contraire disséminés dans toute la pulpe splénique. Ils offrent un rapport tout particulier avec les vaisseaux artériels ; aussi devons-nous dire d'abord quelques mots de ces derniers.

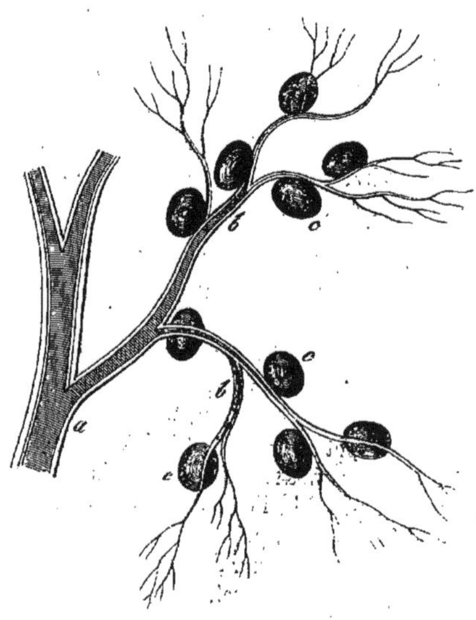

Fig. 389.
Préparation obtenue de la pulpe splénique d'un cochon. Branche artérielle *a* enveloppée de sa gaîne; *b*, rameaux artériels; *c*, corpuscules de Malpighi appendus.

L'artère splénique forme rarement un tronc unique au moment où elle pénètre dans le tissu de la rate, comme cela a lieu chez les ruminants ; généralement elle est divisée en plusieurs branches. Les premiers gros rameaux restent distincts et isolés ; mais ils se ramifient bientôt à leur tour, et forment des vaisseaux terminaux tellement fins, qu'on les a comparés, il y a longtemps, aux poils d'un pinceau, et, plus justement encore, aux branches d'un saule dépourvu de ses feuilles. La figure 389 peut donner une idée de cette disposition.

En séparant une de ces branches artérielles du tissu splénique qui l'entoure, on voit qu'elle est garnie de follicules. Ils offrent un aspect blanchâtre, et sont appendus aux rameaux artériels les plus déliés, comme les graines aux rameaux d'une grappe. Quelquefois ils sont appliqués sur les parties latérales des branches artérielles qui peuvent même les traverser; enfin, au niveau des angles de bifurcation des artères, on rencontre souvent une masse formée de follicules. Leur forme est tantôt arrondie, tantôt allongée.

Ces corpuscules spléniques existent chez tous les mammifères; ils présentent, à la vérité, de nombreuses variétés. Chez l'homme, ils sont difficiles à voir, surtout sur la rate de sujets qui ont succombé à de longues maladies; chez des individus frappés de mort subite, chez les enfants, également, on les retrouve facilement. [Voy. Westling (1).] On a donc considéré depuis longtemps les follicules spléniques comme des éléments propres de la rate de l'homme.

En examinant les ramifications vasculaires depuis le hile jusque dans le centre de l'organe, on s'aperçoit que la disposition des vaisseaux est fort différente chez les divers animaux. Les gaînes vasculaires ne sont pas moins variées. Très-peu développées chez le cochon d'Inde, le lapin, l'écureuil, la marmotte, elles atteignent une épaisseur bien plus grande chez d'autres animaux, tels que le chien et le chat. Les branches artérielles pénètrent dans la rate en assez grand nombre, et chaque rameau est accompagné d'une veine, d'un ou plusieurs troncs nerveux. A leur entrée dans l'organe les artères et les veines se couvrent d'une gaîne; cette enveloppe est lâche autour des artères, et ne tarde pas à se transformer en un véritable tissu lymphoïde. Les veines, au contraire, sont entourées par une gaîne plus dense et plus serrée, qui est soudée à la paroi vasculaire. Au niveau des petites branches veineuses, cette gaîne se divise en filaments de tissu conjonctif qui vont se perdre dans les trabécules de la rate. La disposition de ces gaînes est différente chez les ruminants et chez le cochon (2).

Chez l'homme, l'artère et la veine splénique sont divisées en 4 à 6 branches au moment où elles pénètrent dans la pulpe splénique. Elles sont d'abord logées dans une gaîne commune de 2 millimètres d'épaisseur environ; elle s'amincit bientôt et n'a plus que $0^{m},12$ d'épaisseur; le diamètre des artères est environ de $0^{m},2$; celui des veines de $0^{m},4$. La branche artérielle, entourée de sa gaîne, se sépare bientôt de la veine qui l'avait accompagnée, et va former des rameaux isolés et indépendants. La branche veineuse est entourée par sa gaîne dans une certaine étendue; mais cette gaîne se divise bientôt en fibres qui vont se perdre dans les trabécules de la rate. (W. Müller.)

Les gaînes vasculaires offrent la structure des trabécules.

Au niveau du point où les branches artérielles se séparent des veines, la gaîne artérielle éprouve une modification; son tissu conjonctif fibreux se transforme en tissu conjonctif réticulé, en véritable tissu lymphoïde; cette transformation, généralement accompagnée d'une augmentation de volume, se fait progressivement de dehors en dedans, et finit par envahir les tuniques artérielles proprement dites. L'enveloppe artérielle devient petit à petit une gaîne lymphatique; de là, production de renflements plus volumineux, mieux circonscrits, de forme diverse, qui se transforment enfin en corpuscules de Malpighi (fig. 390, *a*). Ces corpuscules sont donc le résultat de l'infiltration lymphoïde de la gaîne artérielle; du reste il n'existe aucune démarcation nette entre cette dernière et les corpuscules; leur forme est arrondie ou allongée; leur diamètre varie entre $0^m,2$ et $0^m,6$; il est en moyenne de $0^m,29$.

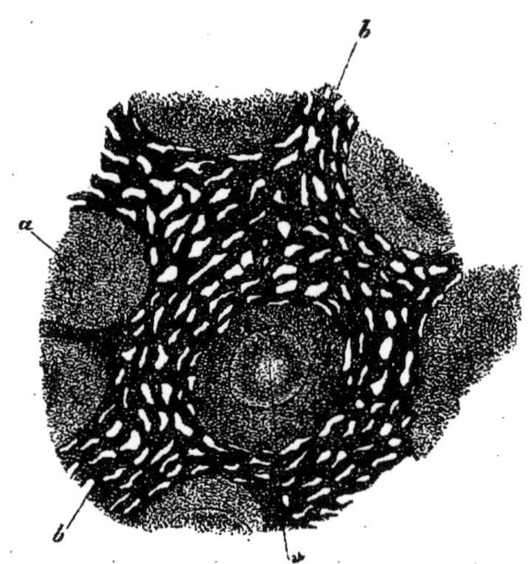

Fig. 390. — Section de la rate d'un lapin.
a, corpuscules de Malpighi; *b*, charpente réticulée de la pulpe, avec ses lacunes occupées par les canaux veineux.

Cette modification de la gaîne vasculaire s'observe sur les branches artérielles de $0^m,15$, $0^m,09$ et même $0^m,02$ de diamètre; ces vaisseaux éprouvent une augmentation de volume considérable due à la formation de ces masses de tissu lymphoïde.

Les rapports de la gaîne infiltrée et de l'artère sont loin d'être toujours les mêmes; l'artère peut, en effet, occuper l'axe ou bien les parties latérales; même dans les parties où se sont formés des follicules, la branche artérielle présente ces rapports différents.

La position et les rapports de l'artère dépendent du reste de la texture de la gaîne infiltrée. Quand la transformation n'est pas avancée, on trouve du tissu conjonctif ordinaire, lâche, dont les lacunes sont occupées par des cellules lymphatiques; la même disposition s'observe dans la gaîne des petits troncs artériels auxquels sont appendus des follicules. Quand, au contraire, l'artère passe au niveau d'un renflement, ou traverse un corpuscule de Malpighi, la transformation est plus avancée, et le tissu se rapproche beaucoup du tissu conjonctif réticulé. Quand l'infiltration lymphatique est peu prononcée, la gaîne seule est atteinte; la paroi propre de l'artère reste intacte et ne se transforme que lorsque l'infiltration est complète et générale.

L'enveloppe du follicule est formée par un réseau à mailles serrées et résistantes à la périphérie; les mailles s'élargissent et les trabécules deviennent plus minces vers le centre. Quelquefois la partie corticale et la partie centrale du follicule se trouvent délimitées par une ligne circulaire; on observe ce fait chez le lapin, le cochon d'Inde, la marmotte. Cette disposition mérite cependant d'être étudiée à nouveau.

Ici, comme dans les ganglions lymphatiques, on observe distinctement les noyaux au niveau des nœuds d'un certain volume formés par l'entrecroisement des trabécules. Les follicules de Malpighi ne sont jamais limités à l'extérieur par une membrane enveloppante homogène, mais toujours par du tissu conjonctif réticulé, même dans les cas où la surface du follicule offre une consistance assez ferme et se distingue nettement du tissu adjacent. D'autres fois, le follicule se continue sans modification brusque avec le tissu adjacent de la pulpe (3).

Dans les mailles du tissu réticulé qui forme toutes ces parties, on aperçoit, outre des noyaux libres (?) (Müller), un nombre innombrable de cellules lymphatiques ordinaires à un seul noyau. D'autres cellules, d'un diamètre plus considérable, possèdent plusieurs noyaux. On trouve, en outre, mais en plus petit nombre, des éléments remplis d'une substance granuleuse, incolore, ou de molécules pigmentaires brunes ou jaunâtres.

Les régions formées de tissu lymphatique, et les points où se trouvent des follicules, sont traversés par des artères et par des capillaires; les veines manquent complétement (4). Dans les points qui sont peu infiltrés, on observe un réseau capillaire peu développé, à mailles allongées. Les renflements sont ordinairement occupés par un réseau capillaire très-riche, formé de petits ramuscules artériels de dimension variable. Ces derniers proviennent de l'artère même du follicule, ou bien arrivent du dehors. La forme du réseau capillaire présente des modifications dans les différents follicules d'un même organe et chez les divers animaux. Il est rarement régulier, formé par des capillaires rayonnants et reliés entre eux par des anastomoses en anse; ces petits vaisseaux ont, en moyenne, de $0^{m},002$ à $0^{m},006$ de diamètre. (Müller.) Généralement, la direction, les anastomoses, le diamètre de ces vaisseaux sont irréguliers (5).

En examinant les capillaires avec plus d'attention, on en trouve qui offrent la texture ordinaire et qui sont entourés par une membrane adventice formée par du tissu conjonctif réticulé (§ 202); d'autres présentent une paroi très-délicate, sans double contour, mais chargée de nombreux noyaux. Nous reviendrons, en parlant de la pulpe, sur cette disposition, qui est de la plus haute importance pour la circulation splénique.

Chez l'homme, l'infiltration lymphoïde et le développement des follicules ont lieu, en général, d'une manière analogue; toutefois, les modifications survenues dans les gaînes vasculaires et au niveau des renflements offrent des différences considérables. Il ne faut pas oublier cependant que, chez l'homme, l'étude de la rate offre des difficultés que l'on ne retrouve pas chez les mammifères; on ne peut généralement observer cet organe que fort longtemps après la mort, et sur des sujets qui ont presque toujours succombé à de longues maladies. Il est facile néanmoins de voir qu'ici encore les gaînes artérielles s'infiltrent et s'épaississent, pour former des follicules, et que ces transformations s'étendent également aux vaisseaux capillaires les plus déliés.

REMARQUES. — (1) Voy. son travail intitulé : Untersuchungen über die weissen Körperchen der menschlichen Milz, *Recherches sur les corpuscules blancs de la rate de l'homme*. Regensburg, 1842. — (2) Les veines perdent très-vite leur gaîne, ainsi que leurs tuniques externe et moyenne; elles ne sont plus fermées que par une paroi fort mince. Voyez, pour le reste, les travaux de GRAY, HLASEK et MÜLLER. — (3) Ces dispositions expliquent les divergences d'opinions qui séparent les anciens auteurs des observateurs modernes, pour ce qui a trait aux corpuscules de Malpighi. Cet anatomiste avait vu, il y a des siècles, que ces corpuscules étaient appendus aux artères les plus déliées, et longtemps après, J. Müller les considéra comme des excroissances de la gaîne artérielle; Remak observa la transformation de la gaîne artérielle en tissu lymphoïde, et Henle fit remarquer les corpuscules lymphatiques qui sont plongés dans le tissu conjonctif qui enveloppe le canal artériel. Henle nia également l'existence d'une membrane amorphe sans structure autour des follicules; les anciens observateurs, en admettant l'existence de cette membrane, avaient commis une erreur bien facile à faire, à cause de l'imperfection des méthodes d'investigation connues à cette époque. — (4) Plusieurs observateurs modernes, Henle, Grohe, Kowalewsky, ont commis une erreur grave en décrivant des veines dans la gaîne des artères, et surtout dans les follicules du Malpighi. Toute injection tant soit peu réussie des vaisseaux de la rate leur eût démontré que cette opinion était insoutenable. — (5) Billroth a trouvé que le réseau capillaire des follicules offrait une disposition très-irrégulière; Schweigger-Seidel, au contraire, a déclaré qu'il était presque toujours très-régulier. Inutile de revenir sur ce fait après ce que nous avons dit dans le texte.

§ 231.

Après avoir traversé les points occupés par les renflements de tissu lymphoïde et par les follicules, les artères se prolongent encore à une certaine distance, en continuant à se ramifier, mais sans s'anastomoser entre elles.

Elles finissent par former un certain nombre de vaisseaux capillaires très-déliés, qui s'anastomosent à peine entre eux; le calibre de ces capillaires est fort petit; ils se dirigent généralement en serpentant. Ces capillaires vont se jeter dans les vaisseaux les plus déliés de la pulpe splénique.

La structure intime de ces capillaires varie suivant les différents mammifères. Chez le cochon, le chien, le chat, le hérisson (Schweigger-Seidel, Müller), ils sont enveloppés par des renflements compactes et ellipsoïdes de la tunique adventice, auxquels Schweigger-Seidel a donné le nom de *gaînes capillaires*. Cette gaîne est très-développée au pourtour des capillaires de la rate des oiseaux (Müller); elle est formée par une masse pâle, molle, finement granuleuse, qui loge des noyaux nombreux et de petit volume. Chez le chien, le chat et le hérisson, cette gaîne atteint, en moyenne, de $0^m,04$ à $0^m,05$ de large sur $0^m,09$ à $0^m,15$ de long. Chaque gaîne enveloppe un ou plusieurs vaisseaux capillaires; la structure de ces vaisseaux est variable, comme nous l'avons du reste indiqué dans le paragraphe précédent. Chez les mêmes animaux, on observe des capillaires dépourvus de gaînes; ils ressemblent en tous points aux vaisseaux qui existent chez l'homme et chez les mammifères. Les capillaires que l'on observe chez ces animaux, possèdent une paroi plus solide jusqu'au point où ils se confondent avec les vaisseaux de la pulpe; d'autres, au contraire, offrent une paroi plus molle, très-chargée de noyaux ou bien formée de cellules vasculaires distinctes.

La tunique adventice, formée de tissu lymphoïde, qui entoure ces vaisseaux capillaires, présente des caractères forts différents : tantôt elle est délicate, formée par du tissu conjonctif dans lequel on observe des noyaux arrondis ou allongés, au niveau des nœuds et des interstices; tantôt elle est compacte, fibrillaire à la surface, réticulée et plus lâche au centre, renfermant des cellules lymphoïdes et fusiformes dans ses lacunes; on dirait alors une véritable gaîne lymphatique; on observe, du reste, toutes les dispositions intermédiaires.

Nous arrivons enfin à l'étude de la *pulpe splénique*. C'est une masse rouge, très-molle, qui occupe toutes les lacunes situées entre les cloisons, les gaînes vasculaires, les follicules et les autres éléments que nous avons déjà étudiés. On ne parvient à étudier la structure intime de la pulpe splénique qu'en se servant de liquides durcissants.

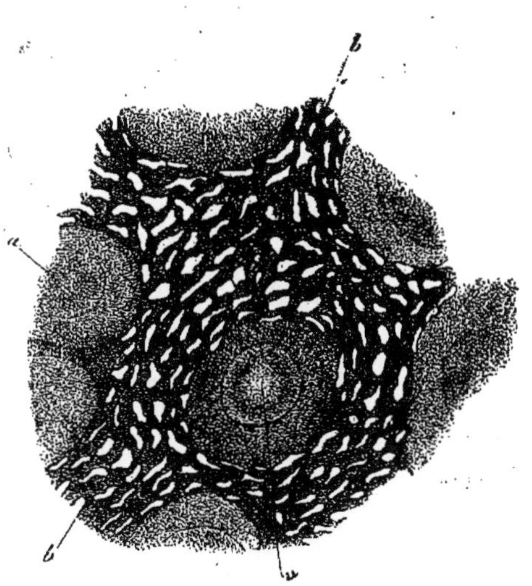

Fig. 391. — Coupe d'une rate de lapin.
a, corpuscules de Malpighi; *b*, charpente de la pulpe, avec ses lacunes occupées par le courant sanguin.

On voit alors que la pulpe splénique se compose d'un réseau de travées de 0^{m},06 à 0^{m},02 d'épaisseur en moyenne (fig. 391, *b*). La disposition des lacunes et des cavernes comprises dans ce réseau varie suivant les différentes espèces animales; mais elles servent toujours à recevoir des courants sanguins veineux. Les canaux de la pulpe (1), comparables aux canaux des ganglions lymphatiques, naissent en grand nombre au niveau de la surface des follicules, et se transforment ensuite. Chez le lapin, le cochon d'Inde, la marmotte, ces canaux conservent, dans une certaine étendue, une direction concentrique, qui reproduit la forme des lacunes qu'ils limitent. D'autres tubes de la pulpe se détachent des cloisons artérielles infiltrées et de la tunique adventice des derniers prolongements artériels. Ces tubes ou fibres de la pulpe finissent par s'insérer sur les trabécules de tissu conjonctif du centre.

Les tubes ou fibres de la pulpe sont formés par du tissu conjonctif réticulé à texture très-fine (fig. 392).

Il consiste partout en un réseau composé de fibrilles excessivement minces ou de travées un peu plus larges et très-délicates. Au niveau des nœuds formés par ce réseau, on aperçoit des noyaux; mais comme la structure de ce tissu est extrêmement fine, on ne saurait dire si le noyau est compris dans le nœud lui-même, ou s'il est simplement appliqué sur sa surface. En poursuivant les fibres de la pulpe jusqu'au niveau des follicules ou des renflements des gaînes artérielles, on voit qu'elles se confondent successivement avec la charpente plus grossière et plus résistante de ces parties. En étudiant les points où les fibres de la pulpe viennent s'arrêter sur les canaux caverneux qui la traversent en grand nombre, on retrouve encore le caractère réticulé. Quand on parvient à observer sur une préparation le lit même du conduit veineux (*c*), on reconnaît, comme Henle l'a montré le premier, que la couche limitante de la pulpe consiste en un réseau annulaire formé de fibres minces qui s'anastomosent à angle aigu.

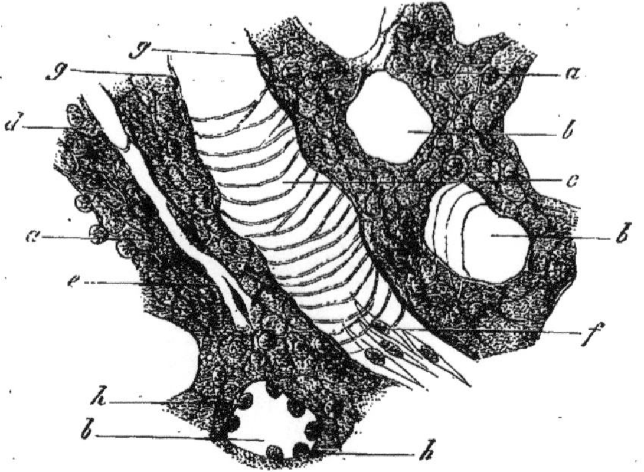

Fig. 392. — Pulpe de la rate humaine. Préparation traitée par le pinceau.

a, fibres de la pulpe avec leur charpente réticulée et délicate; *b*, section transversale des canaux veineux; *c*, section longitudinale d'un canal du même genre; *d*, vaisseau capillaire contenu dans un canal de la pulpe; *f*, épithélium des canaux veineux; *g*, épithélium vu de côté; *h*, section transversale du même.

Les canaux veineux sont revêtus par un système spécial de cellules vasculaires (2). Ce sont des éléments allongés, fusiformes (fig. 392 *f*, *g*, *h*), qui présentent, chez l'homme, des noyaux arrondis et saillants. Ces éléments cellulaires sont parallèles à l'axe du vaisseaux, et croisent, par conséquent, à angle droit, les fibres du réseau annulaire auxquels ils touchent. Ils présentent, en outre, une particularité fort importante; ils ne sont point soudés les uns aux autres, mais distincts et séparés; si donc le canal veineux subit une extension un peu considérable, ce qui peut arriver facilement, les cellules s'écartent les unes des autres, en laissant entre elles des lacunes. La paroi n'est donc pas exactement close comme dans les autres veines. Ces éléments cellulaires sont très-distincts dans la rate de l'homme; on les retrouve même dans les branches veineuses d'un calibre plus grand, où on les avait observés il y a de longues années; mais Billroth, le premier, les a découverts récemment dans les conduits veineux de la pulpe.

Dans les petites mailles du réseau de la pulpe on rencontre un ou plusieurs éléments cellulaires lymphoïdes, identiques à ceux que l'on retrouve dans les follicules et dans les cloisons vasculaires modifiées. La rate contient souvent des cellules remplies de pigment, ou de petits blocs pigmentaires libres; ces masses offrent tantôt un reflet jaune doré, tantôt une teinte brune ou même noire; elles sont quelquefois si abondantes, que la pulpe splénique éprouve un changement de coloration sensible à l'œil nu.

On trouve, en outre, dans la pulpe splénique, un grand nombre de globules rouges du sang, tantôt parfaitement conservés, tantôt plissés, déchiquetés, en un mot, plus ou moins altérés. Sur des préparations convenablement faites, on peut constater que les globules sanguins sont libres et situés dans les mailles même du tissu pulpeux, sans être enveloppés d'aucune membrane vasculaire ; ce fait a une grande importance.

Les globules sanguins qui ont abandonné le torrent circulatoire subissent des altérations multiples ; ils se ratatinent, se fragmentent, et forment des molécules pigmentaires de coloration variable.

Cette altération des globules sanguins donne lieu à un phénomène fort curieux. On a, en effet, observé, il y a de longues années déjà, dans la pulpe splénique, des *cellules renfermant des globules sanguins*. Nous avons déjà parlé de ces éléments singuliers (§ 49), que les observateurs anciens ne savaient comment interpréter. Ici, comme dans d'autres organes, la cellule lymphatique peut, grâce à sa contractilité vitale, s'incorporer, je ne dirai pas des globules rouges entiers, mais tout au moins des fragments de globules (3). Les cellules lymphatiques de la rate possèdent en outre la propriété de se contracter ; j'ai constaté ce phénomène, il y a plusieurs années déjà, sur les salamandres et les grenouilles, et, récemment, Cohnheim (4) l'a observé sur un grand nombre d'autres animaux, et même sur des mammifères. Nous ferons remarquer, en terminant, que les cellules qui renferment des globules sanguins peuvent pénétrer, aux différents degrés de leur développement, dans le torrent circulatoire ; la paroi des canaux veineux étant incomplète, ces cellules peuvent devenir des éléments du sang veineux de la rate.

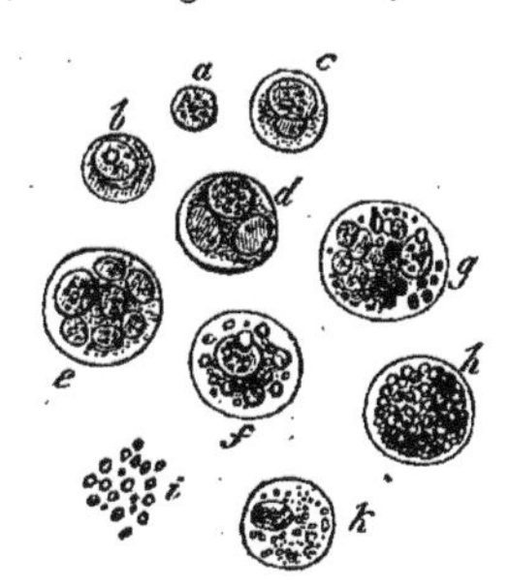

Fig. 393. — Cellules de la pulpe splénique de l'homme, du bœuf et du cheval.

a-d, cellules de l'homme ; *a*, noyau libre ; *b*, globule lymphatique ordinaire ; *c*, cellule à noyau, renfermant un globule sanguin ? *d*, cellule du même genre contenant deux globules sanguins ; *e*, même cellule, provenant de la rate du bœuf, et renfermant plusieurs globules ; *f*, cellule du même animal contenant des granulations graisseuses ; *g-k*, cellules du cheval ; *g*, cellules contenant plusieurs globules sanguins de nouvelle formation et des granulations graisseuses ; *h*, cellule remplie de granulations graisseuses ; *i*, granulations libres ; *k*, cellules avec de petites molécules incolores.

Funke et Kœlliker (5) ont trouvé dans la pulpe splénique des jeunes animaux, encore à la mamelle, de petites cellules jaunâtres, pourvues d'un noyau, qu'ils considèrent comme des globules sanguins en voie de développement. Nos expériences personnelles n'ont pas porté sur ce sujet.

Remarques. — (1) Les tubes (J. Vogel, Anleitung zum Gebrauch der Mikroskops, *Emploi du microscope*, p. 452) furent considérés pendant quelque temps comme des fibres-cellules contractiles (Kœlliker, Anatomie microscopique, p. 257). Führer prétendait même que leurs noyaux donnaient naissance aux globules rouges du sang (Archiv für phys. Heilk., *Archives de médecine physiologique*, 1854, p. 149). — (2) Grohe (*loc. cit.*) a décrit dans la pulpe splénique des corps en forme de massue, des canaux terminés en cul-de-sac. Il est difficile, d'après le texte de cet auteur et les planches de son ouvrage, de savoir s'il a prétendu décrire les tubes ou les canaux veineux de la pulpe. — (3) Voy., à ce sujet, le paragraphe 49 de cet ouvrage, remarque 9. — (4) Le travail de Cohnheim se trouve dans Virchow's Archiv, vol. XXXVIII, p. 311. — (5) Voy. FUNKE, Physiologie, 4e édition, vol. I, p. 181. Les premières communications de KŒLLIKER, à ce sujet, se trouvent dans Würzburger Verhandlungen, vol. VII, p. 174.

§ 232.

Vaisseaux et nerfs de la rate. — Ils nous reste à parler des vaisseaux et des nerfs de la rate.

Les veines offrent des caractères différents chez les divers animaux, mais se distinguent partout par leur volume considérable et leur grande extensibilité sous l'influence de la plus légère pression; les gonflements physiologiques et pathologiques de l'organe sont dus à cette dernière cause.

Chez les ruminants, le mouton et le bœuf entre autres, la veine splénique (1) ne forme qu'un seul tronc à son entrée dans l'organe; la membrane adventice et la tunique moyenne de ce vaisseau se confondent et se réunissent bientôt avec la gaîne de tissu conjonctif (2); puis la veine se divise en branches d'un assez gros calibre, mais à paroi très-mince, d'où partent de très-nombreux rameaux latéraux dont la paroi est formée par une membrane extrêmement fine; aussi apparaissent-ils comme de simples lacunes situées dans le parenchyme splénique. Les rameaux se détachent des branches principales à angle droit ou aigu et rappellent par leur ensemble l'aspect d'un arbre; les veines ne s'anastomosent point. L'ensemble de ce système veineux porte un caractère spécial; les troncs veineux d'un certain calibre partent des rameaux plus minces, dont la disposition rappelle celle d'une patte d'oie; ils vont se rendre, en divergeant, aux nombreux follicules de Malpighi. Tous ces tubes veineux ont une paroi fort mince, mais bien close; elle est formée par une couche de cellules fusiformes de $0^{m},002$ à $0^{m},006$ de large sur $0^{m},018$ à $0^{m},04$ de long, pourvues de noyaux allongés peu proéminents. Les branches, même les plus minces, sont enveloppées extérieurement par le tissu réticulé de la pulpe splénique.

On a désigné ces petites branches veineuses sous le nom de veines capillaires ou de veines caverneuses de la rate [Billroth (3)]. On trouve ces vaisseaux chez tous les mammifères; leur disposition est cependant variable, et de là résultent des modifications dans le trajet des fibres de la pulpe.

Chez les ruminants (4) ces veines caverneuses se divisent à angle aigu et ne s'anastomosent pas entre elles; chez d'autres animaux, au contraire (4), les premières ramifications isolées ne tardent pas à émettre des branches qui se rejoignent à angle droit, s'anastomosent, et forment un réseau composé de canaux veineux de diamètre à peu près uniforme. On observe ces réseaux dans la rate du lapin, du cochon d'Inde, de la marmotte et de l'homme. Ces réseaux sont surtout nettement dessinés dans la rate des nouveau-nés; là, on voit partir des troncs veineux, assez épais et pourvus d'une gaîne, des branches latérales qui s'anastomosent tout à coup en forme de réseaux. J'ai démontré le premier, en 1860, à l'aide d'injections, la nature veineuse de ces réseaux, et c'est grâce à mes préparations que Billroth a appris à les connaître. Ces vaisseaux ont, en moyenne, de $0^m,016$ à $0^m,02$ de diamètre; leur structure est tout à fait la même que chez le mouton. La pulpe de la rate de ces animaux offre beaucoup d'analogie avec les canaux lymphatiques et la substance médullaire des ganglions lymphatiques.

Peu à peu on voit apparaître des espaces vides entre les cellules vasculaires et dans la couche réticulée sous-jacente, la paroi cesse d'être continue, et il se produit des interstices qui conduisent dans les mailles du réseau formé par les fibres de la pulpe.

Bientôt les veines caverneuses s'amincissent, leur diamètre se réduit à $0^m,016$ et même à 0^m009 et elles se terminent par des vaisseaux qui constituent l'origine des veines, dont la paroi est perforée, et auxquels il manque un grand nombre de cellules vasculaires (5).

Remarques. — (1) L'excellent ouvrage de Gray contient de très-belles figures qui représentent les vaisseaux spléniques du mouton; ce livre est malheureusement trop peu connu. — (2) A leur entrée dans l'organe, les gaînes veineuses sont un peu différentes chez les divers mammifères. Chez les petits animaux, tels que la souris, le rat, la taupe, le lapin, le cochon d'Inde, les plus gros troncs vasculaires possèdent seuls une gaîne annulaire, solidement soudée avec la mince paroi veineuse; cette gaîne se détache bientôt par faisceaux qui vont se confondre avec les travées spléniques. Chez les mammifères plus grands, tels que le chien, le chat, le hérisson, les gaînes veineuses sont plus développées et abondamment pourvues d'éléments musculaires, contrairement à ce qui a lieu chez les plus petits mammifères. Chez le singe et chez l'homme, les cellules musculaires sont très-rares, et c'est le tissu conjonctif qui prédomine. Bientôt l'union devient tellement intime, la paroi veineuse et la cloison sont si fortement soudées ensemble, qu'il est impossible de les séparer, et que les veines, jusqu'aux troncs de $0^m,14$ de diamètre, se transforment en canaux solides et ramifiés. Plus loin, les gaînes se divisent également en fibres qui vont se confondre avec le système des travées spléniques (Müller). — (3) Voy. son article dans Virchow's Archiv, vol. XX, p. 412. — (4) Je fais cette remarque pour affirmer ma priorité, contestée dans un passage de l'Histologie de Kœlliker, 4e édition, p. 490. — (5) Le liquide injecté sort des vaisseaux sanguins dans ces points et va se répandre dans les tubes de la pulpe splénique.

§ 233.

Nous venons de suivre les conduits veineux jusque dans leurs ramifications les plus déliées, c'est-à-dire dans les points où ils sont représentées par de simples lacunes, limitées par le tissu même de la pulpe splénique. Il s'agit maintenant de voir comment le sang passe des dernières ramifications artérielles dans les lacunes veineuses.

Suivant plusieurs observateurs, parmi lesquels nous citerons Gray, Billroth, Kœlliker, les vaisseaux capillaires très-déliés déboucheraient directement dans les veines caverneuses, sans avoir formé de véritables réseaux; Schweigger-Seidel a décrit des vaisseaux intermédiaires particuliers, dont la paroi serait uniquement formée par des cellules fusiformes. Les observations de Key et de Stieda sont tout à fait différentes; ces auteurs prétendent qu'il existe, entre les prolongements capillaires du système artériel et les veines caverneuses, un réseau à mailles excessivement serrées, composé de vaisseaux capillaires très-fins et pourvus d'une paroi distincte; ce réseau engloberait les cellules lymphatiques dans ses mailles et constituerait la pulpe splénique.

Plusieurs auteurs ont basé leurs opinions sur des injections mal faites, ou sur un examen incomplet de leurs préparations; d'autres ont donné une fausse interprétation de préparations bonnes en elle-même.

Souvent on croit voir des vaisseaux capillaires qui débouchent directement dans les veines, mais en examinant de plus près, on s'aperçoit qu'on a commis une erreur d'observation. Je ne veux pas nier pour cela la possibilité de cette communication directe. Il m'est arrivé, dans les nombreuses recherches que j'ai entreprises sur ce sujet, de trouver des figures auxquelles on ne pouvait donner une autre interprétation ; mais j'ai observé cette communication si rarement, que je ne puis la considérer que comme une exception. On peut juger par là du sens dans lequel nous interprétons les observations de Gray, de Billroth et de Kœlliker (1).

Key et Stieda se trouvaient sur le chemin de la vérité, mais ils ont pris un réseau à mailles excessivement serrées, et formé de lacunes très-minces, pour un réseau de vaisseaux capillaires pourvus d'une paroi propre (2).

Chez l'homme et les mammifères, le sang artériel de la rate passe dans les veines à travers des canaux dépourvus de paroi, qui parcourent le réseau de la pulpe et les interstices des cellules lymphatiques comme l'eau d'un fleuve presque à sec chemine entre les cailloux. Ces canaux sont les conduits intermédiaires de la pulpe.

C'est à W. Müller que revient en partie l'honneur d'avoir indiqué l'existence de ce système lacunaire qui avait été vaguement indiqué autrefois. Les recherches que j'ai faites sur l'homme, le mouton, le lapin, le cochon d'Inde, la souris et la taupe, m'ont conduit aux mêmes résultats.

Pour bien faire comprendre le trajet de ce système lacunaire, nous reviendrons sur les dernières ramifications de l'artère splénique que nous avons déjà décrites (§ 230).

Nous avons étudié, à ce propos, les vaisseaux capillaires situés dans les gaînes artérielles simplement infiltrées, dans leurs renflements lymphoïdes et dans les corpuscules de Malpighi. Dans toutes ces parties, les capillaires présentaient leur structure ordinaire, ou bien leur paroi était amincie et modifiée, ce qui indiquait une transformation du tissu voisin.

Tous ces capillaires pénètrent dans la pulpe splénique, et là, après un parcours plus ou moins long, ils débouchent dans des conduits dépourvus de paroi. On observe souvent des rates dont la pulpe est parcourue par de longs vaisseaux capillaires qui occupent l'axe des tubes de la pulpe et rappellent les canaux lymphatiques [§ 224 (3)].

Avant de déboucher dans les conduits lacunaires intermédiaires, les capillaires présentent une paroi extrêmement tendue et mince, pourvue de noyaux abondants (fig. 394). Bientôt cette membrane se divise en fibres;

les noyaux et les parties adjacentes se séparent pour former des travées ou des fibres isolées qui vont se confondre avec le réseau de la pulpe. Souvent on se demande si on a sous les yeux un conduit capillaire en voie de transformation, ou une lacune canaliculée de la pulpe. Dans ces points, le liquide injecté sort tout naturellement du vaisseau capillaire transformé, pour se répandre dans les tissus environnants.

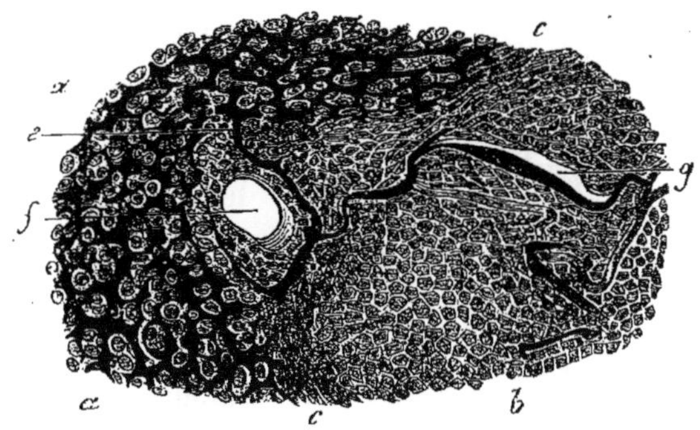

Fig. 394. — Préparation faite avec la rate d'un hérisson (d'après W. Müller).

a, pulpe splénique avec ses courants intermédiaires; *b*, follicule; *c*, couche limitante du follicule; *g*, vaisseaux capillaires du même; *e*, point où ils débouchent dans le système lacunaire de la pulpe; *f*, coupe transversale d'une branche artérielle située sur la limit du corpuscule de Malpighi.

La pulpe est formée, comme nous le savons déjà, par une charpente réticulée, à mailles très-serrées, et dont les lacunes sont remplies de cellules lymphatiques. Le liquide injecté (*a*) pénètre donc à travers la pulpe en s'insinuant entre les cellules lymphatiques et les trabécules du réseau. Quand on emploie la gélatine pour faire l'injection, le liquide injecté se coagule sous forme de petites masses minces, à contours irréguliers, tantôt renflées, tantôt rétrécies, qui enveloppent les corpuscules lymphatiques de la pulpe. Le diamètre de ces petites masses varie entre $0^{m},002$ et $0^{m},009$, et dépend tout naturellement de la pression avec laquelle l'injection a été faite. La rate est très-extensible; cette propriété est facile à constater à l'état normal, à l'état pathologique, et surtout quand on injecte les vaisseaux de l'organe; elle est due, en grande partie, à la facilité avec laquelle les conduits intermédiaires de la pulpe se dilatent.

Les images dont nous parlions à l'instant ont fait décrire à plusieurs observateurs un réseau de capillaires intermédiaires très-fins, limités par une paroi spéciale et situés dans la pulpe. Ils ont confondu en même temps ce réseau capillaire avec le réseau de la pulpe.

Il est évident qu'en se servant d'une pression progressive, on arrive à remplir une portion toujours plus considérable du système lacunaire de la pulpe. On voit alors que ces conduits forment de véritables anneaux autour des corpuscules de Malpighi; on peut même arriver à pousser la masse à injection jusque dans la partie superficielle de ces corpuscules, où elle forme encore des figures disposées en réseau (4).

Enfin la masse injectée arrive, après avoir traversé la pulpe (fig. 395, *a*), dans les premiers ramuscules veineux (*i*), dont nous avons déjà parlé dans le paragraphe précédent. Le liquide injecté y pénètre sans difficulté, car les premiers conduits veineux sont de simples canaux caverneux creusés dans le tissu de la pulpe, c'est-à-dire enveloppés par le même tissu qui s'était rempli du liquide à injection par l'intermédiaire des vaisseaux capillaires.

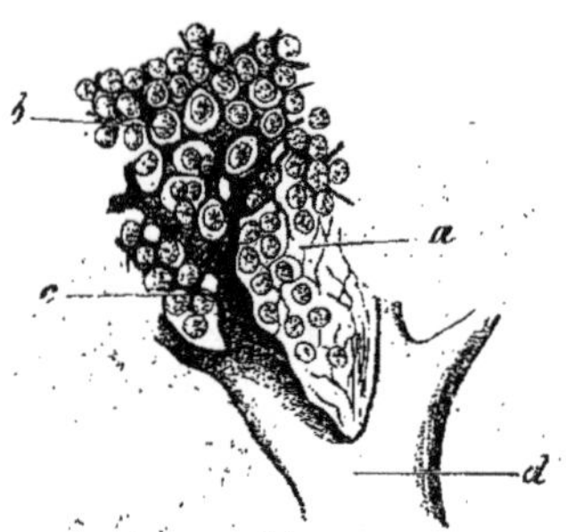

Fig. 395. — Préparation prise dans une rate de mouton injectée.

a, charpente réticulée de la pulpe; *b*, courants intermédiaires de la pulpe; *c*, leur communication avec les premiers ramuscules veineux dont la paroi est incomplète; *d*, branches veineuses.

Pour vérifier les résultats fournis par les injections artificielles, on peut examiner des injections naturelles de la rate, c'est-à-dire des préparations durcies, dans lesquelles les globules sanguins ont été conservés par une méthode spéciale; on voit, dans ce cas, qu'à partir des extrémités des vaisseaux capillaires, les globules rouges du sang forment des traînées qui ne sont pas entourées d'une paroi, et qui serpentent au milieu des globules lymphatiques; plus loin, on voit de nouveau les globules rouges réunis sous forme de traînées et de groupes qui se confondent bientôt dans les premiers ramuscules veineux.

Donc, les résultats fournis par les injections artificielles et naturelles concordent en tous points, et nous sommes en droit de dire qu'en sortant des capillaires artériels, le sang se répand dans un système de conduits intermédiaires, limités directement par les cellules et le réseau de la pulpe splénique, et d'où naissent un peu plus loin les ramuscules veineux.

Remarques. — (1) Comparez les travaux de ces savants. Billroth avait pressenti l'existence du courant lacunaire dans une publication antérieure (Virchow's Archiv, vol. XX, p. 415). Plus tard, il abandonna cette idée et soutint que les vaisseaux capillaires passent directement dans les veines. Au début, je fis mes recherches sur les préparations injectées de la rate, en commun avec Billroth; à cette époque, je crus déjà devoir admettre un courant intermédiaire dépourvu de paroi, sans être cependant libre de tout doute à cet égard; aussi, dans mon Rapport annuel sur les progrès de l'histologie, 1861, p. 92, je déclarai ne partager en aucune manière la responsabilité de l'opinion émise par mon collègue. Je ne puis donc comprendre qu'un homme aussi consciencieux et aussi profond que W. Müller (p. 61) ait pu me ranger avec Gray, Billroth, Kœlliker et Schweigger-Seidel, qui admettent la terminaison directe des capillaires dans les veines. — (2) Schweigger-Seidel a eu le mérite de démontrer que ces conduits intermédiaires de la pulpe sont dépourvus de paroi (Virchow's Archiv, vol. XXVII, p. 486); il a cependant interprété la marche du courant d'une autre manière que nous. — (3) Billroth a décrit les vaisseaux capillaires de la pulpe splénique dans Zeitschrift für wissensch. Zoologie, vol. II, p. 328. Il est facile de les étudier dans la rate des nouveau-nés et dans celle du mouton. J'ai pu les suivre dernièrement, dans leur développement complet, sur la rate considérablement hypertrophiée d'un leucocythémique; le courant intermédiaire de la pulpe splénique avait également subi un grand développement dans ce cas. — (4) On peut se convaincre de ce fait en injectant, avec une pression voulue, des rates de mammifères. Müller a également observé que le liquide pénétrait dans la couche corticale du follicule (*l. c.*, p. 98).

§ 234.

Vaisseaux lymphatiques et nerfs de la rate. — Les résultats fournis par les injections avaient fait penser qu'il n'existait dans la rate que des vaisseaux lymphatiques superficiels. Ces vaisseaux sont situés au-dessous de la séreuse et forment, chez le bœuf, le mouton et le porc, un réseau très-développé, composé de tubes assez volumineux, pourvus de valvules (Teichmann, Billroth, Frey), et présentant des renflements disposés en chapelet. Il est très-facile d'injecter ces vaisseaux chez le bœuf (1).

Comme on ne réussissait pas à faire pénétrer l'injection dans le parenchyme splénique, que, d'un autre côté, on savait que les corpuscules de Malpighi n'étaient point pourvus d'un espace enveloppant identique ou analogue à celui des follicules lymphatiques, il était permis de considérer la rate comme un ganglion dont les canaux lymphatiques intérieurs seraient remplacés par des canaux veineux. La place que prend la rate dans la formation du sang, le passage des cellules lymphatiques dans le sang veineux, la destruction probable des globules rouges dans cet organe, tous ces faits permettaient de considérer la rate comme une glande lymphatique sanguine. [Frey (2).]

En niant l'existence des vaisseaux lymphatiques intérieurs de la rate, il fallait nécessairement se mettre en contradiction avec plusieurs observateurs [Ecker, Kœlliker et autres (3)], qui avaient vu pénétrer des vaisseaux lymphatiques par le hile de la rate. On avait trouvé un liquide clair et transparent dans les vaisseaux lymphatiques superficiels; on avait remarqué, par contre, que le liquide contenu dans les vaisseaux profonds était coloré en rouge par des globules sanguins.

Tout récemment, Tomsa a pu démontrer, dans la rate du cheval, l'existence de vaisseaux lymphatiques intérieurs en communication avec ceux de la surface. Une partie de ces vaisseaux traverse la charpente formée par les travées et en suit les ramifications; une autre partie passe dans le tissu conjonctif des gaînes vasculaires, en longeant les grosses branches artérielles; les branches artérielles un peu minces sont complétement entourés par une gaîne lymphatique.

Les observations d'un expérimentateur aussi habile n'ont absolument rien d'étrange; ici, comme ailleurs, les parties formées de tissu conjonctif sont sillonnées de conduits lymphatiques; et comme les gaînes vasculaires éprouvent la transformation lymphatique, que, d'un autre côté, il n'existe point de démarcation nette entre les parties ainsi modifiées et le tissu conjonctif ordinaire, les cellules lymphatiques de ces régions peuvent évidemment aller se mélanger au liquide sanguin.

Mais Tomsa (4) va plus loin; il prétend que les derniers prolongements de ces canaux lymphatiques intérieurs pénètrent finalement dans les follicules et dans la pulpe, et qu'ils forment, autour des cellules lymphatiques et des agglomérations de globules rouges, des conduits annulaires. Ces faits sont plus que douteux, et il faut admettre, dans ce cas, une extravasation du liquide injecté dans le tissu si mou de la pulpe et des follicules. On ne comprendrait pas, en effet, comment un courant lymphatique pourrait prendre place à côté du courant sanguin, qui ne possède pas de paroi propre et qui remplit les interstices de tout l'organe; ce mélange complet de la lymphe et du sang serait sans analogie avec tout ce que l'on a observé jusqu'à ce jour dans toute l'étendue des systèmes sanguin et lymphatique.

Les nerfs de la rate viennent du plexus splénique, qui dépend du grand sympathique ; ils sont formés presque exclusivement par des fibres pâles ou de Remak. Ils pénètrent par le hile et se ramifient avec les artères. Les nerfs sont généralement très-abondants dans la rate ; leurs terminaisons ne sont pas encore bien connues (Kœlliker, Billroth); Kœlliker a observé des divisions des troncs nerveux ; Ecker (5) dit avoir vu des branches terminales. W. Müller a découvert, sur le trajet des nerfs spléniques, des groupes de cellules analogues aux corps ganglionnaires ; il a pu suivre une fois, sur une rate de cochon, une fibre nerveuse qui allait se perdre dans la gaîne d'un vaisseau capillaire. Ne pourrait-on pas rapprocher ces amas cellulaires des capsules terminales, découvertes par Krause sur le trajet des nerfs glandulaires (§ 184)?

REMARQUES. — (1) Voy. l'ouvrage de TEICHMANN, p. 95 ; BILLROTH, Zeitschr. f. wissensch. Zool., *Journal de zoologie scientifique*, vol. XI, p. 333, et FREY, le Microscope, 1re éd., p. 338. — (2) Untersuchungen über die Lymphdrüsen, *Recherches sur les ganglions lymphatiques*, p. 61. — (3) ECKER, *loc. cit.*, p. 147. D'après TOMSA (note 4), les deux espèces de lymphes peuvent contenir des globules du sang, et ces derniers éléments seraient susceptibles de se transformer. Après la mort, il ne pénètre dans les espaces vides qu'un liquide incolore et pauvre en cellules lymphatiques ainsi qu'en globules rouges. KŒLLIKER, Mikrosk. Anat., vol. II, IIe partie, p. 253, et Gewebelehre, *Histologie*, 4e édit., p. 492 et 493. Parmi les travaux plus anciens, voyez encore GERLACH, Gewebelehre, 2e éd., p. 244, et SCHAFFNER, dans Henle's und Pfeufer's Zeitschrift, vol. VII, p. 345. On trouve aussi quelques indications dans les articles de KEY et de SCHWEIGGER-SEIDEL, *loc. cit.* — (4) Le travail de TOMSA se trouve dans Wiener Sitzungsberichte, vol. XLVIII, p. 562. Chez le chien, l'auteur n'a trouvé que des conduits lymphatiques intérieurs, mais n'en a point observé de superficiels. — (5) ECKER, *loc. cit.*, p. 148 ; KŒLLIKER, Gewebelehre, 2e édit., p. 492 ; BILLROTH, dans Zeitschrift f. wissensch. Zool., vol. XI, p. 335, et MÜLLER, Monographie, p. 101.

§ 235.

Composition chimique, fonctions physiologiques et développement de la rate. — La rate contient de 18 à 30 pour 100 de substances organiques et, en moyenne, de 0,5 à 1 pour 100 de matières animales. [Oidtmann (1).]

Le liquide organique qui baigne le tissu splénique a une réaction acide ; Scherer, Frerichs, Stædeler, Cloëtta et Gorup (2) y ont découvert plusieurs substances intéressantes.

On y a trouvé de l'inosite, des acides gras volatils, tels que les acides formique, acétique, butyrique, de l'acide succinique, de l'acide lactique et de l'acide urique. La rate normale renferme également, chez l'homme, une quantité considérable de leucine et une proportion plus faible de tyrosine. (Frerichs et Stædeler.) On y a rencontré, en outre, de la xanthine et de l'hypoxanthine. Scherer a trouvé des pigments riches en carbone, un corps fort curieux, riche en fer, et appartenant au groupe des substances albuminoïdes (3), enfin beaucoup de fer combiné aux acides acétique et lactique. La structure particulière des veines doit permettre le passage de ces substances dans le torrent circulatoire, bien que ce mélange n'ait pu être démontré jusqu'alors par les recherches entreprises sur le sang veineux de la rate (§ 76).

Oidtmann (4) a étudié avec soin les substances minérales. Il a trouvé du chlore, les acides phosphorique, sulfurique, silicique, de la potasse, de la soude en excès, de la chaux, de la magnésie, du fer, du manganèse et du cuivre.

On s'est beaucoup occupé des fonctions physiologiques de la rate. Cet organe joue évidemment un rôle fort important dans la formation du liquide sanguin ; les uns prétendent que les globules rouges s'y détruisent, les autres, au contraire, qu'ils s'y développent.

On peut défendre la première opinion, mais on ne saurait la démontrer rigoureusement dans l'état actuel de la science. Il est certain qu'on a vu souvent les globules rouges détruits, même en abondance, dans la rate; mais il est fort possible que ce ne soit là qu'un simple phénomène accidentel. Tout le monde admet aujourd'hui que la rate joue un rôle analogue à celui des ganglions lymphatiques, c'est-à-dire qu'elle forme des globules incolores qui pénètrent dans le courant sanguin et qui constituent les globules blancs du sang ; une partie de ces cellules commencent à se transformer en globules rouges dans les cavernes du tissu splénique. La quantité de sang contenue dans la rate est soumise à l'influence des éléments de tissu conjonctif et des éléments musculaires de cet organe. Les premiers, grâce à leur élasticité, opposent à toute dilatation de la rate une résistance qui varie avec la quantité de sang. Les éléments musculaires amènent des contractions périodiques, déterminées par le système nerveux ; elles produisent une diminution de volume de l'organe, et font refluer le liquide contenu dans ce dernier vers la région où la résistance est le plus faible, c'est-à-dire vers les veines et les vaisseaux lymphatiques.

La coïncidence des altérations de la rate et des ganglions lymphatiques dans certaines maladies, l'analogie de texture de ces deux organes, le nombre des globules blancs contenus dans le sang veineux de la rate (§ 68), tous ces faits réunis semblent indiquer que la rate produit les globules blancs du sang, ce qui donne à cet organe le caractère d'un ganglion lymphatique accessoire, modifié. L'analogie de texture qui existe entre la rate et les ganglions lymphatiques est surtout frappante chez les serpents et les lézards ; chez ces animaux, les masses folliculaires sont traversées par des courants sanguins fermés. (W. Müller.)

Suivant Gray, la rate serait un réservoir destiné à contenir une certaine quantité de sang ; Schiff considère la rate comme un organe accessoire de la digestion ; il suppose que la faculté que possède le pancréas de digérer les substances albuminoïdes se trouve sous la dépendance de cet organe.

La rate se développe isolément et indépendamment des organes de la digestion; elle apparaît d'abord sous forme d'un amas de cellules qui appartiennent au feuillet moyen du blastoderme; ces cellules, en se transformant, forment les différents tissus de l'organe. Les premiers éléments de la rate apparaissent à la fin du second mois de la vie intra-utérine. Les corpuscules de Malpighi s'observent plus tard (5).

La rate peut subir des altérations pathologiques multiples, qui méritent d'être étudiées avec un nouveau soin, puisque la texture normale de cet organe était incomplétement connue jusqu'alors. La rate peut subir une hypertrophie, remarquable en ce sens qu'elle entraîne l'augmentation du nombre des globules blancs du sang, et détermine la leucocythémie (6).

Remarques. — (1) Voy. son ouvrage : Die anorg. Bestandtheile der Leber und Milz, *Des substances inorganiques du foie et de la rate.* Linnich, 1858. — (2) Voy. Scherer, dans Würzburger Verhandlungen, vol. II, p. 298, et Annalen, vol. CVII, p. 314, Frerichs et Stædeler, dans Mittheilungen der naturf. Gesellsch. in Zürich, *Communications de la Société des sciences naturelles de Zurich*, vol. IV, p. 85; Cloetta, dans la Revue trimestrielle de la même société, vol. I, p. 220, et dans Annalen, vol. XCIX, p. 305; Gorup-Besanez, Annalen, vol. XCVIII, planche I, ainsi que son Lehrbuch, p. 658. — (3) Pour l'importance qu'il peut avoir relativement à la production de l'hématosine, voyez § 74, remarque 3. — (4) *Loc. cit.* — (5) Remak, *l. c.*, p. 60. — (6) Voy. la Pathologie cellulaire de Virchow, 14e édit., p. 159. J'ai examiné un cas où ces modifications étaient portées à un degré très-élevé; je reconnus que le réseau des tubes de la pulpe était considérablement grossi, et que les vaisseaux capillaires (injectés) de la pulpe étaient fortement distendus. Le tissu des tubes de la pulpe, et les veines caverneuses qu'ils limitent, ne présentaient rien de remarquable.

§ 236.

Corps thyroïde. — Nous rangerons parmi les organes lymphoïdes une série d'autres organes dont les fonctions sont encore des problèmes, et dont la structure même nous est encore mal connue; parmi ces organes se trouvent le corps thyroïde, les capsules surrénales, la glande pinéale, la glande coccygienne et le ganglion intercarotidien. Provisoirement on peut conserver à ces organes l'ancien nom de glandes vasculaires sanguines. Chez l'adulte, la plupart de ces organes ont atteint et dépassé leur point de complet développement et subissent une régression.

Le corps thyroïde (1) se compose de vésicules closes, arrondies, logées dans une masse de tissu conjonctif très-vasculaire (fig. 396, *a*, *b*); ces vésicules, rassemblées par groupes, constituent de petits corps arrondis ou aplatis de 0m,4 à 1m,2 de diamètre. Ces derniers se réunissent sous forme de lobules et de lobes volumineux, pour la description desquels nous renvoyons aux traités d'anatomie descriptive.

Le stroma est formé par du tissu conjonctif fibrillaire, mélangé d'éléments élastiques; sa consistance est assez lâche. Les vésicules glandulaires (2) ont de 0m,04 à 0m,09 de diamètre; leur paroi est assez mince, homogène, formée par du tissu conjonctif; elle est enveloppée extérieurement par un réseau capillaire serré et arrondi. Les capillaires qui le composent ont, chez le chien, de $0^m,008$ à $0^m,012$ de diamètre, chez le veau de $0^m,008$ à $0^m,010$; la largeur des mailles du réseau est en moyenne de $0^m,014$ à $0^m,02$. La face interne des vésicules glandulaires est tapissée par un revêtement épithélial formé de cellules arrondies de $0^m,009$ à $0^m,012$ de diamètre; les noyaux de ces cellules ont, en moyenne, $0^m,004$ de diamètre. Les cellules se détachent facilement de la paroi à la suite de la putréfaction, elles se détruisent, et les noyaux sont mis en liberté. La cavité des capsules glandulaires est remplie par un liquide transparent, filant, qui tient en dissolution une substance albuminoïde analogue à la mucine.

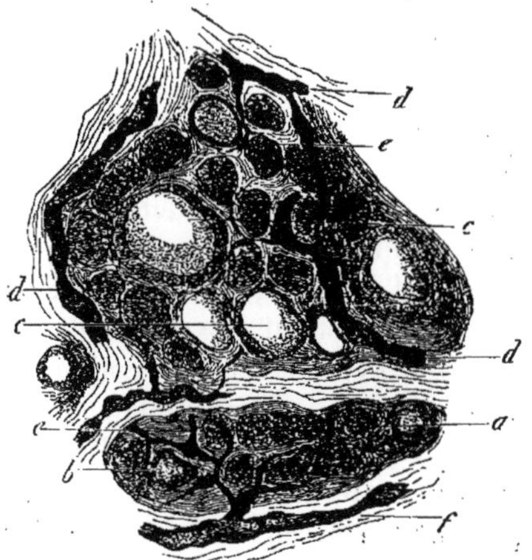

Fig. 396. — Deux lobules du corps thyroïde d'un enfant nouveau-né.

a, vésicule glandulaire avec ses cellules; *b*, vésicule commençant à subir la transformation colloïde; *c*, transformation colloïde plus avancée; *d*, canaux lymphatiques assez volumineux; *e*, canaux lymphatiques plus minces; *f*, vaisseau lymphatique efférent.

Les vaisseaux lymphatiques du corps thyroïde sont mieux connus depuis des recherches récentes. (Frey.) L'enveloppe de cet organe est tapissée de troncs lymphatiques noueux, d'assez gros calibre; ils partent d'un réseau situé dans la couche profonde de cette enveloppe et composé de canaux très-volumineux (*f*); ces canaux s'anastomosent entre eux et forment un réseau dont les mailles enveloppent les lobules secondaires du corps thyroïde.

De ce réseau périphérique, logé dans le tissu conjonctif, se détachent des conduits latéraux qui se dirigent vers le centre et qui forment autour des lobules des anneaux complets ou des anses (*d*, *d*). De ces conduits en partent d'autres plus nombreux et plus minces, qui s'insinuent entre les vésicules glandulaires et se terminent en cul-de-sac (*e*).

Les *nerfs* sont peu nombreux; ils proviennent tous du grand sympathique; le pneumogastrique et l'hypoglosse ne fournissent aucun rameau au corps thyroïde; les nerfs pénètrent dans l'organe avec les vaisseaux. Leur terminaison est complétement inconnue.

La structure du corps thyroïde se modifie de très-bonne heure, si bien que, chez le nouveau-né, on rencontre déjà des masses transformées dans la glande; aussi la structure normale et primitive de l'organe est-elle difficile à observer. Les espaces creux de la glande se remplissent petit à petit d'une substance homogène, transparente, assez molle (*b*, *c*), qui est due à la transformation colloïde des cellules glandulaires. En même temps les vésicules glandulaires augmentent de volume aux dépens du tissu conjonctif interstitiel qui se trouve comprimé. Chez l'adulte, la transformation colloïde est plus accusée, et elle atteint souvent un degré tellement prononcé qu'elle entraîne une augmentation considérable de volume de l'organe ; cette maladie est connue sous le nom de goître [goître glandulaire d'Ecker (3)].

La transformation colloïde continuant toujours, on finit par apercevoir à l'œil nu de petits points blanchâtres et transparents ; le tissu conjonctif interstitiel est de plus en plus comprimé, et, avec lui, les canaux lymphatiques qu'il renferme. Cet appareil de résorption diminue progressivement d'étendue ; les vaisseaux sanguins, au contraire, restent perméables, et amènent à la glande des matériaux nécessaires à la transformation colloïde (4). Les masses colloïdes continuant à s'accumuler, les vésicules glandulaires se trouvent détruites, et le stroma de tissu conjonctif disparaît. Quand la transformation colloïde a atteint ce degré, le lobule glandulaire se trouve transformé en une masse gélatineuse, d'un jaune pâle, enveloppée par le réseau de tissu conjonctif qui disparaît petit à petit et semble comme macéré. A ces modifications se rattachent des transformations anatomiques des cellules glandulaires, qui se remplissent également de substance colloïde, puis se détruisent.

On n'a émis que des hypothèses au sujet des fonctions du corps thyroïde. Dans le liquide exprimé de cet organe, on a trouvé de la leucine, de l'hypoxanthine, des acides gras volatils, de l'acide lactique et de l'acide succinique (5).

Au début de son développement, le corps thyroïde se présenterait, d'après Remak (6), sous forme d'un renflement creux situé sur la ligne médiane de la paroi antérieure du pharynx : le premier développement de cet organe est donc analogue à celui d'une glande intestinale. Bientôt il se sépare complétement du pharynx et se divise en deux lobes. Chacun de ces lobes se divise à son tour en lobules. Dans la paroi épaissie se forment ensuite des amas cellulaires qui s'enveloppent de tissu conjonctif et se remplissent d'une masse liquide, de manière à former les espaces glandulaires du corps thyroïde. Cet organe possède son plus grand développement chez le nouveau-né ; quelques semaines après la naissance, l'accroissement du corps thyroïde s'arrête, et n'est plus en rapport avec celui des autres organes.

Remarques. — (1) Voy. Schwager-Bardeleben et Ecker, *loc. cit.*; Panagiotides et Wagener, dans Froriep's Neuen Notizen, vol. XL, p. 193, ainsi que la thèse du premier de ces auteurs : De glandulæ thyroideæ structura penitiori. Berolini, 1847 ; Handfield-Jones, article : « Thyroid gland, » dans Cyclopedia, vol. IV, p. 1102 ; Legendre, de la Thyroïde. Paris, 1852, thèse ; Kœlliker, Anatomie microsc., vol. II, IIe partie, p. 327 ; Kohlrausch, dans Müller's Archiv, 1853, p. 142 ; Eulenberg, Anat. pathol.-Untersuchungen über die Schilddrüse, *Recherches anatomo-pathologiques sur la thyroïde.* Göttingen, 1859 ; Frey, dans Vierteljahrsschrift d. naturf. Ges. in Zürich, *Revue trimestrielle de la Société des sciences naturelles de Zurich,* vol., p. 320. — (2) On ne trouve point de membrane sans structure qui tapisse ces vésicules, quoiqu'elle ait été très-souvent indiquée. Les résultats obtenus par Hessling (*loc. cit.*, p. 265) concordent en ceci avec les nôtres. —

(3) Ecker, *loc. cit.*, p. 109. Nous avons suivi exactement sa description. Voy. encore Ecker, dans Henle's und Pfeufer's Zeitschrift, vol. VI, p. 125 ; Frerichs, Ueber Gallert und kolloidgeschwülste, *Des tumeurs gélatineuses et colloïdes*. Göttingen, 1846 ; et Rokitansky, dans Denkschriften der Wiener Akademie, vol. 1, p. 243. — (4) Frey, *loc. cit.* — (5) Frerichs et Stædeler, *loc. cit.*, p. 89, et Gorup, *loc. cit.* — (6) Voy. son ouvrage, p. 122 ; Kœlliker, *loc. cit.*, p. 331, et Entwicklungsgeschichte, *Histoire du développement*, p. 389.

§ 237.

Capsules surrénales. — Les glandes ou capsules surrénales (1) ont une autre origine, et se développent aux dépens du feuillet moyen du blastoderme ; ce sont des organes pairs dont les fonctions sont complétement inconnues. Elles sont enveloppées par une capsule de tissu conjonctif, et sont formées par deux substances distinctes au pointde vue anatomique, et probablement au point de vue physiologique, à savoir la substance *corticale* et la substance *médullaire*. La masse corticale présente un aspect rayonné et une consistance assez ferme ; sa coloration varie chez les différents animaux ; elle est tantôt brune ou rougeâtre, tantôt jaune ou presque blanche. La masse médullaire est plus molle, d'une coloration plus claire, qui varie du gris rosé au gris blanchâtre. Ces deux masses sont séparées chez l'homme par une zone assez mince, plus foncée, d'un brun jaunâtre, quelquefois même verte ou noirâtre. Cette couche intermédiaire est très-molle, et se liquéfie rapidement après la mort, ce qui entraîne la séparation de la masse médullaire.

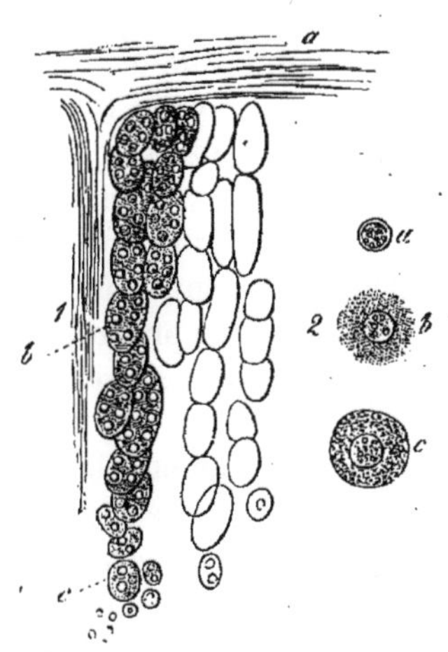

Fig. 397. — Capsule surrénale de l'homme.

1. Section verticale de la substance corticale. *a*, enveloppe de tissu conjonctif avec ses prolongements dirigées vers le centre ; *b*, lacunes glandulaires allongées ; *c*, arrondies.
2. Contenu des lacunes. *a*, noyau libre ; *b* et *c*, cellules.

L'enveloppe (fig. 397, 1, *a*) est formée par du tissu conjonctif mêlé d'éléments élastiques. A la périphérie, elle se transforme en tissu conjonctif ordinaire qui loge des cellules adipeuses. Par sa face interne, cette enveloppe envoie des prolongements nombreux de tissu conjonctif qui traversent l'organe et constituent une charpente dont les lacunes sont remplies de cellules.

Examinons d'abord la structure de la *substance corticale*.

Les prolongements trabéculaires sont assez épais ; ils convergent vers le centre de la glande, et chez l'homme, la substance corticale, dont l'épaisseur varie entre $0^{m},6$ et $1^{m},2$, offre à l'œil nu un aspect fibreux. De ces prolongements se détachent latéralement des faisceaux de tissu conjonctif, qui vont se réunir à d'autres faisceaux partis de la face interne de l'enveloppe, pour circonscrire de nombreuses lacunes glandulaires. A la périphérie, ces lacunes sont grandes, ovalaires, réunies par groupes ou en rangées parallèles à la direction des cloisons. Vers le centre, ces espaces se racourcissent et présentent une forme plus arrondie (*b*, *c*). Les travées de tissu conjonctif se divisent à ce niveau en trabécules rayonnantes qui circonscrivent des lacunes de plus en plus petites; aussi la charpente de tissu conjonctif forme-t-elle vers le centre un réseau à mailles serrées. Au niveau des nœuds d'entre-croisement de ce réseau, on observe des noyaux; ce fait semble établir une certaine analogie entre ce tissu et le tissu conjonctif réticulé des organes lymphoïdes. [Joesten (2).]

Le système lacunaire de la substance corticale est occupé par une masse foncée et visqueuse. Elle est composée de cellules dépourvues d'enveloppe qui renferment un grand nombre de molécules de nature albuminoïde et des granulations graisseuses. Le corps de la cellule est mou; le diamètre varie entre 0m,018 et 0m,04; le diamètre du noyau varie entre 0m,009 et 0m,004.

Les petites lacunes du centre ne renferment généralement qu'une cellule unique (1, *c*); vers la périphérie, on rencontre trois, quatre (*b*) et même quelquefois quinze ou vingt éléments cellulaires.

Les cellules de la couche corticale sont très-molles; ce fait explique le nombre de noyaux libres (*a*) que l'on observe; aussi, dans les grandes lacunes, les limites des cellules disparaissent-elles généralement, et l'on n'aperçoit plus qu'une masse granuleuse dans laquelle sont plongés de nombreux noyaux.

On avait admis autrefois que ces amas cellulaires étaient entourés par une membrane propre, et on les assimilait à des culs-de-sac glandulaires (Ecker); mais cette membrane n'existe pas chez les mammifères. Henle a fait cependant des recherches à ce sujet, et prétend que chez l'homme on observe une enveloppe spéciale, dépourvue de structure, autour de la plus grande partie des lacunes.

L'étude de la *substance médullaire* offre des difficultés bien plus grandes. Les fibres de tissu conjonctif qui formaient des mailles serrées à la limite de la substance corticale se rapprochent encore ici, et vont communiquer avec les prolongements du tissu conjonctif plus ferme qui enveloppe les gros vaisseaux sanguins du centre, et notamment les grosses veines.

Cette charpente, située dans la substance médullaire, limite des lacunes ovalaires plus volumineuses que les lacunes extérieures de la substance corticale; elles n'ont pas la disposition rayonnée de ces dernières et tournent leur face la plus large vers la surface et vers le centre de l'organe. Chez l'homme, ces espaces médullaires sont arrondis et assez petits.

Ce système lacunaire est également rempli de cellules dépourvues d'enveloppe, très-riches en molécules albuminoïdes (?), et pourvues d'un beau noyau vésiculeux; les granulations graisseuses y sont très-rares. Ces cellules sont plus volumineuses que celles de la substance corticale. Comme elles sont très-molles, elles se moulent les unes sur les autres et ressemblent à des disques épais et anguleux qui, vus de profil, rappellent l'épithélium cylindrique. Le corps de ces cellules se colore en brun foncé sous l'influence du bichromate de potasse; les cellules de la substance corticale ne se modifient pas sous l'influence de ce réactif.

Les *vaisseaux sanguins* (3) des capsules surrénales sont très-abondants et offrent quelques particularités : de nombreux petits troncs artériels, partis de l'aorte et des artères phrénique, cœliaque, lombaire et rénale, pénètrent dans les glandes surrénales, s'y ramifient, et finissent par former un réseau capillaire à mailles longitudinales, dirigé dans le sens des rayons et composé de canaux dont le diamètre varie entre $0^m,004$ et $0^m,006$. Les vaisseaux capillaires suivent les travées de tissu conjonctif, traversent la substance corticale, et enveloppent de leurs mailles les amas cellulaires; les mailles de ce réseau ont, en moyenne, de $0^m,02$ à $0^m,018$ de large sur $0^m,04$ à $0^m,05$ de long. La substance médullaire semble complétement dépourvue de vaisseaux capillaires; on ne trouve aucune branche veineuse dans la substance corticale.

En passant dans la substance médullaire, ces capillaires artériels s'élargissent, se rapprochent et se réunissent bientôt en formant des canaux plus considérables. Ces derniers s'anastomosent à angle aigu et conservent la même direction que les capillaires de la substance corticale. La plus grande partie de la substance médullaire se trouve ainsi occupée par un réseau veineux très-développé, composé de canaux de $0^m,018$ à $0^m,026$ de diamètre, et plus, et distants de $0^m,018$ à $0^m,029$. Ces canaux forment, en se réunissant, des troncs considérables qui vont se jeter dans une veine très-large placée au centre de l'organe; ordinairement, on observe une seule de ces veines. La substance corticale est donc traversée par des réseaux artériels très-minces, et la masse médullaire par des canaux veineux très-larges.

Les vaisseaux lymphatiques de ces organes n'ont pas été étudiés jusqu'à ce jour (4).

Les *nerfs* sont très-nombreux dans la substance médullaire (Bergmann); chez beaucoup de mammifères, ces nerfs forment des plexus microscopiques excessivement compliqués; aussi a-t-on voulu chercher quelques liens entre ces organes et le système nerveux (5). La terminaison de ces nerfs est inconnue; on n'en a pas observé dans la substance corticale.

La *composition chimique* des capsules surrénales est à peine connue. Elles contiennent en abondance de la leucine et de la myéline. [Virchow (6).] Chez les herbivores, on y trouverait, d'après Cloez et Vulpian (7), de l'acide hippurique et de l'acide taurocolique (?). Vulpian (8) a découvert, en outre, dans la substance médullaire, un corps qui devient rouge, quand on l'expose à l'air ou qu'on le met en présence de la teinture d'iode, et qui se colore en bleu noirâtre par le perchlorure de fer; Virchow a confirmé les assertions de cet observateur.

Les *fonctions physiologiques* des capsules surrénales sont encore inconnues (9).

Ces organes peuvent subir plusieurs lésions pathologiques qui ont été étudiées avec soin, dans ces dernières années, à l'occasion de la maladie d'Addison (10). Chez les sujets très-débilités, on observe une désorganisation des capsules surrénales liée à un changement de coloration souvent très-marqué de la peau ; cette coloration est due à un pigment diffus ou finement granuleux, jaunâtre ou brun, qui apparaît dans les couches cellulaires profondes du réseau de Malpighi. (Bronzed skin.) Il est possible que la matière spéciale, située dans la couche intermédiaire à la substance corticale et à la substance médullaire, joue un rôle dans la production de ces phénomènes encore inexpliqués (11).

Les capsules surrénales se *développent* en même temps que les reins, mais indépendamment de ces organes, et aux dépens d'un amas cellulaire du feuillet moyen du blastoderme. Dans la première période fœtale, le volume des capsules surrénales est bien plus considérable que celui des reins ; vers la fin de la douzième semaine de la vie intra-utérine, l'égalité de volume s'établit, et, à partir de ce moment, le développement des capsules surrénales va en décroissant. L'histogenèse de ces organes mérite d'être étudiée à nouveau.

Remarques. — (1) Voy. C. Bergmann, Dissertatio de glandulis suprarenalibus. Gœttingæ, 1839 ; la Monographie d'Ecker, Der feinere Bau der Nebennieren, etc., *De la structure intime des glandes surrénales*. Braunschweig, 1846 ; ainsi que son article : « Blutgefässdrüsen, » *Glandes vasculaires sanguines*, p. 128 ; Frey, dans son article : « Suprarenal capsules, » dans Cyclopedia, vol. IV, p. 827 ; Kœlliker, Mikrosk. Anat., vol. II, IIe partie, p. 377 ; Gewebelehre, *Histologie*, 4e édit., p. 535, et Entwicklungsgeschichte, *Histoire du développement*, p. 271 et 434 ; Werner, De capsulis suprarenalibus. Dorpati, 1857, Diss. ; G. Zœsten, dans Archiv der Heilkunde, 5e année, p. 97 ; A. Mœrs, dans Virchow's Archiv, vol. XXIX, p. 336 ; Henle, dans Henle's und Pfeufer's Zeitschrift, 3 R., vol. XXIV, p. 143, et Eingeweidelehre, *Traité de splanchnologie*, p. 561 ; J. Arnold, dans Virchow's Archiv, vol. XXXV, p. 64 (nous ne pouvions plus nous servir de ce travail dans le texte). — (2) D'après l'auteur, des fibres très-fines traversent encore les lacunes qui logent les cellules, pour y former une charpente dont chaque compartiment contient une de ces cellules. Henle a nié ce fait. — (3) Voy., à ce sujet, Mœrs, *loc. cit.* Nos propres observations ont été faites sur l'homme, le bœuf, le cochon, le chat et le cochon d'Inde. Nous ne pouvons entrer ici dans des détails sur les nombreuses différences que la substance médullaire présente chez beaucoup d'animaux. — (4) Dans le voisinage des plus volumineux de ces petits troncs artériels, Zœsten vit des conduits creux limités par du tissu conjonctif ; ce pouvaient être des canaux lymphatiques. — (5) C'est Bergmann qui eut d'abord cette idée, et plusieurs savants, Luschka, Leydig et Kœlliker, la reprirent. — (6) Voy. Virchow's Archiv, vol. XII, p. 480 ; voy. également G. Zellweger, Untersuchungen über die Nebennieren, *Recherches sur les capsules surrénales*, Bern, 1858, Diss. — (7) Comptes rendus, tome XLV, p. 350. — (8) *Id.*, tome XLIII, p. 663, Gaz. méd. de Paris, 1856, n° 24 ; Virchow, *l. c.* — (9) D'après Brown-Séquard, l'extirpation des deux capsules surrénales tuerait l'animal en peu d'heures, et le sang contiendrait alors plus de pigment qu'à l'état normal. Ces observations n'ont pas été confirmées. — (10) T. Addison, On the constitutional and local effect's of disease of the suprarenal capsule. London, 1855. — (11) Virchow, Die krankhaften Geschwülste, *Traité des tumeurs*, vol. II, p. 277 et 688. — (12) Remak, *l. c.*, p. 110 ; Ecker, *l. c.* Cette prépondérance passagère des capsules surrénales ne se rencontre pas chez les animaux.

§ 238.

Glande pituitaire. — Les anciens anatomistes avaient rangé le corps pituitaire (1) parmi les glandes; plus tard on le considéra comme un organe nerveux.

Il existe dans les quatre classes de vertébrés; chez l'homme et les mammifères, il est plus petit que chez les autres animaux, et consiste en deux parties distinctes ou lobes. La partie postérieure, la plus petite, est grise et formée par des éléments de tissu conjonctif, quelques tubes nerveux et des vaisseaux sanguins fins et très-nombreux; on n'y rencontre aucun élément glandulaire.

Le lobule antérieur est le plus volumineux; il est rougeâtre et présente, comme l'a indiqué Ecker, la structure d'une glande vasculaire sanguine. Une charpente de tissu conjonctif, traversée par des vaisseaux sanguins nombreux, y circonscrit des lacunes arrondies ou ovalaires de 0m,09 à 0m,02 de diamètre, qui renferment des cellules glandulaires foncées, finement granuleuses, dont le noyau offre, en moyenne, de 0m,004 à 0m,006 de diamètre. Cet ensemble rappelle la structure de la substance corticale des capsules surrénales.

Le développement et les fonctions de cet organe sont mal connus (2).

Glande coccygienne. — Luschka (3) a découvert, il y a quelques années, chez l'homme, un organe particulier, de forme arrondie, de 2 millimètres de diamètre environ, situé à la pointe du coccyx, et auquel il a donné le nom de glande coccygienne. Luschka a décrit la structure de cet organe, dont l'étude a été reprise par Henle, Krause et Kœlliker, qui ne firent, à peu près, que confirmer les assertions du premier observateur. La structure de la glande coccygienne rappelle, sauf quelques particularités, celle des capsules surrénales et du corps pituitaire. Comme ce dernier organe, la glande coccygienne est située à l'une des extrémités du grand sympathique.

La charpente de cet organe est formée par du tissu conjonctif compacte qui loge des noyaux nombreux et allongés, et qui circonscrit un nombre considérable de lacunes glandulaires de forme variable.

Ces vésicules sont tantôt simples, plus ou moins arrondies, tantôt isolées, tantôt rapprochées en groupes; elles ont, en moyenne, de 0m,02 à 0m,12 de diamètre. Krause prétend que ces vésicules sont en très-petit nombre; Luschka dit, au contraire, qu'elles sont fort nombreuses.

Le second élément de la glande coccygienne est représenté par un conduit terminé en cul-de-sac; il est plus ou moins allongé, simple ou ramifié. Les conduits simples offrent, de distance en distance, des rétrécissements et des renflements. Ils sont contournés en tous sens et traversent l'organe sans suivre aucun trajet régulier.

Les canaux ramifiés se comportent, comme les précédents; quelquefois on rencontre sur leur parcours des appendices pédiculés. C'est ainsi que se forment des figures qui rappellent la dispositions des glandes en grappe; mais on ne trouve jamais de conduit excréteur. (Luschka.)

Chez les nouveau-nés, les lacunes glandulaires sont pourvues d'une membrane propre. Krause a trouvé des éléments musculaires dans la couche longitudinale externe de cette membrane.

Luschka dit que la nature de la substance contenue dans les lacunes est fort variable. On y trouve une substance finement granuleuse, des noyaux libres, de petites cellules groupées comme des éléments épithéliaux, puis des cellules plus grandes, de forme irrégulière. Chez le nouveau-né Luschka y a rencontré des cellules à cils vibratiles.

La glande coccygienne est très-vasculaire; elle est alimentée par une branche de l'artère sacrée moyenne. Les canaux artériels les plus déliés forment un réseau capillaire à mailles larges et polygonales qui enveloppent les vésicules et les canaux glandulaires.

Comme dans les capsules surrénales, on retrouve ici des nerfs fort nombreux. Le centre de l'organe est traversé par des plexus très-développés, formés de tubes nerveux généralement pâles, rarement foncés et médullaires; ces tubes proviennent de l'extrémité inférieure du grand sympathique; leur terminaison est encore inconnue.

On n'y a pas découvert de canaux lymphatiques.

Cette description, qui est le résumé de celle de Luschka, a été renversée, et peut-être avec raison, par J. Arnold (4). Cet auteur prétend qu'il n'existe pas d'éléments glandulaires dans la glande coccygienne, mais simplement des appendices du système vasculaire; l'organe serait donc formé par des prolongements, par des diverticula artériels, rappelant, par leur disposition, les glomérules du rein; on retrouve toujours la structure des artères, et toutes les cavités débouchent dans les branches artérielles; elles sont remplies de sang, comme ces dernières, et si elles semblent quelquefois fermées, c'est que, vu la finesse des vaisseaux afférents et efférents, on n'observe pas d'orifice (5).

Ganglion intercarotidien. — Le ganglion intercarotidien se rapproche beaucoup de la glande coccygienne, comme l'a fait remarquer Luschka (6). On y observe une charpente de tissu conjonctif dans laquelle sont logées des vésicules et des éléments en forme de canaux; la disposition de ces deux variétés d'éléments est très-variable; leur contenu est généralement composé de cellules. Les vaisseaux sanguins et les nerfs sont très-nombreux. Ces derniers sont enveloppés par un périnèvre épais, et forment un véritable réseau qui enveloppe de ses mailles les lacunes glandulaires. On rencontre également dans cet organe des amas de cellules ganglionnaires, mais en moins grand nombre que dans la glande coccygienne. Luschka a donné au ganglion intercarotidien le nom de *glande carotidienne*. Cependant Arnold, qui a examiné cet organe avec soin, a trouvé qu'il présentait une structure tout à fait analogue à celle de la glande coccygienne (7).

REMARQUES. — (1) Voy. A. HANNOVER, Recherches microscopiques sur le système nerveux. Copenhague et Paris, 1844; l'article d'Ecker : « Blutgefässdrüsen, » *Glandes vasculaires sanguines*, p. 160; Kœlliker, Gewebelehre, *Histologie*, 4e édition, p. 328; Luschka, Der Hirnanhang und die Steissdrüse des Menschen, *La glande pituitaire et la glande coccygienne chez l'homme*. Berlin, 1860; Reissner, Der Bau des centralen Nervensystems der ungeswänzten Batrakier, *Structure du système nerveux central des batraciens sans queue*. Dorpat, 1864, p. 94; Henle, dans Henle's und Pfeufer's Zeitschrift, 3 R., vol. XXIV, p. 143, ff.— (2) Pour le développement, nous renvoyons à l'*Histoire du développement*, Entwicklungsgeschichte, de Kœlliker, p. 194 et 241. — D'après nos connaissances actuelles, il n'est pas invraisemblable que la partie glandulaire du corps pituitaire prenne naissance dans une dépression de l'épithélium du voile du palais. Cette opinion a d'abord été exprimée par Rathke (Müller's Archiv, 1838, p. 482); il est vrai qu'il l'a de nouveau retirée plus tard (Entwicklung der Schildkörten, *Développement des tortues*. Braunschweig, 1848, p. 29). De nouvelles observations sont dues à Kœlliker.— (3) Voy. Virchow's Archiv, vol. XVIII, p. 106 (1859) et la monographie citée à la note 1; la découverte de Luschka fut confirmée par Krause, Henle's und Pfeufer's Zeitschrift, 3 R., vol. X, p. 293, et Anat. Untersuchungen, *Recherches anatomiques*, p. 98; puis par Henle, dans Jahresberichte, et Kœlliker, dans Gewebelehre, 4e édition, p. 538.—(4) Voy. son article dans Virchow's Archiv, vol. XXXII, p. 293, et vol. XXXV, p. 220. — (5) Les lacunes décrites par Luschka sont remplies, comme le dit Arnold, par le sang des artères et constituent des espèces de sacs vasculaires. Voy. aussi Krause, dans Göttinger Nachrichten, 1865, nº 16. — (6) Voy. Reichert's und Du Bois-Reymond's Archiv, 1862, p. 405. — (7) Virchow's Archiv, vol. XXXIII, p. 190. D'après l'auteur, les vésicules sont encore ici des diverticules glomérulés des vaisseaux sanguins; ces diverticules sont enveloppés d'un réseau de minces fibres nerveuses. — Arnold prétend avoir vu la même chose dans les glandes surrénales. Je n'y ai, jusqu'à présent, rien trouvé de pareil.

2. Appareil respiratoire.

§ 239.

L'appareil respiratoire est formée par un système de canaux ramifiés et par une partie destinée à la fonction respiratoire proprement dite. La première partie se compose du larynx, de la trachée-artère et des bronches; la seconde est représentée par les poumons. L'ensemble de cet appareil rappelle la disposition des glandes en grappe, mais il offre des particularités importantes tant au point de vue anatomique qu'au point de vue physiologique.

Le *larynx* (1) se compose de plusieurs pièces cartilagineuses, que l'on décrit dans les traités d'anatomie descriptive, de ligaments, d'une muqueuse, qui tapisse la surface interne de l'organe, et de muscles moteurs. Nous avons déjà parlé des cartilages du larynx en décrivant la structure du tissu cartilagineux. Les cartilages thyroïde, cricoïde, aryténoïdes (2), sont formés par du cartilage hyalin; l'apophyse vocale et le sommet des cartilages aryténoïdes sont formés par du tissu cartilagineux à substance fondamentale élastique (§ 107). L'épiglotte, les cartilages de Wrisberg et de Santorini (§ 108) sont formés entièrement par le même tissu; les tubercules de Santorini sont généralement formés par du cartilage à substance fondamentale conjonctive.

Les ligaments du larynx sont formés, en majeure partie, par des fibres élastiques (§ 136). Les cordes vocales, c'est-à-dire les ligaments thyro-aryténoïdiens inférieurs sont essentiellement composés de tissu élastique.

Les muscles du larynx sont formés par du tissu musculaire strié (§ 164).

La muqueuse est riche en tissu élastique, surtout dans ses parties profondes ; sa consistance est assez ferme, sa surface est généralement lisse ; on y trouve de nombreuses glandes en grappe, tantôt disséminées, tantôt rassemblées par groupes et logées dans des excavations du tissu cartilagineux. Ces organes fournissent la sécrétion muqueuse du larynx.

L'épithélium, à partir des cordes vocales supérieures et de la base de l'épiglotte, est formée par une mince couche de cellules à cils vibratiles ; les cordes vocales proprement dites, ou inférieures (3), sont tapissées par de l'épithélium pavimenteux stratifié.

Les nerfs du larynx proviennent du pneumogastrique. Ce sont le laryngé supérieur, nerf surtout sensitif, très-riche en fibres médullaires fines, puis le laryngé inférieur, composé de fibres plus larges, et essentiellement moteur (4). Les ramifications de ces nerfs, sur le trajet desquels on observe des ganglions microscopiques, vont aboutir aux muscles, au périchondre et à la muqueuse. On a trouvé des plexus terminaux dans la muqueuse ; mais on ne connaît pas la terminaison des fibres primitives.

Les vaisseaux sanguins n'offrent rien de particulier. Les vaisseaux lymphatiques sont nombreux ; ils forment, dans la muqueuse et dans le tissu sous-muqueux, deux réseaux, l'un superficiel, l'autre profond ; ce dernier n'est pas toujours facile à séparer. [Teichmann (5).]

REMARQUES. — (1) Voy. KŒLLIKER, Mikrosk. Anat., vol. II, IIe partie, p. 295; HENLE, dans Eingewedelehre, *Traité de splanchnologie*, p. 228, et RHEINER, Beiträge zur Histologie des Kehlkopfs, *De l'histologie du larynx*. Würzburg, 1852, Diss. — (2) Nous avons déjà parlé, § 106, des modifications que ces cartilages éprouvent chez le vieillard. — (3) RHEINER, dans Würzburger Verhandlungen, vol. III, p. 222, et Beiträge zur Histologie des Kehlkopfs. — (4) Voy. à ce sujet l'article de VOLKMANN : « Nervenphysiologie, » dans Handw. der Physiol., *Manuel de Physiologie*, vol. II, p. 595, ainsi que l'ouvrage qu'il publia antérieurement avec BIDDER : Die Selbständigkeit des sympathischen Nervensystems. *De l'indépendance du système nerveux grand sympathique*. Leipzig, 1842. — (5) *Loc. cit.*, p. 68.

§ 240.

Trachée-artère, bronches. — La trachée-artère et les bronches (1) peuvent être considérées comme un tuyau ramifié, formé par du tissu fibreux compacte, et dont la paroi antérieure loge des cerceaux cartilagineux. La partie antérieure du conduit est donc formée alternativement par du périchondre et par des bandes ligamenteuses qui relient les différents anneaux entre eux. En arrière, la membrane transverse complète et ferme le demi-canal cartilagineux. Cette membrane présente une couche épaisse de fibres musculaires transversales située immédiatement au-dessous de la membrane muqueuse.

Le tissu fibreux de la trachée est très-riche en fibres élastiques (§ 136).

Les cartilages de la trachée sont formés par du cartilage hyalin (§ 107) et n'offrent du reste aucun caractère particulier.

La couche musculaire de la trachée est composée de fibres lisses (§ 163); elle a une épaisseur moyenne de $0^{m},7$. Les faisceaux musculaires vont s'insérer sur le périchondre, à l'extrémité des cerceaux cartilagineux, par l'intermédiaire de petits tendons élastiques, dont la disposition est fort élégante. Outre cette couche musculaire transversale, on observe, sinon toujours, du moins très-fréquemment, des faisceaux longitudinaux isolés, qui naissent de la paroi fibreuse du conduit. (Kœlliker.)

La muqueuse de la trachée renferme de nombreuses glandes en grappe, tantôt petites et simples, tantôt plus volumineuses et d'une structure plus compliquée; dans ce dernier cas, le corps de la glande est situé plus profondément. Les glandes les plus grosses sont situées entre les cerceaux cartilagineux et dans la paroi postérieure qui renferme une couche glandulaire continue.

La muqueuse est recouverte par une couche d'épithélium, à cils vibratiles, stratifiée de $0^{m},04$ de hauteur.

Les vaisseaux sanguins et lymphatiques sont abondants. Ces derniers forment deux couches; l'une superficielle, située dans la muqueuse, est composée de vaisseaux à direction longitudinale de $0^{m},015$ de diamètre, en moyenne; l'autre, plus profonde, formée de canaux longitudinaux beaucoup plus larges de $0^{m},09$ de diamètre. La plupart des vaisseaux de cette dernière couche ont une direction transversale. [Teichmann (2).] Les nerfs proviennent du laryngé inférieur et du grand sympathique, et méritent d'être étudiés à nouveau.

REMARQUES. — (1) Voy. KŒLLIKER, *loc. cit.*, p. 303; HENLE, *loc. cit.*, p. 264. — (2) *Loc. cit.*, p. 68.

§ 241.

Poumon. — Le poumon (1) se rapproche des glandes en grappe par sa forme et son développement; les ramifications bronchiques représentent les conduits excréteurs, les vésicules pulmonaires remplacent les acini. On trouve, dans le poumon, de nombreux vaisseaux sanguins et lymphatiques, des nerfs et une charpente de tissu conjonctif.

Les deux bronches se bifurquent avant d'arriver à la racine du poumon, et une fois qu'elles ont pénétré dans l'organe, elles continuent à se diviser dicotomiquement à angle aigu; elles forment ainsi des canaux de plus en plus déliés. Les cerceaux cartilagineux, qui soutiennent les différentes parties du conduit, perdent ici leur forme demi-annulaire, pour constituer des plaques irrégulières situées dans tout le pourtour de la paroi, mais dont la texture reste la même que celle des cartilages de la trachée. Ces plaques cartilagineuses deviennent de plus en plus petites à mesure que les cartilages se ramifient, et on cesse de les apercevoir au niveau des ramuscules bronchiques les plus déliés. Gerlach (2) a observé de ces plaques sur des rameaux bronchiques de $0^m,2$ de diamètre. Dans la paroi on retrouve encore la couche fibreuse de la trachée, bien amincie naturellement ; on y rencontre également la membrane muqueuse avec ses cellules à cils vibratiles, qui bientôt ne forment plus qu'une couche unique de $0^m,014$ d'épaisseur, composée de cellules aplaties (§ 93).

On retrouve les glandes en grappe de la muqueuse dans les canaux bronchiques d'une extrême finesse. La couche de fibres musculaires lisses, que nous avons vue dans la trachée, forme autour des canaux bronchiques une véritable couche composée de fibres circulaires ; cette dernière se continue sur les canaux d'un très-petit calibre, peut-être même jusque dans le voisinage des vésicules pulmonaires ; elle manque complétement dans les vésicules (3). Dans les canaux bronchiques très-déliés la muqueuse et la couche fibreuse finissent par se confondre et par former une membrane homogène enveloppée extérieurement de fibres élastiques.

Les bronches se ramifient ainsi d'une façon continue, et les canaux bronchiques d'un certain volume émettent successivement des rameaux latéraux qui se divisent à leur tour ; les derniers ramuscules ont à peine $0^m,2$ à $0^m,11$ de diamètre et aboutissent aux lobules primitifs des poumons (§ 398, *a*). Ces lobules sont courts et de forme conique ; aussi Rossignol leur a-t-il donné le nom d'infundibula.

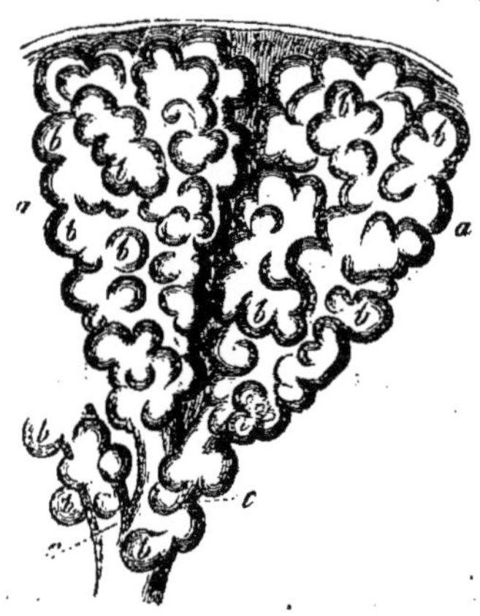

Fig. 398.

Deux lobules pulmonaires ou entonnoirs pulmonaires (*a*), avec les vésicules pulmonaires (*b*), et les canalicules bronchiques terminaux (*c*), sur lesquels sont encore appliquées quelques vésicules pulmonaires isolées (*b*).

Chacun de ces infundibula correspond, en quelque sorte, au lobule d'une glande en grappe, et se compose, comme ce dernier, de vésicules terminales, généralement arrondies, mais de forme polyédrique quand elles se moulent les unes sur les autres par compression, ce qui arrive toujours à la surface de l'organe.

Mais il existe une différence entre le poumon et les glandes. En effet, dans les véritables glandes en grappe, les vésicules sont plus ou moins séparées et distinctes les unes des autres ; dans l'appareil respiratoire, au contraire, les cellules aériennes, les vésicules pulmonaires, les alvéoles pulmonaires ou cellules de Malpighi sont beaucoup moins bien isolées les unes des autres ; elles représentent seulement des cavités ou des poches creusées dans la paroi du lobule primitif. Dans le centre de ce lobule on ne trouve aucun système de conduits ; toutes les cellules aériennes viennent déboucher directement dans la cavité commune. Chez l'adulte la paroi qui sépare les différentes cellules aériennes les unes des autres se trouve souvent résorbée. (Adriani.)

On observe du reste des vésicules pulmonaires (*b*) sur le trajet même des canalicules terminaux qui pénètrent dans les lobules (fig. 398, *b*, *c*).

Quand on fait des sections dans le tissu pulmonaire on aperçoit les vésicules aériennes (fig. 399) sous forme de cavités, de dimension variable, arrondies ou ovalaires (*b*).

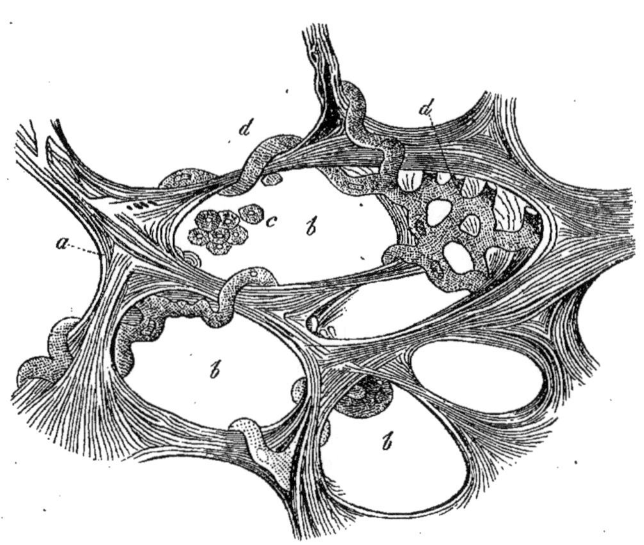

Fig. 399.

Section du tissu pulmonaire d'un enfant de neuf mois (d'après Ecker). Les cellules pulmonaires *b* sont enveloppées de réseaux fibro-élastiques en forme de travées, qui constituent leurs parois *a* en s'unissant à la membrane mince et sans structure; *d*, réseau capillaire avec ses tubes recourbés qui font saillie dans l'intérieur des cellules pulmonaires; *c*, reste de l'épithélium.

Le diamètre des cellules aériennes varie entre 0^{m},11 et 0^{m},24. La grande extensibilité du tissu qui les compose leur permet de se dilater considérablement pendant la vie ; aussi les vésicules ont-elles un diamètre bien plus grand pendant l'inspiration que pendant l'expiration. A l'état normal elles ne sont jamais aussi distinctes ni aussi rétractées qu'elles pourraient l'être. La situation des poumons les empêche d'atteindre ces deux extrêmes. Les poumons sont en effet hermétiquement logés dans la cavité thoracique, et, par suite de leur grande dilatabilité, ils suivent exactement tous les mouvements d'extension que le thorax fait pendant l'inspiration. Grâce à leur force élastique, soutenue encore par les tuniques musculaires de leurs canaux, les poumons se contractent à chaque expiration, autant du moins que le permettent les parois thoraciques. Mais jamais ils ne se contractent d'une manière complète ; ce fait se produit naturellement dès qu'on ouvre le thorax (4).

La figure 399 peut donner une idée de la texture des vésicules pulmonaires. La paroi est formée par le prolongement de la paroi des canaux bronchiques les plus déliés ; elle est donc composée d'une membrane de tissu conjonctif excessivement mince, de 0^{m},002 à peine d'épaisseur ;

on aperçoit cette membrane dans la partie droite de notre figure, dans la vésicule aérienne la plus grande. Cette membrane, si délicate et si extensible, relie les nombreux vaisseaux capillaires de la paroi vésiculaire et en recouvre peut-être la surface; ce dernier point a besoin d'être confirmé par de nouvelles observations.

Cette membrane excessivement mince est enveloppée extérieurement de fibres élastiques plus ou moins nombreuses, d'épaisseur variable, tantôt isolées, tantôt réunies en groupe : c'est surtout entre deux vésicules voisines et dans la cloison interalvéolaire que les fibres sont grosses et serrées les unes contre les autres; les autres parties de la paroi, et notamment le fond de la vésicule, sont tapissés d'un nombre bien moindre de fibres élastiques. Là on trouve des fibres isolées, fort minces, de $0^{m},0011$ d'épaisseur, distantes les unes des autres et reliées entre elles sous forme de réseaux. Il est probable que la membrane limitante ne contient que peu de noyaux; car la plupart de ceux que l'on aperçoit appartiennent aux capillaires ou à l'épithélium.

Les lobules primitifs du poumon sont surtout très-nets chez le nouveau-né; chez l'adulte, au contraire, ils deviennent très-indistincts; ces lobules sont reliés entre eux par une masse intermédiaire de tissu conjonctif, et constituent ainsi les lobules secondaires, dont le diamètre varie entre $0^{m},1$ et 2 millimètres. Chez l'adulte ces derniers peuvent être plus distincts, et se présenter, quand on se contente d'examiner la surface de l'organe, sous forme de champs polygonaux, imprégnés d'un pigment noirâtre.

Les lobules secondaires forment, par leur réunion, les lobes pulmonaires, dont l'étude appartient à l'anatomie descriptive.

Le tissu conjonctif interstitiel des poumons loge une quantité quelquefois très-considérable de granulations de mélanine (§ 35). Les parois des vésicules pulmonaires peuvent être également envahies par le pigment qui gagne souvent les ganglions bronchiques [5 (§ 226)].

Remarques. — (1) Outre les ouvrages généraux de Gerlach (p. 273), Kœlliker (p. 307), Todd et Bowmann (vol. II, p. 384), Henle (Eingeweidelehre, p. 268); voy. encore plus particulièrement T. De Reissesen, De fabrica pulmonum commentatio, præmio ornato. Berolini, 1822; G. Rainey, dans les Medico-chir. Transactions, 1845, p. 581; Moleschott, De Malpighianis pulmonum vesiculis. Heidelbergæ, 1845, Diss., et dans les Holländische Beiträge, vol. I, p. 7; Rossignol, Recherches sur la structure intime du poumon. Bruxelles, 1846; A. Adriani, De subtiliori pulmonum structura. Trajecti ad Rhenum, 1847, Diss.; H. Cramer, De penitiori pulmonum hominis structura. Berolini, 1847. Diss.; Köstlin, dans Archiv f. phys. Heilkunde, *Archives de médecine physiologique*, vol. VII, p. 286, et vol. VIII, p. 193; Radclyffe Hall, dans Provinc. med. and. surg. Journal, 1849, p. 74; E. Schultz, Disquisitiones de structura et textura canalium aeriferorum. Dorpati, 1850, Diss.; E. Le Fort, Recherches sur l'anatomie du poumon chez l'homme. Paris, 1859; A. T. Houghton Waters, The anatomy of the human lung. London, 1860; Ecker, Icones phys., taf. 10. Pour la partie technique, voy. Frey, Das Mikroskop, 2e édit., p. 278. — (2) *Loc. cit.*, p. 277. — (3) Gerlach (*loc. cit.*, p. 277) prétend qu'il existe des éléments musculaires lisses dans les parois des vésicules pulmonaires; Moleschott aussi soutint plusieurs fois la même thèse (voy. 327, note 12). Il est possible que les sections transversales de ramuscules bronchiques très-minces ait donné lieu à des confusions. — (4) Donders, dans Henle's und Pfeufer's Zeitschrift, n° 1, vol. III. p. 39 et 287, puis vol. IV, p. 241 et 304. — (5) Voy. Bruch, Untersuchungen zur Kenntniss des Körnigen Pigments der Wirbelthiere, *Recherches sur le pigment granuleux des vertébrés*, p. 26.

§ 242.

Vaisseaux et nerfs, épithélium des poumons. — Il nous reste à examiner les vaisseaux sanguins et lymphatiques, l'épithélium des vésicules pulmonaires, les nerfs et l'enveloppe séreuse des poumons.

Le poumon reçoit du sang de deux sources différentes, des artères bronchiques, d'une part, de l'artère pulmonaire de l'autre (1). Les premières ont une importance secondaire, et sont destinées en partie à la nutrition de l'organe ; la seconde joue un rôle principal dans l'acte respiratoire. Cette distinction n'est pas cependant rigoureuse.

L'artère pulmonaire se divise en suivant les ramifications bronchiques, et arrive ainsi au milieu des lobules pulmonaires. Là elle continue à se ramifier et forme des tubes minces qui pénètrent dans les travées de tissu conjonctif qui séparent les vésicules pulmonaires les unes des autres (fig. 400). Ces vaisseaux se divisent et se subdivisent de nouveau, s'anastomosent, et forment des anneaux plus ou moins complets (*b*). De ces anneaux partent des vaisseaux excessivement nombreux et très-déliés qui constituent le réseau capillaire respiratoire ; ils enveloppent la face extérieure de la paroi des vésicules pulmonaires et ne se trouvent séparés de l'air atmosphérique que par cette membrane fort mince et délicate.

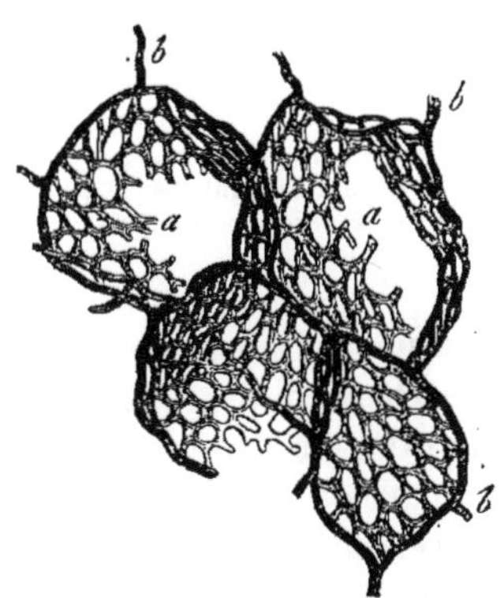

Fig. 400. — Réseau capillaire du poumon du cheval injecté d'après le procédé de Gerlach.

b, rameaux terminaux de l'artère pulmonaire, disposés en forme d'anneaux autour des vésicules ; *a*, réseau capillaire.

Ce réseau capillaire se distingue par l'étroitesse et par la régularité de ses mailles ; la disposition des capillaires, dont le diamètre varie entre 0m,004 et 0m,01, est également caractéristique.

Le diamètre de ces capillaires est tout juste assez grand pour permettre aux globules sanguins d'y passer avec facilité ; dans les vésicules pulmonaires contractées ou légèrement dilatées, ces capillaires semblent trop longs pour la surface qu'ils recouvrent, et font saillie à l'intérieur de la vésicule, de manière qu'ils poussent devant eux une partie de la mince paroi des vésicules ; ils proéminent en formant des anses et des sinuosités (fig. 399, *d*).

Quand les vésicules pulmonaires sont très-dilatées, les capillaires cessent de proéminer dans la vésicule.

On observe une disposition analogue dans les muscles, dont la longueur varie continuellement ; quand ils se contractent, les capillaires longitudinaux se recourbent en tire-bouchon; quand ils sont dans le relâchement, ces vaisseaux sont tendus.

La paroi des capillaires du poumon n'offre rien de particulier; elle renferme des noyaux, et on y découvre facilement les cellules vasculaires (fig. 335).

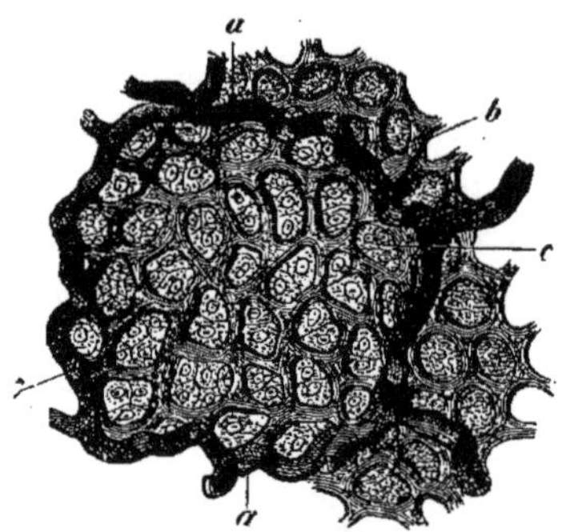

Fig. 401. — Vésicule pulmonaire du veau. *a*, vaisseaux sanguins d'un certain volume qui cheminent dans les cloisons alvéolaires; *b*, réseau capillaire; *c*, cellules épithéliales.

Les mailles circonscrites par les capillaires sont excessivement serrées, même quand on a préalablement gonflé le poumon (fig. 399, 340 et 401); elles sont carrées ou arrondies; leur diamètre varie entre 0m,02 et 0m,017. Ces mailles sont naturellement plus petites quand l'organe n'est pas gonflé, car elles éprouvent alors un rétrécissement.

Les réseaux capillaires de vésicules voisines communiquent largement entre eux.

Des branches de l'artère pulmonaire, qui accompagnent les bronches, se détachent des rameaux qui vont former un réseau capillaire dans la muqueuse bronchique; les mailles de ce réseau sont beaucoup plus larges; des capillaires venus des artères bronchiques aboutissent également à ce réseau. Cette communication des rameaux terminaux de l'artère pulmonaire avec les branches des artères bronchiques se retrouve au-dessous de la plèvre pulmonaire, où l'artère pulmonaire forme un réseau capillaire à larges mailles.

Chaque bronche est généralement accompagnée par une artère bronchique; à la racine du poumon de nombreuses branches partent de ces artères; elles vont se rendre dans la paroi des gros troncs vasculaires, dans les ganglions lymphatiques du voisinage et dans le tissu conjonctif situé entre les lobules et au-dessous de la plèvre. Les artères bronchiques forment deux réseaux capillaires dans les bronches. L'un extérieur, à larges mailles, destiné à la tunique musculaire; l'autre intérieur, plus serré, destiné à la muqueuse. Comme nous venons de le voir, l'artère pulmonaire participe également à la formation de ce dernier réseau. (Adriani.)

Les racines des veines pulmonaires prennent naissance dans le réseau capillaire des vésicules; elles sont d'abord représentées par quelques canaux situés dans les cloisons interalvéolaires; ils se réunissent ensuite en troncs plus épais qui accompagnent les ramifications bronchiques et celles de l'artère pulmonaire.

D'autres branches superficielles des veines pulmonaires se forment dans les vésicules qui constituent le fond des infundibula; ce mode de formation s'observe surtout à la surface du poumon. Les branches les plus volumineuses pénètrent dans l'intérieur de l'organe en cheminant entre les lobules; d'autres restent à la surface du poumon et n'entrent en communication avec les troncs de la veine pulmonaire qu'auprès de la racine du poumon.

Les veines bronchiques offrent également une disposition remarquable. Elles ramènent seulement le sang veineux des grosses bronches, des ganglions lymphatiques et des parties de la plèvre voisines du hile du poumon. Les autres racines veineuses centrales, qui correspondent aux dernières ramifications des artères bronchiques, vont se jeter dans les troncs des veines pulmonaires.

On sait depuis longtemps que les poumons contiennent de nombreux vaisseaux lymphatiques (2). On distingue les lymphatiques superficiels, qui forment des réseaux au-dessous de l'enveloppe séreuse, et les lymphatiques profonds, que l'on peut suivre le long des divisions bronchiques jusqu'au niveau des ganglions bronchiques. Ces deux ordres de vaisseaux communiquent entre eux.

Dans ces derniers temps Wywodzoff (3) a réussi à injecter chez le chien et le cheval les racines des conduits lymphatiques placées dans la paroi des vésicules pulmonaires. On observe dans cette paroi des lacunes situées dans les mailles du réseau capillaire dont elles croisent les branches sans les envelopper. Plus loin les lymphatiques pénètrent dans la tunique adventice des vaisseaux sanguins.

Il nous reste à parler de l'épithélium (4) qui tapisse les vésicules pulmonaires; ce sujet a donné lieu aux discussions les plus animées.

Et cependant il est facile de se convaincre, quand on fait une bonne préparation, que la face interne des vésicules pulmonaires est recouverte d'une couche de cellules pourvues de noyaux, pâles, polygonales, de 0m,011 à 0m,014 de diamètre. Les mailles étroites du réseau capillaire renferment une, deux ou trois cellules, suivant leur dimension (fig. 402, *c*). Les cellules manquent au niveau des capillaires, aussi le revêtement épithélial semble-t-il discontinu (5). Chez l'embryon, les vésicules pulmonaires sont tapissées par une couche épithéliale continue*.

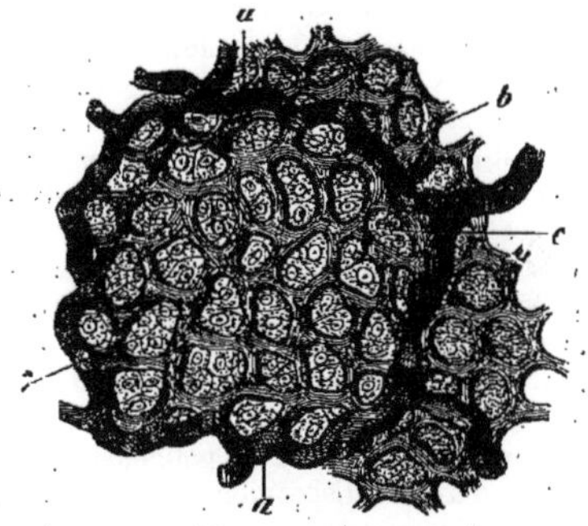

Fig. 402.
Vésicule pulmonaire du veau.

Les *nerfs* du poumon partent des plexus pulmonaires antérieur et postérieur, et proviennent du grand sympathique et de la dixième paire. Les uns suivent les ramifications bronchiques, d'autres celles de l'artère pulmonaire; on en rencontre également, mais en nombre

* *L'épithélium des vésicules pulmonaires* est facilement démontré à l'aide de l'imprégnation d'argent.

Chez les grenouilles, après avoir ouvert la cavité viscérale, on retire la langue au dehors, et, la bouche étant largement ouverte, on introduit dans l'orifice glottique l'extrémité d'une pipette remplie d'une solution de nitrate d'argent à $\frac{5}{1000}$; puis on fait pénétrer le liquide dans les sacs pulmonaires. Lorsque ceux-ci sont bien distendus, ils sont liés à leur base, et ensuite exposés

moindre, le long de la veine pulmonaire et des artères bronchiques. Le long des bronches on trouve de nombreux petits ganglions sur le trajet de ces nerfs. [Remak (6).] On en rencontre également dans le tissu pulmonaire le long des petites bronches. [Schiff (7).] Les nerfs du poumon semblent se terminer dans la muqueuse bronchique.

La séreuse du poumon et du thorax, ou, pour mieux dire, la plèvre, présente la texture ordinaire des membranes séreuses, c'est-à-dire une couche de tissu conjonctif tapissée d'épithélium. Les vaisseaux de la plèvre pulmonaire viennent des artères pulmonaire et bronchique; les nerfs sont fournis par le phrénique, le grand sympathique et le pneumogastrique (plexus pulmonaire). Kœlliker a observé de nombreuses cellules ganglionnaires sur le trajet des nerfs de la plèvre.

Remarques. — (1) Pour la disposition des vaisseaux du poumon, voy. les travaux de Reisseissen, Rossignol et Adriani. Beaucoup de ces faits demandent à être vérifiés. — (2) Cruikshank, Mascagni, Arnold, Sappey, ont fait des recherches à ce sujet. — (3) Voy. son article dans Med. Jahrbücher der Gesellsch. der Ærzte in Wien, *Annuaire de la Société des médecins de Vienne*, 1866, p. 3. — (4) On a longtemps discuté sur l'existence ou la non-existence d'une couche épithéliale dans les vésicules pulmonaires. Addison déjà (Phil. Transact. for the year, 1842, part. II, p. 162) attribuait à la vésicule pulmonaire un épithélium pavimenteux, tandis que Rainey (Med. chir. Transact., 2e série, vol. X, p. 581) niait toute enveloppe épithéliale. Dans les temps récents, l'existence de l'épithélium pavimenteux a été niée par plusieurs auteurs : C. Deichler, Beitrag zur His-

pendant quelques minutes à la lumière solaire. Dès que l'imprégnation est produite, les poumons sont ouverts dans l'eau distillée. Il suffit alors d'en enlever, avec des ciseaux, de petits fragments que l'on étale dans de la glycérine, pour obtenir des préparations où l'épithélium est fort net.

Les cellules épithéliales revêtent toute l'étendue de la vésicule pulmonaire, aussi bien la surface des capillaires saillante dans les vésicules que les fossettes placées dans leurs mailles. Seulement, les noyaux des cellules épithéliales sont toujours situés dans les fossettes. On les y trouve isolés ou bien formant un groupe au nombre de deux, trois ou quatre. Pour les voir après l'imprégnation d'argent, il faut colorer avec le picrocarminate d'ammoniaque, et conserver la préparation dans un mélange de glycérine 2 parties et d'une solution saturée d'acide oxalique 1 partie. Du siége exclusif des noyaux dans les fossettes de la vésicule pulmonaire, il résulte que ces noyaux sont placés non pas au centre des cellules épithéliales, mais au voisinage de leurs bords. Il convient d'ajouter que chaque noyau est entouré d'une masse de protoplasma distincte qui, au niveau de la fossette seulement, double la plaque mince de la cellule épithéliale. Cette masse de protoplasma est limitée par le capillaire voisin et par les masses semblables situées dans la même fossette pulmonaire; souvent, lorsque l'imprégnation est forte, elle est circonscrite par une ligne noire formée par le dépôt d'argent. C'est là ce qui a fait croire que les cellules épithéliales ne tapissent pas la vésicule pulmonaire dans toute son étendue. (Voy. la remarque 5 de la p. 555.)

Cette dernière disposition est encore bien plus accusée chez les mammifères, et en particulier chez leurs jeunes. Le poumon de ces animaux n'est pas aussi favorable que celui des grenouilles, parce que les vésicules pulmonaires y sont plus petites et ne communiquent pas avec les bronches par d'aussi larges ouvertures. Cependant, en poussant la solution de nitrate d'argent dans un poumon fortement rétracté, on parvient à la faire pénétrer dans les vésicules, et, bien qu'il y reste toujours des bulles de gaz, l'imprégnation d'argent s'y produit d'une manière suffisante. Sur des préparations faites suivant la méthode précédemment indiquée, on constate que l'épithélium tapisse toute la surface de la vésicule pulmonaire, et que le noyau de la cellule épithéliale et la masse du protoplasma qui l'entoure sont toujours placés dans les fossettes de l'alvéole.

L'épithélium pulmonaire a les caractères des endothéliums de His, il en a aussi les propriétés. Comme les endothéliums proprement dits, les cellules épithéliales du poumon se gonflent et prolifèrent activement sous l'influence de l'irritation. Elles jouent un rôle très-important dans les inflammations du poumon, et concourent à la formation de toutes les tumeurs développées dans le parenchyme pulmonaire (tubercules, sarcomes, carcinomes, etc.). R.

tologie des Lungengewebes, *De l'histologie du tissu pulmonaire.* Göttingen, 1861; R. Munk, Deutsche Klinik, 1862, n° 8, p. 80, et dans Virchow's Archiv, vol. XXIV, p. 603; Zenker, Beiträge zur Anatomie und Physiologie der Lungen, *De l'anatomie et de la physiologie des poumons* (dans Denkschrift zum Jubiläum de C. G. Carus). Dresden, 1861; E. Wagner, dans Archiv für Heilkunde, année 1862, p. 382; Henle. Eingeweidelehre, *Traité de splanchnologie*, p. 281; Luschka (Anatomie, vol. I, part. II, p. 313); Th. Bakody, dans Virchow's Archiv, vol. XXXIII, p. 264. L'existence d'une couche épithéliale dans les vésicules pulmonaires a été admise, au contraire, par Gerlach, Gewebelehre, *Histologie*, 2e édit., p. 248; Kœlliker, Mikr. Anat., vol. II, part. II, p. 315; Williams, Med. Tom. and Gaz., 1855, Oct., p. 361; Michel, Mém. de l'Acad. de méd., tome XXI, p. 295; Brittan, Brit. and for. med. chir. review, 1857, July, p. 204; Houghton Waters, *loc. cit.*, p. 155; Remak, Deutsche Klinik, 1862, n° 20, p. 197; Eberth, dans Virchow's Archiv, vol. XXIV, p. 503; Zeitschrift f. wiss. Zoologie, *Revue de zoologie scientifique*, vol. XII, p. 427; Frey, dans Jahresbericht für 1862, p. 31, et Mikroskop, p. 281; H. Hertz, dans Virchow's Archiv, vol. XXVI, p. 459; V. Chrzonszczewsky, dans Würzburger med. Zeitschrift, vol. IV, p. 206; J. Arnold, dans Virchow's Archiv, vol. XXVIII, p. 434; A. Colberg, Observat. de penitiore pulmonum structura, etc. Halis, 1813; O. Weber, dans Virchow's Archiv, vol. XXIX, p. 177; L. Meyer, dans Virchow's Archiv, vol. XXX, p. 47; Von Hessling, Grundzüge der Gewebelehre, *Éléments d'histologie*, p. 261. — (5) D'après les indications d'Eberth (Würzb. naturw. Zeitschrift, vol. V, p. 84) et celles de E. Elentz (Ueber das Lungenepithel, *De l'épithélium pulmonaire*. Würzburg, 1864, Diss.), l'épithélium des vésicules pulmonaires serait continu. Les mailles seraient remplies par les petites cellules qui forment les îlôts épithéliaux décrits dans le texte; mais les capillaires eux-mêmes seraient recouverts par d'autres cellules beaucoup plus grandes, sans noyaux et aplaties, de manière à devenir membraneuses. De nouvelles observations seraient cependant nécessaires pour confirmer ces résultats obtenus à l'aide de la solution de nitrate d'argent. — (6) Voy. Müller's Archiv, 1844, p. 464. — (7) Voy. Archiv für physiol. Heilkunde, vol. VI, p. 792. — (8) Voy. Luschka, Struktur der serösen Häute, *Structure des membranes séreuses*, p. 78.

§ 243.

Composition chimique et développement des poumons. — On ne connaît que les produits de décomposition contenus dans le liquide qui baigne le tissu pulmonaire. Cloëtta (1) a trouvé dans le poumon du bœuf de l'inosite, de l'acide urique, de la taurine et de la leucine. Le tissu pulmonaire de l'homme renferme également une forte proportion de leucine (2). Les poumons du fœtus contiennent de la matière glycogène. (Cl. Bernard, Rouget.)

Les poumons (fig. 403. 1) se développent de très-bonne heure et d'une manière analogue aux glandes volumineuses qui communiquent avec le tube digestif. Ils apparaissent d'abord sous forme de deux poches (*c*) creuses et adhérentes à un pédicule commun (*a*); ces poches sont formées par des excavations de la paroi antérieure du pharynx; elles se développent aux dépens de la couche cellulaire (feuillet muqueux) (*c*) et aux dépens de la paroi fibreuse de l'intestin (feuillet embryonnaire moyen) (*b*). La couche cellulaire forme l'épithélium de l'appareil respiratoire; aux dépens de la masse enveloppante extérieure, se développent toutes les parties fibreuses et cartilagineuses de la trachée, des bronches, des poumons ainsi que les vaisseaux.

Une série toujours croissante de nouvelles cavités, formées aux dépens des culs-de-sac du feuillet muqueux (*d*), se creusent dans la masse enveloppante; si bien que les ramifications des canaux respiratoires s'étendent et augmentent de nombre, tandis que la couche fibreuse qui les enveloppe diminue d'épaisseur. Aux extrémités des bronches (2. *a*) apparaissent des excavations arrondies, ayant la forme de vésicules (*b*); elles sont tapissées de cellules cylindriques (3. *a*), bourgeonnent et se décomposent en vésicules plus petites, qui finissent par former les lobules primitifs ou infundibula.

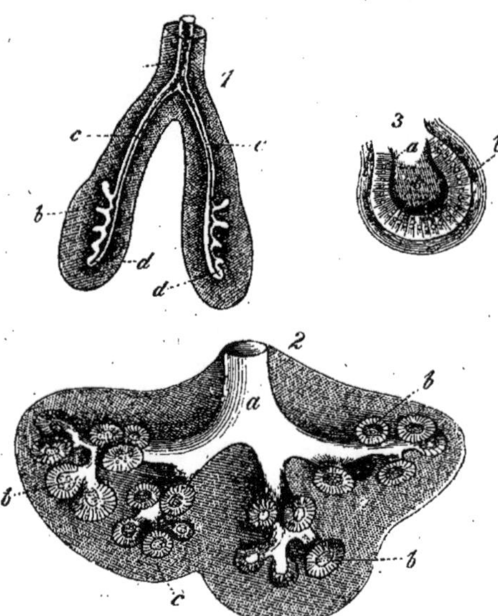

Fig. 403. — Développement du poumon.

1. Schéma de la formation de tout l'organe. *a*, canal commun (la trachée future) avec sa bifurcation (*c*) en deux canaux, les bronches et les deux sacs en forme de bourgeons (*d*) ; *b*, couche fibreuse enveloppante.
2. Poumon mieux développé d'un fœtus humain de quatre mois environ. *a*, canal ; *b*, excavations en forme de massue tapissées d'épithélium cylindrique ; les lobules primitifs des poumons semblent se former aux dépens de ces organes.
3. Excavation isolée, vue à un plus fort grossissement. *a*, épithélium cylindrique ; *c*, cavité ; *b*, couche fibreuse enveloppante (reste de la couche *b* de la figure 1).

Le tissu pulmonaire peut subir des altérations multiples. Dans la métamorphose sénile des poumons, on observe la disparition partielle des vaisseaux capillaires, la destruction d'un certain nombre de parois alvéolaires isolées, et finalement la fusion des vésicules pulmonaires qui forment des cavités plus vastes.

Le développement des néoformations du tissu pulmonaire est difficile à étudier ; les noyaux des cellules vasculaires et l'épithélium pulmonaire semblent y jouer un grand rôle.

Remarques. — (1) Vierteljahr. d. naturf. Ges. in Zürich, vol. I, p. 207. Verdeil avait décrit la taurine sous le nom « d'acide pulmonique » (Annales, vol. LXXXI, p. 334. — (2) Dans les poumons de l'homme à l'état pathologique, Neukomm a trouvé, outre de la leucine, de la thyrosine, de l'inosite, de l'urée, de l'acide urique et de l'acide oxalique. — (3) Voy. Bischoff, Entwicklung des Hundeeies, *Développement de l'ovule du chien*. Brunswick, 1845, p. 105 et 112 ; Remak, dans son ouvrage bien connu, p. 55 et 114 ; Kœlliker, dans Entwicklungsgeschichte, *Histoire du développement*, p. 371 : voyez enfin les belles planches de Ecker, dans Icon. phys., tab. 10.

3. Appareil digestif.

§ 244.

L'appareil digestif se compose de la cavité buccale, des dents qu'elle renferme (§§ 150 et 156), de la langue, des glandes salivaires, du pharynx, de l'œsophage, de l'estomac, de l'intestin grêle et du gros intestin, enfin des glandes qui débouchent dans la première partie de l'intestin grêle, à savoir le pancréas et le foie.

Presque tous les tissus entrent dans la formation de ces organes ; le tissu glandulaire y est surtout fort répandu ; la face interne de tout l'appareil digestif est tapissée, dans toute sa continuité, par une membrane muqueuse.

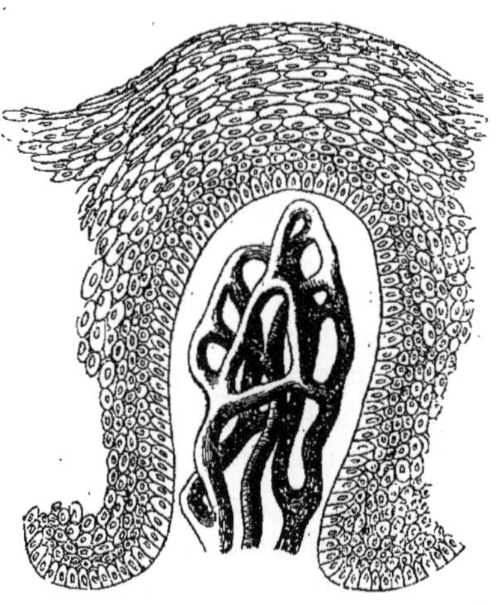

Fig. 404.
Papille gingivale d'un enfant, avec son réseau capillaire et son revêtement épithélial.

La *cavité buccale* (1) présente une muqueuse dont nous avons déjà décrit la texture (§ 136), et dont la surface libre est couverte d'un nombre innombrable de papilles saillantes, coniques ou filiformes, étroitement serrées les unes contre les autres (fig. 404). L'épaisseur de cette muqueuse est variable ; elle ne dépasse pas en moyenne $0^{m},4$. La longueur des papilles est aussi fort inégale et varie entre $0^{m},2$ et $0^{m},4$. Le revêtement épithélial est formé de couches stratifiées, composées de cellules plates (fig. 405) que nous avons déjà décrites (§ 88). Au niveau des lèvres ces cellules se confondent avec les cellules épidermiques.

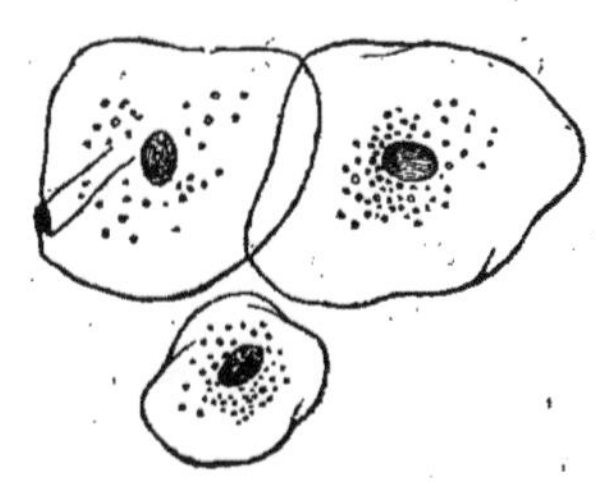

Fig. 405.
Cellules épithéliales des couches superficielles de la muqueuse buccale de l'homme.

Le tissu de la muqueuse est riche en fibres élastiques et présente un réseau de faisceaux de tissu conjonctif entre-croisés. Le tissu s'épaissit à la surface libre de la muqueuse, et se transforme, à ce niveau, en une couche limitante, homogène et vitreuse. Dans les papilles, le tissu conjonctif cesse d'être fibreux, et présente les caractères du tissu conjonctif non développé comme dans les papilles de la peau et les villosités intestinales.

Dans les couches profondes, le tissu de la muqueuse se transforme peu à peu en tissu sous-muqueux. Ce dernier se présente tantôt sous forme d'une masse fibreuse assez ferme, comme dans les gencives, ou bien il offre une consistante plus lâche, molle, extensible, comme dans le fond de la cavité buccale. On y rencontre des cellules adipeuses groupées en forme de grappe, ainsi que le corps des glandes de la muqueuse.

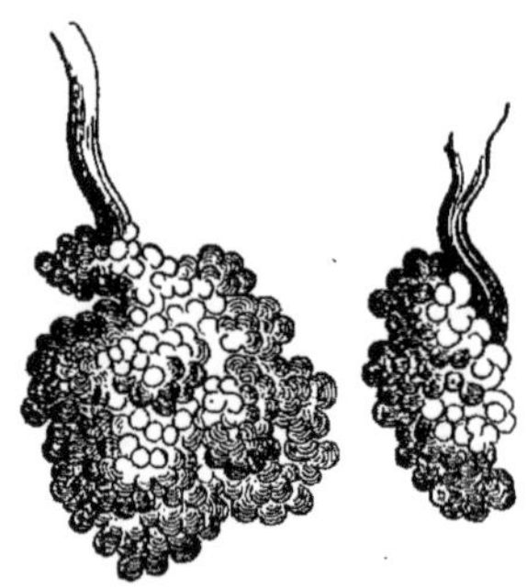

Fig. 406.
Glandes en grappe du voile du palais.

Ces glandes (fig. 406) sont très-nombreuses dans la muqueuse de la cavité buccale. Elles mesurent, en moyenne, de 1 à 2 millimètres de long; il en est qui ont à peine 0m,4 de longueur. Elles sont généralement situées dans le tissu sous-muqueux, où elles forment quelquefois une couche glandulaire assez épaisse; leurs conduits excréteurs fort courts et droits, perforent la muqueuse. Ces glandes présentent la texture des autres glandes muqueuses (*voy.* §§ 197 et 198).

On pense généralement que ces glandes participent à la sécrétion des mucosités buccales; elles sont fort nombreuses dans certains points de la bouche et y prennent des noms particuliers; ainsi l'on distingue les glandes labiales, les glandes de la face muqueuse des joues, les glandes du voile du palais. Les premières sont fort nombreuses et forment un anneau près du bord rosé des lèvres. Les glandes de la face muqueuse des joues sont plus petites et en plus petit nombre. Les glandes du voile du palais sont également moins volumineuses; elles forment une couche épaisse dans le tissu sous-muqueux du voile du palais.

Les vaisseaux capillaires de la muqueuse buccale sont fort nombreux et forment des réseaux à mailles serrées. Dans les papilles on rencontre, suivant leur longueur, une anse simple ou un réseau en forme d'anse (fig. 40 *h*). Les vaisseaux lymphatiques sont mal connus. On en trouve dans les lèvres, à la face interne des joues; ils recouvrent les glandes de la cavité buccale et forment des réseaux continus qui communiquent avec ceux des parties voisines. [Teichmann (2).] Les terminaisons nerveuses de la cavité buccale sont mal connues; Krause [(3) § 184] a observé des masses terminales dans les replis de la muqueuse buccale et surtout au niveau du plancher de la bouche, du voile du palais et des lèvres. Ces terminaisons nerveuses ne se trouvent pas toujours dans les papilles.

Remarques. — (1) Voy. Kœlliker, Anat. microscop., vol. II, part. II, p. 2; Sebastian, Recherches sur les glandes labiales. Groningue, 1842; Szontagh, dans Wiener Sitzungsberichte, vol. XX, p. 3. — (2) *Loc. cit.*, p. 71. — (3) *Loc. cit.*, p. 33.

§ 245.

Glandes salivaires. — On peut considérer les glandes salivaires (1) comme des glandes muqueuses composées et plus développées. Les culs-de-sac de toutes ces glandes ont, en moyenne, de 0^{m},04 à 0^{m},06 de diamètre; ils sont tapissés par des cellules glandulaires de 0^{m},01 à 0,^{m}018 de diamètre, disposées en forme d'épithélium et munies d'un noyau unique. Les caractères chimiques du corps de ces cellules diffèrent; l'acide acétique trouble le corps des cellules de la glande sous-maxillaire et n'agit point sur les éléments de la parotide. Dans les cellules des glandes sublinguale et sous-maxillaire, on a trouvé des granuladius graisseuses et pigmentaires. Ces cellules n'ont rien de commun avec les corpuscules muqueux ou salivaires avec lesquels on les a confondues autrefois.

Les conduits excréteurs sont revêtus de cellules cylindriques ; leur paroi est formée par le tissu conjonctif. Kœlliker a trouvé dans le conduit de Wharton de la glande sous-maxillaire une mince couche de fibres-cellules ; d'autres observateurs n'ont pu confirmer cette découverte. [Henle (2) Eberth (3).] Il n'existe pas d'éléments musculaires dans le conduit de Sténon et dans les conduits de Bartholin et de Rivinus.

Le réseau capillaire des glandes salivaires est arrondi comme celui des glandes en grappe. Les vaisseaux capillaires sont lâchement appliqués autour des culs-de-sac glandulaires ; les vaisseaux plus volumineux accompagnent les ramifications du conduit glandulaire. Gianuzzi (4) a découvert récemment les conduits lymphatiques de la glande sous-maxillaire. Ils siégent dans le tissu conjonctif interstitiel situé entre les lobules et les culs-de-sac glandulaires ; on les trouve aussi au pourtour des lobes de l'organe ; ils se présentent sous forme de fentes ; ils enveloppent ensuite les veines et les artères et débouchent dans les vaisseaux lymphatiques proprement dits.

Les glandes salivaires reçoivent beaucoup de nerfs ; ils proviennent du grand sympathique et des nerfs crâniens.

La terminaison de ces nerfs a été longtemps inconnue. Pflüger (5) paraît avoir comblé cette lacune par ses recherches sur les terminaisons nerveuses de la glande sous-maxillaire (§ 184).

Dans les glandes salivaires du lapin, on voit arriver des filets nerveux très-longs et très-fins qui se ramifient et perforent la membrane propre pour pénétrer dans le protoplasma des cellules glandulaires où elles se perdent (Pflüger).

Au-dessus de la membrane propre, on observe un système de cellules ganglionnaires multipolaires dont les prolongements pénètrent également dans le centre de l'organe et se perdent dans le protoplasma des cellules sécrétantes. Ce sont sans doute ces cellules que Henle avait déjà décrites dans la parotide (6) *.

Il est naturel de supposer que les premières fibres dont nous avons

* (Voy. la note de la page 437). — Il convient d'ajouter que les nerfs compris dans l'intérieur des glandes salivaires sont parsemés de cellules nerveuses analogues à celles que l'on trouve réunies en masse dans les ganglions nerveux. Ces nerfs forment, au niveau du hile de la glande, un plexus très-compliqué qui se poursuit dans les travées de tissu conjonctif qui, partant du hile, décompose la glande en lobes et en lobules. Dans presque tous les filets nerveux qui forment ce

parlé représentent les terminaisons des nerfs crâniens, et que les secondes correspondent aux terminaisons du grand sympathique, mais de nouvelles recherches sont nécessaires à ce sujet.

Les glandes salivaires se développent chez l'embryon comme les autres glandes en grappe ; elles apparaissent dans la dernière moitié du second mois de la vie intra-utérine. Elles s'accroissent par le développement de leurs bourgeons terminaux. Elles présentent déjà un certain volume dans le troisième mois.

La *salive* (7), telle qu'elle se trouve dans la cavité buccale de l'homme, est un mélange fort compliqué formé par les sécrétions de différents organes dont les conduits excréteurs s'ouvrent dans la bouche, savoir : les petites glandes muqueuses dont nous avons parlé (§ 244), la parotide, les glandes sous-maxillaire et sublinguale. Les produits de sécrétion de la muqueuse nasale et de la glande lacrymale peuvent également venir s'y mélanger dans certaines circonstances. Nous allons d'abord examiner la composition du mélange salivaire, tel qu'il se trouve formé dans la bouche, puis nous verrons ce que les travaux des physiologistes et des chimistes nous ont appris sur la composition de chaque liquide sécrété en particulier.

La salive est un liquide incolore, inodore, insipide, un peu visqueux, qui se trouble facilement. Sa réaction est en général faiblement alcaline ou neutre, rarement acide ; son poids spécifique varie entre 1,004 et 1,009.

En examinant la salive au microscope, on y trouve des cellules d'épithélium pavimenteux et des cellules glandulaires qui ont été entraînées par le liquide ; on observe un troisième élément, qui est constant, mais dont le nombre varie, ce sont les corpuscules salivaires ou corpuscules muqueux. Ces derniers se présentent sous l'aspect d'un globule lymphatique gonflé dans l'eau, et, quand ils ne sont pas altérés, on observe dans l'intérieur de la cellule de petites molécules douées d'un mouvement Brownien très-intense. On avait considéré jusqu'alors ce phénomène comme un simple mouvement moléculaire ; Brücke a combattu cette manière de voir (8).

La salive renferme de cinq à dix parties solides pour mille. La substance organique la plus importante qu'elle renferme est un ferment très-altérable qui est combiné avec un alcali ou avec la chaux : c'est la *ptyaline* de Berzelius ; elle est insoluble dans l'alcool, difficilement soluble dans l'eau. On ne l'a pas encore obtenue à l'état de pureté parfaite. La salive

plexus, et jusque dans ses ramifications terminales, on observe quelques cellules nerveuses ganglionnaires; on les rencontre même sur des nerfs composés seulement de trois ou quatre tubes nerveux. (Comparez Bidder, Weitere Unters. über die Nerven der Gland. submax. des Hundes, in Reichert und du Bois-Reymond's Arch. 1867, p. 1, — et Pflüger, die Speicheldrüsen, in Stricker's Handb., p. 322.) Quant aux prétendues cellules nerveuses ramifiées, isolables et situées au-dessous de la capsule des glandes salivaires, il est fort probable qu'elles n'existent pas. Les auteurs qui les ont décrites ne connaissaient pas les grandes cellules plates et granuleuses du tissu conjonctif; ils les ont prises sans doute pour des cellules nerveuses. R.

contient en outre de la mucine, peut-être de la leucine (?), des matières extractives, des corps gras et de l'ammoniaque combiné à des acides gras (9). A l'état pathologique, on a observé de l'urée dans la salive. Les composés inorganiques trouvés dans la salive sont des chlorures alcalins, des phosphates alcalins et terreux en petite quantité, des carbonates, un peu d'oxyde de fer ; enfin, on trouve encore chez l'homme, et c'est là un fait fort singulier, du sulfocyanure de potassium (voy. § 34, p. 55). Nous citons ici l'analyse quantitative de la salive d'un homme en bonne santé, d'après Frerichs (10).

Eau.	994,10
Matières solides..	5,90
Épithélium et mucus..	2,13
Graisse.	0,07
Mucine et petite quantité d'extrait alcoolique.	1,41
Sulfocyanure de potassium.	0,10
Chlorures de potassium et de sodium, phosphates alcalins et terreux, oxyde de fer.	2,19

La quantité de salive sécrétée est fort variable. Chez l'homme, elle est en moyenne de 1500 grammes (Bidder et Schmidt); d'autres auteurs ont indiqué une proportion moindre.

La salive agit tout d'abord comme liquide aqueux, puis comme liquide muqueux, gluant; elle possède également une action chimique et transforme l'amidon ($C_{12}H_{10}O_{10}$), en dextrine ($C_{12}H_{10}O_{10}$), puis en sucre de raisin ($C_{12}H_{12}O_{12}$). La ptyaline seule agit comme ferment.

Étudions maintenant, les uns après les autres, les différents liquides sécrétés dont le mélange forme la salive. D'après des expériences faites sur les animaux, la proportion de *mucus buccal* paraît être peu considérable. Bidder et Schmidt ont trouvé que chez le chien ce mucus contenait 99 pour 100 d'eau. Il renferme beaucoup d'éléments organiques, des cellules d'épithélium pavimenteux et des corpuscules salivaires.

La salive de la glande *sous-maxillaire* du chien est la mieux connue aujourd'hui. Ludwig (11) a découvert, il y a de longues années, que la sécrétion de cette glande était soumise à l'influence du système nerveux. Des recherches expérimentales nombreuses ont été entreprises successivement par Ludwig et ses élèves (12), par Kœlliker, Müller (13), Czermak (14), Bernard (15), Eckhard et Adrian (16). Ils ont trouvé que la glande sous-maxillaire reçoit deux ordres de filets nerveux : les uns proviennent d'une branche du facial, mélangée de quelques fibres du trijumeau ; cette branche est la continuation de la corde du tympan. Les seconds viennent du grand sympathique et accompagnent les artères; enfin la glande reçoit encore des fibres nerveuses du ganglion sous-maxillaire ; ces fibres cheminent avec la corde du tympan et sont excitées, par action réflexe, par l'intermédiaire des rameaux du nerf lingual.

Quand on excite la corde du tympan, la glande sécrète en abondance un liquide fortement alcalin, qui renferme 90 p. 100 environ d'eau, et qui est légèrement filant. — Le courant sanguin qui traverse la glande étant plus abondant et plus rapide, la pression augmente dans la veine, de sorte que le sang qui sort de l'organe est d'un rouge clair (Bernard); en même temps la température de la glande augmente de 1° c. (Ludwig et Spiess.) Cependant la sécrétion est indépendante du courant sanguin; en effet, quand on a lié les carotides, et même quand on a décapité l'animal, la sécrétion continue dès qu'on excite la corde du tympan.

L'excitation du grand sympathique produit des effets tout contraires. (Czermak, Eckhard.) Le courant sanguin se ralentit d'une manière très-notable, et le sang qui a traversé la glande offre une teinte très-foncée. La salive s'écoule en faible quantité, elle est trouble, très-visqueuse, fortement alcaline, très-riche en substances solides (1, 6 à 2, 8 p. 100).

Dans la salive obtenue par l'excitation de la corde du tympan, on a trouvé de la mucine et différentes substances albuminoïdes; les mêmes éléments existent dans la salive obtenue par l'excitation du grand sympathique. Cette dernière est très-riche en mucine, et renferme, d'après Eckhard, une proportion notable d'éléments morphologiques représentés par des blocs gélatineux microscopiques (de mucine ou d'albumine?). La salive sécrétée par la glande sous-maxillaire n'exerce aucune action sur les aliments; cependant la salive obtenue par excitation du grand sympathique chez le chien possède à un degré très-faible la propriété de former du sucre.

On a fait peu de recherches sur la salive de la glande *sublinguale* qui est alcaline, visqueuse et filante.

Chez l'homme, la salive de la glande sous-maxillaire est formée par un liquide alcalin, par une forte proportion de mucine et par de petits blocs gélatineux; elle ressemble donc à la salive correspondante du chien; mais elle renferme en outre de la gélatine et du sulfocyanure de potassium, substances qui existent également dans la salive de la sublingale et de la parotide, mais qui manquent au contraire dans la salive des animaux.

On n'a pu obtenir de salive *parotidienne* en excitant le grand sympathique. Par contre, on a fait sécréter la glande en excitant le nerf pétreux superficiel (Bernard), branche de la corde du tympan. Cette salive est moins alcaline que celle de la glande sous-maxillaire; elle est toujours fluide, nullement filante, et ne renferme pas de mucine. Elle contient de 5 à 6 p. 100 d'albumine (Ordenstein), et chez l'homme elle renferme du sulfocyanure de potassium ou de sodium. La salive parotidienne de l'homme renferme également de la ptyaline (Ordenstein), qui manque dans la même salive chez le chien. (Bidder et Schmidt, Bernard.)

Remarques. — (1) Voy. l'article de Ward: « Salivary glands, » dans Cyclop., vol. IV, p. 422; Kœlliker, Mikrosk. Anat., vol. II, part. II, p. 49; et Henle, Eingeweidelehre, *Traité de splanchnologie*, p. 131. — (2) *Loc. cit.*, p. 136. — (3) Zeitschrift für wiss. Zoologie, *Revue de zoologie scientifique*, vol. XII, p. 360. — (4) Voy. son travail dans Berichte der sächsischen Gesellsch. d. wiss., math.-phys. Klasse, 1866, p. 68. Gianuzzi trouva dans cet organe des cellules glandulaires cubiques qui, d'après lui, ont un double contour et sont dépourvues de noyau; elles ne se touchent pas par leurs faces latérales, de sorte qu'il reste entre ces éléments des fentes vides; il découvrit encore dans le même organe un autre élément de l'acinus, représenté par un corps semi-lunaire chargé de noyaux. — (5) Voy. : Die Endigungen der Absonderungsnerven in den Speicheldrüsen, *Les terminaisons des nerfs sécréteurs dans les glandes salivaires*. Bonn, 1866. Nous regrettons de ne plus pouvoir utiliser ce travail dans le texte; nous disons la même chose pour les communications de Heidenhain, dans Centralblatt für die med. Wiss., 1866, n° 9. — A propos du tissu nerveux, nous avons déjà parlé des indications de Krause sur les glandes salivaires (§ 184). — (6) Voy. son *Traité de splanchnologie*, p. 41. — (7) Wright, On the physiology and pathology of the saliva. London, 1842; Jacubowitsch, De saliva. Dorpati, 1848, Diss.; l'article de Frerichs : « Verdauung, » *Digestion*, dans Handw. der Phys., vol. III, Ire part., p. 758; Tilanus, De saliva et muco. Amstelodami. 1849, Diss.; Bidder et Schmidt, Verdauungssäfte, etc., *Sucs digestifs*, p. 1; Bernard, Leçons sur les propriétés physiologiques et les altérations pathologiques de l'organisme. Paris, 1859, p. 239; L. Ordenstein, dans l'ouvrage d'Eckhard : Beiträge zur Anatomie und Physiologie, cah. 2. Giessen, 1859, p. 103. W. Kühne a donné une excellente description dans Lehrbuch der physiol. Chemie, *Manuel de chimie physiologique*. Leipzig, 1866, p. 1. On trouve des données plus anciennes dans les ouvrages de Lehmann, Physiol. Chemie, 2e édit., p. 251, et de Gorup, p. 433. — (8) Voy. son article dans Wiener Sitzungsbrichte, vol. XLIV, p. 381. — (9) Les glandes salivaires elles-mêmes contiennent une très-petite quantité de leucine (Frerichs et Stædeler, Mittheil. d. naturf. Ges. in Zürich, *Communications de la Société des sciences naturelles de Zurich*, vol. IV, p. 88. — (10) *Loc. cit.*, p. 766. — (11) Voy. Ludwig, dans Mitth. d. naturforschenden Gesellschaft in Zürich, vol. II, p. 210, et dans Henle's und Pfeufer's Zeitschrift, N. F., vol. I, p. 255, ainsi que dans Wiener med. Wochenschr., 1860, n° 28, p. 433. — (12) Ludwig et Becher, *loc. cit.*, p. 278; ainsi que Rahn, *loc. cit.*, p. 285; Ludwig et Spiess, dans Wiener Sitzungsberichte, vol. XXV, p. 584. — (13) Würzburger Verhandlungen, vol. V, p. 215, et vol. VI, p. 511. — (14) Wiener Sitzungsberichte, vol. XXV, p. 3 — (15) Bernard, Leçons sur la physiologie et la pathologie du système nerveux. Paris, 1858, tome II; puis Comptes rendus, tome XLVII, p. 245 et 393, et Journal de la physiologie, tome I, p. 148. — (16) *Loc. cit.*, p. 205 (Eckhard); p. 81 (E. Adrian).

§ 246.

Langue. — La langue est un organe essentiellement musculaire, recouvert d'une muqueuse; sur la face supérieure et dorsale de cet organe se trouve un nombre considérable de papilles volumineuses et pourvues de nerfs; on leur a donné le nom de papilles gustatives.

Les muscles de la langue sont formés par des fibres striées, les unes verticales, d'autres transversales, d'autres enfin longitudinales. La disposition générale de ces fibres est décrite avec soin dans les traités d'anatomie; nous ne ferons qu'insister ici sur quelques points principaux.

Le cartilage fibreux qui forme une mince bande verticale sur la ligne médiane de la langue est composé, non point de tissu cartilagineux, mais de faisceaux de tissu conjonctif entrelacés. De chaque côté, s'élèvent les deux génio-glosses dont les faisceaux sont traversés, à peu près à angle droit, par le lingual transverse. Ces deux muscles constituent la masse principale de l'organe. L'hyo-glosse, qui forme la partie centrale de la langue, se dirige le long des parties latérales comme le génio-glosse; il est également traversé par les faisceaux extérieurs du transverse.

La portion externe du stylo-glosse, qui est la plus faible, est située transversalement entre le génio-glosse et l'hyo-glosse, et se prolonge ainsi jusqu'au cartilage fibreux; la portion externe, qui est la plus épaisse, est placée sur le côté et à la face extérieure de l'hyo-glosse; elle se dirige en avant et communique avec les faisceaux du côté opposé en un point situé en arrière du frein et en avant de l'extrémité antérieure de la glande sublinguale. Il y a de plus des masses musculaires longitudinales qui vont de la racine de la langue à la pointe et qui sont situées à la face inférieure et à la face dorsale de cet organe. La première couche, et c'est la plus considérable, porte le nom de muscle lingual; elle est renforcée en avant par des fibres de la portion externe du stylo-glosse, et chemine entre le génio-glosse et l'hyo-glosse jusqu'à la pointe de la langue où elle se décompose en faisceaux dirigés les uns en avant, les autres en haut. Les fibres longitudinales superficielles forment une couche plus mince; elles composent le muscle lingual supérieur qui chemine au-dessous de la muqueuse sur toute la face dorsale de la langue. Les faisceaux musculaires qui se perdent dans le tissu muqueux, comme, par exemple, les fibres ascendantes verticales du génio-glosse sur la ligne médiane, et les fibres de l'hyo-glosse dans les parties latérales, se divisent à angle aigu et se terminent dans le tissu conjonctif par une extrémité conique (2).

La muqueuse elle-même est plus importante; elle est recouverte par l'épithélium pavimenteux stratifié de la cavité buccale (§ 88); sauf les papilles, elle ne diffère pas des autres muqueuses. Le stroma de tissu conjonctif est assez épais, pourvu de fibres élastiques abondantes ainsi que d'un grand nombre de vaisseaux sanguins.

Dans sa partie supérieure, la masse de tissu conjonctif perd son caractère fibreux, et se transforme en une couche limitante homogène et granuleuse. Dans la région gustative le tissu sous-muqueux est remplacé par une couche de tissu conjonctif compacte qui n'est que la partie inférieure de la muqueuse elle-même.

Remarques. — (1) Compar. Todd-Bowman, *loc. cit.*, vol. I. p. 434; Kœlliker, Mikrosk. Anat., vol. II, part. II, p. 12; Gerlach, *loc cit.*, p. 288; Henle, Eingeweidelehre, *Traité de splanchnologie*, p. 119; Zaglas, dans Annals of Anatomy and Physiology, edit. by Goodsir, vol. I, p. 1; Hyde Salter, article : « Tongue, » dans Cyclopædia, Diss.; Sachs, Observationes de linguæ structura penitiori. Vratislaviæ, 1856, Diss. — (2) Nous renvoyons au paragraphe 167. Dans la langue de la grenouille, Billroth indique une transformation des plus minces prolongements des fibres musculaires en corpuscules de tissu conjonctif (Deutsche Klinik, 1857, p. 191, et Müller's Archiv, 1858, p. 159; A. Key (même journal, 1861, p. 335, note) a, plus tard, confirmé cette découverte. Billroth avait également indiqué la même transformation dans la langue de l'homme.

§ 247.

La muqueuse qui tapisse la face inférieure de la langue est lisse et dépourvue de papilles; par contre, la face dorsale de cet organe est couverte d'un très-grand nombre de papilles à partir du foramen cæcum (1). On distingue trois variétés de papilles: ce sont les papilles *filiformes*, *fongiformes* et *caliciformes*.

Les papilles filiformes ou coniques (fig. 407) sont de beaucoup les plus nombreuses ; elles sont formées par une base conique surmontée à son sommet d'un certain nombre de papilles minces et effilées en forme de pinceau. Le nombre de ces papilles varie de 5 à 10, 12, 15 et plus. La couche épithéliale peut acquérir ici un développement tout particulier. Elle est cornée et forme au-dessus des papilles de longs prolongements filiformes qui se bifurquent quelquefois, de sorte que les papilles

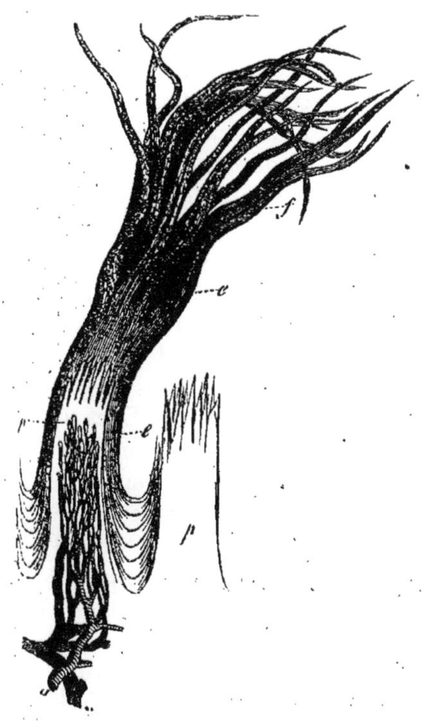

Fig. 407.
Deux papilles filiformes de l'homme ; celle de gauche avec son épithélium, celle de droite dépourvue d'épithélium ; *e*, revêtement épithélial avec ses prolongements en forme de pinceau ; *f*, réseau vasculaire de l'une des papilles avec son petit tronc artériel *a* et la veine *v*. (D'après Todd et Bowman.)

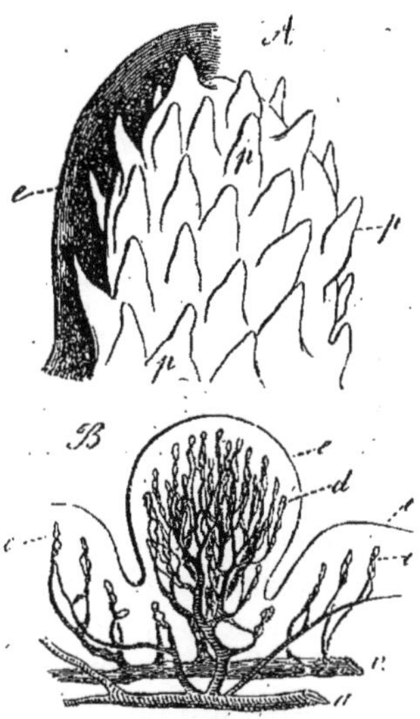

Fig. 408. — Papilles fongiformes de l'homme.

A. Papille avec son revêtement épithélial (*e*) à gauche ; elle est couverte de petites papilles coniques *p*.

B. Autre papille, vue à un grossissement plus faible. *e*, revêtement épithélial ; *d*, anses capillaires ; *a*, artère et *v*, veine ; *c*, anses capillaires dans les papilles simples de la muqueuse. (D'après Todd et Bowmann.)

semblent très-allongées. On observe d'autres papilles dont le revêtement épithélial est très-mince. Chaque papille conique renferme une anse capillaire, une petite artère et une veine. La terminaison des nerfs de ces organes n'a pas été observée jusqu'à ce jour. Les papilles les mieux développées siégent vers la partie moyenne de la face dorsale de la langue ; elles sont moins grandes vers la pointe et au niveau des bords. Dans ces points les papilles sont souvent disposées en rangées et enveloppées par une gaîne épithéliale commune (2).

Les papilles *fongiformes* (fig. 408) sont dispersées sur la face dorsale de la langue, entre les papilles filiformes, et sont surtout nombreuses à la pointe. Elles se distinguent par leur volume, par leur aspect en forme de massue, par leur surface lisse et unie, et leur revêtement épithélial fort mince. La papille fongiforme est étroite et rétrécie à sa base; la partie supérieure, au contraire, est arrondie et disposée en forme de massue. Elle est garnie (A) de nombreuses petites papilles coniques (p) qui sont recouvertes et cachées par le revêtement épithélial (A, e, B, e). Les anses vasculaires (c) sont bien plus nombreuses ici que dans les papilles filiformes. Les troncs nerveux qui y pénètrent sont également plus volumineux; leur terminaison est cependant toujours inconnue. Krause a décrit des masses terminales à l'extrémité de ces nerfs (§ 184).

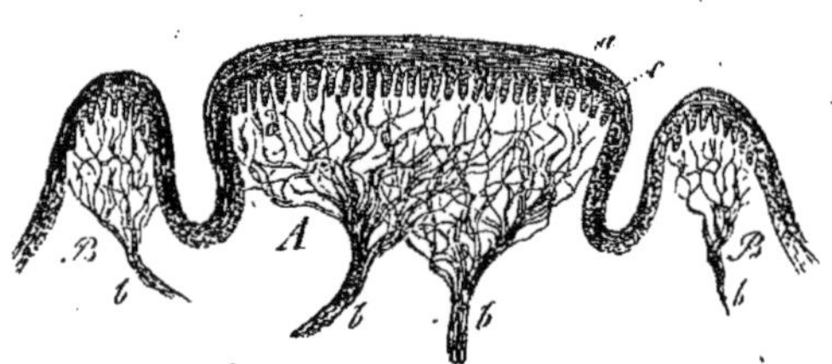

Fig. 409. — Papille caliciforme de l'homme.
A. La papille centrale avec ses petites papilles isolées *c*, l'épithélium *a* et les troncs nerveux *b*. B. Bourrelet circulaire avec ses nerfs *b*. (D'après Todd et Bowmann.)

Les papilles *caliciformes* (papillæ vallatæ seu circumvallatæ) (fig. 409), sont les plus volumineuses et jouent probablement le rôle le plus important dans la gustation. Leur nombre est peu considérable et varie entre 10 et 15. Elles sont disposées de manière à former un V dont la pointe est située vers la base de la langue. Chacune de ces papilles (A) est entourée d'un bourrelet circulaire formé par la muqueuse (B); la papille centrale est couverte d'un nombre considérable de petites papilles coniques (C) qui sont tapissées par une couche épithéliale uniforme (*a*). La papille située à la pointe du V lingual s'élève du fond d'une dépression profonde, d'où le nom de *foramen cæcum* qui lui a été donné.

Les nerfs de ces papilles sont fort nombreux (*b*, *b*). Les troncs nerveux forment d'élégants plexus d'où s'élèvent les tubes primitifs destinés aux papilles isolées; le mode de terminaison de ces tubes nerveux n'est pas connu. Le bourrelet circulaire est également très-riche en nerfs (B, *b*).

Les nerfs des papilles gustatives viennent du trijumeau et du glosso-pharyngien; l'hypo-glosse est exclusivement un nerf moteur. Le rameau lingual de la troisième branche du trijumeau, qui communique avec la corde du tympan, se distribue à la partie antérieure de la face dorsale de la langue; le rameau lingual du glosso-pharyngien, au contraire, se termine dans la partie postérieure de la face dorsale de la langue, et pénètre dans les papilles caliciformes. Ces deux sortes de nerfs présentent de petits ganglions sur leur trajet (3). Les papilles filiformes, dont le revêtement épithélial est corné, ne semblent pas appropriées à la perception du goût [Todd et Bowmann (4)]; les deux autres variétés de papilles sont à la fois sensitives et gustatives.

Sappey et Teichmann (5) ont étudié les vaisseaux lymphatiques de la langue. Suivant Teichmann, la muqueuse et surtout le tissu sous-muqueux sont très-riches en canaux lymphatiques, tandis que les muscles seuls possèdent de véritables vaisseaux. Dans la base des papilles filiformes on observe un véritable réseau lymphatique dont les conduits, terminés en cul-de-sac, pénètrent dans les papilles proprement dites.

La langue commence à se développer chez l'embryon à partir de la sixième semaine de la vie intra-utérine. Elle se présente d'abord sous l'aspect d'un épais bourrelet dont l'accroissement s'arrête plus tard. Les papilles commencent à se développer dans la première partie du troisième mois.

REMARQUES. — (1) Voyez l'ouvrage de TODD et BOWMANN, vol. I, p. 437 ; ainsi que celui de KŒLLIKER, vol. II, IIe partie, p. 22. — (2) Les papilles filiformes présentent de nombreuses variations qui ont été étudiées de plus près par KŒLLIKER et HENLE. Un champignon, le Leptothrix buccalis, se forme souvent en quantité considérable sur ces papilles et entre elles. — (3) Les branches linguales du glosso-pharyngien sont garnies de ganglions microscopiques, comme l'a trouvé REMAK (Müller's Archiv, 1852, p. 58). On les observe aussi sur des ramuscules très-minces du nerf lingual. Voy. SCHIFF, dans Archiv f. physiol. Heilkunde, 1853, vol. XII, p. 382. Pour le mode de terminaison des nerfs dans les papilles du goût, voy. aussi WAGNER, Neurologische Untersuch., *Recherches névrologiques*, p. 142 ; ainsi que le chapitre qui suivra sur les organes des sens. D'après KŒLLIKER (*loc. cit.*, p. 28), les fibres nerveuses des papilles caliciformes sont plus minces et plus pâles que celles des autres papilles. — (4) *Loc. cit.*, p. 71. — (5) Voyez son ouvrage, p. 71.

§ 248.

En arrière du foramen cæcum, la muqueuse linguale paraît plus ou moins lisse à l'œil nu ; la couche épithéliale stratifiée y recouvre de petites papilles simples munies d'une seule anse vasculaire.

On observe différentes variétés de glandes dans la muqueuse linguale. En avant du foramen cæcum, on observe quelques petites glandes muqueuses isolées ; en arrière des papilles caliciformes, et vers la racine de la langue, ces glandes forment une couche épaisse et continue.

A la face inférieure de la pointe de la langue, on observe deux autres glandes en grappe d'un certain volume, dont les conduits excréteurs multiples débouchent sur les côtés du frein de la langue. [Blandin, Nuhn (1).] La fonction de ces glandes est encore inconnue.

Enfin, dans le quart postérieur de la langue, le tissu de la muqueuse commence à se transformer en tissu lymphoïde, que l'on n'observe pas, à la vérité, chez tous les mammifères, mais qui peut atteindre, chez le cochon, par exemple, une extension considérable. Chez cet animal, on observe dans les grandes papilles des follicules qui sont logés dans une masse de tissu conjonctif réticulé à mailles serrées. (Schmidt.)

La muqueuse pharyngienne peut également prendre part à cette transformation ; aussi y rencontre-t-on des organes lymphoïdes assez volumineux, nettement circonscrits, dont la structure et la forme sont variables ; ces organes sont très-répandus chez les mammifères, et on les trouve également chez l'homme.

Il faut ranger parmi ces organes les follicules de la cavité buccale, les amygdales ou tonsilles, et l'amygdale pharyngienne qui a été découverte il y a de longues années par Kœlliker (2).

Les follicules de la langue (fig. 410) sont tantôt isolés, tantôt réunis par groupes chez l'homme; ils sont situés sur la partie postérieure du dos de la langue, depuis les papilles caliciformes jusqu'à l'épiglotte; ils s'étendent transversalement d'une amygdale à l'autre. On observe, dans la muqueuse, des cavités infundibuliformes plus ou moins profondes, qui peuvent atteindre 2 millimètres d'étendue et plus; les parois sont formées par le tissu de la muqueuse, de sorte qu'on y trouve, non-seulement l'épithélium pavimenteux, mais encore les papilles. Toute la cavité est entourée d'une épaisse couche de tissu conjonctif réticulé, qui loge d'innombrables cellules lymphatiques et qui s'étend jusqu'au revêtement épithélial. On rencontre souvent dans cette couche de petits follicules lymphatiques de 2 à 4 millimètres de diamètre; ils se distinguent par leur charpente lâche, à larges mailles. Tantôt ils sont nettement circonscrits, tantôt leurs limites sont moins distinctes. Il est des cavités de la muqueuse linguale où l'on n'observe pas de follicules. La cavité infundibuliforme est généralement enveloppée par une capsule compacte de tissu conjonctif; on ne retrouve point cette dernière quand la cavité est mal accusée. On rencontre beaucoup de glandes en grappe à côté et au-dessous des follicules linguaux. Les conduits excréteurs débouchent dans le voisinage immédiat de l'orifice de la cavité ou dans la cavité même. Chez quelques mammifères, par exemple, chez le lapin, le mouton et le chien, ces follicules manquent complétement; chez d'autres, ils offrent à peu près la même texture que chez l'homme; nous citerons, entre autres, le cheval, le cochon et le bœuf.

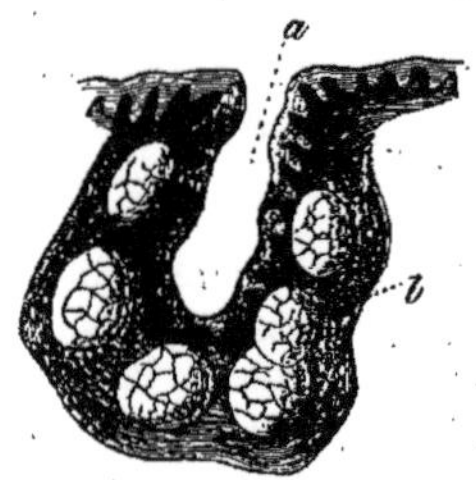

Fig. 410. — Schéma d'un follicule lingual.
a, cavité infundibuliforme de la muqueuse avec ses papilles; *b*, paroi formée de tissu lymphoïde avec ses follicules.

Les vaisseaux lymphatiques et sanguins de ces organes sont analogues à ceux des amygdales; nous y reviendrons à propos de ces dernières.

Les *tonsilles* ou *amygdales* constituent les organes lymphoïdes les plus volumineux de la cavité buccale; on les trouve chez l'homme et chez la plupart des mammifères; chez ces derniers, ils présentent des variétés de structure très-notables et peuvent même manquer complétement, comme chez le cochon d'Inde, le rat et la souris. Chez le lièvre et le lapin les amygdales se présentent sous une forme très-simple et sont faciles à étudier. Elles sont formées par une paroi épaisse, constituée par du tissu lymphoïde, dans lequel sont logés de petits follicules. Extérieurement les amygdales sont limitées par une capsule de tissu conjonctif; de nombreuses glandes en grappe viennent déboucher au pourtour de l'organe, ou bien leurs conduits excréteurs perforent la paroi et viennent déboucher dans la cavité de l'amygdale. Chez ces animaux, l'amygdale présente par conséquent une structure en tous points analogue à celle des organes que nous avons étudiés, il y a un instant, sur la partie dorsale de la langue.

Mais, en règle générale, les amygdales présentent une structure bien plus compliquée. Généralement ce sont de petites masses, analogues à celles que nous venons de décrire chez le lièvre et chez le lapin, qui se groupent les unes auprès des autres; leurs cavités centrales, ou bien débouchent isolément à la surface, ou convergent et se réunissent pour former un conduit terminal plus large ; cette disposition rappelle tout à fait celle des glandes en grappe. Il peut y avoir plusieurs conduits principaux qui débouchent isolément à la surface ; mais quelquefois ils se réunissent, et chaque amygdale présente, dans ce cas, un seul orifice commun, comme chez le bœuf. On observe des dispositions fort variées, intermédiaires aux deux types principaux que nous venons d'indiquer.

Chaque cavité tapissée de couches d'épithélium pavimenteux et souvent pourvue de papilles, est renforcée par une couche de tissu lymphoïde d'épaisseur variable. Cette couche est limitée extérieurement par du tissu conjonctif plus ferme, et à l'intérieur elle est souvent en contact immédiat avec l'épithélium. Cette couche de tissu lymphoïde loge ordinairement les follicules.

Le nombre de ces follicules est variable ; la limite qui les sépare du tissu enveloppant est plus ou moins accentuée ; chez la plupart des mammifères ils mesurent, en moyenne, de $0^m,2$ à $0^m,4$ de diamètre ; chez le chien ils atteignent $0^m,9$ et $1^m,3$ de diamètre. Les tonsilles du cochon atteignent un volume considérable ; les follicules y sont fort nombreux.

On retrouve encore ici de nombreuses glandes en grappe ; elles enveloppent les amygdales et jouent un rôle important dans leur structure ; les conduits excréteurs de ces glandes présentent des dispositions analogues à celles des follicules linguaux et débouchent soit à la surface des amygdales, soit dans le conduit caverneux de ces organes.

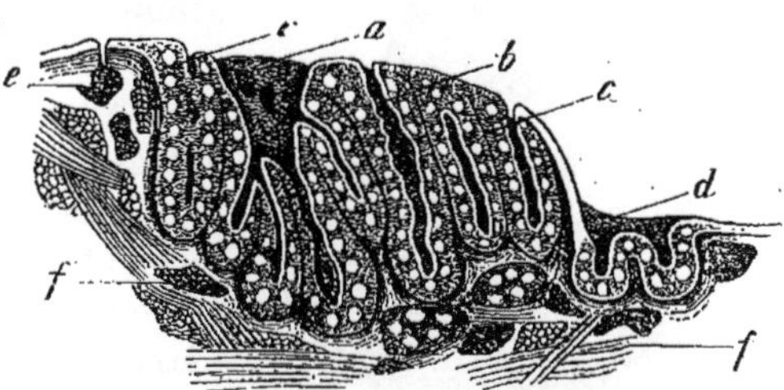

Fig. 411. — Amygdale de l'adulte (d'après Schmidt).
a, conduit excréteur volumineux ; *b*, conduit excréteur plus simple ; *c*, paroi formée de tissu lymphoïde avec ses follicules ; *d*, lobules rappelant les follicules linguaux ; *e*, glande en grappe superficielle ; *f*, glande en grappe plus profonde.

Il est difficile d'étudier la structure des amygdales chez l'adulte, vu les nombreuses et fréquentes maladies inflammatoires auxquelles elles sont sujettes (3) ; il faut donc donner la préférence aux sujets jeunes. Suivant Schmidt on trouve souvent chez l'adulte des amygdales dont les cavités débouchent isolément (fig. 411 *b*) et dont les autres se réunissent de manière à former un conduit commun plus grand (*a*) ; à la surface des amygdales on observe des papilles, mais il n'en existe pas, ou, tout au moins, fort peu, dans les cavités. Les follicules sont distincts (*c*). Dans le voisinage immédiat des amygdales on observe quelquefois des cavités isolées et distinctes, pourvues d'une paroi propre qui loge des follicules (*d*) ; ces cavités ressemblent, en tous points, aux follicules linguaux.

Nous avons déjà dit que le tissu conjonctif réticulé s'étendait dans le fond de la cavité, jusqu'au niveau du revêtement épithélial ; il est facile d'observer cette disposition sur les amygdales et les follicules linguaux du veau ; chez ces animaux la couche épithéliale ne semble même pas être continue. On se demande si des cellules lymphatiques détachées des mailles superficielles du tissu lymphoïde, et arrivées dans la cavité buccale, où elles s'entoureraient d'un liquide aqueux, ne pourraient pas former les corpuscules salivaires dont l'origine est si énigmatique ; cette hypothèse est d'autant plus acceptable que nous connaissons aujourd'hui les mouvements amiboïdes des cellules lymphatiques (470). Quand on examine la salive qui découle des amygdales d'un veau récemment tué, on y observe, en effet, une abondance surprenante de corpuscules salivaires. (Frey.)

Les veines des amygdales sont très-développées ; les vaisseaux sanguins forment, par leurs ramifications, un réseau très-riche, composé de canaux de calibre variable, qui deviennent très-fins à la surface, et envoient des anses capillaires dans les papilles qui siégent au niveau de la couche épithéliale. Quand des follicules siégent dans la couche de tissu lymphoïde, ces vaisseaux occupent le tissu interfolliculaire. Aussi le réseau vasculaire devient-il beaucoup plus étroit et plus serré. Dans les follicules eux-mêmes on observe un réseau à direction rayonnante, d'une grande élégance, formé de capillaires très-minces ; ce réseau ressemble à celui que nous avons décrit dans les follicules de Peyer (voy. § 227).

On a trouvé, dans le voisinage de la capsule des amygdales (4) et dans la capsule elle-même, des vaisseaux lymphatiques considérables, pourvus de valvules et garnis de renflements ganglionnaires. Ces conduits envoient des branches centrales, dont les unes vont entourer les glandes en grappe, et dont les autres se répandent sur la base ou les parties latérales des amygdales. Ces conduits forment un réseau dont les points d'entre-croisement sont fortement renflés ; ils pénètrent également dans le tissu lymphoïde situé entre les follicules. Ils se distinguent par leurs grande finesse, par leurs anastomoses nombreuses mais irrégulières. Autour des follicules ces canaux lymphatiques forment des anneaux ou des réseaux annulaires composés de canaux assez étroits. Au niveau de la surface, qui limite la cavité centrale des amygdales, les conduits lymphatiques se terminent en culs-de-sac.

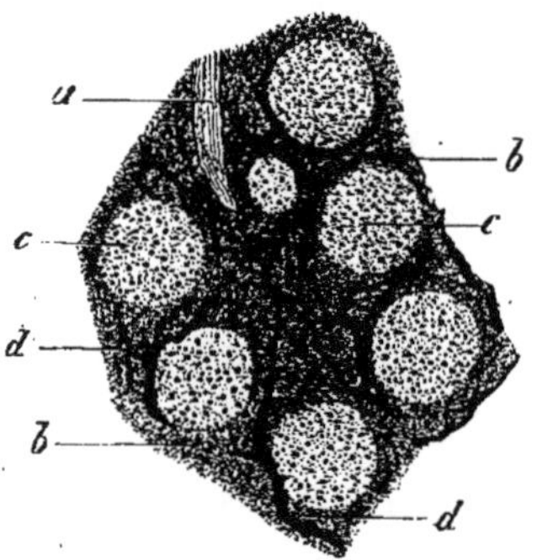

Fig. 412. — Amygdale d'un cochon. *a*, cavité creusée dans la muqueuse ; *b*, tissu lymphoïde ; *c*, follicules ; *d*, vaisseaux lymphatiques.

La disposition des conduits lymphatiques des follicules linguaux est à peu près la même.

Nous dirons un mot ici, vu l'analogie, des organes lymphoïdes du *pharynx*. Chez beaucoup de mammifères on observe des infiltrations très-étendues de tissu lymphoïde dans la muqueuse pharyngienne. Chez l'homme, on trouve dans le pharynx des follicules muqueux et un organe plus compliqué, l'amygdale pharyngienne. Elle est située au niveau du point où la muqueuse tapisse la base du crâne; elle est constituée par une masse épaisse de quelques millimètres qui s'étend transversalement entre les pavillons des trompes d'Eustache; cet organe offre une structure identique à celle des amygdales.

On retrouve le même organe chez certains mammifères tels que le cochon, le bœuf, le mouton et le chien; il manque chez d'autres mammifères, le lièvre, par exemple.

Les premiers vestiges des amygdales apparaissent, chez l'homme, dans le quatrième mois de la vie intra-utérine, sous forme d'une simple excavation de la muqueuse buccale. (Kœlliker.) Un mois plus tard, on observe des cavités secondaires et une paroi assez épaisse, infiltrée de tissu lymphoïde. Les follicules se développent plus tardivement; ils n'existent pas toujours chez le nouveau-né.

Le développement des follicules linguaux est à peu près identique à celui des amygdales.

REMARQUES. — (1) Voy. son travail : Ueber eine bis jetzt noch nicht näher beschriebene Drüse im Innern der Zungenspitze, *Monographie sur une glande de la pointe linguale non encore décrite jusqu'alors*. Mannheim, 1845. — (2) Ce sont les recherches de KŒLLIKER qui ont commencé à faire connaître les organes lymphoïdes de la cavité buccale. Voy. Mikrosk. Anatomie, vol. II, part. II, p. 41; Gewebelehre, *Histologie*, 4e édition, p. 387 et 424; enfin Entwicklungsgeschichte, *Histoire du développement*, p. 358. Nous mentionnons encore les travaux suivants : R. MAYER, Anatomie der Tonsillen. Freiburg, 1853; HUXLEY, dans Micr. Journ., 1855, vol. II, p. 74; SACHS, Observationes de linguæ structura penitiori. Vratislaviæ, 1856, Diss.; et le même : dans Reichert's und Du Bois-Reymond's Archiv, 1859, p. 196; HENLE, dans Jahresbericht, *Rapport annuel* de 1856, p. 59; dans Henle's und Pfeufer's Zeitschrift, 3 R., vol. VIII, p. 224, et dans Eingeweidelehre, *Traité de splanchnologie*, p. 142; SAPPEY, dans Comptes rendus, tome XLI, p. 957, et Traité d'anat. descript., fasc. 1, tab. 3. Paris, 1857; GAUSTER, Untersuchungen über die Balgdrüsen der Zungenwurzel, *Recherches sur les follicules de la racine de la langue*. Vienne, 1857; ECKARD, dans Virchow's Archiv, vol. XVII, p. 171; A. BÖTTCHER, id., vol. XVIII, p. 190; BILLROTH, Pathol. Histologie, p. 130; KRAUSE, Anatom. Untersuchungen, *Recherches anatomiques*, p. 122; FREY, dans Vierteljahrsschrift der naturf. Ges. in Zürich, *Revue trimestrielle de la Société des scienc. natur. de Zurich*, vol. VII, p. 410. F. TH. SCHMIDT a fait sur ce sujet un travail détaillé et très-important dans Zeitschrift für wiss. Zoologie, *Revue de zoologie scientifique*, vol. XIII, p. 221; l'article de H. ASVERUS, dans Leopold. Verhandl., vol. XXIX. Iena, 1862, est aussi précieux pour l'étude du développement et des différentes formes des amygdales chez les mammifères. — (3) Voyez surtout, à ce sujet, BILLROTH, *loc. cit.*, p. 161, etc., et les belles figures d'amygdales hypertrophiées, tab. 5. — (4) Les conduits lymphatiques des tonsilles et des follicules linguaux ont été injectés par moi (*loc. cit.*) et par SCHMIDT (*loc. cit.*, p. 281). Mais beaucoup d'indications de ce dernier observateur ne concordent pas avec les résultats que j'ai obtenus.

§ 249.

Pharynx. — *Œsophage.* — Les fibres musculaires du pharynx (1) sont formées par du tissu musculaire strié (§ 164). La muqueuse qui tapisse le pharynx est épaisse et résistante ; dans sa portion inférieure elle est encore garnie de papilles tapissées d'épithélium pavimenteux stratifié ; les papilles manquent dans la partie supérieure où l'on observe de l'épithélium à cils vibratiles; par contre, cette portion de la muqueuse est plus riche en glandes. Ce sont de petites glandes en grappe ; on y retrouve de plus les organes lymphoïdes dont nous avons déjà parlé dans le paragraphe précédent. La muqueuse pharyngienne est très-riche en vaisseaux lymphatiques et sanguins ; on y a trouvé également des réseaux formés de fibres nerveuses fines et pâles. [Billroth (2), Kœlliker.]

L'*œsophage* présente deux couches musculaires ; l'une extérieure, longitudinale et plus épaisse, l'autre interne, transversale et plus mince. Les fibres musculaires striées y sont remplacées progressivement par des fibres-cellules contractiles. Dans le tiers supérieur de l'œsophage on trouve exclusivement du tissu musculaire strié : au moment où le conduit pénètre dans le thorax, les fibres-cellules contractiles apparaissent isolées ou par groupes, d'abord dans la couche transversale, puis bientôt aussi dans la couche longitudinale ; elles deviennent de plus en plus abondantes, et, à partir de la portion moyenne de l'œsophage, on ne rencontre plus que du tissu musculaire lisse [Welker et Schweigger-Seidel (3)] qui se continue dans toute l'étendue du tube digestif.

La muqueuse repose sur la tunique dite nerveuse et présente des plis longitudinaux. Elle est couverte de papilles tapissées de couches stratifiées d'épithélium pavimenteux ; elle renferme, d'après Kœlliker (4), de nombreux petits faisceaux de fibres-cellules contractiles ; Henle dit y avoir trouvé une couche musculaire à direction longitudinale de $0^m,15$ à $0^m,2$ d'épaisseur.

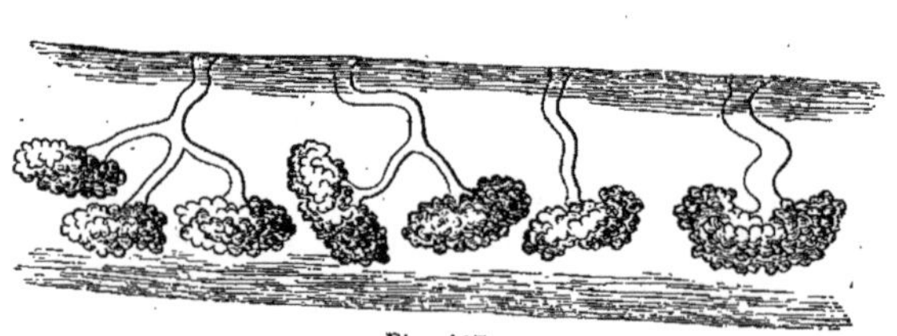

Fig. 413.
Glandes de la muqueuse œsophagienne.

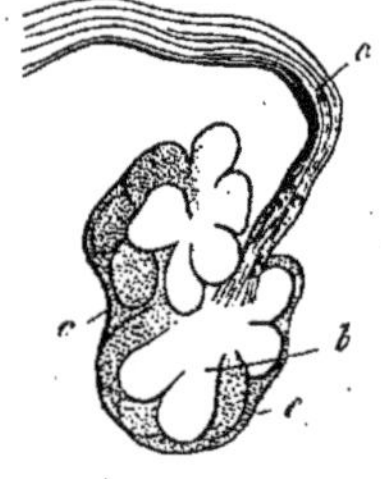

Fig. 414.
Petite glande en grappe de la muqueuse œsophagienne du lapin.

Les glandes de l'œsophage (fig. 413 et 414) sont tantôt isolées tantôt groupées et fort nombreuses ; ce sont de petites glandes en grappe dont les conduits excréteurs se réunissent souvent au nombre de deux ou trois, de manière à former un canal commun (6).

Les vaisseaux sanguins forment un réseau capillaire à mailles assez larges ; les vaisseaux lymphatiques forment un réseau à mailles serrées, composé en grande partie de canaux longitudinaux de 0m,014 à 0m,06 de diamètre. Ce réseau est situé dans les couches profondes de la muqueuse et dans le tissu conjonctif sous-muqueux. Les nerfs semblent offrir la même disposition que dans le pharynx.

REMARQUES. — (1) KŒLLIKER, Mikrosk. Anat., vol. II, IIe partie, p. 124, et Gewebelehre, *Histologie*, 4e édit., p. 125. — (2) Voy. son article dans Müller's Archiv, 1858, p. 148. — (3) Voy. Virchow's Archiv, vol. XXI, p. 455. Nous mentionnons encore, parmi les ouvrages qui se rapportent à ce sujet : FICINUS, De fibræ muscularis forma et structura. Lipsiæ, 1836, Diss.; TREITZ, dans Prager Vierteljahrsschrift, 1853, I, p. 117, et HENLE, *loc. cit.*, p. 150. — (4) Zeitschrift für wiss. Zoologie, *Revue de zoologie scientifique*, vol. III, p. 106. — (5) *Loc. cit.*, p. 148. — (6) FRERICHS (et FREY), dans l'article du premier ; « Verdauung, » *Digestion*, dans Handw. d. Phys., *Manuel de physiologie*, vol. III, part. I, p. 746. Chez les individus âgés, quelques-unes de ces vésicules glandulaires peuvent s'élargir considérablement, et leur circonférence devenir jusqu'à dix fois plus grande. — (7) TEICHMANN, *loc. cit.*, p. 173.

§ 250.

Estomac. — Nous arrivons à un organe auquel nous sommes obligés de nous arrêter plus longuement, à cause de son importance physiologique, c'est l'estomac. Nous nous occuperons surtout de la muqueuse.

La séreuse qui enveloppe l'estomac n'offre rien de particulier (§ 135) ; les couches musculaires sont formées par du tissu musculaire lisse et sont composées de couches longitudinales, transversales et obliques (§ 163).

L'épithélium pavimenteux de l'œsophage se termine au cardia par une ligne dentelée, nettement accentuée ; à partir de ce point on ne trouve plus, sur la muqueuse de l'estomac et de l'intestin, que de l'épithélium cylindrique (§ 91), dont les cellules minces et allongées mesurent, en moyenne, 0m,02 de longueur sur 0m,004 de largeur.

La surface de la muqueuse n'est pas lisse, mais au contraire très-inégale et pourvue de saillies plus ou moins élevées (0m,06 à 0m,12 et 0m,2 de longueur), qui se présentent sous forme de villosités ou de petits plis entre-croisés; ces saillies circonscrivent des sillons plus ou moins profonds dans lesquels débouchent les follicules gastriques ; jamais ces organes ne s'ouvrent au sommet d'une saillie de la muqueuse (fig. 415).

Les villosités sont surtout nombreuses dans la région pylorique où la muqueuse atteint sa plus grande épaisseur (près de 2 millimètres) ; près du cardia, par contre, la surface de la muqueuse devient moins inégale et plus plane ; son épaisseur diminue également et varie entre 1 millimètre et 4 millimètres (1).

Le tissu proprement dit de la muqueuse est très-peu important, vu l'énorme développement des glandes qu'il loge. Il est lâche, se compose ordinairement de tissu conjonctif mou à noyaux, et ne renferme pas de cellules lymphatiques (fig. 416. *a*). Au-dessous de la couche glandulaire

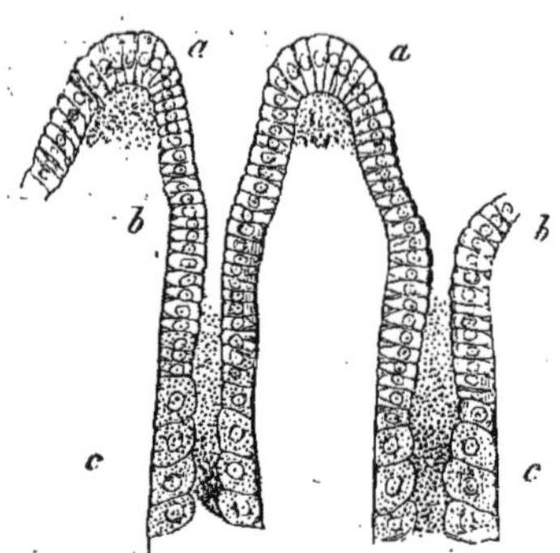

Fig. 415. — Section verticale de la muqueuse stomacale de l'homme (figure schématique).

b, villosités saillantes de la muqueuse; *c*, deux follicules gastriques; *a*, épithélium cylindrique.

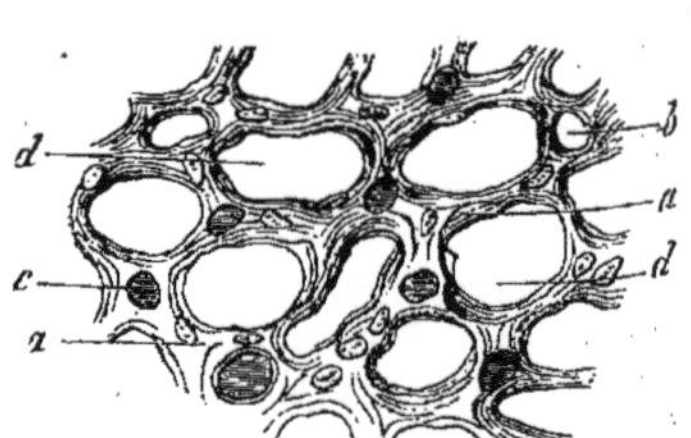

Fig. 416. — Section de la muqueuse stomacale d'un lapin.

a, tissu muqueux; *b*, section de vaisseaux sanguins vides; *c*, section de vaisseaux injectés; *d*, lacunes occupées par les follicules gastriques.

on trouve une couche épaisse de $0^m,04$ à $0^m,11$, formée de tissu conjonctif fibreux et de fibres musculaires lisses, entre-croisées. De cette couche se détachent de minces faisceaux de fibres-cellules contractiles qui paraissent s'élever entre les glandes. Cette couche musculaire, que nous avons déjà signalée dans la muqueuse œsophagienne, se continue dans toute l'étendue de l'intestin, en subissant, à la vérité, quelques modifications de texture (2).

Cependant la structure du tissu de la muqueuse peut se modifier. Entre les travées de tissu conjonctif, on voit apparaître des corpuscules lymphatiques en nombre variable; en un mot, ce tissu forme une transition vers le tissu lymphatique réticulé de la muqueuse de l'intestin grêle (3).

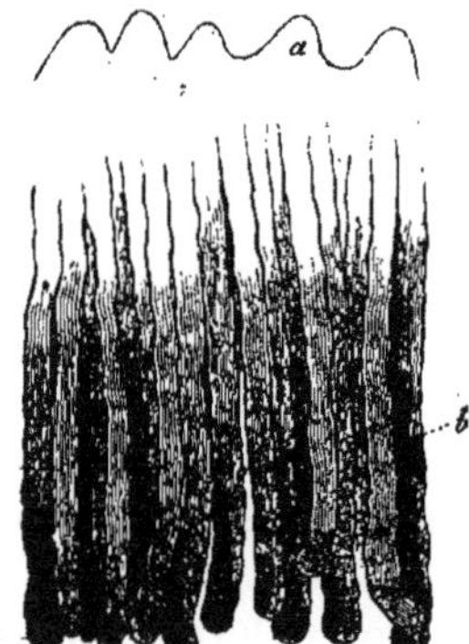

Fig. 417. — Coupe verticale de la muqueuse stomacale de l'homme.

a, villosités; *b*, follicules gastriques.

Les glandes innombrables de l'estomac se divisent en deux variétés, à peine distinctes, ce sont les *follicules à suc gastrique et les glandes muqueuses de l'estomac*.

Les follicules (4), dont nous avons déjà parlé (§ 198), sont formés par des culs-de-sac allongés, à direction verticale, serrés les uns contre les autres (fig. 417, *b*).

Ils sont si nombreux que, chez le lapin, on en a trouvé 1894 sur une étendue de 2 millimètres carrés, au niveau de la muqueuse pylorique (5). Leur longueur est en proportion de l'épaisseur de la muqueuse; elle est en moyenne de $1^m,2$; elle peut être moitié moindre, et s'élever jusqu'au double. Leur largeur varie entre 0^{m},05 et 0^{m},04. Chez les enfants, ces culs-de-sac sont beaucoup plus courts et plus minces.

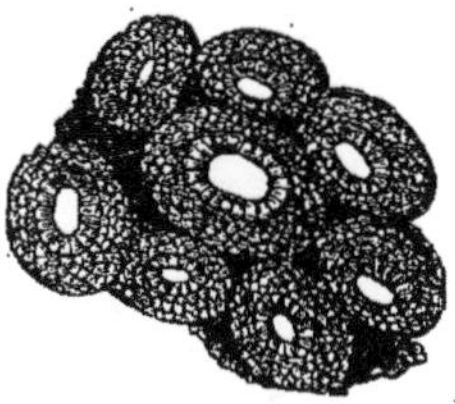

Les orifices des follicules sont uniformément répartis ou bien groupés ; ils ont une forme arrondie ; le calibre en est considérablement diminué par la présence de l'épithélium cylindrique qui descend dans l'intérieur des culs-de-sac (fig. 418).

Fig. 418.
Surface de la muqueuse stomacale avec les orifices isolés des follicules gastriques et l'épithélium cylindrique qui les tapisse.

Le tissu conjonctif lâche et mou de la muqueuse devient plus compacte autour du cul-de-sac glandulaire, de manière à lui constituer une membrane propre qu'il est facile d'isoler par des procédés mécaniques et chimiques. Cette membrane (fig. 419) est légèrement ondulée chez l'homme. Mais chez beaucoup de mammifères, le chien entre autres, elle présente des excavations profondes. A son extrémité fermée le cul-de-sac est ordinairement renflé en forme de massue ; il se rétrécit au contraire vers son orifice. Les follicules gastriques sont rarement divisés ; quelquefois l'extrémité d'un follicule recouvre celle d'un follicule voisin, ce qui fait croire à l'existence d'un seul follicule ramifié intérieurement. Mais en faisant usage des alcalis on reconnaît rapidement la disposition réelle des parties (fig. 420).

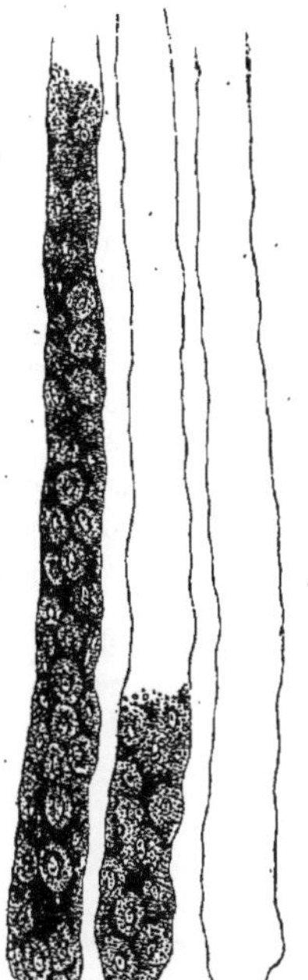

Fig. 419.
Trois follicules gastriques de l'homme en partie remplis de cellules.

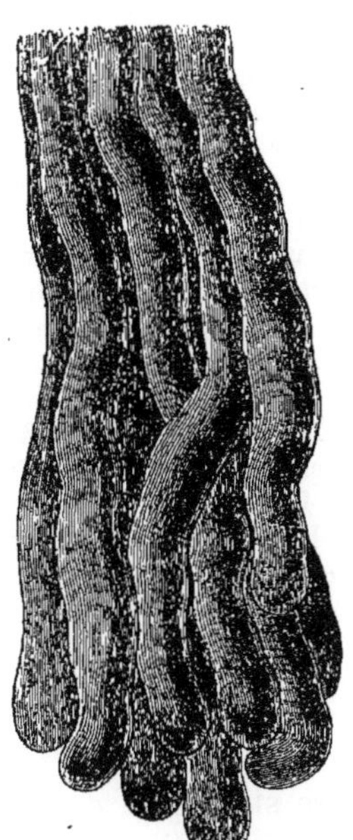

Fig. 420.
Glandes à suc gastrique de l'homme, traitée par les alcalis.

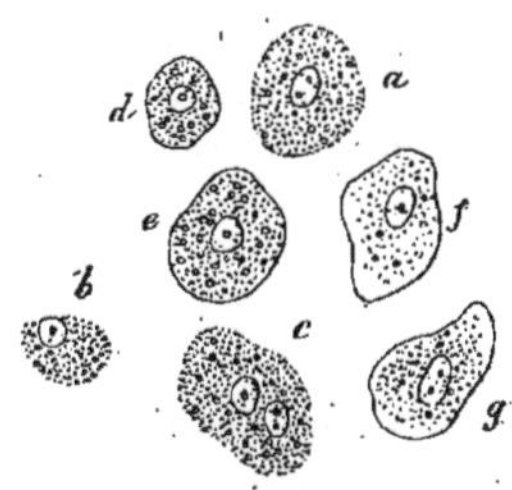

Fig. 421.
Différentes formes sous lesquelles apparaissent les cellules des follicules gastriques de l'homme.

Les cellules gastriques (fig. 421) sont des éléments de forme cubique, qui remplissent presque complétement l'espace creux du cul-de-sac glandulaire, si bien qu'il ne reste, dans l'axe de la glande, qu'un conduit très-mince qui s'effile et disparaît vers l'extrémité fermée. Quand on examine ces cellules chez l'homme elles sont généralement plus ou moins altérées (*b*). Quand elles sont intactes (*a*, *c*—*g*), elles se présentent sous forme d'éléments arrondis ou vaguement anguleux, et mesurent, en moyenne, de $0^{m},02$ à $0^{m},015$ de diamètre. Ces cellules possèdent une enveloppe très-délicate; le protoplasma est finement granuleux, entouré d'une enveloppe très-mince (*c*, *f*, *h*) ou complétement dépourvu d'enveloppe (*a*, *c*); ce protoplasma se gonfle dans l'acide acétique et loge un noyau avec un nucléole; le noyau a, en moyenne, $0^{m},006$ de diamètre. — Frerichs (6) a cherché à déterminer la composition chimique de ces éléments cellulaires. Ils renferment une substance albuminoïde et un corps finement granuleux, que l'on peut extraire par l'eau, c'est là pepsine. On y trouve, en outre, plusieurs corps gras, parmi lesquels nous citerons la cholestérine. Les cendres (3 à 3,5 p. 100) se composent de phosphates calcaires, et contiennent des traces de phosphates alcalins et de sulfate de chaux.

Remarques. — (1) Chez l'homme, la muqueuse stomacale, même à l'état normal, est souvent mamelonnée, légèrement raboteuse, ce qui tient à de petites saillies polyédriques (de $0^{m},4$ à $1^{m},5$ de longueur) dont elle est couverte. — (2) Middeldorpf (De glandulis Brunnianis. Vratislaviæ, 1846, Diss.) vit probablement le premier les tuniques musculaires des organes digestifs. Brücke, sans connaître les recherches de cet auteur, les découvrit de son côté et les soumit à un examen approfondi. Voy. Sitzungsberichte der Wiener Akademie, *Rapports de l'académie de Vienne*, vol. VI, p. 214, et Zeitschrift der Wiener Ærzte, *Journal des médecins de Vienne*, 1851, p. 286. Voy. aussi Kœlliker, dans Zeitschrift für wiss. Zoologie, *Revue de zoologie scientifique*, vol. III, p. 106, ainsi que sa Mikrosk. Anatomie, vol. II, part. II, p. 148. — (3) Voy. une observation de Henle qui se rapporte à ce sujet, dans Henle's und Pfeufer's Zeitschrift, 3 R., vol. VIII, p. 251 (remarque), et le Traité de splanchnologie (Eingeweidelehre) du même auteur, p. 159, fig. 114 et 115. — (4) Voy. Sproth Boyd, dans Edinb. med. and surg. Journ., vol. XLVI, p. 282 (1836); Bischoff, dans Müller's Archiv, 1838, p. 503; l'article de Frerichs, « Verdauung, » *Digestion*, p. 747; Todd et Bowmann, *loc. cit.*, vol. II, p. 190; Kœlliker, Mikrosk. Anatomie, p. 138; Ecker, dans Henle's und Pfeufer's Zeitschrift, N. T., vol. II, p. 243, et Icon. phys., tab. 1; Bruch, dans Henle's und Pfeufer's Zeitschrift, vol. VIII, p. 273, et Henle, id., N. T., vol. II, p. 309, et aussi dans Eingeweidelehre, p. 155; Donders, dans sa Physiologie, vol. I, p. 200. — (5) Sappey évalue à 49,000 millimètres carrés la surface de l'estomac chez l'homme, et admet qu'il y a 100 follicules gastriques par millimètre carré. Il y a donc en tout 4,900,000 de ces follicules. — (6) *Loc. cit.*, p. 778.

§ 251.

Les glandes de la muqueuse stomacale de l'homme diffèrent fort peu du type que nous venons de décrire. Cependant, au pourtour du cardia, on observe une zone circulaire, dans laquelle existent des culs-de-sac glandulaires composés; la figure 422 représente une de ces glandes prise sur un chien. On voit partir d'un conduit excréteur commun, plus ou moins allongé, de $0^{m},09$ en moyenne de diamètre, et tapissé de cellules cylindriques, 4, 5, 6 et même 7 culs-de-sac glandulaires (*b*, *c*).

Todd et Bowman ont désigné le conduit excréteur commun sous le nom de *stomach-cell*. Chez les mammifères ces follicules gastriques compliqués sont beaucoup plus fréquents et plus nombreux que chez l'homme (1).

Wasmann (2) a découvert, il y a de longues années, chez le cochon, une deuxième forme de glandes gastriques ; elles sont constituées par un

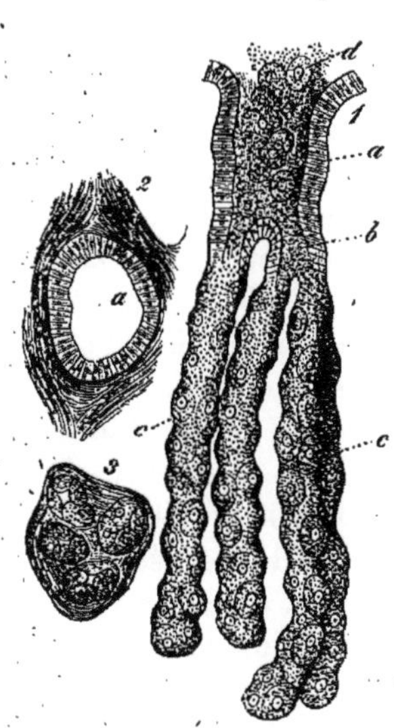

Fig. 422.
Follicule gastrique composé du chien. *a*, conduit excréteur commun (*stomach cell*) tapissé d'épithélium cylindrique ; *b*, point où ce conduit se divise ; *c*, culs-de-sac isolés tapissés de cellules gastriques ; *d*, contenu de la glande.
2. Section de l'orifice excréteur *a*.
3. Section des culs-de-sac isolés.

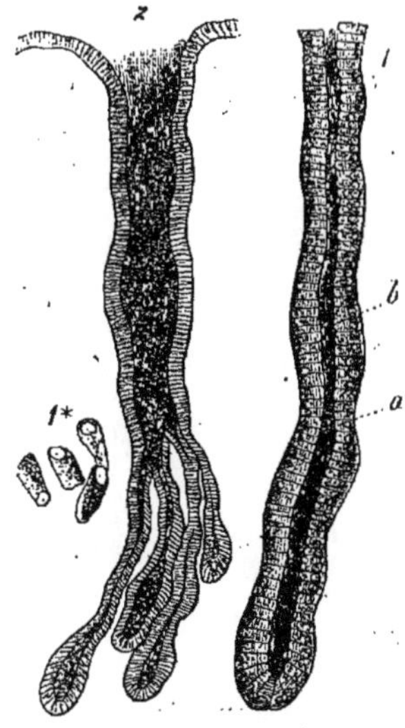

Fig. 423. — Glandes muqueuses de l'estomac.
1. Conduit glandulaire simple, tapissé de cellules cylindriques, et provenant du cardia d'un cochon. *a*, cellules ; *b*, conduit central.
1*. Cellules isolées.
2. Glande muqueuse composée du pylore chez le chien.

cul-de-sac tapissé, non point de cellules gastriques, mais de cellules cylindriques qui ressemblent à l'épithélium de même nom ; le tube est creux jusqu'au niveau de son extrémité fermée ; il se trouble en présence de l'acide acétique (fig. 423); on a décrit ces glandes sous le nom de glandes muqueuses de l'estomac. (Kœlliker.) Ces glandes existent dans l'estomac de beaucoup de mammifères, où elles sont tantôt simples (fig. 423, 1), tantôt composées (2). Elles existent également chez l'homme, où elles sont composées, et forment, près du pylore, une zone étroite et circulaire. (Kœlliker.) La substance qu'elles renferment ne semble pas contribuer à la formation du suc gastrique ; il est cependant nécessaire de faire de nouvelles recherches à ce sujet (3). Chez le cochon, les noyaux des cellules occupent une position tout à fait spéciale.

On admet généralement, et avec raison, que les glandes en grappe, si abondantes dans beaucoup de muqueuses, manquent dans l'estomac de l'homme. Je puis cependant affirmer qu'on en observe quelquefois d'isolées ; j'ai pu me convaincre plusieurs fois de ce fait dans ces dernières années.

Les follicules lymphatiques de la muqueuse stomacale ont été décrits depuis longtemps sous le nom de glandes lenticulaires. Leur existence n'est pas constante ; on les trouve exceptionnellement chez l'homme ; leur nombre est fort variable (4).

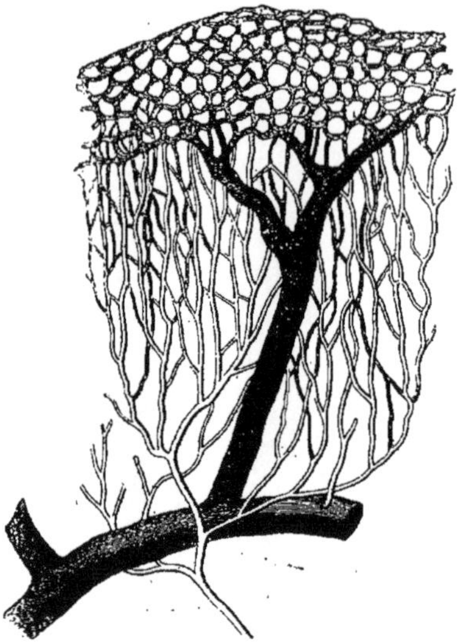

La sécrétion du suc gastrique et l'absorption des liquides contenus dans l'estomac, sont sous la dépendance du système vasculaire de cet organe, dont la disposition est tout à fait spéciale [fig. 428 (5), § 197]. Les artères commencent à se diviser dans le tissu conjonctif sous-muqueux ; puis leurs ramuscules déliés s'élèvent obliquement jusqu'à la face inférieure de la muqueuse proprement dite (fig. 424 et fig. 425, *c*). Elles se décomposent ensuite (fig. 425. *d*) en un réseau capillaire à disposition élégante, dont les canaux ont, en moyenne, de $0^{m},006$ à $0^{m},002$ de diamètre, et dont les mailles tendues (fig. 424 et fig. 426) enveloppent les follicules gastriques ; le réseau capillaire atteint la surface de la muqueuse ; ses mailles arrondies entourent les orifices des glandes, et il envoie même des anses vasculaires aux papilles de la muqueuse

Fig. 424. — Réseau capillaire de la muqueuse stomacale de l'homme (schéma).

La branche artérielle forme un réseau capillaire ascendant, à mailles allongées, qui deviennent arrondies au niveau des orifices glandulaires ; de ce réseau naît la veine, qui est représentée sur la figure par un vaisseau large et foncé.

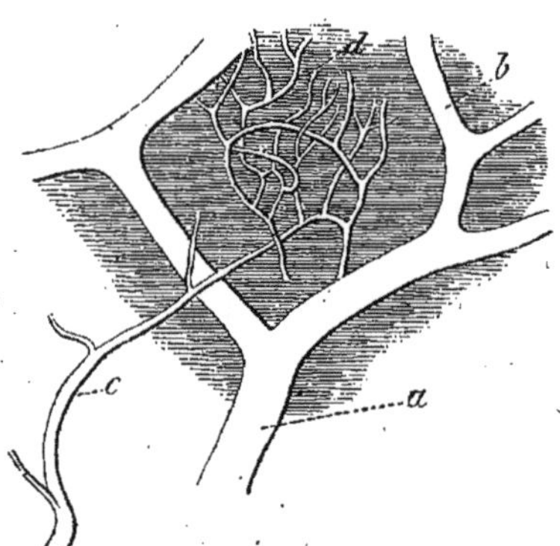

Fig. 425. — Muqueuse stomacale du chien.

a, veine, avec ses rameaux *b* ; *c*, tronc artériel, qui communique avec le réseau capillaire des follicules gastriques.

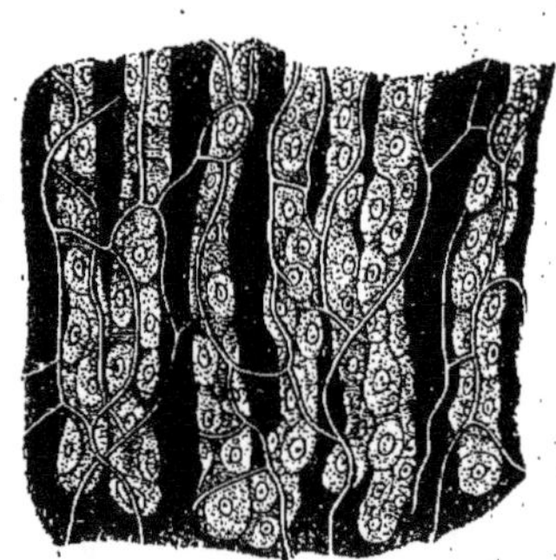

Fig. 426.

Follicules gastriques du chien, enveloppés par leur réseau capillaire.

(fig. 424). Les dernières ramifications de ce réseau vont former les premiers ramuscules veineux. Ces derniers sont situés à une certaine distance les uns des autres, et doivent opposer une certaine résistance à l'écoulement du sang contenu dans les capillaires.

Ces premiers ramuscules veineux augmentent rapidement de diamètre et forment des troncs capillaires qui traversent verticalement la muqueuse pour aller se jeter, au-dessous de cette membrane, dans un réseau veineux horizontal à larges mailles (fig. 424 et fig. 425, *b*, *a*). La même disposition existe chez les différents mammifères, sauf toutefois quelques légères modifications qui s'observent au niveau de la surface de la muqueuse. — Le réseau capillaire ascendant est destiné sans doute à présider à la sécrétion; les mailles arrondies, qui entourent les orifices glandulaires, et les ramuscules veineux sont au contraire destinés aux phénomènes de résorption (6).

Il est plus que probable que ces vaisseaux président à la résorption, car la muqueuse stomacale semble complétement dépourvue de conduits lymphatiques superficiels.

Teichmann (7) a décrit, au-dessous des follicules gastriques, un réseau de canaux lymphatiques de $0^{m},02$ à $0^{m},04$ de diamètre qui communique avec un autre réseau plus profond dont les mailles très-larges ont, en moyenne, de $0^{m},15$ à $0^{m},17$ de diamètre.

Les vaisseaux lymphatiques proprement dits et pourvus de valvules prennent naissance dans ce dernier réseau; ils traversent la tunique musculaire et suivent les courbures de l'estomac. Les résultats de mes recherches concordent en tous points avec celles de cet auteur.

Les nerfs de l'estomac viennent du pneumogastrique et du grand sympathique; ils forment dans le tissu sous-muqueux un plexus pourvu de nombreux petits ganglions. (Remak, Meissner). La terminaison des nerfs dans la muqueuse est encore inconnue. Chez l'homme, on a observé, dans la membrane propre, des cellules qui semblent être des corpuscules ganglionnaires. [Henle (8).]

Les glandes tubulées de la muqueuse stomacale se développent d'abord sous forme de saillies coniques, et aux dépens du feuillet muqueux; ces saillies se creusent petit à petit à partir de leur orifice. Ce qu'il y a de remarquable, c'est que ces glandes ne communiquent pas avec la couche sous-jacente formée de fibres intestinales lâches. A partir du cinquième mois seulement, on voit partir de cette couche des prolongements allongés qui pénètrent entre les culs-de-sac glandulaires et vont constituer la muqueuse. [Kœlliker (9).]

REMARQUES. — (1) Voir l'ouvrage de TODD et BOWMAN, vol. X, p. 193; KŒLLIKER, *loc. cit.*, p. 140, et Gewebelehere, *Histologie*, p. 433; ainsi que HENLE, Eingeweidelehre, *Traité de splanchnologie*, p. 152. — (2) Voy. WASMANN, De digestione nonnulla. Berolini, 1839, Diss.; KŒLLIKER, *loc. cit.*, p. 143; ECKER, Icon. physiol., et DONDERS, *loc. cit.*, p. 200. — (3) Il paraît qu'il existe des formes transitoires et des différences individuelles; voyez pour cela les observations de GERLACH (p. 303) et HENLE (p. 158). — (4) Les follicules lymphatiques de l'estomac ont déjà été décrits plus haut en détail. Voyez, pour cela, FRERICHS, *loc. cit.*, p. 743; HENLE, Eingeweidelehre, *Traité de splanchnologie*, p. 159; ainsi que GROHE et MOSLER, dans Virchow's Archiv, vol. 34, p. 216. — (5) FREY, dans

Henle's und Pfeufer's Zeitschrif., vol. IX, p. 315. — (6) HENLE (p. 160) croit voir, dans cette partie superficielle du réseau capillaire, une disposition qui permet à l'estomac de prendre une certaine part au phénomène de la respiration, c'est-à-dire quile rend apte à absorber l'oxygène de l'air qu'on avale et à se débarrasser de l'acide carbonique. Je crois que cette fonction n'exclut pas l'autre, et l'on devra croire à l'activité absorbante de ce réseau capillaire, aussi longtemps que l'on n'aura pas réussi à démontrer l'existence de canaux lymphatiques à la surface de la muqueuse stomacale. — (7) Voir son ouvrage connu, p. 76.— (8) Voy. MEISSNER, dans Henle's und Pfeufer's Zeitschrift. 3 R., vol. VIII, p. 364; REMAK, dans Müller's Archiv, 1858, p. 189, et HENLE, dans Engeweidelehre, *Traité de splanchnologie*, p. 46.—(9) KŒLLIKER, Entwicklungsgeschichte, *Histoire du développement*, p. 368.

§ 252.

Suc gastrique. — A jeun, la muqueuse stomacale est pâle et recouverte d'un enduit gluant, visqueux, dont la réaction est faiblement acide ou même alcaline; cet enduit est sécrété par les glandes muqueuses de l'estomac. Au microscope on y distingue des cellules d'épithélium cylindrique détachées, des cellules gastriques entraînées au dehors des culs-de-sac glandulaires ; on y observe également les mêmes cellules plus ou moins altérées et des noyaux libres, entourés par les molécules de la substance qui constituait primitivement le corps cellulaire.

Suivant Bernard et Brücke, la muqueuse stomacale d'un animal vivant est acide à la surface et alcaline dans les parties profondes ; après la mort toute la masse devient acide.

Des aliments pénètrent-ils dans l'estomac, ou la muqueuse de cet organe se trouve-t-elle sous l'influence d'excitants physiques ou chimiques, aussitôt l'état des choses change. Sous l'influence d'une action réflexe (ou probablement telle) la quantité de sang qui arrive dans le réseau capillaire de la muqueuse se trouve augmentée; les veines se dilatent, le sang qu'elles renferment prend une teinte plus claire, la surface de l'organe offre à l'œil nu une teinte plus ou moins rosée et la température augmente; le suc gastrique découle par les orifices glandulaires et entraîne un nombre considérable de cellules gastriques (1).

Le suc gastrique est un liquide transparent, incolore ou jaunâtre, à réaction fortement acide ; il renferme certains éléments qui proviennent de la muqueuse et des ferments tirés de la matière granuleuse des cellules gastriques ; ces derniers sont excrétés dans l'intérieur même des culs-de-sac glandulaires. Il est évident que le suc gastrique se mélange aussi avec la salive qui a été avalée. Il n'est donc pas étonnant qu'on ait attribué au suc gastrique un poids spécifique de 1001, 1005 et même 1010.

La proportion de substances solides contenues dans ce liquide est variable, mais, en général, faible. Suivant Bidder et Schmidt, le suc gastrique du mouton renferme 1,385 p. 100 et celui du chien 2,690 de substances solides; d'après Schmidt le suc gastrique de la femme n'en renfermerait que 0,559 p. 100. Du reste la nature de cette sécrétion doit varier à l'infini chez le même animal.

Le suc gastrique renferme deux substances importantes, à savoir un acide libre et un ferment spécial qui n'agit qu'en présence de l'acide.

On a beaucoup discuté pour savoir quel était l'acide contenu dans le suc gastrique. On l'a considéré successivement comme de l'acide chlorhydrique, puis comme de l'acide lactique. C. Schmidt s'est prononcé en faveur de la première opinion. Cependant on rencontre les acides lactique, acétique et butyrique parmi les produits de décomposition du suc gastrique, et du reste l'acide lactique y existe même à l'état normal. Bidder et Schmidt ont trouvé chez le chien 0,305 p. 100 d'acide chlorhydrique dans le suc gastrique, et Schmidt 0,02 p. 100 dans le suc gastrique de la femme.

Le ferment du suc gastrique est la *pepsine* (§ 14). Ce ferment a d'abord été étudié par Schwann et Wasmann (2), puis par d'autres observateurs ; il est plus que probable qu'il n'a pas encore été obtenu à l'état de pureté parfaite. On trouve, en moyenne, 1 p. 100 de pepsine dans le suc gastrique. Bidder et Schmidt ont trouvé 1,75 p. 100 de pepsine chez le chien, 0,42 chez le mouton et 0,319 chez l'homme. La nature de la pepsine ne nous est pas mieux connue que celle des autres ferments de l'organisme. On sait qu'elle peut se présenter à l'état soluble, qu'elle est précipitée par l'alcool, et que, redissoute dans l'eau, elle n'a perdu aucune de ses propriétés digestives ; quand on la soumet à une température de 60° C., elle perd pour jamais tous ses caractères. Frerichs a démontré que la substance finement granuleuse contenue dans les cellules gastriques n'était autre chose que de la pepsine ; quand on ajoute une proportion suffisante d'acide étendu (3), l'action de la pepsine est presque indéfinie ; la muqueuse stomacale semble donc renfermer une mine presque inépuisable de ferment.

Les substances minérales contenues dans le suc gastrique sont représentées par des chlorures alcalins, des phosphates terreux et du phosphate de fer. [Bidder et Schmidt (4)]. Le sel marin prédomine parmi les premiers; puis viennent les chlorures de potassium, de calcium et d'ammonium. Bidder et Schmidt ont déterminé la proportion des sels minéraux contenus dans le suc gastrique. Pour 100 parties de suc gastrique du chien ils ont trouvé 0,251 de chlorure de sodium, 0,113 de chlorure de potassium, 0,062 de chlorure de calcium, 0,047 de chlorure d'ammonium, 0,173 de phosphate de chaux, 0,023 de phosphate de magnésie et 0,008 de phosphate de fer.

Les cellules gastriques transforment une substance albuminoïde en pepsine, et préparent sans doute l'acide chlorhydrique libre en décomposant des chlorures. Cet acide se forme probablement dans la partie des follicules qui avoisine l'orifice. (Brücke.) Les parties aqueuses et les sels du suc gastrique proviennent du réseau capillaire qui enveloppe les follicules.

Comme la sécrétion du suc gastrique est périodique, la proportion de ce liquide doit être naturellement fort variable et très-difficile à déterminer. Bidder et Schmidt pensent que la quantité de suc gastrique sécrété est très-considérable. Un chien sécréterait environ 100 grammes de suc gastrique par jour et par kilogramme de son propre poids. Schmidt prétend avoir recueilli 580 grammes de suc gastrique par heure chez une femme.

Le suc gastrique a pour action de dissoudre les substances albuminoïdes et de les transformer en peptones; ces derniers ne coagulent ni par la chaleur ni par les acides minéraux, et ne forment pas de combinaisons insolubles avec les sels minéraux [Lehmann (4)]; ils passent facilement par diffusion à travers les membranes animales, propriété fort importante que ne possède pas l'albumine non digérée. En un mot, les peptones sont des albuminates qui peuvent être absorbés. Les expérimentateurs ne sont pas d'accord sur la nature et les propriétés des peptones [Meissner, Brücke (5)] ; ce fait tient à la difficulté même du sujet.

Remarques. — (1) Voyez, parmi les travaux récents : Frerichs, dans son article : « Verdauung, » *Digestion*, p. 779 ; Bidder et Schmidt, Verdauungssäfte, etc., *Sucs digestifs*, p. 29 ; Lehmann, Physiol. Chemie, vol. II, p. 35, ainsi que Zoochemie, p. 24 ; Bernard, Leçons de physiologie expérimentale. Paris, 1856 ; Huebbenet, Disquisit. de succo gastrico. Dorpati, 1850, Diss.; Grünewald, dans Archiv f. physiol. Heilkunde, *Archives de médecine physiologique*, vol. XIII, p. 459 ; Schmidt, dans Annalen, vol. XCII, p. 42; Brücke, dans Wiener Sitzungsberichten, vol. XXXVII, p. 131, et vol. XLIII, p. 601; Meissner, dans Henle's und Pfeufer's Zeitschrift, 3 R., vol. VII, p. 1 ; vol. VIII, p. 280; vol. X, p. 1 ; vol. XII, p. 46 ; vol. XIV, p. 303; Thiry, vol. XIV, p. 78. Voy. aussi Kühne, Physiol. Chemie, p. 24. — (2) *Loc. cit.* ; voy. Schwann, dans Müller's Archiv, 1836, p. 90. — (3) Schmidt essaya de considérer le principe actif du suc gastrique comme un acide copulé, « l'acide pepsino-chlorhydrique » (Annalen, vol. LXI, p. 311). Mais d'autres acides produisent la même action avec la pepsine, quoique à un degré plus faible; tels sont les acides lactique, oxalique et phosphorique; l'acide acétique est celui qui agit le moins. Voy. Davidson et Dieterich, dans l'article de Heidenhain, publié dans Reichert's und Du Bois-Reymond's Archiv, 1860, p. 688. — (4) Physiol. Chemie, vol. I, p. 318. — (5) Nous avons déjà mentionné, à la remarque 1, les ouvrages à consulter.

§ 253.

Intestin grêle. — L'intestin grêle est formé par la tunique séreuse, par la double couche musculaire que nous connaissons déjà, et par une muqueuse dont la structure est plus compliquée que celle de l'estomac. Cette membrane forme, comme on le sait, un grand nombre de replis semi-lunaires, connus sous le nom de *valvules conniventes ;* elle présente, en outre, un nombre considérable de villosités; ces replis et ces villosités agrandissent naturellement la surface de la muqueuse. On rencontre de plus, dans la muqueuse, deux variétés de glandes ; les glandes en grappe ou de Brunner, et les glandes tubulées de Lieberkühn ; il faut ajouter à ces organes les follicules lymphatiques isolés ou réunis par groupe et connus sous le nom de follicules solitaires ou agminés de Peyer.

La texture du tissu de la muqueuse elle-même se modifie (fig. 427); il forme une couche plus mince, dans laquelle on rencontre une tunique musculaire; le tissu conjonctif qui le forme n'est plus du tissu conjonctif ordinaire comme celui de la muqueuse de l'estomac; c'est du tissu conjonctif réticulé, qui loge dans ses lacunes et dans ses mailles un grand nombre de cellules lymphatiques; entre les glandes, et au niveau de la surface libre, le tissu de la muqueuse prend une consistance plus homogène et plus membraneuse; dans d'autres régions, à la surface des gros vaisseaux, par exemple, il est formé de fibres longitudinales. Ce tissu présente également des modifications chez les différents animaux.

Les villosités commencent à se montrer sur la face de la valvule pylorique qui est dirigée vers l'intestin; elles sont d'abord basses et aplaties, puis elles s'élèvent peu à peu, et deviennent coniques ou pyramidales.

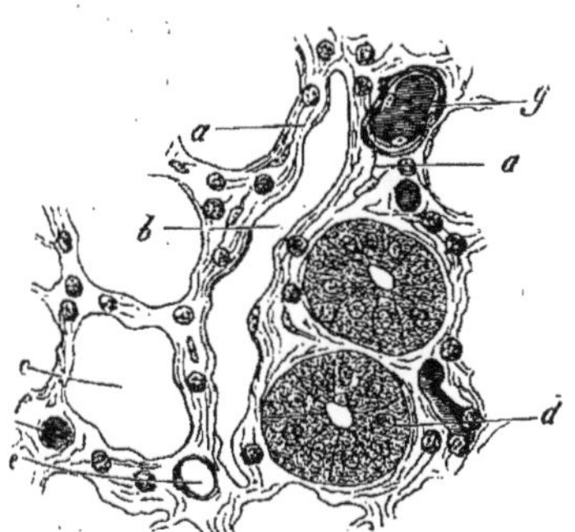

Fig. 427. — Intestin grêle du lapin.
a, tissu de la muqueuse; b, conduit lymphatique; c, section transversale d'une glande de Lieberkühn vide; d, *idem* d'une glande remplie de cellules.

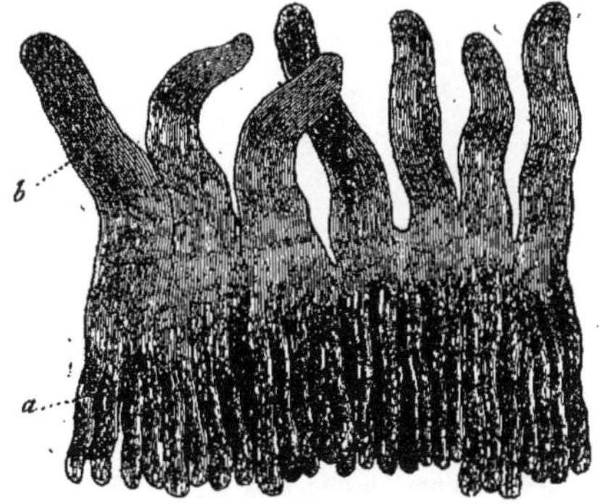

Fig. 428. — Section de la muqueuse de l'intestin grêle du lapin.
a, glandes de Lieberkühn; b, villosités intestinales.

Elles sont étroitement serrées les unes contre les autres (fig. 428. *b*.); Krause en a compté 50 à 90 par ligne carrée dans le duodénum, 40 à 70 dans l'iléon et, d'après les calculs de cet observateur, l'intestin grêle en renferme environ 4,000,000. La hauteur des villosités varie entre $0^{m},2$, $0^{m},4$ et $1^{m},2$; la largeur diffère suivant la forme; la section transversale des villosités est tantôt cylindrique tantôt foliiforme.

L'épithélium cylindrique qui tapisse la muqueuse (§ 92) est pourvu à sa surface libre d'un plateau épais traversé de pores (fig, 429, *a*.*); au-dessous on trouve une charpente formée de tissu conjonctif réticulé qui loge des cellules lymphatiques, et qui présente des noyaux au niveau des points d'entre-croisement; les mailles de ce tissu sont souvent très-allongées. L'examen de la surface des villosités offre quelques difficultés; elle est également formée par du tissu réticulé, percé à jour, mais souvent les

* L'épithélium, qui recouvre les villosités de l'intestin, est depuis quelques années l'objet d'une étude très-attentive. Il est nécessaire que le lecteur de cet ouvrage soit au courant des faits si intéressants que l'analyse histologique nous a fournis à ce sujet.

Quand on examine à un grossissement de 200 à 600 diamètres et dans du mucus intestinal les villosités d'un mammifère qui vient d'être sacrifié, on observe une disposition bien singulière de l'épithélium sur laquelle l'attention a été attirée par Letzerich (Ueber die Resorption der verdanten Narstoff, *in* Virchow's Arch., 1866). Dans toute l'étendue de la villosité, sont distribuées des vésicules sphériques et transparentes qui communiquent avec la surface par des ouvertures circulaires. Lorsque les vésicules se présentent de face, on distingue deux cercles concentriques :

travées deviennent plus larges et s'aplatissent, si bien que les orifices circonscrits par les trabécules ne forment que de petits trous ; la surface présente alors l'aspect trompeur d'une membrane homogène.

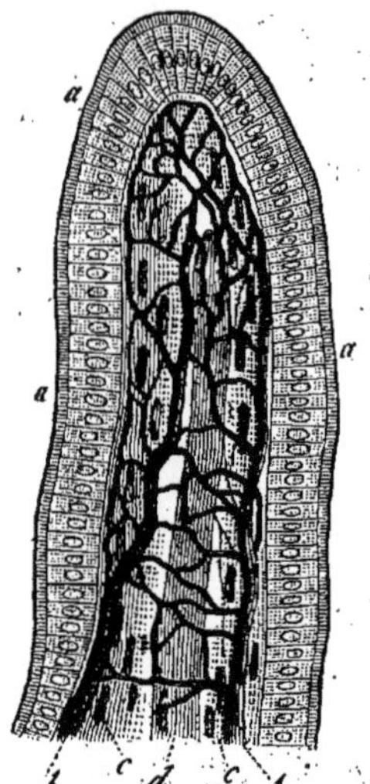

Fig. 429. — Villosité intestinale, d'après Leydig.

a, épithélium cylindrique pourvu d'un épais plateau; *b*, réseau capillaire; *c*, couches longitudinales de fibres musculaires lisses; *d*, vaisseau chylifère situé dans l'axe de la villosité.

Les villosités sont traversées par un réseau vasculaire sanguin (*b*); l'axe est occupé par un canal lymphatique [*d* (1)]; elles renferment, en outre, des faisceaux très-minces de fibres-cellules contractiles (*c*). Brücke (2) a découvert ces faisceaux de fibres musculaires ; mais, avant lui, Lacauchie, Gruby et Delafond (3) avaient signalé, dans les villosités intestinales des animaux vivants ou récemment tués, une contractilité très-distincte qui se manifeste par la production de nombreuses rides transversales à la surface de l'organe. On peut du reste poursuivre ces faisceaux musculaires à travers la muqueuse jusque dans la tunique musculaire de l'intestin avec laquelle ils se confondent.

Le réseau capillaire occupe toujours la périphérie des villosités intestinales (fig. 430, 431); chez les mammifères, on observe un ou deux ramuscules artériels (*a*) qui s'élèvent d'un côté de la villosité, se recourbent en anse à son sommet, et redescendent du côté opposé où il se transforment en veines (*c*). Entre ces rameaux ascendants et descendants se trouve un réseau capillaire plus ou moins serré, formé de canaux très-minces (*b*). Souvent le ramuscule artériel forme d'abord un

l'interne très-petit et superficiel correspond au contour de l'orifice, l'externe plus profond représente la circonférence de la vésicule. Sur le bord de la villosité, ces vésicules se montrent de profil, et l'on voit alors que leur forme est celle d'un vase étrusque élégant ou d'un calice, d'où le nom de *cellules caliciformes*. On reconnaît aussi que les cellules caliciformes sont placées à côté des cellules épithéliales cylindriques à plateau et sur le même rang.

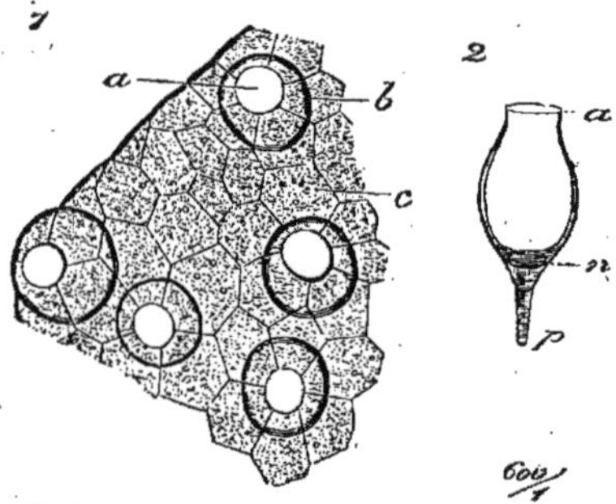

1. Revêtement épithélial d'une villosité de l'intestin grêle. *a*, cellules caliciformes vues de face ; *c*, cellules cylindriques vues par leur face libre.
2. Cellule caliciforme isolée et vue de profil. *a*, ouverture de la cellule; *n*, noyau ; *p*, prolongement du protoplasma.

Les cellules caliciformes peuvent être isolées. On y parvient de bien des façons; mais la meilleure méthode consiste dans une macération de quelques instants dans le sérum iodé, une solution faible de bichromate de potasse, ou le picrocarminate d'ammoniaque parfaitement neutre. Je préfère ce dernir réactif parce qu'il a l'avantage de colorer le protoplasma des cellules en jaune et leurs noyaux en rouge. Les cellules isolées et colorées présentent plusieurs particularités qui nous échappent, quand elles sont encore fixées dans l'épithélium. Leur orifice est limité par un bord très-mince, quelquefois légèrement ondulé ; leurs corps est clair, transparent et non granuleux ; vers leur fond, c'est-à-dire l'extrémité opposée à l'orifice, il existe un noyau aplati noyé dans une petite masse de protoplasma

réseau capillaire destiné aux glandes de Liberkühn (*d*) qui débouchent à la base des villosités ; ce réseau se continue avec celui de la villosité (*b*, à

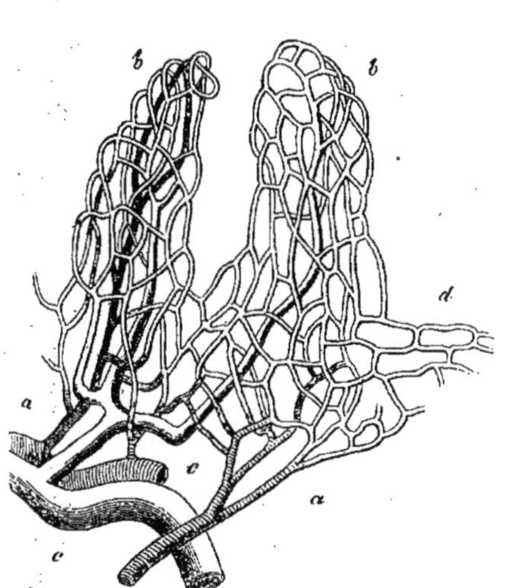

Fig. 430. — Vaisseau des villosités intestinales du lapin.

a, *a*, artères (ombrées); elles forment en partie un réseau capillaire autour des glandes de Lieberkühn (*d*); *b*, réseau capillaire des villosités; *c*, vaisseau veineux.

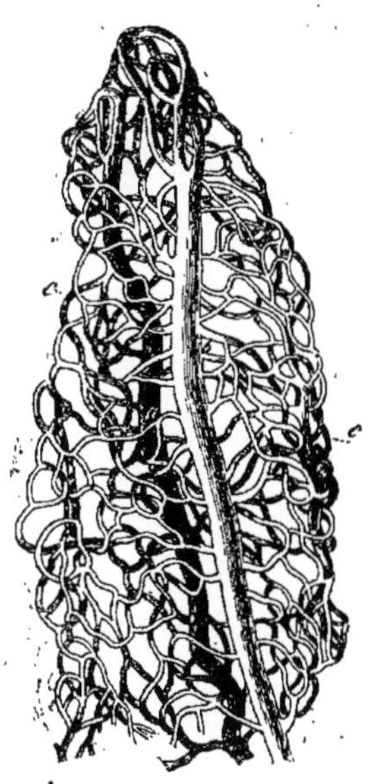

Fig. 431. — Réseau vasculaire d'une villosité intestinale du lapin.

b, tronc artériel; *e*, réseau capillaire; *a*, tronc veineux.

droite). Le ramuscule artériel peut avoir en moyenne de $0^m,02$ à $0^m,03$ de diamètre ; la veine environ $0^m,04$. Le diamètre des capillaires est en

granuleux, et, à ce niveau, on observe un prolongement conique formé de protoplasma, qui se dégage du corps de la cellule. Il y a une analogie frappante entre ces singuliers éléments et les cellules muqueuses des glandes salivaires (voyez la note de la p. 437).

Letzerich croyait que les cellules caliciformes, ou plutôt les espaces clairs qu'il avait découverts dans les villosités sans leur donner l'interprétation qui découle de la description précédente, sont des bouches absorbantes, pour recevoir les granulations graisseuses du chyme, et les conduire jusqu'au chylifère central de la villosité.

Mais cette opinion fut vivement combattue par Eimer, Erdmann, Donitz, Arnstein, etc. Quelques-uns allèrent même jusqu'à nier l'existence des cellules caliciformes à l'état physiologique, les considérant comme un produit artificiel de la préparation. Ces cellules ont une existence incontestable, elles peuvent être observées sans le secours d'aucun réactif, mais elles ne sont pas destinées à la résorption des matières grasses. Jamais on n'y trouve de granulations graisseuses, tandis que les cellules épithéliales à plateau en sont au contraire chargées au moment de la digestion intestinale. Ces dernières ont une action toute spéciale pour résorber les granulations graisseuses contenues dans l'intestin, ainsi qu'il résulte des derniers travaux d'Eimer[1]. Cet auteur recommandable observa que, chez des animaux nourris avec de la graisse et du carmin granuleux, les granulations graisseuses pénètrent seules dans les cellules épithéliales; les particules de carmin se fixent parfois dans le plateau des cellules, mais elles ne vont pas au delà.

Quant aux cellules caliciformes, ce sont bien évidemment des éléments destinés à former le mucus intestinal et à le verser à la surface de la muqueuse.

On les rencontre dans les glandes tubuleuses de l'intestin à côté des cellules épithéliales destinées à la sécrétion du suc intestinal. Elles existent à peu près seules dans les glandes qu sécrètent du mucus (glandes sous-maxillaires, sub-linguales, buccales, laryngiennes, trachéales, etc.).

[1] Die Wege des Fettes in den darm. bei seiner Resorp. *in* Virchow's. Arch. 1869.

moyenne de 0m,006; leurs mailles sont généralement un peu allongées. L'anse qui relie le rameau artériel à la veine, au niveau du sommet de la villosité, peut manquer et être remplacé par un réseau capillaire.

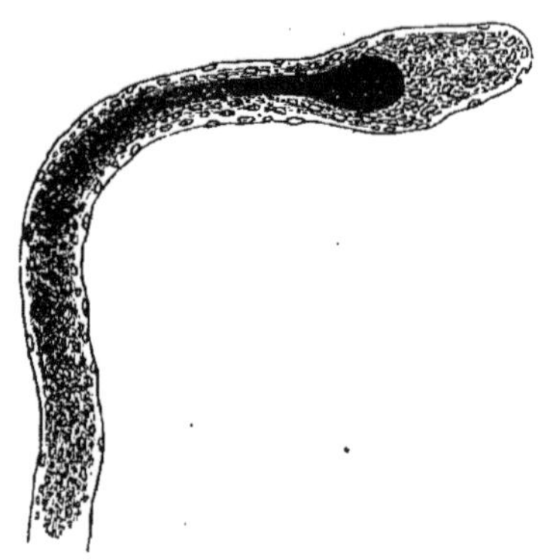

Fig. 432. — Villosité intestinale allongée d'un chevreau sacrifié au moment de la digestion; il n'y a point d'épithélium à la surface et le chylifère central est rempli de chyle.

Nous avons déjà parlé (§ 206) du canal chylifère qui est fermé à son extrémité supérieure. On en compte en moyenne deux et même plusieurs dans les villosités larges, un seul dans les villosités plus minces et allongées; dans ce dernier cas, le chylifère est central. Il apparaît alors (fig. 429, *d*) distinctement, sous forme d'un cul-de-sac allongé, de 0m,02 de diamètre, en moyenne, formé par une membrane homogène, dépourvue de noyaux; en traitant la préparation par le nitrate d'argent, on voit que la paroi est formée par des cellules vasculaires aplaties et à bords dentelés. Il est facile d'apercevoir le chylifère central quand on fait des injections colorées; on les distingue même chez des animaux sacrifiés au moment de la digestion d'aliments gras (fig. 432).

Remarques. — (1) Nous reviendrons, dans un des paragraphes suivants, sur le vaisseau chylifère central des villosités intestinales.—(2) Wiener Sitzungsberichte, vol. VI, p. 214. Des descriptions détaillées des éléments musculaires des villosités ont été données, dans ces derniers temps, par W. Dönitz (Reichert's und Du Bois-Reymond's Archiv, 1864, p. 399); S. Basch (Wiener Sitzungsberichte, vol. LI, part. II, p. 420), et J. A. Fles, Onderzœkingen over de histologische Zamenstelling der Vlokjes van het Darmkanaal, extrait de son Handleiding tot de stelselmatige Ontleedkunde van den Mensch. — On a indiqué quelquefois des faisceaux musculaires transversaux, mais il n'en existe point dans les villosités intestinales. — (3) Lacauchie, Gruby et Delafond, dans Compt. rend., tome XVI, p. 1125, 1195 et 1999.

§ 254.

Glandes de l'intestin. — Les glandes les plus importantes de l'intestin grêle sont les glandes en grappe (1), auxquelles on a donné le nom de glandes de Brunner (fig. 433, *b*). On ne rencontre ces glandes que dans le duodénum et elles commencent à se montrer sur la face inférieure de la valvule pylorique; elles forment une couche glandulaire serrée au-dessous de la muqueuse, et s'étendent ainsi jusqu'à l'embouchure du canal cholédoque; à partir de ce point, elles sont plus isolées. La dimension de ces glandes varie entre 0m,2, 0m,4, 1m,2 et même 2 millimètres (fig. 434). Les acini sont arrondis et ont en moyenne de 0m,04 à 0m,13 de diamètre. Ils sont remplis par une masse alcaline et visqueuse, dans laquelle on rencontre des cellules arrondies (de 0m,009 à 0m,018 de diamètre) à noyaux simples (de 0m,004 à 0m,005 de diamètre), puis des noyaux libres et de nombreuses granulations. On n'a pas encore déterminé l'action physiologique que ce liquide doit avoir dans la digestion. Les conduits excréteurs, sont assez larges (fig. 434) et se recourbent obliquement pour aller déboucher au niveau de la base des villosités (fig. 433, *c*).

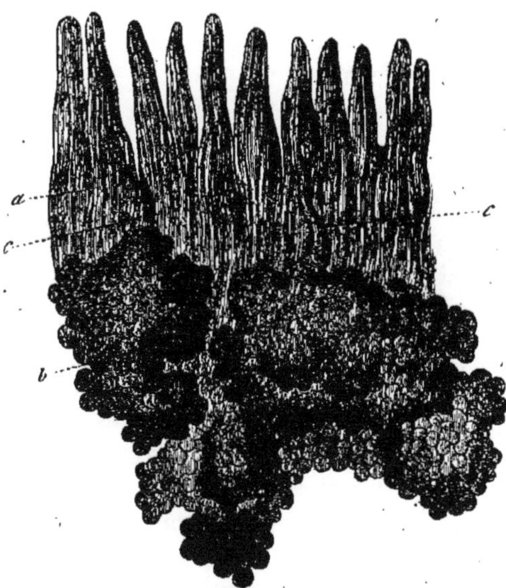

Fig. 433. — Glandes de Brunner du duodénum.
a, villosités intestinales; *b*, corps des glandes; *c*, conduits excréteurs qui débouchent entre les villosités.

Les glandes de Lieberkühn (2), qui représentent, en quelque sorte, une modification des follicules gastriques de l'estomac, sont des glandes beaucoup plus importantes.

Toute la muqueuse de l'intestin grêle est occupée, comme celle de l'estomac, par un nombre innombrable de culs-de-sac, à direction verticale, et serrés les uns contre les autres (fig. 435).

Le réseau vasculaire qui les enveloppe est le même que celui des follicules gastriques.

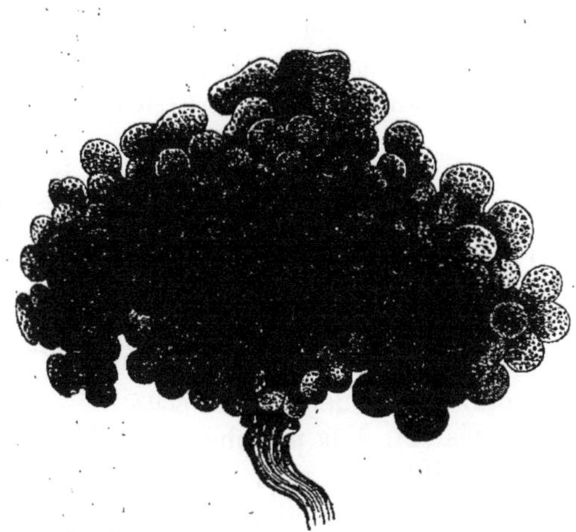

Fig. 434.
Glande de Brunner chez l'homme.

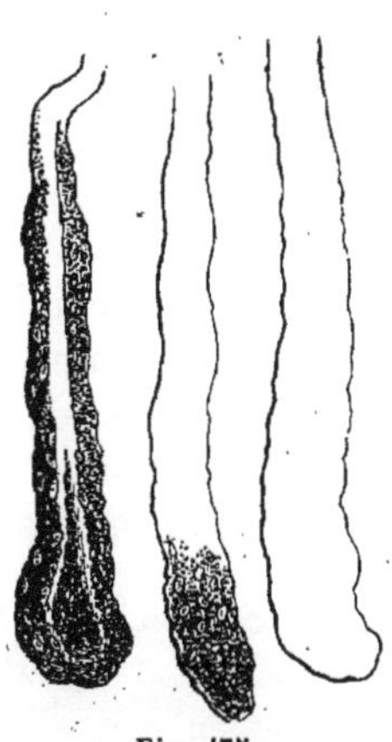

Fig. 435.
Glandes de Lieberkühn du chat; les cellules qui tapissaient les culs-de-sac glandulaires sont détruites.

Ces tubes glandulaires sont moins longs que ceux de l'estomac; leur longueur varie entre $0^m,2$ et $0^m,4$, et elles ont $0^m,04$ à $0^m,09$ de diamètre transversal.

La membrane propre se distingue peu du tissu conjonctif environnant ;

Ces culs-de-sac sont tantôt renflés, tantôt légèrement rétrécis à leur extrémité fermée.

Les glandes sont tapissées par des cellules de forme cubique, pourvues d'un noyau ; leur protoplasma est moins granuleux que celui des cellules gastriques. Ces éléments peuvent prendre une forme pyramidale par compression réciproque ; leur base élargie est alors tournée vers la périphérie. On peut se rendre compte de cette disposition sur une coupe transversale (fig. 427, *d*) sur laquelle on apercevra également l'espace central vide.

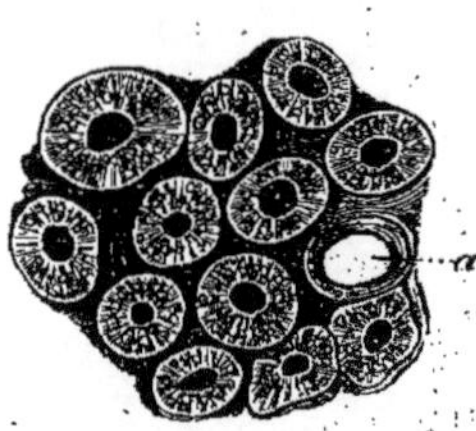

Fig. 436. — Orifices des glandes de Lieberkühn chez la souris.

a, orifice vide; les autres orifices sont tapissés par de l'épithélium cylindrique à direction rayonnante.

Sur des préparations appropriées (fig. 436) on peut voir les orifices glandulaires, plus ou moins serrés les uns contre les autres, et tapissés d'épithélium cylindrique ; ce dernier s'étend dans le cul-de-sac glandulaire. Dans les points où les villosités intestinales sont étroitement serrées, les orifices glandulaires forment de véritables anneaux autour de la base des villosités.

Remarques. — (1) Middeldorpf, *loc. cit.*, et Frerichs, article Digestion, p. 752. — (2) Frey, dans Zeitschrift für wiss. Zoologie, *Revue de zoologie scientifique*, vol. XIII, page 1.

§ 255.

Follicules lymphatiques. — Il nous reste à parler des follicules lymphatiques de l'intestin grêle (1). Ils sont plus abondants dans l'intestin que dans l'estomac, ce qui s'explique par l'analogie de leur structure avec celle du tissu de la muqueuse.

Nous avons déjà dit que les follicules isolés sont répandus dans toute l'étendue de l'intestin grêle. Ce sont des corpuscules arrondis, blanchâtres, opaques, de dimension très-variable ; leur diamètre varie entre $0^m,2$, $1^m,2$ et même 2 millimètres. Quelquefois ces glandes sont très-rares ou manquent même complétement ; d'autres fois, elles sont très-nombreuses, presque innombrables. Leur siége et leur structure sont identiques à ceux des follicules agminés (2). A la périphérie, ils se continuent insensiblement avec le tissu adjacent.

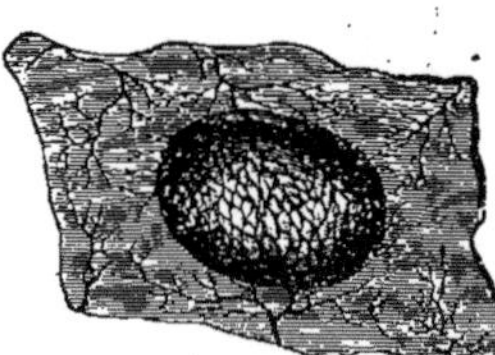

Fig. 437. — Plaque de Peyer de l'intestin du lapin.

Quand ces follicules solitaires se groupent en amas serrés, ils forment les plaques agminées de Peyer (fig. 438).

On observe les plaques de Peyer chez l'homme, et chez les mammifères ; leur étendue est fort variable. Quelques-unes de ces plaques sont formées par 3, 5 ou 7 follicules, d'autres, au [contraire, et ce] sont les plus nombreuses, sont composées de 20, 30 follicules et plus. Enfin, dans les plaques larges, on rencontre 50 et même 60 follicules.

On observe surtout les plaques de Peyer dans l'intestin grêle et sur le bord libre, c'est-à-dire le bord qui est opposé au bord mésentérique.

Ordinairement elles n'apparaissent, chez les mammifères et chez l'homme, que dans la partie inférieure du jéjunum pour devenir plus fréquentes dans l'iléon.

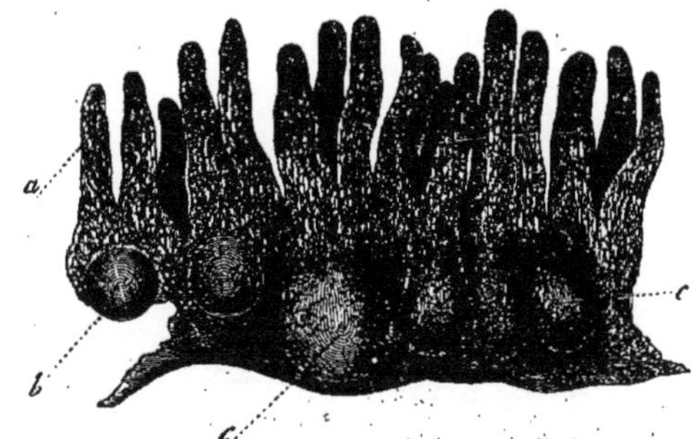

Fig. 458. — Section verticale d'une glande de Peyer de l'intestin du lapin.

a, villosités intestinales; *b*, capsules glandulaires arrondies *c*, capsules glandulaires qui semblent munies d'un orifice extérieur.

Telle n'est cependant pas la disposition constante des plaques agminées de Peyer. On en trouve fréquemment dans le gros intestin (3) ; dans le prolongement vermiculaire de l'homme (4), et surtout dans celui du lapin ; chez cet animal, les follicules sont tellement serrés qu'ils forment, pour ainsi dire, une plaque de Peyer unique.

Le nombre des plaques de Peyer varie entre 15, 20, 40, 50 et plus dans l'intestin grêle de l'homme. Les dimensions de ces plaques n'ont rien de fixe ; elles peuvent n'avoir que 6 millimètres de diamètre, mais aussi s'étendre à plusieurs centimètres. Leur forme est allongée et leur grand diamètre est parallèle à l'axe du tube digestif.

En examinant de plus près les plaques de Peyer, on voit, sur des sections longitudinales, que la forme des follicules, assez égale dans une seule et même plaque, subit des variations très-notables suivant les animaux et les différentes régions du tube digestif.

A côté des follicules arrondis (fig. 439), on en trouve d'allongés qui présentent, à peu près, la forme d'une fraise; quelquefois ils sont allongés dans le sens vertical au point de ressembler à une semelle de soulier. Chez l'homme les follicules sont généralement arrondis; chez le lapin ils présentent la forme de fraises. Les follicules très-allongés, dont nous avons parlé en dernier lieu, s'observent dans la partie inférieure de l'iléon du bœuf et dans l'appendice vermiculaire du lapin (4).

Quelle que soit la forme des follicules, on y distingue toujours trois parties que l'on peut désigner sous les noms de sommet ou cupule, de zone moyenne et de base. La cupule (*d*) fait saillie dans le tube intestinal ; la base (*f*) pénètre plus ou moins profondément dans le tissu conjonctif sous-muqueux, et la zone moyenne (*e*) sert à relier entre eux les follicules d'une même plaque et se continue et se confond avec le tissu lymphoïde adjacent. C'est, en général, au niveau de la zone moyenne que l'on observe la couche musculaire de la muqueuse (*r*) qui est perforée par les follicules.

La disposition des cupules mérite une description spéciale. Elles sont entourées par des bourrelets de la muqueuse qui renferment des glandes de Lieberkühn (*b*) et qui se prolongent, inférieurement, jusqu'au niveau

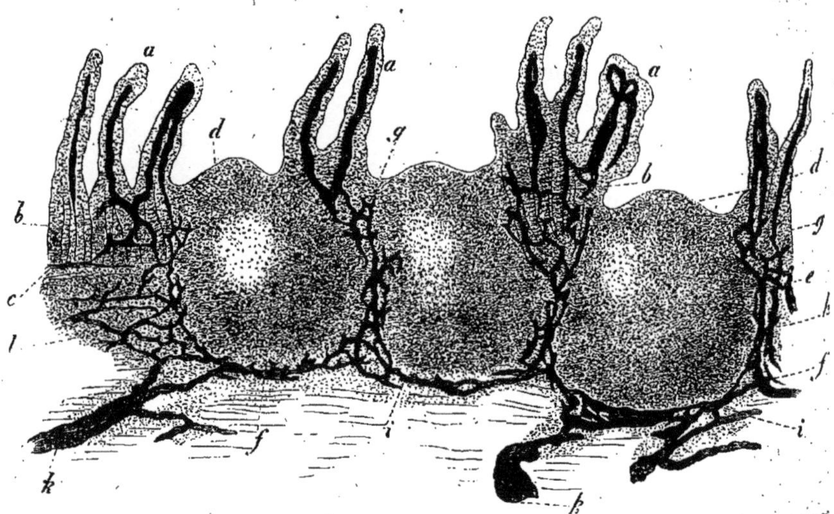

Fig. 439. — Section verticale d'une plaque de Peyer de l'homme injectée par ses canaux lymphatiques. *a*, villosités intestinales avec leurs canaux chylifères; *b*, glandes de Lieberkühn; *c*, couche musculaire de la muqueuse; *d*, sommet du follicule; *e*, zone folliculaire moyenne; *f*, base des follicules; *g*, point où les canaux chylifères des villosités intestinales pénètrent dans la véritable muqueuse; *h*, réseau formé par les canaux lymphatiques dans la zone moyenne; *i*, trajet des canaux lymphatiques à la base du follicule; *k*, embouchure de ces canaux dans les vaisseaux lymphatiques du tissu sous-muqueux; *l*, tissu folliculaire de la couche sous-muqueuse.

de la zone moyenne; ces bourrelets sont généralement couverts de villosités (*a*) de forme variable; ces villosités n'existent pas sur la surface même du follicule. Les follicules sont généralement à nu (voyez la fig. 439): aussi leur siége est-il indiqué par une petite dépression.

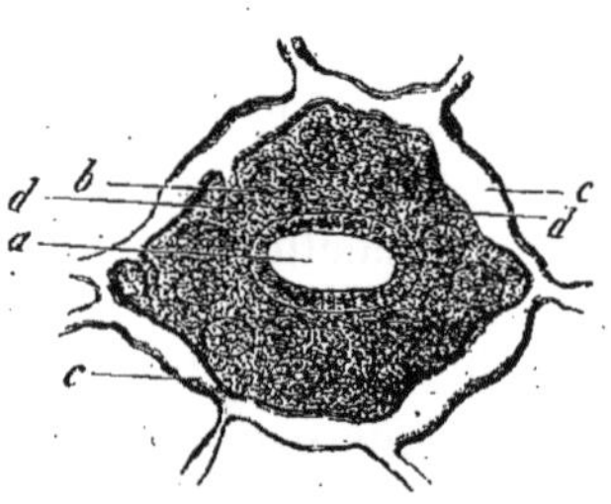

Fig. 440. — Surface de l'appendice vermiculaire du lapin.

a, orifice étroit qui correspond au sommet d'un follicule; *b*, orifices des glandes de Lieberkühn, qui viennent déboucher au niveau du bourrelet formé par la muqueuse; *c*, réseau lymphatique à direction horizontale; *d*, canaux lymphatiques descendants.

Les villosités peuvent manquer au niveau des bourrelets de la muqueuse; on observe ce fait pour les plaques de Peyer du gros intestin. Dans l'appendice vermiculaire du lapin (fig. 440), les bourrelets sont très-larges (*b*), de sorte que l'orifice qui correspond à la cupule du follicule est très-étroit (*a*).

En étudiant la structure des follicules de Peyer, on trouve qu'elle ressemble en tous points à celle des follicules lymphatiques. La charpente est formée par du tissu conjonctif réticulé, qui loge d'innombrables cellules lymphatiques et qui est parcouru par des vaisseaux capillaires (voy. § 118 et § 227). Chez les sujets jeunes, on observe des noyaux renflés au niveau des nœuds d'entre-croisement ; chez l'adulte ces noyaux sont ordinairement ratatinés. Dans la zone moyenne, ce tissu conjonctif réticulé se confond avec la couche de tissu lymphoïde, dont la texture est tout à fait analogue, et par laquelle elle se continue avec la muqueuse.

La charpente présente de larges mailles, à consistance lâche au centre ; à la périphérie, elle devient plus compacte, et ses mailles se rétrécissent.

Les mailles de cette charpente deviennent très-serrées au niveau de deux points ; et d'abord au niveau du sommet, ou de la cupule, où le tissu réticulé est immédiatement tapissé par l'épithélium cylindrique, comme dans les villosités intestinales ; puis au niveau de la base du follicule. Cette base est souvent enveloppée par un espace vide continu, en forme de coque. Cet espace correspond à l'espace enveloppant des ganglions lymphatiques (§ 223) ; chez beaucoup d'animaux, cette analogie est bien plus frappante ; on observe, en effet, chez eux des espaces voisins séparés par des cloisons de tissu conjonctif qui vont se perdre dans la zone moyenne.

Dans certaines plaques de Peyer, l'espace enveloppant continu est remplacé par un système de canaux lymphatiques très-minces qui enveloppe la base des follicules comme un filet. Dans la couche unissante, qui est située dans l'intervalle des zones moyennes, on observe également un réseau formé de canaux semblables.

La paroi de tous ces conduits est également enveloppée par du tissu lymphoïde réticulé, à mailles serrées. On ne retrouve pas ces canaux dans l'intérieur même des follicules.

Nous ajouterons que les canaux lymphatiques superficiels de la muqueuse, situés dans les bourrelets unis ou recouverts de villosités, se jettent dans les conduits lymphatiques de la couche unissante. De plus, un grand nombre des espaces creux qui enveloppent les follicules sont tapissés par l'épithélium vasculaire caractéristique dont nous avons déjà parlé (§ 208).

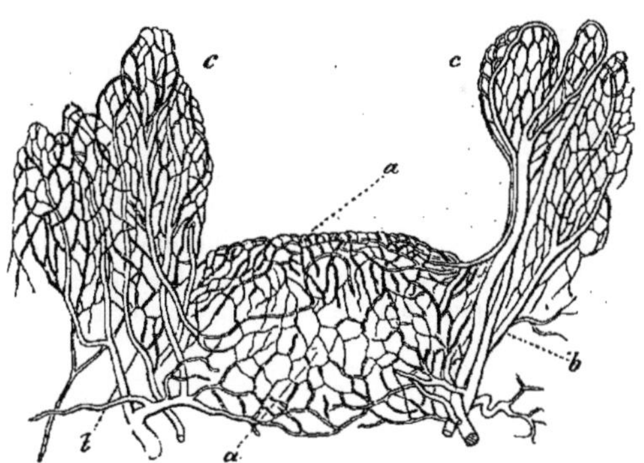

Fig. 441.
Section verticale d'un follicule de Peyer injecté (chez le lapin). On distingue le réseau capillaire, les vaisseaux latéraux *b* et les vaisseaux des villosités intestinales *c*.

J'ai démontré, il y a plusieurs années déjà, que le follicule entier est occupé et parcouru par un réseau capillaire très-riche, dont les canaux ont, en moyenne, de $0^{m},004$ à $0^{m},006$ de diamètre. Sur des sections verticales (fig. 441, *a*) on voit que ce réseau est en communication directe avec les gros vaisseaux artériels et veineux (*b*) qui montent et descendent entre les follicules et vont se rendre aux villosités intestinales (*c*). Les capillaires ont une direction rayonnante au centre (fig 442. *a*); à la périphérie se trouvent des anneaux vasculaires (*b*) d'un diamètre plus considérable; la disposition de ces vaisseaux, examinés sur une coupe transversale, est fort élégante.

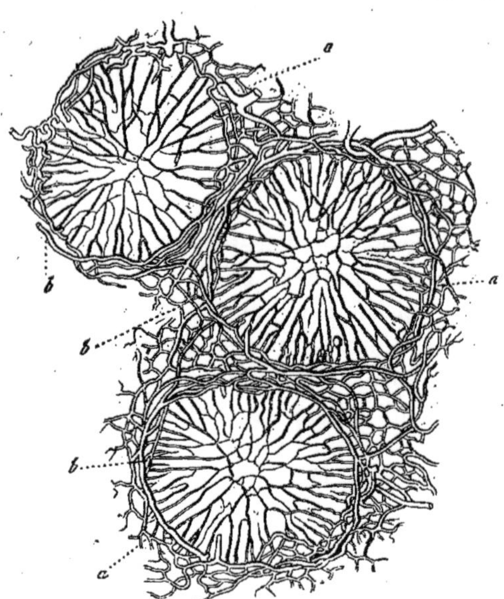

Fig. 442. — Section transversale de trois follicules de Peyer du lapin.
a, réseau capillaire; *b*, gros vaisseau annulaire.

Remarques. — (1) Pour les travaux relatifs aux glandes de Peyer, nous renvoyons au § 227, remarque 4. — (2) La structure de la muqueuse de l'intestin grêle fait comprendre comment des masses de tissu lymphoïde réticulé, portant dans leurs mailles des corpuscules lymphatiques, peuvent donner naissance à des follicules solitaires. Ceux-ci sont placés tantôt dans le tissu sous-muqueux, et alors la couche glandulaire les recouvre, tantôt dans la muqueuse elle-même. Les plus volumineux atteignent la surface de cette dernière, et alors les parties qui font saillie dans le tube intestinal, ne portent point de villosités. — (3) On trouve, par exemple, de petites plaques de Peyer dans le cæcum du cochon d'Inde, et à l'entrée du côlon chez le lapin. Ce dernier animal possède encore à l'extrémité de l'iléon une grande plaque de Peyer qui fait le tour complet de l'intestin (*Sacculus rotundus*, Böhm). — (4) Pour l'appendice vermiculaire de l'homme, nous renvoyons à l'ouvrage de Teichmann; pour le même organe, chez le lapin, aux travaux de His (*loc. cit.*, vol. II, p. 424) et Frey (*loc. cit.*, vol. XIII, p. 55). — (5) Voyez la dissertation de Ernst, Ueber die Anordnung der Blutgefässe in den Darmhäuten, *De la disposition des vaisseaux sanguins dans les membranes intestinales*. Zurich, 1851, p. 20; puis le travail de His et de l'auteur. His avait admis dans le follicule de Peyer une partie centrale dépourvue de vaisseaux sanguins; mais celle-ci n'existe point d'après mes propres recherches; seulement des injections incomplètes peuvent facilement induire en erreur. Cependant, au centre du follicule, les mailles du réseau capillaire deviennent plus larges, et l'on trouve quelques courbes vasculaires en forme d'anse.

§ 256.

Nerfs et vaisseaux de l'intestin. — Le système nerveux de l'intestin est très-développé; il naît de la portion abdominale du pneumogastrique et du grand sympathique. Il fait suite au réseau nerveux qui enveloppe les parois stomacales, et consiste en un double plexus de petits ganglions microscopiques (1).

Dans le tissu sous-muqueux on trouve le plexus découvert par Remak et Meissner; il se distingue par le nombre de ses ganglions nerveux. Des fibres pâles et nucléées partent de ce réseau pour se rendre à la couche musculaire de la muqueuse et aux faisceaux des villosités intestinales; d'autres fibres, moins nombreuses, et probablement sensitives, vont se terminer à la surface (2). Nous manquons encore d'observations sur ce sujet.

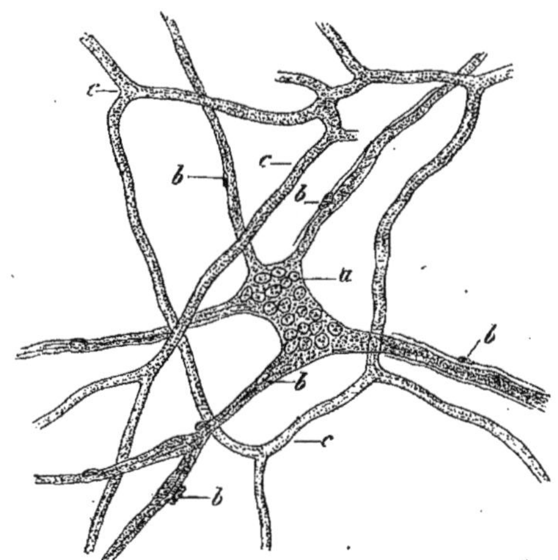

Fig. 445. — Ganglion nerveux du tissu sous-muqueux de l'intestin d'un enfant à la mamelle.
a, ganglion nerveux; *b*, troncs qui en partent; *c*, réseau capillaire.

Extérieurement, le réseau sous-muqueux communique avec un plexus remarquable, qui n'est pas moins développé; c'est le *plexus myentericus* d'Auerbach. Les ramifications de ce plexus sont aplaties, et les ganglions peu volumineux; il est situé entre deux couches musculaires, l'une longitudinale, l'autre circulaire, auxquelles il envoie de nombreux rameaux. On ne saurait donc mettre en doute la nature motrice de ce plexus, bien que la terminaison des fibres nerveuses qui le composent nous soit encore inconnue.

Il est facile de se faire une idée du développement du système nerveux de l'intestin par les chiffres suivants: dans l'étendue d'un pouce carré on observe plusieurs centaines de ganglions dans le plexus sous-muqueux, et plus de deux mille dans le plexus myentérique.

Nous arrivons maintenant à l'étude des vaisseaux sanguins du tube digestif (3).

Les vaisseaux qui se rendent à l'intestin envoient quelques rameaux isolés au péritoine, puis ils forment dans la couche musculaire des réseaux à mailles allongées, formés par des vaisseaux capillaires très-déliés dont l'axe longitudinal est parallèle à la direction des fibres musculaires; ils forment également dans la muqueuse un nouveau réseau capillaire composé de canaux d'un plus gros calibre.

Les rameaux vasculaires se ramifient surtout dans la muqueuse. Les branches artérielles, arrivées à la base des glandes de Lieberkühn, forment autour de ces organes, comme autour des follicules gastriques, un réseau à mailles allongées composé de vaisseaux capillaires de moyen calibre; ce réseau forme des anneaux élégants au pourtour des orifices glandulaires et se continue avec le réseau capillaire des villosités intestinales. Les branches veineuses, qui naissent de ce réseau, traversent perpendiculairement la muqueuse et vont se jeter dans le réseau veineux du tissu sous-muqueux.

La présence des glandes en grappe et des follicules lymphatiques entraîne des modifications dans la disposition des vaisseaux. Dans le tissu sous-muqueux du duodénum, les glandes de Brunner sont enveloppées par un réseau à mailles arrondies, dont nous avons déjà parlé. Au niveau

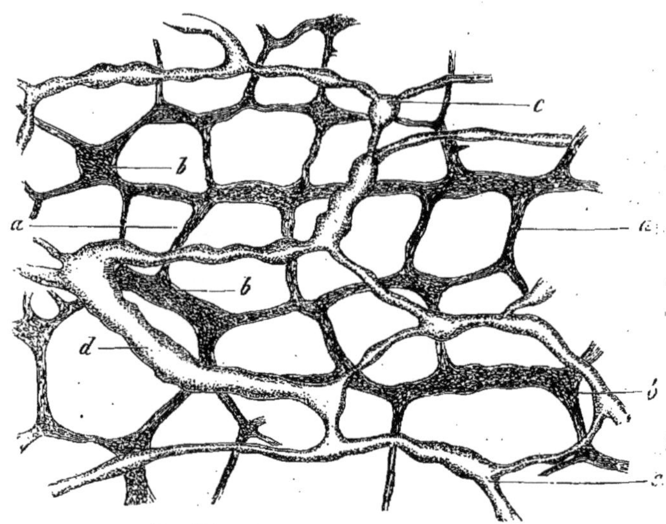

Fig. 444. — Intestin grêle du cochon d'Inde.
a, *plexus myentericus* avec ses ganglions *b*; *c*, vaisseaux lymphatiques minces; *d*, vaisseaux lymphatiques de plus gros calibre.

des plaques de Peyer le système vasculaire est bien plus développé; dans les cloisons, ou dans la substance unissante des follicules, s'élèvent de petites artères d'où se détachent d'abord des rameaux destinés à la base des follicules, puis d'autres branches qui se rendent aux follicules eux-mêmes. Ces artérioles débouchent ensuite dans le réseau capillaire terminal qui occupe les bourrelets de la muqueuse et leurs villosités. Les rameaux veineux qui naissent de ce réseau descendent le long des artères et, par les branches latérales, se chargent, dans ce parcours, du sang des follicules.

Remarques. — (1) Voyez, pour les plexus ganglionnaires de l'intestin grêle, le § 189, où nous avons également mentionné les ouvrages relatifs à ce sujet. — (2) Les nerfs glandulaires et vaso-moteurs de la muqueuse partent probablement aussi du plexus sous-muqueux. — (3) Frey, dans Zeitschrift für wissensch. Zoologie, *Revue de zoologie scientifique*, vol. XIII, p. 1.

§ 257.

L'appareil *lymphatique* de l'intestin grêle est exactement connu depuis les travaux de Teichmann, His, Frey et Auerbach. Il présente des particularités intéressantes et fort importantes au point de vue physiologique.

L'appareil lymphatique de l'intestin a deux sources différentes; d'abord les villosités de la muqueuse, puis la couche musculaire de l'intestin ; cette dernière source est peu importante ; elle a été découverte dans ces derniers temps par Auerbach ; la première, par contre, est connue depuis longtemps, car la coloration blanchâtre du chyle la rend facilement visible. Nous commencerons donc par examiner l'origine des chylifères.

Quelques heures après l'ingestion d'aliments gras, on trouve les graisses neutres à l'état de molécules extrêmement fines dans le chyle ; cette transformation physique est due au mélange de la bile, du suc pancréatique et du suc intestinal avec le chyle : la graisse peut être absorbée dans cet état de division. L'absorption se fait presque exclusivement par l'intermédiaire des villosités intestinales, et surtout par le sommet de ces organes.

Les molécules graisseuses très-petites de $0^{m},004$, $0^{m},002$ et $0^{m},001$ de diamètre, traversent d'abord les canalicules creusés dans le plateau des cellules d'épithélium cylindrique dont elles ne tardent pas à occuper les cavités. Au commencement du phénomène quelques cellules seulement se remplissent de granulations graisseuses qui viennent, en plus ou moins grand nombre, se loger entre la base libre et le noyau des cellules. Bientôt le nombre des cellules chargées de graisse augmente, les molécules graisseuses pénètrent au delà du noyau et arrivent dans l'extrémité conique et adhérente des cellules. Puis les granulations graisseuses passent de l'extrémité cellulaire dans le tissu de la muqueuse proprement dite ; ce passage peut s'effectuer de deux manières différentes; ou bien les granulations remplissent uniformément, et en quantité considérable, toute l'extrémité de la villosité, ou bien elles forment de minces traînées qui cheminent entre les cellules lymphatiques et les travées de tissu conjonctif ; on pourrait prendre, par erreur, ces traînées pour des canaux remplis de graisse. Les petites molécules graisseuses traversent enfin la membrane du vaisseau chylifère et arrivent dans la cavité de ce dernier, qu'elles finissent peu à peu par remplir d'une manière complète ; on aperçoit alors très-nettement le canal chylifère, qu'il était fort difficile de distinguer auparavant. Enfin, dans la dernière période du processus, les cellules d'épithélium cylindrique et la muqueuse sont à nouveau débarrassées de granulations graisseuses, dont le canal chylifère reste seul rempli (fig. 432).

Ces données, fournies par l'observation directe, se trouvent confirmées en tous points par l'injection artificielle des vaisseaux lymphatiques.

Il est facile de voir que les canaux chylifères se terminent en culs-de-sac dans les villosités (fig. 445); les recherches que j'ai entreprises à ce sujet, confirmées par celles de Teichmann et de His, démontrent que les chylifères ne se prolongent pas dans le tissu même de la villosité. Ces canaux sont simples (*a*), doubles (*b*), ou plus nombreux (*c*), suivant la forme de la villosité. Quand il existe plusieurs chylifères dans une seule villosité, il se terminent séparément, ou bien se relient entre eux par une branche recourbée en forme d'anse et située dans l'extrémité de la villosité. A la base de la villosité on rencontre aussi souvent des branches transversales qui relient les chylifères entre eux (1).

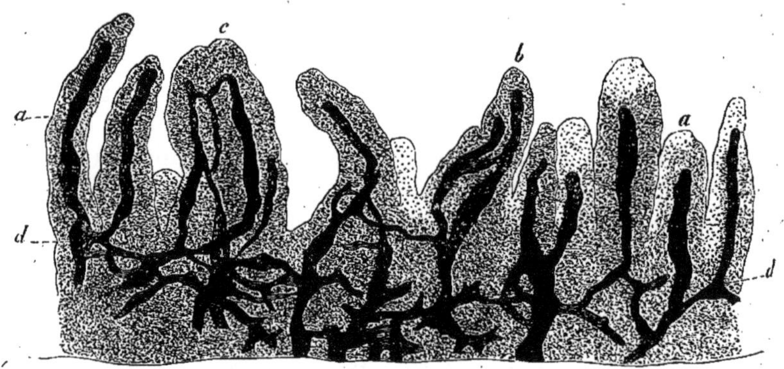

Fig. 445. — Section verticale de la muqueuse de l'iléon.
a, villosités intestinales renfermant un seul canal chylifère; *b*, deux canaux; *c*, trois canaux chylifères; *d*, canaux chylifères de la muqueuse.

Quand les chylifères ont quitté les villosités, ils se rendent directement dans la muqueuse en passant entre les glandes de Lieberkühn, ou bien ils forment d'abord un réseau horizontal, superficiel, situé à la base des villosités et autour des orifices glandulaires.

A la limite de la muqueuse et dans le tissu sous-muqueux, ces canaux chylifères constituent, en se réunissant, un réseau transversal (*d*), formé de conduits tantôt étroits, comme chez l'homme et le veau, tantôt beaucoup plus larges comme chez le mouton et le lapin ; ces conduits accompagnent les vaisseaux du réseau sanguin autour desquels ils forment même des gaînes. Du reste ces dispositions varient à l'infini suivant l'épaisseur de la muqueuse et les espèces animales.

La disposition des canaux chylifères se modifie au niveau des plaques de Peyer (fig. 446) (2). Les conduits lymphatiques (*a*), qui viennent des villosités intestinales situées sous les bourrelets de la muqueuse, forment un réseau (*g*) autour des glandes tubulées (*b*) logées dans les sillons de la muqueuse; ce réseau se continue avec un système de conduits qui forme des anneaux au pourtour de la zone moyenne de chaque follicule (*h*). Ce système communique ensuite avec le sinus enveloppant qui entoure la base du follicule (comme chez le lapin, le mouton, le veau), ou bien avec le réseau de tubes (*i*) séparés comme chez l'homme, le chien et le chat, et dont nous avons déjà parlé paragraphe 227.

De ce réseau ou du sinus enveloppant, partent les vaisseaux lymphatiques abducteurs (*k*).

Du réseau sous-muqueux naissent de véritables vaisseaux lymphatiques munis de renflements, et qui perforent la paroi intestinale pour aller se jeter dans les vaisseaux lymphatiques sous-séreux. Ces derniers forment une bande étroite qui se dirige le long de l'attache du mésentère. (Auerbach.)

Mais du réseau chylifère sous-muqueux partent d'autres conduits qui vont se perdre dans un autre réseau lymphatique situé entre les deux

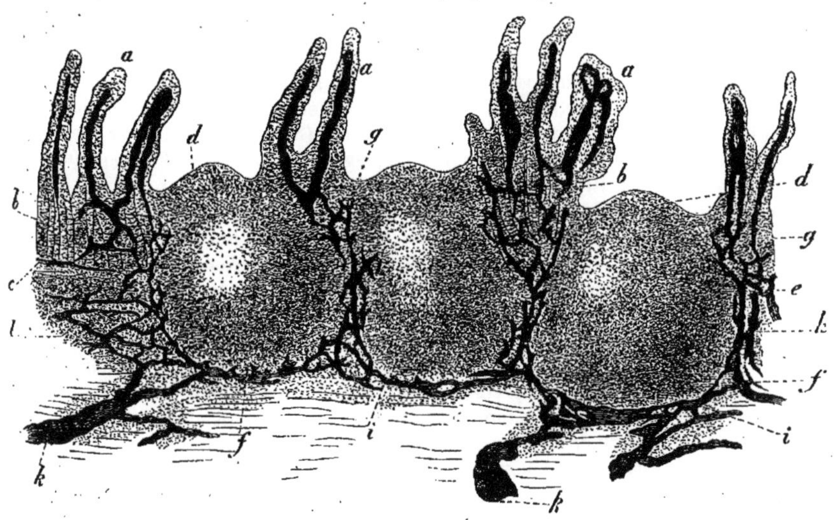

Fig. 446.
Coupe verticale d'une plaque de Peyer dont les vaisseaux lymphatiques ont été injectés.

couches musculaires annulaire et longitudinale de l'intestin. Ce réseau a été désigné par Auerbach (3) (fig. 444, § 256) sous le nom de réseau *interlaminaire;* il accompagne le plexus myentéricus que nous connaissons déjà, et recueille la lymphe des couches musculaires de l'intestin. Là on rencontre, en effet, des réseaux à mailles allongées et très-serrées, formés de canaux lymphatiques fort minces. On trouve un réseau unique dans la couche musculaire longitudinale, et plusieurs, au contraire, dans la couche circulaire. Enfin, du réseau lymphatique interlaminaire partent des vaisseaux abducteurs qui se rendent aux troncs sous-séreux.

Auerbach a fait remarquer, avec raison, que cette disposition si compliquée était destinée à faciliter la circulation du chyle. Il est évident que la lymphe doit être facilement mise en mouvement par les contractions péristaltiques de l'intestin.

Nous ne dirons que deux mots du développement des organes de l'intestin grêle (4); les villosités intestinales apparaissent dans le troisième mois de la vie intra-utérine sous forme de saillies mamelonnées. Les glandes de Lieberkühn sont d'abord représentées par des dépressions de la muqueuse, ce qui n'a pas lieu pour les glandes tubulées de l'estomac; les follicules apparaissent vers le septième mois dans les plaques de Peyer. Chez le fœtus, on trouve de la matière glycogène dans les cellules épithéliales de l'intestin et dans celles des glandes de Lieberkühn. [Rouget (5).]

REMARQUES. — (1) Dans les ouvrages relatifs à ce sujet, on trouve une longue controverse sur la structure des villosités intestinales, et surtout sur la terminaison supérieure et la nature du canal chylifère placé dans leur axe. La description telle que nous l'avons donnée dans le texte a été admise par J. Müller (Physiol., 1re éd., vol. I, p. 254); Henle (Allgem. Anatomie, *Anatomie générale*, p. 542, et Eingeweidelehre, *Traité des viscères*, p. 170); Gerlach (Handbuch, p. 309); Arnold (Handbuch der Anatomie. Freiburg, 1847, vol. II, p. 91); Gruby et Delafond (Comptes rendus, tome XVI, p. 1195); Kœlliker (Mikros. Anatomie, vol. II, partie II, p. 158, et Gewebelehre, *Histologie*, 4e édition); Donders (Physiologie, 2e édit., vol. I, p. 320); J. Vogel (Schmidt's Jahrbücher, vol. XXVI, p. 102); R. Wagner (Physiologie, 3e édit. Leipzig, 1845, p. 182); Frerichs (et Frey) (Handwörterbuch, vol. III, 1, p. 751 et 854); Teichmann, *loc. cit.*, p. 80, et Hessling (Grundzüge, p. 291). D'un autre côté, on a admis que les vaisseaux lymphatiques formaient un réseau au niveau de leur origine. Ce fut d'abord Krause qui émit cette opinion (Müller's Archiv, 1837, p. 5). D'autres le suivirent, par exemple : E. H. Weber (*loc. cit.*, 1847, p. 400); Goodsir (Edinb. new phil. Journ., 1842); Remak (Diagnostiche und pathogenetische Untersuchungen, *Recherches diagnostiques et pathogénétiques*. Berlin, 1845), et Zenker (Zeitschrift für wiss. Zoologie, *Revue de zoologie scientifique*, vol. VI, p. 321). — Jusqu'à Brücke, on avait admis que le canal chylifère était limité par une paroi; c'est lui qui considéra le premier (Denkschriften der Wiener Academie, vol. VI, 1, p. 99) le vaisseau chylifère comme un canal dépourvu de membrane et creusé tout simplement dans le tissu de la villosité intestinale; cette opinion trouva une série de défenseurs, tels que Funke (Physiologie, 3e édit., vol. I, p. 311); Leydig (Histologie, p. 294). Heidenhain soutint également (Moleschott's Untersuchungen) que le canal central est dépourvu de membrane; d'après lui, les cellules d'épithélium cylindrique de la villosité intestinale envoient de longs prolongements filiformes dans un système réticulé, creux, formé dans le parenchyme de la villosité par les corpuscules du tissu conjonctif, et ce réseau débouche ensuite dans la cavité du canal central. Mais personne n'a pu confirmer ces indications, qui sont évidemment erronées. His aussi considéra d'abord le canal central comme un conduit creusé simplement dans le parenchyme de la villosité (Zeitschrift für wissensch. Zool., vol. XI, p. 433); mais, plus tard, il reconnut que ce conduit est revêtu de cellules musculaires (*loc. cit.*, vol. XIII, p. 462). Nous mentionnerons encore quelques observateurs plus nouveaux. Recklinghausen (Die Lymphgefässe, *Les vaisseaux lymphatiques*, p. 78) décrit de nouveau, dans la villosité du lapin, un réseau placé au delà du canal central, et composé de conduits sans membrane; il est évident que des extravasations sont ici en cause. D'après Basch, *loc. cit.*, le canal central n'est délimité que par des corpuscules lymphatiques et par la charpente de tissu réticulé; cet auteur trouve de petits courants périphériques et sans paroi qui cheminent autour de chaque cellule lymphatique. Fles (*loc. cit.*), enfin, trouve dans les deux tiers inférieurs du canal central une paroi particulière, revêtue d'épithélium, tandis que le tiers supérieur ne posséderait d'autre limite que le réseau. — (2) Voy. les travaux de l'auteur, *loc. cit.* (Zeitschrift f. wissensch. Zool. et Virchow's Archiv). — (3) Voy. son beau travail dans Virchow's Archiv, vol. XXXIII, p. 340. — (4) Kœlliker, Entwicklungsgeschichte, *Histoire du développement*, p. 369. — (5) Journ. de phys., tome II, p. 320.

§ 258.

Gros intestin. — La muqueuse du gros intestin présente en général la même disposition que celle de l'intestin grêle, et cependant il existe entre ces deux muqueuses une différence importante, car celle du gros intestin ne porte pas de villosités. Du reste, elle renferme beaucoup moins de cellules lymphatiques et sa structure se rapproche de celle du tissu conjonctif ordinaire.

La couche musculaire du gros intestin est analogue à celle de l'intestin grêle. Elle loge une série de glandes tubulées et un nombre variable de follicules lymphatiques, qui ressemblent en tout point à ceux que nous avons déjà étudiés (1).

Les glandes tubulées du gros intestin ne sont qu'une modification des glandes de Lieberkühn (fig. 447).

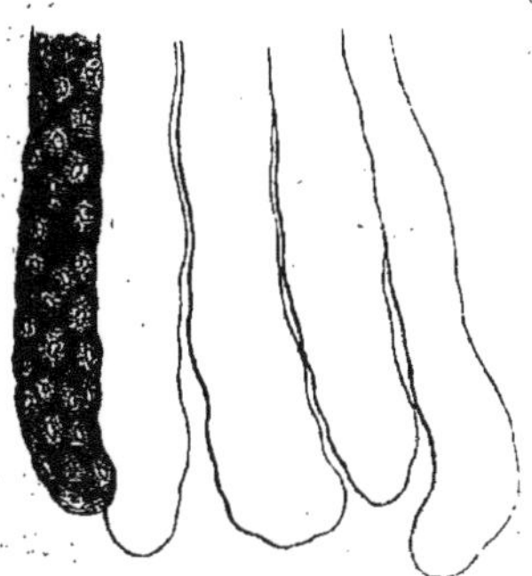

Fig. 447. — Glandes tubulées du gros intestin du lapin. Un des tubes glandulaires est rempli de cellules; les autres sont vides.

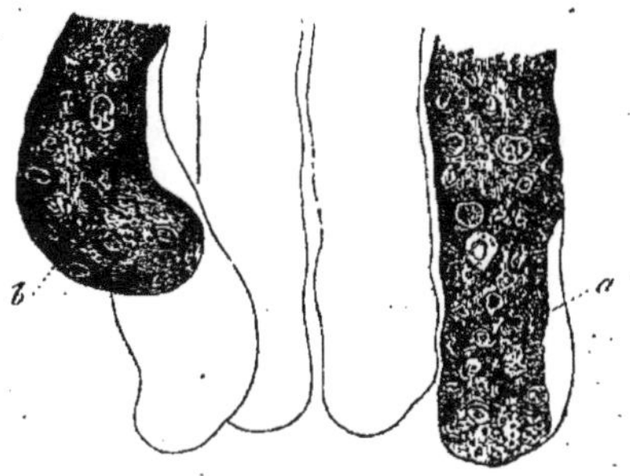

Fig. 448. — Glandes tubulées du gros intestin du cochon d'Inde.
a, tube glandulaire dont la membrane propre fait saillie; *b*, tube dont le contenu s'échappe par une déchirure.

Ces glandes sont formées par des culs-de-sac allongés, simples, à paroi assez lisse; ils ont, en moyenne, de $0^m,4$ à $0^m,5$ de long sur $0^m,09$ à $0^m,13$ de large. Ces glandes sont aussi serrées que les follicules de l'estomac et de l'intestin grêle; elles existent dans toutes les portions du gros intestin, y compris l'appendice vermiculaire.

Les culs-de-sac glandulaires renferment une masse gluante, souvent très-riche en matières grasses; on y rencontre des cellules glandulaires à noyaux, de $0^m,013$ à $0^m,02$ de diamètre; ces cellules renferment un protoplasma granuleux; elles se moulent les unes sur les autres de manière que, vues de dehors, elles ressemblent à des cellules d'épithélium pavimenteux; sur une section transversale de la glande, par contre, elles paraissent cylindriques. L'orifice de ces glandes est bordé par une couche de cellules d'épithélium cylindrique à direction rayonnante (fig. 450).

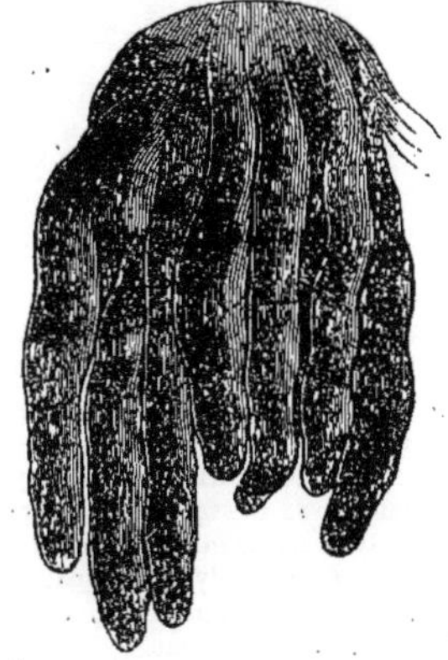

Fig. 449. — Glandes tubulées du gros intestin du lapin après l'action de la soude caustique.

Les follicules lymphatiques sont généralement plus gros que dans l'intestin grêle et sont isolés dans le côlon. Le sommet des follicules fait saillie dans une excavation de la muqueuse.

Nous avons déjà vu que, dans l'appendice vermiculaire de l'homme, ces glandes sont serrées les unes contre les autres; de là la structure spéciale de cet organe (§ 255).

La disposition du système vasculaire de la muqueuse du gros intestin est la même que celle de la muqueuse de l'estomac. Nous renvoyons donc à la figure 424.

Les vaisseaux lymphatiques de la muqueuse du gros intestin ont été inconnus jusque dans ces derniers temps; on avait déjà décrit un réseau lymphatique situé dans le tissu sous-muqueux (2). On a trouvé des lymphatiques dans la muqueuse du gros intestin d'animaux herbivores et carnivores, et il est presque certain qu'ils existent également chez l'homme (3).

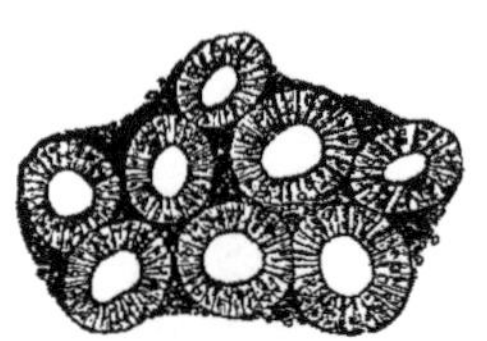

Fig. 450. — Orifices des glandes du gros intestin chez le lapin, avec leur anneau formé d'épithélium cylindrique.

Généralement, la surface du côlon reste lisse; mais chez le lapin elle est recouverte, dans son premier quart, de saillies nombreuses, assez larges, serrées les unes contre les autres et semblables aux villosités intestinales (4).

Mais, contrairement aux villosités de l'intestin grêle, ces papilles (fig. 451) sont occupées et traversées par des glandes tubulées comme le reste de la muqueuse du côlon.

Dans l'axe de ces papilles cheminent un ou plusieurs canaux lymphatiques (*f g*) terminés en cul-de-sac et tout à fait semblables à ceux des villosités intestinales. Ils descendent verticalement, entourés par le réseau des vaisseaux sanguins (*a d*), et vont aboutir dans un réseau à larges mailles, formé par les vaisseaux lymphatiques du tissu sous-muqueux.

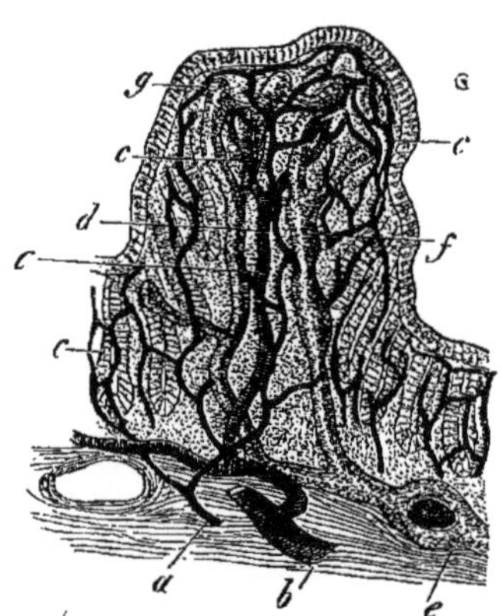

Fig. 451. — Coupe verticale d'une papille du côlon chez le lapin.

a, petits troncs artériels du tissu sous-muqueux; *b*, troncs veineux; *c*, réseau capillaire; *d*, branche veineuse descendante; *e*, vaisseau lymphatique, à direction horizontale, engainant une artère; *f*, canaux lymphatiques situés dans l'axe de la papille; *g*, extrémité en forme de cul-de-sac.

Chez d'autres animaux, la muqueuse lisse du côlon est traversée par des culs-de-sac à direction perpendiculaire et par un réseau à larges mailles. Ces vaisseaux lymphatiques n'offrent jamais un développement aussi considérable que dans l'intestin grêle; on peut les suivre jusque dans le rectum.

Ainsi que Teichmann (5) l'a montré d'abord chez l'homme, cet appareil lymphatique prend un grand développement dans l'appendice vermiculaire. Les ramifications lymphatiques extérieures offrent la même disposition que celles de l'intestin grêle; dans les couches musculaires, la disposition est également identique (6).

L'appareil nerveux du gros intestin est formé par un plexus ganglionnaire sous-muqueux à larges mailles; quant au plexus myentericus, il est le même que dans l'intestin grêle.

Il est inutile d'insister sur les détails de structure des couches musculaires et de l'enveloppe séreuse du gros intestin.

Au niveau de l'anus, on observe une limite tranchée entre l'épithélium cylindrique et l'épithélium pavimenteux de l'épiderme.

A l'extrémité inférieure de l'intestin, on observe un mélange de fibres musculaires lisses et de fibres musculaires striées comme dans l'œsophage.

La muqueuse du gros intestin se développe d'une manière analogue à celle de l'estomac [Kœlliker (7)].

Remarques. — (1) Voy. Frerichs, article Digestion, p. 754; Kœlliker, Mikrosk. Anatomie, p. 194; Henle, Eingeidweelehre, *Traité de splanchnologie*, p. 176. — (2) Voyez Teichmann, *loc. cit.*, p. 87, — (3) C'est His (Zeitschrift d. wiss. Zool., *Revue de zoologie scientifique*, vol. XI, p. 434) qui vit le premier des vaisseaux lymphatiques dans la muqueuse du côlon. C'est moi qui ai ensuite fait connaître la disposition exacte de l'appareil lymphatique et son existence chez les mammifères herbivores. Voyez la même revue, vol. XII, p. 336. Krause l'a démontré plus tard, pour les carnivores, sur le chat (Henle's und Pfeufer's Zeitschrift, 3 R., vol. XVIII, p. 161. — (4) Ces saillies étaient déjà connues des anciens anatomistes; nous renvoyons à cet égard à Meckel, Vergl. Anatomie, *Anatomie comparée*, vol. IV, p. 639, et à la dissertation de F. Böhm, p. 48, qui parut dix-neuf ans plus tard. — (5) Voy. son ouvrage; p. 86. Son extension dans la muqueuse même n'a pas été vue par Teichmann, comme le démontre sa quatorzième planche. — (6) Auerbach, *loc. cit.* — (7) Entwicklungsgeschichte, *Histoire du développement*, p. 369.

§ 259.

Les fonctions physiologiques des glandes de Lieberkühn et des glandes tubulées du gros intestin sont encore mal connues aujourd'hui.

On suppose que ces glandes sécrètent le suc intestinal; il est évident que les glandes de Brunner, situées dans la partie supérieure de l'intestin grêle, doivent également prendre part à la formation de ce liquide. De nouvelles recherches sont encore nécessaires à ce sujet (1).

Thiry (2) a indiqué dans ces derniers temps une méthode fort ingénieuse pour obtenir, à l'état de pureté, le suc intestinal de l'intestin grêle chez le chien. Ce liquide est fortement alcalin, fluide, il offre une teinte d'un jaune vineux; son poids spécifique est de 1012,5; il renferme environ 2,5 p. 100 de substances solides; il contient 2,5 d'albumine et 0,3 de carbonate de potasse. Il dissout la fibrine, mais non point la viande crue ni l'albumine fortement coagulée par la chaleur (3). Il ne transforme pas l'amidon en sucre de raisin et ne décompose pas les corps gras neutres. La sécrétion du suc intestinal semble être fort abondante.

Le liquide sécrété par les follicules du gros intestin offre également une réaction alcaline (4). L'appendice vermiculaire semble constituer un appareil de résorption fort puissant.

Remarques. — (1) Les résultats d'expériences anciennes faites d'après des méthodes défectueuses diffèrent de ceux de Thiry. Voyez pour cela l'article de Frerichs : « Verdauung, » *Digestion*, p. 850; Zander, De succo enterico. Dorpati, 1850, Diss.; Bidder et Schmidt, dans leur ouvrage, p. 260; Kœlliker et H. Müller, dans Würzburger Verhandlungen, vol. V, p. 221, et vol. VI, p. 509; Lehmann, dans sa Phys. Chemie, vol. II. p. 95, et sa Zoochemie, p. 89. Mais nous renvoyons surtout à Kühne, Phys. Chemie, p. 136. —

(2) Voy. son travail dans Wiener Sitzungsberichte, vol. L, partie II,, p. 77. — (3) Il est probable, d'après d'autres expériences, que le suc gastrique fait digérer une grande quantité d'albumine. — (4) Quelques essais dans ce sens ont été tentés plus anciennement par FRERICHS, *loc. cit.*

§ 260.

Pancréas. — Le pancréas (1) offre la même structure que les glandes salivaires. Les culs-de-sac glandulaires sont arrondis ; ils ont, en moyenne, de $0^{m},04$ à $0^{m},09$ de diamètre et sont tapissés de cellules analogues à celles des autres glandes en grappe; ces cellules renferment des molécules graisseuses et une substance protéique qui coagule par l'acide acétique, mais qui se redissout dans un excès d'acide*. Le réseau vasculaire qui enveloppe la glande (fig. 452) offre la même disposition que dans toutes les glandes en grappe. Les vaisseaux lymphatiques sont nombreux; mais leur étude demande à être complétée par de nouvelles recherches.

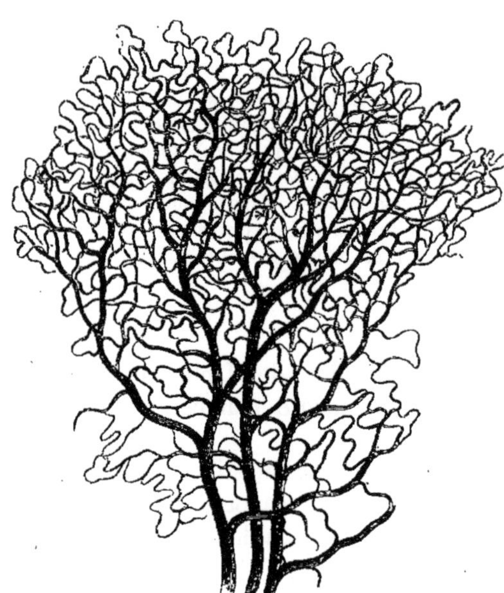

Fig. 452.
Réseau musculaire du pancréas chez le lapin.

Les canaux excréteurs ont des parois assez minces, dépourvues d'éléments musculaires; on y observe, dans la partie inférieure, de petites glandes muqueuses en grappe (2), logées dans la muqueuse. Le conduit excréteur est tapissé de cellules d'épithélium cylindrique (3).

Les nerfs du pancréas proviennent du grand sympathique et fournissent probablement, comme dans les glandes salivaires, des rameaux aux vaisseaux sanguins et aux culs-de-sac glandulaires ; ces nerfs président sans

* Dans le courant de l'année dernière, il a paru en Allemagne divers travaux importants sur la structure intime du pancréas. P. Langerhans[1] et C. Saviotti[2], en injectant les conduits pancréatiques avec du bleu de Prusse soluble, sous une pression faible et continue, virent la matière colorée se répandre d'abord dans la lumière centrale du cul-de-sac glandulaire, puis pénétrer dans un système de canaux d'une grande finesse formant un réseau complet autour des cellules glandulaires. Ce réseau de canalicules est comparable à celui qui dans le foie termine le système des canaux biliaires (Voyez, p. 608, le paragraphe destiné aux canaux biliaires).

[1] Beiträge zur mikrosk. Anat. der Bauchspeicheldrüse. Inaug. — dissert. Berlin 1869.
[2] Untersuchungen über den feineren Bau des pancreas. (M. Schultze's Arch. V. p. 404).
Voyez aussi G. Giannuzzi, Rech. sur la structure intime du pancreas. In Comptes rendus de l'Ac. des sc., 1869.

doute à la sécrétion du suc pancréatique comme les nerfs des glandes salivaires président à la sécrétion de la salive.

Le pancréas se développe de bonne heure sous forme d'une excavation creusée dans la paroi postérieure du duodénum.

La composition chimique du tissu pancréatique, dont la réaction est alcaline, nous est inconnue. On a trouvé dans le liquide qui imprègne la glande une série de produits de décomposition fort intéressants, à savoir : une forte proportion de leucine, une quantité relativement importante de Tyrosine [Virchow, Stædeler et Frerichs (4)] ; puis de la guanine et de la xanthine [Scherer (5)], de la sarcine ou hypoxanthine [Gorup (6)], de l'acide lactique, et, chez le bœuf, de l'inosite. [Boedeker et Cooper Lane (7).] La tyrosine (?) et la leucine ont été observées dans le liquide qui s'écoule dans l'intestin (8).

A l'état de repos, ou, pour mieux dire, quand elle sécrète peu de liquide, la glande offre une teinte pâle ; elle est au contraire rougeâtre à l'état d'activité, c'est-à-dire de la cinquième à la neuvième heure après l'ingestion des aliments. Le sang qui s'écoule par les veines offre alors une teinte d'un rouge clair ; dans le premier cas, il est foncé.

Le suc pancréatique (9) se présente, chez l'animal vivant, sous forme d'un liquide visqueux, à réaction fortement alcaline (Bernard), tandis que celui qui découle d'une fistule pancréatique est très-fluide. [Ludwig et Weinmann (10).] Le premier digère l'albumine (Bernard et Corvisart), transforme l'amidon en sucre de raisin, émulsionne les corps gras neutres et les décompose ensuite en glycérine et en acide gras; le liquide obtenu par des fistules ne digère pas l'albumine. Le liquide visqueux renferme environ 90 p. 100 d'eau et provient de l'organe quand il offre une teinte rouge ; le second contient de 95 à 98 p. 100 d'eau et s'écoule de l'organe à l'état de pâleur.

La quantité de liquide sécrété atteint son maximum pendant la digestion, dans l'intervalle que nous venons d'indiquer; elle est du reste variable; de là les résultats différents obtenus par les observateurs qui ont voulu déterminer la proportion du suc pancréatique sécrété dans une journée.

Le suc pancréatique renferme une substance albuminoïde qui se dépose sous forme d'un dépôt gélatineux, quand on porte le liquide visqueux au-dessous de 0 ; il contient, en outre, un ferment qui entre dans la composition du suc pancréatique visqueux et liquide ; ce ferment transforme rapidement l'amidon en sucre de raisin ; le suc pancréatique visqueux contient également un autre ferment, qui digère l'albumine et qui conserve son action quand le liquide est neutralisé et même quand il est faiblement acidulé (Kühne) ; on trouve encore un troisième ferment qui décompose les corps gras. Il faut enfin ajouter les substances minérales.

La proportion de cendres varie entre 0,2, 0,75 et même 0,9 p. 100 ; elles renferment de la chaux, de la magnésie, de la soude, du chlorure de sodium et de potassium, du phosphate de soude, de chaux et de magnésie, des sulfates alcalins et des traces de phosphate de fer. (Bernard, Frerichs, Bidder et Schmidt.) On n'a point trouvé de cyanure de potassium dans le suc pancréatique.

Remarques. — (1) Voy. les ouvrages de Gerlach, Kœlliker, et Henle dans son Eingeweidelehre, *Traité de splanchnologie*, p. 218, ainsi que A. Verneuil, dans Gaz. méd. de Paris, 1851, n°ˢ 25 et 26, et Bernard, Mémoire sur le pancréas. Paris, 1856. — (2) Le conduit excréteur présente plusieurs variations. Chez l'homme, on trouve fréquemment un second canal excréteur. Voy. Kœlliker, Gewebelehre, *Histologie*, 4ᵉ édition, p. 477. —(3) On a décrit comme un *pancréas accessoire* une masse glandulaire située dans la paroi du tube intestinal. Elle est placée tantôt près du conduit de Wirsung, mais tantôt aussi plus bas, dans le tube intestinal; tantôt même dans la paroi de l'estomac. Voy. Klob, dans Zeitschr. d. Wiener Ærzte, *Revue des médecins de Vienne*, 1859, p. 732, et Zenker, dans Virchow's Archiv, vol. XXI, p. 369. — (4) Virchow, dans ses Archives, vol. VIII, p. 358. Voy. aussi §§ 26 et 27. — (5) Virchow's Archiv, vol. XV, p. 388, et Annalen, vol. CVII, p. 314, ainsi que vol. CXII, p. 257. — (6) Même revue, vol. XCVIII, p. 10. — (7) L'indication de Bödeker se trouve dans Henle's und Pfeufer's Zeitschrift, 3 R., vol. X, p. 153. — (8) Frerichs et Stædeler, dans Zürcher Mittheilhungen, vol. IV, p. 87; Kœlliker et H. Müller, dans Würzburg. Verhandl., vol. VI, p. 507.—(9) Bernard, dans Archives générales de médecine, 1849, p. 68; Mémoire sur le pancréas et sur le rôle du suc pancréatique. Paris, 1856; puis Leçons de physiologie expérimentale appliquée à la médecine. Paris, 1856, vol. II, p. 337; Frerichs, Verdauungsarbeit, *Travail digestif*, p. 842; Bidder et Schmidt, Verdauungssäfte, *Sucs digestifs*, p. 240; Schmidt, Annalen, vol. CXII, p. 33; Kröyer, De succo pancreatico. Dorpati, 1854, Diss.; Keferstein et Hallwacks, Göttinger Nachrichten, 1858, n° 14; Meissner, dans Henle's und Pfeufer's Zeitschrift, 3 R., vol. VII, p. 17; Skrebitzki, De suci pancr. ad adip. et album. vi atque effectu. Dorpati, 1859, Diss.; Turner, dans le Journ. de physiol., tome IV, p. 221; A. Danilewsky, dans Virchow's Archiv, vol. XXV, p. 279; L. Corvisart, Collection de mémoires sur une fonction peu connue du pancréas, et la digestion des aliments azotés. Paris, 1857-1863. Voy. aussi les traités de chimie physiologique de Lehmann (vol. II, p. 88, et Handbuch, p. 264); Gorup (p. 484 et 661), et surtout Kühne (p. 111). — (10) Weinmann, Untersuchungen über die Sekretion der Bauchspeicheldrüse, *Recherches sur la sécrétion du pancréas*. Zurich, 1852, Diss., et dans Henle's und Pfeufer's Zeitschrift. Nouvelle série, vol. III, p. 245.

§ 261.

Foie. — Le foie des vertébrés et de l'homme (1) est la glande la plus volumineuse qui communique avec l'appareil digestif; débarrassé de son enveloppe, cet organe offre déjà à l'œil nu un aspect qui indique une structure spéciale. L'analyse détaillée montre également que le foie se sépare, par sa texture, de toutes les autres glandes du corps.

Quand on examine la surface du foie ou une coupe de cet organe, on aperçoit très-nettement chez certains mammifères, et surtout sur le foie du cochon et de l'ours blanc, de petits champs circonscrits auxquels on a donné le nom de *lobules* ou d'*îlots hépatiques*. Ces lobules sont séparés les uns des autres par des ponts assez minces de substance fondamentale; tantôt le centre des lobules est plus foncé et d'un brun rougeâtre, tandis que la portion périphérique reste plus claire et d'un brun jaunâtre, tantôt, au contraire, c'est la portion extérieure qui est plus foncée et l'intérieure plus claire; ces différences de coloration tiennent à une répartition inégale du liquide sanguin. Chez l'enfant, on aperçoit très-distinctement les lobules et les détails dont nous venons de parler ; chez l'adulte, au contraire, les lignes de séparation s'effacent. Les lobules ont, en moyenne, deux millimètres de diamètre ; ce diamètre peut augmenter d'un tiers et s'abaisser jusqu'à 1m,2.

Les lobules hépatiques sont formés par un nombre considérable de cellules glandulaires et par un réseau vasculaire très-développé qui parcourt le lobule en tous sens ; au centre, ce réseau converge pour former une des branches d'origine des veines sus-hépatiques ; extérieurement les lobules sont limités par des rameaux de la veine porte et par les canaux biliaires.

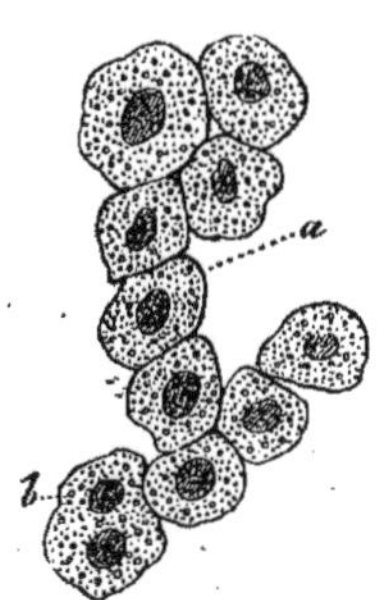

Fig. 453. — Cellules hépatiques de l'homme. *a*, à un seul noyau ; *b*, à deux noyaux.

Les cellules hépatiques isolées (fig. 453) ressemblent aux cellules des glandes de l'estomac ; ce sont des éléments à angles arrondis, dont la forme est irrégulière, attendu qu'ils se moulent les uns sur les autres. Ils ont, en moyenne, de 0m,02 à 0m,018 de diamètre ; ce diamètre peut varier entre 0m,021 et 0m011. Le noyau est ovalaire, pourvu de nucléoles. Son diamètre varie entre 0m,004 et 0m,006. On observe en général un seul noyau par cellule (*a*) ; on en rencontre cependant assez souvent deux (*b*). La substance qui forme les cellules hépatiques est visqueuse et emprisonne un nombre plus ou moins considérable de granulations très-fines. Ces cellules sont dépourvues de membrane d'enveloppe ; quand le corps cellulaire est isolé, il offre des mouvements amiboïdes, lents, mais fort distincts. (Leuckart.)

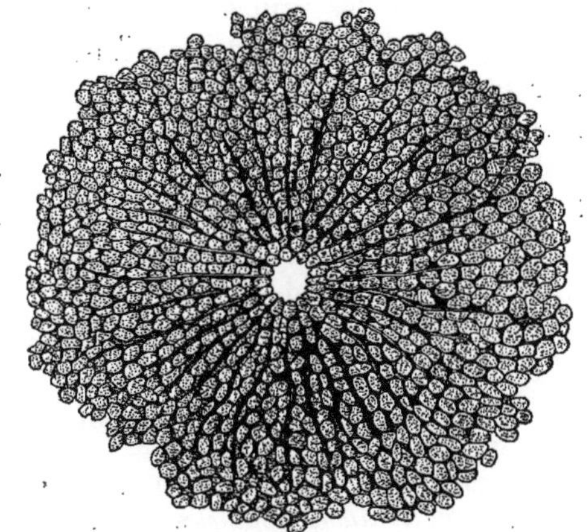
Fig. 454. — Lobule hépatique d'un enfant de 10 ans (d'après Ecker), avec la section du tronc veineux central.

On trouve encore d'autres substances dans l'intérieur de la cellule hépatique ; quand elles sont peu abondantes, elles offrent les caractères de l'état normal ; quand elles existent en grand nombre, elles sont l'expression d'un état pathologique ; ce sont des molécules pigmentaires brunes ou d'un brun jaunâtre (matières colorantes de la bile) et des gouttelettes graisseuses plus ou moins volumineuses (fig. 455). Chez les animaux à la mamelle et chez les enfants on rencontre les molécules graisseuses à l'état normal ; on peut artificiellement provoquer la présence de la graisse dans les cellules hépatiques, en soumettant les animaux à une alimentation grasse (2).

Quelquefois la cellule est remplie de graisse de manière à cacher complétement le noyau. Le volume des cellules augmente souvent dans ce cas. Chez l'homme adulte, surtout quand il prend une nourriture riche, on observe ordinairement le foie gras.

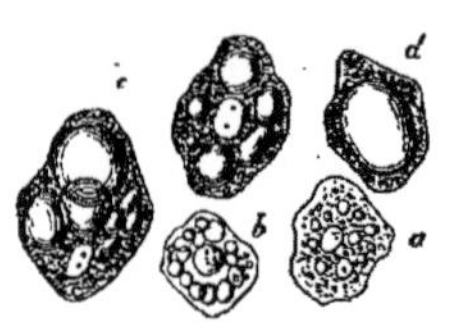

Fig. 455. — Cellules hépatiques chargées de graisse.
a, *b*, cellules remplies de petites molécules et de gouttelettes de graisse; *c*, *d*, cellules remplies de grosses gouttes de graisse.

La cellule hépatique ne s'altère pas en se chargeant de granulations graisseuses et peut revenir à son état normal dès qu'elle s'est débarrassée de sa surcharge graisseuse ; mais il existe une autre dégénérescence graisseuse pathologique qui entraîne la destruction des éléments.

La disposition des cellules dans le lobule du foie est remarquable. Ces éléments sont reliés entre eux par séries et sous forme de réseau, sans néanmoins se confondre. Quand on se contente d'examiner des cellules obtenues par simple raclage, on observe quelquefois des rangées ou de véritables travées de cellules (fig. 453) ; cette disposition est curieuse à examiner sur des coupes très-minces (fig. 454), où l'on voit la direction rayonnante des éléments cellulaires au centre, tandis qu'à la périphérie des lobules les cellules se réunissent en forme de réseau.

Dans le foie de l'homme et des mammifères, les cellules forment une rangée simple; elle ne devient double qu'au niveau des points d'entrecroisement ; cette disposition est du reste fort variable.

Les lobules hépatiques ne correspondent pas à un conduit excréteur comme les lobules des glandes en grappe ; ils correspondent simplement à un rameau des veines sus-hépatiques ; quand la limite des lobules hépatiques est fortement accentuée, comme chez le cochon, par exemple, ils sont séparés les uns des autres par des cloisons distinctes, formées de tissu conjonctif. On peut isoler ces cloisons, qui offrent l'aspect de véritables capsules. Cette charpente de tissu conjonctif provient, en partie, de la capsule de Glisson, c'est-à-dire de la cloison qui enveloppe les vaisseaux sanguins et les conduits biliaires au moment où ils pénètrent dans le foie ou en sortent, puis de l'enveloppe propre de l'organe. Chez l'homme, les cloisons de tissu conjonctif, qui séparent les lobules, sont peu accentuées à l'état normal. A l'état pathologique, et spécialement dans la cirrhose, ce tissu acquiert un développement considérable.

Remarques. — (1) Voy. Henle, Allg. Anatomie, *Anatomie générale*, p. 900, et Eingeweidelehre, *Traité de splanchnologie*, p. 184, Gerlach, Handbuch der Gewebelehre, *Manuel d'histologie*. p. 323 ; Kœlliker, Mikrosk. Anatomie, vol. II, part. II, p. 207, et Gewebelehre, *Histologie*, p. 459; W. Theile, dans son article « Leber, » *Foie*, dans Handw. der Phys., vol. II, p. 308 ; F. Kiernan, dans Phil. Transact., 1833, vol. II, p. 711 ; J. Müller, Physiologie, vol. I, 4e édit., p. 353, et dans ses Archives, 1843, p. 338; C. L. J. Backer, De structura subtiliori hepatis sani et morbosi. Trajecti ad Rh., 1845, Diss.; Retzius, dans Müller's Archiv, 1849, p. 154 ; N. Weja, *loc. cit.*, 1851, p. 79; N. Guillot, dans Ann. d. scienc. nat., série 3, tome IX, p. 113 ; Ecker, Icones physiol., taf. 7 ; Lereboullet, Sur la structure interne du foie. Paris, 1853 ; A. Cramer, Tijdschrift

d. nederland maatschappij, 1853, p. 85; Reichert, dans le rapport annuel in Müller's Archiv, 1854, p. 76; Beale, dans Med. Times and Gazette, 1856 (n°s 299, 302, 303, 306), et Phil. Transactions for the year 1856, I, p. 375; H. D. Schmidt, dans American Journal of the medical science, 1859, p. 13; Mac Gillavry, dans Wiener Sitzungsberichte, vol. L, p. 207. — (2) Kœlliker, dans Würzb. Verhandlungen, vol. VII, p. 179, et Frerichs, Klinik der Leberkrankhetien, *Clinique des maladies du foie*, vol. I, p. 286. Voy. aussi Virchow's, Cellularpathologie, 4e édit., p. 308. C'est ordinairement à la périphérie du lobule que la graisse commence à s'accumuler dans les lobules appliqués sur les branches veineuses interlobulaires qui proviennent de la veine porte; ensuite la graisse avance vers le centre du lobule hépatique. La quantité de graisse peut atteindre l'énorme proportion de 78 pour 100 dans la substance hépatique qui a été débarrassée de son eau (Frerichs).

§ 262.

Vaisseaux sanguins du foie. — Avant de poursuivre la structure du foie, nous allons dire quelques mots de la disposition des vaisseaux sanguins de cet organe (1).

Le foie reçoit du sang de deux sources différentes : de l'artère hépatique et de la veine porte; cette dernière amène à l'organe la proportion de sang la plus grande; l'artère hépatique préside beaucoup moins à la sécrétion de la bile qu'à la nutrition même de l'organe. Les branches de cette artère cheminent à côté des rameaux de la veine porte et des canaux biliaires; elles se distribuent en partie, en qualité de *vasa nutrientia*, aux parois de ces deux ordres de conduits, et ce sont là les rameaux *vasculaires* de l'artère; puis elles se dirigent vers l'enveloppe séreuse du foie pour y constituer un réseau capillaire à larges mailles (rameaux *capsulaires*). Les veines qui correspondent à cette artère vont se jeter dans les rameaux de la veine porte; aussi peut-on injecter cette veine en poussant l'injection dans l'artère hépatique et réciproquement le liquide pénètre dans l'artère quand on introduit la canule dans la veine porte Quelques branches enfin, connues sous le nom de rameaux *lobulaires*, vont se jeter dans la portion périphérique du réseau capillaire des lobules; c'est par ces rameaux que l'artère hépatique prend une faible part à la formation de la bile (2).

Les branches terminales de la veine porte, dont nous supposons le parcours connu, forment les veines *interlobulaires* de Kiernan (veines périphériques de Gerlach); ces troncs veineux ont, en moyenne, de $0^{m},02$ à $0^{m},04$ de diamètre. Ils sont tantôt courts (chez l'homme), allongés (chez le lapin) ou recourbés en forme d'anse; tantôt ils se présentent, comme chez le cochon, sous forme d'anneaux complets qui entourent les lobules, et se décomposent aussitôt en minces ramuscules, qui partent dans toutes les directions, ou bien en capillaires. La figure 456 peut donner une idée de cette disposition; de la veine porte, qui occupe le milieu de la figure, se détachent latéralement les rameaux interlobulaires qui circonscrivent les lobules et se terminent par un réseau capillaire.

Ce réseau est très-riche; il est formé de canaux de $0^{m},009$ à $0^{m},01$ de diamètre. La paroi de ces canaux est très-délicate et difficile à reconnaître.

Ils forment un réseau étroit, de $0^m,2$ à $0^m,4$ de diamètre, à mailles arrondies, quadrangulaires ou triangulaires, et convergent vers le centre du lobule.

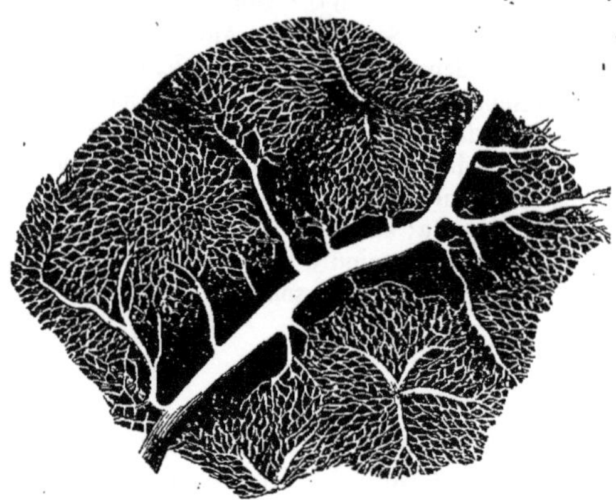

Fig. 456. — Foie de lapin injecté. Au milieu de la figure, une branche de la veine porte, avec les veines interlobulaires, le réseau capillaire et la veine intralobulaire au centre du lobule.

Au centre du lobule, les capillaires se réunissent et forment un ou plus souvent deux, trois et même plusieurs rameaux veineux qui constituent la branche d'origine des veines sus-hépatiques. Cette branche a, en moyenne, de $0^m,4$ à $0^m,5$ de diamètre (Gerlach) ; elle a été désignée par Kiernan, à cause de sa position, sous le nom de veine intralobulaire (veine centrale de Gerlach). En sortant du lobule, ce tronc veineux se réunit bientôt à d'autres pour former des branches d'un plus gros calibre. Les parois fort minces de ces veines sont intimement soudées au parenchyme hépatique : aussi restent-elles béantes quand elles sont vides. Comme les veines du foie sont dépourvues de valvules, on peut injecter les vaisseaux sanguins par les veines sus-hépatiques ou par la veine porte.

Remarques. — (1) Voyez les travaux de Kiernan, Gerlach, Theile. — (2) Il y a encore des discussions à ce sujet. D'après les résultats donnés par l'injection, je considère comme exacte l'opinion exposée dans le texte, et qui a été défendue par Müller et Weber ; d'autres anatomistes, tel que Kiernan, font arriver d'abord les rameaux lobulaires de l'artère hépatique dans de petits troncs veineux qui déboucheraient dans les veines périphériques de la veine porte. Voy. à cet égard J. Müller, dans ses Archives, 1843, p. 338 ; E. H. Weber, *id.*, p. 303 ; Theile. *loc. cit.*, p. 344 ; Kœlliker, *loc. cit.*, p. 240 et 242 ; Gerlach, Handbuch, p. 343 ; Chrzonszczewsky, dans Virchow's Archiv, vol. XXXV, p. 153.

§ 263.

Les détails de structure dont nous venons de parler peuvent être constatés facilement et sont acquis à la science.

Il n'en est pas de même de certains détails qui concernent la charpente intérieure des lobules, les canaux biliaires les plus déliés, et l'origine des vaisseaux lymphatiques dans le parenchyme hépatique.

Comme les réseaux formés par les travées cellulaires et les vaisseaux sanguins s'entrelacent intimement, plusieurs observateurs ont admis que les cellules hépatiques étaient logées et libres dans les lacunes du réseau capillaire.

Mais, si l'on traite par le pinceau des coupes très-minces faites sur un foie convenablement durci, on aperçoit, après avoir enlevé les cellules, une charpente réticulée, fort élégante et très-fine, formée par une membrane homogène et qui sépare le courant sanguin des traînées cellulaires. On y observe les noyaux des vaisseaux capillaires et, à côté d'eux, d'autres petits noyaux, qui sont généralement ratatinés chez l'adulte.

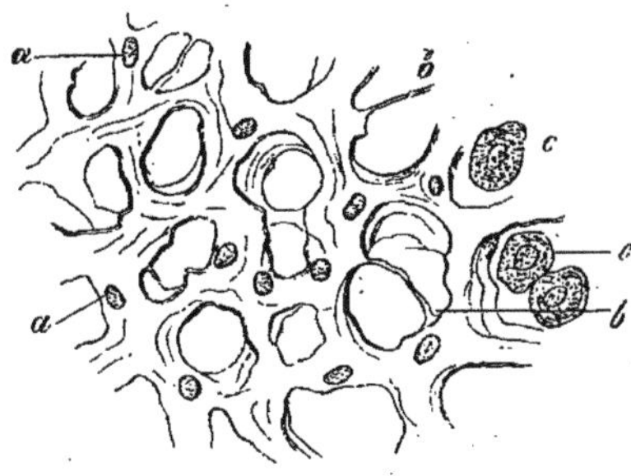

Fig. 457. — Charpente du foie d'un enfant. *a*, membrane homogène avec ses noyaux ; *b*, travées filiformes ; *c*, cellules isolées qui n'on pas été enlevées par le pinceau.

En examinant le foie d'un enfant nouveau-né ou d'un fœtus, on voit que cette membrane mince et transparente est double en certains points. L'une des couches répond à la paroi capillaire ; elle est sans doute formée par des cellules vasculaires aplaties ; l'autre, au contraire, circonscrit les traînées formées par les cellules glandulaires.

Il est donc évident que les rangées de cellules hépatiques sont enveloppées par une membrane homogène d'une extrême finesse, formée de tissu conjonctif. Cette membrane se continue, à la périphérie du lobule, avec le tissu conjontif interlobulaire ; cette disposition est facile à reconnaître.

Cette membrane a été prise pendant longtemps pour la membrane propre des cellules hépatiques ; les petits noyaux que l'on observe en abondance dans les premières années de la vie appartiennent évidemment à cette membrane ; ils sont souvent entourés d'un corps cellulaire distinct et doivent être considérés comme des corpuscules de tissu conjonctif.

Ces deux membranes, celle qui limite le courant sanguin et celle qui enveloppe les cellules, sont d'abord séparées l'une de l'autre ; chez l'adulte, elles semblent fondues en une couche unique, bien que la disposition des vaisseaux lymphatiques ne permette pas d'admettre cette fusion.

C'est en grande partie aux travaux de Beale et de E. Wagner que nous devons la connaissance de ces détails de texture (1).

Remarques. — (1) Voy. Beale, dans Phil. Transact., et les articles de Wagner dans Archiv der Heilkunde, *Archives de médecine*, 1859, p. 251, et Œsterr. Zeitschrift für prakt. Heilkunde, *Revue autrichienne pour la médecine pratique*, 1861, n° 13. Le même sujet est traité dans la dissertation de Engel-Reimers, Explorationes microsc. de tela hepatis conjunctiva. Berolini, 1860. Le premier qui décrivit la charpente du lobule hépatique fut probablement Rainey, Anat. Journ. of micr. Science, vol. I, p. 231. De nouvelles communications furent ensuite faites par His, Zeitschr. f. wissensch. Zool., *Revue de zoologie scientifique*, vol. X, p. 340. Henle (*loc. cit.*, p. 198) traite également ce sujet. Il raconte qu'il a vu des régions avec de nombreux noyaux capillaires, et d'autres qui en étaient dépourvues. D'après lui, le foie du cochon aurait une autre texture ; dans le foie de cet animal, nous l'avons déjà dit plus haut, les lobules sont séparés par des couches plus compactes de tissu conjonctif. Henle n'a pu réussir à y trouver la charpente dans l'intérieur du lobule. Il se voit, par conséquent, obligé d'admettre que le courant sanguin est limité simplement ici par la substance glandulaire, et qu'il chemine dans des conduits sans paroi creusés dans le parenchyme glandulaire, tandis que chez l'homme les capillaires hépatiques possèdent leur paroi propre.

§ 264.

Canaux biliaires.—La disposition des conduits biliaires dans l'intérieur des lobules, et leurs rapports avec les cellules hépatiques, constituent une des parties les plus difficiles de l'anatomie microscopique. Vu l'imperfection des méthodes d'investigation on resta longtemps dans l'incertitude à ce sujet. Il n'est donc pas étonnant que les hypothèses se soient accumulées sur les hypothèses ; toutes ces opinions (1) bizarres et erronées ont été renversées dès le jour où il a été possible de démontrer, d'une manière certaine, l'existence et le trajet des canaux biliaires les plus déliés. Cette belle découverte est due à Gerlach (2); Budge (3), Andréjevic (4) et Mac Gillavry (5) l'ont reprise en sous-œuvre. Les résultats obtenus par ces différents observateurs offrent beaucoup d'analogie entre eux ; j'ai pu confirmer moi-même (6) l'exactitude des faits avancés par ces auteurs, et Chrzonszczewsky (7), à l'aide d'une méthode qui lui est particulière, est arrivé aux mêmes données.

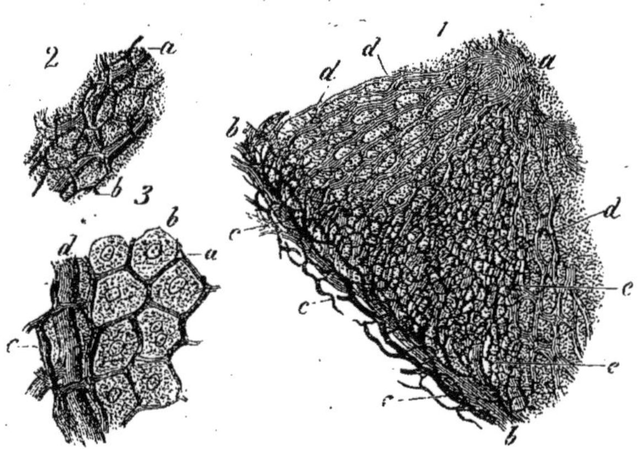

Fig. 458. — Capillaires biliaires du foie du lapin.

1. Portion d'un lobule hépatique. *a*, veine sus-hépatique; *b*, rameau de la veine porte; *c*, canaux biliaires; *d*, capillaires; *e*, capillaires biliaires.
2. Capillaires biliaires (*b*) dans leurs rapports avec les capillaires sanguins (*a*).
3. Rapports des capillaires biliaires avec les cellules hépatiques. *a*, capillaires; *b*, cellules hépatiques; *c*, petits conduits biliaires; *d*, vaisseau sanguin.

On sait depuis longtemps que les canaux biliaires cheminent entre les lobules hépatiques à côté des rameaux de la veine porte. De ces canaux naissent de petits canaux biliaires plus déliés (fig. 458. 1), à paroi très-mince, qui forment d'élégants réseaux (*c*) autour des ramifications (*b*) de la veine porte.

Ces canaux se continuent par un réseau à mailles élégantes, qui occupe tout le centre du lobule; il est formé de petits conduits excessivement minces auxquels on a donné le nom de *capillaires biliaires* (*d*). Ces capillaires, d'une extrême finesse, ont, en moyenne, de 0m,002 à 0m,0018 de diamètre chez le lapin ; ils entourent chaque cellule hépatique (*b*) dans une petite maille (3 *a*) ; la surface de la cellule se trouve donc en contact avec ces vaisseaux par chacun de ses côtés. Les mailles de ce réseau sont cubiques ; aussi présente-t-il à peu près le même aspect, de quelque côté qu'on le considère ; ces mailles, ont, en moyenne, de 0m,013 à 0m,018 de diamètre chez le lapin ; ce diamètre est généralement égal à celui des cellules hépatiques. L'ensemble de ce réseau est d'une élégance admirable ; il forme un troisième système réticulé très-fin, situé entre les deux autres réseaux constitués par les capillaires sanguins et les travées celullaires.

Ces capillaires biliaires ont-ils une paroi propre ou ne sont-ils que des conduits lacunaires ?

Nous croyons devoir résoudre la question dans le premier sens avec Mac Gillavry. Il est vrai de dire qu'on n'a pu encore isoler cette paroi ; mais, vu l'excessive délicatesse de ce tissu, ce fait perd de son importance. Par contre (2), les capillaires sanguins (*a*) sont si intimement entrelacés avec les capillaires biliaires (*b*), et ces derniers paraissent si réguliers quand on est parvenu heureusement à les remplir, qu'il n'est guère possible d'admettre l'existence d'un système lacunaire au milieu de cellules douées d'une contractilité vitale évidente. A la limite qui sépare les capillaires biliaires injectés de ceux qui n'ont pas été remplis, on aperçoit quelquefois des traînées de granulations colorées qui s'étendent dans les vaisseaux restés vides ; ces traînées indiquent parfaitement la disposition du réseau des canaux biliaires ; ces derniers se prolongent encore au delà autour des cellules hépatiques, mais sans renfermer de corpuscules colorés. Avec des grossissements puissants on aperçoit distinctement ce réseau vide ; il est très-régulier, formé de canaux d'égal diamètre, sans dilatation, à contours lisses et tranchés. On parvient quelquefois à faire des coupes tellement minces qu'elles ne se composent plus pour ainsi dire que d'une seule couche de cellules hépatiques étendues sur un plan horizontal ; on peut alors apercevoir, sur les travées cellulaires, et parallèlement à leur axe, des capillaires biliaires complétement libres et nullement recouverts par une autre couche de cellules. Cette disposition est facile à expliquer si les canaux sont pourvus d'une paroi propre ; elle n'est guère compréhensible si l'on admet l'existence de conduits lacunaires.

Les capillaires biliaires ont été étudiés jusqu'à ce jour chez plusieurs espèces de mammifères ; il est surtout facile de les observer chez le lapin. Hyrtl (8) a également trouvé une disposition analogue chez les amphibies (8).

Remarques. — (1) On a voulu, pendant longtemps, considérer le foie comme une glande en grappe. Cette opinion a encore été défendue en 1845 par Krause (Müller's Archiv, p. 524). Voy. encore Müller, dans la 4e édition de sa Physiologie, vol. I, p. 357. — L'opinion de Kiernan (*loc. cit.*, tab. 33, fig. 3) a trouvé beaucoup plus de défenseurs ; cet auteur admet que les canaux biliaires les plus déliés forment des réseaux dans les lobules. On a interprété cette manière de voir de deux façons différentes. G. H. Weber (Müller's Archiv, 1843, p. 303) a prétendu que les cellules hépatiques étaient disposées par rangées et soudées ensemble, de manière à former des canaux (les cellules ne seraient donc point séparées les unes des autres). Ces canaux formeraient un réseau très-étendu, entrelacé intimement avec le réseau capillaire sanguin, si bien que les mailles de l'un seraient exactement occupées par les canaux de l'autre. Cette opinion a été admise par Handfield Jones (Phil. Transact., 1846, 4, p. 473) et Hassal (Micr. Anat., p. 413). — D'autres observateurs ont rejeté la fusion des cellules hépatiques et ont admis l'existence d'une membrane propre. Ils pensaient que les cellules hépatiques tapissaient le réseau des conduits biliaires comme des cellules épithéliales ; KRUKENBERG (Müller's Archiv, 1843, p. 318) et LEREBOULLET ont défendu cette manière de voir. — Une autre opinion, bien mieux fondée, a trouvé des défenseurs nombreux ; elle consiste à admettre que les cellules hépatiques sont enveloppées par les mailles que forment les conduits biliaires, de telle sorte que ces cellules, disposées en rangée simple ou multiple, constituent l'axe solide des conduits. THEILE, BACKER, LEIDY (American Journal of medical Science, 1848, Jan.), RETZIUS, VEJA, CRAMER, défendirent cette opinion que BEALE et E. WAGNER cherchèrent à mieux soutenir dans ces derniers temps. KŒLLIKER (Gewebelehre, *Histologie*, 4ᵉ édit., p. 464) se rangea également de cet avis, et on ne peut méconnaître que l'histoire du développement (REMAK) fournisse une nouvelle preuve à l'appui de cette opinion. — Nous avons encore à mentionner une autre opinion qui fut adoptée aussi par plusieurs auteurs. HENLE l'exprima pour la première fois et la défend encore aujourd'hui. D'après cet observateur, les premiers canaux abducteurs de la bile sont dépourvus de parois et ne sont autre chose que des conduits cheminant entre les rangées et les groupes des cellules hépatiques ; ce sont là les espaces intercellulaires ; ils communiquent ensuite avec de minces tubes pourvus d'une membrane, qui forment par leur réunion les conduits interlobulaires. GUILLOT, HANDFIELD JONES (Phil. Transact., 1849, 1, p. 109), GERLACH, HYRTL, ECKER et d'autres adoptèrent en général cette manière de voir. On peut aussi citer ici LEYDIG et REICHERT (voy. la note de ce dernier *in* Reichert und Du Bois-Reymond's Archiv, 1859, p. 656). — (2) Voyez son ouvrage connu, p. 332, et la belle figure dans ECKER, tab. 7, fig. 8. — (3) Reichert's und Du Bois-Reymond's Archiv, 1859, p. 642.—(4) Wiener Sitzungsberichte, vol. XLIII, 2, p. 379. — (5) *Loc. cit.* — (6) Les résultats de mes études sur les préparations injectées sont consignées dans la dissertation de G. IRMINGER, Beiträge zur Kenntniss der Gallenwege in der Leber des Säugethiers, *Contributions à l'étude des voies biliaires dans le foie des mammifères.* Zürich, 1865. — (7) CHRZONSZCZEWSKY (Centralblatt für die med. Wiss., 1864, p. 593) injecta du sulfindigotate de soude dans la veine jugulaire d'un chien vivant ; il fixa ensuite la couleur par le chlorure de potassium et l'alcool absolu. Il obtint les mêmes réseaux de capillaires biliaires. Voyez les figures dans Virchow's Archiv, vol. XXXV. — (8) Wiener Sitzungsberichte, vol. XLIX, 4, p. 172.

§ 265.

Il nous reste à étudier les gros canaux biliaires, les *vaisseaux lymphatiques* et les *nerfs* du foie.

La disposition des conduits biliaires est à peu près semblable à celle des ramifications de la veine porte ; à partir du canal interlobulaire, que nous avons décrit dans le paragraphe précédent, ces canaux sont formés par une membrane homogène tapissée d'une couche épithéliale à petites cellules. Dans les troncs plus épais, la membrane homogène est remplacée par une paroi de tissu conjonctif. En même temps les cellules d'épithélium cylindrique s'allongent. Dans les gros canaux biliaires, situés au-dessous du parenchyme hépatique, on observe une membrane muqueuse à couche fibreuse extérieure ; on a prétendu avoir trouvé des fibres-cellules contractiles, à direction longitudinale, dans cette couche ; cette assertion n'a pas été confirmée par les recherches les plus récentes.

La paroi de la vésicule biliaire se compose de couches alternatives formées les unes de tissu conjonctif, les autres de faisceaux musculaires lisses entre-croisés. (Henle.) La muqueuse offre des plis à disposition élégante, réunis en forme de réseau ; elle est tapissée de cellules cylindriques pourvues de noyaux (2); la surface libre de ces cellules est recouverte par un plateau perforé de pores comme dans l'intestin grêle. Ces cellules possèdent, en effet, la propriété d'absorber également la graisse (3).

Les conduits biliaires présentent un grand nombre de culs-de-sac et de glandes en grappe. On trouve les premiers dans les canaux les plus volumineux, dans les conduits cholédoque et cystique, dans le conduit hépatique et ses principales branches; ces culs-de-sac sont disposés en rangées ou d'une façon irrégulière. Les glandes en grappe sont rares dans la vésicule biliaire et dans la portion inférieure du canal cystique. Elles sont plus nombreuses dans la portion supérieure de ce canal et dans les conduits cholédoque et hépatique. Dans les ramifications les plus déliées du canal hépatique, jusqu'au niveau des canaux de 2 millimètres de diamètre environ, on trouve des culs-de-sac plus simples, tubulés ou en forme de bouteille. Ces culs-de-sac existent également dans les petits canaux biliaires qui occupent le sillon transverse du foie; on les rencontre également dans ceux de ces conduits qui sont situés dans les cloisons des grosses branches de la veine porte; ils existent aussi dans les petits canaux biliaires qui se détachent des branches logées dans les sillons longitudinaux du foie (4). On a considéré ces organes comme des glandes muqueuses mal développées, ou, plus souvent encore, comme de petits culs-de-sac appendus aux canaux biliaires et destinés à jouer le rôle de réservoirs de la bile. (Beale, Kœlliker, Riess.) Il faudrait alors les compter parmi les *vasa aberrantia*. [E. H. Weber (5).] On désigne sous ce nom, des conduits de $0^m,02$ à $0^m,5$ de diamètre, qui sortent du parenchyme hépatique, pour se ramifier dans un stroma de tissu conjonctif; on les trouve dans le ligament triangulaire gauche et dans les ponts de tissu conjonctif qui passent sur la veine cave inférieure. Ces conduits forment des réseaux ou bien se terminent par une extrémité en cul-de-sac, renflée en forme de massue.

Le foie possède des vaisseaux lymphatiques superficiels et profonds; ces deux ordres de vaisseaux communiquent ensemble.

Les lymphatiques superficiels sont situés dans la couche inférieure de l'enveloppe péritonéale; ils forment chez l'homme un réseau très-riche, non stratifié, composé de canaux très-minces, et dont les vaisseaux abducteurs les plus volumineux se dirigent dans des sens différents. Ceux qui viennent de la partie convexe de l'organe se dirigent vers les ligaments hépatiques et se jettent dans les ganglions de la cavité thoracique; les lymphatiques qui partent de la face inférieure du foie vont au contraire se jeter dans les ganglions lymphatiques avoisinants, situés au niveau du hile et au pourtour de la vésicule biliaire.

Les vaisseaux lymphatiques profonds pénètrent dans l'organe avec la veine porte, l'artère hépatique et les conduits biliaires; ils sont enveloppés par le prolongement de la capsule de Glisson, comme ces canaux, et en suivent toutes les ramifications. Ils forment un élégant plexus autour des conduits biliaires et des vaisseaux sanguins, qu'ils accompagnent jusqu'à la périphérie des lobules, en conservant les caractères de vaisseaux véritables.

A partir de ce moment ils persistent à l'état de vaisseaux ou se transforment en canaux lacunaires, interlobulaires, et se prolongent par un réseau lymphatique, fort remarquable, à travers le lobule tout entier. En effet tous les capillaires sanguins sont enveloppés par un courant lymphatique dont la paroi extérieure est évidemment formée par la membrane délicate qui limite les traînées cellulaires, de sorte que chaque cellule touche par une de ses faces au courant lymphatique interlobulaire. C'est à Mac Gillavry que l'on doit la découverte de cette disposition remarquable dont j'ai pu vérifier l'exactitude par mes recherches. Du reste, quand on n'injecte pas les capillaires biliaires avec toutes les précautions voulues, il arrive facilement que, de ces derniers, l'injection pénètre, par des ruptures, dans le réseau lymphatique qui a dû être pris, par plus d'un observateur, pour le réseau biliaire.

Les nerfs du foie proviennent, pour la plupart, du plexus cœliaque, et se composent de fibres de Remak ainsi que de fibres foncées, minces pour la plupart, mais cependant mêlées de fibres plus larges ; ils se distribuent aux canaux biliaires, à l'artère hépatique, dont ils suivent les ramifications jusqu'aux branches interlobulaires, à la veine porte, à la veine hépatique et à la capsule de l'organe. [Kœlliker (4).] Leurs terminaisons sont encore complétement inconnues.

Remarques. — (1) Pour les muscles des conduits biliaires, voy. Kœlliker, dans Zeitschrift f. wiss. Zoologie, *Revue de zoologie scientifique*, vol. I, p. 61 ; Tobien, De glandularum ductis efferentibus. Dorpati, 1853, Diss. ; Henle, Eingeweidelehre, *Traité de splanchnologie*, p. 215, 218, et Eberth, dans la revue mentionnée en premier lieu, vol. XII, p. 364. — (2) Virchow, dans ses Archives, vol. I, p. 311, et vol. III, p. 256 ; Henle, *loc. cit.*, p. 216. — (3) Ainsi que nous l'avons déjà dit plus haut, le foie devient riche en graisse chez les animaux à la mamelle, quelques heures après l'absorption d'une grande quantité de lait. Un peu après l'apparition des molécules adipeuses dans la cellule glandulaire, on remarque que, dans le grand conduit biliaire et dans la vésicule, l'épithélium se présente sous le même état que dans les villosités, quand celles-ci résorbent la graisse (voy. p. 544) ; il y a donc ici une nouvelle résorption de la graisse. Voy. Virchow, dans ses Archives, vol. XI, p. 574. — (4) Pour ces glandes des conduits biliaires, consultez Theile, *loc. cit.*, p. 349; Wedl, dans Wiener Sitzungsberichte, vol. V, p. 480; Luschka, dans Henle's und Pfeufer's Zeitschrift, 3e série, vol. IV, p. 189 : Beale, dans Phil. Transact., *loc. cit.*, p. 386; L. Riess, dans Reichert's und Du Bois-Reymond's Archiv, 1863, p. 473; Henle, Eingeweidelehre, *Traité de splanchnologie*, p. 202. — (5) E. H. Weber, dans Müller's Archiv, 1848, p. 308 ; Kiernan, *loc. cit.*, p. 742 ; Beale, *loc. cit.*, p. 386; Theile, *loc. cit.*, p. 351.

§ 266.

Composition chimique du foie. — On a trouvé dans le foie de l'homme (1) environ 70 p. 100 d'eau, de l'albumine soluble, des corps protéiques coagulés, une substance gélatineuse, des corps gras, des matières extractives, et des substances minérales dans la proportion d'environ 1 p. 100.

Il faut ajouter à ces substances une série de produits de décomposition. On a trouvé, jusqu'à ce jour, de la substance glycogène, du sucre de raisin, de l'inosite chez le bœuf (2), les acides lactique (3), urique (4), l'hypoxanthine (5) et la xanthine (6). On n'y a rencontré ni la créatine, ni la créatinine, ni la tyrosine, ni la leucine. C'est tout au plus s'il existe des traces de ce dernier corps dans le foie à l'état sain (§ 26 et 27). Parmi les produits pathologiques nous citerons la cystine (7) et l'urée (8).

Tous ces corps manquent dans la bile et retournent par conséquent dans le torrent sanguin.

On y a trouvé, en fait de substances minérales : des phosphates alcalins (abondants, avec prédominance de phosphate de potasse),—des phosphates de chaux et de magnésie, des chlorures alcalins et des sulfates, en petite quantité, du fer, des traces de silice, de manganèse et de cuivre.

Le tissu hépatique offre une réaction alcaline chez l'animal vivant ; elle est acide quand l'animal est mort (9).

Le protoplasma de la cellule hépatique est riche en albumine et renferme généralement une forte proportion de matière glycogène (10). Cette substance disparaît dans les cellules hépatiques des animaux soumis à la famine. Comme la matière glycogène n'existe ni dans le règne végétal ni dans le sang, il faut admettre qu'elle est le produit d'une élaboration cellulaire. Sous l'influence d'un ferment, qui appartient également à la cellule, cette substance est transformée d'abord en dextrine (11), puis en sucre de raisin (12). La proportion de sucre de raisin est très-faible (13) dans la cellule vivante, mais devient bien plus considérable après la mort. L'élément glandulaire renferme, en outre, de la graisse, et fréquemment aussi de la matière colorante de la bile à l'état granuleux. La cellule hépatique élabore, en outre, quelques autres substances qui sont de la plus haute importance pour la composition de la bile, comme nous le verrons dans le paragraphe suivant. Il est très-possible que la matière glycogène, et certaines parties constituantes de la bile, ne soient que des produits d'une seule et même décomposition chimique (14).

REMARQUES. — (1) BIBRA, Chemische Fragmente über die Leber und Galle, *Études chimiques sur le foie et la bile*. Braunschweig, 1849 ; et OIDTMANN, Die anorganischen Bestandtheile der Leber und Milz, *Les substances inorganiques du foie et de la rate*. Linnich, 1858. — (2) CLOETTA, dans Veirteljahrsschrift der naturforschenden Gesellschaft in Zürich, *Revue trimestrielle de la Société des sciences naturelles de Zurich*, vol. I, p. 222 ; ALMEN, dans le journal d'Erdmann, vol. XCVI, p. 98. — (3) GORUP, dans Annalen, vol. XCVIII, p. 1 ; BIBRA, *loc. cit.*, p. 36. D'après le premier chimiste, il y a aussi des acides gras volatils du groupe $C_nH_nO_4$. — (4) SCHERER, dans Virchow's Archiv, vol. X, p. 228 ; CLOETTA, *loc. cit.* (foie du bœuf). — (5) SCHERER, Annalen, vol. CXII, p. 257. — (6) SCHERER, dans Annalen, vol. CVII, p. 314 ; STÆDELER, id., vol. CXVI, p. 106. — (7) SCHERER, voy. note 4. — (8) NEUKOMM, Ueber das Vorkommen von Leucin, etc., im menschlichen Körper bei Krankheiten, *Sur l'apparition de la leucine, etc., dans le corps de l'homme pendant les maladies*. Zürich, 1859, Diss. HEYNSIUS prétend avoir trouvé dans le foie des quantités considérables d'urée pendant la digestion (Nederl. Tijdschr. for Geneeskunde, 1859). — (9) KÜHNE, Physiol. Chemie, p. 62. — (10) D'après SCHIFF (Archiv f. physiol. Heilkunde, N. F., vol. I, p. 264, et Comptes rendus, t. XLVIII,

p. 880) et d'après Bernard (Comptes rendus, tome XLVIII, p. 673 et 884), la matière glycogène forme des molécules dans le corps de la cellule hépatique. — (11) Limpricht trouva ce corps dans le foie de beaucoup de chevaux (Annalen, vol. CXXXIII, p. 292). — (12) Cependant les ferments sucrés ordinaires, la salive et le suc pancréatique, opèrent également cette transformation. Berthelot et De Luca ont démontré (Gaz. méd. de Paris, 1859, nº 41) qu'il s'agissait réellement ici de sucre de raisin, en produisant la combinaison caractéristique avec le chlorure de sodium. — (13) Pavy nia l'existence du sucre de raisin dans le foie vivant. — (14) On s'est efforcé de diviser le foie en deux organes destinés, l'un à produire le sucre, et constitué par les cellules hépatiques; l'autre, destiné à sécréter la bile, et constitué par les appendices en cul-de-sac des conduits biliaires interlobulaires. Morel, Précis d'histol., 1860, p. 91; Henle, dans Göttinger Nachrichten, nº 20, et dans son Traité de splanchnologie, p. 210.

§ 267.

Bile. — La bile (1) se décompose très-rapidement; au moment où elle sort du foie, elle est claire, assez fluide, à réaction alcaline, à coloration tantôt jaune rougeâtre chez les carnivores, tantôt verdâtre chez les herbivores; au contact de l'air elle prend une teinte verte ; sa saveur est à la fois sucrée et amère ; l'arrière-goût est amer. En séjournant dans la vésicule biliaire, la bile subit déjà des altérations ; la réaction alcaline s'accentue davantage, le liquide se mélange de mucosités, sa coloration devient brune foncée et sa concentration augmente. Le poids spécifique de la bile est de 1,026 à 1,032 chez l'homme.

La bile est un liquide primitivement homogène, qui ne renferme ni granulations ni gouttelettes de graisse; il ne contient pas de cellules hépatiques, ce qu'il est facile de comprendre, vu l'extrême finesse des canaux biliaires intralobulaires.

Les substances les plus remarquables et les plus importantes contenues dans la bile sont les matières colorantes et les combinaisons de deux acides copulés avec la soude.

Nous avons déjà parlé, dans la première partie de cet ouvrage, des acides glycocholique et taurocholique (§ 33). Comme ils n'existent point dans le sang, il faut admettre qu'ils ont été élaborés par la cellule hépatique. Leur mode de formation est encore complétement inconnu.

Les matières colorantes de la bile ont été fort mal connues pendant longtemps. Les belles recherches de Stædeler, que nous avons déjà mentionnées (§ 38), ont fait faire un pas considérable à la science. La bile fraîche ne paraît contenir que deux matières colorantes ; l'une rouge, la *bilirubine;* l'autre verte, la *biliverdine.*

On peut obtenir la bilirubine en agitant la bile faiblement acidulée avec du chloroforme. La bilirubine offre une grande analogie avec l'hématosine, et se forme sans doute aux dépens du pigment des globules sanguins détruits dans le parenchyme hépatique. On ne sait pas si la bilirubine est identique à l'hématoïdine (§ 36). La forme spéciale des cristaux de bilirubine semblerait prouver le contraire; d'autre part, on n'a pas encore fait d'analyse élémentaire de l'hématoïdine pure (2).

On peut trouver dans les cellules hépatiques de petits cristaux de bilirubine sous forme de masses irrégulières ou de bâtonnets.

La bilirubine a un pouvoir colorant considérable. Les solutions au millionième possèdent encore une coloration jaune distincte, en couches épaisses de deux pouces. La présence d'une petite quantité de cette matière dans le sang des ictériques, donne à la peau et à la conjonctive une teinte jaunâtre.

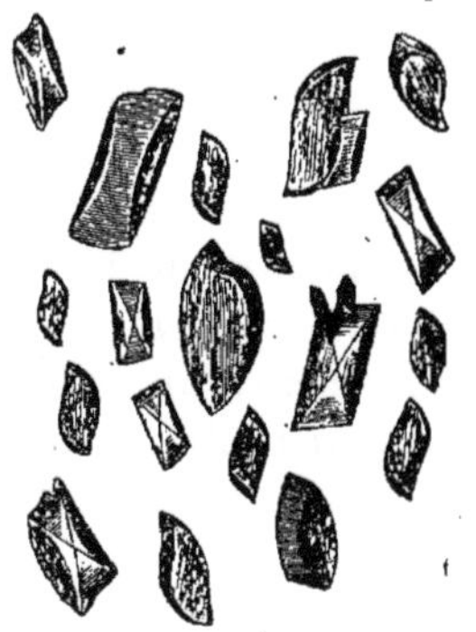

Fig. 459.
Cristaux de bilirubine formés dans une dissolution de sulfure de carbone.

La biliverdine est probablement la matière colorante de la bile qui est verdâtre à l'état frais, et elle doit se former dans les cas où la bile passe d'une autre teinte au vert. Les solutions de biliverdine dans les alcalis deviennent peu à peu brunes.

Dans la bile décomposée et en état de putréfaction, on trouve une matière colorante brune, qui devient verte en présence des acides; c'est là sans doute la biliprasine.

Nous avons déjà parlé des transformations des différentes matières colorantes dans la première partie de cet ouvrage (§ 38).

On trouve, en outre, des corps gras neutres, des savons alcalins, la cholestérine (§ 35) et des substances minérales (3). Parmi ces dernières nous signalerons le chlorure de sodium, une faible proportion de carbonate et de phosphate de soude, des phosphates de chaux et de magnésie, des traces de fer, de cuivre et de manganèse (§ 44). Les sulfates manquent dans la bile fraîche; mais ils se forment par l'incinération et par la putréfaction aux dépens du soufre que contient la taurine (§ 53).

Ces différentes substances existent généralement en proportion plus forte dans la bile que dans les autres liquides digestifs; mais ces proportions sont très-variables, car la quantité de ces substances se trouve augmentée indirectement par le séjour de la bile dans la vésicule biliaire et par la perte d'eau qu'elle y éprouve par suite de la résorption d'une portion de ce liquide. Aussi admet-on, en général, que la bile renferme de 9 à 17 pour 100 de substances solides. (Frerichs, Gorup.) La bile du bœuf contient 7 à 11 pour 100 de matières solides; la bile fraîche, recueillie chez un chien, un chat ou un mouton, n'en renferme, en moyenne, que 5 pour 100. (Bidder et Schmidt.) La bile du cochon d'Inde est beaucoup plus aqueuse encore. Les substances organiques de la bile de l'homme forment, d'après Frerichs, les 87es, et, d'après Gorup, les 93,6^{es} pour 100 de tout le résidu; les combinaisons des deux acides copulés avec la soude prédominent de beaucoup; la proportion de graisse et de cholestérine est, au contraire, très-faible. Les substances minérales forment, d'après Gorup, les 6,14 pour 100 du résidu solide.

Dans les conditions normales, la sécrétion de la bile se fait d'une manière continue; mais la quantité de liquide sécrété est soumise à de fortes oscillations. Elle dépend tout d'abord de l'alimentation ; elle est surtout abondante quand l'individu se nourrit de viande et de graisse ; elle diminue quand l'animal est exclusivement nourri de viande, et plus encore quand il est nourri seulement avec de la graisse (4). L'ingestion d'une forte quantité d'eau active la sécrétion biliaire. Après l'ingestion des aliments, la sécrétion biliaire devient également plus active pendant plusieurs heures de suite.

La quantité de bile sécrétée dans les vingt-quatre heures varie chez les différents animaux, et, du reste, jamais deux observateurs n'ont obtenu les mêmes résultats chez un seul et même animal. On admet généralement que la quantité de bile sécrétée par l'homme dans les vingt-quatre heures varie entre 1000 et 1800 grammes ; mais c'est là une évaluation fort incertaine (5).

On a beaucoup discuté sur l'action de la bile dans la digestion ; elle n'agit point comme ferment sur les albuminates ; elle précipite, au contraire, les substances albuminoïdes qui sont en solution acide, qu'elles soient digérées ou non ; elle exerce la même action sur la pepsine. On ne sait pas encore si elle possède la propriété de transformer l'amidon en sucre. Elle s'empare des acides gras libres pour en faire des savons, émulsionne les corps gras et favorise leur passage à travers les villosités intestinales. [Bidder et Schmidt, Wistinghausen (6).]

Bidder et Schmidt ont démontré que la plus grande partie de la bile, c'est-à dire presque toute l'eau et les 7/8 des substances solides, retournent dans le torrent circulatoire après avoir été résorbés dans l'intestin. On ne connaît pas exactement les transformations que les substances de la bile peuvent éprouver dans le sang. Les pigments biliaires modifiés, une petite partie de la cholestérine et quelquefois un peu de taurine (7) se trouvent expulsés par l'intestin. Il en est de même des produits de décomposition de l'acide cholique, à savoir l'acide choloïdique et la dyslysine.

C'est à Remak (8) que nous devons la connaissance, encore fort incomplète, il est vrai, du développement du foie. Le foie apparaît de très-bonne heure sous forme de deux tubes creux, terminés en cul-de-sac et constitués par des cellules du feuillet glandulaire du blastoderme ; extérieurement cette couche cellulaire est recouverte par une enveloppe fibreuse, qui est formée par la paroi intestinale déprimée. Les cellules centrales de ces conduits hépatiques primitifs prolifèrent, se multiplient à l'infini, et forment des groupes cylindriques solides ; les cylindres hépatiques, qui s'avancent dans la couche enveloppante extérieure, se divisent et se ramifient sous forme de réseaux. Les cellules de la couche enveloppante comprise dans le réseau formé par les cylindres hépatiques, se transforment en tissu conjonctif, en vaisseaux et en nerfs, tandis que les cellules des cylindres hépatiques se transforment en éléments glandulaires. Bernard (9) a montré que le foie ne renferme point de substance glycogène dans la période embryonnaire, tandis que ce corps existe dans le placenta, dans les cellules épidermiques, dans l'épithélium du tube digestif, dans les glandes et dans les muscles (§ 16). A mesure que le foie se développe, la substance glycogène disparaît peu à peu dans les différents points que nous venons de citer ; on ne l'y retrouve plus à la naissance.

REMARQUES. — (1) Voy. KÜHNE, Physiol. Chemie, p. 69, et LEHMANN, Physiol. Chemie, vol. II, p. 51, et Zoochemie, p. 38 ; puis GORUP-BESANEZ, Untersuchungen über Galle, *Recherches sur la bile*. Erlangen, 1846 ; MULDER, Untersuchungen über die Galle, *Recherches sur la bile*. Frankfurt, 1847 ; STRECKER, Annalen, vol. LXX, p. 149 ; FRERICHS, article : « Verdauung, » *Digestion, loc. cit.*, p. 826 ; BIDDER et SCHMIDT, Verdauungssäfte, *Sucs digestifs*, p. 98 ; ainsi que les dissertations de STACHMANN, Questiones de bilis copia accuratius definienda. 1849 ; LENZ, De adipis concoctione et absorptione, 1850 (Annalen, vol. LXXIX, p. 328), et SCHELLBACH, De bilis functione, ope fistulæ vesicæ felleæ indigata, 1850 (Annalen, vol. LXXIX, p. 270) ; NASSE, Commentatio de bilis quotidie a cane secreta copia. Marburgi, 1851, Progr. ; F. ARNOLD, Zur Physiologie der Galle, *Sur la physiologie de la bile*. Mannheim, 1854 ; KŒLLIKER et H. MÜLLER, Bericht über das Würzburger physiol. Institut, *Rapport sur l'Institut physiologique de Wurzbourg* (Würzb. Verhandl., vol. V, p. 221), deuxième rapport (vol. VI, p. 224), FRIEDLÆNDER et BARISCH, dans Reichert's und Du Bois-Reymond's Archiv, 1860, p. 646, J. F. RITTER, Einige Versuche über die Abhängigkeit der Absonderungsgrösse der Galle von der Nahrung, *Quelques essais sur l'influence de la nourriture sur la quantité de bile sécrétée*. Marburg, 1862. — (2) Le corps que l'on appelait d'abord biliphæine ou cholépyrrhine était de la bilirubine, comme nous l'avons déjà dit, § 34. VALENTINER (dans la revue de Günzburg, Zeitschrift f. klinische Medicin., dec. 1858, vol. IX, p. 46) obtint des cristaux de cholépyrrhine à l'aide du chloroforme. Voy. encore BRÜCKE, dans Wiener Sitzungsberichte, vol. XXXV, p. 13 : JAFFÉ (De bilis pigmentorum genesi. Berolini, 1862, Diss.) dit avoir obtenu, avec l'hématoïdine provenant de cicatrices apoplectiques du cerveau, un corps excessivement semblable ou identique à la bilirubine et dont la réaction est identique à celle de la matière colorante de la bile. La bilifulvine de VIRCHOW, que l'on trouve cristallisée dans la bile stagnante, sous forme de bâtons irréguliers ou de masses tuberculeuses, cette bilifulvine est également identique à la bilirubine (voy. Archives de Virchow, vol. I, p. 427). — (3) FRERICHS (Hannover'sche Annalen, vol. V, cahier 1 et 2) obtint à peu près 14 p. 100 de substances solides ; GORUP (*loc. cit.*, et Prager Vierteljahrsschrift de 1851, vol. III, p. 86) arriva dans trois cas a 10,19, 17,73 et 9,13 pour 100. — WEIDENBUSCH trouva que les substances minérales de la bile du bœuf consistaient pour 100 parties en : chlorure de potassium, 27,70 ; potasse, 4,80 ; soude, 36,73 ; chaux, 1,43 ; magnésie, 0,53 ; oxyde de fer, 0,23 ; sesquioxyde de manganèse, 0,12 ; acide phosphorique, 10,45 ; acide sulfurique, 6,39 ; acide carbonique, 11,26, et silice, 0,36 (Annales de Poggendorff, vol. LXXVI, p. 389). — (4) Comme une nourriture principalement composée de graisse diminue la quantité de bile, on ne saurait admettre l'hypothèse de LEHMANN. Il partit de ce fait qu'en traitant par l'acide azotique les produits de décomposition de l'acide oléique, on obtient les mêmes produits que ceux de l'acide cholique ; et il en conclut que ce dernier corps prend naissance aux dépens de corps gras. — (5) Le cochon d'Inde sécréterait 176 grammes de bile très-aqueuse par jour et par kilogramme ; le lapin, 137, et le chien, 8, 12, 20, 32 et 33, etc. — (6) D'après cet observateur, la bile a plus d'adhésion pour les corps gras que l'eau. La paroi d'un tube capillaire est-elle humectée de bile, la graisse y monte plus haut que quand elle n'est mouillée que d'eau, ou même tout à fait sèche. Comme toute paroi anormale traversée par un courant endosmotique possède nécessairement des pores très-minces, la graisse du chyle doit traverser de la même manière ces tubes capillaires extrêmement déliés. Voy. WISTINGHAUSEN, Experimenta quædam endosmot. de bilis in absorptione adipum neutral. partibus. Dorpati, 1851, Diss. Les chiens résorbent aussi, à l'état normal, 0gr,465 de graisse par heure, et, en établissant une fistule biliaire, ils n'en résorbent plus que 0,21 à 0,06. Le chyle contient normalement, chez ces animaux, 32 parties pour 1000 de graisse, et, quand on a arrêté la sécrétion hépatique, il n'en renferme plus que 1,9 pour 1000. (BIDDER et SCHMIDT.) — (7) Nous avons déjà parlé dans le texte de la décomposition de cette substance. Voy. aussi KŒLLIKER, Vorlesungen über

Entwicklungsgeschichte, *Leçons sur l'histoire du développement*, p. 380.—(9) Voy. Bernard, Comptes rendus, tome XLVIII, p, 77 et 673, ainsi que Journ. de physiol., tome II, p. 31, et Rouget, dans le même volume des Comptes rendus. p. 792, ainsi que dans la même année du Journal de physiologie, p. 83.

4. — Appareil urinaire.

§ 268.

L'appareil urinaire est formée par une glande paire, destinée à la sécrétion de l'urine, c'est le rein, et par un système de conduits excréteurs. Ces derniers sont formés par les uretères qui débouchent dans un réservoir commun, la vessie, qui se termine par le canal de l'urèthre.

Le rein (1) est un organe volumineux, qui a la forme d'un haricot ; sa surface est lisse ; il est recouvert par une enveloppe de tissu conjonctif peu épaisse, mais résistante, à laquelle on a donné le nom de membrane propre ; elle se continue jusqu'au hile, c'est-à-dire au niveau de l'origine de l'uretère et de l'entrée des vaisseaux sur la face extérieure des calices et des bassinets.

On distingue dans le parenchyme rénal deux substances différentes ; l'une *corticale*, d'une teinte brune, rougeâtre, l'autre médullaire et centrale, pâle, offrant à l'œil nu un aspect fibreux à direction rayonnante. Chez la plupart des mammifères, la substance médullaire se termine par un cône unique ; chez l'homme et le cochon, au contraire, elle est formée par plusieurs cônes, au nombre de 10 à 15 ; la base de ces cônes est tournée vers la couche corticale, les sommets convergent vers le hile. On leur a donné le nom de pyramides médullaires de Malpighi. L'enveloppe corticale se prolonge sur les faces latérales de ces pyramides, en formant des cloisons auxquelles on a donné le nom de colonnes de Bertin. La substance corticale et la substance médullaire sont sillonnées par une charpente formée de tissu conjonctif.

Malgré leur aspect différent, les deux masses qui composent le parenchyme rénal sont formées d'éléments glandulaires très-semblables ; ce sont de longs tubes ramifiés, les canalicules urinifères ou tubes de Bellini. Dans la substance médullaire, ces tubes conservent une direction régulière, faiblement divergente, presque parallèle, et se divisent en branches qui se séparent à angle aigu ; arrivés dans la substance corticale, ces tubes se contournent un grand nombre de fois (fig. 460. *c*), s'entrecroisent, s'enlacent et présentent des renflements volumineux (*d*) qui entourent des glomérules vasculaires spéciaux (C, *c'*); ils se terminent finalement sous forme de culs-de-sac.

Il est facile de comprendre par là quelles différences de texture doivent présenter les deux substances qui forment le tissu rénal.

On a admis, pendant de longues années, la structure que nous venons d'indiquer, et cependant les anatomistes n'étaient pas d'accord sur la disposition des vaisseaux sanguins.

C'est à Henle (2) que revient l'honneur d'avoir éclairé, par une découverte intéressante, l'histoire de la structure du rein. Cet observateur a trouvé dans la substance médullaire, outre les canalicules urinifères ramifiés à angle aigu, qui débouchent dans le bassinet, et qui sont connus depuis longtemps, un système de conduits plus minces, ayant la forme d'anses; leur convexité est tournée vers le sommet de la pyramide et, au niveau de la limite de la substance médullaire, ils pénètrent dans la substance corticale du rein.

Le travail de Henle renferme, outre la découverte que nous venons de signaler, un grand nombre d'erreurs, mais il a surtout engagé les anatomistes à faire des recherches nouvelles (3) qui ont en partie modifié les notions que nous possédions jusqu'à ce jour sur la structure du rein.

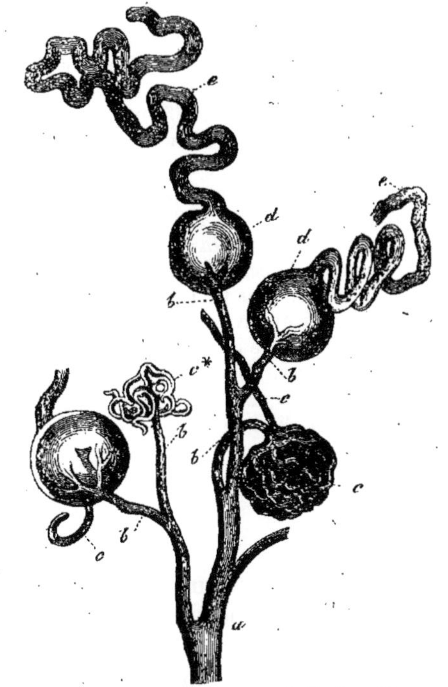

Fig. 460. — Substance corticale du rein chez l'homme.

a, tronc artériel d'où se détachent les rameaux *b* destinés aux glomérules *c* et *c**; *c*, vaisseau abducteur des glomérules; *d*, extrémité capsulaire élargie du canalicule urinifère contourné *e*.

Remarques. — (1) Parmi les ouvrages anciens publiés jusqu'en 1862 sur la structure du rein, nous signalerons : Bowmann, dans Phil. Transact. for the year, 1842, P. I, p. 57 (travail principal); Ludwig, article : « Niere, » *Rein*, dans Handwerk der Physiologie. vol. II, p. 628; Johnston, article : « Ren, » dans Cyclop., vol. IV, p. 231; Gerlach, Handbuch, p. 348; Kœlliker, Mikrosk. Anatomie, vol. II, part. II, p. 346; puis Frerichs, Die Bright'sche Nierenkrankheit, etc., *La maladie de Bright*. Braunschweig, 1851; Ecker, Icon. phys., tab. 8. Voy. encore Gerlach, dans Müller's Archiv, 1845, p. 378, et 1848, p. 102; Kœlliker, id., 1845, p. 518; Bidder, id., p. 508, et Untersuchungen über die Geschlechts und Harnwerkzeuge der Amphibien, *Recherches sur les appareils génitaux et urinaires des amphibies*. Dorpat, 1848; Remak, dans Neue Notizen de Froriep, 1845, p. 308; Hyrtl, dans Zeitschrift der Wiener Ærste, 1846, vol. II, p. 381; von Patruban, dans Prager Vierteljahrsschrift, vol. XV, p. 87; V. Carus, dans Zeitschrift f. wiss. Zoologie, vol. II, p. 61; von Wittich, dans Virchow's Archiv, vol. III, p. 142; von Hessling, Histologische Beiträge zur Lehre der Harnabsonderung, *Contributions à l'étude de la sécrétion urinaire*. Iena, 1851; Virchow, dans ses Archives, vol. XII, p. 310; C. E. Isaacs, dans Journal de phys., tome I, p. 577; Beale, dans ses Archives of med., vol. III, p. 225, et vol. IV, p. 300; Moleschott, dans ses Untersuchungen zur Naturlehre, vol. VIII, p. 213; A. Meyerstein, dans Henle's und Pfeufer's Zeitschr., 3 R., vol. XV, p. 180. Pour connaître la charpente de tissu conjonctif de l'organe, consultez A. Beer, die Bindesubstanz der menschlichen Niere, *De la substance conjonctive du rein de l'homme*. Berlin, 1859. — (2) Voy. Göttinger Nachrichten, 1862, n°s 1 et 7; Abhandlungen der K. Gesellschaft der Wissenschaften zu Göttingen, vol. X, p. 223, et Eingeweidelehre, *Traité de splanchnologie*, p. 228; ainsi que Jahresbericht für 1862, p. 116. — (3) Hyrtl, dans Wiener Sitzungsberichte, vol. XLVII, part. I, p. 146; Kœlliker, Gewebelehre, *Histologie*, 4e édit., p. 520; Frey, Mikroskop, 1re édit., p. 360; Krause, dans Göttinger Nachrichten, 1863, n° 18, p. 341; A. Colberg, dans Centralbl. für der med. Wiss., 1863, n° 48; Th. Zawarikin et Ludwig, dans Henle's und Pfeufer's Zeitschr., 3 R., vol. XX, p. 185 et 189, et Wiener Sitzungsberichte, vol. XLVIII, p. 641; Ludwig, dans Wiener med. Wochenschrift, 1864, n°s 3, 14 et 15: J. Kollmann, dans Zeitschrift f. wiss. Zoologie, vol. XIV, p. 112; M. Roth, Untersuchungen über die Drüsensubstanz der Niere, *Recherches sur la substance glandulaire du rein*. Bern, 1864, Diss.; F. Steudener, Nonnulla de penitiore renum structura et physiologica et pathologica. Halis, 1864, Diss.; H. Hertz, dans les Greifswalder med. Beiträgen, vol. III, p. 93; Chrzonszczewski, dans Virchow's Archiv, vol. XXXII, p. 153; Schweigger-Seidel, Die Nieren des Menschen und der Säugethiere in ihrem feineren Bau, *Structure intime des reins chez l'homme et les mammifères*. Halle, 1865; T. Th. Stein, dans Würzb. med. Zeitschrift, vol. VI, p. 57; J. Stilling, Ein Beitrag zur Histologie der Niere, *Contributions à l'étude histologique du rein*. Marburg, 1865. Voy. enfin, pour la partie technique, Frey, le Microscope, 2e édition, p. 289.

§ 269.

On a donné aux sommets coniques des pyramides le nom de papilles. Ce sont elles qui portent les orifices des canaux sécréteurs; ces orifices sont arrondis ou ovalaires, au nombre de 10 à 30; un nombre égal de canaux excréteurs de la glande correspond à ces orifices (fig. 461 *a*). Ces canaux sont très-courts et se divisent presque immédiatement en deux ou trois branches qui se séparent à angle aigu. Ces branches se ramifient bientôt à leur tour et ainsi de suite (*b c d e*). L'ensemble de ces canaux offre l'aspect d'un fagot de bois, et les groupes les plus périphériques, ressemblent, chez l'homme, à des buissons, dont les branches seraient noueuses et qui ramperaient à terre sur une certaine étendue. (Henle.)

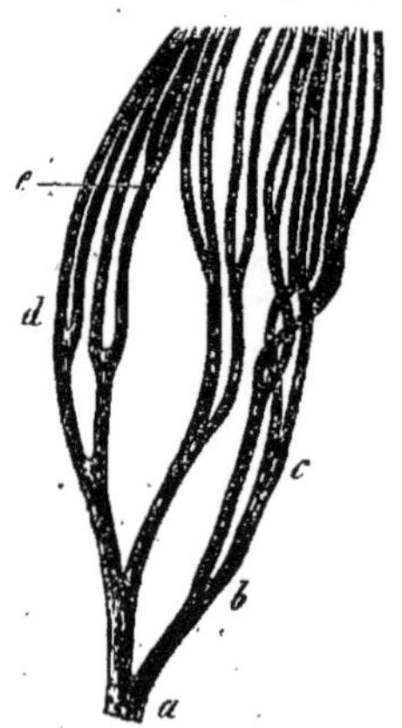

Fig. 461. — Ramification 'un canalicule urinaire ans la substance médullaire du rein d'un chat ouveau-né (préparation traitée par l'acide chlorhydrique).

a-e, divisions de 1er et de 5e ordre (dessin de Schweigger-Seidel).

En se ramifiant ainsi un grand nombre de fois, les canalicules deviennent de plus en plus étroits. L'orifice et le tronc d'origine ont, en moyenne, de $0^{m},18$ à $0^{m},2$ de diamètre, mais bientôt les canlicules n'ont plus que $0^{m},18$ et même $0^{m},04$ de diamètre. A quatre millimètres de la papille, les canalicules urinifères ont déjà un diamètre aussi faible, mais ils le conservent pendant tout leur trajet à travers la substance médullaire. Les canalicules cessent également de se diviser, ou, du moins, ces divisions sont-elles fort rares (1).

Les nombreuses ramifications des canaux urinifères expliquent, en partie, l'augmentation de volume des pyramides, qui est également due à un autre système de canalicules urinifères, contournés en anse, beaucoup plus étroits (Henle) et auxquels on a donné le nom de canalicules de Henle. (Kœlliker.) Ces canalicules ont, en moyenne, de 0m,04 à 0m,02 de diamètre ; ils émergent en grand nombre de l'enveloppe corticale pour pénétrer dans la substance médullaire ; là ils se recourbent à une distance plus ou moins grande de la papille, en formant une anse étroite et allongée ; puis ils reviennent sur leurs pas, s'élargissent et retournent dans la substance corticale. Pour éviter toute confusion dans l'étude de cette disposition anatomique si compliquée, nous désignerons dorénavant la branche de l'anse qui vient de la couche corticale sous le nom de branche descendante, et celle qui retourne dans la masse corticale sous le nom de branche ascendante.

La figure 462 peut donner une idée de la disposition de ces canaux (*d*) situés entre les canalicules ouverts (*b* et *c*); on voit qu'ils se recourbent à des distances fort inégales de la papille. Inutile de faire remarquer que le nombre des canalicules contournés en anse croît à mesure qu'on se rapproche de la couche corticale. On peut s'en convaincre, du reste, en examinant des coupes transversales de pyramides pratiquées à différentes hauteurs. Dans le voisinage de la papille on ne trouve, à côté des canaux ouverts, que peu de sections de canalicules contournés en anses; mais plus haut, ces dernières deviennent de plus en plus nombreuses. Près de la papille, les canaux urinifères ouverts étaient rapprochés les uns des autres et entourés, comme par un cercle, par les anses des autres canalicules; près de la base de la pyramide, au contraire, les canaux ouverts sont plus espacés et entourés d'un nombre considérable d'anses. Mais ce ne sont pas seulement des différences de diamètre qui permettent de distinguer les deux systèmes de tubes urinifères; l'épithélium qui tapisse les canaux ouverts diffère de celui qui recouvre les vaisseaux contournés en anse; la membrane propre qui forme ces deux ordres de canaux, présente également des caractères différents, bien qu'ils soient peu marqués.

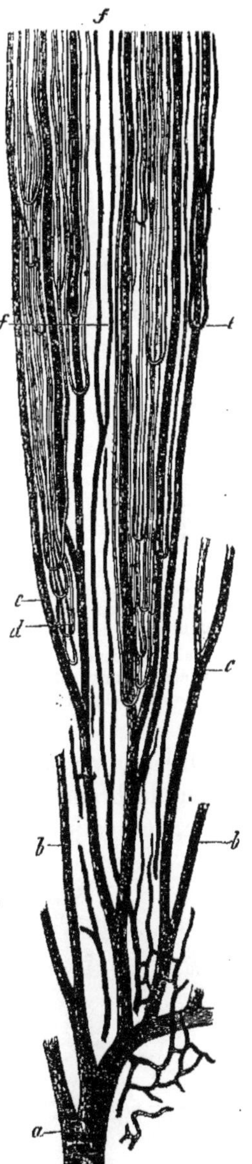

Fig. 462.
Section verticale d'une pyramide d'un rein de cochon (figure en partie schématique).

a, tronc d'un canal urinifère qui vient déboucher au sommet de la pyramide ; *b* et *c*, branche de ce conduit; *d*, canaux urinifères contournés en anse; *e*, anses vasculaires; *f*, ramifications de vaisseaux droits.

Le tronc très-court dans lequel vient déboucher le système des canaux ouverts ne possède pas du tout de membrane propre ; il est simplement limité par la charpente de tissu conjonctif du sommet de la papille. Plus haut, on voit apparaître, sur les canalicules, une membrane limitante fort délicate et transparente, qui reste constamment fine et mince, de sorte qu'elle ne présente jamais qu'un simple contour. Il n'en est pas de même des canaux contournés en anse (fig. 463 *a. b. c.*) ; leur membrane propre est plus résistante et plus épaisse, et, en employant de forts grossissements, on y aperçoit distinctement un double contour.

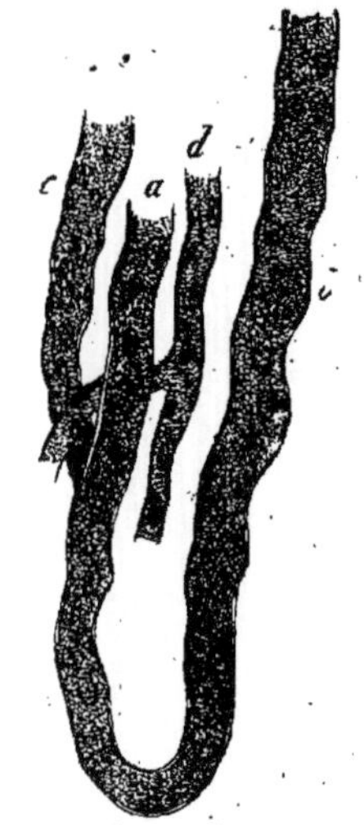

Fig. 463. — Tube en anse d'une pyramide rénale d'un nouveau-né.

a, *b*, tubes descendant et ascendant ; *c*, autre tube ; *d*, vaisseau capillaire.

La couche épithéliale qui tapisse la surface de la papille se prolonge dans le tronc commun des canaux ouverts. Les cellules de cet épithélium sont claires, cylindriques, peu élevées ; leur base la plus large est tournée vers le canal qu'elles tapissent. Comme ces cellules n'ont, en moyenne, que $0^{m},02$ ou $0^{m},018$ de diamètre, il en résulte que la lumière du canal reste fort large. On retrouve ces mêmes cellules dans les canaux de premier et de deuxième ordre. (Henle.) Dans les derniers rameaux qui cheminent vers la base de la pyramide, et qui parcourent une grande étendue sans se diviser, les cellules glandulaires ne possèdent plus qu'une hauteur de $0^{m},015$.

Dans la branche descendante des tubes de Henle et dans l'anse elle-même, les cellules glandulaires sont, au contraire, fort plates et pavimenteuses, rappelant par leur aspect l'épithélium vasculaire (§ 87) ; leur noyau fait également une saillie dans le canal. Elles ont, en un mot, une grande ressemblance avec les cellules vasculaires. [fig. 463 *d* (2).]

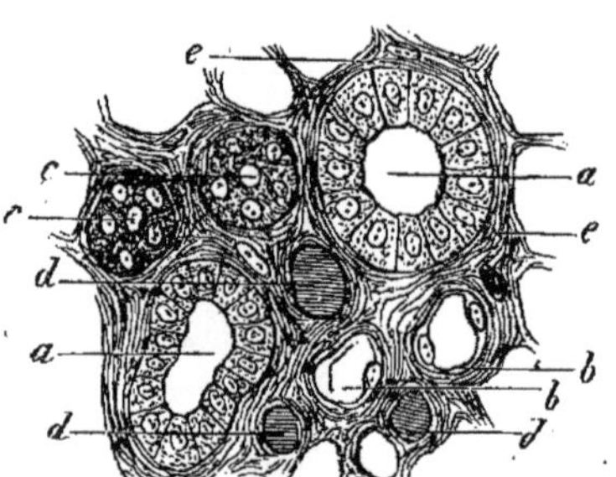

Fig. 464. — Section d'une pyramide du rein d'un nouveau-né.

a, tubes urinifères tapissés d'épithélium cylindrique ; *b*, branche descendante du tube de Henle tapissée de cellules plates ; *c*, branche ascendante avec ses cellules granuleuses ; *d*, section de vaisseaux ; *e*, charpente de tissu conjonctif.

La branche ascendante du tube de Henle s'élargit petit à petit, en même temps la couche épithéliale change de caractère. A la place des cellules transparentes et pavimenteuses, on trouve des cellules glandulaires à forme cubique, avec noyau distinct et protoplasma granuleux ; souvent les limites de ces éléments sont légèrement effacées. La branche ascendante offre alors un aspect trouble, granuleux, et le canal central se rétrécit.

La figure 464 représente cette disposition chez le nouveau-né ; on aperçoit en *a* les sections des canaux ouverts, en *b* l'épithélium transparent et lisse de la branche descendante du tube de Henle, et en *c* les cellules troubles et granuleuses de la branche ascendante.

A mesure qu'on se rapproche de la couche corticale, on aperçoit un plus grand nombre de tubes tapissés de cellules glandulaires foncées.

On aperçoit parfaitement toutes les dispositions anatomiques dont nous venons de parler sur les préparations dont les tubes ouverts ont été injectés par l'uretère, et dont les vaisseaux sanguins ont été remplis par un liquide à injection d'une coloration différente.

Vers la limite de la substance médullaire et de la couche corticale, les différences qui existaient entre les diamètres et les épithéliums des deux ordres de canaux s'effacent. Mais l'injection faite par l'uretère permet encore de reconnaître les caractères différents de ces canaux. Les tubes ouverts se remplissent très-facilement; et, quand on ne se sert pas de méthodes spéciales et délicates, on ne parvient pas à injecter les tubes de Henle. La partie supérieure de la substance médullaire prend une teinte plus foncée et rouge ; on a donné à cette partie le nom de zone limitante de Henle.

REMARQUES. — (1) SWEIGGER-SEIDEL a trouvé les mêmes dispositions dans le rein de l'adulte. Suivant cet auteur, ces divisions se répéteraient, au contraire, chez les sujets jeunes, dans toute la longueur de la pyramide. — (2) C'est pour cela que CHRZONSZEWSKY (*loc. cit.*) a cherché à nier complétement l'existence des canaux urinifères de Henle qui descendent un peu profondément dans la substance médullaire, et a voulu les considérer tous comme des anses vasculaires. Chez les petits mammifères, il n'est pas difficile de reconnaître que les cellules pavimenteuses de l'anse se transforment dans la branche ascendante en cellules glandulaires, granuleuses et cubiques. Consultez à ce sujet SCHWEIGGER-SEIDEL, *loc. cit.*; mes observations concordent avec les résultats qu'il a obtenus. Il faut avouer, du reste, qu'il peut très-facilement arriver que l'on confonde les canalicules urinifères de Henle avec les anses vasculaires vides, et que cette confusion a été faite par plusieurs observateurs. Un des anatomistes les plus compétents, HYRTL, a dit, dans son intéressant et important travail, combien il est difficile d'injecter ces anses vasculaires dans le voisinage de la papille.

§ 270.

Substance corticale.— La substance corticale offre des dispositions anatomiques spéciales fort compliquées.

Sur une section verticale (fig. 465), on voit que la substance corticale est formée par des canalicules urinifères étroitement entrelacés qui cheminent dans toutes les directions (*b*), et qu'elle est traversée, à de courts intervalles, par des faisceaux ou des travées cylindriques de $0^{m},2$ à $0^{m},3$ de diamètre ; ces travées sont formées par des canaux d'inégal diamètre (A), qui s'amincissent à la périphérie et se terminent au-dessous de l'enveloppe de l'organe, en formant des circonvolutions multiples (*d*); aussi trouve-t-on, à ce niveau, une couche assez mince, formée de canaux contournés. Ces groupes de canalicules droits (fig. 466 *a*) perforent la couche des canaux contournés de la substance corticale comme des pointes serrés qui traversent une planche.

Ces faisceaux de tubes droits sont connus depuis longtemps; mais on ne les a étudiés attentivement que dans ces derniers temps. Henle les a désignés sous le nom de prolongement des pyramides et Ludwig leur a donné le nom de rayons médullaires (1). Nous examinerons bientôt leur rôle et leurs rapports avec les tubes urinifères de la substance médullaire.

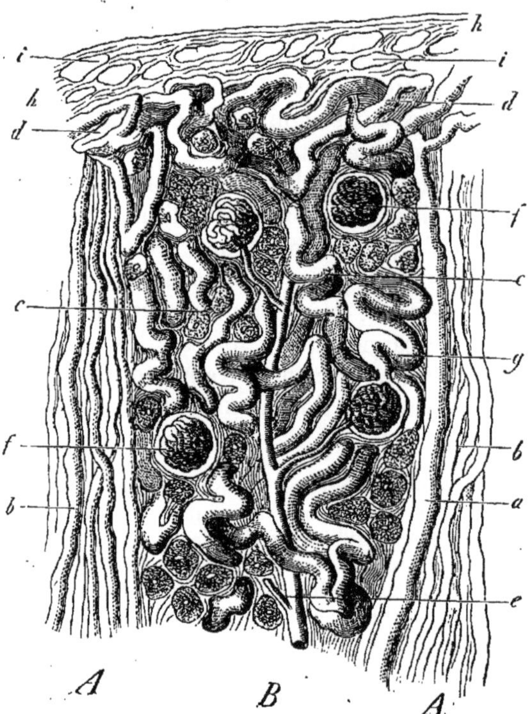

Fig. 465. — Section verticale de la substance corticale du rein d'un nouveau-né (figure en partie schématique).

A, A, rayons médullaires.

B, substance corticale proprement dite. *a*, tube collecteur du rayon médullaire; *b*, canalicules urinifères plus minces; *c*, canalicules contournés de la substance corticale; *d*, couche périphérique formée par ces canalicules; *e*, branche artérielle; *f*, glomérules; *g*, passage d'un canalicule urinifère dans la capsule de Bowmann; *h*, capsule rénale avec ses lacunes lymphatiques *i*.

On peut considérer le tissu formé par les canalicules contournés de la substance corticale comme une série de pyramides à bases tournées vers la surface du rein, et séparées les unes des autres par les tubes droits. Ces pyramides ont été désignées par Henle sous le nom de pyramides corticales.

C'est là, néanmoins, une distinction artificielle, comme le démontre la section transversale de la substance corticale (fig. 466); les pyramides corticales (*b*) se touchent, en effet, et se confondent, en grande partie, par leurs faces latérales.

Examinons d'abord les canaux contournés qui forment la plus grande partie de la substance corticale.

Ces canaux ne se divisent point ; ils sont limités par un simple contour et ont, en moyenne, 0^{m},04 de diamètre. La membrane propre de ces canaux a une certaine épaisseur ; ses contours sont généralement unis.

Les cellules qui tapissent ces tubes sont caractéristiques ; leur corps est formé par un protoplasma trouble et granuleux ; on y trouve quelquefois des granulations graisseuses qui augmentent encore l'aspect foncé des cellules. Le diamètre de ces cellules varie entre 0,008 et 0,018 (Schweigger-Seidel). Quand on a fait macérer la préparation dans l'acide chlorhydrique, les canaux contournés deviennent foncés et on n'y distingue pas de canal central ; souvent même les limites qui séparent les cellules disparaissent.

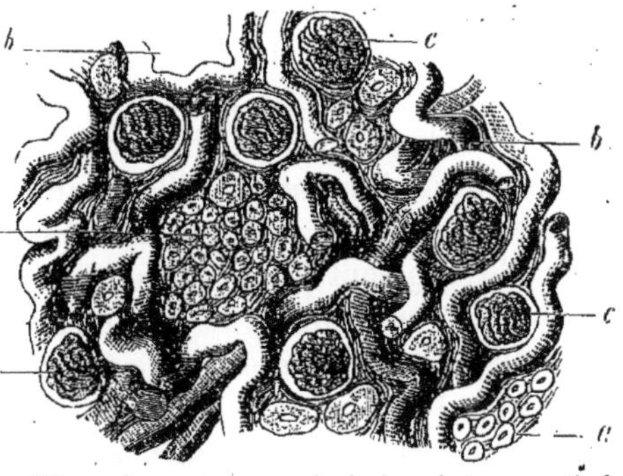

Fig. 466. — Coupe transversale de la substance corticale du rein d'un nouveau-né (figure à moitié schématique). *a*, section des canalicules urinifères des rayons médullaires; *b*, canaux contournés de la substance corticale proprement dite; *c*, glomérules et capsules de Bowmann.

On avait mal interprété autrefois la terminaison de ces tubes urinifères. On les faisait terminer en cul-de-sac dans la substance corticale, ou s'anastomoser de manière à former des canaux en anse. [Huschke (2), J. Müller (3).] On avait remarqué que le glomérule vasculaire, ou glomérule de Malpighi, était enveloppé par une membrane amorphe; mais J. Müller, qui découvrit cette disposition, rejeta toute connexion entre le glomérule et le canalicule urinifère (4).

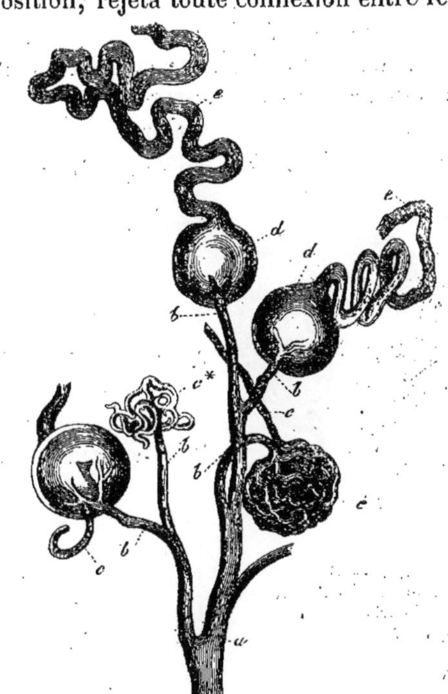

Fig. 467. — Substance corticale du rein de l'homme. *a*, tronc artériel d'où se détachent les rameaux *b* destinés aux glomérules c^* et c^1 ; *c*, vaisseau abducteur du glomérule; *d*, capsule de Bowman sur laquelle vient s'insérer le canalicule urinifère contourné.

En 1842, Bowman (5) découvrit cette connexion et sembla avoir déterminé d'une manière définitive la structure du rein.

Voyons maintenant comment le canalicule urinifère débouche dans cette capsule à laquelle on a donné alternativement le nom de capsule de Müller ou de Bowman.

Souvent on aperçoit un canalicule urinifère (fig. 467 *c*) qui, parvenu dans le voisinage de la capsule, se contourne plusieurs fois sur lui-même. Immédiatement avant de déboucher dans la capsule (*d*), le canalicule se rétrécit dans une étendue plus ou moins grande (fig. 467 *d*); la paroi se continue avec celle de la capsule (6). Cette dernière a, en moyenne, de $0^m,13$ à $0^m,2$ de diamètre; sa forme est sphérique; on trouve cependant aussi des capsules de forme elliptique ou plus ou moins élargies, quelquefois même cordiformes.

Les capsules et les glomérules manquent dans une couche superficielle et fort mince de la substance corticale (cortex corticis de Hyrtl), mais sont, par contre, très-abondants dans la substance corticale proprement dite. Schweigger-Seidel a cherché à déterminer le nombre de ces capsules dans le rein du cochon. Il a trouvé qu'un millimètre cube renfermait environ six glomérules et que la substance corticale pourrait en contenir 500,000.

Plusieurs observateurs (Bowman, Gerlach, Kœlliker) admettent que les capsules situées plus profondément deviennent plus volumineuses, et que celles qui sont placées à la limite de la substance médullaire et de la couche corticale offrent le diamètre le plus considérable (7).

La disposition du glomérule vasculaire et le revêtement intérieur de la capsule de Bowman sont des points fort difficiles à étudier.

Quelques anatomistes ont pensé que les vaisseaux du glomérule perforent simplement la paroi de la capsule, de sorte que le glomérule serait à nu dans la cavité capsulaire (8). D'autres observateurs, tels que Kœlliker (9), par exemple, ont admis que la capsule était perforée, mais ont reconnu l'existence d'un revêtement cellulaire sur la surface du glomérule. Suivant d'autres observateurs, enfin, la capsule s'infléchirait et envelopperait le glomérule à peu près comme la plèvre revêt le poumon. Je considère cette dernière opinion comme exacte, d'après mes recherches personnelles ; c'est aussi celle qui concorde le mieux avec l'histoire du développement du rein (10). Il faut reconnaître néanmoins que, au niveau du glomérule vasculaire, la membrane propre est devenue fort mince et s'est transformée en une masse unissante homogène et en une couche limitante fort délicate.

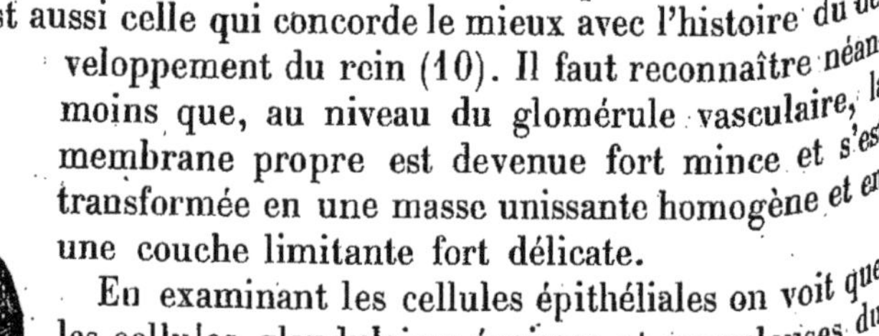

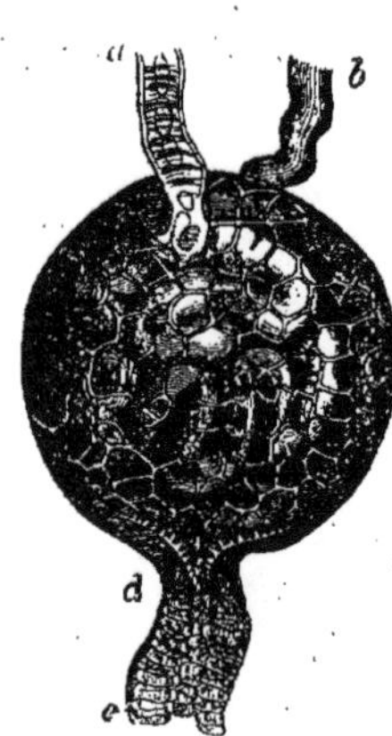

Fig. 468. — Glomérule du rein d'une couleuvre (d'après Ecker).
a, vaisseau afférent ; *c*, glomérule ; *b*, vaisseau efférent ; *d*, tunique formée de cellules à cils vibratiles au point d'origine du tube urinifère *e*.

En examinant les cellules épithéliales on voit que les cellules glandulaires épaisses et granuleuses du canalicule cortical contourné se transforment à l'entrée de la capsule en un épithélium pavimenteux, mince et délicat (fig. 468, près de *c*); il recouvre la face intérieure de toute la capsule, et il est facile d'en constater la présence par l'imprégnation d'argent. Chez les vertébrés inférieurs, l'orifice du glomérule est recouvert d'une couche de cellules vibratiles (*d*) dont les cils sont doués de mouvements très-vifs. La couche épithéliale qui tapisse le glomérule est bien plus difficile à étudier ; son existence n'est même pas suffisamment démontrée. On reconnaît facilement les noyaux de cette couche, mais il n'en est pas de même des limites des cellules chez l'adulte. Comme chez le fœtus on observe des cellules fort distinctes sur le glomérule, on a pensé qu'elles se soudaient de manière à constituer une membrane homogène et pourvue de noyaux (Schweigger-Seidel). D'autres observateurs, au contraire, ont observé une tunique complète, composée de cellules distinctes, et ont même indiqué des différences entre les dimensions de ces cellules et celles de l'épithélium capsulaire (11).

REMARQUES. — (1) Ce dernier nous paraît mériter la préférence. — (2) Voy. son article dans Isis, 1818, p. 560. — (3) De glandularum secernentium structura penitiori. Lipsiæ, 1830, p. 101. Dans ces derniers temps, on a complétement abandonné l'hypothèse de la terminaison en anse et en cul-de-sac des canalicules urinifères. Cependant CHRZONSZCZEWSKY prétend en avoir reconnu quelques-unes avec certitude dans la substance corticale du rein de l'homme et de différents mammifères. — (4) *Loc. cit.* — (5) Par suite du manque des ouvrages nécessaires, je ne puis décider jusqu'à quel point les anciens observateurs du dix-huitième siècle ont eu connaissance de ces capsules avant BOWMAN. — (6) Il n'y a jamais qu'un seul canalicule urinifère qui s'insère sur une pareille capsule. On croyait, à la vérité, avoir vu deux de ces canalicules sortir d'une seule et même capsule. MOLESCHOTT prétendit même avoir trouvé plus fréquemment dans le rein de l'homme des capsules à deux canaux que des capsules à un seul. MEYERSTEIN se donna, plus tard, la peine bien inutile de le réfuter ; il ne put jamais, ni chez l'homme, ni chez les mammifères, ni chez la grenouille, trouver même une seule capsule à deux canaux (!). — (7) Ces différences paraissent dépendre de ce fait, que les troncs artériels sont encore plus épais dans les parties profondes de la substance corticale, et y envoient aux glomérules des branches plus volumineuses que dans les parties superficielles. Mais ces différences ne se manifestent nullement pour tous les glomérules vasculaires. — (8) Plusieurs auteurs ont admis que le glomérule était à nu dans la cavité de la capsule : BOWMAN, VON WITTICH, ECKER (Icones phys., tab. 8) et HENLE (Eingeweidelehre, *Traité de splanchnologie*, p. 310, *c*). — (9) Mikrosk. Anat., vol. II, part. II, p. 352. GERLACH, ISAACS, MOLESCHOTT, sont également de cette opinion. — (10) BIDDER et REICHERT se sont exprimés dans ce sens. — (11) ISAACS et MOLESCHOTT. CHRZONSZCZEWSKY trouva la même chose en examinant de minces coupes d'un rein congelé. Ce qui est remarquable, c'est que les démarcations cellulaires du glomérule, contrairement à celles de la face intérieure de la capsule, ne noircissent pas quand on les soumet à l'influence d'une solution étendue de nitrate d'argent.

§ 271.

Dans le paragraphe précédent nous avons appris à connaître l'élément essentiel de la substance corticale du rein, à savoir le canalicule urinifère contourné et son origine, constituée par la capsule du glomérule. Laissons un instant de côté l'extrémité inférieure de ces canaux pour examiner les prolongements des pyramides ou les *rayons médullaires*. Nous avons déjà parlé de leur disposition et de leur structure.

Il est facile de reconnaître que les faisceaux de tubes droits renferment des prolongements des tubes ouverts, qui, après avoir franchi la limite qui sépare la substance médullaire de la substance corticale, pénètrent dans le rayon médullaire au nombre d'un, rarement de deux, et le traversent dans toute sa longueur jusqu'à la surface du rein. On a désigné ce canal, qui se distingue par son diamètre considérable (fig. 469, *a*), sous le nom propre de tube collecteur (Ludwig). Il est également tapissé par de l'épithélium cylindrique transparent peu élevé, semblable à celui que nous avons trouvé dans les derniers rameaux des canaux ouverts de la substance médullaire.

Le tube collecteur est accompagné d'un certain nombre de conduits plus étroits. Ce sont, comme nous le verrons bientôt, les branches descendantes et ascendantes des canalicules de Henle, qui deviennent des éléments de la substance corticale, après avoir franchi la limite des substances corticales et médullaires.

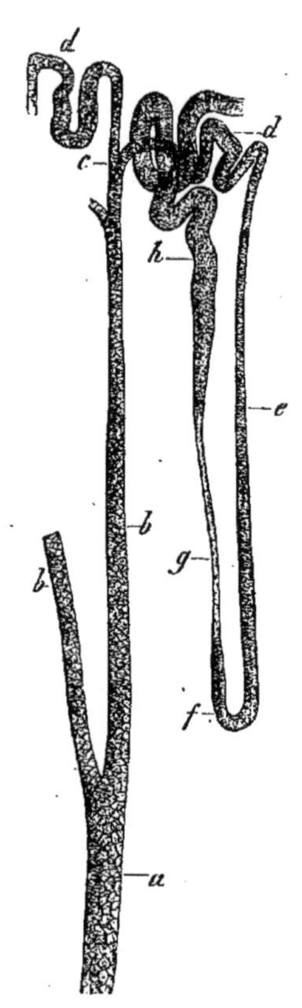

Fig. 469. — Section verticale d'un rein de cochon d'Inde (préparation traitée par l'acide chlorhydrique).

a, tronc d'un tube collecteur; *b*, ses branches; *c*, ramifications; *d*, canal contourné; *e*, branche descendante d'un tube de Henle; *f*, anse; *g*, branche ascendante; *h*, point où le tube se continue avec le canalicule urinifère contourné de la substance corticale.

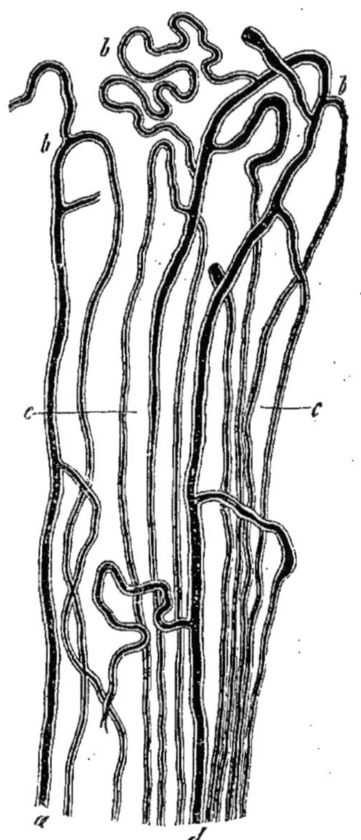

Fig. 470. — Partie supérieure d'un rayon médullaire du rein d'un cochon,

a et *d*, tubes collecteurs; *b*, leur ramification recourbée et leur anastomose avec les tubes de Henle *c*.

Mais que devient le tube collecteur, quand il est arrivé dans le voisinage de la surface rénale.

Quand on étudie des préparations traitées par les acides (fig. 469), on voit que le tube collecteur (*a*, *b*), arrivé près de la surface du rein, émet des branches nombreuses (*d*) et se décompose, à son extrémité supérieure, en rameaux contournés en forme d'anse. Chez les petits animaux, ces canaux peuvent prendre un aspect dentelé ; ce fait ne se produit pas chez les autres animaux. Ce sont là les canaux intercalaires (Schweigger-Seidel) ou les canaux de communication (Roth).

On arrive au même résultat en injectant les conduits glandulaires à partir de l'uretère, soit chez le cochon ou le chien. On reconnaît ainsi que chez le cochon les tubes collecteurs forment les mêmes prolongements arqués (*b*).

Les prolongements arqués d'un tube collecteur ne semblent jamais communiquer avec ceux d'un autre; et cependant sur des coupes épaisses, faites sur des reins injectés, on aperçoit des images qui simulent ces communications (1).

Henle, qui avait injecté les tubes urinifères jusque dans cette région, crut que les tubes droits, qui débouchent au sommet de la papille, se terminaient à ce niveau; il fut amené de là à supposer que les canalicules contournés, les capsules de Bowman et les anses de la substance médullaire formaient comme un système de tubes sans communication avec les canaux ouverts (2).

Mais les deux procédés que nous avons indiqués, c'est-à-dire la macération dans les acides et l'injection artificielle et complète de tous les tubes, démontre que de ces anses partent, ainsi que du tube collecteur lui-même, des tubes nouveaux, de forme diverse (fig. 470, *c*), qui bientôt s'amincissent (fig. 469, *h*, *g*) et se prolongent jusque dans la substance médullaire où ils constituent les branches descendantes des tubes en anse [tubes de Henle (fig. 469, 471, *e*, *f*)].

Le rôle de la branche descendante nous est connu maintenant.

En poursuivant cette branche, on la voit pénétrer dans la substance médullaire (fig. 471, *e*), y parcourir une distance plus ou moins grande, se recourber (*f*), puis revenir sur ses pas et retourner dans le rayon médullaire (*g*, *h*) après avoir subi des modifications de structure et de diamètre que nous avons déjà indiquées; elle parcourt ainsi une distance plus ou moins considérable, puis elle se recourbe pour former un canalicule contourné de la substance corticale (*i*); ce dernier va se terminer dans la capsule de Bowman (3).

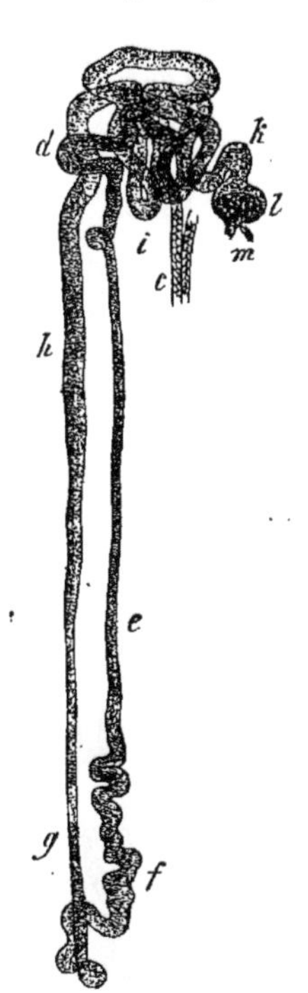

Fig. 471. — Section verticale rein d'une taupe (préparation traitée par l'acide chlorhydrique).

c, branche terminale du tube collecteur; *d*, canalicule contourné; *e*, branche descendante de l'anse; *f*, anse; *g*, *h*, branche ascendante et sa transformation en canalicule contourné *i*; *h*, portion rétrécie de ce canalicule; *l*, capsule de Bowman; *m*, glomérule.

Nous venons donc de suivre tout le trajet si long et si compliqué du canalicule urinifère.

On réussit quelquefois à faire parvenir une injection depuis l'uretère jusque dans la capsule de Bowman.

Nous allons suivre maintenant, pour plus de clarté, sur le dessin schématique de la figure 472, le trajet que doit suivre l'urine à partir du glomérule.

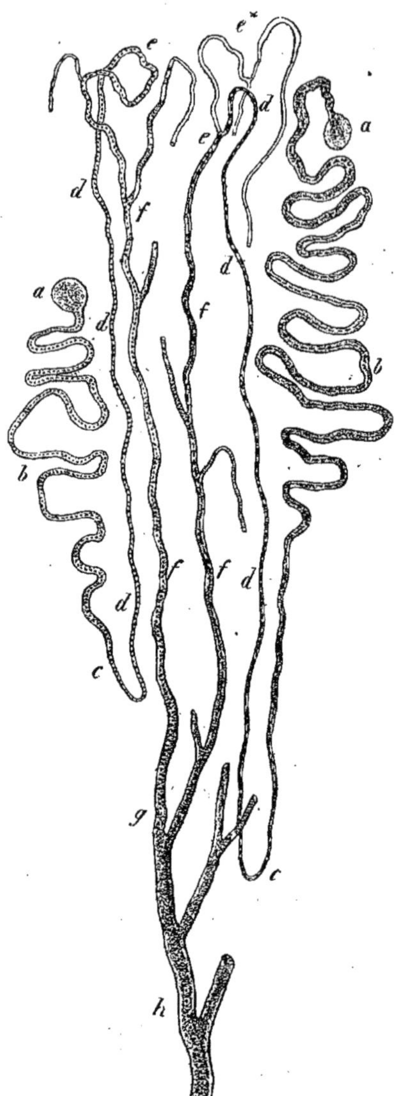

Fig. 472. — Trajet des canalicules urinifères (figure schématique faite avec une préparation de rein de cochon).

a, capsule de Bowman; *b*, canalicule urinifère contourné, et branche ascendante de l'anse *c*; *d*, branche descendante; *e*, canaux contournés; *f*, tubes collecteurs qui se réunissent en un seul canal urinifère couvert d'un plus grand diamètre qui forme avec d'autres canaux semblables le canal *b*; *i*, tronc qui vient déboucher au sommet de la papille.

Le liquide sécrété par le rein est renfermé d'abord dans la capsule de Bowman (*a*) ; de là il pénètre dans le canalicule urinifère contourné (*b*) qui, après avoir formé de nombreux replis dans la substance corticale, arrive dans la substance médullaire et s'y continue en ligne droite (*c*). L'épithélium est modifié à ce niveau dans le canalicule urinifère ; celui-ci descend plus ou moins profondément dans la pyramide, se recourbe en forme d'anse (*c*), puis retourne dans la substance corticale (*d*). Cette branche ascendante change tôt ou tard de nature ; elle devient plus large, se contourne (*e*) et, réunie à d'autres canalicules de même nature, elle finit par se jeter dans le tube collecteur (*f*) ; ce dernier s'unit à angle aigu, avec d'autres tubes semblables (*g*, *h*), et finit par conduire l'urine jusqu'au sommet de la papille (*i*).

On s'est donné la peine de mesurer la longueur du trajet si compliqué que l'urine a à parcourir dans le rein. Schweigger-Seidel (4) a trouvé pour le cochon d'Inde 26 millimètres, pour le chat 25 à 40, et à peu près 52 millimètres, chez l'homme, de la capsule jusqu'au sommet de la papille.

Il nous reste à étudier la charpente (5) de ces tubes urinifères ; elle est formée par un stroma de tissu conjonctif, qui s'étend à travers tout le rein, et dont l'épaisseur, assez faible, varie dans les différentes parties de l'organe. Dans la substance corticale, cette charpente consiste en un réseau continu et très-délicat, composé de cellules de tissu conjonctif et d'une substance fondamentale homogène ou striée; ce réseau devient plus épais au niveau de la membrane adventice des gros vaisseaux sanguins et au pourtour de la capsule de Bowman; à la surface de l'organe, il se transforme en une couche de tissu conjonctif occupée par de nombreuses lacunes et se continue avec la capsule du rein. Dans les rayons de la substance médullaire, ce stroma de tissu conjonctif devient un peu plus résistant. Il atteint son plus grand développement (fig. 473, *e*) dans la substance médullaire. On peut étudier cette charpente sur des préparations de reins durcies dans l'alcool ou dans l'acide chromique et traitées ensuite par le pinceau. Du reste les cellules étoilées de tissu conjonctif s'isolent parfaitement, quand on fait macérer le rein dans l'acide chlorhydrique. (Schweigger-Seidel.)

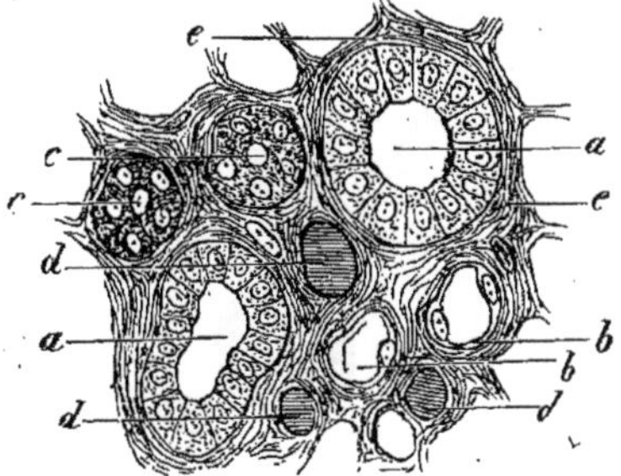

Fig. 473. — Coupe transversale d'une pyramide du rein d'un neuveau-né.

REMARQUES. — (1) Parmi les observateurs nouveaux, HENLE, KRAUSE, CHRZONSZCZEWSKY, par exemple, admettent des réseaux pour les tubes ouverts, quand ils sont arrivés près de la surface de l'organe. Ces réseaux furent, au contraire, niés par d'autres auteurs, tels que LUDWIG et ZAWARYKIN, SCHWEIGGER-SEIDEL, COLBERG, et avec raison suivant nos propres expériences. — (2) HENLE crut devoir admettre que les glomérules et les capsules étaient reliés en forme de feston, deux par deux, par des canaux contournés en anse. — (3) On réussit, dans quelques cas, à faire arriver l'injection jusque dans la capsule du glomérule. Des observateurs plus anciens obtinrent déjà ce résultat. (GERLACH, ISAACS.) Beaucoup d'autres y arrivèrent dans ces derniers temps, tels que LUDWIG et ZAWARYKIN, COLBERG, CHRZONSZCZEWSKY, KOLLMANN. Chez les vertébrés inférieurs, la chose est quelquefois très-facile (HYRTL, FREY). Dans le dernier mois de la vie intra-utérine, on réussit assez bien cette injection chez beaucoup de mammifères, tels que le veau, le mouton et le cochon, à cause du peu de longueur du canal glandulaire; M. SCHULTZE (Berliner klinische Wochenschrift, 1864, n° 10) et SCHWEIGGER-SEIDEL (*loc. cit.*, p. 38) sont également de cet avis. KOLLMANN (*loc. cit.*) a une opinion particulière. Suivant lui, tous les canaux urinifères qui partent des capsules de Bowman profondément situées se détournent dans la substance médullaire, et forment les canalicules de Henle. Les capsules placées plus près de la surface donnent, au contraire, naissance à des canalicules urinifères contournés qui ne forment point d'anses et s'insèrent sur les tubes ouverts. — (4) *Loc. cit.*, p. 51. — (5) Voy. à ce sujet la monographie de BEER et SCHWEIGGER-SEIDEL. Il y a déjà longtemps que HENLE décrivit dans la substance médullaire des travées de muscles lisses, à direction longitudinale, qui tapissent les vaisseaux d'un petit diamètre. Voy. son Traité de splanchnologie, p. 314.

§ 272.

Vaisseaux et nerfs du rein. — Les vaisseaux sanguins du rein offrent des dispositions tout à fait particulières.

Chez l'homme, les artères et les veines pénètrent généralement dans le rein par le hile; ils se divisent avant de pénétrer dans l'organe dans lequel ils se ramifient à l'infini. Ils envoient des branches à l'enveloppe fibreuse du rein qu'ils perforent en dehors des calices; chaque branche artérielle est ordinairement accompagnée, dans ce trajet, par un vaisseau veineux plus volumineux.

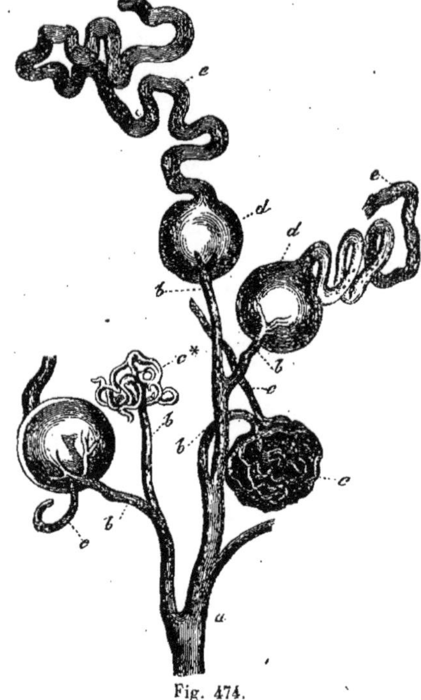

Fig. 474.
Substance corticale du rein chez l'homme.

Ces vaisseaux cheminent entre les pyramides et arrivent jusqu'au niveau de la base de ces dernières. Là, les veines et les artères se recourbent en forme d'anse; les artères forment des arcs incomplets; les veines, au contraire, s'anastomosent de manière à constituer de véritables anses.

Des arcs artériels partent des ramuscules destinés à former les glomérules de la substance corticale; ils parcourent l'axe des portions de substance corticale circonscrites par les rayons médullaires (pyramides corticales de Henle) et donnent naissance, à la périphérie, aux vaisseaux afférents du glomérule (fig, 474 *a*, *b*, fig. 465 *e*, *f*, fig. 476 *a*, *b*).

Chez l'homme et les mammifères, le vaisseau afférent se divise à angle aigu dans l'intérieur du glomérule (fig. 474 *b*, *c'*); après s'être plusieurs fois repliés sur eux-mêmes, ces rameaux se réunissent à nouveau pour former le vaisseau efférent (fig. 474 *c*, fig. 476 *d*).

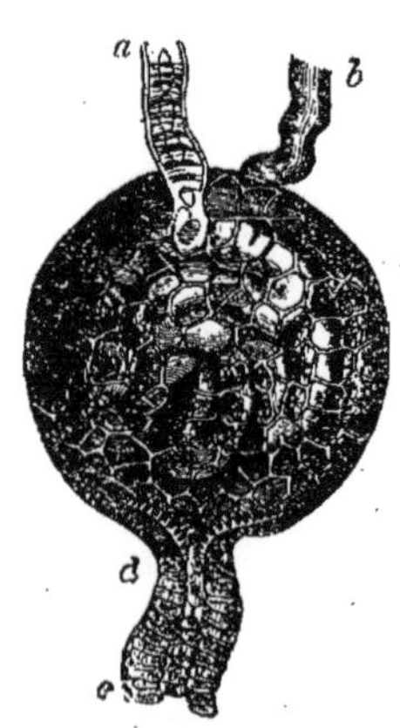

Fig. 475. — Glomérule du rein de la couleuvre (d'après Ecker).

Chez les vertébrés inférieurs, par exemple chez la couleuvre (fig. 475), le vaisseau afférent (*a*) se replie dans la capsule sans se diviser (*c*), et l'abandonne sous forme de vaisseau efférent (*b*).

Chez l'homme et les mammifères, le vaisseau efférent débouche dans un réseau capillaire (fig. 476 *e*) qui enveloppe de ses mailles allongées les canalicules droits des rayons médullaires. Ce n'est qu'à la périphérie de ce réseau que se forment les capillaires à mailles arrondies (*f*) qui enveloppent les canalicules contournés de la substance corticale proprement dite [(*i*) pyramides corticales].

La couche supérieure de la substance corticale ne renferme point de glomérules; elle reçoit des capillaires par l'intermédiaire des vaisseaux efférents des glomérules superficiels; chez quelques mammifères, elle reçoit aussi des rameaux de la branche terminale de l'artère qui forme les glomérules ; ces branches se dirigent directement dans la couche superficielle de la substance corticale.

Immédiatement au-dessous de la capsule du rein, on observe des racines veineuses microscopiques, à forme étoilée (étoiles de Verheyen). D'autres veines prennent leur origine dans le tissu cortical proprement dit. Ces deux ordres de rameaux veineux se réunissent ordinairement en troncs plus épais, et vont déboucher, au niveau de la limite de la substance corticale et de la moelle, dans les anses veineuses.

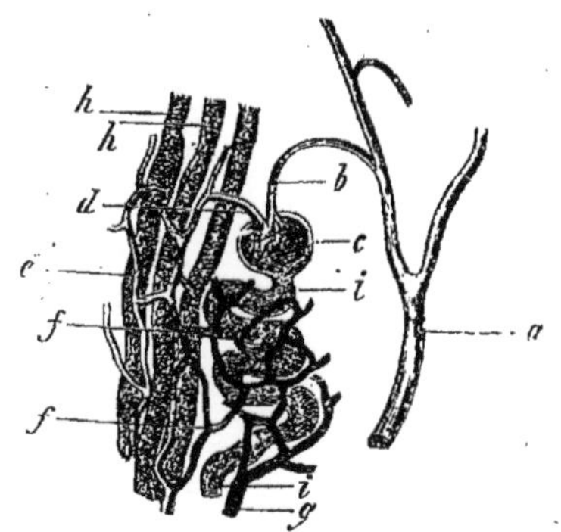

Fig. 476. — Préparation prise dans un rein de cochon (figure demi-schématique.

a, branche artérielle; *b*, vaisseau afférent du glomérule *c*; *d*, vaisseau efférent; *e*, formation du réseau capillaire du rayon médullaire aux dépens du vaisseau efférent; *f*, réseau arrondi des canalicules contournés; *g*, origine de la branche veineuse.

On a donné le nom de vaisseaux droits (2) aux faisceaux vasculaires allongés qui se trouvent entre les canalicules urinifères de la substance médullaire qu'ils parcourent, pour se réunir inférieurement en forme d'anse ou pour constituer un réseau élégant qui entoure l'orifice des canaux urinifères (fig. 462 *e*, *f*).

Entre les vaisseaux droits, on trouve un autre réseau capillaire composé de canaux plus minces (Ludwig et Zawarykin).

On a émis plusieurs opinions sur l'origine des vaisseaux droits.

Ces canaux offrent, en général, mais non toujours, le caractère veineux et sont constitués par des prolongements du réseau capillaire situé dans les rayons médullaires; voilà, du moins, ce que m'ont appris les recherches personnelles que j'ai entreprises à ce sujet et dont les résultats concordent avec ceux de Hyrtl.

Les vaisseaux efférents (fig. 477 *e*, *f*) des glomérules profonds (*m*) viennent ensuite se joindre à ces vaisseaux. Cette origine n'est que bien secondaire.

On observe enfin de petits ramuscules artériels (arteriolæ rectæ) qui abandonnent l'artère avant la formation des glomérules, et qui vont également faire partie des faisceaux vasculaires de la substance médullaire (fig. 478 *f*) ; d'après mes recherches, cette source sanguine est sans importance.

Les troncs plus épais, d'où naissent les vaisseaux droits, se décomposent souvent, comme nous l'avons dit déjà, en formant une sorte de touffe ou de houpe.

Les vaisseaux droits se réunissent généralement de la même manière au moment où ils reviennent sur leurs pas. Ils vont se jeter dans les anses veineuses que nous avons signalées plus haut au niveau de la limite de la substance corticale et de la substance médullaire.

On a fait bien des tentatives pour arriver à injecter les vaisseaux lymphatiques du rein par le procédé de ponction. Ludwig et Zawarykin (3) ont réussi les premiers, à l'aide d'un procédé particulier, à injecter les lymphatiques du rein du chien.

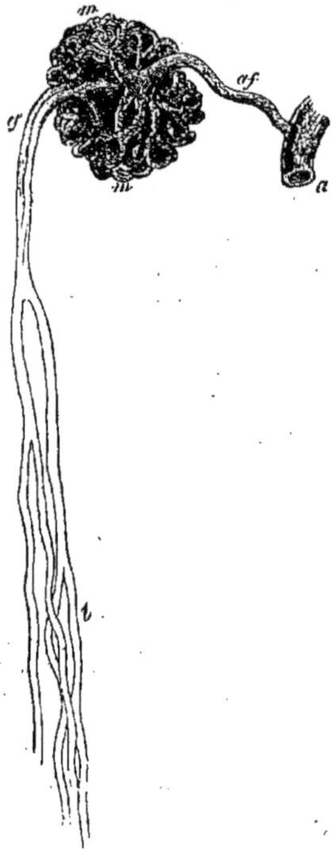

Fig. 477. — Glomérule profond du rein du cheval.

a, tronc artériel; *af*, vaisseau afférent; *m*, glomérule; *ef*, vaisseau efférent de ce glomérule; *b*, division de ce vaisseau en branches destinées aux canalicules urinifères de la substance médullaire.

Les conduits lymphatiques du parenchyme rénal occupent les interstices et les fentes nombreuses du tissu conjonctif situé au-dessous de la capsule du rein (fig. 465 *i*). Ils communiquent extérieurement avec les vaisseaux lymphatiques de la capsule et intérieurement avec des lacunes situées dans le stroma de tissu conjonctif qui sépare les canalicules urinifères, les capsules de Bowman et les vaisseaux sanguins les plus déliés. Dans la substance corticale, les vaisseaux lymphatiques communiquent librement; aussi le liquide à injection remplit-il d'abord ces vaisseaux pour ne pénétrer qu'après dans les canaux étroits des rayons médullaires et dans ceux de la substance médullaire. La disposition des lymphatiques du rein rappelle du reste celle des testicules que nous étudierons plus loin. Les vaisseaux lymphatiques de la substance corticale se dirigent vers le hile en suivant exactement le trajet des vaisseaux sanguins. Ce n'est qu'au hile qu'on trouve des troncs lymphatiques assez volumineux et pourvus de valvules.

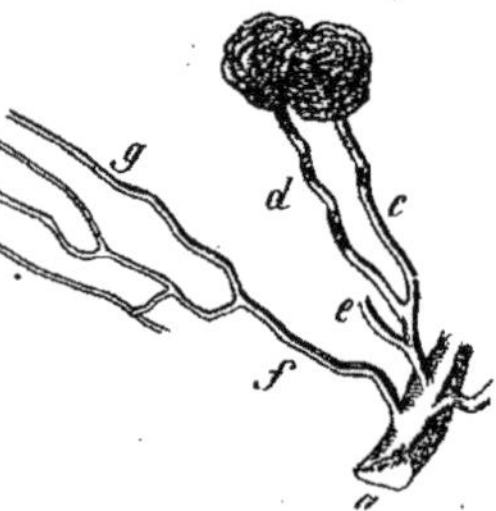

Fig. 478. — Vaisseau de la couche limitante du rein chez l'homme.

a, tronc artériel; *b*, branches artérielles avec les vaisseaux afférents de deux glomérules *c* et *d*; *f*, autre branche (*arteriola recta*) qui fournit à la substance médullaire les capillaires allongés *g*.

Les nerfs du rein sont formés par des filets sympathiques; ils proviennent du plexus rénal, et pénètrent dans l'organe en compagnie de l'artère. Leur parcours et leurs terminaisons sont encore mal connus.

Remak (4) a étudié le développement des reins chez l'embryon. Ces organes sont d'abord formés par deux saillies creuses qui apparaissent à la partie inférieure du tube intestinal; elles sont constituées par le feuillet glandulaire de l'intestin et par une couche fibreuse extérieure; les reins se développent donc à la manière des poumons (§243). Les conduits creux ainsi formés donnent ensuite naissance aux canalicules urinifères; ces derniers sont d'abord représentés par des cordons cellulaires pleins, qui deviennent creux et s'entourent d'une membrane propre. Kupffer (5) a décrit un autre mode de développement. D'après cet auteur, le rein serait d'abord représenté par une saillie creuse formée aux dépens du corps de Wolff (6).

REMARQUES. — (1) LUDWIG avait admis, dans un travail antérieur (Handwörterbuch d. Phys., vol. II, p. 629), que les derniers prolongements des branches artérielles qui portent les glomérules forment le réseau capillaire de la couche corticale la plus extérieure (*cortex corticis* de Hyrtl). GERLACH a soutenu d'une manière encore plus générale que les branches artérielles qui débouchent dans le réseau capillaire de la substance corticale ne portent point de glomérules. D'autres auteurs ont admis la même chose. En me fondant sur les résultats de mes nombreuses injections, je suis assez porté à admettre la possibilité de pareilles dispositions vasculaires. Mais elles ne sont nullement générales et constituent plutôt des exceptions, comme l'indique également VIRCHOW (Archiv, vol. XII, p. 310). Une autre observation faite par LUDWIG offre une importance physiologique plus grande. De la surface du parenchyme glandulaire, de minces vaisseaux pénètrent dans la capsule rénale et s'y anastomosent avec les prolongements de branches artérielles qui proviennent d'une autre source que de l'artère rénale. Si on lie avec soin les deux artères rénales d'un chien, et si on injecte ensuite l'aorte, au-dessus des vaisseaux liés, on voit toujours se remplir des parties plus ou moins grandes de la substance corticale par l'intermédiaire des anastomoses de la capsule dont nous venons de parler. — (2) Il y a des opinions très-divergentes sur l'origine de ces vaisseaux droits. (*a*) On les a fait naître par la réunion des capillaires profonds de la substance corticale (HENLE, HYRTL, KOLLMANN et d'autres); (*b*) on les a fait venir des vaisseaux efférents des glomérules inférieurs voisins de la substance médullaire (BOWMAN, KŒLLIKER, LUDWIG, GERLACH), et (*c*) on leur a donné pour origine des branches latérales indépendantes de l'artère qui forme plus tard les glomérules (ARNOLD, VIRCHOW, BEALE, LUSCHKA et d'autres). D'après notre opinion, qui est aussi celle de VIRCHOW, les trois dispositions existent réellement; mais la troisième est tellement rare, qu'on a peine à en obtenir une image nette et concluante. — (3) *Loc. cit.* — (4) Voy. son ouvrage connu, p. 432. — (5) Le travail de KUPFFER est contenu dans Archiv für mikrok. Anat., vol. I, p. 233. — (6) Dans le troisième et quatrième mois de la vie intra-utérine, le rein possède déjà, non-seulement des canaux urinifères contournés, mais encore des canaux droits. Les capsules et les glomérules profonds sont d'abord très-grands, et leurs canaux larges; tout devient plus petit à mesure qu'on se rapproche de la surface. Même chez les nouveau-nés, les différentes couches de la substance corticale présentent encore des éléments de volume inégal (SCHWEIGGER-SEIDEL). Chez les fœtus déjà âgés et les nouveau-nés, on trouve, au-dessous de la capsule rénale, au point où le tube ouvert se jette dans la branche descendante de l'anse, des anses fortement dilatées. COLBERG les a décrites sous le nom de pseudo-glomérules, quoiqu'elles soient loin de ressembler aux glomérules. Nous renvoyons, pour l'étude de ces détails, au travail approfondi de SCHWEIGGER-SEIDEL (p. 56).

§ 273.

Composition chimique du rein. — Urine. — Le poids spécifique du rein est de 1,052 environ; il renferme de 82 à 83, 70 p. 100 d'eau [Frerichs (1)]. La proportion de substances solides, parmi lesquelles l'albumine prédomine, varie entre 18 et 16, 30 p. 100; on y rencontre de 0,1 à 0,63 p. 100 de corps gras. La réaction du tissu est acide. La composition chimique de la membrane propre des éléments glandulaires ressemble à celle de la substance élastique; les cellules sont formées par une substance albuminoïde. Les granulations graisseuses qui existent dans le corps des cellules expliquent la présence de la graisse dans l'organe ; la proportion de graisse est, du reste, fort variable.

On a trouvé dans le liquide qui imprègne le parenchyme rénal des produits de décomposition fort intéressants (2). On y rencontre de l'inosite, de l'hypoxanthine, de la xanthine et quelquefois une assez forte proportion de leucine (Stædeler). Chez le bœuf, on y a également trouvé de la cystine et de la taurine (Cloëtta). La plupart de ces substances peuvent passer dans l'urine.

L'urine (3) est destinée à entraîner une grande partie de l'eau qui a été ingérée, et a éliminer en même temps les produits de décomposition des substances histogénétiques, l'excès des substances albuminoïdes qui ont été introduites dans l'économie avec les aliments, enfin les substances minérales qui sont mises en liberté par suite des échanges nutritifs, ainsi que les sels introduits en excès dans l'estomac. Il est évident, d'après cela, que, même dans les conditions normales de la vie, la quantité d'urine sécrétée, la proportion d'eau qu'elle renferme, et la composition chimique de ce liquide sont soumises à de nombreuses variations. Ces dernières sont encore plus marquées dans l'état de maladie, et après l'ingestion de certaines substances médicamenteuses qui sont en partie éliminées par les reins.

L'urine normale de l'homme, au moment où elle sort de la vessie, est un liquide clair, légèrement jaunâtre, à réaction acide; sa saveur est amère, salée, son odeur spéciale. Le poids spécifique de l'urine varie considérablement, suivant la proportion plus ou moins grande d'eau qu'elle renferme; on peut admettre, qu'en moyenne, le poids spécifique de l'urine varie entre 1005 et 1030. La quantité d'urine sécrétée dans les vingt-quatre heures est également fort variable ; elle est, en moyenne, de mille grammes, mais peut s'élever à 1200, 1500 et même 1800 grammes.

Quand l'urine normale se refroidit, on voit apparaître généralement dans le liquide un nuage léger formé par le mucus qui s'y est mélangé dans les voies urinaires, notamment dans la vessie ; on y trouve également de l'épithélium pavimenteux caractéristique de ces organes et des corpuscules muqueux isolés.

L'urine doit principalement sa réaction acide à la présence du phosphate acide de soude ; elle renferme en outre de l'urée, de la créatine, de la créatinine, de l'hypoxanthine, de la xanthine, les acides urique, hippurique, phénylique, taurylique, des substances extractives et des matières colorantes; il faut ajouter à ces corps l'indican et des sels. Il est possible que le sucre de raisin (Brücke) et l'acide oxalique (combiné avec la chaux) soient des composés constants de l'urine. La proportion de substances solides entraînées par l'urine, dans une journée, est fort variable ; on peut l'évaluer à 40 ou 70 grammes environ.

L'urée (§ 28) se trouve en assez forte proportion dans l'urine ; 100 parties de ce liquide renferment environ 2,5 à 3 d'urée, ce qui fait 25 à 40 grammes par jour. Ce ne sont évidemment là que des valeurs approximatives. On admet généralement, et cette opinion a cependant été contestée dans ces derniers temps, que la proportion d'urée augmente après la fatigue musculaire; cette augmentation est évidente quand l'alimentation est exclusivement animale et abondante (52 à 53 grammes par jour); l'alimentation végétale ou l'abstinence complète entraînent au contraire un abaissement considérable dans la proportion d'urée (15 grammes et moins par jour). (Lehmann.) La proportion d'urée augmente également à la suite de l'ingestion d'une forte proportion d'eau (4). L'urée est le produit de décomposition le plus important des substances azotées contenues dans nos tissus, et des substances albuminoïdes en excès qui ont été introduites avec les aliments et qui ont pénétré dans le torrent circulatoire. L'urée semble se former, en grande partie, aux dépens de l'acide urique; ce fait semble résulter des observations de Wöhler, de Frerichs et de Zabelin, qui introduisirent de l'acide urique dans le sang et virent augmenter ensuite la proportion d'urée dans l'urine. La créatine pourrait également donner naissance à l'urée (§ 25). Plusieurs bases introduites dans l'économie augmentent également la proportion d'urée; telles sont la glycine, la taurine, la guanine, l'alloxanthine et la théine (5).

La proportion d'acide urique (§ 31) est beaucoup plus faible; elle est, en moyenne, de 0,1 p. 100 et de 0,9 à 0,5 ou même 0,2 grammes par jour (6). La proportion d'acide urique augmente et diminue dans les mêmes conditions que l'urée, bien que dans des limites moindres. Elle s'élève rapidement dans les cas de trouble digestif, dans les fièvres, les maladies des voies respiratoires: cette augmentation semblerait confirmer notre assertion précédente, à savoir que l'urée ne se forme qu'après l'acide urique et à ses dépens. On admet que l'acide urique existe dans l'urine à l'état d'urate acide de soude, substance qui est tenue en dissolution par le phosphate acide de soude. La faible solubilité de l'acide urique et de ses sels donne lieu à la formation des sédiments urinaires. Ainsi l'urine saturée laisse déposer, par le simple refroidissement, un sédiment rose ou de couleur brique, composé d'urate de soude.

L'acide hippurique (§ 52), que l'on trouve dans les conditions normales dans l'urine de l'homme, comme produit de décomposition des substances azotées de l'organisme, semble exister en proportion égale ou même supérieure à celle de l'acide urique. Cette proportion est considérablement augmentée à la suite de l'ingestion d'acide benzoïque. D'après Kühne et Hallwachs la combinaison avec la glycine (§ 25) ne s'effectuerait que dans le foie (7).

L'urine de l'homme contient de plus une faible quantité d'acide phénylique et d'acide taurylique (§ 35). (Stædeler.)

L'oxalate de chaux, en faible quantité, est peut-être aussi un principe normal de l'urine. L'apparition fréquente de l'acide oxalique dans la décomposition de l'acide urique (8) constitue un fait curieux. L'acide oxalique paraît également se former dans la fermentation acide de l'urine.

La créatine et la créatinine (§ 25) paraissent être également des produits de décomposition des principes azotés du corps. La créatine est en quantité plus faible que la créatinine et s'est peut-être formée dans l'urine aux dépens de cette dernière substance.

L'hypoxanthine et la sarcine existent également en très-faible quantité dans l'urine de l'homme.

Brücke (9) a soutenu que le sucre de raisin était un principe normal de l'urine; d'autres chimistes ont contesté ce fait. Les preuves certaines manquent en faveur de la première et de la deuxième opinion.

Les substances extractives sont fournies en partie par les produits de décomposition de l'organisme, puis par les aliments. Leur proportion s'élève à 8,12 et 20 grammes par jour. D'après les recherches de Lehmann, cette proportion atteint son maximum quand l'animal est soumis à une nourriture exclusivement végétale, et son minimum, quand l'alimentation est animale.

Nous avons déjà parlé plus haut des matières colorantes (§ 37). Hoppe a démontré l'existence de l'indican et de l'indigo-chromogène d'après le procédé de Schenk et de Carter. On comprend d'après cela que l'on obtienne des cristaux bleus d'indigo (uroglaucine) en traitant l'urine par les acides minéraux, et qu'on les ait quelquefois trouvés dans ce liquide. D'après les recherches de Hoppe, l'indican (qui existe aussi dans l'urine des mammifères) manque dans le reste du corps; cette substance serait donc produite par le rein (10).

Les substances minérales (11) se trouvent en proportion très-variable dans l'urine, ce qui tient à la nature même de ce liquide. L'urine excrétée dans les vingt-quatre heures en renferme de 10 à 25 grammes. Ce sont, en grande partie, des chlorures alcalins, parmi lesquels le sel de cuisine prédomine d'une manière notable; l'urine en renferme, en moyenne, de 1 à 1,5 p. 100, et l'homme en sécrète par jour, suivant Bischoff, environ 14,73 grammes; cette proportion peut descendre à 8,64 et s'élever à 24,84 grammes. L'urine contient une faible proportion de chlorure de potassium et de chlorure d'ammonium (12); elle renferme, en outre, des phosphates, surtout du phosphate acide de soude, puis des phosphates de chaux et de magnésie. L'homme perd, par jour, de 3,8 à 5,2 grammes d'acide phosphorique par les reins. [Breed (13).] La proportion d'acide phosphorique diminue pendant le sommeil. L'urine contient également des sulfates alcalins. La proportion d'acide sulfurique sécrété par jour est, en moyenne, de 2,094 grammes d'après Vogel. Suivant Lehmann, la proportion de ces derniers sels augmente sous l'influence d'un régime animal et diminue au contraire avec une nourriture végétale. Enfin l'urine renferme encore des traces de fer et de silice, puis des traces d'oxygène, d'azote, d'acide carbonique libre et combiné. [Planer (14).]

Parmi les principes anormaux et pathologiques, mais non accidentels, nous signalerons surtout l'albumine (maladies multiples), le sucre de raisin (diabète), l'inosite [diabète et maladie de Bright (15)] l'acide lactique, (principe qui s'observe souvent dans l'urine normale et se forme par la fermentation acide des corps gras), l'acide butyrique, les acides et les pigments biliaires, (§ 33 et 38), la cystine (en partie dissoute, en partie cristallisée et en concrétions), la leucine, la tyrosine [dans différentes maladies (16)]. Frerichs et Stædeler ont également trouvé dans l'urine de chiens atteints de troubles respiratoires, de l'allantoïne (§ 30), qui est aussi un produit de décomposition artificiel de l'acide urique (17). L'acide benzoïque est un produit de putréfaction de l'acide hippurique ; l'acide acétique est engendré par la fermentation acide de l'urine.

L'urine qui reste exposée à l'air subit dans les premiers jours une fermentation acide (18) ; les acides lactique et acétique se développent comme nous l'avons déjà dit ; la réaction acide augmente, et il se dépose des cristaux d'acide urique libre, colorés par les matières colorantes de l'urine. Très-souvent aussi on voit se déposer des cristaux d'oxalate de chaux.

L'urine subit également une réaction alcaline qui est due au dédoublement de ce liquide en acide carbonique et en ammoniaque (§ 28). Cette seconde fermentation suit la première après un temps plus ou moins long ; à ce moment la réaction acide du liquide devient neutre, pour devenir ensuite alcaline. En même temps l'urine se décolore, prend une mauvaise odeur et se trouble ; il se forme à la surface du liquide une pellicule blanche, et au fond se dépose un sédiment blanchâtre. Ce dernier est formé de cristaux de phosphate double de magnésie et d'ammoniaque (§ 42) et d'urate d'ammoniaque (§ 31). Cette fermentation peut se produire peu après l'expulsion de l'urine et même pendant son séjour dans la vessie.

Remarques. — (1) Frerichs, Die Bright'sche Nierankrankheit, *De la maladie de Bright*, p. 42. — (2) Voy. à ce sujet les travaux déjà mentionnés de Strecker et de Stædeler, ainsi que ceux de Cloetta et de Neukomm. — (3) Becquerel, Seméiotique des urines. Paris, 1841 ; l'article de Lehmann, « Harn, » *Urine*, dans Handw. der Phys., vol. II, p. 1, ainsi que sa Zoochemie, p. 306, et Handb. d. phys. Chemie, p. 278 ; Neubauer et Vogel, Anleitung zur Analyse des Harns, *Guide pour l'analyse de l'urine*, 4ᵉ édit. Wiesbaden, 1863 ; ainsi que les rapprochements faits par Gorup, p. 509, et Funke, Physiologie, 4ᵉ éd., p. 538. — (4) Quelques aliments modifient à un degré plus élevé la proportion de l'urine ; ce sont : la graisse, le sucre, le sel de cuisine ; nous sommes obligés de laisser l'explication de ces faits à la physiologie. — (5) Bischoff, Der Harnstoff als Maas des Stolfwechsels, *De l'urée comme produit des échanges nutritifs*. Giessen, 1853. Pour la transformation en urée de l'acide urique introduit dans le corps, voy. § 28, ainsi que Neubauer, dans Annalen, vol. XCIX, p. 206, et Zabelin, id., suppl., vol. II, p. 326. — (6) Ce qui est remarquable, c'est l'absence de l'acide urique dans l'urine des mammifères herbivores, et sa faible proportion dans celle des carnivores. Voy. p. 29, remarque 2, pour l'acide cyanurique dans l'urine du chien. — (7) Pour l'acide hippurique, consultez Hallwachs, dans Annalen, vol. CV, p. 207, et vol. CVI, p. 160 ; Weissmann, dans Henle's und Pfeufer's Zeitschrift, 3 R., vol. III, p. 331. Pour la formation de l'acide hippurique dans le foie, voy. Kühne et Hallwachs, dans Göttinger Nachrichten, 1857, nº 8, p. 129, et dans Virchow's Archiv, vol. XII, p. 386 ; et Kühne, id., vol. XIV, p. 310. Ce mode de production a été contesté par Neukomm (Klinik der Leberkrankheiten, *Clinique des maladies du foie*, de Frerichs, vol. II, p. 537), et O. Schultzen (dans Reichert's und Du Bois-Reymond's Archiv, 1863, p. 204). On trouve encore des indications à ce sujet dans Löcke (Virchow's Archiv, vol. XIX, p. 196). Voy. aussi Duchek, dans Prager Vierteljahrsschrift, 1854, vol. III, p. 25 ; Rousseau, Comptes rendus, tome LII. nº 13 ; P. Mattschersky, dans Virchow's Archiv, vol. XXVIII, p. 538; E. LAUTMANN, Annalen, vol. CXXV, p. 9. — Il y a longtemps déjà que BERTAGNINI a indiqué que l'acide nitro-benzoïque $HO,C^{14}H^{4}(AzO^{4})O^{3}$ introduit dans le corps est éliminé à l'état d'acide nitro-hippurique $HO,C^{18}H^{7}(AzO^{4})AzO^{5}$. — (8) Les urates injectés dans le sang augmentent la quantité d'urine, et aussi celle de l'acide oxalique. — (9) Voy. à ce sujet BRÜCKE, dans Wiener Sitzungsberichte, vol. XXVIII, p. 568; vol. XXIX, p. 346, et Allgem. Wiener med. Zeitschrift, 1860, p. 74, 82, 91 et 99. D'autres auteurs ont adopté l'opinion de BRÜCKE, B. JONES (Journal de Erdmann, vol. LXXXV, p. 246) et H. TUCHEN (Virchow's Archiv, vol. XXV, p. 267). D'autres se prononcèrent contre l'existence du sucre dans l'urine : BABO et MEISSNER (Henle's und Pfeufer's Zeitschrift, 3 R., vol. II, p. 321); LEHMANN (Handb. d. phys. Chemie, p. 140); LECONTE (Journ. de phys., tome II, p. 593); WIEDERHOLD (Ueber den Nachweis des Zuckers im Harn, *Sur la démonstration de l'existence du sucre dans l'urine.* Göttingen, 1859) et M. FRIEDLANDER (Ueber den vermeintlichen Zuckergehalt des normalen Harns, *Sur la présence présumée du sucre dans l'urine normale.* Leipzig, 1864. Diss.). — (10) Des cristaux bleus furent trouvés dans l'urine par HELLER, qui leur donna le nom d'uroglaucine (Archiv f. physiol. Chemie, 1845 et 1846). L'urocyanine de MARTIN (Das Urokyanin. München, 1846, Diss.) est identique avec ce corps; il en est de même de la matière bleue trouvée dans l'urine par VIRCHOW (voy. ses Archives, vol. VI, p. 259). Pour l'indigo et l'indican dans l'urine, voy. SICHERER (Annalen, vol. CX, p. 120); SCHUNK (Chemie Centralbl.. 1857, n° 51); CARTER (Edinb. med. Journal, 1859, p. 119); KLETZINSKY, dans Wiener med. Wochenschrift, 1859, p. 534; HOPPE (Virchow's Archiv, vol. XXVII, p. 388, et Handb. d. phys. et path. Chemie. p. 153 et 155). Un nouveau travail sur le principe colorant de l'urine a été publié par THUDICHUM (The Hasting's Prize Essay, 1865). — (11) Des recherches importantes sur les proportions des substances minérales dans l'urine ont été publiées à Giessen par HEGAR, Ueber Ausscheidung der Chlorverbindungen, *Sur l'élimination des combinaisons chlorées;* GRIMER, Die Ausscheidung des Schwefels, *De l'élimination du soufre*; WINTER, Beitrag zur Kenntniss der Urinabsonderung bei Gesunden, *De la sécrétion urinaire chez les individus sains*, 1852; MOSLER, Beitrag zur Kenntniss der Urinabsonderung, *Sur la sécrétion urinaire*, 1853. — (12) Voy. NEUBAUER, dans le journal de Erdmann, vol. LXIV, p. 177 et 278; BAMBERGER, dans Würzburger med. Zeitschrift, vol. I, p. 146. — (13) Annalen, vol. LXXVIII, p. 150. Voy. encore BŒCKER, dans Archiv f. gemeinsch. Arbeit., vol. II, et HAXTHAUSEN, Acid. phosph. urinæ. Halis, 1860, Diss. — (14) Zeitschrift der Gesellschaft der Ærste zu Wien, 1859, n° 50. — (15) Voy. les travaux de CLOETTA et NEUKOMM; puis VOHL, dans Archiv f. phys. Heilkunde, N. F., vol. II, p. 410. et N. GALLOIS, De l'inosurie. Paris, 1864. — (16) FRERICHS et STÆDELER, dans les Zürcher Mittheilungen, vol. IV, p. 92. — (17) *Loc. cit.*, vol. III, p. 462. — (18) SCHERER, dans Annalen, vol. XLII, p. 171.

§ 274.

Le sécrétion urinaire doit-elle être considérée comme une élimination des substances contenues dans le sang?

Comme on a trouvé dans le sang les principes les plus importants et les mieux connus de l'urine (§ 75), on a pensé pendant longtemps que la secrétion urinaire était une véritable filtration, et que, par conséquent, elle différait essentiellement de la sécrétion biliaire dans le foie. Zaleski avait cru démontrer que les reins forment de toute pièce l'urée et l'acide urique; mais cette découverte mérite confirmation (1)*.

* Zaleski fonda cette théorie sur des analyses du sang faites avant et après la néphrotomie. Il trouva qu'après l'ablation des reins l'urée ne s'accumule pas dans le sang, comme cela devrait se produire si les reins sont simplement éliminateurs de l'urée.

Ces expériences ont été reprises en France par Gréhant. (*Recherches physiologiques sur l'ex-*

Étant donnée la texture du rein telle que nous venons de la décrire, on peut se demander si l'urine est sécrétée au niveau des glomérules ou des réseaux capillaires qui embrassent les canalicules urinifères?

Comme chez les vertébrés les glomérules constituent pour ainsi dire la partie essentielle du rein, il est naturel de penser que cette partie du système vasculaire joue le rôle le plus important dans la sécrétion urinaire, même étant donné que les cellules qui tapissent les canalicules contournés sont des cellules sécrétantes, et ne servent pas seulement de simple revêtement. Je crois, pour mon compte, que l'épithélium ne devient indifférent qu'à partir des canaux droits qui se dirigent directement de la face extérieure des rayons médullaires au sommet de la papille.

Rappelons-nous que, chez l'homme et les mammifères, le vaisseau afférent qui forme le glomérule se ramifie, et que les branches ainsi formées se réunissent de nouveau pour constituer le vaisseau efférent, dont le diamètre est plus étroit; il résulte de cette disposition que le courant sanguin doit se ralentir dans le glomérule, dont les rameaux ont un diamètre plus considérable, et s'accélérer par contre dans le vaisseau efférent, pour se ralentir de nouveau dans le réseau capillaire qui entoure les canalicules urinifères. Mais la diminution de calibre du vaisseau efférent amène un arrêt et une accumulation du sang dans le glomérule, partant une augmentation de pression contre les parois latérales; cette pression est bien supérieure à celle qui existe dans le second réseau capillaire; toutes ces conditions sont éminemment favorables à la sécrétion de l'urine. Le réseau capillaire qui enveloppe les canalicules urinifères, et dans lequel la pression est certainement bien moindre, paraît être plutôt un appareil de résorption destiné à enlever à l'urine une partie de son eau. [Ludwig (2).] Les ramifications du vaisseau efférent, qui se distribuent d'abord aux tubes du rayon médullaire, puis aux canalicules contournés de la substance corticale, semblent avoir également leur importance physiologique.

L'urine s'écoule jusqu'aux orifices des papilles sans aucune intervention musculaire et par la simple pression du liquide incessamment sécrété, qui chasse devant lui l'urine déjà contenue dans les canalicules.

Remarques. — (1) Voy. la monographie de Zalesky, Untersuchungen über den urämischen Prozess und die Funktion der Niere, *Recherches sur la nature de l'urémie et les fonctions du rein*, avec 4 planches. Tübingen, 1865; ainsi que les travaux antérieurs de S. Oppler, dans Virchow's Archiv, vol. XXI, p. 260, et Perls, dans Königsberger med. Jahrbücher, 1864, p. 56. Mais les résultats tout récents obtenus par Meissner ne concordent pas avec les leurs (Henle's und Pfeufer's Zeitschrift, 3 R., vol. XXVI, p. 225). — (2) Ludwig, dans Handw. d. Phys., vol. II, p. 637, et dans sa Physiologie, vol. II, p. 427; voy. aussi la Physiologie de Donders, vol. I, p. 467. D'après Bowman (*loc. cit.*, p. 75), les glomérules sécrètent surtout l'eau, et les cellules glandulaires des canalicules contiennent les principes solides de l'urine qui ont été enlevés au sang; l'eau qui passe dans

crétion *de l'urée par les reins*. Th. de la Faculté des sc. de Paris, 1870.) Cet habile observateur emploie pour doser l'urée une méthode nouvelle et très-précise, et les résultats auxquels il est arrivé prouvent de la manière la plus évidente que l'urée s'accumule dans le sang après la néphrotomie. L'urée ne se forme donc pas exclusivement dans les reins, comme Zalesky l'a soutenu. R.

les canalicules leur enlèverait ces principes. C'est là aussi l'opinion de WITTICH (Virchow's Archiv, vol. X, p. 325).

§ 275.

Les voies urinaires proprement dites commencent par les calices et les bassinets. Ils présentent une membrane extérieure de tissu conjonctif, une couche moyenne formée de fibres musculaires lisses entre-croisées, et peu développée dans les calices, puis une muqueuse à surface lisse et à épithélium stratifié, composé de cellules pavimenteuses spéciales dont nous avons déjà parlé § 88.

L'uretère offre la même structure ; seulement la couche musculaire, composée de fibres extérieures longitudinales et de fibres intérieures circulaires, devient plus épaisse et se trouve encore renforcée, dans la dernière partie du conduit, par une troisième couche intérieure, composée de fibres musculaires lisses à direction longitudinale (1).

Les uretères vont se terminer dans une poche arrondie, la vessie, dont ils perforent obliquement la paroi. La vessie présente, du reste, une structure analogue. La membrane fibreuse qui entoure cet organe est doublée par l'enveloppe péritonéale. La couche musculaire moyenne atteint une épaisseur considérable, mais ne présente pas la disposition régulière qu'elle avait dans les uretères; elle est constituée, en grande partie, par des faisceaux transversaux et obliques qui s'anastomosent en forme de réseau. Au col de la vessie, on observe une couche annulaire très-développée, à laquelle on a donné le nom de sphincter de la vessie ; sur la paroi antérieure de la vessie, et sur le sommet de l'organe, on rencontre des masses musculaires à direction longitudinale ; on a donné à l'ensemble de ces fibres le nom de *detrusor urinæ*. La surface muqueuse est également lisse et tapissée par de l'épithélium pavimenteux caractéristique. Dans le fond de la vessie, et au niveau du col, on observe des glandes muqueuses simples.

La muqueuse qui recouvre l'urèthre de la femme présente des plis longitudinaux et des papilles ; au voisinage de la vessie, elle renferme des glandes muqueuses simples ou composées. On a donné aux plus volumineuses le nom de glandes de Littre. La couche musculaire, très-développée, est formée de faisceaux longitudinaux et transversaux isolés les uns des autres ; l'épithélium est pavimenteux. La paroi du canal uréthral est de plus abondamment pourvue de vaisseaux sanguins réunis en forme de plexus (2).

REMARQUES. — (1) HENLE (Traité de splanchnologie, p. 321, remarque) décrit deux couches seulement ; l'une longitudinale, c'est la plus épaisse ; l'autre transversale, c'est la plus faible. — (2) Voy. HENLE, *loc. cit.*, p. 335.

5. Appareil génital.

§ 276.

L'appareil génital de la femme se compose des ovaires, des oviductes, de l'utérus, du vagin et des organes génitaux extérieurs. Enfin les glandes mammaires sont également reliées aux fonctions génitales de la femme.

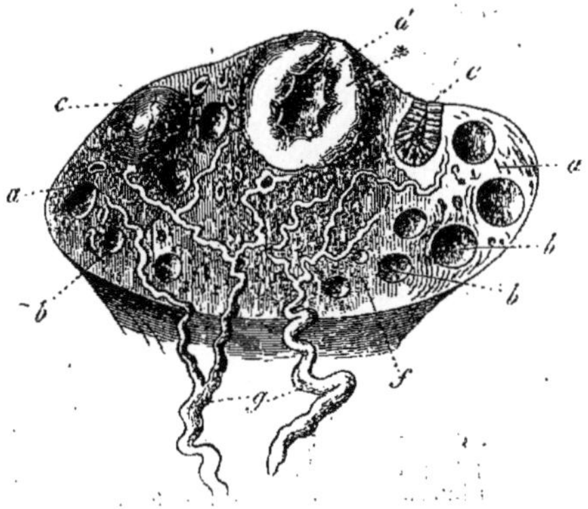

Fig. 479. — Ovaire.

a, stroma ; *b*, follicules de Graaf développés ; *c*, grand follicule ; *d*, corps jaune récent avec sa couche intérieure épaisse ; *e*, corps jaune ancien ; *g*, veines avec leurs premières ramifications dans l'organe *f*.

L'ovaire (fig. 479) constitue la partie la plus importante de tout l'appareil ; c'est un organe tout particulier (1).

On y distingue un parenchyme glandulaire et une espèce de substance médullaire, c'est-à-dire une masse non glandulaire, composée de tissu conjonctif extrêmement vasculaire.

Nous parlerons d'abord de cette dernière. Elle commence au hile de l'organe (stroma du hile de His) où entrent et d'où sortent de gros vaisseaux tant sanguins que lymphatiques. Ce noyau de tissu conjonctif est traversé par des vaisseaux sanguins de gros calibre et extraordinairement nombreux ; il se présente sous l'aspect d'une masse spongieuse, rouge, semblable au tissu caverneux.

Les ramifications périphériques de ce tissu forment la charpente du parenchyme cortical, puis se réunissent de nouveau, deviennent plus compactes et forment ainsi l'enveloppe fibreuse de l'organe. Les anatomistes ont l'habitude de décrire dans cette enveloppe deux couches distinctes, l'une interne, de consistance plus ferme, appelée tunique albuginée, l'autre extérieure, ou tunique séreuse ; cette distinction est un peu forcée.

Après cette description générale, nous allons passer aux détails, en étudiant d'abord la portion glandulaire de l'organe.

Immédiatement au-dessous de la tunique albuginée se trouve une couche remarquable, presque dépourvue de vaisseaux, et qui n'a été découverte que récemment ; c'est là que prennent naissance les éléments glandulaires ; on peut la désigner sous le nom de couche corticale ou de zone des follicules primordiaux (2).

Là se trouvent étroitement serrés et disposés en plusieurs couches les éléments essentiels de l'ovaire, c'est-à-dire les ovules ; ce sont des éléments sphériques de $0^{m},04$ de diamètre environ, formés d'un protoplasma dépourvu d'enveloppe, granuleux, renfermant des molécules de graisse et un noyau sphérique de 0m,02 de diamètre. Chaque ovule est entouré d'une couronne ou d'une enveloppe composée de cellules munies de noyaux. Les travées intermédiaires et fort déliées du stroma sont composées de cellules fusiformes de tissu conjonctif, pourvues de noyaux et étroitement serrées les unes contre les autres. Ces travées forment une cloison spéciale qui entoure chaque ovule et sa couronne cellulaire; la face interne de cette cloison est tapissée par une couche de séparation homogène, qui est une véritable membrane propre. Telle est la disposition du follicule ovarique dans la première période de son développement. On peut s'en rendre compte en examinant la figure 480.

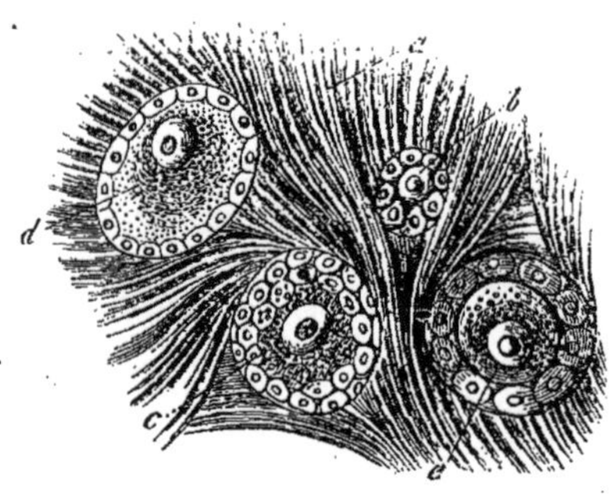

Fig. 480. — Follicules de Graaf encore jeunes, pris dans l'ovaire de la souris.

a, stroma; *b*, petit follicule avec un petit ovule dans son intérieur; *c*, *c*, follicules plus grands dans lesquels le vitellus commence à s'accumuler; *e*, follicule dans lequel on distingue nettement le chorion de l'ovule.

Si de cette couche extérieure, qui loge une provision énorme d'ovules rudimentaires (3), on pénètre à l'intérieur, on trouve des follicules de plus en plus développés. Ainsi on en rencontre dont le diamètre s'élève jusqu'à 0m,09 et 0m,18. L'ovule qu'ils renferment est également devenu plus grand et s'est enveloppé d'une tunique ou membrane résistante. L'étroite cavité sphérique est encore remplie complétement par les petites cellules qui entourent l'ovule; mais elles forment maintenant plusieurs couches superposées. On observe déjà à ce moment un système de vaisseaux capillaires, peu riche, il est vrai, qui embrasse le follicule. Dans d'autres follicules plus volumineux, les couches constituées par ces petits éléments cellulaires commencent à s'écarter les unes des autres, de manière à laisser un espace vide, en forme de fente, dans l'intérieur du follicule (4).

A mesure que le follicule s'accroît, cette cavité augmente de volume et se remplit d'un fluide aqueux.

Dans cet état le follicule a, en moyenne, de 0m,2 à 0m,4 de diamètre. La paroi possède un réseau capillaire très-riche; contre un des points de sa face interne, on trouve appliqué l'ovule, qui mesure près de 0m,18 de diamètre; le noyau a 0m,04 et le nucléole 0,013 de diamètre. La capsule cellulaire s'est également épaissie et a près de 0m,004 de diamètre. L'ovule est complétement enveloppé par une couronne de petites cellules stratifiées qui s'étendent comme une couche épithéliale sur toute la face interne du follicule.

L'ovaire (fig. 478) loge généralement un nombre restreint (12, 15 à 20) de follicules mûrs, que Graaf a découverts à la fin du dix-septième siècle, et auxquels on a donné le nom de cet anatomiste. Le diamètre des follicules de Graaf varie, suivant l'état de maturité et les dimensions des mammifères, entre $1^{m},1$ et $6^{m},9$ (*b*, *c*).

La figure 481 représente un follicule de Graaf avec sa paroi *a*, *b*, son enveloppe épithéliale *c*, l'espace central *d* et l'ovule *f*, logé dans la masse épithéliale épaissie *e*.

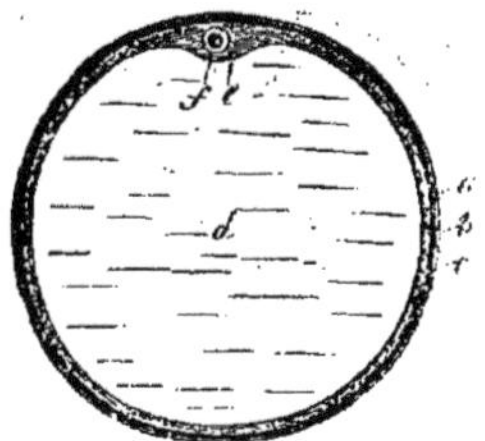

Fig. 481. — Follicule de Graaf. *a*, tunique conjonctive extérieure; *b*, couche interne de cette enveloppe; *c*, revêtement épithélial; *d*, liquide remplissant le follicule de Graaf; *e*, région dans laquelle l'épithélium devient plus épais et loge un ovule *f*.

On distingue dans la paroi, ou membrane du follicule (5), une couche extérieure et une couche intérieure (*a*, *b*). Cette dernière renferme les capillaires sanguins, tandis que, dans la première, on trouve les ramifications des gros vaisseaux. La couche interne est formée, comme toute la charpente, par du tissu conjonctif fibreux et surtout par des cellules fusiformes étroitement serrées.

Comme les vaisseaux sanguins et lymphatiques forment de grandes lacunes sinueuses autour de cette couche de la paroi folliculaire, on réussit assez facilement à isoler le follicule du tissu qui l'environne. Les capillaires pénètrent dans la couche interne de la paroi, s'y répandent, et forment un réseau à mailles arrondies et serrées. Cette couche, excessivement riche en cellules de différente forme et de différent volume, est comparable à du tissu embryonnaire. Outre de petites cellules, rappelant les éléments lymphatiques, on en trouve d'autres plus grandes, arrondies ou polygonales, de $0^{m},02$ de diamètre environ. Ces cellules remplissent en partie les lacunes comprises entre les vaisseaux; d'autres enveloppent ces derniers comme d'un manteau; cette disposition rappelle le mode de formation des parois vasculaires que nous avons décrit plus haut. [§ 211 (His).]

A cette période la paroi folliculaire ne possède point ordinairement de membrane propre, c'est-à-dire de membrane interne homogène.

Le follicule de Graaf est rempli et gonflé par un liquide que nous avons vu plus haut s'accumuler peu à peu dans son intérieur. Il est limpide, à réaction alcaline, et renferme des albuminates. On lui a donné le nom de liqueur du follicule. Les petites cellules arrondies et pourvues de noyaux, qui forment une couche faiblement stratifiée sur la face interne du follicule, mesurent environ $0^{m},006$ à $0^{m},012$ de diamètre; elles ont été décrites dans leur ensemble sous le nom de membrane granuleuse.

La région dans laquelle cette membrane atteint sa plus grande épaisseur pour envelopper l'ovule, a été désignée par les embryologistes sous le nom de disque proligère, *cumulus proligerus*. On avait cru d'abord que cette partie du follicule était tournée vers la périphérie de l'organe. Mais des recherches plus exactes et plus récentes ont conduit à un résultat tout opposé. Ordinairement l'ovule est fixé dans le point de la paroi folliculaire qui est le plus éloigné de la surface de l'ovaire. (Schrön, His.)

L'ovule, arrivé à maturité (fig. 482, 1, 2), est encore fort petit; aussi n'a-t-il été trouvé que très-tard (6). Pour l'examiner de plus près, il faut d'abord le débarrasser des cellules de la membrane granuleuse qui y sont appliquées (2, *c*). Alors il se présente sous forme d'une cellule sphérique, parfaitement développée, entourée d'une épaisse capsule ; il mesure, en moyenne, de 0m,25 à 0m,2 et 0m,18 de diamètre. Des noms particuliers ont été donnés par les observateurs anciens à toutes les parties qui composent l'ovule.

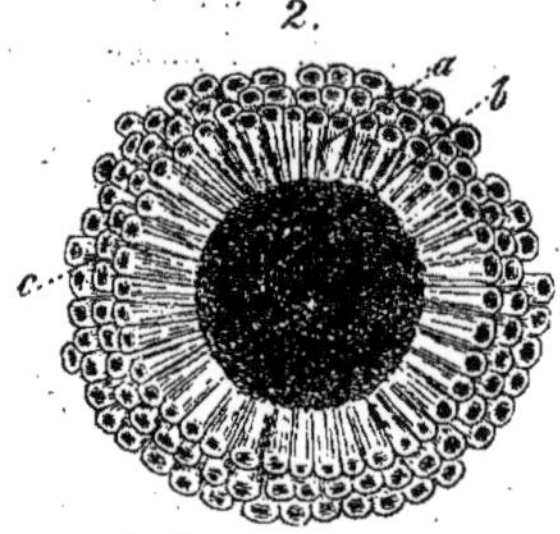

Fig. 482. — Ovule d'un mammifère.

1, ovule qui a perdu, par une déchirure de sa capsule *a*, une partie *b** de son vitellus *b* ; *c*, vésicule germinative chassée hors de l'ovule ; *d*, tache germinative.

2, ovule arrivé à maturité avec les cellules épithéliales rayonnantes *c* qui le recouvrent ; *a*, chorion ; *b*, vitellus.

La capsule a été appelée zone transparente, membrane vitelline ou chorion. C'est une masse transparente, molle et résistante, qui paraît ordinairement tout à fait homogène, mais qui est peut-être traversée par des canalicules poreux (voy. fig. 73). Son épaisseur est de 0m,009 à 0m,015*.

La substance qui la forme est difficilement soluble dans les alcalis, et rappelle, par ses réactions chimiques, la substance élastique.

Le corps cellulaire (*b*) présente une couche corticale durcie ; chez l'homme et les mammifères, il est formé par une masse visqueuse, plus ou moins transparente, qui renferme des molécules d'une substance albuminoïde coagulée, ainsi que des granulations et des gouttelettes de graisse. On lui a donné le nom de jaune de l'œuf ou de vitellus.

Le noyau (1, *c*), connu sous le nom de vésicule germinative ou de vésicule de Purkinje, occupe une position excentrique dans l'ovule mûr, et se présente sous l'aspect d'une vésicule élégante, parfaitement sphérique et limpide, de 0m,02 à 0m,04 de diamètre ; il renferme un nucléole arrondi, brillant (*d*), qui a de 0m,004 à 0m,006 de diamètre, et auquel on a donné le nom de tache germinative ou de tache de Wagner.

Nous allons étudier maintenant les vaisseaux et les nerfs de l'ovaire (7). Nous avons dit un mot déjà de la disposition des vaisseaux sanguins.

* Pendant longtemps, on a considéré l'ovule comme une cellule complète, dont la membrane serait la membrane vitelline. Aujourd'hui, l'on admet que cette membrane a une signification morphologique toute différente. En effet, Reichert[1], Pflüger[2] et Waldeyer[3] pensent que la membrane vitelline est une formation cuticulaire.

Les ovules primordiaux n'ont pas de membrane ; ils sont simplement constitués par une masse de protoplasma granuleux. Plus tard, les cellules de la vésicule de Graaf qui le recouvrent présentent, sur celle de leurs faces qui lui est appliquée, un plateau strié semblable à celui des cellules épithéliales de l'intestin. Enfin, les plateaux cellulaires, d'abord distincts, se souderaient et formeraient ainsi la membrane vitelline. R.

[1] Entwickelung des Meerschweinchens. Abhandl. der Berlin. Acad. 1862.
[2] Die Eierstöcke der Säugethiere und des Menschen. Leipzig, 1863.
[3] Stricker's Handbuch, pag. 555.

De grosses branches artérielles et veineuses, les premières repliées en tire-bouchon, arrivent au hile de l'ovaire et se ramifient dans la substance médullaire, qui est presque exclusivement formée de vaisseaux. Le tissu fondamental, fort peu abondant, est formé par des bandes très-minces, composées de cellules fusiformes entre-croisées, qui s'écartent de la couche musculaire moyenne des vaisseaux artériels. Les parois veineuses sont intimement soudées avec la substance fondamentale, de manière que les veines restent béantes quand on fait une section sur cette partie de l'ovaire. Le tissu qui forme le stroma du hile peut donc être considéré comme une paroi vasculaire modifiée, traversée à son tour par de nouveaux vaisseaux très-déliés (His), disposition qui rappelle tout à fait celle des corps caverneux. (Rouget.) Les cellules fusiformes de la substance médullaire doivent être considérées comme des éléments musculaires (§ 163). His a observé que le stroma était contractile à l'état frais.

De la périphérie du stroma du hile partent de nombreux faisceaux vasculaires qui cheminent entre les follicules pour aller se rendre à la surface de l'organe. Ce sont eux qui fournissent aux follicules les réseaux vasculaires développés dont nous avons déjà parlé. Ces vaisseaux s'étendent jusqu'à la zone des cellules corticales, et se recourbent presque tous en anse à ce niveau. En effet, la zone corticale elle-même est presque complétement dépourvue de vaisseaux.

Les vaisseaux lymphatiques sont également très-abondants dans le stroma du hile. Ils sont disposés comme les veines; on retrouve dans tout leur parcours les cellules vasculaires caractéristiques qui apparaissent dès qu'on traite la préparation par le nitrate d'argent.

Les rapports de ces canaux lymphatiques avec les follicules présentent un intérêt particulier. Les gros follicules, placés près de la surface de l'organe, présentent un réseau lymphatique très-riche, qui est situé principalement dans la membrane folliculaire extérieure. Au sommet du follicule on trouve, suivant His, une région dépourvue de canaux lymphatiques, et dans laquelle les vaisseaux sanguins sont également fort rares. Les follicules plus petits sont également enveloppés de vaisseaux lymphatiques dès que la membrane interne commence à se montrer, et longtemps avant qu'ils aient atteint la surface de l'organe.

Les nerfs de l'ovaire proviennent du plexus ovarien et renferment des fibres pourvues de moelle, et d'autres privées de moelle; ils pénètrent dans l'organe avec les artères; leur trajet ultérieur n'est pas encore connu.

On désigne sous le nom d'ovaire secondaire un reste du corps de Wolff, qui s'étend, sous forme de canaux ondulés, à travers le ligament large, depuis l'ovaire jusqu'aux trompes utérines. Ces conduits possèdent une paroi de tissu conjonctif recouverte par un épithélium; la substance qu'ils renferment est transparente (8).

Remarques. — (1) Parmi les travaux relatifs aux ovaires, il faut citer Bischoff, Entwicklungsgeschichte der Säugethiere und des Menschen, *Histoire du développement des mammifères et de l'homme*. Leipzig, 1842; ainsi que son ouvrage : Beweis der von der

Begattung unabhängigen Reifung und Loslösung der Eier der Säugethiere und des Menschen, *La maturation et l'expulsion des ovules sont, chez l'homme et les mammifères, indépendantes du coït.* Giessen, 1844 (et Annal. d. scienc. nat., sér. 3, tome II, p. 304); les traités de Henle (Eingeweidelehre, *Traité de splanchnologie*, p. 477), Kœlliker, Gerlach et d'autres; les belles figures de Ecker, dans son Icon. phys., tab. 22; puis, parmi les travaux récents : O. Schrön, dans Zeitschrift für wiss. Zool., vol. XII, p. 409; Pflüger, Ueber die Eierstöcke der Säugethiere und des Menschen, *Sur les ovaires des mammifères et de l'homme.* Leipzig, 1863, avec 5 tab., et His, dans Archiv f. mikrosk. Anatomie, vol. I, p. 151. Parmi les observateurs récents, il faut encore citer : Gegenbauer, dans Reichert's und Du Bois-Reymond's Archiv, 1861, p. 491; Klebs, dans Virchow's Archiv, vol. XXI, p. 362; Grohe, id., vol. XXVI, p. 271; Quincke, dans Zeitschrift für wiss. Zool., vol. XII, p. 483; Bischoff, dans Sitzungsberichte der Müchner Akademie, 1863, p. 242; O. Spiegelberg, dans Virchow's Archiv, vol. XXX, p. 466 (et ses indications antérieures, dans Göttinger Nachrichten, 1860, n° 20). Nous ne mentionnons pas ici les travaux auxquels a donné lieu une discussion soulevée entre Pflüger et d'autres auteurs. — (2) Voy. les recherches de Schrön et de His. — (3) Tous les tissus de l'appareil génital possèdent à un haut degré la propriété de proliférer, que nous retrouvons encore pour les follicules. Henle (Eingeweidelehre, *Traité de splanchnologie*, p. 485) en compte 36,000 pour l'ovaire d'une fille de dix-huit ans; Sappey arrive jusqu'à 400,000 pour l'enfant de deux à trois ans. — (4) Nous renvoyons aux belles figures de Schrön. — (5) Voy. la description de His. — (6) La découverte de l'ovule du mammifère par von Bauer ne date que de 1827. Voy. : De ovi mammalium et hominis genesi epistola. Lipsiæ, et Bernhardt, Symbolæ ad ovi mammalium historiam ante prægnationem. Vratislaviæ, 1834, Diss ; R. Wagner, Prodromus historiæ generationis hominis atque mammalium. Lipsiæ, 1836. — (7) Pour les vaisseaux sanguins, voy. les articles de Schrön et de His. La connaissance des lymphatiques de l'ovaire est due à ce dernier observateur. — (8) Kobelt, Der Nebeneierstock des Weibes, *De l'ovaire secondaire de la femme.* Heidelberg, 1847.

§ 277.

Nous avons examiné dans le paragraphe précédent la structure de l'ovaire ; il nous reste maintenant à étudier l'origine des follicules et des cellules qu'il renferme, et notamment de l'ovule. Pour ce faire, nous commencerons par étudier le développement de l'ovaire.

Sur la face interne du corps de Wolff, on aperçoit d'abord chez l'embryon la glande destinée à préparer les germes ; cet organe est en connexion intime avec le corps de Wolff, et offre la même forme chez l'homme et chez la femme.

Pour connaître les rapports de l'ovaire avec les trois feuillets embryonnaires, il faut d'abord étudier le développement du corps de Wolff. Remak (1) et Kœlliker (2) ont dit que cet organe se développait aux dépens du feuillet embryonnaire moyen. Les recherches de ces observateurs ne sont pas complètes. His (3) a, en effet, démontré récemment que la loi du développement des glandes, dont nous avons déjà parlé (§ 200), s'applique également ici, et que les éléments cellulaires du corps de Wolff proviennent du feuillet corné, tandis que la charpente de l'organe et les vaisseaux appartiennent naturellement au feuillet moyen.

La structure du corps de Wolff est analogue à celle du rein. Les glomérules sont profondément situés. C'est aux dépens d'un de ces glomérules volumineux que se développent la charpente vasculaire et le stroma du hile;

les éléments cellulaires de l'ovaire (ovules, éléments de la couche granuleuse) sont formés par les cellules glandulaires du corps de Wolff. (His.)

Si l'on examine, en effet, l'ovaire d'un fœtus humain dans la seconde moitié de la grossesse, on voit que les ovules rudimentaires et les éléments granuleux sont nettement séparés de la charpente de l'organe (4).

Pflüger (5) a publié dans ces derniers temps des recherches fort intéressantes sur le développement des follicules ; elles ont été confirmées par d'autres observateurs tels que Borsenkop, Spiegelberg (8), His (9) et Frey (10), et ont servi en même temps à faire comprendre les descriptions plus anciennes et presque oubliées de Valentin (6) et de Billroth (7).

D'après les recherches de Pflüger, les follicules de Graaf sont des productions secondaires ; ils proviennent d'amas cellulaires de forme diverse, généralement allongés, et connus sous le nom de rudiments folliculaires primordiaux. Ils renferment à la phériphérie des cellules petites et pâles, qui doivent devenir plus tard les éléments de la membrane granuleuse, et, dans leur axe, des cellules plus grandes, pourvues d'un protoplasma granuleux ; ce sont les ovules primordiaux ; on ne peut donc douter que la formation des ovules précède celle des follicules. Ces amas cellulaires peuvent être enveloppés par une membrane propre sans structure, et constituent alors de véritables culs-de-sac, comme chez le chat ; mais cette membrane peut aussi manquer, comme chez le veau. Il est facile de comprendre que des follicules nouvellement formés, au lieu d'être isolés, puissent se trouver rassemblés par groupes et réunis en chapelet ; ils constituent alors de véritables chaînes. Les ovules primordiaux possèdent, du reste, une contractilité vitale ; ils se multiplient par division successive. (Pflüger.)

Ces culs-de-sac ne persistent pas toujours. Ce fait explique pourquoi ils ont échappé pendant longtemps aux observateurs.

Pflüger a constaté que ces culs-de-sac primordiaux n'existaient plus dans l'ovaire de la chatte quatre semaines après la naissance. A l'époque où les mammifères mettent bas leurs petits, de nouveaux phénomènes se passent dans l'ovaire ; on voit apparaître des ovules et des follicules de nouvelle formation, développés d'après un mode identique à celui que nous avons décrit, c'est-à-dire que l'on voit réapparaître les culs-de-sac cellulaires.

L'ovule, qui renferme, comme on le sait, les éléments nécessaires au développement d'un nouvel être, est destiné à devenir libre au moment de la rupture du follicule de Graaf. Nous avons déjà dit que l'ovule ne prenait pas naissance dans le follicule, qui doit être considéré comme un organe de transport destiné à conduire l'ovule jusqu'à la surface de l'ovaire et à le mettre en liberté au moment de sa rupture. (Pflüger.)

On a cru pendant longtemps que l'excitation du coït était nécessaire à l'élimination de l'ovule, et l'on considérait les vésicules de Graaf comme des éléments persistants, dont quelques-uns seulement se rompaient pendant la période active des organes génitaux de la femme.

Des recherches ultérieures ont jeté un nouveau jour sur cette question.

Il est certain que chez la femme les ovules se détachent un à un, toutes les quatre semaines, au moment de l'écoulement des règles ; ce phénomène est donc indépendant du coït et a lieu chez la fille tout aussi bien que chez la femme. Chez les mammifères, un ou plusieurs ovules sont mis en liberté au moment du rut.

Une vésicule de Graaf qui est arrivée à cette période de son développement s'agrandit et s'étend considérablement, grâce à la formation de cellules toujours nouvelles dans la membrane folliculaire interne, et à une accumulation croissante de liquide dans l'intérieur de la vésicule ; celle-ci est finalement gonflée et distendue, et fait saillie à la surface de l'ovaire ; alors elle n'est plus recouverte par le stroma, mais seulement par la tunique albuginée, qui est fort mince.

Enfin, la tension augmentant toujours, la paroi du follicule finit par se rompre. Cette rupture se fait toujours dans la région où la résistance est le plus faible, c'est-à-dire dans la partie dirigée au dehors et recouverte seulement par la mince tunique fibreuse de l'ovaire, qui se trouve également déchirée. A cette époque, l'orifice abdominal de l'oviducte est appliqué contre la surface de l'ovaire pour recevoir l'ovule.

L'ovule traverse alors lentement l'oviducte, dans lequel il reste plusieurs jours, et arrive finalement dans l'utérus. Dans ce parcours l'ovule peut être fécondé, s'il y a coït ; la fécondation peut avoir lieu près de l'ovaire, ou plus bas, près de l'utérus. Dans ce cas, les spermatozoïdes pénètrent dans le vitellus de la cellule et déterminent la segmentation du vitellus (fig. 485, 1) que nous avons déjà décrite plus haut. Cette segmentation se répète plusieurs fois (2), et il se forme alors un amas de cellules, dont l'aspect ressemble à une mûre (5), et qui constitue le premier rudiment du nouvel être. On admettait généralement que la segmentation était précédée de la disparition du noyau de l'ovule, c'est-à-dire de la vésicule germinative. Mais des expériences récentes tendent à prouver que le noyau persiste et participe, en se dédoublant, à l'augmentation du nombre des cellules (formation endogène).

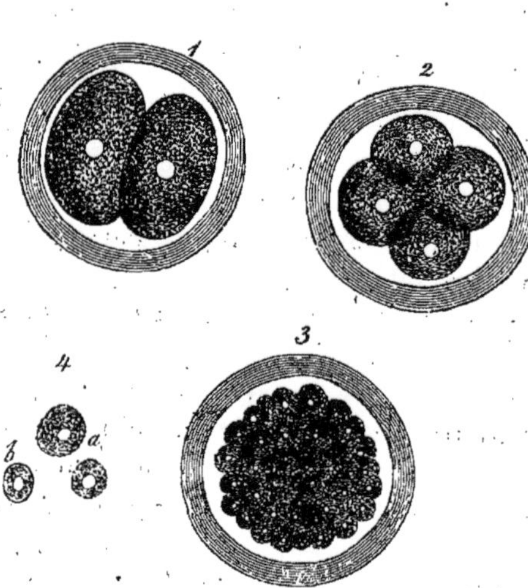

Fig. 485. — Segmentation de l'ovule des mammifères (figure en partie schématique).

1, masse vitelline décomposée en deux sphères (cellules) pourvues chacune d'un noyau ; 2, id. en quatre ; 5, id. en un grand nombre de cellules pourvues de noyaux ; 4, a, b, cellules isolées.

Mais si la fécondation n'a pas lieu, ce qui est chez la femme le cas le plus fréquent, l'ovule se détruit peu à peu en se dissolvant dans l'appareil génital. Si l'on compte le nombre de menstruations d'une femme, on arrive à un chiffre considérable d'ovules expulsés ; mais le nombre des follicules formés le surpasse encore de beaucoup.

Il nous reste à dire ce que devient le follicule de Graaf quand il s'est déchiré et vidé (fig. 479). Il y a alors production d'une véritable cicatrice, formée de tissu conjonctif, et connue sous le nom de corps jaune, *corpus luteum* (11) ; celui-ci finit par disparaître complétement dans le stroma de l'ovaire.

Si l'on examine un follicule récemment rompu, on voit que la membrane intérieure s'est épaissie ; souvent elle présente de nombreux plis serrés les uns contre les autres et qui font saillie dans la cavité (fig. 479, *d**). Ces plis sont formés par des cellules de nouvelle formation, qui prolifèrent en grand nombre, et par un axe central plus résistant, composé d'un cordon de tissu fibreux non développé. Quand les plis se rencontrent par leurs sommets, ces cordons forment un véritable système de cloisons, tandis que les cellules produisent la masse jaune du *corpus luteum*.

En examinant un corps jaune développé, chez la vache, par exemple (His), on y découvre une structure radiée, déterminée par un noyau fibreux, et des traînées fibreuses rayonnantes ; les compartiments formés par ces cloisons sont occupés par une substance molle et jaune. Le tout est enveloppé par la membrane folliculaire extérieure, qui se confond avec les cloisons. Le corps jaune est très-vasculaire ; on y trouve également des canaux lymphatiques, comme, du reste, dans tout l'ovaire (12). Le réseau capillaire du corps jaune est très-développé, à mailles très-serrées ; aussi compte-t-il parmi les parties de l'organisme les plus riches en sang.

Outre ses cloisons et ses vaisseaux, le corps jaune présente deux espèces de cellules : les unes sont fusiformes ; elles ont, en moyenne, de $0^m,02$ à $0^m,04$ de long, sur $0^m,004$ à $0^m,006$ de large, et sont pourvues d'un noyau ovalaire ; les autres, plus grandes, mesurent de $0^m,02$ à $0^m,04$; leur forme est variable ; elles renferment des granulations graisseuses jaunâtres (fig. 95, *a*). Les petites cellules fusiformes enveloppent le réseau vasculaire à la manière d'une tunique adventice ; les éléments plus volumineux occupent les mailles étroites de ce réseau. La texture du corps jaune ressemble en tous points à celle de la membrane interne d'une vésicule de Graaf développée.

Les éléments cellulaires ne se développent pas toujours avec la même activité dans le corps jaune. Il diminue bientôt de volume (fig. 479, *e*), et subit une dégénérescence déterminée, sans doute, par l'altération des vaisseaux artériels afférents, dont la paroi acquiert une épaisseur considérable. (His.) Pendant quelque temps on observe encore, à côté de la masse jaune, les cloisons fibreuses et la membrane folliculaire externe, qui se distinguent par un pigment d'un brun foncé qui est contenu dans des cellules. Ces traînées pigmentaires suivent le trajet des vaisseaux et sont dues probablement à des granulations d'hématine transformée. Mais ce pigment est résorbé peu à peu, et le corps jaune, d'abord si volumineux, finit par se confondre complétement avec le tissu adjacent de l'ovaire; il forme alors une masse tout à fait méconnaissable.

La durée de ce processus de régression est variable. Quand la menstruation n'est pas suivie de grossesse, cette série de transformations suit une marche rapide. Dans le cas contraire, le processus est plus lent; le corps jaune atteint alors un volume plus grand et conserve pendant quelques mois son entier développement; la dégénérescence ne commence qu'après quatre ou cinq mois, et elle n'est pas terminée encore à la fin de la grossesse. Cette différence paraît due à la grande quantité de sang qui, dans le dernier cas, est constamment appelée vers les organes génitaux internes. Comme dans l'un et l'autre cas l'évolution du corps jaune est différente, les anatomistes ont décrit deux variétés sous les noms de corps jaunes vrais et faux.

Les follicules de Graaf non rompus, soit récents, soit arrivés à maturité, paraissent également pouvoir subir la dégénérescence que nous venons de décrire et se résorber.

Remarques. — (1) Voy. son ouvrage classique, p. 70 et 78. — (2) Vorlesungen über Entwicklungsgeschichte, *Leçons sur l'histoire du développement*, p. 435. — (3) *Loc. cit.*, p. 157. — (4) Ce mode de formation explique parfaitement le développement pathologique des kystes dermoïdes de l'ovaire. Outre les kystes ordinaires, on en trouve d'autres qui présentent la structure de la peau; on y rencontre des papilles du tact, des follicules pileux et sébacés, des glandes sudoripares, et même des poils, réunis en longs faisceaux. Aussi longtemps que l'on a considéré l'ovaire comme formé par le feuillet embryonnaire moyen, de pareilles productions étaient incompréhensibles; mais elles s'expliquent aujourd'hui que l'on sait que les parties celluleuses de l'organe proviennent du feuillet corné. — (5) Voy. sa monographie. — (6) Voy. son Handbuch der Entwicklungsgeschichte, *Manuel de l'histoire du développement*. Berlin, 1835, p. 389, et Müller's Archiv, 1838, p. 526. — (7) Même journal, 1856, p. 144. — (8) Le travail de Borsenkow se trouve dans le Würzburger naturw. Zeitschrift, vol. IV, p. 56; celui de Spiegelberg, dans Virchow's Archiv, vol. XXX, p. 466. Ce dernier a trouvé les amas cellulaires de Pflüger chez le fœtus humain. — (9) Voy. sa monographie. — (10) J'ai obtenu le même résultat sur le chat. — (11) Pour les corps jaunes, consultez von Baer, Epistola, etc., p. 20; Valentin, Entwicklungsgeschichte, *Histoire du développement*, p. 40; Hansman, Ueber Zeugung und Entstehung der wahren weiblichen Eier, *Sur la génération et la formation des véritables ovules de la femme*. Hannover, 1840; Bischoff, Entwicklungsgeschichte, *Histoire du développement*, p. 33; H. Zwicky, De corporum luteorum origine atque transformatione. Turici, 1844, Diss.; Leuckart, dans son article: « Zeugung, » *Génération*, dans Handw. d. Phys., vol. IV, p. 868; Pflüger, dans sa monographie, p. 95, et His, dans son travail, *loc. cit.*, p. 181. On avait cru d'abord que le corps jaune se formait par l'organisation d'une masse sanguine qui remplissait la cavité du follicule rompu; cette opinion a encore été admise dans quelques ouvrages plus récents, mais elle est certainement fausse. Nous ne voulons pas nier pour cela que la rupture de la paroi du follicule ne puisse amener de petits épanchements de sang, en faveur desquels plaide, du reste, la présence des cristaux d'hématoïdine; mais il paraît que ce n'est que chez les animaux qui ont succombé à une mort violente que l'on rencontre des masses sanguines remplissant le follicule de Graaf rompu. L'épithélium folliculaire prend aussi incontestablement une part, bien faible il est vrai, à la formation du corps jaune. — (12) Voy. à cet égard les indications de His. Chez quelques petits mammifères (le chat, le rat), le réseau vasculaire peut être remplacé par un seul canal veineux collecteur (Schrön, His). — (13) Voy. Pflüger, *loc. cit.*, p. 76; Henle, Eingeweidelehre, *Traité de splanchnologie*, p. 488, et His, *loc. cit.*, p. 197.

§ 278.

Oviductes. — *Utérus.* — Nous arrivons maintenant aux oviductes et à l'utérus (1). Dans les oviductes, appelés aussi trompes utérines ou trompes de Fallope, on distingue une moitié supérieure contournée et d'un diamètre plus grand, c'est l'ampoule de Henle, et une moitié inférieure plus tendue et plus étroite, c'est l'isthme de Barkow ; cette dernière débouche dans l'utérus. L'une et l'autre possèdent une première tunique séreuse, qui appartient au péritoine ; au-dessous de cette enveloppe, on trouve une couche formée de fibres musculaires lisses, les unes extérieures et longitudinales, les autres intérieures et transversales. Les fibres de cette couche sont entremêlées d'une grande quantité de tissu conjonctif et il est difficile de les isoler ; on y arrive plus aisément pendant la grossesse. La muqueuse des trompes est dépourvue de glandes ; elle présente dans l'isthme de petits plis longitudinaux, et dans l'ampoule un système de plis fort nombreux et compliqués ; ces plis renferment, comme je l'ai constaté chez le cochon, un réseau fort développé d'anses vasculaires, et obturent presque complétement la lumière du conduit (2). L'épithélium à cils vibratiles qui tapisse cette muqueuse s'étend jusque sur la face extérieure des franges (3) et produit un courant dont la direction va de haut en bas.

L'utérus est soumis, à cause de la menstruation et de la grossesse, à de nombreuses modifications de texture ; il présente une texture analogue à celle des oviductes, mais il s'en distingue par le développement considérable de ses couches musculaires et par les glandes que possède sa muqueuse.

La masse charnue de l'utérus est formée par des faisceaux transversaux, longitudinaux et obliques de fibres musculaires lisses ; ces faisceaux se croisent dans toutes les directions (§ 165). On peut distinguer, à la rigueur, trois couches, dont la plus épaisse est la couche moyenne. Près du col de l'utérus, on trouve des fibres transversales plus développées, formant un véritable sphincter. Ici encore il est très-difficile d'isoler les fibres-cellules contractiles, sauf toutefois pendant la grossesse (4).

La muqueuse de l'utérus est intimement soudée avec la couche musculaire, dont les éléments se confondent avec les siens. Elle est composée d'une couche fibreuse, formée de tissu conjonctif non développé ; cette couche est tapissée, au niveau du fond et du corps de l'organe, par des cellules à cils vibratiles ; les parties inférieures, et surtout le col, à partir de sa partie moyenne (§ 88), sont revêtus par l'épithélium pavimenteux du vagin (5).

La surface de la muqueuse se modifie également dans les différentes régions de l'organe. Elle est lisse et dépourvue de papilles au niveau du fond et du corps de l'utérus ; dans le col, elle présente de nombreux plis transversaux (*plicæ palmatæ*) ; dans la partie inférieure du col, on observe de nombreuses papilles muqueuses (6), qui renferment chacune une anse vasculaire ; elles sont nombreuses au niveau du museau de tanche, et s'étendent même dans le vagin.

Les glandes sont également distribuées d'une manière inégale (7). Au fond et dans le corps de l'utérus, on trouve des glandes nombreuses, serrées les unes contre les autres et soumises à certaines modifications individuelles ; on les appelle glandes utérines, *gl. utriculares ;* ce sont des culs-de-sac, tantôt simples, tantôt ramifiés, tapissés de cellules cylindriques, longs de $1^{m},2$, sur $0^{m},04$ à $0^{m},06$ de large ; quelquefois, cependant, les deux dimensions sont beaucoup plus considérables. Ils rappellent, par leur disposition, les follicules gastriques (§ 250) ou les glandes de Lieberkühn de l'intestin grêle ; mais ils sont souvent repliés sur eux-mêmes dans leur partie inférieure. Ils sont complétement dépourvus de membrane propre ; quand elle existe, elle n'apparaît que vers l'orifice de la glande. Chez le cochon, les glandes utérines sont recouvertes d'épithélium à cils vibratiles. [Leydig (8).] Ces glandes disparaissent au niveau du col ; là on trouve, entre les plis de la muqueuse, de nombreuses excavations du tissu muqueux, tapissées de cellules cylindriques. On attribue aux deux espèces de glandes, mais surtout aux dernières, la sécrétion du mucus alcalin de l'utérus. Quelquefois l'orifice des glandes du col s'oblitère ; elles se dilatent alors et augmentent de volume par suite de l'accumulation du mucus dans leur intérieur ; elles se transforment ainsi en petites vésicules arrondies connues sous le nom d'œufs de Naboth.

Les vaisseaux sanguins sont très-abondants dans l'utérus ; les plus gros canaux artériels sont placés principalement dans les couches musculaires externe et moyenne. Les réseaux capillaires, assez irréguliers, sont composés de tubes plus épais dans les parties profondes de la muqueuse, plus minces dans les parties superficielles. Les artères, de même que les capillaires, ont des parois très-minces dans la muqueuse du corps de l'utérus, fort épaisses, au contraire, dans celle du col. (Henle.) Les racines veineuses sont larges et leurs parois intimement soudées avec le tissu utérin. Elles forment des plexus considérables, surtout dans les couches moyennes. Enfin les veines utérines sont dépourvues de valvules. Rouget trouve encore ici, comme dans les ovaires, des dispositions qui rappellent celles des corps caverneux.

Les vaisseaux lymphatiques de l'utérus méritent d'être étudiés à nouveau.

Les nerfs de l'utérus proviennent principalement du plexus hypogastrique ; il faut y ajouter les branches de plusieurs nerfs sacrés. On ne connaît pas encore leurs terminaisons dans le parenchyme (9). Pour les ganglions et les nerfs utérins nous renvoyons au § 189.

Les ligaments larges possèdent, entre leurs deux feuillets, des faisceaux formés de fibres musculaires lisses ; ces fibres sont peu abondantes dans les ligaments de l'ovaire ; les ligaments ronds présentent, au contraire, des faisceaux nombreux, et contiennent également des fibres striées.

Pendant la menstruation, l'utérus reçoit une quantité plus grande de sang ; en même temps il augmente de volume et devient plus lâche. Les capillaires de la muqueuse se gonflent, leurs parois se déchirent et le sang s'épanche. Le sang menstruel (§ 76) est mélangé d'une quantité assez abondante d'épithélium de la muqueuse utérine, qui a éte entraîné (10).

Dans la grossesse, la masse de l'utérus augmente considérablement ; cette augmentation porte principalement sur les couches musculaires, et consiste, comme l'a appris l'analyse microscopique, en un développement très-notable des fibres-cellules contractiles (§ 163) que l'on peut alors isoler très-facilement ; ce développement est accompagné, au commencement de la grossesse du moins, d'une prolifération de ces mêmes fibres-cellules (11). Il est évident que les vaisseaux sanguins et lymphatiques participent également à cette augmentation de volume. Le périné prend également de l'extension. Ce fait présente un intérêt particulier ; il en résulte que les troncs nerveux de l'utérus deviennent plus épais et plus gris, les fibres elles-mêmes offrent des bords plus foncés, et l'on parvient alors à les poursuivre dans le parenchyme proprement dit. (Kilian.) Il est fort douteux qu'il y ait augmentation du nombre des fibres primitives.

Nous avons encore à parler de la transformation la plus importante, c'est-à-dire de la métamorphose de la muqueuse. Même avant l'entrée de l'ovule dans la cavité utérine, la muqueuse devient plus épaisse, plus molle, plus vascularisée ; ses éléments fibreux prolifèrent, ses follicules prennent une extension très-considérable et deviennent trois ou quatre fois plus longs qu'ils ne l'étaient primitivement ; la muqueuse elle-même se détache de la face interne de l'utérus et recouvre l'ovule ; on la désigne alors sous le nom de membrane caduque ou *decidua* (12). Après l'accouchement (13), une nouvelle muqueuse et de nouveaux follicules muqueux se forment à la surface de la cavité utérine ; en dehors de ce cas, on n'observe jamais de régénération de ces deux tissus dans les conditions normales. Les fibres-cellules contractiles éprouvent dans cette période une régression graisseuse; elles diminuent de volume et se détruisent même en partie.

REMARQUES. — (1) Voy. KŒLLIKER, Mikrosk. Anatomie, vol. II, IIe partie, p. 440 ; GERLACH, Handbuch, p. 398 ; TODD et BOWMAN, *loc. cit.*, p. 554 ; FARRE, dans son article : « Uterus, » dans Cyclopædia, vol. V, p. 597 et 623 ; puis KILIAN, dans Henle's und Pfeufer's Zeitschrift, vol. VIII, p. 53, et vol. IX; p. 1 ; enfin HENLE, dans Eingeweidelehre, *Traité de splanchnologie*, p. 465 et 456, et TYLER SMITH, On Leucorrhœa. London, 1855, p. 1. — (2) HENLE, qui a donné de belles figures de ces dispositions, croit que l'ampoule est le point où a lieu la fécondation, et la désigne sous le nom de *receptaculum seminis* (p. 476). Pour la structure de l'oviducte des mammifères, voy. MEYERSTEIN, dans Henle's und Pfeufer's Zeitschrift, 3 R., vol. XXIII, p. 63. — (3) Assez souvent une des franges s'allonge et forme une petite vésicule à long pédicule que l'on a appelée l'hydatide de Morgagni. — (4) KŒLLIKER, *loc. cit.*, p. 441, ainsi que KASPER, De structura fibrosa uteri non gravidi. Vratislaviæ, 1840, Diss., et SCHWARTZ, Observationes microscopicæ de decursu musculorum uteri et vaginæ hominis. Dorpati, 1850, Diss. — (5) On a décrit fort différemment la disposition de l'épithélium dans l'utérus. D'après HENLE, le tissu muqueux du corps de l'utérus se rapproche beaucoup du tissu conjonctif lymphoïde réticulé ; tandis que dans le col ce tissu est plus ferme et mêlé de faisceaux de tissu conjonctif ordinaire. — (6) Voy. TYLER SMITH, Med. chir. Transact., vol. XXXV, p. 337; KŒLLIKER, Gewebelehre, *Histologie*, 4ᵉ édit., p. 566; HENLE, Eingeweidelehre, *Traité de splanchnologie*, p. 462. — (7) BISCHOFF, dans Müller's Archiv, 1846, p. 111; WEBER, Zusätze zur Lehre vom Bau und den Verrichtungen der Geschlechtsorgane, *De la structure et des fonctions des organes génitaux*. Leipzig, 1846; ROBIN, dans Archives générales de médecine, série 4, tome XVII, p. 257 et 405, et tome XVIII, p. 186; REICHERT, dans Müller's Archiv, 1848, p. 78. — (8) Müller's Archiv, 1852, p. 375. — (9) A côté des ouvrages nouveaux cités p. 385, note 15, consultez encore : SNOW BECK, dans Phil. Transact, 1846, part. II, p. 215; LEE, Lectures on the theory and practice of midwifery. London, 1844, p. 98, et Memoirs on the ganglia and nerves of the uterus. London, 1849; KILIAN, *loc. cit.*, vol. X, p. 41. — (10) Pendant la menstruation, de véritables lambeaux de la muqueuse, ou même cette membrane tout entière, peuvent être détachés (FARRE, *loc. cit.*, p. 644). — (11) KŒLLIKER, dans Zeitschr. f. wiss. Zoologie, vol. I, p. 72. — (12) WEBER, *loc. cit.*, p. 30, et ROBIN, REICHERT, ainsi que TODD et BOWMAN, p. 576. — (13) Ici encore il règne des doutes, et beaucoup d'auteurs admettent que la muqueuse se régénère dans une période antérieure de la grossesse.

§ 279.

Vagin. — Le vagin est un tube extensible qui offre à peu près la même structure que celle des organes génitaux internes. On y trouve d'abord une tunique de tissu conjonctif, lâche extérieurement, plus résistante intérieurement, et abondamment pourvue d'éléments élastiques; au-dessous de cette membrane est située une couche musculaire formée de faisceaux annulaires extérieurs et de faisceaux longitudinaux internes. La muqueuse vaginale est pourvue de nombreux plis et de saillies (*columnæ rugarum*); au-dessous de l'épithélium pavimenteux stratifié, dont nous avons déjà parlé, on observe de nombreuses papilles analogues à celles du col de l'utérus. On ne trouve aucune glande dans cette muqueuse; la sécrétion vaginale a une réaction acide.

L'hymen est formé par un repli de la muqueuse.

Les vaisseaux sanguins du vagin offrent une disposition différente dans les trois tuniques de l organe. Les réseaux veineux y sont surtout développés. Les vaisseaux lymphatiques sont peu connus (2). Les nerfs proviennent du grand sympathique et du plexus honteux; leurs fibres se divisent et, chez l'homme, on ne les voit pas se terminer dans les papilles. Chez le lapin on observe des masses terminales.

Les organes génitaux externes de la femme se composent du clitoris, des grandes et des petites lèvres.

Le capuchon du clitoris est formé par un dédoublement de la muqueuse; le gland est recouvert par une muqueuse pourvue de nombreuses papilles. Les corps caverneux offrent une structure analogue à celle des parties caverneuses des organes génitaux de l'homme (Voy. plus bas).

Les petites lèvres ou nymphes sont également formées par des replis de la muqueuse. On y trouve de nombreuses papilles et du tissu conjonctif très-vasculaire, mais dépourvu de cellules adipeuses. On y rencontre aussi de nombreux follicules sébacés, que l'on observe, du reste, déjà à l'entrée du vagin (3).

Les grandes lèvres sont formées par des replis de la peau très-riches en tissu adipeux ; leur face interne présente encore la consistance d'une membrane muqueuse, mais leur face externe possède la structure de la peau proprement dite. Elles logent de nombreuses glandes sébacées qui viennent s'ouvrir à la base des follicules pileux.

Dans le vestibule et à l'entrée du vagin on trouve des glandes muqueuses en grappe ; elles offrent la structure ordinaire de ces glandes. Les deux glandes de Duverney ou de Bartholin, dont les dimensions sont beaucoup plus considérables, puisqu'elles atteignent jusqu'à 12 millimètres de diamètre, offrent la même structure, et possèdent des conduits excréteurs assez longs qui débouchent dans le vestibule. Elles correspondent aux glandes de Cowper de l'appareil génito-urinaire de l'homme ; elles sont revêtues de cellules cylindriques peu élevées et contiennent un liquide clair, épais et muqueux (4).

Les vaisseaux sanguins ne présentent rien de particulier, si ce n'est dans les corps caverneux. Les vaisseaux lymphatiques ne sont pas suffisamment connus ; il en est de même des nerfs qui proviennent du grand sympathique et du plexus honteux. D'après Kœlliker, ces nerfs se terminent dans quelques papilles du clitoris, d'une manière analogue à celle des corpuscules du tact ; Krause a du reste démontré l'existence de masses terminales et de corpuscules terminaux, en forme de mûres, dans la muqueuse du clitoris (5).

REMARQUES. — (1) Outre les traités cités dans le paragraphe précédent, voy. encore MANDT, dans Henle's und Pfeufer's Zeitschrift, vol. VII, p. 1. — (2) TEICHMANN, *loc. cit.*, p. 100. HENLE trouva quelques follicules lymphatiques dans la muqueuse vaginale (*l. c.*, p. 450). — (3) WENDT, dans Müller's Archiv, 1834, p. 284 ; BURCKHARDT, dans Foriep's N. Notizen, vol. VI, p. 117 ; HUGUIER, dans Ann. de sc. nat., série 3, vol. XIII, p. 239. — (4) TIEDEMANN, Von den Duverney'schen, Bartholini'schen oder Cowper'schen Drüsen des Weibes, etc., *Des glandes de Duverney, de Bartholin ou de Cooper, chez la femme.* Heidelberg, 1840. — (5) A. POLLE, Die Nerven-Verbreitung in den weiblichen Genitalien bei Mensch und Säugethieren, *Les ramifications nerveuses dans les organes génitaux femelles chez l'homme et les mammifères.* Göttingen, 1865.

§ 280.

Mamelles. — Les glandes mammaires (1) n'atteignent leur entier développement que chez la femelle et, par suite, la faculté de sécréter ; elles appartiennent au grand groupe des glandes en grappe, comme nous l'avons déjà dit plus haut, mais elles s'en distinguent, parce qu'elles ne débouchent pas dans un conduit excréteur unique ; elles possèdent, en effet, de 18 à 20 canaux excréteurs connus sous le nom de canaux galactophores. Ces canaux conduisent au dehors le liquide sécrété par les différents lobules, ou, pour mieux dire, par les différentes glandes qui composent la mamelle.

Nous avons déjà décrit la structure des glandes en grappe ; il nous suffira donc de dire ici que les culs-de-sac terminaux de la glande mammaire sont formés par une membrane propre homogène et se distinguent nettement les uns des autres ; ils sont arrondis ou piriformes, et ont, en moyenne, de $0^m,12$ à $0^m,18$ de diamètre (fig. 484, 1, 2, *a*). Les lobules et les lobes de la glande sont enveloppés par du tissu conjonctif très-riche en cellules adipeuses ; c'est à cette enveloppe que les mamelles doivent leur forme arrondie et leur surface lisse. Ici nous trouvons encore autour des vésicules le réseau vasculaire qui caractérise les glandes en grappe. On n'a observé jusqu'à présent que fort peu de nerfs dans l'intérieur de la glande mammaire ; d'après les expériences faites sur les mammifères, ces nerfs ne semblent exercer aucune action sur le phénomène de la sécrétion lactée (2). La face interne des vésicules est revêtue par des cellules ordinaires, cubiques ou polygonales, d'environ $0^m,012$ de diamètre.

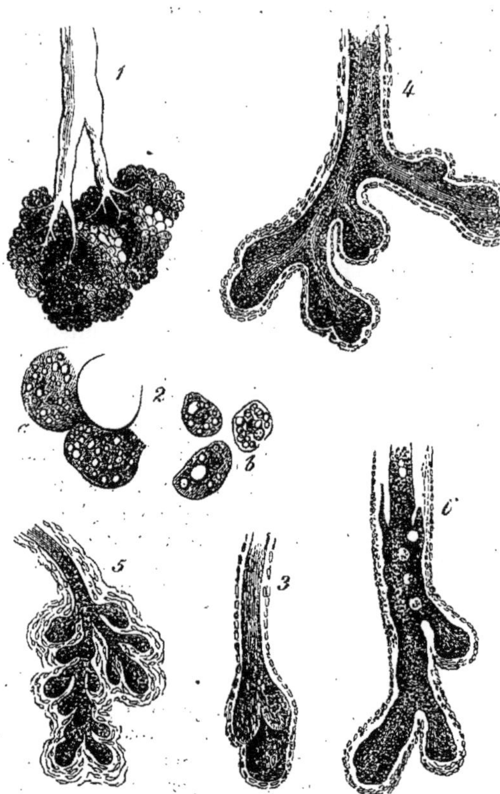

Fig. 484. — Glande mammaire (figures empruntées, en partie, à Langer).

1. Lobule pris dans les parties centrales de la glande mammaire d'une femme en couches. 2. *a*, vésicules glandulaires ; *b*, cellules glandulaires. 3, conduit glandulaire chez un nouveau-né ; 4, conduit galactophore chez un enfant mâle de neuf ans ; 5, id. chez une fille de 16 ans ; 6, id. chez un homme adulte.

Les canaux excréteurs se terminent entre les rides du mamelon par des orifices de $0^m,6$ de diamètre environ.

Si on les poursuit dans la glande, on les voit traverser le mamelon sous forme de canaux de $1^m,1$ à 2 millimètres de diamètre ; à la base du mamelon ils s'élargissent et forment des ampoules allongées, de 4 à 6 millimètres de diamètre, auxquelles on a donné le nom de réservoirs ou de diverticules des canaux galoctophores (sacculi lactiferi). Ces canaux se rétrécissent de nouveau, et n'ont plus alors que 2 à 4 millimètres de diamètre ; ils se bifurquent bientôt et vont se rendre aux différents lobes de la glande.

Les canaux galactophores de gros calibre sont tapissés par une couche de cellules cylindriques, tandis que les plus étroits sont revêtus par des cellules glandulaires ordinaires. La paroi est formée par du tissu conjonctif, avec une couche intérieure de fibres élastiques annulaires ; quelquefois aussi on rencontre des fibres musculaires lisses près des lobules. [Henle (3).]

Le mamelon et l'auréole, qui se distinguent par leur coloration plus foncée, et qui sont contractiles, renferment beaucoup de fibres musculaires lisses. Dans le mamelon, on trouve surtout des fibres transversales entre-croisées et peu de fibres longitudinales ; dans l'auréole, ces fibres sont surtout circulaires et sont croisées par des faisceaux rayonnants. [Henle (4).] Dans le mamelon on trouve de nombreuses papilles et dans l'auréole des glandes sébacées.

Nous indiquerons de suite le mode de développement de la glande mammaire. Elle se forme au dépens du feuillet corné qui lui donne naissance comme aux autres glandes cutanées (§ 200) ; dans le quatrième ou le cinquième mois de la vie intra-utérine, la glande apparaît sous forme d'une masse solide, arrondie et aplatie, enveloppée par la couche fibreuse de la peau ; elle est composée de cellules du réseau muqueux de Malpighi. [Langer, Kœlliker (5).] Après quelques semaines (fig. 485) on remarque que, les cellules continuant toujours à se multiplier, le premier mamelon central (*a*) se couvre de bourgeons (*b*, *c*) qui constituent les premiers vestiges des conduits galactophores. Plus tard ces bourgeons se ramifient à leur tour et forment de nouveaux bourgeons (*c*) ; mais jusqu'au moment de la naissance (fig. 484, 3) on n'observe aucun rudiment de vésicule glandulaire.

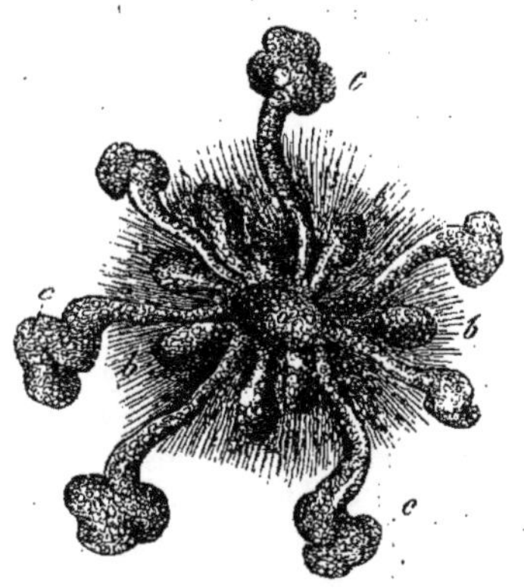

Fig. 485. — Glande mammaire d'un embryon déjà avancé, d'après Langer. *a*, masse centrale avec des bourgeons intérieurs plus petits, *b*, et d'autres extérieurs plus grands *c*.

A partir de ce moment la glande se développe surtout par ses parties périphériques. Ce fait est, sans doute, en rapport avec la forme discoïde de l'organe. (Langer.) Les canaux galactophores de la glande mammaire des nouveau-nés sont composés d'une paroi fibreuse tapissée d'une couche de petites cellules. A l'extrémité de ces canaux, on observe des amas de cellules en forme de massue, destinés à la formation de nouveaux conduits glandulaires.

Pendant l'enfance, les vésicules terminales ne se développent pas. Les canaux seuls se divisent et se multiplient ; ce fait s'observe aussi bien chez les garçons (fig. 484, 4) que chez les filles (5). Cependant, même chez l'enfant, la glande mammaire de la femme est plus développée que celle de l'homme.

Les vésicules glandulaires ne commencent à se former, chez la femme, qu'au moment de la puberté ; elles apparaissent alors en grand nombre et d'une manière assez rapide, aussi les mamelles deviennent-elles plus bombées à cette époque. Mais pendant toute la période virginale, l'organe est encore loin d'atteindre son entier développement, qu'il n'acquiert qu'au moment de la première grossesse. Cet état se maintient ensuite pendant toute la période de fécondité de la femme ; seulement, quand la glande est à l'état de repos, sa masse diminue de volume et une partie des vésicules glandulaires se détruisent. Enfin, quand l'appareil génital de la femme cesse de fonctionner, la glande mammaire éprouve une dégénérescence : toutes les vésicules terminales disparaissent peu à peu, les petits canaux glandulaires se détruisent, et tous ces éléments sont remplacés par du tissu adipeux.

Chez l'homme, la glande mammaire [fig. 484, 6 (6)] n'atteint jamais le même développement que chez la femme, abstraction faite de quelques exceptions fort rares (7); les canaux seuls se ramifient et s'étendent; quant aux vésicules sécrétantes de la glande, elles ne se forment jamais. (Langer.)

REMARQUES. — (1) Outre les ouvrages déjà cités, voy. A. COOPER, The anatomy of the breast. London, 1839; FETZER, Ueber die weiblichen Brüste, *Sur les mamelles de la femme*. Würzburg, 1840, Diss.; LANGER, dans Denkschriften der Wiener Akademie, vol. III, IIe partie, p. 25. — (2) ECKHARD, Beiträge zur Anatomie und Physiologie, vol. I, cah. 1. Giessen, 1855, p. 12. — (3) Jahresbericht de 1850, p. 41. — (4) Voy. son Traité de splanchnologie, p. 525; EBERTH, dans Zeitschrift f. wiss. Zoologie, vol. XII, p. 363. — (5) LANGER, *loc. cit.*; KŒLLIKER, p. 473. — (6) Outre le travail de LANGER, consultez encore celui de LUSCHKA, dans Müller's Archiv, 1852, p. 402. — (7) Voy. HUSCHKE, Eingeweidelehre, *Traité de splanchnologie*. Leipzig, 1844, p. 530.

§ 281.

Lait. — Le lait est un liquide opaque, blanc bleuâtre ou blanc jaunâtre, d'une saveur faiblement sucrée ; il offre une réaction légèrement alcaline ; son poids spécifique est, en moyenne, de 1,028 à 1,034. Quand il est exposé à l'air pendant un certain temps et en repos, il se sépare en deux couches : l'une supérieure, plus riche en graisse, plus épaisse et plus blanche, c'est la crème, l'autre inférieure plus fluide. Après un temps plus long la réaction devient acide, par suite de la transformation du sucre de lait en acide lactique, et la caséine se coagule tout aussitôt; nous avons déjà vu que cette substance peut éprouver la même transformation quand elle est mise en contact avec la muqueuse stomacale (§ 12).

Au point de vue anatomique (1) le lait est composé d'un liquide transparent, qui tient en suspension un nombre considérable de globules de graisse ; le lait est donc une émulsion.

Les globules du lait (fig. 486, *a*), dont nous avons déjà indiqué les caractères optiques, ont, en moyenne, de 0m,002 à 0m,009 de diamètre. Ces globules ne se confondent pas immédiatement ; mais on peut obtenir leur fusion en ajoutant un peu d'acide acétique au liquide ; du reste, chacun de ces corpuscules possède une enveloppe fort mince, composée d'une substance protéique, la caséine. Les caractères fournis par le *colostrum*, lait qui se forme dans les derniers temps de la grossesse et dans les premiers jours après l'accouchement, ou même encore plus tard, dans des conditions anormales, ne sont point les mêmes. Il est plus alcalin, plus riche en substances solides et en sels ; il renferme de plus, outre des globules de graisse, des corpuscules du colostrum (*b*) ; ce sont des corps arrondis, de 0m,013 à 0m,04 de diamètre, qui sont formés par un amas de globules de graisse maintenus réunis par une substance unissante. Quelquefois ils sont renfermés dans une enveloppe ; ils peuvent même présenter un noyau au milieu des globules de graisse (2).

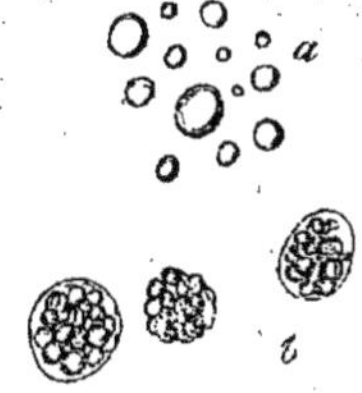

Fig. 486. — Éléments formés tenus en suspension dans le lait de l'homme. *a*, globules du lait ; *b*, corpuscules du colostrum.

A l'analyse chimique (3), on trouve dans le lait de l'eau, un corps protéique, la caséine (§ 12), des graisses neutres (§ 19) et un sucre, le sucre de lait (§ 16). Il faut y ajouter des matières extractives et des substances minérales, ainsi que des gaz libres, surtout de l'acide carbonique, mais aussi de l'azote et de l'oxygène. (Hoppe.) Comme principes anormaux, on peut trouver l'urée, l'hématine et la matière colorante de la bile.

La caséine est combinée à la soude ; une partie de ce corps est dissoute, le reste est coagulé, comme nous l'avons déjà dit, et forme l'enveloppe des globules. Ce qui est remarquable, c'est la forte proportion de phosphate de chaux contenu dans le lait. Il n'est pas certain que le lait renferme de l'albumine ; mais cette substance existe sûrement dans le colostrum. Les graisses neutres sont représentées par les graisses ordinaires et d'autres qui donnent, par la saponification, les acides butyrique, caproïque, caprylique et caprique (§ 19). Nous avons déjà parlé de la forme sous laquelle ils se présentent. Le sucre de lait est en dissolution, ainsi que les matières extractives et la plus grande partie des substances minérales ; ces dernières sont : les chlorures de sodium et de potassium, des phosphates alcalins et terreux, la potasse et la soude combinées à la caséine, et du fer. Les sels insolubles sont ordinairement en quantité prédominante (4).

On désigne sous le nom de « lait de sorcière » un liquide laiteux qui est sécrété pendant quelques jours par les glandes mammaires des enfants nouveau-nés (5).

Quant aux proportions de ces différentes substances, elles sont très-variables chez l'homme suivant les individus, et le mode de nutrition ; ces variations sont plus grandes encore chez les différents mammifères. Comme exemple nous citerons une analyse de Simon.

1,000 parties de lait contiennent :

Eau	880,6
Caséine	37,0
Sucre de lait	45,4
Corps gras	34,0
Matières extractives et sels	3,0

D'après Simon, la proportion de caséine contenue dans le lait de la femme est, en moyenne, de 3,5 pour 100 ; celle des corps gras est de 2,5 à 4 pour 100 ; celle du sucre de lait, de 4 à 6 pour 100 ; les sels (parmi lesquels les phosphates terreux prédominent) y entrent dans la proportion de 0,16 à 0,20 pour 100.

Dans le colostrum on trouve 4 pour 100 de caséine, 5 pour 100 de graisse, et, immédiatement après la naissance, jusqu'à 7 pour 100 de sucre de lait. (Simon.)

La quantité de lait sécrété par la femme qui allaite dépasse, en moyenne, 1,000 grammes par jour; en deux heures une glande mammaire sécrète environ de 50 à 60 grammes de lait. [Lampérierre (6).]

Le lait est destiné, comme on le sait, à former la nourriture de l'enfant à la mamelle, aux dépens des principes nutritifs du sang maternel; le lait est l'aliment type.

Si nous comparons les principes du lait avec ceux du plasma sanguin (§ 75), nous trouvons que les substances minérales sont les seules qui traversent simplement l'organe, à peu près comme l'urine dans les reins. Les trois séries de substances organiques ne sont pas préformées dans le sang, ou ne le sont du moins qu'en partie ; parmi les premières, nous trouvons la caséine et le sucre de lait, auxquels donnent sans doute naissance les substances albuminoïdes et le sucre de raisin. Les corps gras préexistent dans le sang. — Il est donc probable que la glande mammaire possède les propriétés d'un ferment ; une partie des corps gras du lait doit également se former dans l'intérieur des cellules.

La formation du lait dans l'intérieur des vésicules glandulaires (7) se fait à peu près comme celle de la matière sébacée de la peau. Les cellules glandulaires deviennent plus volumineuses, se remplissent de graisse (fig. 484, 2, *b*), et arrivent ainsi à se détruire d'une manière physiologique. Comme le colostrum ne se forme qu'avec une faible intensité, on trouve encore dans ce liquide des cellules, ou au moins leurs débris ; mais la production du véritable lait est beaucoup plus abondante; aussi les cellules se dissolvent-elles complétement dans l'intérieur de la glande, et les gouttelettes graisseuses, devenues libres, apparaissent sous forme de globules du lait. C'est aussi dans la cellule que doivent se former la caséine et le sucre de lait. Du reste, les cellules glandulaires doivent constituer nécessairement des éléments fort peu stables chez la femme qui allaite.

REMARQUES. — (1) HENLE, dans Froriep's N. Notizen, vol. XI, p. 33; NASSE, dans Müller's Archiv, 1840, p. 259; VAN BUEREN, Observationes microscopicæ de lacte. Trajecti ad Rhenum, 1849, Diss. — (2) DONNÉ, dans Müller's Archiv, 1839, p. 182 ; SIMON, id., 1839, p. 10 et 187 ; REINHARDT, dans Virchow's Archiv, vol. I, p. 52. — (3) Parmi les ouvrages très-nombreux, nous mentionnons seulement : LEHMANN, Physiol. Chemie, vol. II, p. 287, et Zoochemie, p. 246 ; SIMON, Die Frauenmilch nach ihrem chemischen und physiologischen Verhalten dargestellt, *Le lait de la femme au point de vue chimique et physiologique*. Berlin, 1838, et du même, Handbuch der med. Chemie, vol. II, p. 276 ; SCHERER, dans son article : « Milch, » *Lait*, dans Handw. d. Phys., vol. II, p. 449 ; HAIDLEN, dans Annalen, vol. XLV, p. 273 ; SCHLOSSBERGER, id., vol. LI, p. 431, et LXXXVII, p. 317 ; VERNOIS et Becquerel, dans le journal de Erdmann, vol. LVIII, p. 418 ; Bœdecker, dans Annalen. vol. XCVII, p. 150, et dans Henle's und Pfeufer's Zeitschrift, N. T., vol. VI, p. 201, et 3 R., vol. X, p. 161 ; Hoppe, dans Virchow's Archiv, vol. XVII, p. 417 ; Gorup, Physiol. Chemie, p. 385. — (4) Avec le lait de la vache, Weber (Annales de Poggendorf, vol. LXXXI, p. 412) a obtenu, sur 100 parties de cendres, les proportions suivantes : chlorure de potassium, 9,49 ; idem de sodium, 16,23 ; potasse, 23,77 ; chaux, 17,31 ; magnésie, 1,90 ; oxyde de fer, 0,33 ; acide phosphorique, 29,13 ; acide sulfurique, 1,15, et silice, 0,09. — (5) Gubler, dans Gaz. méd. de Paris, 1856, p. 225 ; Schlossberger, dans Annalen, vol. LXXXVII, p. 324. Voy. aussi Scanzoni, dans Würzburger Verhandlungen, vol. II, p. 300. — (6) Comptes rendus, tome XXX, p. 173. — (7) Reinhardt, *loc. cit.*; Will, Ueber die Milchabsonderung, *Sur la sécrétion du lait*. Erlangen, 1850, Programme.

§ 282.

Appareil génital de l'homme. — L'appareil génital de l'homme se compose des deux testicules, qui sont enfermés dans les bourses ou scrotum, des conduits éjaculateurs qui débouchent dans l'urèthre, de l'appareil de la copulation, et enfin des organes accessoires. Ces derniers sont : la prostate, les deux glandes de Cowper et les vésicules séminales.

Le testicule, *testis*, *testiculus* (1), qui est coiffé d'un appendice, l'épididyme, est une glande formée par l'agglomération d'un grand nombre de tubes étroits, très-contournés, que l'on appelle canaux séminifères ou canalicules spermatiques, *tubuli seminales*. Le testicule est recouvert, en premier lieu, par une tunique fibreuse, solide et résistante, très-épaisse et blanchâtre ; c'est la tunique albuginée ou tunique propre du testicule (§ 135). — Celle-ci est enveloppée par un sac séreux mince, la tunique vaginale propre, dont le feuillet interne (t. adnata) est soudé avec la membrane albuginée. Enfin, le testicule et le cordon spermatique sont encore entourés par la tunique vaginale commune ; c'est une dernière membrane extérieure, résistante, composée de tissu conjonctif ; elle est séparée de la tunique vaginale propre et de l'épididyme par une couche de fibres-cellules contractiles [Kœlliker (2)] ; extérieurement, elle est recouverte par le crémaster, qui est formé de fibres musculaires striées. La tunique vaginale commune du testicule communique extérieurement, par du tissu conjonctif non formé, avec la couche musculaire du scrotum ou le dartos (§ 163), qui est lui-même recouvert par la peau.

En enlevant la tunique albuginée, on remarque des cloisons nombreuses, mais incomplètes, formées de tissu conjonctif, qui pénètrent dans l'intérieur de la glande.

Ces cloisons divisent le parenchyme en lobules (fig. 487, *b*), de forme conique, et dont le sommet est dirigé en arrière et en haut ; puis elles pénètrent dans la partie supérieure de l'organe, dans une masse conique très-compacte, appelée corps d'Highmore, et dont la base se prolonge dans la tunique albuginée.

Chacun des lobules que nous venons d'indiquer est composé de plusieurs canaux séminifères, excessivement longs et diversement contournés, de $0^m,12$ à $0^m,13$ de diamètre ; ces canaux se divisent, s'anastamosent, et se terminent en cul-de-sac ou en formant des anses. Au sommet du lobule, ils se réunissent ensuite en un conduit plus large, droit, de $0^m,2$ à $0^m,3$ de diamètre ; c'est le canal séminifère droit (*c*), qui pénètre dans le corps d'Highmore, s'anastomose sous forme de réseau avec d'autres tubes semblables, et constitue ainsi le *rete vasculosum testis* (*d*). De ce dernier naissent neuf à dix-sept conduits plus larges, les vaisseaux efférents (*e*) ; ils sont d'abord droits et perforent ainsi la tunique albuginée, puis ils se

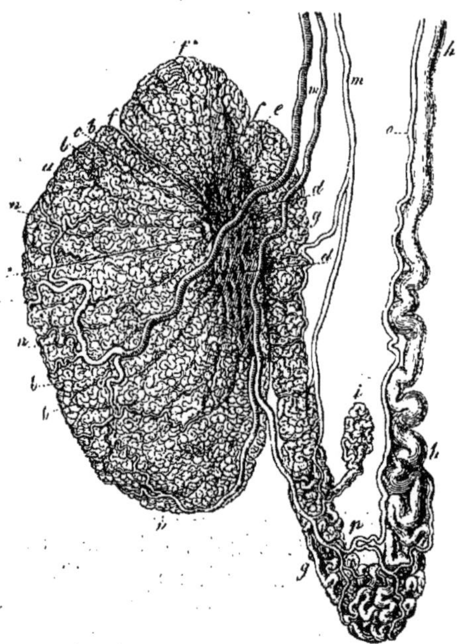

Fig. 487. — Testicule de l'homme d'après Arnold.

a, testicule se décomposant en lobules à partir de *b* ; *c*, canaux séminifères droits ; *d*, rete vasculosum ; *e*, vaisseaux afférents ; *f*, coni vasculosi ; *g*, épididyme ; *h*, canal déférent ; *i*, vas aberrans Halleri ; *m*, branches de l'artère spermatique interne avec ses ramifications *n* ; *o*, artère du canal déférent s'anastomosant en *p* avec l'artère précédente.

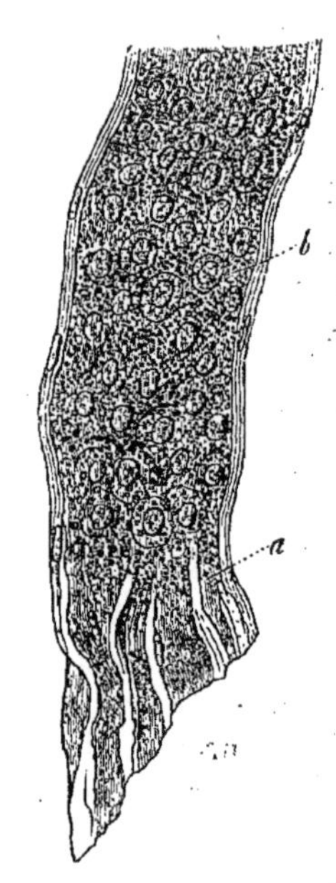

Fig. 488. — Canal séminifère de l'homme.

a, enveloppe, *b* cellules,

rétrécissent de nouveau, deviennent flexueux et ondulés, et forment alors un certain nombre de lobes coniques, ou *coni vasculosi* (*f*), qui constituent la tête de l'épididyme.

Ces canaux se réunissent peu à peu et constituent un tube unique (*g*, *g*), de $0^m,2$ à $0^m,4$ de diamètre, qui se replie plusieurs fois sur lui-même et constitue ainsi un corps allongé, appelé le corps ou la queue de l'épididyme.

Peu à peu le canal qui constitue l'épididyme devient moins contourné, plus droit, plus large, et prend le nom de canal déférent (*h*). Il a alors près de 2 millimètres de diamètre. Souvent il reçoit encore une branche latérale assez courte, flexueuse, terminée en cul-de-sac ; c'est le vas aberrans de Haller (*i*).

Passons maintenant à la texture de la glande séminale (3). Nous y trouvons d'abord une charpente molle, formée de tissu conjonctif (fig. 489, 1, *d*), riche en noyaux et en petites cellules chez les jeunes animaux ; cette charpente part de la capsule et des cloisons (3) et traverse tout l'organe. Ses travées sont d'épaisseur variable ; elles ont de 0m,04 à 0m,02 et 0m,01 de diamètre chez le veau.

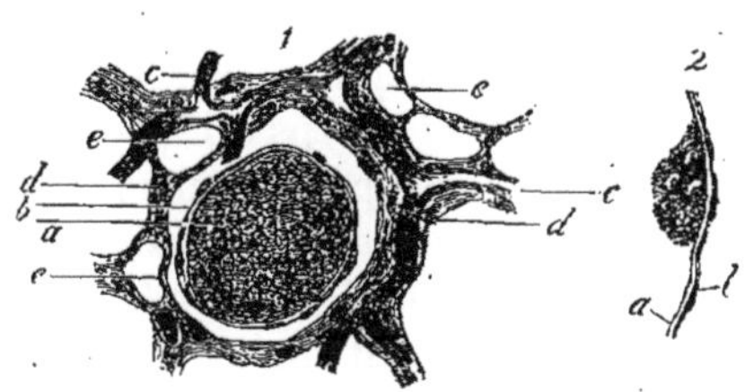

Fig. 489. — Coupe faite dans le testicule d'un veau. 1. Section d'un canalicule séminifère *a*; *b*, paroi de ce conduit ; *c*, réseau capillaire ; *d*, charpente de tissu conjonctif ; *e*, voies lymphatiques. 2. Paroi d'un canalicule séminifère, vue de côté. *a*, membrane propre ; *b*, tunique adventice formée de tissu conjonctif.

Les lacunes de la charpente sont occupées par les canalicules séminifères. Ceux-ci (fig. 488, 489, *l*, *a*, 490, *a*, *b*) présentent un diamètre moyen de 0m,12 à 0m,13. Le microscope nous apprend qu'autour de la membrane propre, qui est homogène et dont l'épaisseur est de 0m,002 environ (fig. 489, *h*, *a*), on trouve encore une autre tunique extérieure ; celle-ci se distingue nettement du tissu conjonctif interstitiel ; elle est résistante, de nature fibreuse ; elle possède des noyaux allongés, et présente, en moyenne, de 0m,004 à 0m,006 d'épaisseur (fig. 488, *b*, 489, 1, 2, *b*). L'espace central est rempli de cellules (fig. 488, *b*, 489, 1, *a*; 490, *b*) ; celles qui sont à la périphérie rappellent la disposition des épithéliums et recouvrent la membrane propre. Les cellules des canalicules ont, en moyenne, de 0m,01 à 0m,013 de diamètre ; elles sont, en général, arrondies ou polygonales, et contiennent, chez les sujets jeunes, une masse assez pâle et finement granuleuse ; chez l'adulte, les granulations graisseuses deviennent de plus en plus nombreuses dans le corps de la cellule.

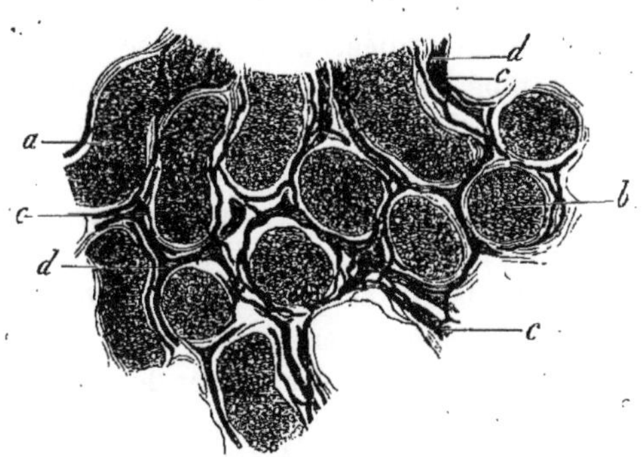

Fig. 490. — Coupe faite dans le testicule d'un veau. *a*, canalicules séminifères vus un peu de côté ; *b*, section transversale des canalicules ; *c*, vaisseaux sanguins *d*, vaisseaux lymphatiques.

Le canalicule séminifère conserve cette texture jusque dans le rete testis, où l'enveloppe fibreuse extérieure se soude, pour un instant, avec le corps d'Highmore. Les canaux qui partent de ce réseau s'entourent peu à peu, à mesure que leur diamètre augmente, d'une couche circulaire de fibres lisses (4), qui se trouve renforcée plus loin, dans le corps de l'épididyme, par deux autres couches musculaires longitudinales situées en dehors et en dedans de la première; la même disposition s'observe encore dans le canal déférent.

Nous avons déjà parlé plus haut de l'épithélium à cils vibratiles de l'épididyme (§ 93).

Les vaisseaux sanguins du testicule sont formés par des branches de l'artère spermatique interne. Ils arrivent dans l'organe par sa surface extérieure et par le corps d'Highmore, et se ramifient d'abord dans les cloisons, pour envelopper finalement les canalicules séminifères par des réseaux capillaires assez larges, à mailles allongées, composés de tubes un peu ondulés, de $0^m.01$ à $0^m,004$ de diamètre (fig. 489, 1, *c*; fig. 490, *c*). L'épididyme reçoit moins de vaisseaux; ils sont fournis par l'artère du canal déférent. Les veines sont analogues aux artères.

Les voies lymphatiques du parenchyme testiculaire sont revêtues par les cellules vasculaires caractéristiques (Tommasi), et occupent le tissu conjonctif interstitiel; elles forment un réseau très-riche et continu, composé de véritables canaux (fig. 489, 1, *e*; fig. 490, *d*). Sur des sections transversales on peut voir que les vaisseaux lymphatiques forment, autour des canalicules spermatiques, des anneaux complets, composés de tubes de $0^m,01$ à $0^m,02$ de diamètre, qui se renflent au niveau des anastomoses des canalicules.

Dans quelques points, le courant lymphatique enveloppe les vaisseaux sanguins. De ces canaux en partent d'autres, qui pénètrent dans les nombreuses cloisons des lobules. Ces canaux se réunissent au-dessous de la tunique albuginée, pour former un réseau très-développé, composé de tubes plus larges; ces derniers traversent l'albuginée elle-même et y forment un réseau très-riche, dont les vaisseaux possèdent des valvules. Enfin, ces vaisseaux se réunissent à ceux de l'épididyme (5) et des tuniques vaginales pour former plusieurs troncs lymphatiques qui suivent le trajet du cordon spermatique.

Les nerfs du testicule proviennent du plexus spermatique; leur mode de terminaison est encore inconnu.

Nous avons encore à parler de quelques organes qui sont en communication avec les épididymes. Ce sont tout d'abord les *hydatides de Morgagni* (6). Elles se présentent sous deux formes différentes; tantôt c'est une vésicule pédiculée, appliquée sur la face antérieure de la tête de l'épididyme; le pédicule est résistant, composé de tissu conjonctif; la vésicule contient un liquide transparent, des cellules et des noyaux. D'autres fois, et c'est le cas le plus fréquent, l'hydatide de Morgagni se présente sous l'aspect d'une masse en forme de massue, à peine pédiculée, simple ou lobulée, et aplatie; son siége est variable, et quelquefois elle communique avec le canal de l'épididyme.

Enfin, on rencontre sur le bord postérieur du testicule, entre la tête de l'épididyme et le canal déférent, un petit corps aplati, composé de quelques nodules blanchâtres, lâchement réunis entre eux. Chacun de ces nodules est formé par un petit tube, fermé à ses deux extrémités, qui sont élargies; ce tube est replié sur lui-même en forme de glomérule. Il contient un liquide clair; la face interne de la paroi, formée de tissu conjonctif, est recouverte par de l'épithélium pavimenteux dont les cellules ont subi la dégénerescence graisseuse. Cet organe est connu sous le nom de corps innominé [Giraldès (7)], organe de Giraldès [Kœlliker (8)], ou parépididyme [Henle (9)]. Chez le nouveau-né, et même encore chez les enfants de dix ans, on trouve cet organe dans tout son développement; plus tard il s'atrophie.

L'histoire du développement (10) du testicule nous a fait connaître, en partie, l'origine de ces organes secondaires.

Le testicule se forme, comme l'ovaire (§ 277), sur le bord interne du corps de Wolff; ses éléments glandulaires proviennent également du feuillet corné; la charpente et les vaisseaux sont formés aux dépens du feuillet embryonnaire moyen. Les canaux du corps de Wolff, presque sans importance dans l'appareil génital de la femme (le parovarium en représente un reste), se transforment ici en épididyme, tandis que le conduit du corps de Wolff donne naissance au canal déférent. L'organe de Giraldès, l'hydatide de Morgagni non pédiculée et le vas aberrans, sont également des débris du corps de Wolff.

Mais à côté du canal du corps de Wolff en apparaît de bonne heure un autre, c'est le conduit de Müller. Il subit également des transformations très-différentes, suivant le sexe. Chez la femme, il donne naissance aux ovaires et à l'utérus, c'est-à-dire à des parties excessivement importantes; il se détruit, au contraire, presque complétement dans l'appareil génital de l'homme. Son extrémité supérieure se conserve seule et forme l'hydatide pédiculée de Morgagni dont nous venons de parler; ses extrémités inférieures se réunissent et constituent l'utérus masculin ou la vésicule prostatique des anatomistes.

Remarques. — (1) A. Cowper, Observations on the structure and diseases of the testis. London, 1830; Lauth, Mémoire sur le testicule humain, dans les Mém. de la Société d'hist. nat. de Strasbourg, tome 1, 1830; C. Krause, dans Müller's Archiv, 1837, p. 20. Voy. encore Gerlach, Handbuch, p. 364; Kœlliker, Mikrosk. Anat., vol. II, part. II, p. 388, ainsi que son Handbuch, 4e édit., p. 540; Henle, Eingeweidelehre, *Traité de splanchnologie*, p. 348; Ecker, Icon. phys., tab. 9, fig. 8 et 9. Ludwig et Tomsa ont étudié les voies lymphatiques, Wiener Sitzungsberichte, vol. XLIV, 2, p. 155 (communication provisoire), et vol. XLVI, p. 221 (description détaillée), de même que Frey, dans Virchow's Archiv, vol. XXVIII, p. 563. C. Tommasi coopéra également (id., p. 370). — (2) Zeitschrift für wiss. Zool., vol. I, p. 65. — (3) Consultez à ce sujet les travaux de Ludwig et Tomsa, et de Frey. Henle (Eingeweidelehre, *Traité de splanchnologie*, p. 358) rapporte que dans les interstices de tous les testicules qui produisent des spermatozoïdes, on trouve une masse finement granuleuse, en quantité variable à la vérité, et qui renferme de petits noyaux sphériques pourvus de nucléoles. Quand cette masse se présente sous forme de blocs volumineux, elle serait composée de cellules aplaties. D'après Henle, on verrait quelquefois des traînées de ces cellules, recouvertes de distance en distance par des granulations et de petits blocs d'un pigment jaune rougeâtre, semblable à la matière colorante insoluble du sang. — (4) Zeitschr. f. wiss. Zoologie, vol. I, p. 66. — (5) Il existe une communication assez restreinte entre les vaisseaux lymphatiques du parenchyme testiculaire et ceux de l'épididyme. — (6) Voy. Huschke, Eingeweidelehre, *Traité de splanchnologie*, p. 386 ; KOBELT, Der Nebeneierstock des Weibes, *Du corps de Rosenmüller*, p. 13 ; LUSCHKA, dans Virchow's Archiv, vol. VI, p. 310 ; HENLE, Eingeweidelehre, *Traité de splanchnologie*, p. 363. — (7) Bulletin de la Société anatomique de Paris, 1857, p. 789. — (8) Gewebelehre, *Histologie*, 4ᵉ édit., p. 551. — (9) *Loc. cit.*, p. 364. — (10) Voy. J. MÜLLER, Bildungsgeschichte der Genitalien, *Histoire de la formation des organes génitaux*. Düsseldorf, 1830, p. 36 ; KOBELT, *loc. cit.*, p. 17 ; MECKEL, Zur Morphologie der Harn und Geschlechtswerkzeuge des Wirbelthiere, *Morphologie des appareils génitaux et urinaires des vertébrés*. Halle, 1848, p. 30 ; KŒLLIKER, Vorlesungen über Entwicklungsgeschichte, *Leçons sur l'histoire du développement*, p. 435.

§ 283.

Sperme. — Nous venons d'étudier, dans le paragraphe précédent, la texture des canalicules spermatiques à l'état de repos et de non-activité. Mais, pendant toute la période de fécondité chez l'homme, et au moment du rut chez les mammifères, ces tubes glandulaires élaborent un liquide spécial, le sperme (1).

Le sperme de l'homme, tel qu'il est formé par le testicule, est un liquide blanchâtre, filant, sans odeur, d'un poids spécifique considérable. La réaction est neutre ou alcaline. Le sperme éjaculé au moment du coït a éprouvé des modifications, car il s'est mélangé aux liquides sécrétés par les glandes accessoires de l'appareil génital. La réaction du liquide séminal est alors plus fortement alcaline, et il possède une odeur tout à fait spéciale, que l'on a justement comparée à celle que répandent des os récemment sciés. Le sperme est également plus fluide et plus transparent à ce moment. Peu de temps après avoir été éjaculé, il se coagule en une masse épaisse, gélatineuse ; après un temps plus long, il reprend de nouveau une consistance fluide.

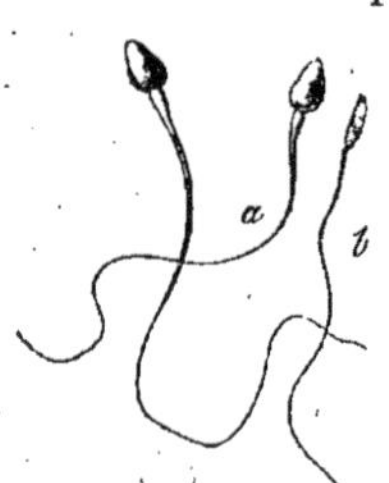

Fig. 491. — Spermatozoïdes de l'homme.
a, vus de face ; *b*, vus de côté.

En regardant au microscope du sperme humain fraîchement éjaculé, on y voit une quantité innombrable d'éléments filiformes qui se meuvent avec vivacité ; on leur a donné le nom de zoospermes ou spermatozoïdes (fig. 491). Ils sont suspendus dans un liquide homogène. On y distingue une partie antérieure plus large, appelée tête ou corps, et une partie postérieure longue, effilée, la queue.

La tête est ovale, ou plutôt elle a la forme d'une poire renversée, c'est-à-dire que sa plus grande largeur est située en arrière, au point d'insertion de la queue, et qu'elle s'amincit ensuite en avant. La longueur moyenne de la tête est de 0ᵐ,004 ; la largeur est moitié moindre. En examinant la tête de profil (*b*), on voit qu'elle est fortement aplatie (semblable à un corpuscule du sang. En effet, vue de face, elle semblait large, ses bords étaient distincts, mais non foncés ; maintenant, elle est tout à fait mince, ses bords sont tranchés et foncés. Son épaisseur varie entre 0ᵐ,0018 et 0ᵐ,001. (Kœlliker.) La partie postérieure du spermatozoïde, ou la queue (*a*, *b*), possède encore une certaine épaisseur à son origine, et se trouve séparée de la tête par un léger rétrécissement ; mais ensuite elle s'amincit de plus en plus, et, à la fin, elle devient si ténue, qu'elle échappe à l'analyse microscopique. On peut la poursuivre sur une longueur de $0^{m},04$ environ.

On a, pendant longtemps, considéré les spermatozoïdes comme des éléments absolument homogènes; on n'y distinguait ni contenu, ni enveloppe. Des recherches nouvelles, faites avec les systèmes de lentilles plus puissants que nous possédons aujourd'hui, ne permettent pas de maintenir cette manière de voir ; cependant les recherches entreprises par Valentin, Grohe, Schweigger-Seidel, ont amené ces auteurs à des résultats qui ne concordent que fort peu ou même pas du tout (2).

Le sperme contient des éléments formés dans toute la série animale. Mais les spermatozoïdes, quoique généralement filiformes, présentent dans leur aspect des variations très-grandes et excessivement intéressantes; elles rappellent les particularités caractéristiques analogues à celles que nous avons signalées en étudiant les globules colorés du sang (§ 68) ; mais elles sont ici beaucoup moins tranchées. Les limites restreintes de cet ouvrage ne nous permettent pas, malheureusement, d'entrer dans des détails ; nous ferons seulement remarquer que cette particularité caractéristique est sans doute destinée à éviter les fécondations hybrides et à garantir la conservation des espèces.

A l'analyse chimique, on trouve dans les spermatozoïdes des mammifères un corps albuminoïde modifié, riche en chaux, et qui se rapproche de la substance qui compose le tissu élastique. Les spermatozoïdes résistent longtemps à la putréfaction ; les acides minéraux, même concentrés, ne les attaquent que lentement, et les alcalis caustiques ne les dissolvent pas avec facilité. [Kœlliker (3).] Leur grande richesse en substances minérales permet de les incinérer, tout en leur conservant leur forme caractéristique.

Frerichs a étudié la composition (4) du sperme pur, c'est-à-dire sécrété dans le testicule, chez le lapin, le coq et la carpe. Le fluide séminal était neutre, semblable à une solution étendue de mucus, et renfermait peu d'albumine (5). La cendre contenait des chlorures alcalins et de petites quantités de phosphates et de sulfates alcalins ; on y trouvait également du phosphate de magnésie.

Les spermatozoïdes renfermaient 4,05 pour 100 de graisse jaunâtre, semblable au beurre (phosphorée?), et 5,21 pour 100 de cendres, dans lesquelles on trouve de la chaux et de l'acide phosphorique.

Le sperme pur du cheval contient 18,06 pour 100 de substances solides ; celui du taureau, 17,91, dont 13,138 pour 100 sont représentés par une substance protéique modifiée, 2,165 par de la graisse [phosphorée? (6)], et 2,637 par des substances minérales. (Kœlliker.)

Le sperme éjaculé est rendu plus aqueux par l'addition du liquide fourni par les glandes accessoires. Vauquelin a trouvé que celui de l'homme contenait en tout 10 pour 100 de parties solides.

La substance qui détermine la coagulation du sperme éjaculé a été désignée autrefois par Vauquelin sous le nom de « spermatine »; elle paraît être formée par de l'albuminate de soude. [Lehmann (7).]

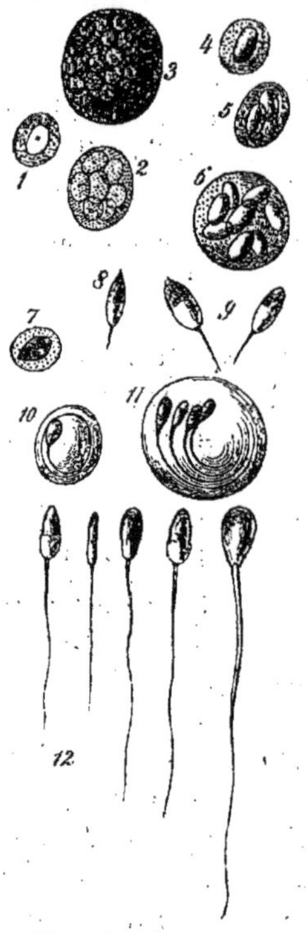

On avait déjà indiqué autrefois que les spermatozoïdes (fig. 492) se développaient dans des cellules particulières des canalicules séminifères; mais Kœlliker a étudié le premier ce mode de développement avec une attention minutieuse. A l'époque de la formation du sperme (au moment de la puberté chez l'homme, du rut chez les animaux), presque tout l'épithélium glandulaire des canalicules spermatiques se multiplie et se divise de manière à former des cellules très-pâles, excessivement délicates, transparentes et sphériques, qui logent un ou plusieurs (10 à 20) noyaux vésiculeux de 0^{m},004 à 0^{m},006 de diamètre (1, 2, 5), et dont les dimensions, très-variables, suivant le nombre des noyaux, sont comprises entre 0^{m},01 et 0^{m},06 (8).

Fig. 492. — Développement des spermatozoïdes chez les mammifères, d'après Kœlliker.

1, cellule formatrice à un seul noyau; 2, à plusieurs; 3, à noyaux multiples; 4, 5, 6, cellules dans lesquelles les noyaux sont devenus ovalaires et aplatis; 7, cellule dans laquelle on distingue une partie antérieure plus foncée et une partie postérieure plus claire; 8, 9, développement du filament (spermatozoïde de taureau); 10, 11, spermatozoïdes placés dans les cellules (chien); 12, spermatozoïdes du taureau dans leurs différentes phases de développement.

Les spermatozoïdes se développent dans ces cellules, et, comme on le sait déjà depuis longtemps, aux dépens de leurs noyaux. Mais on faisait naître d'abord le spermatozoïde dans l'intérieur de chaque noyau; Kœlliker (9) montra plus tard que le noyau tout entier se transforme en spermatozoïde; il s'allonge d'abord et s'aplatit (4, 5, 6); puis on y distingue une partie foncée antérieure et une partie claire postérieure (7); c'est sur cette dernière que se montre la queue (8, 9), qui s'allonge de plus en plus, tandis que le noyau lui-même prend la forme caractéristique de la tête (12).

Les spermatozoïdes ainsi formés sont situés dans les cellules (10, 11), et s'y trouvent en nombre égal à celui des noyaux primitifs; quand ils sont nombreux dans une même cellule, ils sont généralement disposés d'une manière régulière, les têtes étant réunies ensemble, ainsi que les queues, qui sont parallèles et recourbées. Une partie des cellules crèvent déjà dans les testicules, et les spermatozoïdes s'en échappent; mais la plus grande partie de ces éléments ne sont mis en liberté que dans l'épididyme.

Les détails que nous venons de donner avaient été considérés pendant quelque temps comme des faits acquis à la science; mais, depuis, une réaction s'est opérée, soulevée par Henle et Grohe (10), qui ont soutenu un autre mode de formation.

Remarques. — (1) Voy. R. Wagner, dans les Abhandlungen der Bayerischen Akademie der Wissenschaften, vol. II, 1836, et dans Müller's Archiv, 1836, p. 225; Siebold, dans Müller's Archiv, 1836, p. 13 et 232, ainsi que 1837, p. 381; Kœlliker, Beiträge zur Kenntniss der Geschlechtsverschiedenheiten und der Samenflüssigkeit, etc., wirbelloser Thiere, *Contributions à l'étude des différences que présentent les appareils génitaux et le liquide spermatique des animaux invertébrés*. Berlin, 1841; puis dans Denkschriften der schweiz. naturf. Ges., vol. VIII, p. 3; puis dans Zeitschr. f. wissensch. Zoologie, vol. VII, p. 201; Wagner et Leuckart, article : « Semen, » dans Cyclopædia, vol. IV, p. 472; Henle, Eingeweidelehre, *Traité de splanchnologie*, p. 355; Grohe, dans Virchow's Archiv, vol. XXXII, p. 401; Schweigger-Seidel, dans Archiv für mikrosk. Anat., vol. I, p. 309. — (2) D'après Grohe, le spermatozoïde se compose d'une enveloppe homogène et d'une substance intérieure contractile réfractant plus fortement la lumière. Cette dernière se prolongerait depuis la tête jusque dans la queue, mais non jusqu'à l'extrémité de celle-ci; grâce aux contractions vitales de cette substance, les spermatozoïdes prennent différentes formes. Telle est l'opinion de Grohe. Schweigger-Seidel trouve aussi que la substance qui forme les spermatozoïdes n'est pas uniforme, mais présente constamment dans différents points des particularités caractéristiques; les éléments séminaux se décomposeraient donc en plusieurs parties différentes, tant au point de vue anatomique qu'au point de vue chimique. D'après l'auteur, la tête et la partie antérieure de la queue se distinguent par leur pouvoir réfringent plus grand; du reste, cette portion de la queue possède aussi un diamètre plus grand que la partie terminale. Celle-ci réfracte moins fortement la lumière, et serait seule contractile, contrairement aux indications de Grohe. Les deux parties antérieures de l'élément spermatique présentent en outre une enveloppe et une masse intérieure. — Valentin a remarqué dans la substance de la tête des bandes transversales très-minces et légèrement brillantes; Hartnack suppose que ces bandes correspondent à des sillons et à des saillies (voy. Valentin, dans Henle's und Pfeufer's Zeitschrift, 3 R., vol. XVIII, p. 217, et vol. XXI, p. 39). — (3) Zeitschr. für wiss. Zoologie, vol. VII, p. 258. — (4) Lehmann, Phys. Chemie, vol. II, p. 301, et Zoochemie, p. 273; Frerichs, dans Wagner et Leuckart, *loc. cit.*, p. 505, et Kœlliker, dans l'ouvrage nommé en dernier lieu, p. 254. — (5) Lorsqu'on dessèche du sperme, il se sépare une grande quantité de cristaux particuliers qui rappellent à première vue les carapaces siliceuses du *pleurosigma angulatum*. A. Böttcher a déclaré que c'étaient des albuminates cristallisés (Virchow's Archiv, vol. XXXII, p. 525); on les trouve en effet ailleurs, et l'on peut les obtenir avec le blanc d'œuf. Van Deen (Centralbl. für d. med. Wiss., 1864, p. 355) avait déjà soutenu que les substances albuminoïdes possédaient la faculté de cristalliser. Les cristaux découverts dans le sperme par des observateurs antérieurs, et considérés par eux comme du phosphate de chaux, n'étaient sans doute que des cristaux d'albumine. — (6) Gobley a trouvé de l'acide phosphoglycérique dans le sperme des poissons (§ 17) (Annalen, vol. LX, p. 275); Kœlliker a trouvé dans le sperme la myéline de Virchow. — (7) Phys. Chemie, p. 302. Pour Frerichs, ce corps serait de la mucine. — (8) De la Valette Saint-Georges a observé des mouvements amiboïdes des cellules des canalicules séminifères chez les mammifères jeunes et à l'état embryonnaire (voy. Archiv f. mikrosk. Anatomie, vol. I, p. 68). — Chez d'autres espèces animales, on observe également une contractilité vitale des cellules des canalicules. — (9) Zeitschr. f. wiss. Zoologie, vol. VII, p. 262. — (10) Henle (*loc. cit.*) admet dans les canalicules séminifères deux espèces de cellules, dont les unes ont un noyau à gros granules, les autres un noyau finement granuleux et des bords tranchés; la tête du spermatozoïde se forme aux dépens de ces derniers noyaux, qui sont situés dans la paroi ou tout au moins à la périphérie de la cellule. Les spermatozoïdes ne se forment pas dans l'intérieur des cellules (Schweigger-Seidel est aussi de cet avis); les cellules qui contiennent les spermatozoïdes enroulés ne sont point des éléments normaux. D'après Grohe, les spermatozoïdes ne sont pas formés par les noyaux de ces cellules, mais par des particules d'une substance contractile qui se trouve dans le corps de la cellule.

§ 284.

Rien de plus curieux que l'étude des mouvements (1) des spermatozoïdes. On a considéré d'abord ces mouvements comme la preuve d'une vie individuelle et indépendante (de là le nom d'animalcules donné aux spermatozoïdes); ils se rapprochent beaucoup des mouvements des cils vibratiles (§ 97), et sont jusqu'à présent restés inexpliqués (2).

Si l'on examine le sperme des canalicules séminifères chez un animal qui vient d'être tué, on n'observe ordinairement aucun mouvement. Mais, si l'on porte sous le microscope une goutte de sperme qui vient d'être éjaculée, on aperçoit d'innombrables spermatozoïdes qui s'entremêlent irrégulièrement et en désordre. Une analyse plus exacte montre que la queue de chaque élément spermatique se replie et s'allonge alternativement ou fait des mouvements ondulatoires par lesquels tout le corps se déplace. Au premier moment, on songe involontairement aux mouvements indépendants des infusoires; mais on s'aperçoit bientôt que les spermatozoïdes ne sont doués d'aucune spontanéité; ils ne se meuvent pas dans une direction déterminée; ils n'évitent nullement les obstacles, et jamais leur marche ne s'accélère ni ne se ralentit momentanément. Ils se déplacent, du reste, avec une grande lenteur, et parcourent à peine la distance d'un pouce au bout de plusieurs minutes (3). Ce mouvement, semblable aux ondulations des cils vibratiles, ne tarde pas à se ralentir et même à s'éteindre : il arrive un moment où les mouvements ondulatoires de la queue ne sont plus assez énergiques pour produire un déplacement du spermatozoïde; enfin tout mouvement cesse.

Voyons quelles sont les conditions qui président à la production de ces mouvements. Leur durée dans les organes génitaux mâles et dans le sperme éjaculé est variable chez les différents animaux. Ils cessent très-rapidement chez les oiseaux, souvent même au bout d'un quart d'heure. Ils persistent plus longtemps chez les mammifères, quelquefois pendant une journée entière. C'est ainsi que les spermatozoïdes de l'homme se meuvent souvent encore, après des pollutions, au bout de seize et de vingt heures. Chez les amphibies, la durée de ces ondulations est plus longue encore; elles peuvent, dans des conditions favorables, persister pendant plus de quatre jours. (Wagner.) Nous avons indiqué la même analogie au sujet des mouvements des cils vibratiles. Le froid arrête les ondulations des spermatozoïdes; il en est de même d'une température qui dépasse 40° Réaumur.

Quand on ajoute au sperme des liquides indifférents, faiblement concentrés comme, par exemple, des solutions de sucre, d'urée, de glycérine, ou les sels neutres des bases alcalines et terreuses, les mouvements sont en général conservés; ils sont au contraire détruits rapidement par des solutions plus étendues ou par des solutions très-concentrées; celles-ci opposent déjà, par leur viscosité, un obstacle mécanique à la production des mouvements. Telle paraît être aussi l'action des substances qui se gonflent dans l'eau, comme la mucine, par exemple. En général, les mouvements sont également suspendus quand on fait agir sur le sperme des réactifs chimiques, tel que les acides minéraux, les sels métalliques, les acides acétique, tannique, l'éther, l'alcool et le chloroforme. La production des mouvements est, au contraire, favorisée quand on ajoute au liquide du sérum sanguin, du blanc d'œuf, de l'humeur vitrée, le liquide fourni par les vésicules séminales, la prostate et les glandes de Cowper, liquide du reste mélangé naturellement au sperme. L'addition du liquide sécrété par les organes génitaux internes de la femme est également très-favorable à la persistance des mouvements des spermatozoïdes. Chez les mammifères, où cette condition se trouve encore aidée par la chaleur animale, les spermatozoïdes peuvent rester en vie pendant plusieurs jours. Les mucosités du vagin et la sécrétion visqueuse et transparente du col utérin semblent arrêter les mouvements des spermatozoïdes.

Le mélange de l'urine supprime immédiatement les mouvements. Cette action est faible quand l'urine est neutre ou faiblement alcaline, rapide quand elle est acide ou plus fortement alcaline. Le lait et le mucus alcalin entretiennent les mouvements. La salive exerce le même effet que l'eau; celle-ci produit d'abord une accélération tumultueuse, mais courte, des mouvements; les spermatozoïdes s'entremêlent confusément, les ondulations se succèdent plus rapidement, puis bientôt tout s'arrête. Dans ce cas, l'extrémité supérieure de la queue s'enroule presque toujours autour de la tête, comme le fouet autour de son manche. Ce qui est remarquable, c'est qu'en ajoutant des solutions saturées de sucre, d'albumine, de sel de cuisine, sur des spermatozoïdes, ainsi privés de mouvement, on les rappelle à la vie; on produit le même phénomène en versant de l'eau dans une solution trop concentrée. Ces faits prouvent que l'endosmose exerce une grande influence sur le phénomène.

Dans un paragraphe précédent, nous avons vu que les alcalis caustiques ont une action vivifiante spéciale sur les mouvements des cils vibratiles. Kœlliker a démontré que ce fait était vrai aussi pour les spermatozoïdes (4).

Les recherches les plus récentes (5) ont démontré que, dans le cas de fécondation, les spermatozoïdes pénètrent, au nombre de plusieurs, dans l'intérieur de l'ovule chez les mammifères. Chez ces animaux, et les vertébrés en général, cette pénétration est active et déterminée par les mouvements des spermatozoïdes. On n'a pu trouver, jusqu'à ce jour, un orifice spécial ou micropyle dans la zone pellucide de l'ovule des mammifères; il est donc probable que les spermatozoïdes perforent cette enveloppe pour arriver dans le vitellus, où ils perdent leurs mouvements et finissent par se décomposer (6).

Remarques. — (1) Les spermatozoïdes furent découverts dans l'enfance des études microscopiques. C'est en 1677 qu'un étudiant de Leyden, L. Hamm, les aperçut pour la première fois; c'est du moins ce que nous rapporte Leeuwenhoek, qui fit les premières recherches sur ce sujet. Ehrenberg a réuni tout l'historique de la question dans son ouvrage intitulé : Die Infusionsthierchen als volkommene Organismen, *Les infusoires considérés comme des organismes complets.* Leipzig, 1838, p. 465. Le nom de filament spermatique (Samenfaden) a été proposé par Kœlliker, qui a fait de beaux travaux sur ce sujet. — (2) Suivant Grohe, la contractilité de la masse intérieure détermine également les mouvements des spermatozoïdes. Schweigger-Seidel a combattu cette opinion et prétend, comme nous l'avons dit déjà plus haut, que la tête et la partie moyenne de la queue sont privées de la contractilité vitale, qui appartiendrait exclusivement à l'extrémité filiforme de la queue. Il considère le spermatozoïde comme une cellule vibratile (*loc. cit.*, p. 333). — (3) D'après les calculs de Henle, un élément spermatique parcourt une distance de 1 pouce en 7 minutes 1/2 (Allg. Anatomie, p. 954). Voy. encore Kræner, Observationes microscopicæ et experimenta de motu spermatozoorum. Gœttingæ, 1842, Diss. — (4) Wagner, Physiologie, 3e édit., p. 19; Leuckart, article : « Zeugung, » *Fécondation*, dans Handw. d. Phys., vol. IV, p. 822; Ankerman, De motu et evolutione filorum spermaticorum ranarum. Regimonti, 1854, Diss.; Kœlliker, dans Zeitschrift für wissensch. Zoologie, vol. VII, p. 181. — (5) C'est M. Barry qui a découvert cette pénétration du spermatozoïde dans l'ovule, et qui a décrit la marche de tous ces phénomènes. Voy. ses articles dans Phil. Transactions, 1840, part. II, p. 532; 1843, part. I, p. 33, et dans Proceedings of the Royal Society, de juin 1858. Newport observa ce phénomène chez les grenouilles; voy. dans Phil. Transact., 1851, part. I, p. 169, et 1853, part. II, p. 235 (et 271); pour les helminthes, voy. Nelson, id., 1852, part. II, p. 563. La découverte de Barry fut confirmée par Meissner (Zeitschrift f. wiss. Zool., vol. VI, p. 245) et Bischoff (Bestätigung des von Dr. Newport bei den Batrachiern und Dr. Barry bei den Kaninchen behaupteten Eindringen der Spermatozoiden in das Ei, *Confirmation de la découverte faite par Barry chez le lapin, et par Newport chez les batraciens, sur la pénétration des spermatozoïdes dans l'ovule.* Giessen, 1854, p. 7). — (6) Probablement par une dégénérescence graisseuse.

§ 285.

Comme nous l'avons déjà vu plus haut, les canaux déférents, *vasa deferentia* (1), font suite au canal de l'épididyme. Leurs épaisses parois présentent aussi une structure semblable à celle de l'épididyme; on y trouve une couche extérieure de tissu conjonctif, une tunique musculaire semblable à celle du canal de l'épididyme, mais plus forte, avec les trois couches stratifiées que nous avons déjà mentionnées, c'est-à-dire deux couches de fibres longitudinales, l'une extérieure plus épaisse, l'autre intérieure plus mince, et une couche moyenne de fibres circulaires; cette dernière est la plus épaisse. La muqueuse est tapissée de cellules épithéliales cylindriques de 0m,04 de hauteur. Vers l'extrémité inférieure du canal déférent, on trouve un renflement fusiforme (ampoule de Henle). En ce point, on voit partir du canal principal, et sous des angles très-aigus, des diverticules terminés en cul-de-sac qui se prolongent vers le haut dans les parois du canal. La muqueuse se modifie au niveau du renflement ampullaire : elle devient plus épaisse, se plisse; on y observe un grand nombre de dépressions et d'excavations. On voit apparaître aussi dans la paroi de l'ampoule des glandes en forme de cæcum ; elles sont tapissées par des cellules arrondies, polyédriques, et renferment des molécules d'une matière colorante, jaunâtre et brunâtre. (Henle.)

Les vésicules séminales (2), dont les parois sont plus minces, offrent une structure analogue. Elles représentent en quelque sorte des diverticules plus développés et ramifiés eux-mêmes, mais semblables, du reste, à ceux de l'ampoule du canal déférent; ce sont des réservoirs du sperme, mais ils sécrètent également un liquide spécial. Dans leur enveloppe on trouve des faisceaux de fibres musculaires lisses. Le liquide qu'elles contiennent est transparent, se coagule comme de la gélatine et redevient ensuite fluide; ce liquide est évidemment identique au sperme éjaculé (§ 283). D'après Gerlach (3), la muqueuse, couverte de dépressions réunies en forme de réseau, contiendrait de nombreuses glandes muqueuses composées. Henle prétend, au contraire, que ce sont des glandes en tubes. La structure de la muqueuse est, du reste, semblable à celle de l'ampoule.

Les conduits éjaculateurs ont la même texture que les organes précédents.

En passant par la prostate, les canaux éjaculateurs offrent un calibre bien plus petit. La muqueuse des canaux éjaculateurs présente des plis, et renferme des glandes en tubes, avec leurs molécules jaunes et brunâtres, tout comme celle de l'ampoule et des vésicules séminales. Dans la prostate, la couche musculaire du canal éjaculateur est remplacée peu à peu par du tissu caverneux (Henle); à ce niveau, la muqueuse devient également plus mince, plus lisse et perd ses glandes.

La *prostate* (4) est le plus volumineux des organes qui communique avec l'appareil génital mâle; la prostate appartient aux glandes en grappe, mais offre quelques particularités de structure. On peut distinguer dans cet organe, avec Henle, trois parties : la portion glandulaire et les deux sphincters de la vessie; le sphincter interne, composé de fibres musculaires lisses, et le sphincter externe, formé de fibres striées. Outre son enveloppe, formée de tissu conjonctif et parsemée d'éléments musculaires, la prostate possède encore une membrane résistante et jaunâtre, composée essentiellement de fibres musculaires lisses. Cette membrane pénètre dans la glande et y constitue une charpente épaisse, qui forme une partie considérable de l'organe. Les masses glandulaires, dont le nombre varie entre 15 et 30, et peut s'élever jusqu'à 50, sont formées de glandes en grappe. On y trouve des vésicules piriformes de $0^{m},1$ à $0^{m},2$ de longueur, recouvertes de cellules pavimenteuses. Les conduits sont étroits; leur paroi offre des couches musculaires, et ils sont tapissés d'épithélium cylindrique. Ils débouchent séparément dans l'urèthre au niveau du *veru montanum*.

Cet organe est très-vasculaire, et ses vésicules glandulaires sont embrassées par un réseau capillaire à mailles serrées. Les vaisseaux lymphatiques et les terminaisons nerveuses ne sont pas encore connues.

Le liquide sécrété par la prostate est probablement très-analogue à celui des vésicules séminales. On trouve dans l'un et l'autre une substance albuminoïde qui se dissout facilement dans l'acide acétique.

Cette substance compose également les calculs prostatiques, concrétions arrondies, stratifiées, de $0^m,06$ à $0^m,2$ de diamètre, qui existent presque toujours dans la prostate des hommes âgés, et qui sont fréquemment situées dans les canaux excréteurs.

La vésicule de la prostate (*vesicula prostatica*, *sinus prostaticus*) ou, comme E. H. Weber l'a appelé, l'utricule prostatique, est un canal de 3 à 4 millimètres de long, terminé en cul-de-sac et situé dans le tissu prostatique. Il est tapissé d'une couche épithéliale composée de cellules cylindriques, et possède une paroi de tissu conjonctif mêlé d'éléments musculaires lisses; une mince couche de tissu caverneux l'enveloppe. Il débouche au sommet du *veru montanum*, entre les orifices des deux canaux éjaculateurs.

Les *glandes de Cowper* (7) sont de petits corps arrondis, plus ou moins lobulés, de quelques millimètres de diamètre. Elles possèdent une enveloppe de tissu conjonctif, traversée par quelques faisceaux musculaires striés, et présentent la structure des glandes en grappe. Leurs lobules, séparés les uns des autres par du tissu conjonctif mêlé de fibres-cellules contractiles, sont composés de petites vésicules glandulaires revêtues de cellules cylindriques. Les conduits excréteurs des lobules sont un peu plus larges et sont tapissés par des cellules épithéliales moins élevées. Ils se réunissent bientôt au centre de la glande, en un certain nombre de conduits plus gros; aussi, en examinant l'organe sur une section transversale, on dirait qu'il renferme une cavité simple ou cloisonnée. Ces canaux se réunissent enfin à angle aigu et forment un tronc unique.

REMARQUES. — (1) Consultez le grand ouvrage de KŒLLIKER, p. 404, et son article dans HENLE, Eingeweidelehre, *Traité de splanchnologie*, p. 365; voy. encore L. FICK, dans Müller's Archiv, 1856, p. 473. — (2) Voy. C. J. LAMPERHOFF, De vesicularum seminalium natura et usu. Berolini, 1835, Diss.; KŒLLIKER, dans son ouvrage cité p. 404; HENLE, *loc. cit.*, p. 368; VINER ELLIS, dans Med. chir. Transact., vol. XXXIX. p. 327; L. J. HERKENRATH, Bijdrage tot de Kennis van den bouw en de verrigting der vesicula seminalis. Amsterdam, 1858, Diss. Pour les vésicules séminales, la prostate et les glandes de Cowper des mammifères, voy. LEYDIG, dans Zeitschrift f. wiss. Zoologie. vol. II, p. 6. — (3) Handbuch, p. 373. — (4) KŒLLIKER, dans Zeitschr. f. wiss. Zool., vol. I, p. 67, et Mikrosk. Anat., p. 406; HENLE, *loc. cit.*, p. 376; JARJAVAY, Recherches anatomiques sur l'urèthre de l'homme. Paris, 1856; V. ELLIS, *loc. cit.* — (5) VIRCHOW, dans ses Archives, vol. V, p. 403; Würzburger Verhandlungen, vol. II, p. 52; vol. VII, p. 227; PAULITZKY, De prostatæ degeneratione amyloidea et concretionibus. Berolini, 1857, Diss. — (6) E. H. WEBER, Zusätze zur Lehre vom Bau und den Verrichtungen der Geschlechtsorgane, *De la structure et des fonctions des organes génitaux*, dans Abhandl. der Jablonowsk'schen Gesellsch., 1846; KŒLLIKER, dans Zeitschr. f. wiss. Zoologie, vol. I, p. 67, et Mikr. Anat., p. 406; H. MECKEL, Zur Morphologie der Harn und Geschlechstwerkzeuge, *Sur la morphologie des appareils urinaires et génitaux*, p. 58; LEUCKART, article: « Vesicula prostatica, » dans Cyclopædia., vol. IV, p. 1415; HENLE, Eingeweidelehre, p. 385. — (7) KŒLLIKER, Mikrosk. Anat., p. 407; HENLE, *loc. cit.*, p. 392. Ce dernier auteur range les glandes de Cowper dans l'appareil urinaire.

§ 286.

Canal de l'urèthre. — *Verge.* — Il nous reste à parler du canal de l'urèthre et de l'appareil copulateur chez l'homme (1).

On divise généralement l'urèthre en trois portions distinctes : une portion *prostatique*, enveloppée par la glande prostate ; une portion moyenne, indépendante, portion *membraneuse*, et une portion *spongieuse* ou caverneuse qui parcourt la verge. Cette dernière portion est enveloppée par le corps caverneux (*corpus cavernosum s. spongiosum urethræ*), qui se termine en avant par le gland. A ces parties viennent s'ajouter les corps caverneux de la verge, qui sont tapissés par la peau ; ils renferment, en outre, des fibres musculaires striées spéciales (*m. m. ischiorcavernosi et bulbocavernosi*), et constituent l'appareil de la copulation proprement dit.

La muqueuse qui recouvre intérieurement l'urèthre, chez l'homme (2), est tapissée par de l'épithélium cylindrique (§ 99). La muqueuse est enveloppée par une couche de tissu conjonctif riche en éléments élastiques, dont la consistance est lâche et dont les mailles forment le tissu caverneux. (Henle.) A l'extérieur apparaissent des fibres musculaires lisses, les unes longitudinales et intérieures, les autres transversales et extérieures.

Mais les trois portions de l'urèthre méritent d'être examinées de plus près.

Dans la portion *prostatique*, on remarque d'abord le *veru montanum* (*colliculus seminalis*), que nous avons déjà mentionné en parlant de l'orifice des conduits éjaculateurs et de la prostate. A ce niveau, la muqueuse offre des plis longitudinaux ; le *veru montanum* est formé par un tissu élastique traversé par des faisceaux de fibres-cellules contractiles, et présente tous les caractères du tissu caverneux. Près de la surface, cette masse caverneuse est remplacée en partie par de petites glandes semblables à celles de la prostate, et situées les unes dans la muqueuse, les autres plus profondément. (Henle.) La muqueuse de la portion prostatique de l'urèthre présente des glandes tout à fait analogues à celles dont nous venons de parler ; la muqueuse offre des plis très-fins réunis sous forme de réseau ; ces plis ont généralement une direction longitudinale.

Dans la portion moyenne et membraneuse de l'urèthre, nous retrouvons, au-dessous de la muqueuse, le tissu caverneux à mailles longitudinales ; les couches de fibres musculaires lisses y sont plus faibles et sont enveloppées par les faisceaux du muscle uréthral, dont les fibres sont striées et, en général, disposées transversalement.

Dans la portion caverneuse, le tissu musculaire lisse est encore plus rare. La muqueuse est revêtue de cellules cylindriques qui, à une distance plus ou moins grande de l'orifice de l'urèthre, cèdent la place à de l'épithélium pavimenteux stratifié. Au-dessous de ce dernier, on trouve aussi des papilles muqueuses.

Cette dernière portion de l'urèthre renferme également des excavations irrégulières, non glandulaires, appelées lacunes de Morgagni, et de petites glandes en grappes isolées, non développées ; ce sont les glandes de Littre, dont les culs-de-sac et les conduits excréteurs sont revêtus d'épithélium cylindrique. Ces glandes paraissent manquer dans la portion membraneuse. (Henle.)

Nous dirons un mot ici de la peau qui enveloppe la verge. Elle est mince et lâche jusqu'au rebord libre du prépuce. Elle porte, dans sa partie antérieure, de petits poils de duvet dans les follicules desquels débouchent des glandes sébacées. Le tissu conjonctif sous-cutané est très-extensible ; il est traversé par des faisceaux longitudinaux formés de fibres musculaires lisses qui sont des prolongements du dartos ; on ne trouve pas de cellules adipeuses agglomérées dans ce tissu. Il recouvre tout l'organe jusqu'à la base du gland (*fascia penis*). Cette couche se transforme, à la base de la verge, en un ligament élastique connu sous le nom de ligament suspenseur.

Cette grande extensibilité se retrouve encore dans le tissu conjonctif qui relie les deux feuillets du prépuce; il ne renferme pas de cellules adipeuses et loge du tissu musculaire lisse.

A la surface du gland, on trouve une membrane délicate et mince, solidement unie au tissu caverneux sous-jacent. Cette membrane renferme de nombreuses rangées de papilles qui convergent vers l'orifice de l'urèthre, et qui disparaissent sous l'épithélium pavimenteux qui revêt ces parties. Les plus grandes de ces papilles mesurent en moyenne un demi-millimètre, et sont ordinairement situées près de la couronne du gland ; on les voit à travers la peau, sous forme de petites taches blanches, et quelquefois elles lui donnent un aspect mamelonné.

Le feuillet interne du prépuce est lisse, dépourvu de plis, et présente la consistance d'une muqueuse. Il est dépourvu de poils et de glandes glomérulées, mais il est couvert de nombreuses papilles villeuses.

On désigne sous le nom de *glandes de Tison*, glandes préputiales ou encore de *Littre*, des glandes sébacées (3) de forme diverse, que l'on trouve en nombre variable sur la face interne du prépuce et la surface du gland, principalement dans le voisinage du frein. Le liquide sécrété par ces glandes se mélange aux écailles épidermiques qui se détachent de ces parties, et forme la matière caséeuse qui enduit le prépuce [*smegma præputii* (4).]

Les corps caverneux (5) possèdent chacun une tunique composée de tissu conjonctif et de nombreuses fibres élastiques, mais pauvre en muscles lisses ; de cette enveloppe partent vers le centre de nombreuses travées et lamelles formées de fibres de tissu conjonctif et de fibres élastiques et musculaires. Celles-ci se divisent et s'anastomosent entre elles, et constituent un système de lacunes ou de cavernes qui communiquent entre elles et rappellent par leur ensemble une éponge ; toutes ces cavités sont revêtues par les cellules vasculaires caractéristiques, et constituent un réservoir particulier destiné à recevoir le sang. On pourrait comparer ce tissu caverneux à un réseau capillaire qui se serait développé et élargi considérablement aux dépens du tissu adjacent. Dans les travées et lamelles sont logés les vaisseaux artériels adducteurs et les capillaires ordinaires.

Les différents corps caverneux de l'homme possèdent en général une structure analogue; ce sont les corps caverneux de la verge qui ont servi à notre description; le bulbe uréthral s'en distingue par son enveloppe, qui est plus mince; par ses capillaires, qui sont plus étroits; par ses travées, qui sont plus délicates; enfin, par sa plus grande richesse en fibres élastiques. Le corps caverneux du gland possède un système lacunaire encore plus étroit.

Les réservoirs dont nous venons de parler sont constamment remplis de sang; mais ils peuvent aussi en être surchargés : c'est ce qui produit l'érection de la verge.

Pour comprendre ce phénomène, nous devons examiner d'abord la disposition des vaisseaux dans les corps caverneux. Les branches artérielles proviennent de l'artère honteuse commune ; elles ont un parcours flexueux dans l'intérieur des travées caverneuses et s'y décomposent en petits canaux qui finissent par déboucher, pour la plupart, dans le système lacunaire; une petite partie seulement de ces canaux artériels se prolongent dans un réseau capillaire destiné à la nutrition des trabécules, et dont les rameaux veineux abducteurs débouchent également dans les cavernes.

A la base du pénis on trouve, dans tous les organes caverneux, comme J. Müller l'a découvert il y a longtemps déjà, des vaisseaux artériels particuliers que l'on a appelés artères hélicines (6); ces artères ont été le sujet de longues discussions non encore terminées; elles sont formées par des tubes contournés et repliés sur eux-mêmes en tire-bouchon; elles pénètrent dans les cavernes du tissu érectile; elles sont rarement isolées, presque toujours réunies en groupes. Mais elles ne se terminent pas en cul-de-sac, comme l'admettait J. Müller (et comme Henle le soutenait encore récemment); elles se transforment plutôt en d'autres tubes beaucoup plus minces, qui aboutissent également dans le système lacunaire, ou bien elles arrivent finalement dans les travées, où elles reprennent leur forme normale. (Rouget.)

Les vaisseaux lymphatiques de l'urèthre de l'homme communiquent avec ceux de la vessie, et forment des réseaux développés et longitudinaux qui se continuent sans interruption avec les canaux lymphatiques du gland. Ces derniers sont très-nombreux, mais plus minces que dans l'urèthre (7). Ils communiquent avec ceux du prépuce et de la peau de la verge, dont ils suivent la face dorsale. Ils vont se rendre en partie dans le petit bassin, puis dans les ganglions inguinaux.

Les nerfs de la verge proviennent en partie du système cérébro-spinal (nerf honteux), puis du grand sympathique (plexus caverneux). Ces derniers nerfs paraissent destinés exclusivement au tissu caverneux ; les premiers se terminent également dans ce tissu ; mais surtout dans la peau et dans la muqueuse. La peau du gland surtout est riche en nerfs. Krause y avait trouvé, il y a longtemps déjà, des masses terminales. Tomsa en a observé de plus compliquées (§ 184. remarque 2) ; il a également indiqué, pour les nerfs du gland, un autre mode de terminaison plus simple (§ 187).

Quant à la théorie de l'érection (8) Kœlliker a expliqué ce phénomène, il y a longtemps déjà, par un relâchement des éléments musculaires des corps caverneux, relâchement soumis à l'influence du système nerveux. Il a pour but d'amener la dilatation des vaisseaux sanguins des corps caverneux, à peu près comme la section (§ 33) des nerfs d'une artère détermine la dilatation de ce vaisseau, ou comme l'excitation du pneumogastrique amène celle du cœur (§ 221). Mais pour qu'il y ait érection, il est nécessaire que l'écoulement du sang par les grosses veines soit diminué, mais non complétement arrêté.

Cet effet est produit par les contractions du muscle transverse du périné. En se contractant, il arrête le sang à la racine de la verge, tandis qu'il facilite au contraire son écoulement par les veines superficielles. (Henle.)

Remarques. — (1) Kœlliker, Mikrosk. Anat., p. 409 ; Zeitschrift f. wiss. Zool., vol. I, p. 67, et Würzburger Verhandlungen, vol. II, p. 118 ; Kobelt, Die männlichen und weiblichen Wollustorgane, *Les organes de la copulation de l'homme et de la femme*; Henle, Eingeweidelehre, *Traité de splanchnologie*, p. 396. — (2) Voy. encore Jarjavay, *loc. cit.* — (3) Pour les glandes de Tyson ou de Littre, voy. Henle, Eingeweidelehre, p. 418 ; Kœlliker, Mikrosk. Anat., vol. II, 1, p. 184 ; G. Simon, dans Müller's Archiv, 1844, p. 1 ; C. Krause, dans Handw. der Phys., vol. II, p. 127 ; Hyrtl, Œstr. Zeitschrift f. prakt. Heilkunde, 1859, n° 49. — (4) Les analyses nous apprennent que le smegma se compose de corps gras, d'albuminates, d'urée et de substances minérales (voy. Lehmann et Weber, dans Froriep's Notizen, 3 R., vol. IX, p. 103.—(5) Henle (*l. c.*, p. 396) distingue, outre le tissu caverneux ordinaire, qui ne se trouve regorgé de sang que passagèrement, une autre variété de tissu caverneux presque toujours gonflé de sang ; l'état de réplétion est, pour ce tissu, l'état habituel ; l'état de déplétion, au contraire, est passager. Parmi les tissus qui appartiennent à cette seconde variété, l'auteur range une couche particulière qui enveloppe des canaux destinés à vider rapidement, et pour ainsi dire d'un seul coup, le contenu d'un réservoir vésiculaire ; la paroi de ces canaux doit, par conséquent, opposer une résistance aussi faible que possible au liquide qui traverse. Il cite, à ce sujet, la couche caverneuse de l'urèthre de la femme, et, chez l'homme, le conduit éjaculateur ainsi que les portions prostatiques et membraneuses de l'urèthre. Il donne à ces tissus le nom de tissu caverneux *compressible*, par opposition aux tissus caverneux de la verge et du clitoris qu'il désigne sous le nom de tissus *érectiles*. Le bulbe uréthral de l'homme participerait des propriétés des deux tissus à la fois. — (6) Voyez, pour la disposition des vaisseaux dans les corps caverneux, et pour les artères hélicines, J. Müller, Physiologie, vol. I (1re édit.), p. 213, et Archives de Müller, 1835, p. 202 ; Valentin, dans le Repertorium, 1836, p. 72, et dans Müller's Archiv, 1838, p. 182 ; C. Krause, id., 1837, p. 30 ; Henle, Allgem. Anatomie, p. 485, et Eingeweidelehre, p. 396 et 402 ; Erdl, dans Müller's Archiv., 1841, p. 421 ; Kœlliker, Mikrosk. Anat., p. 412 ; Gerlach, dans son ouvrage, p. 386 ; Rouget, Journal de la phys., tome I, p. 326, et Langer, Wiener Sitzungsberichte, vol. XLVI, p. 120 ; Robin, dans la Gaz. méd., 1865, p. 167, etc. D'après Valentin et Langer, on voit encore, dans le tissu spongieux des corps caverneux de la verge, des branches artérielles de 0m,06 à 0m,08 de diamètre, très-courtes, qui débouchent dans les cavernes par des orifices en forme d'entonnoir. — (7) *Loc. cit.*, p. 99. — (8) Kœlliker, dans Würzburger Verhandl., vol. II, p. 121 ; Herberg, De erectione penis. Lipsiæ, 1841, Diss. ; Kobelt, *loc. cit.*

B. ORGANES DE LA VIE ANIMALE.

6. Appareil osseux.

§ 287.

Nous avons presque complétement étudié le système osseux en décrivant, dans la deuxième partie de cet ouvrage, la structure et les propriétés du tissu osseux (§ 140 à 149). Il ne nous reste donc plus qu'à compléter quelques lacunes qui portent sur l'ensemble du squelette osseux, les vaisseaux et les nerfs des os, et la substance médullaire.

Les os se réunissent les uns aux autres d'une manière fort différente.

Chez l'embryon les os sont réunis les uns aux autres d'une façon presque continue ; les articulations ne se forment que dans une période plus avancée de la vie embryonnaire. C'est ainsi que se constituent les synarthroses des anatomistes, les sutures, les symphyses. Dans d'autres points, les masses qui unissent les os les uns aux autres se liquéfient à leur centre. Il se forme ainsi une cavité ; les cellules périphériques constituent les tissus de la capsule articulaire, le revêtement épithélial, etc. Ce mode d'union des os est connu sous le nom de diarthrose. Quelquefois, comme dans les symphyses (amphiarthroses) la liquéfaction de la masse centrale s'arrête à un moment donné. [Luschka (1).]

Dans les sutures, les os sont réunis par une bande très-mince de tissu conjonctif fibreux, d'aspect blanchâtre ; on lui a donné improprement le nom de cartilage d'union.

Dans les symphyses les os sont réunis entre eux par des masses de cartilage hyalin mélangé de tissu conjonctif.

Les extrémités osseuses sont tapissées par une couche de cartilage hyalin. A la périphérie, le cartilage est enveloppé par du tissu conjonctif qui complète l'union des extrémités osseuses ; ou bien le cartilage hyalin se transforme insensiblement en cartilage à substance fondamentale conjonctive, mélangé de tissu conjonctif pur en certains points. Nous avons déjà décrit le cartilage à substance fondamentale conjonctive en parlant de la texture des articulations du corps des vertèbres (§ 109). Les articulations pubiennes, sacro-iliaque, celles des cartilages costaux avec le sternum, à partir de la seconde jusqu'à la septième côte, sont des symphyses (2). Dans les symphyses, on observe souvent une couche de cartilage calcifié appliquée immédiatement sur l'os. On trouvera les autres détails dans les traités d'anatomie descriptive.

Nous avons décrit avec soin les cartilages articulaires dans les paragraphes 107 et 109 de cet ouvrage.

Très-souvent on trouve au-dessous du cartilage articulaire une couche particulière de tissu osseux non développé*. Cette couche, dont l'épaisseur est, en moyenne, de 0m,4, est composée d'un tissu fondamental jaunâtre, généralement fibreux, résistant. On n'y rencontre, néanmoins, ni canaux de Havers ni corpuscules osseux. On y observe toutefois des capsules de cartilage qui sont remplies d'air, quand on les examine sur des coupes usées sur la pierre.

Nous avons étudié déjà la structure des capsules synoviales § 35. Elles reçoivent un grande nombre de vaisseaux sanguins et de canaux lymphatiques. [Teichmann (3).] La capsule synoviale est renforcée par une couche de tissu fibreux résistant. L'épithélium, qui tapisse les cavités articulaires, et la synovie ont été décrits précédemment paragraphes 88 et 96.

Voyez, pour la structure des cartilages et des disques interarticulaires, le paragraphe 109. Les ligaments articulaires sont formés par du tissu conjonctif (§ 135).

Le tissu conjonctif qui enveloppe les capsules synoviales est souvent rempli de cellules adipeuses (§ 120) ; quand ces cellules sont agglomérées elles poussent devant elles la synoviale qui forme dans la cavité articulaire des plis auxquels on a donné le nom de glandes de Havers. On les rencontre surtout dans le genou et dans l'articulation coxo-fémorale. On rencontre fréquemment dans presque toutes les articulations des replis formés par le tissu de la synoviale ; ils sont très-vasculaires, ne renferment généralement pas de cellules adipeuses, et quelquefois des cellules de cartilage qui se sont mêlées au tissu conjonctif. On leur a donné le nom de franges synoviales.

On rencontre également ces franges dans les symphyses ; mais elles ne renferment pas de vaisseaux. (Luschka.)

Remarques. — (1) Luschka, *Les symphyses du corps humain*, Die Halbgelenke des menschlichen Körpers. Berlin, 1858; Henle, Knochenlehre, *Ostéologie*, p. 118. — (2) Voy. Æby, in Henle's und Pfeufer's Zeitschr., 3e série, vol. IV, p. 1. La cavité de la symphyse pubienne n'existe pas avant la septième année ; elle ne manque presque jamais chez la femme, quelquefois chez l'homme. — (3) *Loc. cit.*, p. 100. — (4) Ces franges ont généralement des formes extrêmement variées. Elles donnent très-probablement naissance aux corps étrangers des articulations, qui sont si fréquents dans l'articulation du genou et qui sont formés de masses cartilagineuses plus ou moins calcifiées. Voy., à ce sujet, le Traité des tumeurs de Virchow, vol. I, p. 449.

* La couche ossiforme qui, toujours chez l'adulte, sépare l'os du cartilage hyalin ne doit pas être regardée comme du tissu osseux incomplétement développé. Sa dureté seule pourrait le faire admettre, car, à l'examen microscopique, on n'y trouve rien de la structure du tissu osseux ; elle ne contient ni corpuscules étoilés ni systèmes de lamelles. Par contre, elle renferme des capsules de cartilage dont les séries se continuent avec celles du revêtement cartilagineux hyalin. Lorsque les sels calcaires ont été enlevés par un acide, les capsules de cette couche ne diffèrent pas notablement des autres capsules de cartilage, elles contiennent des éléments cellulaires semblables. De plus, il y a toujours entre l'os et la couche calcifiée une limite très-nette.

Le cartilage calcifié présente une résistance très-grande aux processus pathologiques qui font disparaître les os et les cartilages. Dans les ostéites épiphysaires, par exemple, il arrive assez souvent que, le cartilage hyalin et le tissu spongieux de l'os ayant subi la résorption inflammatoire, la couche calcifiée se trouve isolée et encore intacte au milieu du pus qui remplit la cavité articulaire. R.

§ 288.

Le périoste est très-riche en vaisseaux (1) ; mais la plupart ne font que traverser cette membrane pour se rendre dans le tissu osseux, à la nutrition duquel ils président; les autres, beaucoup plus déliés, forment dans le périoste lui-même un réseau capillaire assez développé.

Pour étudier la disposition des vaisseaux dans le tissu osseux, il est bon de choisir des os longs. On voit d'abord partir du périoste de nombreux vaisseaux qui vont déboucher dans les canaux de Havers (§ 140) ; ils y forment un réseau allongé, à larges mailles, formé généralement, non point par des capillaires proprement dits, mais par de petites artérioles et des ramuscules veineux. De plus on trouve dans la diaphyse des os longs un canal assez large, simple ou double (foramen nutridium), par lequel pénètre un tronc artériel (A. nutritia) ; cette artère se dirige dans la cavité située le long de l'axe de l'os ; elle émet des branches ascendantes et descendantes, qui se transforment en un réseau capillaire qui enveloppe les cellules adipeuses de la moelle ; de ce réseau partent des rameaux isolés qui pénètrent dans les canaux de Havers pour s'anastomoser avec les vaisseaux venus du périoste. Les vaisseaux des épiphyses arrivent également de deux sources; les uns par l'intermédiaire du périoste ou par les trous nutritifs, très-nombreux en ce point; les autres par les communications nombreuses de l'épiphyse avec les vaisseaux du canal médullaire. Les vaisseaux de l'épiphyse sont également situés dans les canaux de Havers, et se répandent ensuite dans les espaces médullaires.

Le trajet des veines est analogue à celui des artères; les unes passent par les trous nutritifs de l'os, les autres se rendent au périoste par l'intermédiaire des canalicules périphériques de la moelle.

La disposition vasculaire des os courts et des os plats est la même que celle des épiphyses, à l'exception toutefois de celle des os plats du crâne. Les artères et les veines fort déliées, pénètrent en grand nombre par les orifices multiples de la surface osseuse; les ramuscules terminaux de ces vaisseaux sont plus nombreux dans les cellules de la moelle que dans les canaux de Havers. Les os plats du crâne reçoivent également un grand nombre d'artérioles qui pénètrent par les orifices de la table externe et de la table interne de l'os; ces vaisseaux forment un réseau capillaire dans le diploé. Les veines, dont les parois sont fort minces, sont situées, comme l'a démontré Breschet, dans des canaux osseux, larges et ramifiés, qui traversent le diploé dans tous les sens ; ces veines vont se jeter dans les veines du cuir chevelu ou dans la dure-mère. Les cartilages qui recouvrent les extrémités osseuses sont dépourvus de vaisseaux.

L'existence des vaisseaux lymphatiques du tissu osseux n'est pas démontrée d'une manière certaine.

La disposition des nerfs (2) des os est analogue à celle des vaisseaux sanguins. Le périoste reçoit beaucoup de nerfs ; mais ils ne font, généralement, que traverser cette membrane pour aller se rendre dans l'os; le périoste lui-même n'en reçoit qu'un petit nombre. On observe quelquefois de grandes étendues de périoste dépourvues de nerfs, qui sont bien plus nombreux en d'autres points. Ces nerfs sont formés par des fibres larges, de moyen calibre; ils se terminent en se divisant.

Les nerfs accompagnent les vaisseaux qui perforent le périoste, et vont se rendre, sous forme de minces rameaux, dans les canaux de Havers; de petits troncs nerveux arrivent également dans l'os en pénétrant par les trous nutritifs; ils se divisent ensuite dans la grande cavité médullaire; leur mode de terminaison est encore inconnu. Quelques os plats et courts, parmi lesquels nous signalerons les vertèbres, l'omoplate et le bassin, sont très-riches en nerfs. (Kœlliker.) Les nerfs des os proviennent, en majeure partie, du système cérébro-spinal.

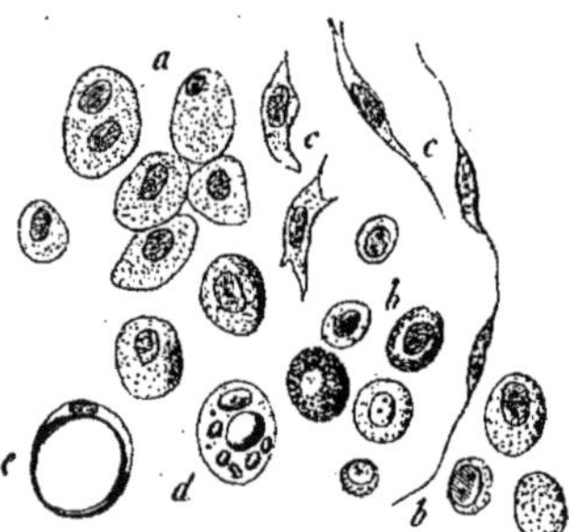

Fig. 493. — Cellules de la moelle des os. *a*, provenant de l'humérus d'un fœtus humain de cinq mois; *b*, de l'humérus d'un enfant nouveau-né; *c*, cellules fusiformes; *d*, formation des cellules adipeuses de la moelle; *e*, cellule remplie de graisse.

Les capsules articulaires reçoivent également beaucoup de nerfs; les ligaments, par contre, en sont presque dépourvus (3).

Les cavités osseuses sont remplies par la moelle. La moelle se présente sous deux formes différentes. Dans les os longs, elle est jaunâtre; au microscope on y aperçoit des faisceaux assez rares de tissu conjonctif lâche (4), mélangé de cellules adipeuses (fig. 493, *d*, *e*). Berzelius, qui a analysé cette substance, y a trouvé 96 pour 100 de graisses neutres (Voy. § 122 et 147). Dans les épiphyses, au contraire, dans les os plats et courts, on trouve une autre substance plus molle, rougeâtre ou même rouge; elle est également formée par du tissu conjonctif, mais fort peu abondant, par un petit nombre de cellules adipeuses, puis par de petites cellules à noyau distinct et à contenu granuleux. Ces cellules, qui ont, en moyenne, de $0^m,009$ à $0^m,01$ de diamètre, sont identiques à celles que l'on observe dans la moelle des nouveau-nés (fig. 493, *b*), et proviennent également des cellules de cartilage (§ 147). A la surface de la moelle jaune on observe également, en certains points, des cellules de ce genre. (Luschka.) Suivant Berzelius, la moelle rouge du diploé renferme 75,5 parties d'eau, 24,5 parties solides (substance protéique et sels), et des traces seulement de graisse. On trouve, en outre, dans la moelle des os, et à tous les âges, des

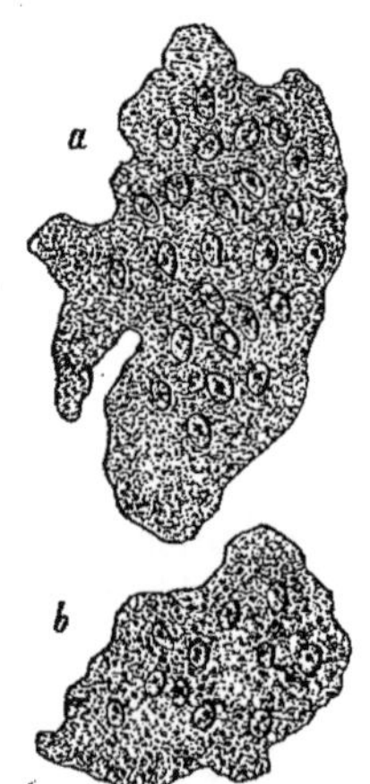

Fig. 494. — Grandes cellules à noyaux multiples de la moelle des os d'un nouveau-né (Myéloplaxes).

éléments isolés, volumineux, à noyaux multiples, dépourvus d'enveloppe. Ce sont les cellules mères (myéloplaxes) [fig. 494 (5)]. On rencontre ces éléments à la surface de la moelle, contre la paroi osseuse ; ils sont plus nombreux dans les os spongieux que dans les os longs ; la forme de ces cellules est très-variable et fort bizarre ; le nombre des noyaux peut aller de 30 à 40, et plus ; ces cellules, ont, en moyenne, $0^{m},2$ de diamètre.

Remarques. — (1) Outre les traités généraux de Henle (p. 817), Gerlach (p. 146), Kœlliker (vol. II, part. I, p. 331) et Todd et Bowman (vol. I, p. 106), voy. Breschet, in Nova Acta Acad. Leop. Carol., vol. XIII, part. I, p. 361. — (2) Kœlliker, *loc. cit.*, p. 337, Purkinge (Müller's Archiv, 1845, p. 281), Pappenheim (même ouvrage, 1845, p. 441), Halbertsma (id., 1847, p. 303), Engel (Zeitschrift der Wiener Ærzte, 4ᵉ année, I, p. 306) et Gros (Comptes rendus, tome XXIII, p. 106) ont décrit les nerfs du périoste. — Les anciens anatomistes connaissaient, en partie, les nerfs des os. — Voy. Kobelt (in Arnold's Anatomie, vol. I, p. 245 ; Beck (Anat. phys. Abhandlung, über einige in Knochen verlaufende und an der Markhaut sich verzweigende Nerven, *Étude anat. phys. sur quelques nerfs qui se rendent aux os et à la moelle osseuse.* Fribourg, 1846) et Luschka (Die Nerven in der Harten Hirnhaut, *Nerfs des os du crâne.* Tübingen, 1850). — (3) Büdinger (Die Gelenknerven des menschlichen Körpers. *Les nerfs des articulations*). Erlangen, 1857. — (4) Dans la cavité des os longs, le tissu conjonctif qui avoisine l'os se condense ; on lui a donné le nom de *periosteum internum* ou *endosteum.* Cette membrane n'offre cependant aucune analogie avec le périoste. — Les deux variétés de moelle peuvent se confondre. Le développement nous apprend également que la moelle jaune provient de la moelle rouge qui se forme en premier lieu. La moelle rouge rappelle un tissu pathologique, le tissu de granulations. Voyez, pour les altérations pathologiques de la moelle, le Traité de pathologie cellulaire de Virchow, 3ᵉ édit., p. 388 ; le Traité des tumeurs du même auteur, vol. I, p. 399, et vol. II, p. 5 ; Robin, in Gaz. méd., 1865, p. 67 et 105. Outre la moelle jaune et rouge, on rencontre quelquefois de la moelle gélatineuse, qui se rapproche beaucoup, par sa structure, du tissu muqueux. — Mantegazza et Bizzozero (Rendiconti del Reale Instituto Lombardo, Classe di scienze matemat. e natur., vol. II, fasc. 1) ont indiqué la contractilité vitale des cellules de la moelle de la grenouille. — (5) Les myéloplaxes, qui peuvent également exister dans des tumeurs, ont été étudiés par Robin in Journ. de l'anat. et phys., tome I, p. 80. Voy. aussi la Pathologie cellulaire de Virchow, p. 284, et le Traité des tumeurs, vol. II, p. 5, 210 et 292. — Voyez, pour la structure des os des oiseaux, l'Histologie de Leydig, p. 160.

7. Appareil musculaire.

§ 289.

Les organes que nous avons à décrire dans ce chapitre ont été étudiés déjà au sujet du tissu musculaire (§ 162 à 173). Nous avons indiqué la structure des tendons et des aponévroses à propos du tissu conjonctif (§ 134). Nous avons vu également (§ 109) qu'au niveau du point d'insertion des tendons sur les os, on trouve quelquefois, entre les faisceaux de tissu conjonctif, des dépôts de cellules de cartilage, de manière que le tissu offre l'aspect du cartilage à substance fondamentale conjonctive. Du reste, le même tissu cartilagineux peut également se développer dans la masse tendineuse. C'est ainsi que se forment les cartilages sésamoïdes. Quelquefois, même, c'est du tissu osseux qui se développe, et l'on a alors des os sésamoïdes.

Les vaisseaux (1) des tendons sont peu nombreux; les petits tendons sont même dépourvus de vaisseaux; on observe seulement des réseaux à larges mailles dans le tissu conjonctif périphérique. Dans les couches superficielles des gros tendons on observe quelquefois des vaisseaux isolés. Ils peuvent atteindre même les couches profondes, mais on ne les rencontre jamais au centre.

Les gaînes muqueuses ou synoviales des tendons, *vaginæ, synoviales*, ont été étudiées à propos des tendons. Les gaînes muqueuses des muscles présentent la même structure, ainsi que les bourses muqueuses. Ces gaînes ne sont point formées par des sacs séreux clos, comme on le croyait autrefois. Ce fait est assez rare. Le revêtement épithélial, composé d'une seule couche de cellules pavimenteuses (§ 87), existe par places seulement; on trouve quelquefois des cellules de cartilage dans la paroi de tissu conjonctif. Nous avons étudié la nature et les caractères des liquides contenus dans ces cavités en parlant de la synovie (§ 96).

La disposition des vaisseaux des muscles a été décrite à propos du tissu musculaire (§ 168); il en est de même des nerfs des muscles, dont nous avons parlé en étudiant le système nerveux (§ 182). Les vaisseaux lymphatiques semblent être fort peu nombreux dans le tissu musculaire. [Teichmann (2).] Tomsa (3) a trouvé chez le chien des canaux lymphatiques, situés dans le tissu conjonctif interstitiel des fibres; His (4) a décrit les vaisseaux lymphatiques superficiels de la charpente musculaire du cœur.

REMARQUES. — (1) HYRTL, in Œster. Zeitschr. f. prakt. Heilk., 1859, n° 8. — (2) *Loc. cit.*, p. 100. — (3) Wiener Sitzungsberichte, vol. XLVI, p. 326. — (4) Zeitschr. f. wiss. Zool., vol. XII, p. 223.

8. Appareil nerveux.

§ 290.

Nous avons déjà étudié la plus grande partie du système nerveux en décrivant la structure du tissu nerveux (§ 174 à 192). Il nous reste cependant à compléter quelques points importants relatifs à la moelle et au cerveau.

La *moelle épinière* [*medulla spinalis* (1)] est un cordon cylindrique composé d'une masse grise ou d'un gris rougeâtre centrale, et d'une masse blanche extérieure. La première se continue à travers toute la moelle, et présente généralement, sur une coupe transversale (fig. 495), l'aspect d'un H; on distingue par conséquent une portion moyenne et des prolongements pairs, qui sont les cornes antérieures (*d*) et les cornes postérieures (*e*). Ces dernières sont enveloppées par une couche transparente, gélatineuse, c'est la substance gélatineuse de Rolando (*f*). Dans le centre de la substance grise on trouve le canal de l'épendyme [*canalis centralis* (*c*)], qui s'est formé au moment où la moelle fœtale s'enroule en cylindre. Ce canal est tapissé d'une couche d'épithélium à cils vibratiles.

La substance blanche est décomposée profondément par deux sillons, l'un antérieur (*a*), l'autre postérieur (*b*) (*fissura anterior et posterior*); les deux moitiés de la moelle formées de substance blanche sont réunies par un cordon blanc (*k*) situé au fond du sillon antérieur, et connu sous le nom de commissure blanche antérieure (*commissura anterior*). Cette commissure renferme cependant un peu de substance grise. Quant à la commissure postérieure (*e*), elle est exclusivement formée par de la substance grise. — La substance blanche est formée par trois cordons pairs, mal limités ; ce sont : le cordon antérieur [*funiculus anterior* (*g*)]; le cordon latéral [F, *lateralis* (*h*)], et le cordon postérieur [F, *posterior* (*i*)].

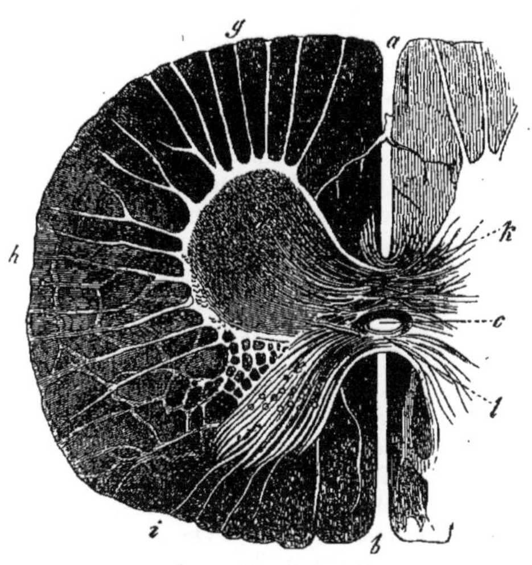

Fig. 493. — Coupe transversale de la moelle du veau (d'après Ecker).

a, sillon antérieur; *b*, sillon postérieur; *c*, canal central; *d*, cornes antérieures; *e*, cornes postérieures; *f*, substance gélatineuse ou de Rolando; *g*, cordon antérieur avec les racines motrices; *h*, cordon latéral avec ses cloisons formées de tissu conjonctif; *i*, cordon postérieur avec les racines sensitives; *k*, commissure antérieure; *l*, commissure postérieure.

Dans la portion cervicale de la moelle, le cordon postérieur forme le cordon de Goll, sur lequel nous reviendrons en parlant de la moelle allongée.

A la limite du cordon latéral et du cordon antérieur, on voit entrer dans la moelle les racines antérieures (motrices) des nerfs spinaux qui s'étendent jusqu'à la corne antérieure; les racines postérieures (sensitives) pénètrent d'une manière analogue entre les cordons moyen et postérieur.

La moelle est traversée en tous sens par une charpente de tissu conjonctif non développé qui supporte les vaisseaux; les fibres et les cellules nerveuses sont emprisonnées dans cette charpente. La substance blanche est exclusivement composée d'éléments fibreux; dans la substance grise on rencontre, outre les tubes nerveux, des cellules ganglionnaires. Les rapports et l'union de ces divers éléments nerveux sont fort difficiles à étudier; aussi faut-il avouer que la structure de la moelle et du cerveau est une des parties les moins bien connues de l'histologie. De plus, nous avons déjà fait remarquer (§ 119) qu'il était souvent difficile, sinon impossible, de déterminer la limite qui existe entre les éléments nerveux et les éléments de tissu conjonctif. Les uns (2), en effet, attribuent une grande importance à l'extension du tissu conjonctif dans la moelle; d'autres auteurs, par contre, sont d'une opinion diamétralement opposée (3).

Remarques. — (1) Beaucoup d'auteurs se sont occupés de la structure de la moelle épinière. Nous citerons, entre autres : Stilling et Wallach, Untersuchungen über die Textur des Rückenmarks, *Recherches sur la texture de la moelle épinière*. Leipzig, 1842 ; Lockart Clarke, in Phil. Transact., 1851, P. II, p. 607, et 1853, P. III, p. 547, et in Beale's Archives of medecine, 1858, III, p. 200 ; voyez, en outre, in Proceedings of Royal Soc., vol. VIII, n° 27, et Phil. Transact., 1858, P. I, p. 231, et 1859, P. I, p. 437 ; Bratsch et Ranchner, Zur Anatomie des Rückenmarks, *Structure de la moelle*. Erlangen, 1854 ; von Lenhossek, in Denkschriften der Wiener Akademie, vol. X, part. II, p. 1, et dans Wiener Sitzungsberichte, vol. XXX, p. 34 ; Schröder van der Kolk, Anat. phys. onderzoek over het ruggemerg. Amsterdam, 1854 ; Bau und Functionen der Medulla spinalis et oblongata, *Structure et fonctions de la moelle allongée et de la moelle épinière*. Brunswick, 1859 ; Schilling, De medullæ spinalis textura. Dorpati, 1852, Diss. ; Kupffer, De medullæ spinalis in ranis textura. Dorpati, 1854, Diss. ; Owsjannikow, Disquisitiones microscopicæ de medullæ spinalis textura in primis in piscibus facticatæ. Dorpati, 1854, Diss. ; Metzler, De medullæ spinalis avium textura. Dorpati, 1855, Diss. ; l'ouvrage de Bidder et de Kupffer, Untersuchungen über die Textur des Rückenmark's, *Recherches sur la texture de la moelle épinière*. Leipzig, 1857 ; Jacubowitsch, Mittheilungen über die feinere Struktur des Gehirns und Rückenmarks, *Recherches sur la structure intime du cerveau et de la moelle*. Breslau, 1857 ; Gerlach, Mikr. Studien. Erlangen, 1858 ; Stilling, Neue Untersuchungen über den Bau des Rückenmarks, *Recherches nouvelles sur la structure de la moelle*. Kassel, 1857 à 1859 ; Kœlliker, in Zeitschrift f. wissensch. Zool., vol. IX, p. 1 ; L. Mauthner, dans les Wiener Sitzungsberichte, vol. XXXIV, et vol. XXXIX, p. 383 ; F. Goll, dans Denkschrift (zür feier des 50 jährigen Stiftungstages) der med. chir. Ges. in Zürich. Zürich, 1860 ; F. Reissner, in Reichert's et Du Bois-Reymond's Archiv, 1860, p. 545, ainsi que dans la monographie de cet auteur : Der Bau des centralen Nervensystems der ungeschvänzten Batrachier. Dorpat, 1864 ; J. B. Trask, Contributions to the anatomy of spinal cord. San Francisco, 1860 ; E. von Bochmann, Ein Beitrag zur Histologie des Rückenmarks, *Contributions à l'histologie de la moelle*. Dorpat, 1860, Diss. ; L. Stieda, Ueber das Rückenmark und einzelne Theile des Gehirns von *Esox lucicus*. Dorpat, 1861, Diss. ; J. Traugott, Ein Beitrag zur feineren Anatomie des Rückenmarks von *Rana temporaria*, *Contributions à l'étude de la structure de la moelle de la* Rana temporaria. Dorpat, 1861, Diss. ; J. Dean, Microscopic anatomy of the lumbar enlargement of the spinal cord. Cambridge (U. S.), 1861 ; W. Hendry, in Micr. Journ., 1863, p. 41 ; G. Frommann, Untersuchungen über die normale und pathol. Anatomie des Rückenmarks, *Recherches sur la structure normale et pathologique de la moelle*, Iena, 1864 ; O. Deiters, Untersuchungen über Gehirn und Rückenmark, *Recherches sur la structure du cerveau et de la moelle*. Brunswick, 1865. — (2) Bidder et ses élèves. Nous renvoyons à la monographie publiée par cet auteur, en collaboration avec Kupffer, p. 8 et 24. — (3) Stilling et Lenhossek ont soutenu cette opinion. Reissner et ses élèves (Bochmann, Traugott, Stieda) ont considérablement modifié les théories de Bidder.

§ 291.

Nous avons déjà étudié d'une manière générale les caractères de la charpente de tissu conjonctif qui forme la moelle [§ 119 (1)].

Cette charpente s'étend d'une manière continue à travers toute la moelle; extérieurement elle communique avec la pie-mère; elle n'offre la même structure dans aucun point de son étendue.

Au pourtour du canal central, elle se présente sous forme d'un anneau qui se perd insensiblement dans la substance grise; on lui a donné le nom de cordon central de l'épendyme, de noyau gris central, de substance gélatineuse centrale. Il est formé par une substance délicate, homogène ou striée, finement fibreuse en quelques points. On y voit arriver des prolongements filiformes des cellules épithéliales du canal central (2), et des tractus de tissu conjonctif formés par des prolongements de la pie-mère qui a pénétré dans les sillons de la moelle. On trouve également des éléments cellulaires dans le tissu de l'épendyme; ils ont été en partie décrits autrefois comme des cellules nerveuses (3).

La substance gélatineuse de Rolando, que nous avons signalée dans le paragraphe précédent, offre également les caractères du tissu conjonctif, mais d'une façon plus nette.

La charpente de la substance grise de la moelle est traversée par des tubes nerveux, des cellules ganglionnaires, les prolongements de ces cellules et des vaisseaux sanguins. Elle est constituée par un tissu poreux, spongieux, à structure extrêmement délicate, dont nous avons déjà parlé (§119); il renferme un grand nombre de noyaux libres ou *enveloppés* d'une mince couche de protoplasma; ces derniers pourraient être considérés comme de petits éléments cellulaires (4).

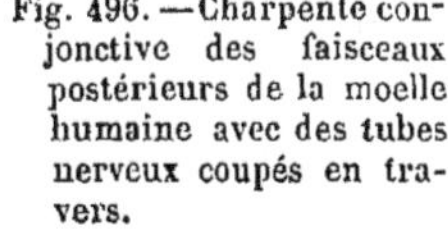

Fig. 496. — Charpente conjonctive des faisceaux postérieurs de la moelle humaine avec des tubes nerveux coupés en travers.

La charpente conjonctive de la substance blanche a une consistance plus ferme; elle est tantôt homogène, tantôt striée ; au niveau des nœuds, on trouve des noyaux, et, sur une coupe transversale (fig. 495), on aperçoit un réseau continu dont les mailles enveloppent les sections des tubes nerveux. Sur des coupes longitudinales, ces cloisons semblent former des cylindres réguliers.

Autour des groupes de fibres nerveuses les cloisons sont plus épaisses ; par leurs anastamoses nombreuses elles donnent à la moelle l'aspect d'un réseau (fig. 495. *h*) A la périphérie, la charpente conjonctive de la substance blanche se confond avec la pie-mère.

Les vaisseaux de la moelle présentent une disposition particulière (fig. 497). Sur des coupes transversales, on voit partir de l'artère spinale médiane antérieure deux rameaux qui pénètrent dans le sillon antérieur ; à ces rameaux correspond une troisième branche (*b*, *c*) située dans le sillon postérieur. D'autres artérioles plus déliées suivent les cloisons de tissu conjonctif qui pénètrent en rayonnant dans la moelle et arrivent ainsi dans la substance blanche (*f*, *g*, *h*.), dont elles forment le réseau capillaire ; ce dernier offre de larges mailles composées de tubes extrêmement fins.

Le réseau capillaire de la substance grise (*d*, *e*.) est beaucoup plus serré. Il est formé, en grande partie, par les rameaux artériels qui longent les sillons, mais il communique, néanmoins, à la périphérie, avec les vaisseaux de la substance blanche.

On trouve deux veines principales sur les parties latérales du canal central. (Clarke, Lenhossek.) Gol a étudié récemment avec beaucoup de soin la disposition des réseaux capillaires de la moelle. Les mailles les plus étroites de la substance blanche se trouvent dans les cordons latéraux; les plus larges existent dans les cordons antérieurs.

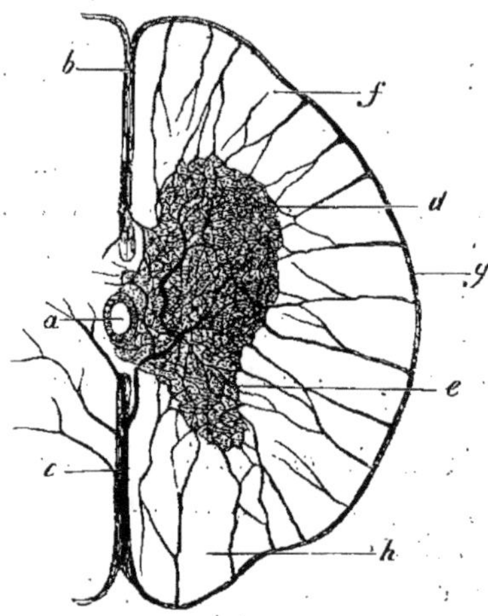

Fig. 497. — Coupe transversale de la portion dorsale de la moelle épinière d'un chat.

a, canal central; *b*, sillon antérieur; *c*, sillon postérieur; *d*, corne antérieure; *e*, corne postérieure; *f*, *g*, *h*, cordons de la substance blanche avec leur réseau vasculaire à larges mailles.

Dans la substance grise on observe les mailles les plus petites dans les points où se trouvent des groupes de cellules ganglionnaires. Les pyramides renferment un réseau à mailles aussi serrées que celui de la substance grise de la moelle.

Nous avons déjà vu (§ 207) que les vaisseaux sanguins, artères, veines et capillaires de la moelle et du cerveau étaient enveloppés d'une gaîne extrêmement lâche de tissu conjonctif. On y rencontre un liquide aqueux qui peut être considéré comme la lymphe des centres nerveux. Ce système périvasculaire (His) mérite d'être étudié avec plus de détails (5).

Remarques. — (1) Voyez, pour les ouvrages publiés à ce sujet, la remarque du paragraphe 119. — (2) Ces prolongements ont été observés, il y a de longues années, par Hannover (Rech. microscop., p. 20), puis par Stilling. Voy. aussi l'ouvrage de Bidder et Kupffer. Gerlach (Études microscopiques, p. 26) avait cru voir une communication entre les prolongements filiformes des cellules épithéliales de l'aqueduc de Sylvius et les éléments cellulaires de la charpente conjonctive. — Clarke (Phil. Transact., 1859, P. I, p. 455), Kœlliker, Histologie, 4e édit., p. 308; Reissner, Monographie, p. 8. Les observateurs les plus récents ne parlent pas de la prétendue communication des cellules admise par Gerlach; mais Schönn a prétendu, dernièrement, qu'il n'existait pas d'épithélium dans le canal central de la moelle, et qu'on avait pris pour des cellules de véritables tubes nerveux (Ueber das angebliche Epithel des Rückenmark-Zentralkanales, *Sur le prétendu épithélium du canal central de la moelle*, 1865. — (3) Kœlliker, Mikr. Anat., vol. II, part. I, p. 413. — (4) On a voulu nier l'existence du réseau formé par la charpente conjonctive de la substance grise, et on a considéré l'ensemble de cette substance comme une masse nerveuse moléculaire. Voy. Henle (in Meissner's Jahresbericht für 1857, p. 62) et R. Wagner (Götting. Nachrichten, n° 6, 1859). Leydig a émis une opinion analogue (Vom Bau des Thierischen Körpers, *De la structure du corps des animaux*, vol. I, p. 89). — (5) Il est très-facile de se convaincre de l'existence de ces gaines périvasculaires. Quand on y pousse une injection prolongée, on la voit pénétrer sous la pie-mère, et même dans le sillon antérieur; mais on ne voit pas de vaisseaux lymphatiques de la moelle se remplir de matière à injection. L'existence de ces vaisseaux n'a été démontrée par personne; il faut donc admettre que le liquide contenu dans le système périvasculaire s'écoule d'une manière indirecte pour se rendre au cerveau ou dans les espaces sous-arachnoïdiens. Quand la pression est considérable, il faut supposer que le liquide pourra filtrer à travers la pie-mère et se mélanger au liquide cérébro-spinal.

§ 292.

Il nous reste maintenant à étudier les éléments nerveux de la moelle épinière (1).

La substance blanche est uniquement composée de tubes nerveux. Ces tubes présentent les caractères des éléments nerveux centraux (fig. 498. *f*, *g*, *h*.), c'est-à-dire qu'ils ne possèdent point la gaîne primitive des tubes nerveux périphériques ; aussi ne les obtient-on généralement qu'à l'état de fragments ; les tubes les plus déliés présentent des varicosités

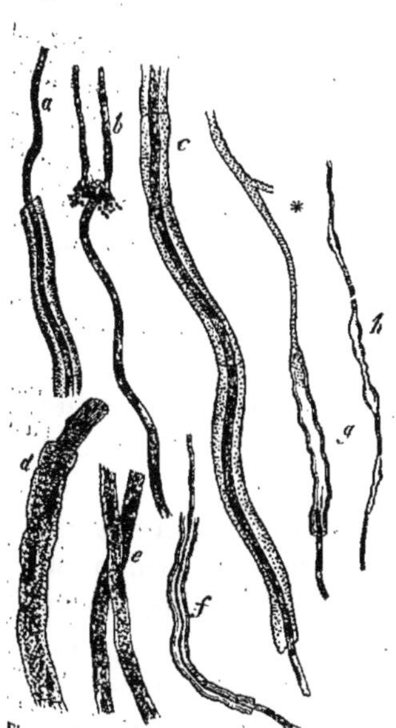

Fig. 498. — Différentes variétés de tubes nerveux. *f*, *g*, *h*, tubes nerveux avec leur cylindre-axe, pris dans le cerveau de l'homme ; *g*, tube, dont la partie supérieure forme le prolongement d'une cellule ganglionnaire.

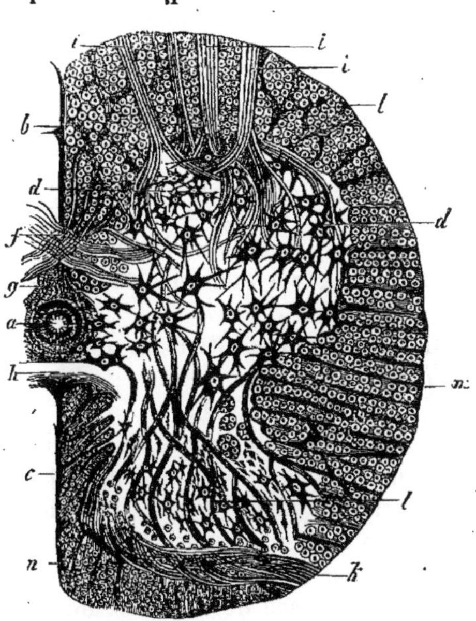

Fig. 499. — Coupe transversale de la portion inférieure de la moelle épinière de l'homme, d'après Deiters. *a*, canal central ; *b*, sillon antérieur ; *c*, P, sillon postérieur ; *d*, corne postérieure ; *f*, commissure blanche antérieure ; *g*, charpente située au pourtour du canal central ; *h*, commissure grise postérieure ; *i*, faisceaux de la racine antérieure ; *k*, idem de la racine postérieure ; *l*, cordon antérieur ; *m*, latéral, *n*, postérieur.

(§ 176) et renferment un cylindre-axe très-net. Ils ont, en moyenne, de $0^m,002$ à 0^m009 de diamètre ; on peut donc trouver des tubes assez larges à côté de tubes très-fins. Ces tubes nerveux semblent pouvoir se diviser ; mais ce ne sont là, jusqu'à présent, que des hypothèses.

Quand on étudie la disposition (fig. 499) des tubes nerveux dans les cordons de la moelle on rencontre des faisceaux longitudinaux, horizontaux et obliques. Les premiers (*l*, *m*, *n*.) forment la masse principale, et ne sont généralement pas mélangés à d'autres tubes d'une direction différente. Ils suivent un trajet parallèle et régulier à la périphérie ; près de la substance grise, au contraire, ils s'entre-croisent et se rassemblent sous forme de faisceaux.

De plus, et ce fait a son importance physiologique, les tubes nerveux de la substance blanche présentent des différences de diamètre nettement déterminées.

Ainsi les tubes nerveux qui avoisinent la substance grise ont un diamètre plus faible que les tubes situés à la périphérie. Dans l'angle du cordon latéral, au niveau du point d'union de la corne antérieure avec la corne postérieure, on observe une place dans laquelle les tubes sont extrêmement fins.

Le diamètre des tubes est également variable dans les différents cordons de la moelle. Les cordons antérieurs (*l*) renferment les tubes les plus larges et en sont presque exclusivement formés. Les parties du cordon latéral qui avoisinent la substance grise contiennent des tubes fort minces. Vers la périphérie on observe des tubes beaucoup plus larges (*m*), et à l'extérieur ces derniers sont entremêlés de tubes plus fins. Les cordons postérieurs (*n*) se distinguent nettement des cordons antérieurs par le petit diamètre de leurs tubes nerveux. Les cordons de Goll renferment les tubes les plus fins et les plus réguliers.

Il nous reste à examiner la disposition des tubes à direction transversale et oblique.

Ces tubes représentent les racines des nerfs spinaux (*i*, *k*) parties des cornes de la substance grise ; elles traversent les faisceaux longitudinaux de la substance blanche.

Les racines antérieures ou motrices traversent en assez droite ligne la substance blanche, où elles séparent le cordon antérieur du cordon latéral. Elles arrivent ainsi jusqu'à la corne antérieure (*d*). Là elles s'irradient dans tous les sens en forme de pinceau, s'enroulent, serpentent et sont situées dans des plans différents. Quelques faisceaux de tubes nerveux suivent la surface de la corne antérieure en formant un arc tourné vers le sillon antérieur. D'autres tubes se dirigent en dehors vers la limite des cordons latéraux, pour se recourber ensuite en dedans. Enfin quelques faisceaux de tubes se dirigent plus en arrière et on peut les poursuivre jusqu'à la base de la corne postérieure.

Pour savoir ce que deviennent ces tubes nerveux, nous allons poursuivre les faisceaux nerveux dans la corne antérieure et étudier, tout d'abord, la structure si compliquée de la *substance grise*.

La substance spongieuse fort délicate, qui constitue la charpente de la substance grise, est traversée, dans tous les sens et dans toutes les directions, par des tubes nerveux extrêmement déliés. Dans la charpente de la corne antérieure on trouve, en outre, des cellules ganglionnaires (*d*) très-volumineuses, étoilées, renfermant un pigment brunâtre. La forme et les prolongements de ces cellules sont fort variables. Ces cellules sont situées au sommet de la corne antérieure ; elles forment généralement des groupes réunis en réseau. Entre ces cellules se trouvent des faisceaux de tubes nerveux. On rencontre également à la surface de la substance grise des cellules ganglionnaires disséminées.

On les retrouve dans les parties centrales, près de l'axe de la moelle et à la base de la corne postérieure; elles sont généralement plus petites, mais offrent tous les caractères des cellules nerveuses.

Les prolongements nombreux des cellules ganglionnaires se dirigent dans tous les sens, et ils échappent bientôt aux yeux de l'observateur, car ils pénètrent dans d'autres plans. Comme l'a indiqué Deiters, dont nous suivons ici les indications, ces prolongements peuvent suivre les cloisons conjonctives rayonnantes qui traversent la substance blanche ; ils peuvent même enlacer d'une manière complète un faisceau de fibres nerveuses. (Clarke, Deiters.)

Presque tous les auteurs disent que les groupes de cellules multipolaires sont réunis par leurs prolongements, et ils ont fait jouer un rôle physiologique important à ces prolongements, en les considérant comme des commissures. On a, en réalité, beaucoup exagéré les faits (2) (fig. 288), car il est fort rare d'observer cette union intime des groupes cellulaires. Certains observateurs, parmi lesquels nous citerons Goll et Kœlliker, n'ont jamais observé une disposition semblable, et Deiters (3) va même jusqu'à nier l'existence des commissures; d'autres prétendent que ce mode d'union est excessivement rare. (Reissner.) Les recherches que nous avons faites concordent en tous points avec celles de ces auteurs. Dean, lui-même, qui avait d'abord attaché une certaine importance à l'existence de ces commissures, ne les considère plus que comme des exceptions.

D'autres prolongements des cellules ganglionnaires iraient former, suivant quelques auteurs, les cylindres-axes des tubes nerveux de la racine antérieure. Quelques observateurs ont traité ce sujet à la légère et déclaré qu'il était facile d'en constater l'exactitude. Mais, en réalité, il est fort difficile de se persuader d'une manière certaine de la réalité de cette disposition anatomique, dont Goll lui-même déclare n'avoir pu se convaincre. Quand on tombe sur une préparation appropriée, on voit généralement le prolongement cellulaire s'associer à une racine motrice. (Clarke, Dean.)

Deiters, qui a étudié à fond ce sujet difficile, a publié des recherches fort curieuses sur la structure et la disposition des cellules ganglionnaires centrales. Dans la seconde partie de cet ouvrage (§ 179) nous avons déjà parlé des découvertes fort intéressantes de cet observateur. Il a vu que les prolongements des cellules ganglionnaires sont de nature différente (fig. 500) ; les uns sont constitués par des prolongements du protoplasma (*b*), les autres par un prolongement du cylindre-axe (*a*). Sur des coupes de la moelle épinière, Deiters a pu suivre exceptionnellement ces derniers dans une certaine étendue.

On voit partir à angle droit des prolongements du protoplasma, des filaments très-nombreux et très-déliés. Deiters a pris ces filaments pour les cylindres-axes des tubes nerveux les plus déliés.

Les cellules nerveuses situées vers le canal central et à la base de la corne postérieure offrent une structure analogue.

Quand on avance plus en arrière dans la corne postérieure (fig. 499, *l*), on rencontre de petites cellules, souvent fusiformes, à structure fort délicate. Un des prolongements de ces cellules forme également un cylindre-axe ; on y observe aussi les prolongements du protoplasma, avec les filaments déliés qui constituent les cylindres-axes de deuxième ordre. Les dimensions et la forme de ces cellules varient, du reste, à l'infini.

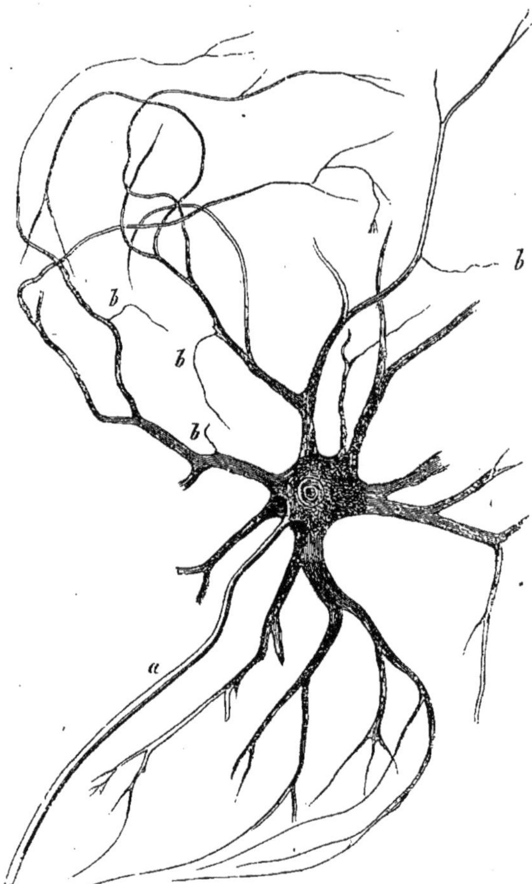

Fig. 500. — Cellule ganglionnaire multipolaire de la corne antérieure de la moelle épinière du bœuf.
a, prolongement du cylindre-axe ; *b*, prolongements ramifiés du protoplasma, d'où naissent des filaments déliés.

Les cellules les plus volumineuses ressemblent aux cellules de la corne antérieure. Les cellules de la corne postérieure correspondent à l'origine des racines des nerfs sensitifs ; aussi leur a-t-on donné le nom de cellules sensitives ; il faut dire, cependant, que ces faits ne sont nullement prouvés jusqu'à ce jour (4).

A la base de la corne postérieure, et dans la plus grande étendue de la moelle, on trouve de petits amas de cellules : ce sont les colonnes de Clarke ou les noyaux de Stilling. (Kœlliker.) Ces cellules, de dimension moyenne, sont arrondies et pourvues de prolongements ; elles méritent d'être étudiées à nouveau (5).

Remarques. — (1) Ce serait dépasser les limites de cet ouvrage que d'insister sur les différents travaux qui ont été publiés sur la structure de la moelle épinière. — (2) Ce reproche s'adresse, entre autres, à Schröder van der Kolk. — (3) *Loc. cit.*, p. 67. — (4) Jacubowitsch distingue, à l'origine des fibres de la racine postérieure, outre les grosses cellules multipolaires motrices de la corne antérieure, de petites cellules fusiformes (cellules sensitives) qui ont tout au plus quatre prolongements. Suivant cet auteur, il existerait une troisième forme de cellules ganglionnaires, les cellules sympathiques, qui ne présenteraient que deux prolongements. — (5) Il est assez difficile de déterminer les dimensions des cellules nerveuses de la moelle épinière, à cause de leurs prolongements. Celles de la corne antérieure peuvent avoir, en moyenne, de 0m,06 à 0m,13 de diamètre; celles de la corne postérieure n'ont quelquefois que 0m,018 de diamètre. (Kœlliker.)

§ 293.

En étudiant les racines postérieures de la moelle épinière (*k*), on observe des dispositions anatomiques bien plus compliquées que celles des nerfs moteurs des faisceaux antérieurs ; de là aussi toutes les lacunes qui restent à remplir dans cette étude. De plus les tubes nerveux sensitifs s'amincissent d'une manière très-notable en pénétrant dans la substance grise, à tel point qu'on ne peut les suivre que lorsqu'ils sont réunis en faisceaux, et non pas quand ils sont isolés. Il est très-rare d'observer, sur des coupes, l'union de ces tubes avec des cellules glanglionnaires ; Dean a cependant signalé le fait.

On a admis (Kœlliker) que la portion extérieure des faisceaux de tubes nerveux de la racine postérieure pénétrait directement dans la substance grise en traversant les cordons postérieurs. La plus grande partie des tubes nerveux se recourberait, au contraire, dans les cordons postérieurs pour aller se jeter ensuite de côté dans le bord convexe de la corne postérieure tournée vers la ligne médiane. Ils se dirigeraient ensuite vers la corne antérieure pour aller se terminer dans la commissure antérieure et dans le groupe postérieur des cellules ganglionnaires motrices ; on les verrait même se rendre dans la partie antérieure des cordons latéraux, où ils se perdraient. Les faisceaux extérieurs se dirigeraient en rayonnant pour atteindre les colonnes de Clarke et sans communiquer avec les cellules ganglionnaires. Quelques-uns de ces faisceaux se rendraient à la corne et à la commissure antérieure.

Deiters a fait observer que la plus grande partie des faisceaux appartenant aux racines postérieures suivaient cette voie détournée pour arriver à la corne, en traversant les cordons postérieurs. La substance gélatineuse de Rolando est parcourue par une série de faisceaux écartés, formés de tubes extrêmement fins, qui se rendent ensuite, soit à la base de la corne postérieure, soit aux colonnes de Clarke. Au delà de ces colonnes, on observe d'autres faisceaux de tubes qui s'étendent en avant pour aller se perdre dans la substance grise. D'autres vont se rendre à la commissure postérieure ; il y en a même qui pénètrent dans la portion grise de la commissure antérieure.

Il est donc plus que probable, aujourd'hui, que tous les tubes de la racine postérieure pénètrent également dans la substance grise ; là ils sont situés entre les cellules ganglionnaires sensitives. Ces dernières présentent un prolongement que nous avons considéré comme un cylindre-axe ; il est donc à supposer qu'ici, de même que dans la corne antérieure, le tube nerveux communique avec la cellule. On avait admis qu'une portion de la racine postérieure se recourbait dans la corne postérieure pour se rendre de là au cerveau (fibres sensitives de Schröder van der Kolk); cette opinion est inadmissible.

D'après ce que nous venons de dire, il faut admettre que les faisceaux des trois cordons blancs de la moelle, c'est-à-dire la partie de la moelle qui communique au cerveau, provient de la substance grise (1) ; entre cette portion de la moelle et les racines des nerfs spinaux se trouverait intercalé le système des cellules ganglionnaires. Ce dernier remplirait le rôle d'un centre nerveux provisoire, que les nerfs quitteraient pour se rendre au cerveau, en suivant une direction différente et simplifiée. On admet aujourd'hui comme une loi que toutes les fibres nerveuses des racines communiquent avec les cellules ganglionnaires. La science a à répondre aujourd'hui à bien des questions : les cylindres-axes secondaires de Deiters remplissent-ils le rôle de commissures entre les cellules ganglionnaires? les cylindres secondaires isolés peuvent-ils, en s'élargissant, devenir les cylindres-axes de nerfs contenus dans les cordons de la substance blanche, ou plusieurs de ces cylindres se réunissent-ils pour former le cylindre-axe d'un tube nerveux? On n'a pas pu établir d'une manière certaine, jusqu'à ce jour, la communication des cellules sensitives avec les cellules motrices (2).

On admet généralement que le cordon antérieur conduit au cerveau les nerfs moteurs, que le cordon postérieur conduit les nerfs sensitifs, tandis que les cordons latéraux renferment des nerfs des deux ordres.

Nous terminerons cette description, fort incomplète, par l'étude des deux commissures de la moelle.

Quand on examine la commissure antérieure (f), on voit bientôt qu'elle est constituée par des tubes nerveux entre-croisés, enveloppés par une charpente de tissu conjonctif. Dans la moelle épinière du veau et du bœuf, cette disposition est fort nette (Deiters) ; aussi les tubes nerveux entre-croisés perforent-ils même la substance blanche des cordons postérieurs. Ces traînées naissent de la substance grise d'un côté de la moelle (sans qu'il soit possible d'établir la communication de ces éléments avec les cellules ganglionnaires) et regagnent les fibres du cordon antérieur du côté opposé, où elles suivent une direction ascendante et descendante. On a admis, pour ce fait, l'entre-croisement complet de tous les nerfs moteurs de la moelle; mais c'est à tort. Dans la portion grise de la commissure antérieure on observe également, en certains points, le passage de tubes nerveux très-fins.

Dans la commissure postérieure (h), on retrouve une substance de tissu conjonctif traversée par de nombreuses fibres nerveuses. Les auteurs ont prétendu alternativement que ces fibres communiquaient avec le cordon latéral, avec les racines postérieures, qu'elles allaient enfin se terminer à la substance grise, située à la limite des racines antérieures et postérieures.

Remarques.— (1) Il n'est pas permis de douter que la substance grise joue le rôle de conducteur, à l'égard du cerveau, aussi bien que les cordons blancs postérieurs. Les colonnes de Clarke, dont les coupes transversales présentent des faisceaux de tubes nerveux, ont sans doute là leur importance. — (2) L'école de Bidder avait publié autrefois un schema de la structure de la moelle, fort attrayant au point de vue physiologique, mais complétement inexact. Chacune des cellules ganglionnaires multipolaires de la corne antérieure présente, chez les vertébrés inférieurs, quatre prolongements : l'un sert à réunir la cellule avec un élément cellulaire de l'autre moitié de la moelle ; le second est une fibre de la racine postérieure qui se jette dans la cellule ; le troisième correspond à la fibre motrice de la racine antérieure ; le quatrième, enfin, sert de conducteur et s'élève vers le cerveau (Owsjannikow). Les cellules de la corne postérieure devraient être considérées alors comme des éléments de nature conjonctive.

§ 294.

L'étude de la structure si compliquée de la moelle allongée présente des difficultés bien plus grandes encore. Les travaux anciens de Stilling (1), Schrœder van der Kolk (2), Kœlliker (3), Lenhossek (4), Clarke (5) et Dean (6), renferment des données complétement différentes. Deiters (7) est arrivé à des résultats plus concluants et plus sûrs.

Il n'est pas inutile sans doute de rappeler ici au lecteur que la moelle allongée, qui sert de trait d'union entre le cerveau et la moelle épinière, renferme le quatrième ventricule avec le calamus scriptorius ; ces parties sont formées par le canal central de la moelle, qui s'ouvre et s'étale au niveau de l'origine de la moelle allongée. Les cordons de la moelle, qui étaient situés près du canal central, s'étendent, ainsi que la substance grise, vers les parties latérales et forment des couches épaisses.

Tandis que le quatrième ventricule se constitue sur la portion dorsale de la moelle allongée, la fissure antérieure se transforme en raphé médian. De plus, on observe extérieurement de nouveaux organes. Sur les parties latérales de la ligne médiane se trouvent les pyramides dans lesquelles se produit l'entre-croisement des fibres. Plus en dehors, on aperçoit les olives, enveloppées par des couches de fibres ascendantes, puis les faisceaux latéraux du bulbe ; enfin, plus en arrière et en dehors, le faisceau postérieur ou corps restiforme, et un petit faisceau fort grêle (funiculus gracilis), qui est la continuation du cordon de Goll.

La base du bulbe rachidien est limitée en avant par le bord inférieur de la protubérance annulaire ou pont de Varole. La moelle allongée est unie au cervelet par l'intermédiaire de cordons blancs assez épais ; ce sont les pédoncules cérébelleux. On distingue trois parties dans les pédoncules cérébelleux : ce sont les pédoncules cérébelleux supérieurs, moyens et inférieurs, *crura cerebelli ad medullam oblongatam, ad pontem, et ad corpora quadrigemina*. Enfin, de la moelle allongée naissent dix troncs nerveux, c'est-à-dire tous les nerfs crâniens, à l'exception de l'olfactif et du nerf optique.

Si l'on passe de l'anatomie descriptive à l'étude histologique de la moelle allongée, on découvre des particularités nombreuses.

Les cornes de la substance grise ne présentent plus les caractères que nous avons observés dans la moelle ; les modifications se présentent d'abord dans l'angle qui sépare la corne antérieure de la corne postérieure. La substance grise, au lieu d'être homogène, est formée par un réseau traversé de faisceaux de tubes nerveux (formatio reticularis). Cette métamorphose s'étend petit à petit aux cordons de substance blanche et presque à toute la moelle allongée.

En certains points, on voit subsister des masses de substance grise, connues sous le nom de noyaux de la moelle allongée.

Ces noyaux offrent deux caractères principaux. On y trouve tout d'abord l'origine et la terminaison des nerfs de la moelle allongée (noyaux nerveux de Stilling). Ces noyaux, qui correspondent aux origines des nerfs spinaux que nous avons observés dans la moelle, sont très-nombreux. Mais, outre ces noyaux, on observe des masses ganglionnaires qui offrent un caractère spécial. Elles ne contribuent nullement à la naissance des nerfs périphériques ; mais, par contre, les tubes et les fibres des cordons de la moelle allongée se terminent provisoirement dans les cellules de ces masses, pour former d'autres nerfs qui, changeant d'épaisseur et de direction, se dirigent vers le cerveau.

Parmi ces noyaux spécifiques, nous signalerons les olives inférieures; les olives secondaires, les olives supérieures, considérées à tort, par Stilling, comme un noyau supérieur du trijumeau, un noyau de substance grise, assez volumineux, emprisonné dans les cordons latéraux (noyau de Deiters), le noyau des pyramides, les ganglions postpyramidaux de Clarke, qui sont situés dans les cordons postérieurs, et enfin les masses grises spéciales du pont de Varole. On peut également ranger parmi ces noyaux, avec Deiters, le *corpus dentatum cerebelli*, les amas de substance grise situés dans les pédoncules cérébelleux, et la plus grande portion des pédoncules quadrijumeaux.

On retrouve dans la moelle allongée les cordons de substance blanche venus de la moelle ; la direction de ces cordons n'est plus régulière comme dans la moelle ; elle suit, au contraire, des directions différentes.

On trouve enfin un système de fibres transversales, arquées et circulaires, qui traversent la moelle allongée obliquement et en travers. Arnold (8) a désigné, il y a longtemps, ce système sous le nom de système zonale. Au niveau du raphé, on observe un entre-croisement très-prononcé des fibres; cependant, on voit apparaître graduellement la substance grise.

La structure des racines des nerfs de la moelle allongée est bien autrement compliquée; c'est, à première vue, un véritable labyrinthe.

Remarques. — (1) De la moelle allongée. Erlangen, 1843. — (2) Structure et fonctions de la moelle, p. 85. — (3) Voy. l'Anatomie microscopique de cet auteur, vol. II, part. I, p. 451, et son Manuel, 4e édit., p. 315. — (4) *Loc. cit.* (§ 290, remarque 1). — (5) Phil. Transact. for the year, 1858, P. I, p. 231. — (6) The gray substance of the Medulla oblongata and trapezium. Washington City, 1864. — (7) *Loc. cit.* L'ouvrage de Deiters, qui, enlevé trop tôt à la science, n'est malheureusement qu'un simple fragment, est rempli de lacunes et fort difficile à comprendre. Il serait à désirer qu'un observateur capable achevât cette œuvre si admirablement commencée. —(8) Voy. son Anatomie de l'homme, vol. II, part. II, p. 705.

§ 295.

Essayons, autant que le comporte un traité élémentaire, de décrire la structure si compliquée de la moelle allongée.

Commençons par la substance grise. Quand on examine des coupes transversales des portions supérieures de la moelle épinière, on voit apparaître, dans l'angle de réunion de la corne antérieure et de la corne postérieure, un prolongement effilé de la substance grise, connu sous le nom de corne latérale de Jacubowitsch. Cette partie de la substance grise (*tractus intermedio-lateralis* de Clarke et de Dean) se développe à mesure qu'on arrive dans la moelle allongée, et présente une structure réticulée ; dans les lacunes du tissu, on aperçoit des traînées de fibres du cordon latéral. Nous verrons tout à l'heure l'importance de cette région de la moelle allongée ; c'est là, en effet, que se trouve l'origine d'un système de nerfs particuliers, à commencer par le spinal. On a donné à cette région le nom de *formatio reticularis*.

En poursuivant l'examen de la moelle allongée vers le cerveau, on voit que cette masse réticulée s'étend, non-seulement au niveau de la corne antérieure, mais surtout à la base de la corne postérieure. Bientôt même, la transformation est telle, que l'on peut considérer la portion supérieure de la moelle allongée comme un réseau de substance grise traversé par des faisceaux de substance blanche. La masse grise s'étend presque jusqu'à la périphérie, et communique avec les noyaux de substance grise qui y sont situés. Comme les parties centrales de la substance grise, c'est-à-dire celles qui enveloppent le canal central, n'ont en général subi aucune modification, on pourrait supposer qu'elles sont la continuation des cornes de la moelle.

On retrouve dans cette masse grise réticulée, de même que dans les noyaux, des cellules ganglionnaires de forme variable, quelquefois très-volumineuses, et présentant des cylindres-axes primaires et secondaires (§ 292). Il est évident que cette masse réticulée doit également prendre part à la formation des racines des nerfs crâniens, etc.

Il est facile de comprendre également que les cornes postérieures doivent s'étaler dans le quatrième ventricule, et qu'elles sont repoussées vers les parties latérales.

Nous avons déjà parlé, dans le chapitre précédent, de la transformation du cordon postérieur de Goll qui va constituer le *funciculus gracilis*.

La masse grise réticulée refoule le cordon postérieur, de façon que le plancher du quatrième ventricule est presque exclusivement tapissé de substance grise. La charpente conjonctive qui limitait le canal central dans la moelle s'épaissit, et prend une part importante dans la formation de la paroi de l'aqueduc de Sylvius, du troisième ventricule et de l'*infundibulum*.

Quittons pour un instant la substance grise de la moelle allongée, et jetons un coup d'œil sur l'origine des dix nerfs crâniens.

Deiters a fait à ce sujet une découverte remarquable. Outre la racine antérieure et la racine postérieure que possèdent les nerfs de la moelle, on trouve dans la moelle allongée une troisième racine latérale. On la voit déjà naître dans la partie supérieure de la moelle cervicale, en même temps que la corne latérale et sous forme d'un faisceau de nerfs très-mince.

Les nerfs crâniens qui naissent de la moelle allongée tirent leur origine de ces trois ordres de racines.

Du système latéral naissent plusieurs nerfs. D'abord le spinal, puis le pneumogastrique et le glossopharyngien. A son origine, ce système latéral est représenté par une ramification de la corne antérieure destinée au nerf spinal. A cette ramification viennent bientôt se réunir des parties sensitives de la corne postérieure, que l'on peut poursuivre sous le pont de Varole. Les nerfs qui naissent de la portion latérale de la moelle peuvent donc être, à la fois, et moteurs et sensitifs.

Le nerf facial et l'acoustique, ainsi que les racines antérieures du trijumeau naissent également de cette portion latérale de la substance grise. Cette dernière s'est de nouveau séparée, à cet effet, en une portion sensitive destinée à l'acoustique, et en une portion motrice destinée au facial et aux racines antérieures du trijumeau.

Les fibres sensitives du trijumeau naissent, par contre, du système des racines postérieures. Les fibres de ce système se réunissent, à partir du premier nerf spinal, en bandes qui ne quittent point la moelle allongée sous forme de faisceaux sensitifs séparés comme dans la moelle épinière.

L'hypoglosse, le moteur oculaire commun, le pathétique et le moteur oculaire externe correspondent aux racines antérieures de la moelle.

Les noyaux de substance grise les plus inférieurs appartiennent à la corne antérieure, et sont situés au pourtour du canal central ; ils correspondent à l'origine des nerfs grand hypoglosse et spinal ; on y observe un grand nombre de cellules ganglionnaires motrices rayonnantes. Au niveau du plancher du quatrième ventricule et de l'aqueduc de Sylvius, on observe des noyaux analogues destinés au pneumogastrique, au glossopharyngien, au pathétique et aux nerfs moteurs oculaires externe (2) et commun.

La substance grise de la portion extérieure de la corne postérieure reste intacte ; elle constitue l'origine de la racine sensitive du nerf acoustique, qui ne naît point, comme on l'a admis jusqu'alors, de la réunion de grosses cellules des pédoncules cérébelleux, mais de petites cellules situées dans les cornes postérieures et dans le raphé (Deiters) ; il en est de même de la portion sensitive du pneumogastrique et du glossopharyngien.

On trouve enfin dans la substance grise des masses périphériques et réunies, d'où naît la portion motrice du trijumeau, dont la racine concourt à la formation du rameau acoustique de Bergmann (Stilling, Lenhossek, Deiters) ; le facial a également la même origine. Deiters a décrit une courbure du facial, située dans le quatrième ventricule au niveau de l'éminence *teres ;* le noyau du facial serait situé près du noyau moteur du trijumeau, et non à côté de celui du pathétique, comme l'ont admis Stilling, Clarke et Dean ; on trouve enfin dans cette masse grise l'origine de la portion motrice du pneumogastrique découverte par Deiters (3).

Remarques. — (1) Le travail de Deiters est rempli de lacunes et la disposition des noyaux de la moelle y est incomplétement décrite. — (2) Deiters (*l. c.*, p. 11) dit que ce nerf prend son origine dans une portion fortement pigmentée, située dans le plancher du quatrième ventricule, et pourvue de cellules ganglionnaires volumineuses rappelant les éléments moteurs de la moelle. — (3) Le travail de Deiters est également muet sur ce point.

§ 296.

Il ne faut point s'attendre à retrouver dans la moelle allongée la continuation des fibres nerveuses de la moelle épinière, c'est-à-dire la continuation des trois cordons de substance blanche. Tout au contraire, on retrouve moins de fibres dans la moelle allongée, et cette transformation est due sans doute à l'intervention de cellules ganglionnaires.

Schrœder van der Kolk pensait que l'entre-croisement des pyramides se produisait par l'intermédiaire des cordons antérieurs de la moelle ; c'est à tort, car les cordons antérieurs conservent leur forme et leur disposition dans la moelle allongée. Ils sont refoulés d'abord par les pyramides entre-croisées, mais reprennent bientôt leur position première, et, renforcés par les fibres de l'hypoglosse et par celles du pneumogastrique, ils s'étendent sur les parties latérales du raphé, et sous le pont de Varole, sous forme de cordons allongés.

Dans ce trajet, les cordons de la moelle subissent cependant plus d'une modification. Ils sont tout d'abord traversés par des fibres circulaires qui viennent en grande partie des cordons postérieurs. Puis on y voit apparaître de bonne heure des îlots de substance grise. Les cordons antérieurs sont également caractérisés ici, comme dans la moelle épinière, par des tubes nerveux très-larges.

Au-dessous du pont de Varole, ces fibres larges sont remplacées par des tubes nerveux très-fins et très-déliés. En ce point, on observe l'interposition des cellules ganglionnaires dont nous avons déjà parlé ; la continuation du cordon antérieur au-dessous du pont de Varole est apparente ; en effet, ce deuxième ordre de fibres naît des cellules ganglionnaires interposées, et sert d'organe de transmission pour le cerveau et peut-être, en partie, pour le cervelet.

Les cordons latéraux se prolongent dans la moelle allongée sous le nom de *funiculus lateralis*, et arrivent en partie sans doute jusqu'au cerveau ; c'est à tort qu'on a prétendu qu'ils prenaient part à l'entre-croisement des pyramides. Dans la moelle allongée, la structure des cordons latéraux devient également fort compliquée.

Nous avons décrit, dans l'angle de réunion des cornes antérieure et postérieure, une masse réticulée que nous avons désignée sous le nom de *formatio reticularis*. Deiters croit que cette masse est formée en partie par les cordons latéraux transformés; c'est-à-dire, il suppose que les tubes des cordons latéraux se terminent momentanément dans les cellules de la *formatio reticularis* (nous retrouverons les faisceaux de tubes partis de ces cellules ganglionnaires, en étudiant la formation des pyramides). L'autre portion du cordon latéral continue pendant un certain temps sa marche ascendante vers le cerveau, sans subir aucune altération. Mais on y observe également le développement de noyaux de substance grise réticulée; nous citerons, entre autres, le noyau de substance grise, formé de petites cellules ganglionnaires, et découvert par Deiters. Ce noyau, comme tous ceux de la moelle allongée, est un centre qui reçoit un système de fibres et en émet un autre destiné au cerveau. Le premier système appartient au cordon latéral; le second forme le *stratum zonale Arnoldii*, qui se dirige vers le cervelet. On n'a pas déterminé, jusqu'à ce jour, si des faisceaux de tubes du cordon latéral suivaient leur direction primitive pour se rendre directement au cerveau.

La région du cordon latéral est encore occupée par d'autres masses de substance ganglionnaire, et d'abord par l'olive inférieure, qui doit recevoir des fibres circulaires venues du cordon latéral; par le tubercule de Rolando, la masse de substance grise située à l'origine du pédoncule cérébelleux inférieur, et par l'olive supérieure. Cette dernière semble composée de fibres qui sont en communication avec les cordons latéraux; on en voit partir également un système de fibres circulaires, situé chez les mammifères en avant du pont de Varole, et chez l'homme dans la protubérance même; ce système est connu sous le nom de *corpus trapezoides*.

On a cru et répété pendant longtemps que les cordons postérieurs se prolongeaient directement vers le cervelet, en formant les pédoncules cérébelleux inférieurs. Il est vrai de dire, et c'est là la cause de l'erreur, que la direction des fibres est la même dans ces deux parties. Mais les fibres nerveuses du cordon postérieur sont remplacées dans leur parcours par des faisceaux de fibres tout différents.

Nous avons vu que la portion interne du cordon postérieur de la moelle épinière forme le cordon de Goll, qui constitue ensuite le *funiculus gracilis* de la moelle allongée; l'autre portion du cordon spinal se continue en prenant le nom de *funiculus cuneatus*.

Ces deux cordons présentent également de la substance grise dans leur intérieur (ganglia postpyramidalia de Clarke) et augmentent par là même de volume. La substance blanche du cordon postérieur, composée de tubes nerveux très-fins, diminue peu à peu d'importance et se termine provisoirement dans les noyaux de substance grise dont nous venons de parler, ou dans les parties avoisinantes de la corne postérieure; en sortant de ces masses de substance grise, elle se continue en formant un système de fibres circulaires. On peut donc dire que le cordon postérieur a complétement disparu de son siége primitif.

Le système de fibres circulaires semble destiné, en partie, à renforcer les pyramides (voy. plus bas), puis à former le pédoncule cérébelleux inférieur ; c'est là qu'on croit découvrir la continuation du cordon postérieur ; enfin il pénètre en partie dans l'olive, où il se termine, ou bien se dirige, en s'entre-croisant avec d'autres fibres, dans l'olive du côté opposé. Ce système de fibres circulaires forme donc la source la plus importante des fibres qui se rendent à ce noyau spécifique de la moelle allongée.

Les *pyramides* se caractérisent par des tubes nerveux très-fins ; elles ne constituent pas, suivant Deiters, la continuation directe des cordons blancs de la moelle ; elles seraient, au contraire, formées par un de ces systèmes de fibres secondaires, qui partent des cellules de la formatio reticularis, à laquelle se rendent des fibres venues des cordons latéraux et postérieurs. On comprend également de la sorte l'augmentation considérable de volume qui caractérise le développement des pyramides. Après l'entre-croisement, les pyramides, renforcées par d'autres faisceaux de fibres, se dirigent au cerveau, sans communiquer néanmoins avec aucun noyau de substance grise.

Les olives, c'est-à-dire les olives inférieures, sont une des parties caractéristiques de la moelle allongée. La substance grise du corps olivaire se présente, chez l'homme, sous forme d'une feuille repliée (corpus dentatum olivæ), qui enveloppe un noyau de substance blanche, à la manière d'une capsule qui serait ouverte par son bord interne. Dans la charpente spongieuse de cette substance grise, on observe de petites cellules ganglionnaires pigmentées, jaunâtres, de $0^{m},015$ à $0^{m},018$ de diamètre (Clarke et Dean) ; le corps de ces cellules est arrondi et présente des prolongements de deux ordres qui correspondent aux cylindres-axes, dont nous avons déjà parlé. Entre ces cellules on observe des faisceaux de tubes nerveux extrêmement fins (1).

On a cherché un rapport entre l'olive et le nerf grand hypoglosse, et on a considéré à tort l'olive comme un ganglion accessoire de ce nerf. La racine de ce nerf moteur, caractérisée par de larges tubes nerveux, passe bien à côté de l'olive ; quelques faisceaux de tubes traversent même cet organe, mais sans avoir aucune connexion avec les éléments de l'olive.

Suivant Deiters, dont nous résumons encore ici le travail, ce sont des fibres des cordons postérieurs qui pénètrent, sous forme de tubes nerveux très-fins, dans l'olive ; ces derniers se terminent dans les cellules de l'organe. De ces cellules naît un nouveau système de fibres, qui se dirigent en partie vers le cervelet, puis vers le cerveau. L'olive constitue donc un organe de transition, qui joue le rôle de conducteur à l'égard des organes centraux. Les olives sont également traversées par un grand nombre de faisceaux transversaux et circulaires. Leur bord extérieur est entouré par une zone de fibres venues des cordons postérieurs. Au niveau de la moitié supérieure de l'olive, et en arrière, on observe le noyau olivaire secondaire de Stilling, qui offre, du reste, la même structure. Plus haut, au niveau de l'origine du pathétique et du facial, et en dehors du premier de ces nerfs, on trouve l'olive supérieure, qui présente une structure analogue. L'olive supérieure existe également chez l'homme, mais est cachée dans le pont de Varole. On y retrouve aussi un système de fibres circulaires. Quelques auteurs ont décrit une communication des olives supérieures avec le facial ou l'acoustique.

Jetons un dernier coup d'œil sur la structure des pédoncules cérébelleux.

Les pédoncules cérébelleux inférieurs représentent les prolongements de la moelle allongée dans le cervelet. Ils sont constitués, en grande partie, par des prolongements du stratum zonale Arnoldii, qui proviennent avant tout des olives, puis du noyau des cordons latéraux (noyau de Deiters) et du corpus trapezoides.

Les pédoncules cérébelleux moyens (cruræ cerebelli ad pontem) ne sont point formés de fibres ascendantes comme les précédents ; ils contiennent, au contraire, des fibres qui se rendent du cervelet au cerveau.

On peut admettre que des fibres qui ont pénétré dans le cervelet par l'intermédiaire du pédoncule cérébelleux inférieur, s'y terminent provisoirement, pour en sortir ensuite par l'autre pédoncule. Une partie seulement des fibres fera le détour par le cervelet, tandis que les autres se rendront directement au cerveau. L'ablation du cervelet devra donc, non point arrêter, mais du moins troubler la conductibilité de certains nerfs.

Les pédoncules cérébelleux inférieurs semblent formés par des fibres qui proviennent du cervelet ; mais de nouvelles recherches sont indispensables pour éclairer ce sujet.

Les vaisseaux sanguins et lymphatiques de la moelle allongée offrent la même disposition que dans la moelle.

De même que dans la moelle épinière, la substance blanche de la moelle allongée est parcourue par un système de vaisseaux capillaires à larges mailles. Les noyaux de substance grise sont bien plus vasculaires et sont traversés par des réseaux de vaisseaux capillaires beaucoup plus serrés. Le réseau capillaire de la couche de substance grise de l'olive offre, chez l'homme, une disposition fort élégante ; ce réseau est alimenté par des vaisseaux qui viennent de la périphérie et par d'autres vaisseaux qui sont contenus dans le noyau de substance blanche.

REMARQUE. — (1) La description donnée par DEAN se rapproche tout à fait de celle de CLARKE ; il a donné une description fort détaillée et fort minutieuse de la structure de cet organe (fig. 39).

§ 297.

A mesure qu'on s'éloigne de la moelle allongée pour examiner la structure du cerveau proprement dit, on s'aperçoit que cette étude devient de plus en plus compliquée et obscure.

Dans les paragraphes précédents, nous avons déjà dit quelques mots de la structure du cervelet et du pont de Varole.

Nous avons retrouvé dans le pont de Varole les noyaux de substance grise et les cordons de la moelle allongée. On y rencontre également un système de fibres transversales fort développées.

Nous avons également vu que les faisceaux de fibres partis du cervelet allaient former les pédoncules cérébelleux moyens (cruræ cerebelli ad pontem).

Les autres fibres qui se dirigent vers le cerveau passent par les pédoncules cérébraux.

Le cervelet (2), dont nous avons déjà vu l'importance en parlant de la moelle allongée, est constitué essentiellement par des masses de substance blanche ; la substance grise n'existe qu'à la voûte du quatrième ventricule, dans le corpus dentatum, puis elle tapisse la surface des circonvolutions du cervelet.

Les pédoncules cérébelleux inférieurs, c'est-à-dire les prolongements des cordons de la moelle allongée, vont se rendre dans le cervelet. On voit partir, au contraire, de cet organe, les pédoncules cérébelleux moyens, crura cerebelli ad pontem, et les pédoncules cérébelleux supérieurs, crura ad corpora quadrigemina.

La charpente de tissu conjonctif, avec ses éléments nucléés (§ 119), traverse également ici toute la masse. Elle est surtout développée dans la couche corticale, où nous la rencontrerons plus loin, et s'étend jusqu'à la pie-mère.

Les tubes nerveux de la substance blanche du cervelet présentent des caractères assez uniformes; ils ont, en moyenne, de $0^{m},002$ à $0^{m},009$ de diamètre. (Kœlliker.)

La substance grise est peu abondante au niveau de la voûte du quatrième ventricule. On y rencontre des cellules ganglionnaires de $0^{m},04$ à $0^{m},06$ de diamètre, d'une teinte brunâtre, qui font saillie dans la substance blanche (substantia ferruginea superior, Kœlliker).

On trouve dans le cervelet un noyau de substance grise qui porte le même nom et qui présente la même structure que le corpus dentatum de l'olive. On voit arriver à la plaque dentelée, formée de substance grise, des faisceaux des pédoncules cérébelleux inférieurs, qui vont se terminer provisoirement dans les cellules. D'autres fibres partent de la portion interne de cette couche de substance grise, pour pénétrer dans les pédoncules cérébelleux supérieurs. (Ruthowsky.) Les cellules ganglionnaires, fort nombreuses et de moyen volume, forment trois couches distinctes ; deux couches, l'une extérieure, l'autre intérieure, formées de cellules fusiformes, l'autre moyenne, composée d'éléments étoilés. Le corps de ces cellules présente également ici une pigmentation jaunâtre.

La couche corticale du cervelet a été étudiée avec beaucoup de soin dans ces dernières années. Les résultats obtenus par différents auteurs, tels que Gerlach, Kœlliker, Hess, Rutkowsky, Schulze, etc., sont loin cependant de concorder entre eux (3).

On observe dans la substance corticale deux couches distinctes : l'une grisâtre, extérieure ; l'autre d'un brun de rouille, plus interne. Cette dernière est moins épaisse que la couche extérieure.

On a admis (Gerlach, Hess, Rutkowsky) que les tubes nerveux de la substance blanche, après s'être divisés, divergeaient sous forme de pinceau, et se transformaient, après s'être plusieurs fois subdivisés, en un réseau formé de tubes de $0^{m},002$ de diamètre ; dans ce réseau on retrouverait des éléments à forme de noyaux, de $0^{m},006$ à $0^{m},009$ de diamètre (Gerlach). La figure 501 représente en partie cette disposition.

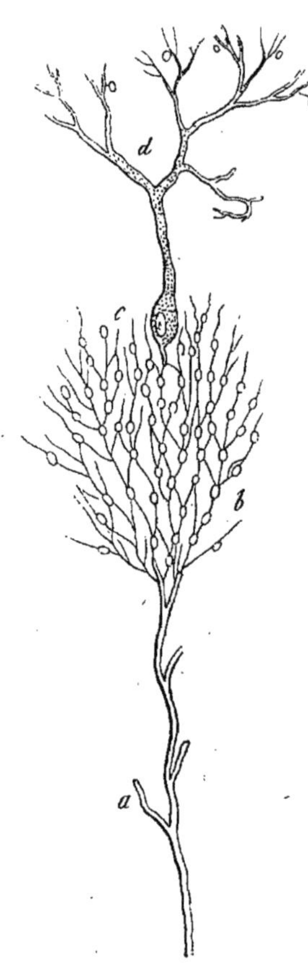

Fig. 501. — Cellule ganglionnaire de la substance grise des circonvolutions du cervelet (figure schématique d'après Gerlach).

a, tube nerveux avec ses divisions dans la substance blanche ; *b*, noyaux avec leurs filaments très-déliés et réunis en forme de réseau ; *c*, cellule ganglionnaire ; *d*, ses prolongements périphériques pourvus en partie de noyaux.

Quelquefois ces divisions des tubes nerveux semblent manquer ; il n'existe plus alors qu'un simple amincissement des tubes qui rayonnent vers la substance corticale. (Kœlliker, Schulze.)

La couche brune, dont l'épaisseur est peu considérable au fond de la circonvolution, a une épaisseur qui varie entre 1 millimètre et $0^{m},4$; elle n'est point séparée de la substance blanche par une limite accentuée. On y rencontre des éléments arrondis qui offrent la forme d'un noyau (Gerlach) ; ils sont fort nombreux et ont, en moyenne, $0^{m},006$ de diamètre ; ils renferment un ou deux nucléoles. Il serait difficile de dire si l'on doit considérer ces éléments comme des cellules ou comme des noyaux ; en tous ces cas, ces éléments offrent de l'analogie avec ceux qu'on observe dans la couche granuleuse de la rétine.

Beaucoup de ces éléments possèdent des prolongements filiformes, extrêmement fins ; quelquefois il y en a deux diamétralement opposés.

Schulze admet deux formes d'éléments : les uns petits, de $0^{m},006$ de diamètre, à bords très-nets, qui présentent, quand on les traite par le bichromate de potasse, un contour brillant ; ils renferment un ou deux petits nucléoles et envoient des prolongements ; les autres éléments sont plus volumineux, de $0^{m},009$ de diamètre, à noyau très-distinct. Ils n'ont point de prolongements ; mais on y trouve appendus des lambeaux du tissu conjonctif qui forme la charpente ; aussi l'auteur considère-t-il ces éléments comme appartenant au tissu conjonctif, tandis qu'il assimile les premiers aux éléments nerveux de la rétine.

Du reste, les opinions les plus contradictoires ont été émises à ce sujet et par les hommes les plus distingués (Kœlliker, Stieda, Deiters); ils rangent l'ensemble de ce tissu dans le tissu spongieux de la charpente, et nient, par conséquent, toute communication avec les tubes nerveux venus de la profondeur ; cette manière de voir nous semble être également la plus juste. Les tubes nerveux traverseraient, du reste, toute la couche brunâtre, sous forme d'un plexus serré mais très-délicat.

A la limite de cette couche on a encore découvert de petites cellules ganglionnaires, munies de plusieurs prolongements ramifiés. (Kœlliker, Schulze.)

Dans la couche extérieure, couche grise, ou couche des cellules, on trouve des cellules ganglionnaires volumineuses, qui ont été découvertes il y a de longues années par Purkinje [(4) fig. 501, *d*]. Ces éléments extraordinaires occupent la portion moyenne de la couche extérieure ; ils ne sont nullement serrés et forment une couche unique. Ils envoient un seul prolongement vers le centre. Suivant Gerlach, ce prolongement irait se ramifier avec les noyaux (*b*) de la couche brune ; il y aurait donc là une communication tout à fait spéciale des tubes nerveux avec les cellules. Hess et Rutkowsky se sont prononcés en faveur de l'opinion de Gerlach, qui ne saurait cependant être admise. Le prolongement de la cellule ne se ramifie point ; il se recouvre, au contraire, d'une couche de moelle, et correspond, par conséquent, au cylindre-axe ordinaire des cellules ganglionnaires centrales. [Deiters (5).]

A l'extérieur, c'est-à-dire vers la surface du cervelet, et dans la couche moléculaire (Hess), on trouve des prolongements caractéristiques du protoplasma ; ils partent, au nombre de deux généralement, des corpuscules ganglionnaires ; ils sont d'abord assez épais, puis ils se ramifient et forment des ramuscules très-fins. Leur ensemble offre l'aspect des cornes d'un cerf. On n'observe pas d'union des cellules à l'aide de commissures ; par contre, on remarque sur le trajet de ces prolongements les cylindres-axes secondaires de Deiters, dont nous avons parlé dans les paragraphes précédents.

Le réseau de fibres nerveuses qui provient de la couche brune se prolonge à travers le tiers intérieur de la couche moléculaire ; dans ce trajet, les tubes nerveux deviennent de plus en plus déliés. Les rapports de ce réseau nerveux avec la surface et avec les prolongements protoplasmatiques des grosses cellules ganglionnaires, méritent d'être étudiés avec une nouvelle attention.

Le substratum de la couche grise est formé par la charpente spongieuse ordinaire (Kœlliker, Rutkowsky), avec ses éléments disséminés et en forme de noyau ; on peut également, avec Schulze, en distinguer deux variétés distinctes (6).

Dans la portion la plus extérieure de cette couche grise, on observe une disposition de texture fort intéressante et qui rappelle celle de la rétine. Au-dessous de la pie-mère, on trouve une couche limitante homogène, formée de tissu conjonctif, et qui envoie vers le centre un système de fibres de renforcement, à direction rayonnante ; on peut quelquefois suivre ces fibres jusqu'au delà de la moitié de la couche grise. (Bergmann, Schulze.)

Remarques. — (1) Outre les travaux déjà indiqués, voy. Stilling, Ueber den Bau des Hirnknotens oder der Varolis'chen Brücke, *Structure du pont de Varole*. Iena, 1846. — (2) Kœlliker, Anat. microscop., vol. II, part. I, p. 446 ; E. Rutkowsky, Ueber die graue Substanz der Hemisphären des kleinen Gehirns, *Étude sur la substance grise des hémisphères du cervelet*. Dorpat, 1861, Diss.; Luys, in Journ. de l'anat. et de la physiol., tome I, p. 225. — (3) Voy. Gerlach, Études microsc., p. 1 ; N. Hess, De cerebelli gyrorum textura disquisitiones microscopicæ. Dorpati, 1858, Diss.; Rutkowsky, *loc. cit.*; Kœlliker, Traité d'histologie, 4e édit., p. 321; C. Bergmann, in Henle's und Pfeufer's Zeitschrift, nouv. série, vol. VIII, p. 360; G. Walter, in Virchow's Archiv, vol. XXII, p. 251 ; F. E. Schulze, Ueber den feineren Bau der Rinde des kleinen Gehirns, *Sur la structure fine de la couche corticale du cervelet*. Rostok, 1863 ; F. Stieda, in Reichert's et Du Bois-Reymond's Archiv, 1865, p. 407. — (4) Bericht über die Versammlung deutscher Naturforscher und Aertze im Jahre 1837, *Comptes rendus de la réunion des naturalistes et médecins allemands en* 1837. Prag, 1838, p. 177. — (5) *Loc. cit.*, p. 12. — (6) Hess (*loc. cit.*, p. 29) a fait remarquer que chez les sujets jeunes ces noyaux s'accumulent dans la portion extérieure de la couche de substance grise, et y forment une couche granuleuse externe, en tous points analogue à la couche brune. Cette couche diminue peu à peu d'épaisseur et n'existe plus chez l'adulte. (Schulze.)

§ 298.

Cerveau. — Il nous reste à dire quelques mots de la structure du cerveau (1).

Les pédoncules cérébraux (crura cerebri ad pontem) sont composés de faisceaux de fibres qui se rendent de la moelle allongée au cerveau, et inversement de ce dernier à la moelle. Sur une coupe transversale, on voit que le pédoncule est décomposé en deux cordons par une couche de substance grise foncée, à forme semi-lunaire (substantia nigra) ; l'un de ces cordons, l'inférieur ou base, a la forme d'une demi-lune ; l'autre, supérieur, est arrondi et a la forme d'un bonnet. A l'examen microscopique, on trouve dans la substance blanche les tubes nerveux centraux ordinaires ; dans la substance grise, on observe des cellules ganglionnaires volumineuses dont les prolongements s'entre-croisent, et qui renferment des molécules pigmentaires foncées (la fig. 288, 4, p. 379, donnera une bonne idée de cette disposition anatomique).

Les corps striés, les couches optiques et les corps quadrijumeaux ont été fort incomplètement étudiés jusqu'à ce jour.

Le corps strié renferme plusieurs noyaux de substance grise ; ce sont : le nucleus caudatus, N. lenticularis, N. tæniiformis et le N. amygdalæ.

Dans ces noyaux, on trouve des cellules ganglionnaires pigmentées ou non pigmentées, à deux et même cinq prolongements. (Kœlliker.)

Les faisceaux nerveux du corps strié ont une double origine. Ils proviennent, en premier lieu, et en majorité, de la base des pédoncules. Ils se terminent dans le cerveau, en traversant, sous forme de pinceaux, les noyaux que nous avons signalés. Un autre système de fibres fort moins important, constitue l'union des hémisphères avec la substance de la moelle.

La structure des tubercules quadrijumeaux et des couches optiques est moins bien connue. Dans ces deux parties de l'organe on observe les faisceaux nerveux de la portion supérieure des pédoncules cérébraux ; ils s'y terminent en partie, suivant Kœlliker. Dans les couches optiques, on observe également, suivant cet observateur, des faisceaux de tubes nerveux venus des hémisphères.

J. Wagner (2) a étudié avec soin, dans ces dernières années, l'origine des nerfs optiques.

Le nerf optique naît, d'après cet auteur, par deux racines, l'une antérieure, qui appartient au thalamus opticus, l'autre postérieure, qui provient de la région des tubercules quadrijumeaux.

La portion principale de la racine antérieure naît d'un amas de petites cellules ganglionnaires, uni ou bipolaire, situées dans les couches optiques, et que l'on a désigné sous le nom de noyau des nerfs optiques. L'autre portion de la racine provient du corps géniculé interne, qui forme partie intégrante de la couche optique. Les cellules ganglionnaires offrent la même disposition, mais sont plus volumineuses.

La racine postérieure des nerfs optiques naît, en grande partie, d'un amas de petites cellules ganglionnaires, qui sont situées vers le côté interne de la portion supérieure de la racine postérieure. Une petite portion des fibres de cette racine naît des fibres limitantes du corps géniculé interne.

Enfin l'on observe encore des fibres accessoires, venues de la substance perforée latérale, puis de la lame terminale du tuber cinereum. Elles partent néanmoins de cellules ganglionaires volumineuses.

Comme les faisceaux nerveux des pédoncules cérébraux semblent se terminer dans les ganglions cérébraux, on peut admettre que le système nerveux des hémisphères du cerveau est indépendant, et qu'il se relie aux fonctions intellectuelles.

La couche corticale est formée d'une couche supérieure blanche ; elle rappelle, par ses différences de coloration, les différentes couches du cervelet [§ 296 (3)]. Dans la couche grise, on observe, outre des corpuscules de tissu conjonctif, des cellules ganglionnaires multipolaires ; elles sont tantôt pâles, tantôt foncées, mais ne présentent ni la forme, ni les dimensions, ni les ramifications extraordinaires qui caractérisent les éléments nerveux de la couche corticale du cervelet. Les tubes nerveux de la substance blanche arrivent par faisceaux et en rayonnant dans la substance grise. Les tubes nerveux deviennent beaucoup plus fins et ne forment bientôt plus de faisceaux. Leur mode de terminaison est encore inconnu.

Les fibres de la substance blanche sont composées de tubes nerveux foncés, contenant de la moelle ; ils se dirigent de la surface des hémisphères dans le corps calleux, puis dans le corps strié et les couches optiques. Les deux ordres de fibres s'entre-croisent en tous sens. Les commissures sont formées par le corps calleux et par les deux commissures blanches.

C. Kupffer a très-bien étudié la *corne d'Ammon* chez le lapin (4).

Suivant cet auteur, la texture de cette portion du cerveau serait fort compliquée, mais se rapprocherait de celle d'une circonvolution cérébrale. On rencontre dans la corne d'Ammon, au-dessous de la couche superficielle, formée de tubes nerveux, une couche de substance grise, ou couche moléculaire, qui présente profondément des couches de cellules ganglionnaires serrées; les prolongements de ces éléments rayonnent vers le centre et forment une couche de substance grise plus profonde et striée. Au-dessous de cette dernière, on observe encore une couche réticulée, une deuxième couche moléculaire, et enfin une couche de noyaux serrés les uns contre les autres.

Le *bulbe olfactif* (5) est, comme on le sait, creux chez beaucoup de mammifères. La paroi est formée de deux groupes de couches, les unes internes et blanches, les autres externes et grises. Ces dernières prennent plus d'importance à mesure qu'on se rapproche des cellules de l'ethmoïde.

Dans la substance blanche, on voit arriver les faisceaux des racines, qui sont au nombre de deux ; l'une externe, plus épaisse, est formée par un prolongement de la circonvolution cérébrale antérieure et inférieure, et par une portion très-grêle que l'on peut poursuivre jusqu'au corps calleux. La seconde, la racine interne et inférieure du bulbe, est plus mince; elle est formée par trois faisceaux de fibres venus du corps strié, du chiasma des nerfs optiques et du pédoncule du cerveau. La description de Clarke diffère, en beaucoup de points, de celle que nous venons de donner.

Quand on étudie la paroi du bulbe olfactif du centre à la périphérie, on retrouve la structure si compliquée des organes nerveux centraux.

La cavité est tapissée par une couche fort délicate de cellules épithéliales à cils vibratiles ; ces dernières présentent des prolongements filiformes qui pénètrent dans la charpente spongieuse sous-jacente. Cette dernière est occupée, dans une petite profondeur, par une couche longitudinale, composée de tubes nerveux très-fins, contenant de la moelle ; ce sont les prolongements des fibres des racines. A cette couche de tubes vient s'ajouter une couche composée d'éléments nerveux, réunis en forme de plexus (Clarke) ; ce sont des tubes très-fins et des fibres nerveuses à direction perpendiculaire ; entre eux on aperçoit les noyaux de la charpente. Cette dernière est fort délicate et renferme de nombreux noyaux; quelques-ns de ces noyaux sont très-volumineux ; Walter les considère comme de etites cellules ganglionnaires bipolaires ; on trouve également une couche assez importante, formée de cellules ganglionnaires étoilées, pourvues de prolongements protoplasmatiques, subdivisés à l'infini. L'ensemble de cette structure rappelle, en tous points, celle de la couche corticale du cervelet (§ 296). Inférieurement, ou, pour mieux dire, extérieurement, la paroi du bulbe prend des caractères fort difficiles à apprécier, à cause de la transformation de la substance grise. On observe à ce niveau un tissu spongieux, dans lequel sont emprisonnées des boules sphériques formées par une masse granuleuse et pourvue de noyaux (6); on voit sortir de cette dernière les fibres périphériques pâles et spéciales du nerf olfactif, dont nous avons déjà parlé (§ 176), et sur lesquelles nous reviendrons en étudiant l'organe de l'olfaction.

La glande pinéale renferme des cellules ganglionnaires multipolaires, des cellules arrondies, sans aucun prolongement, et des tubes nerveux isolés assez fins. On y rencontre également des concrétions spéciales, connues sous le nom de sable cérébral (acervulus cerebri), et dont nous aurons l'occasion de parler en décrivant la structure du plexus choroïde.

L'hypophyse est formée, dans sa partie postérieure, qui est la plus petite, par un substratum de tissu conjonctif, qui renferme des tubes nerveux très-fins et isolés. La portion antérieure offre la structure d'une glande; nous en avons déjà parlé en décrivant les glandes vasculaires sanguines (§ 258).

Il en est de même de la composition chimique du cerveau et de la moelle, que nous avons indiquée dans la deuxième partie de cet ouvrage (§ 200).

Remarques. — (1) Voy. Kœlliker, Anat. microsc., vol. II, partie 1, p. 467. — (2) Ueber den Ursprung der Sehnervenfasern im menschlichen Gehirn, *Origine des nerfs optiques dans le cerveau humain*. Dorpat, 1862, Diss. *pro venia legendi*. — (3) R. Berlin, Beiträge zur Strukturlehre des Grosshirnwindungen, *Contributions à l'étude de la structure des circonvolutions cérébrales*. Erlangen, 1858, Diss. — (4) C. Kupffer, De cornu Ammonis textura disquisitiones præcipue in cuniculis instituta. Dorpati, 1859, Diss. — (5) Owsjannikow, in Reichert's et Du Bois-Reymond's Archiv, 1860, p. 469; G. Walter, in Virchow's Archiv, vol. XXII, p. 241; L. Clarke, Ueber den Bau des bulbus olfactorius und der Geruchsschleimhaut, *De la structure du bulbe olfactif et de la muqueuse olfactive*. Zeitschr. f. wiss. Zool., vol. XI, p. 31. — (6) Voy. Leydig, Histologie, p. 215. L'auteur les avait observés en premier lieu chez les plagiostomes. —Walter, *loc. cit.*, p. 255, et Schulze, Bau der Nasenschleimhaut, *Structure de la pituitaire*, p. 62*.

* A l'aide de la méthode que je vais indiquer, on arrive à faire du premier coup des préparations très-parfaites du système nerveux central et des troncs nerveux périphériques. Cette méthode repose sur des données établies depuis longtemps; j'y ai ajouté simplement quelques perfectionnements qui en rendent les résultats certains et l'application très-facile. Pour cela, on soumet les organes à des opérations successives qui paraissent d'abord assez compliquées, mais qui, en réalité, sont fort simples.

Si l'on veut étudier le cerveau et la moelle de l'homme à l'état physiologique, il faut choisir un sujet dans la force de l'âge, et profiter d'une basse température. Ces organes doivent être enlevés avec le plus grand soin. La moelle est séparée, la dure-mère rachidienne est fendue sur la ligne médiane, en avant et en arrière. On suspend la moelle dans un grand bocal rempli d'une solution d'acide chromique à 2 pour 1000. Le cerveau est divisé en tranches d'un centimètre d'épaisseur, que l'on place dans de grands vases contenant une semblable solution d'acide chromique.

Le lendemain, ou au bout de quarante-huit heures, la moelle est divisée en fragments de 2 centimètres de longueur. Chacun de ces fragments est attaché à un fil continu avec un autre fil fixé à l'une des racines, de telle sorte qu'il soit possible de rétablir par la suite les différentes parties de la moelle dans leurs rapports. On suspend cette sorte de chapelet dans une nouvelle solution d'acide chromique à 3 pour 1000. Si cette solution est très-abondante, si elle est de plus de deux litres, par exemple, il est inutile de la renouveler; le durcissement s'y complète; il s'effectue dans chaque fragment de la périphérie au centre, et surtout à partir des deux surfaces

§ 299.

Le cerveau et la molle ont trois enveloppes : l'une extérieure, résistante, fibreuse, c'est la *dure-mère* (§ 135) ; l'autre moyenne, délicate, qui offre les caractères des membranes séreuses ; c'est l'*arachnoïde ;* enfin, une troisième enveloppe, fort mince, qui sert de limite immédiate à la substance cérébrale ; c'est la *pie-mère*.

La dure-mère, sur la structure de laquelle nous ne reviendrons pas, renferme beaucoup de fibres élastiques fines ; elle ne présente pas les mêmes caractères au niveau de la moelle et du cerveau. La dure-mère forme autour de la moelle une véritable gaîne, non adhérente, en arrière et sur les parties latérales, au canal tapissé de son périoste ; en avant la gaîne est fixée par du tissu conjonctif au ligament longitudinal postérieur. L'espace compris entre la gaîne et la paroi osseuse est occupé par du tissu conjonctif mou, gélatineux, qui renferme des corpuscules de tissu conjonctif et des cellules adipeuses ; outre les vaisseaux qui parcourent ce

de section. Au bout de dix à douze jours, chaque tronçon de moelle est devenue assez ferme et peut être enchâssé dans un morceau de moelle de sureau.

Cette partie de l'opération se fait en perçant la moelle de sureau avec une lime dite queue de rat, comme on le pratique en chimie dans un bouchon pour y passer un tube. Le canal cylindrique que l'on produit ainsi doit avoir un diamètre inférieur à celui de la moelle épinière. Pour lui faire acquérir une largeur suffisante, on refoule la moelle de sureau dans tous les sens, jusqu'à ce que le fragment de moelle épinière y entre sans difficulté. Il suffit alors de placer de nouveau le tout dans la solution d'acide chromique, pour voir les parties de la moelle de sureau, qui ont été comprimées, revenir sur elles-mêmes et s'appliquer sur la surface de la moelle, de manière à la maintenir solidement (fig. B).

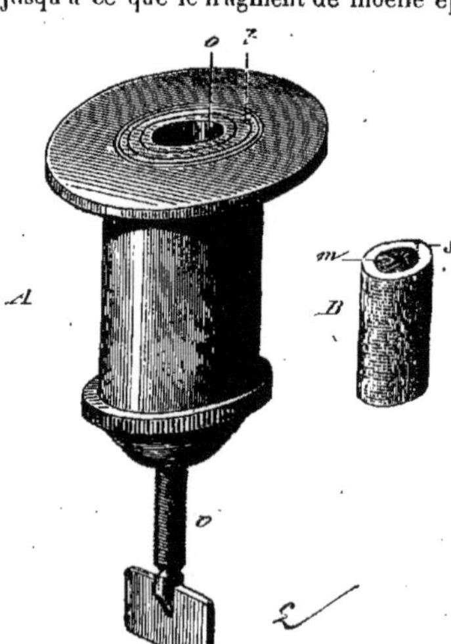

Ce procédé, que je mets en usage depuis plusieurs années, peut être également employé pour tous les tissus préalablement durcis dans l'acide chromique, l'alcool et l'acide picrique. Il a sur l'inclusion dans des substances imperméables, la paraffine par exemple, l'avantage de permettre au durcissement de se poursuivre. En ce qui regarde les préparations de la moelle épinière et du cerveau, cet avantage est très grand, car un durcissement assez complet pour que les coupes qu'on y pratique soient bien réussies ne s'étend jamais au delà de 1 ou 2 millimètres de la surface. On pourra donc, grâce à ce procédé, enlever quelques tranches de la moelle, la replacer dans la solution où le durcissement se poursuivra, et revenir, quelques jours après, faire de nouveau quelques préparations. Les personnes qui se livreront à cette étude jugeront bientôt de l'utilité de ce mode opératoire.

Pour obtenir des coupes bien régulières, on se sert d'un petit appareil, ou microtome, que j'ai fait construire par M. Verick, et qui est figuré en A. Il consiste dans un cylindre creux ayant à l'une de ses extrémités une plate-forme *t*, et à son autre bout une vis micrométrique *v* qui fait monter un disque horizontal dans l'intérieur du cylindrique. La moelle de sureau contenant le fragment de moelle épinière est placée dans le calibre *o* du microtome. En tournant la vis, on la fait monter de telle sorte qu'elle affleure la plate-forme, ou la dépasse plus ou moins, suivant la volonté de l'opérateur. En imprimant à la vis $\frac{1}{8}$, $\frac{1}{4}$ ou $\frac{1}{2}$ tour, on enlève, avec un rasoir dont l'une des faces *planes* est appliquée exactement sur la plate-forme du microtome, des tranches de moelle

tissu, on y observe un grand nombre de ramuscules vasculaires très-fins et très-déliés.

Dans le crâne, le périoste est soudé intimement à la dure-mère; aussi cette dernière membrane est-elle très-épaisse, et ses couches extérieures, plus vasculaires et plus lâches que les couches intérieures, remplissent le rôle de périoste. La dure-mère de la moelle renferme fort peu de vaisseaux. On n'y a pas observé de nerfs ; dans la dure-mère crânienne, on a trouvé, au contraire, des rameaux du grand sympathique et du trijumeau (1). On ne connaît pas encore d'une manière bien exacte la terminaison de ces éléments nerveux, sur le trajet desquels on a observé des divisions des tubes nerveux ; on suppose, néanmoins, qu'ils se terminent dans les parois des vaisseaux et dans les os.

On considère généralement l'arachnoïde comme un sac séreux fermé ; mais comme il est impossible de démontrer l'existence du feuillet pariétal au niveau de la dure-mère, il faut admettre que ces deux membranes sont soudées l'une à l'autre (2). L'arachnoïde est une membrane délicate et fort mince, composée de faisceaux entre-croisés et tressés en forme de réseau. La pie-mère recouvre la moelle d'une manière fort lâche; elle n'adhère au tissu de la moelle et aux racines que par des tractus nombreux de tissu conjonctif. Il se forme ainsi entre la pie-mère et la moelle un espace assez considérable, connu sous le nom d'espace sous-arachnoïdien (§ 135). Au niveau de la surface cérébrale, les rapports ne sont pas les mêmes ; la pie-mère est soudée à la pulpe cérébrale ; elle descend dans les sillons qui séparent les circonvolutions, tandis que l'arachnoïde les recouvre en forme de pont. L'arachnoïde offre la même disposition au niveau des dépressions plus considérables qui existent à la base du cerveau. Il se produit de la sorte un grand nombre de petits espaces sous-arachnoïdiens. Le tissu conjonctif qui entre dans la structure de ces tissus renferme des fibres

de $\frac{1}{10}$, $\frac{1}{8}$ ou $\frac{1}{4}$ de millimètre d'épaisseur. Lorsque l'on fait la coupe, le rasoir et la surface de la pièce doivent être imbibés d'alcool en assez grande quantité pour qu'au moment où elle se dégage la préparation flotte dans le liquide. Elle est placée dans l'eau, et on l'y laisse pendant quelques instants.

On procède ensuite à la coloration au carmin de la manière suivante : on verse goutte à goutte dans de l'eau distillée contenue dans une soucoupe du carmin neutre, jusqu'à ce que le liquide ait une couleur fleur de pêcher ; on agite, puis on dépose au fond du vase un morceau de papier à filtrer sur lequel les préparations sont portées. Sans cette dernière précaution, la face de la préparation qui repose sur la paroi du vase ne se colore pas. Une macération de vingt-quatre heures au moins est nécessaire pour obtenir une bonne coloration. Au bout de ce temps, les coupes sont lavées, puis portées dans un mélange d'alcool et d'eau à parties égales ; au bout d'un quart d'heure, on les met dans l'alcool pur, ensuite dans l'alcool absolu renfermé dans un flacon bien bouché et on les y laisse vingt-quatre heures. Ce traitement successif par des alcools de plus en plus forts a pour but d'empêcher les préparations de se ratatiner par l'action brusque de l'alcool. Le séjour prolongé dans l'alcool absolu est nécessaire pour enlever l'eau aussi complétement que possible ; il permet de traiter ensuite les préparations par l'essence de térébenthine, qui les rend transparentes.

Pour placer les préparations dans l'essence, on fait écouler l'alcool de manière à les laisser à sec au fond du flacon ; on renverse celui-ci, et on le laisse s'égoutter complétement. C'est seulement alors que l'on verse l'essence de térébenthine. Les préparations peuvent y être conservées pendant fort longtemps. Pour les étudier et leur donner de la fixité, on les monte dans le baume du Canada. R.

élastiques contournées en spirales ou en anneaux (voy. p. 245, § 128).

Tous les espaces sous-arachnoïdiens du cerveau et de la moelle communiquent plus ou moins entre eux et renferment le liquide cérébro-spinal. Ce dernier est composé de 99 parties sur 100 d'eau, de petites quantités d'albuminate de soude, de substances extractives et de sels. [C. Schmidt, Hoppe (3).]

L'arachnoïde est fort peu vasculaire ; on y a souvent observé des nerfs; reste encore à savoir s'ils se terminent dans cette membrane; le fait est probable (4).

La face extérieure de l'arachnoïde et la face interne de la dure-mère sont tapissées d'épithélium pavimenteux. (§ 87.)

On observe dans l'arachnoïde de petites masses arrondies, connues sous le nom de corpuscules de Pacchioni; elles sont formées par du tissu conjonctif non développé; on les rencontre surtout au niveau du sinus longitudinal supérieur (5).

La pie-mère est une membrane fort mince, délicate et très-lâche, formée de tissu conjonctif non développé et fibreux; on y observe par place des cellules de tissu conjonctif pigmentées (§ 132). La pie-mère est très-vasculaire; les vaisseaux qui s'y rendent forment des réseaux capillaires très-riches, ou bien se rendent directement dans la substance cérébrale. Nous avons déjà indiqué la disposition des vaisseaux superficiels de la moelle (§ 291). La membrane qui recouvre les circonvolutions cérébrales est encore beaucoup plus mince et plus vasculaire. La pie-mère doit jouer un certain rôle pour régulariser la quantité de sang qui se distribue aux organes centraux.

La portion de pie-mère interne qui communique avec la pie-mère externe au-dessous du corps calleux, porte le nom de toile choroïdienne (tela choroidea). La pie-mère pénètre dans les cavités cérébrales par la fente cérébrale de Bichat ; elle va former les plexus choroïdes (6), prolongements aplatis en forme de feuilles ; ils sont composés de vaisseaux contournés sur eux-mêmes (§ 136) et emprisonnés dans du tissu conjonctif muqueux, homogène, plus tard strié; la surface de ces plexus est tapissée par des cellules épithéliales spéciales (fig. 502), dont nous avons déjà parlé (§ 87). Les cavités cérébrales ne sont point tapissées par la pie-mère. On y observe, au-dessous de l'épithélium, le tissu conjonctif non développé de l'épendyme (§ 169).

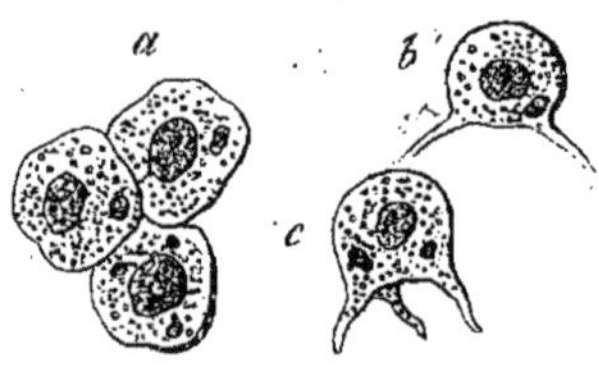

Fig. 502. — Cellules épithéliales des plexus choroïdes de l'homme.
a, cellules vues de champ; *bc*, cellules vues de côté.

La pie-mère du cerveau et de la moelle renferme un grand nombre de nerfs. Les nerfs (7) suivent les vaisseaux et forment même dans le tissu conjonctif des plexus serrés. Suivant Kœlliker, quelques-uns de ces nerfs suivent les rameaux artériels les plus déliés pour pénétrer dans la substance cérébrale. Les nerfs de la dure-mère proviennent des cordons postérieurs de la moelle (Remak), des nerfs crâniens et du grand sympathique, par l'intermédiaire du plexus carotidien interne et vertébral. Les tubes nerveux semblent également passer du cerveau et de la moelle dans la pie-mère. [Bochdalek (8), Lenhossek (9).]

Les vaisseaux sanguins (10) de la substance cérébrale offrent la même disposition que dans la moelle, c'est-à-dire qu'ils forment des réseaux à larges mailles, dans la substance blanche, et des réseaux serrés dans la substance grise.

Gerlach a trouvé que les vaisseaux offraient une disposition variable dans les couches blanches, rougeâtres et grises de la substance corticale du cervelet. Dans la substance blanche, les vaisseaux forment de larges mailles qui correspondent aux faisceaux des tubes nerveux ; le réseau capillaire le plus serré existe dans la couche rougeâtre. Les mailles de ce réseau sont arrondies ou polygonales, plus accentuées inférieurement ; à l'extérieur ; elles enveloppent les grosses cellules ganglionaires de la substance grise. Les mailles de ce dernier réseau sont moins serrées et offrent une direction rayonnante. La couche de substance grise la plus extérieure est dépourvue de capillaires. Ils s'y terminent en anse. Les vaisseaux afférents les plus volumineux pénètrent par les prolongements de la dure-mère jusqu'à la surface du cerveau ; là ils émettent des rameaux latéraux perpendiculaires, que l'on peut poursuivre dans la substance grise et qui ne tardent pas à former un réseau capillaire. D'autres troncs vasculaires plus importants parcourent la substance blanche.

La disposition des vaisseaux du bulbe olfactif est fort analogue à celle des vaisseaux de la couche corticale du cervelet (lapin).

Entre les deux bulbes olfactifs, on observe un vaisseau assez important qui envoie des rameaux latéraux dans la substance grise et à la surface. Dans la substance grise, on trouve un réseau assez dense qui offre des mailles allongées dans les couches extérieures, et des mailles arrondies dans les couches intérieures. Ce dernier réseau communique avec le réseau capillaire à larges mailles de la substance blanche.

Les vaisseaux lymphatiques (11) du cerveau présentent les mêmes dispositions que ceux de la moelle. (His.) Les vaisseaux sanguins du cerveau sont également entourés par une gaîne très-lâche ; les canaux périvasculaires communiquent avec un système lacunaire épicérébral, qui s'étend au-dessous de la pie-mère et immédiatement sur la surface du cerveau. Ce système lacunaire communique avec les canaux lymphatiques de la pie-mère. (Arnold.) Ils forment un réseau fort serré qui engaine les vaisseaux sanguins à la manière d'un manteau.

Il nous reste à parler des concrétions sablées du cerveau (fig. 503) ; on les observe dans la glande pinéale aussi bien que dans les plexus choroïdes. Ces concrétions (1) sont constituées par des masses irrégulières de 0m,012 à 0m,4 de diamètre, tantôt aplaties, généralement arrondies, ou de forme bizarre ; elles présentent des couches concentriques et un double contour. Les masses sont formées par du carbonate de chaux mélangé de phosphate de chaux, par du talc et par une substance fondamentale organique ; on les rencontre en général dans les faisceaux de tissu conjonctif. On ne les a observés que chez l'homme, et leur structure histologique n'est pas encore complétement connue *.

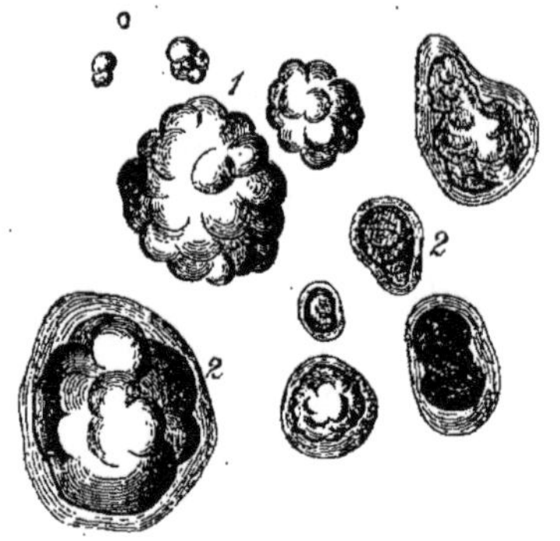

Fig. 503. — Concrétions du cerveau humain.
1. Concrétions de la glande pinéale.
2. Concrétions des plexus choroïdes avec leur enveloppe fromée de tissu conjonctif.

Nous avons déjà dit que le cerveau et la moelle se développaient aux dépens du feuillet corné du blastoderme, ou plutôt d'une portion de ce feuillet qui touche l'axe de l'embryon et à laquelle Remak avait donné le nom de feuillet médullaire (13).

Au début, le canal central de la moelle, encore très-large, est entouré par une substance grise composée de petites cellules arrondies, serrées les unes contre les autres (14). Ces éléments s'accumulent au niveau du point où se trouvera plus tard la corne antérieure, et de là partent les tubes nerveux de la racine antérieure. Les cordons de la substance blanche se forment plus tard ; leur développement, et le rapport de ces cordons avec la substance blanche méritent d'être étudiés à nouveau. Les fibres de la racine postérieure apparaissent en même temps que les cordons postérieurs. L'épithélium, qui est d'abord épais et à plusieurs couches, apparaît de bonne heure ainsi que la charpente limitante.

L'histoire de l'histogenèse du cerveau et des différentes parties qui le composent est encore fort incomplète (15). L'origine de la charpente de tissu conjonctif des organes centraux n'est pas connue. Il est fort peu probable qu'elle se développe aux dépens du feuillet moyen du blastoderme, comme nous l'avons déjà dit (§ 119).

Les enveloppes du cerveau et de la moelle, les vaisseaux sanguins et les canaux lymphatiques de ces organes se développent au contraire aux dépens du feuillet moyen. Les vaisseaux partent des enveloppes sous forme de bourgeons qui avancent dans la substance cérébrale pour s'y ramifier et s'y anastamoser. (His.) On aperçoit également de très-bonne heure les espaces périvasculaires.

Remarques. — (1) Voy. Arnold, Anatomie, vol. II, p. 672; Purkinje, in Müller's Archiv, 1845, p. 342; Luschka, Die Nerven der harten Hirnhaut, *Les nerfs de la dure-mère*. Tübingen, 1850, et Kœlliker, Anatomie microsc., vol. II, part. I, p, 495. — (2) Luschka, Die Struktur der serösen Häute, p. 64, *Structure des membranes séreuses*, et Die Adergeflechte des menschlichen Gehirns, *Vaisseaux du cerveau humain*. Berlin, 1855, p. 59; Hæckel, in Virchow's Archiv, vol. XVI, p. 253. — (3) C. Schmidt, Charakteristik der epidemischen Cholera, p. 137; Hoppe, in Virchow's Archiv, vol. XVI, p. 391. — (4) Luschka (*loc. cit.*, p. 69, pl. II, fig. 4) a observé des divisions des fibres primitives. — (5) Voy. L. Meyer, in Virchow's Archiv, vol. XIX, p. 171. — (6) Luschka, Monogra-

* Voy. Ranvier et Cornil, *Manuel d'histologie pathologique*, 1869, I, p. 135. R.

phie der Adergeflechte, *Des artères du cerveau;* Hæckel, *loc. cit.*, p. 253. — (7) Purkinje, *loc. cit.*; Remak, in Müller's Archiv, 1841, p. 418; Kœlliker, *loc. cit.*, p. 498. — (8) Prager Vierteljahrsschrift, 1849, vol. I, p. 121. — (9) *Loc. cit.*, p. 44. — (10) Voy. E. H. Ekker, De cerebri et medullæ spinalis system. vas. capill. Trajecti, 1853; Diss.; J. Œgg, Untersuchungen über die Anordnung und Vertheilung der Gefässe der Windungen des kleinen Gehirns, *Etudes sur la disposition et la distribution des vaisseaux des circonvolutions du cervelet.* Aschaffenburg, 1857, Diss.; Gerlach, Mikrosk. Studien, p. 18. — (11) Voy. Arnold, Anatomie, vol. II, part. II, p. 680; Hiss, *Le système périvasculaire.* — (12) E. Harless, in Müller's Archiv, 1854, p. 354. Hæckel (p. 255) a décrit dans son beau travail les autres altérations pathologiques des artères du cerveau. Steudener Zur Keutniss der Sandgeschwülste, in Virchow's Archiv., mai 1870. — (13) Voy. l'ouvrage de Remak; Kœlliker, Histoire du développement, p. 226; la monographie de Bidder et Kupffer sur la texture de la moelle; Hensen, in Virchow's Archiv, vol. XXX, p. 176, et le travail de His, Die Häute und Höhlen des Körpers, *Les membranes et les cavités du corps humain.* — (14) Suivant Schönn, on aurait pris pour des cellules des coupes transversales de fibres nerveuses longitudinales. — (15) Voy. les ouvrages d'embryologie que nous avons indiqués, et F. Schmidt, in Zeitschr. f. wissensch. Zool., vol. II, p. 76.

9. Appareil des sens.

§ 300.

Peau. — La peau (fig. 504) qui est le siége du tact et du toucher, est composée de l'épiderme (*a*, *b*), du derme (*c*), du tissu cellulaire sous-dermique (*h*), de nerfs (*i*), de vaisseaux (*d*), de glandes sudoripares (*g*, *e*, *f*) et sébacées. Les poils et les ongles en font également partie (1).

Nous avons déjà étudié, en détail, la structure de chacun de ces organes. Voyez pour la structure du derme le paragraphe 136, pour celle de l'épiderme le paragraphe 90. Nous avons étudié la structure du tissu cellulaire sous-cutané et du tissu adipeux qu'on y rencontre dans les paragraphes 120 à 123. On trouvera au paragraphe 185 la description des différents modes de terminaison des nerfs dans la peau*; nous avons parlé des glandes en étudiant le tissu glandulaire en général (§ 196). Voyez, pour les poils, le paragraphe 212 et pour les ongles le paragraphe 99.

L'épaisseur du derme varie considérablement dans les différents points

* D'après Langerhans[1], les nerfs de la peau ne se terminent pas tous dans le chorion; quelques filets nerveux arrivent dans le corps muqueux de Malpighi, cheminent entre les cellules épithéliales et vont aboutir à des cellules ramifiées situées dans la couche moyenne du corps muqueux.

Pour observer ces cellules, il faut employer l'imprégnation d'or, méthode inventée par Cohnheim et qui a conduit ce dernier auteur à une découverte importante sur la terminaison des nerfs dans l'épithélium antérieur de la cornée. De très-petits fragments de peau fraîche sont placées dans une solution de chlorure d'or à 1/2 pour 100. Lorsqu'ils sont devenus jaunes dans toute leur épaisseur, on y pratique des sections très-minces, que l'on soumet à l'action de la lumière solaire; puis on les étudie dans la glycérine. Les cellules ramifiées de l'épiderme se montrent alors colorées en violet, tandis que les cellules épithéliales sont jaunes; leurs prolongements sont également violets. Un de ces prolongements se dirige du côté du chorion, y pénètre et se continue avec les nerfs. Les autres, au nombre de 3 ou 4, cheminent entre les cellules épithéliales et se terminent dans la substance intercellulaire par des renflements en forme de bouton. R.

[1] P. Langerhans, Ueber die Nerven der menschlichen Haut, in Virchow's Archiv, tome XLIV, p. 325, 1868.

du corps ; elle peut aller de $0^m,4$ à 2 millimètres. C'est au niveau des paupières, du prépuce, du gland, et sur la face interne de la grande lèvre, que le derme est le plus mince. A la face, au scrotum, au mamelon, il atteint $0^m,6$ à 1 millimètre ; au front $1^m,3$. Sur le reste de la peau, cette épaisseur varie entre $1^m,5$ et 2 millimètres. A la plante des pieds, aux fesses et au dos, souvent aussi à la paume des mains, le derme atteint sa plus grande épaisseur. Il est plus épais chez l'homme que chez la femme. Chez les enfants au-dessous de 7 ans, l'épaisseur est moitié de ce qu'elle sera chez l'adulte. (C. Krause.)

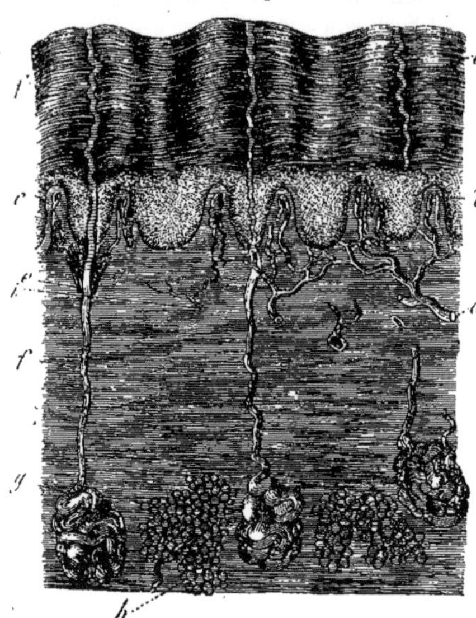

Fig. 504. — Coupe verticale de la peau de l'homme. *a*, couches superficielles de l'épiderme ; *b*, réseau de Malpighi ; au-dessous, le derme avec ses papilles en *c*, et se confondant inférieurement avec le tissu conjonctif sous-cutané dans lequel on observe en *h* des amas de cellules adipeuses ; *g*, glandes sudoripares avec leurs canaux excréteurs *e* et *f* ; *d*, vaisseaux ; *i*, nerfs.

L'épiderme, dont nous avons décrit la structure en détail (§ 90), présente également une épaisseur fort variable suivant les points que l'on examine. Ces différences portent surtout sur les couches cornées. L'épaisseur des couches cellulaires les plus molles varie entre $0^m,1$ et $0^m,2$; celle des couches cornées oscille au contraire entre $0^m,02$ et 2 millimètres. Dans la plupart des points de la peau, l'épaisseur de l'ensemble des couches épidermiques varie entre $0^m,06$ et $0^m,13$. (Krause.) L'épiderme atteint sa plus grande épaisseur à la face palmaire de la main et à la face plantaire du pied. On sait depuis longtemps que cette différence d'épaisseur existe même chez l'embryon.

Nous avons déjà parlé des corpuscules du tact ou papilles de la peau (§ 136). On les rencontre sur toute la surface de la peau ; le siége, le volume et la forme de ces papilles sont complétement différents. Dans certains points, notamment à la face palmaire de la main, ces papilles for-

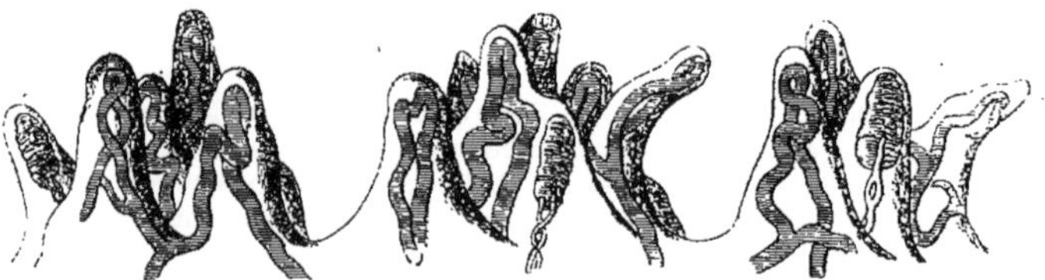

Fig. 505. — Section verticale de trois groupes de papilles nerveuses prises dans la peau de l'index chez l'homme ; elles sont pourvues d'anses vasculaires et de corpuscules du tact.

ment souvent de petits groupes situés en rangées sur des saillies du chorion.

Dans d'autres points, les papilles sont irrégulièrement groupées, serrées les unes contre les autres ou bien isolées. Les dimensions des papilles varient considérablement. Les plus longues ont de 0m,13 à 0m,2. On les rencontre à la face palmaire de la main, à la plante du pied et au mamelon. Sur la peau, les papilles ont, en moyenne, de 0m,1 à 0m,04 de long. Les papilles les plus petites, celles de la face, par exemple, n'ont que 0m,04 et même 0m,02 de long. Les papilles d'un certain volume offrent la forme d'un cône ou d'une langue : les plus petites sont représentées par de simples petites saillies mamelonnées. Outre les papilles simples, on distingue les papilles composées, c'est-à-dire des mamelons divisés en deux, plus rarement trois petits mamelons secondaires (fig. 505 au milieu). Nous avons déjà étudié le tissu fondamental homogène de ces papilles, paragraphe 136. La surface de la papille est généralement dentelée ; cet aspect est dû à un nombre considérable de petites saillies. (Meissner.)

Les vaisseaux sanguins de la peau forment d'abord des réseaux capillaires dans le tissu conjonctif sous-cutané où ils enveloppent les cellules adipeuses, les follicules pileux et les glomérules des glandes sudoripares (fig. 506, *c*). Dans le derme on observe un réseau fort riche, composé de canaux capillaires très-fins, de 0m,006 à 0m,01 de diamètre. Ce réseau forme une véritable nappe d'où partent des anses de 0m,009 de diamètre et plus; ces anses sont destinées aux papilles, à l'exception toutefois de celles qui renferment des corpuscules du tact (§ 186).

Les vaisseaux lymphatiques de la peau, dont les anciens observateurs avaient déjà décrit les réseaux serrés, ont été décrits et représentés dans ces derniers temps par Teichmann (2). Ils sont surtout fort développés dans les points où la peau est flasque et ridée, et susceptible par conséquent de s'étendre et de revenir sur elle-même, comme au scrotum. Ils sont également fort riches dans les points où se trouvent de nombreuses papilles, comme aux doigts, aux orteils, à la face palmaire des mains et plantaire des pieds. On distingue deux réseaux lymphatiques dans la peau ; l'un profond, formé par des canaux larges, l'autre superficiel, composé de canaux très-étroits. Cette distinction n'existe pas partout, notamment au scrotum. Teichmann a trouvé dans des papilles, qui s'étaient développées sous une influence pathologique, un canal central rappelant le vaisseau chylifère central des villosités intestinales. Cet auteur n'a pas trouvé de canaux lymphatiques ni dans le tissu conjonctif sous-cutané, ni dans le tissu adipeux, les glandes sudoripares et sébacées, ni dans les follicules pileux (3).

Nous avons parlé de la disposition des nerfs de la peau et de leurs plexus dans la deuxième partie de cet ouvrage ; nous avons également décrit les différents modes de terminaison de ces nerfs (§ 185 et § 187). On trouvera dans le paragraphe 184 quelques détails sur les corpuscules terminaux de Krause.

Nous avons étudié le développement de l'épiderme en décrivant celui des épithéliums (§ 98). Dans la quatrième et cinquième semaine de la vie intra-utérine, le derme est encore formé uniquement d'un amas de cellules embryonnaires arrondies et fusiformes; son épaisseur varie, à ce moment, entre $0^m,015$ et $0^m,02$. [Kœlliker. (4).] Au troisième mois, on distingue le tissu conjonctif sous-cutané; les deux couches ont alors, à peu près, la même épaisseur. L'épaisseur de la peau, en son entier, est environ de $0^m,13$. Un mois plus tard, on observe les premiers groupes de cellules adipeuses. Au sixième mois, on voit apparaître les papilles. Le derme a, à ce moment, 1 millimètre d'épaisseur et plus. Le pannicule adipeux est très-développé chez les enfants nouveau-nés.

REMARQUES. — (1) Voy. l'article de KRAUSE : « Peau », in Handw. der Physiol., vol. II, p. 108; MEISSNER, Beiträge zur Anatomie und Physiologie der Haut, *Contributions à l'anatomie et à la physiologie de la peau*. Leipzig, 1853, et HENLE, Traité de splanchnologie, p. 1. — (2) Voy. son ouvrage, p. 61. — (3) TEICHMANN (p. 65) a pu injecter des canaux lymphatiques dans le lit de l'ongle. Les détails manquent. — (4) Anatomie microscopique, vol. II, part. I. p. 32. — ROUGET a trouvé de la matière glycogène dans la peau du fœtus (Journ. de la phys., tome II, p. 320).

§ 301.

La peau renferme deux variétés de glandes : des glandes sudoripares et des glandes sébacées.

Nous avons déjà étudié (198) la structure et la disposition des glandes sudoripares. [(1) fig. 505 à 507.]

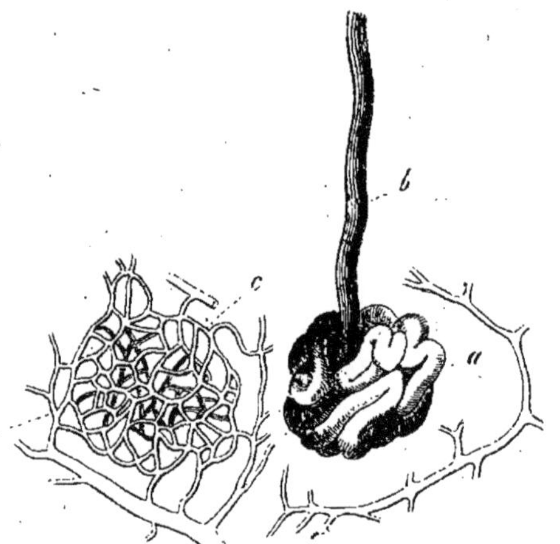

Fig. 506. — Glande sudoripare chez l'homme. *a*, glomérule entouré d'une veine; *b*, conduit excréteur; *c*, réseau capillaire avec le rameau artériel.

Le glomérule de ces glandes est situé dans les couches inférieures du chorion, ou bien même dans le tissu cellulaire sous-cutané, plus profondément que les follicules pileux; le glomérule est enveloppé par les cellules du pannicule adipeux. Le canal excréteur, dont les dimensions varient suivant l'épaisseur de la peau, traverse le chorion et va s'ouvrir au niveau de l'épiderme entre les papilles. A ce niveau, le canal excréteur se recourbe ou se contourne en forme de tire-bouchon. Les orifices de ces canaux excréteurs sont microscopiques; cependant, à la paume des mains et à la plante des pieds, ils offrent une dilatation en forme d'entonnoir. A ce niveau, les orifices glandulaires forment des rangées qui suivent les sillons de la peau. Généralement, ces orifices sont disposés irrégulièrement. Ces glandes sont tapissées par une couche simple ou double de cellules polygonales arrondies, assez petites, de 0m,01 à 0m,015 de diamètre, qui renferment généralement des molécules d'une matière colorante brunâtre et des graisses neutres. La cavité située au centre du cul-de-sac glandulaire contient un liquide aqueux, non-granuleux; dans les grosses glandes glomérulées, le liquide est épais et renferme des molécules de graisse et d'albumine; cette masse est formée par la rupture des cellules et rappelle la matière grasse sécrétée par des glandes analogues, telles que les glandes à cérumen ou les glandes sébacées. Les vaisseaux forment autour du glomérule un réseau élégant en forme de corbeille (*c*, *c*). Les nerfs ne sont pas connus; il faut admettre, cependant, que le système nerveux exerce son action sur ces glandes comme sur les glandes salivaires.

Les glandes sudoripares existent sur toute la surface du corps, à l'exception toutefois de quelques points fort limités. Leur disposition, leur volume, leur nombre sont fort variables dans les différents points où on les examine. Elles sont disposées en rangées régulières dans les sillons cutanés de la plante du pied et de la paume de la main. Généralement, elles sont réunies sous forme de petits groupes irréguliers; ces derniers sont séparés les uns des autres par des espaces de peau d'étendue variable et qui ne renferment point de glandes. Les glandes s'étendent jusqu'au bord rosé des lèvres, jusqu'à l'entrée des narines, et s'arrêtent au rebord du prépuce et au bord antérieur de la grande lèvre. Les glandes du plus petit volume se trouvent dans presque tous les points du corps; dans l'aisselle on observe des glandes serrées, nombreuses et d'un volume considérable. Krause a fait des recherches fort curieuses sur le nombre des glandes sudoripares. Dans l'étendue d'un pouce carré, il a trouvé, à la nuque, au dos et aux fesses, une moyenne de 417 glandes; aux joues, 548; sur la face interne de la cuisse et de la jambe, 576; à la face externe de l'avant-bras, 1093; à la face interne, 1123; en avant du thorax et du ventre, 1136; au front, 1258; à la face dorsale de la main, 1490; à la face palmaire, 2736; à la plante du pied, 2685. L'auteur a trouvé, par le calcul, qu'il existait environ 2,381,248 glandes à la surface du corps humain. Il est évident que cette proportion est variable chez les différents individus. Nous avons déjà étudié le développement des glandes sudoripares chez l'embryon (§ 200).

Les glandes de l'aisselle, dont la sécrétion est épaisse et grasse, peuvent être à peine considérées comme des glandes sudoripares, et méritent d'être désignées par un nom spécial, de même que les glandes cérumineuses du conduit auditif externe.

Les glandes cérumineuses (2) occupent la portion cartilagineuse du conduit auditif externe; elles sont nombreuses, serrées, et offrent la structure des glandes sudoripares. Le glomérule de ces glandes a environ 0m,2 à 1m,4 de diamètre; le conduit excréteur est presque droit et court; jamais il n'est contourné en spirale. Les cellules glandulaires du glomérule renferment des granulations et des gouttelettes de graisse et des molécules d'un pigment brunâtre auquel le liquide sécrété doit sa coloration.

Le cérumen est un liquide jaunâtre, épais, amer ; à l'examen microscopique, on y observe, outre des écailles épidermiques, des granulations et des gouttelettes d'une graisse jaunâtre ; des molécules de matière colorante brune, isolées ou réunies en bloc, puis des cellules d'un certain volume remplies de graisse ; ces dernières proviennent sans doute, comme le suppose Kœlliker, des glandes sébacées de la région.

Berzelius a analysé le cérumen et y a trouvé, outre la substance qui forme les écailles épidermiques, une graisse blanchâtre, une substance jaunâtre, soluble dans l'alcool, à saveur amère, mais qui n'offre aucune analogie avec les éléments de la bile (Lehmann), puis des matières extractives et des sels de chaux et de potasse.

Remarques. — (1) Voyez, outre le Traité de splanchnologie de Henle (p. 29), les ouvrages de Todd et Bowman (vol. I, p. 422), et Kœlliker, Anat. microsc., vol. II, part. I, p. 156 ; le travail de Krause (p. 127) ; puis Breschet et Roussel de Vauzème, in Annales d. sc. nat., série 2, tome II, p. 167 et 321 ; Gurlt, in Müller's Archiv, 1835, p. 399, et Wagner, Icon. phys., tab. 16, fig. 9 et 10. — (2) Wagner, Icon. phys., tab. 16, fig. 11 ; Krause et Kohlrausch, in Müller's Archiv, 1839, p. 107 (Jahresbericht), Kœlliker, *loc. cit.*, p. 174.

§ 302.

Une portion de l'eau contenue dans la peau s'échappe d'une manière continue à travers la couche de cellules épithéliales qui la recouvre. On a donné à ce phénomène, qui est constant, mais dont l'énergie est fort variable, le nom de *perspiration*. Le liquide qui se perd de la sorte provient des vaisseaux sanguins du corps papillaire, des sucs qui baignent ces organes, puis du contenu aqueux des conduits des glandes sudoripares. Il serait difficile de dire laquelle de ces deux sources fournit la plus grande part dans le phénomène de la perspiration. Krause croit que l'eau qui s'évapore par la perspiration provient principalement du corps papillaire. Cet auteur a également observé que les couches cornées de l'épiderme sont imperméables aux liquides, mais qu'elles sont facilement traversées par tous les gaz.

Il est un autre phénomène, non plus constant et purement physique, comme celui de la perspiration, mais périodique, c'est la sécrétion de la sueur, qui s'écoule à l'état liquide des orifices nombreux des glandes sudoripares ; les petites gouttelettes de sueur qui s'écoulent des glandes viennent se réunir sur la peau, qui est recouverte d'un enduit gras, de manière à former de grosses gouttes de sueur.

La proportion d'eau qui s'exhale, soit par la perspiration, soit par la sueur, est naturellement fort variable. Elle peut être de 8 à 900 grammes, en moyenne, dans une journée, avec des extrêmes de 550 à 1,500 grammes. (Krause.) Elle est inférieure à la proportion de liquide qui est sécrété par les reins (273) ; du reste, la sueur renferme fort peu de produits de décomposition. Cette proportion est, par contre, plus forte que celle du liquide perdu par l'exhalation pulmonaire (5 à 700 grammes par jour).

Nous n'entrerons pas dans d'autres détails qui ressortent de la physiologie.

On a analysé chimiquement (1) le liquide exhalé par la peau, puis condensé sous forme de goutelettes à la surface, le liquide qui s'écoule sous forme de gouttes du conduit excréteur des glandes sudoripares, et enfin ces deux liquides réunis. On désigne généralement ce mélange sous le nom de sueur.

La sueur est toujours chargée de cellules épithéliales détachées et de molécules de graissse qui proviennent, ou bien des glandes sébacées, ou bien des glandes glomérulées. On ne trouve pas d'autres éléments formés dans la sueur.

La sueur est un liquide transparent, incolore; acide à l'état frais et normal, il devient neutre et alcalin au bout d'un certain temps. Sa saveur est salée; il répand une odeur plus ou moins intense, qui rappelle celle des acides gras volatiles.

La sueur renferme peu d'éléments solides; la proportion de ces matières varie, du reste, avec la quantité de liquide excrété. La proportion est, en moyenne, de 2 à 4 pour 100. Ces matières solides sont des substances organiques et minérales. Parmi les premières, on compte plusieurs acides gras volatiles, et avant tout les acides formique, butyrique et acétique. Les acides métacétonique, capronique, caprylique et caprinique existent aussi très-probablement dans la sueur. Du reste, la proportion des différents éléments de la sueur doit être variable, car l'odeur de la sueur varie, non-seulement dans les différents points du corps, mais encore chez les différentes races d'hommes (nègres et européens). Suivant Favre, on trouverait encore dans la sueur un acide particulier, l'acide hydrotinique (2).

La sueur renferme, en outre, même à l'état normal, de l'urée (3). L'altération rapide de la réaction de la sueur et le dégagement d'ammoniaque sont dus à la présence de ce corps, qui est très-abondant dans les cas où la fonction rénale est supprimée. On n'a pas signalé jusqu'alors dans la sueur la présence d'autres bases organiques.

On y rencontre, d'une manière constante, des graisses neutres; Schottin y a trouvé également de la cholestérine.

On a signalé la présence de pigments biliaires dans la sueur de certains malades (4).

On a trouvé également dans la sueur des substances minérales : du fer et du phosphate de chaux, provenant sans doute de cellules épithéliales; des chlorures alcalins, avec prédominance du chlorure de sodium; puis de petites proportions de phosphates et de sulfates alcalins. On y observe, enfin, de l'acide carbonique libre. Les sels ammoniacaux qu'on y rencontre se forment seulement après la décomposition de la sueur.

Remarques. — (1) Voy. Lehmann, Chimie physiol., vol. II, p. 332, et la Zoochimie du même auteur, p. 298; Gorup, Chimie physiol., p. 503; Favre, in Erdmann's Journal, vol. LVIII, p. 365; Schottin, De sudore. Lipsiæ, 1851, Diss., et in Archiv für physiol. Heilkunde, vol. II, p. 73; Funke, Physiologie, 4e édit., vol. I, p. 574. — (2) On n'a pas trouvé d'acide lactique dans la sueur. — (3) FAVRE, *loc. cit.*; PICARD, De la présence de l'urée, etc., et FUNKE, Physiol., *loc. cit.*, p. 578. — (4) La présence du sucre de raisin dans la sueur paraît assez douteuse. BIZIO y a trouvé une fois de l'indigo (Wiener Sitzungsberichte, 1860, p. 35).

§ 303.

Glandes sébacées. — Les glandes sébacées [(1) fig. 507] sont de petites glandes en grappe, disséminées dans toute l'étendue de la peau, bien

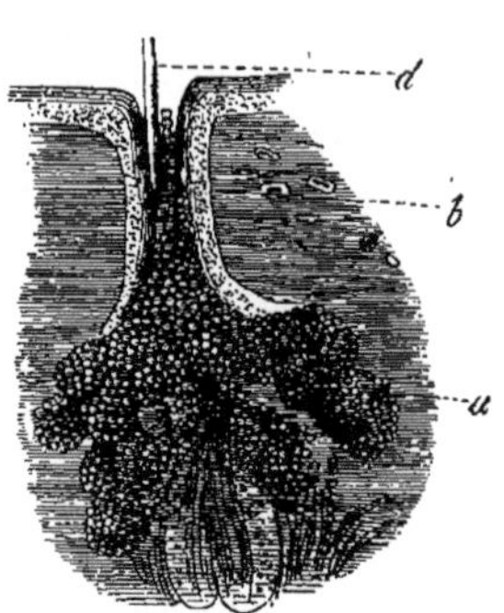

Fig. 507. — Glande sébacée.

a, culs-de-sac glandulaires; b, conduit excréteur; c, bulbe pileux; d, tige du poil.

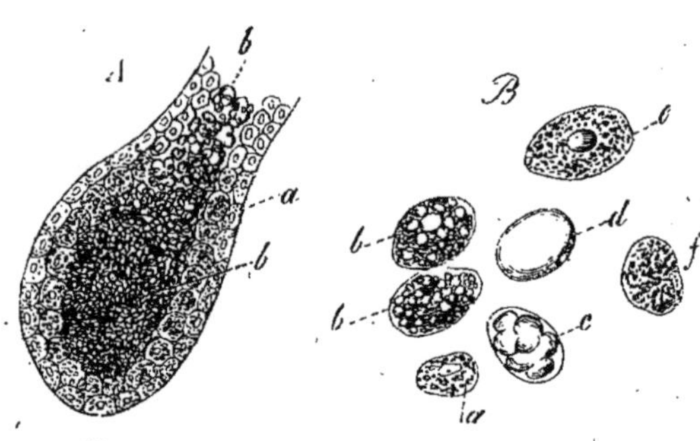

Fig. 508. — A. Cul-de-sac d'une glande sébacée.

a, cellules glandulaires tapissant la paroi; b, cellules avec contenu graisseux emplissant le cul-de-sac. B. Cellules vues à un grossissement plus considérable. a, petite cellule tapissant la paroi et renfermant peu de graisse; b, cellule plus volumineuse et chargée de graisse; c, cellule dans laquelle les granulations graisseuses se sont réunies sous forme de gouttelettes; d, cellule remplie d'une grosse goutte de graisse; e, f, cellule dont la graisse s'est en partie échappée.

qu'elles s'y trouvent en nombre moindre que les glandes sudoripares. Le produit de sécrétion des glandes sébacées (fig. 508) est gras: le développement de ces organes a déjà été étudié (§ 196).

Les glandes sébacées sont toujours situées dans le chorion et jamais dans le tissu conjonctif sous-cutané; elles sont généralement annexées aux poils, dans les follicules desquels elles se terminent (§ 218) au nombre de deux ou plus. Quand on examine de gros poils, les glandes apparaissent comme de petits organes appendus aux parties latérales du bulbe pileux; dans les poils du duvet, au contraire, c'est le bulbe pileux qui semble constituer un des appendices des glandes. Dans les points du corps où il n'y a pas de poils, les glandes sébacées débouchent directement à la surface de la peau. Ces glandes font complétement défaut dans les parties nues du corps, telles que la paume de la main, la plante des pieds, la peau qui recouvre les deux dernières phalanges: on les retrouve, bien qu'en petit nombre, dans quelques points des organes génitaux, au niveau du prépuce, du gland (glandes de Tyson), à la surface des petites lèvres.

Les glandes sébacées ont, en moyenne, de $0^{m},2$ à $0^{m},5$ et même 1 millimètre de diamètre; leur structure est fort variable. Les glandes les plus petites sont formées par de simples culs-de-sac ; d'autres présentent, à leur partie inférieure, de petites dépressions qui deviennent de plus en plus nombreuses, et présentent tantôt la forme de bouteilles (fig. 508, A), tantôt une forme arrondie. Ces culs-de-sac glandulaires, dont la longueur est fort variable, ont, en moyenne, de $0^m,04$ à $0^m,06$ et $0^m,2$ de diamètre. On observe les culs-de-sac les plus volumineux au nez, au scrotum, au au mont de Vénus et aux grandes lèvres. La paroi des culs-de-sac glandulaires et du conduit excréteur n'est point formée par une membrane transparente et dépourvue de structure comme dans les autres glandes. Elle est au contraire composée par du tissu conjonctif strié. On n'observe pas en général de vaisseaux sanguins autour du corps de la glande. La sécrétion de ces glandes est peu abondante ; elles ne sont du reste destinées qu'à fournir un enduit gras aux poils et à la surface de la peau.

L'enduit sébacé de la peau [sebum cutaneum (2)] se présente, à l'état frais, sous forme d'une masse épaisse, huileuse, qui ne tarde pas à prendre, à l'air, la consistance de la graisse. On y observe des éléments formés B, parmi lesquels nous signalerons des écailles épidermiques dont nous avons déjà parlé § 196. L'enduit sébacé de la peau est composé d'une forte proportion de graisses neutres auxquelles viennent se joindre des savons, la cholestérine et des substances protéiques. Les chlorures et les phosphates alcalins y sont en petite quantité et sont remplacés par des phosphates terreux.

Les glandes sébacées se développent aux dépens du feuillet externe du blastoderme, de même que les glandes sudoripares et la mamelle; elles se développent en même temps que les poils, et du quatrième au cinquième mois de la vie fœtale.

Au début, ces glandes se présentent sous l'aspect de masses véruqueuses ou en forme de bouteilles qui sont fixées sur la gaîne externe de la racine du poil; elles se développent aux dépens des cellules embryonnaires de cette gaîne qui prolifèrent (§ 218).

De très-bonne heure on observe déjà, comme l'a démontré Kœlliker, la transformation graisseuse des cellules centrales de ces glandes rudimentaires.

La glande ne prend les caractères d'une véritable glande en grappe que dans les derniers mois de la vie fœtale. Cette transformation se produit grâce à une prolifération des cellules périphériques de la surface de la glande.

REMARQUES. — (1) Voy. l'article de KRAUSE, « Peau, » *loc. cit.*, p, 126; TODD et BOWMAN, vol. I, p. 424; KŒLLIKER, Anat. microsc., vol. II, part. II, p. 160; SIMON, in Müller's Archiv, 1844, p. 1. — (2) LEHMANN, Chimie physiol., vol. II, p. 326, et Zoochimie, p. 294. — (3) Voy. KŒLLIKER, in Zeitschr. f. wiss. Zool., vol. II, p. 90.

§ 304.

Appareil de la gustation. — La terminaison des nerfs de la langue, qui président à la gustation, est encore fort incomplétement connue à l'heure actuelle. Nous avons déjà étudié la structure de la langue en décrivant celle de l'appareil digestif en général (§ 247).

Key a publié (1) des observations fort curieuses qu'il avait faites sur des langues de grenouilles.

Chez cet animal, on observe, outre des papilles minces et allongées, une autre forme de papilles gustatives qui ressemblent aux papilles fungiformes des mammifères. On parvient facilement à étudier la structure de ces organes.

Les parois latérales et le bord de la surface libre de ces larges papilles sont tapissés par de longues cellules à cils vibratiles. La couronne, par contre, est recouverte d'une couche de cellules dépourvues de cils vibratiles. L'extrémité profonde des cellules cylindriques se termine par des rameaux qui s'anastamosent en forme de réseau ; on observe par place des noyaux emprisonnés par le réseau.

Entre ces cellules cylindriques on trouve, en outre, à des hauteurs différentes, de petites cellules arrondies ou elliptiques pourvues d'un noyau assez volumineux. Ces cellules présentent deux prolongements, l'un supérieur, l'autre inférieur. Le premier s'élève jusqu'à la surface, en passant entre les cellules cylindriques ; il présente la forme d'un bâtonnet mince et élancé ; le prolongement inférieur est un filament extrêmement délié, sur le trajet duquel on observe les petites varicosités qui caractérisent les fibrilles nerveuses les plus déliées.

Dans l'axe de la papille, on trouve un ramuscule nerveux, formé de quelques tubes assez larges et pourvus de moelle. A l'extrémité de ce rameau les cylindres-axes des tubes nerveux se continuent par des fibrilles très-fines et variqueuses. Ces dernières sont identiques aux prolongements inférieurs des cellules elliptiques, et Key prétend avoir observé l'union directe de ces éléments entre eux.

Les tubes des nerfs qui président à la gustation, ou plutôt leurs cylindres-axes, se termineraient donc dans les cellules munies d'un prolongement en forme de bâtonnet. Ces cellules constitueraient par leur ensemble un véritable système de cellules gustatives. Nous retrouverons du reste la même disposition dans d'autres organes des sens.

Krause (2) a décrit des massues terminales dans les papilles fungiformes et caliciformes de la langue de l'homme et des mammifères. Schultze (3) a également trouvé dans la muqueuse des éléments terminaux particuliers.

REMARQUES. — (1) Voy. A. KEY, in Reichert's und Du Bois-Reymond's Archiv, 1861, p. 329. BILLROTH a fait les premières observations sur ce sujet (Deutsche Klinik, 1857, n° 21, et Müller's Archiv, 1858, p. 159. — (2) Les corpuscules terminaux, p. 119, 151. — (3) Voy. sa Monographie : Untersuchungen über den Bau der Nasenschleimhaut, *Recherches sur la structure de la muqueuse olfactive*. Halle, 1862, p. 10. Les tubes terminaux pâles et libres décrits par R. WAGNER (Göttinger Nachrichten, 1853, n° 6) et WALLER (Nouvelle méthode anatomique pour l'investigation du système nerveux. Bern, 1852) n'existent assurément pas, pas plus que les anses terminales de leurs prédécesseurs. Voy. encore HARTMANN, in Reichert's und Du Bois-Reymond's Archiv, 1863, p. 634.

§ 305.

Organe de l'olfaction. — L'organe de l'olfaction (1) se compose des deux fosses nasales et d'un système de cavités accessoires qui communiquent avec ces dernières. Cet organe n'a pas seulement pour but de présider à l'olfaction, il constitue en outre la première portion des voies respiratoires et reçoit également les larmes.

Tout l'organe, à l'exception des parties supérieures des deux fosses nasales, ne prend pas une part directe à l'olfaction ; il prépare plutôt cette sensation ou constitue simplement un organe du tact. Aussi l'organe de l'olfaction reçoit-il des rameaux nerveux du trijumeau.

Au point destiné à la perception des odeurs correspond la terminaison du nerf olfactif qui a lieu dans la portion supérieure de la cloison, dans le cornet supérieur et dans une partie du cornet moyen. Toute cette partie de la muqueuse est caractérisée par une coloration brune ou jaunâtre qui est plus marquée chez l'adulte que chez le nouveau-né ; chez l'homme ce caractère est peu accentué. L'étendue de cette région, à laquelle Todd et Bowman ont donné le nom de région olfactive, est fort variable, surtout chez l'homme. On peut conserver le nom de membrane de Schneider à l'autre portion de la muqueuse nasale qui ne préside pas à l'olfaction.

Inutile d'insister sur la structure des os qui entrent dans la formation du nez et sur celle des cartilages de cet organe.

La peau qui recouvre le nez est recouverte de couches épithéliales assez minces ; on observe quelques glandes sudoripares isolées et de nombreuses glandes sébacées (§ 198). A l'entrée des fosses nasales on observe des poils très-forts destinés à arrêter les corps étrangers qui pourraient pénétrer dans les cavités du nez. L'épithélium pavimenteux stratifié s'étend à une certaine distance dans les fosses nasales, pour faire bientôt place à de l'épithélium à cils vibratiles qui tapisse tous les sinus (§ 93).

La membrane de Schneider, dont la structure varie suivant les points où on l'examine, est très-vasculaire dans les principales cavités du nez. Dans les sinus elle est plus mince et soudée à la surface osseuse, de manière que le tissu sous-muqueux joue en même temps le rôle de périoste. Dans les fosses nasales proprement dites la muqueuse est, au contraire, bien plus épaisse. Elle renferme de nombreuses glandes muqueuses qui deviennent plus rares dans les sinus (2), et des plexus artériels et surtout veineux fort développés (3) ; la fréquence des hémorrhagies nasales est due évidemment à la richesse de ces réseaux vasculaires. — La terminaison des nerfs sensitifs de la muqueuse nasale n'est pas encore connue.

Remarques. — (1) Voy. Todd et Bowman, *loc. cit.*, vol. II, p. 1 ; Kœlliker, Mikr. Anat., vol. II, part. II, p. 763, et son Traité d'histologie, 4ᵉ édit., p. 72 ; Henle, Traité de splanchnologie, p. 818. Parmi les travaux spéciaux, nous citerons : C. Eckhard, Beiträge zur Anatomie und Physiologie, *Contributions à l'anatomie et à la physiologie*, cah. 1. Giessen, 1855, p. 97 ; Ecker, dans les Comptes rendus de la Société des naturalistes de Fribourg, n° 12, 1855 ; in Zeitschr. für wiss. Zool., vol. VIII, p. 305 ; in Henle's und

Meissner's Jahresbericht pour 1856, p. 117, et Icon. phys., planche XVIII, fig. 1-8; Schultze, in Comptes rendus de l'Académie de Berlin, 1856, p. 503, et la monographie de cet auteur : Untersuchungen über den Bau der Nasenschleimhaut, namentlich die Struktur und Endigungsweise der Geruchsnerven bei dem Menschen und der Wirbelthiere, *Recherches sur la structure de la muqueuse nasale et le mode de terminaison des nerfs olfactifs chez l'homme et chez les vertébrés.* Halle, 1862 ; R. Seeberg, Disquisitiones microscopicæ de textura membranæ pituitariæ nasi. Dorpati, 1856, Diss.; H. Hoyer, De tunicæ mucosæ narinum structura. Berolini, 1857, Diss., et in Müller's Archiv, 1857, p. 51 ; Ericusen, De textura nervi olfactorii. Dorpati, 1857, Diss. ; C. Balogh, in Wiener Sitzungsberichten, vol. XLII, p. 449, et L. Clarke, in Zeitschr. f. wiss. Zool., vol. II, p. 37; C. K. Hoffmann, Onderzœkingen over den anatomischen Bouw van de Membrana olfactoria en het peripherische nitende van den nervus olfactorius. Amsterdam, 1866, Diss. — (2) Sappey, in Gazette médicale de Paris, 1853, p. 543; Luschka, in Müller's Archiv, 1857, p. 323. — (3) Todd et Bowman, *loc. cit.*, p. 3, et O. Kohlrausch, in Müller's Archiv, 1853, p. 149. Ce réseau vasculaire est surtout développé au niveau du cornet inférieur. On observe à ce niveau un véritable tissu spongieux.

§ 306.

La *région olfactive* (fig. 509, à gauche) présente une structure fort remarquable mais très-délicate, qui a été étudiée successivement par Eckhard, Ecker et surtout par Schultze (1). Elle se distingue des tissus environnant par sa couleur, son épaisseur plus considérable, des glandes spéciales et l'absence de cellules épithéliales à cils vibratiles.

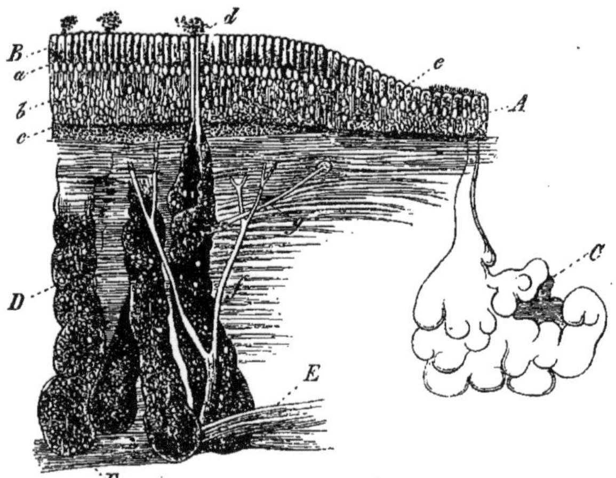

Fig. 509. — Coupe verticale de la région olfactive du renard, d'après Ecker.

B. Cellules épithéliales cylindriques; *a*, couche des noyaux ; *b*, cellules olfactives ; *c*, pigment. A. Epithélium voisin à cils vibratiles. *e*, limite entre les deux variétés d'épithélium. C. Glandes muqueuses en grappe ordinaires. D. Glandes de Bowman avec leur conduit excréteur *d*. E. Rameau du nerf olfactif; *f*, branches ascendantes avec leurs divisions *g*.

Kœlliker a donné aux glandes de cette région le nom de glandes de Bowman (2), qui les a découvertes. Ces glandes sont formées par des tubes terminés en cul-de-sac ; elles ressemblent aux glandes de Lieberkühn et sont très-nombreuses dans les portions moyennes de la région olfactive ; elles sont moins nombreuses à la limite de la région et finissent bientôt par disparaître d'une manière complète.

Les culs-de-sac des glandes sont tantôt allongés tantôt contournés; leur diamètre est variable, et leur orifice est très-rétréci (*d*). On trouve dans ces glandes des cellules glandulaires assez volumineuses, arrondies, qui renferment un nombre considérable de molécules pigmentaires jaunâtres ou brunes; la coloration spéciale de la région olfactive est due, en partie, à la présence de ce pigment. Les glandes de Bowman, dont on avait nié autrefois l'existence (3), existent chez tous les mammifères; on les observe également chez l'homme, mais elles y présentent en partie les caractères des glandes en grappe ordinaires. (Frey, Schultze.) La composition et les fonctions physiologiques du liquide sécrété par les glandes de Bowman sont encore inconnues.

La région olfactive présente les caractères que nous venons d'indiquer chez les mammifères et chez le nouveau-né. (Schultze.) Chez l'adulte on observe également des places dépourvues de cellules à cils vibratiles. Quelquefois même toute la région olfactive est recouverte de cellules cylindriques à cils vibratiles. (Gegenbaur, Leydig, H. Müller, Welcker, Luschka, Henle et Ehlers.)

Il est facile de comprendre la variation qui existe dans la structure de la région olfactive, quand on songe à l'inégalité du sens de l'odorat chez les différents individus et aux altérations qui sont produites par les catarrhes si fréquents de la muqueuse (4).

A la limite de la région olfactive on voit disparaître peu à peu l'épithélium ordinaire à cils vibratiles (fig. 509, A) qui fait place à une simple couche de longues cellules cylindriques [B. (5)]. L'extrémité inférieure de ces cellules (fig. 509, *B*; fig. 510, 1, *a*, 2, *a*) se termine par un prolongement filiforme qui descend dans le tissu conjonctif, s'y élargit et s'anastomose avec les filaments voisins, de manière à constituer un réseau régulier (6). Entre ces éléments cylindriques, on observe des lacunes qui sont occupées par d'autres cellules dont nous parlerons bientôt. On trouve tantôt dans l'extrémité supérieure (fig. 510, 2, *a*), tantôt dans l'extrémité inférieure des cellules cylindriques, et au-dessous du noyau, quelquefois même dans la portion élargie du prolongement (fig. 509, *c*), des granulations pigmentaires jaunâtres ou brunâtres. On observe ce fait chez l'homme et chez quelques mammifères. Ces granulations colorées concourent, avec celles des glandes de Bowman, à donner à la muqueuse sa coloration spéciale.

Entre ces cellules épithaliales, on observe chez tous les vertébrés une deuxième variété de cellules (fig. 510, *b*), dont la forme, la composition, et les caractères diffèrent de ceux des premières. Le corps cellulaire de ces éléments est fusiforme, situé à des hauteurs différentes (§ 175, 1, *b*; 2, *b*), et renferme des granulations très-fines; le noyaux est vésiculeux. Des deux pôles de ces éléments nerveux qui ont été décrits sous le nom de cellules olfactives (7), on voit partir un prolongement à direction opposée. Le prolongement inférieur (fig. 510, 1, *d*; 2, *d*) est très-délié et de forme variable; il présente, de distance en distance, de petits renflements qui rappellent les varicosités des tubes nerveux très-fins (p. 354). Le prolongement ascendant (fig. 510, 1, *c*; 2, *c*) est plus épais et moins noueux; ses bords sont unis; il mesure, en moyenne, de $0^m,0018$ à $0^m,0009$ de diamètre transversal ; il se présente sous la forme d'un petit cylindre ou d'un bâtonnet qui ressemble aux éléments analogues de la rétine.

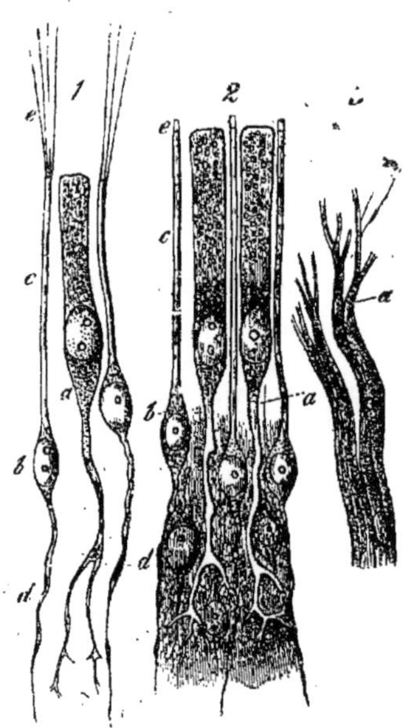

Fig. 510. — 1, cellules de la région olfactive de la grenouille. *a*, cellule épithéliale, terminée inférieurement par un prolongement ramifié ; *b*, cellules olfactives avec leur filament descendant *d*, le bâtonnet périphérique *c* et les cils vibratiles très-allongés, 2, cellules provenant de la même région chez l'homme. Mêmes indications : on voit apparaître sur les bâtonnets de petits prolongements *e* fort courts. 3, Tubes nerveux du nerf olfactif du chien se transformant en *a* en fibrilles fort déliées.

Ces petits bâtonnets s'élèvent entre les cellules épithéliales cylindriques jusqu'à la surface de la muqueuse et s'y terminent de différentes manières. Chez la grenouille et les amphibies voisins, l'extrémité libre du bâtonnet porte une touffe épaisse de longs poils (fig. 510, 1, *c*) ; quelques-uns de ces derniers font des mouvements ondulatoires, mais les plus longs restent toujours roides. Chez d'autres amphibies et chez les oiseaux, on trouve des poils analogues, simples ou en grand nombre et quelquefois même beaucoup plus longs (Schultze) ; on ne les retrouve plus cependant chez les poissons. On a vainement cherché ces cils vibratiles chez l'homme et les mammifères. On observe quelquefois de petits prolongements de $0^m,002$ à $0^m,004$ de long, qui apparaissent à l'extrémité libre des bâtonnets (fig. 510, 2, *c*) et qui font saillie au-dessus des cellules cylindriques ; ils sont dus à un artifice de préparation.

Afin de bien comprendre le rôle des cellules olfactives et de leurs prolongements, nous allons étudier l'épanouissement du nerf olfactif.

Nous avons déjà parlé du bulbe olfactif (tractus olfactorius), et nous avons vu (§ 298) que le nerf olfactif naît, sous forme de faisceaux de fibres pâles, de masses spéciales situées à la partie inférieure du bulbe. Quelques fibres nerveuses foncées et remplies de moelle, que l'on a observées dans le nerf olfactif (Remak, Schultze), doivent être considérées comme des anastamoses avec le trijumeau (8).

Les fibres caractéristiques et pâles de l'olfactif sont entourées d'une gaîne chargée de noyaux ; elles ont de $0^m,004$ à $0^m,005$ de diamètre, et ne renferment pas un cylindre-axe simple, mais, comme l'a démontré Schultze, un faisceau de fibrilles primitives variqueuses extrêmement fines de $0^m,002$ à $0^m,0004$ de diamètre (§ 176). On trouve des fibrilles analogues dans la substance grise du bulbe olfactif. (Walter, Schultze.)

Dans la muqueuse de la région olfactive, on observe quelques branches du nerf olfactif qui se ramifient à angle aigu (fig. 504, E, *f*) ; les tubes nerveux eux-mêmes finissent par se diviser.

Ces tubes conservent pendant un certain temps leur enveloppe pourvue de noyaux ; mais bientôt les fibrilles extrêmement fines et variqueuses du centre s'irradient dans le tissu environnant. (Schultze.)

La terminaison de ces fibrilles n'a pas encore été déterminée d'une manière bien définitive. *On peut dire cependant avec certitude, que la fibrille primitive variqueuse se confond avec le prolongement descendant de la cellule olfactive; ces corpuscules qui portent des bâtonnets peuvent donc être considérés comme les éléments terminaux du nerf olfactif* (9).

La figure 511 est un schéma qui représente cette disposition fort analogue à celle qu'offrent les nerfs de la gustation dans la langue de la grenouille (§ 304).

Le développement de l'organe de l'odorat chez l'embryon n'a pas encore été étudié dans tous ses détails (10).

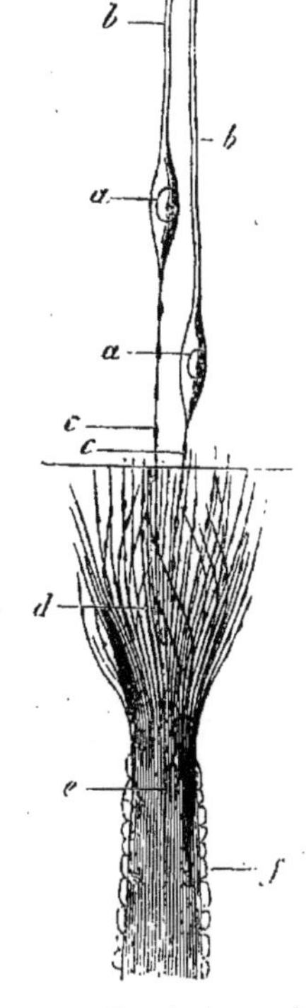

Fig. 511. — Terminaison probable du nerf olfactif chez le brochet (d'après Schultze).

a, cellules olfactives; *b*, bâtonnets; *c*, filament variqueux inférieur; *e*, fibrilles centrales contenues dans la gaine *f*; *d*, épanouissement des fibrilles, en communication interrompue avec les fibrilles analogues *c*.

Remarques. — (1) *Loc. cit.* On trouve, chez quelques mammifères, des organes fort curieux connus sous le nom d'organes de Jacobson; ce sont des tubes terminés en cul-de-sac, à paroi cartilagineuse, qui sont situés dans le voile du palais et qui débouchent dans les conduits de Stenson. Ces organes reçoivent une branche des nerfs olfactifs; leur texture ressemble à celle de la région olfactive (C. Balogh, *loco citato*). — (2) Kœlliker, Anat. microsc., vol. II, part. II, p. 767. — (3) Cela a été fait par Seeberg et Hoyer. Il est assez facile de trouver les glandes de Bowman. — (4) Leydig, in Würzburger Verhandlungen, vol. V, p. 18; Kœlliker, dans la quatrième édition de son Manuel, p. 722. — (5) Pour le revêtement épithélial de la région olfactive chez l'homme, voy. la monographie de Schultze, p. 70; puis Gegenbauer, Leydig et H. Müller, in Würzburger Verhandlungen, vol. V, p. 17; Welcker, in Henle's und Pfeufer's Zeitschrift, 3ᵉ série, vol. XX, p. 173; Luschka, in Centralbl. f. d. med. Wiss., 1864, p. 337, et les communications de Schultze, dans le même journal, n° 25; Henle (et Ehlers), dans le Traité de splanchnologie, p. 831, note 2. En 1865, j'ai eu l'occasion d'examiner la région olfactive d'un homme d'une trentaine d'années, deux heures après sa mort. Les cellules étaient dépourvues de cils sur une certaine étendue. — (6) Todd et Bowman ont observé en premier lieu l'absence des cils vibratiles sur les cellules cylindriques de la région olfactive (*loc., cit.* p. 5); Schultze a très-minutieusement étudié tous ces faits. — (7) Ecker les avait d'abord désignées sous le nom de cellules de remplacement. — (8) Remak, Ueber ein selbständiges Darmnervensystem, *Système nerveux indépendant de l'intestin*. Berlin, 1847, p. 32, et la monographie de Schultze, p. 62. — (9) Les prolongements filiformes inférieurs des cellules olfactives et les fibrilles qui s'épanouissent à l'extrémité terminale du nerf olfactif sont identiques. Vu la difficulté de l'observation, on n'a pu vérifier jusqu'à ce jour la communication des deux ordres de fibres. Le point de la figure 511 qui est traversé par une ligne transversale représente la lacune qui reste à remplir. — (10) Voy. les leçons de Kœlliker sur le développement des animaux, p. 325.

§ 307.

Organe de la vision. — L'organe de la vision (1) se compose du globe de l'œil et d'une série d'organes accessoires extérieurs. Ce sont les paupières, les glandes lacrymales et les muscles de l'œil.

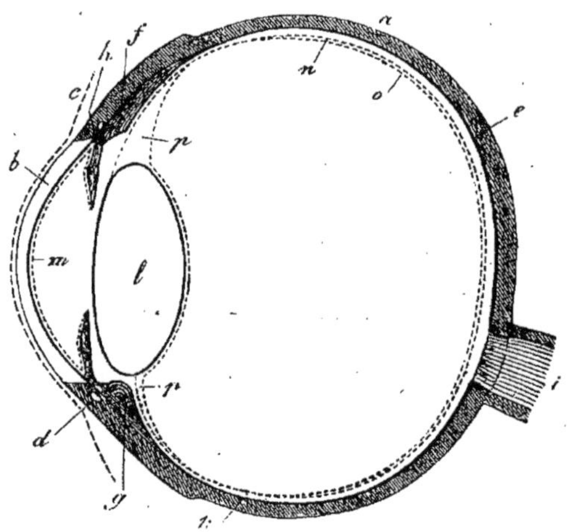

Fig. 512. — Coupe transversale de l'œil, d'après Helmholtz. *a*, sclérotique; *b*, cornée; *c*, conjonctive; *d*, cercle veineux de l'iris; *e*; choroïde et membrane pigmentaire; *f*, muscle ciliaire; *g*. procès ciliaire; *h*, iris; *i*, nerf optique; *i'*, épanouissement du nerf optique; *k*, ora serrata; *l*, cristallin; *m*, tunique de Descemet; *n*, membrane limitante de la rétine; *o*, membrane hyaloïde; *p*, canal de Petit; *q*, tache jaune.

Le globe de l'œil est formé par une série d'enveloppes (fig. 512); la sclérotique (2), membrane opaque, ferme la partie postérieure; en avant on trouve une membrane plus petite et transparente, la cornée (*b*). A l'intérieur on rencontre des membranes pigmentées, l'uvée, la choroïde (*e*), les procès ciliaires (*g*), le muscle tenseur (*f*) et enfin l'iris (*h*). La cavité centrale du globe oculaire est occupée par des milieux réfringents, parmi lesquels il faut du reste compter la cornée elle-même. Ces milieux sont le liquide de la chambre antérieure, le cristallin (*l*) et le corps vitré, dont la rétine recouvre la plus grande partie (*i*).

Signalons enfin un système vasculaire fort compliqué (2) formé presque exclusivement par l'artère ophthalmique. Les vaisseaux de l'œil peuvent se diviser en trois systèmes différents: *a* le système vasculaire de la rétine, *b* les vaisseaux ciliaires, et *c* les vaisseaux de la conjonctive oculaire.

REMARQUES. — (1) Voy. l'ouvrage de BRÜCKE, Anatomische Beschreibung des menschlichen Augapfels, *Description anatomique du globe de l'œil.* Berlin, 1847; BOWMAN, Lectures on the parts, concerned in the operations on the eye, etc. London, 1840; R. LŒWIG, in Reichert's Studien des physiol. Instituts zu Breslau; p. 118; HENLE. Traité de splanchnologie, p. 576; ECKER, Icon. phys., pl. XX, et pl. XVIII, fig. 13-15. — (2) Voy. le beau travail de T. LEBER, in Wiener Akademieschriften, vol. XXIV, p. 297.

§ 308.

La sclérotique (1) appartient au grand groupe des membranes fibreuses (§ 135). Elle est formée par des faisceaux de tissu conjonctif intimement entrelacés, qui renferment des fibrilles conjonctives très-nombreuses et des fibres élastiques très-fines; ces dernières sont surtout nombreuses à la face concave de la sclérotique.

Les faisceaux de tissu conjonctif offrent une disposition tout à fait spéciale; ils partent au niveau du point d'entrée du nerf optique et se rendent vers le bord de la cornée, en suivant la direction d'un méridien. D'autres faisceaux s'entre-croisent avec les premiers et offrent une direction parallèle à l'équateur du globe oculaire. Les faisceaux de tissu conjonctif s'entre-croisent donc à angle droit. (Lœwig.)

Près du point d'insertion de la cornée on observe, à la face interne de la sclérotique, un sinus annulaire compliqué, formé d'un réseau circulaire de vaisseaux veineux entre-croisés (fig. 512, *d*). On a donné à ce sinus le nom de canal de Schlemm; nous y reviendrons en étudiant le système vasculaire de la choroïde.

En arrière, la sclérotique se continue directement avec la dure-mère par l'intermédiaire de la gaîne externe des nerfs optiques. On observe également des communications du névrilème du nerf optique avec la lame criblée et la couche interne de la sclérotique. En avant, la sclérotique reçoit en outre les faisceaux tendineux des muscles droits de l'œil, qui viennent la renforcer; les tendons des muscles obliques se continuent avec la sclérotique au niveau du segment postérieur de l'œil. La sclérotique reçoit fort peu de vaisseaux, et les réseaux capillaires qui l'alimentent ont de très-larges mailles. (Brücke.)

Nous reviendrons sur ces vaisseaux en étudiant les vaisseaux du bulbe. Rahm (2) a décrit des nerfs dans la sclérotique du lapin.

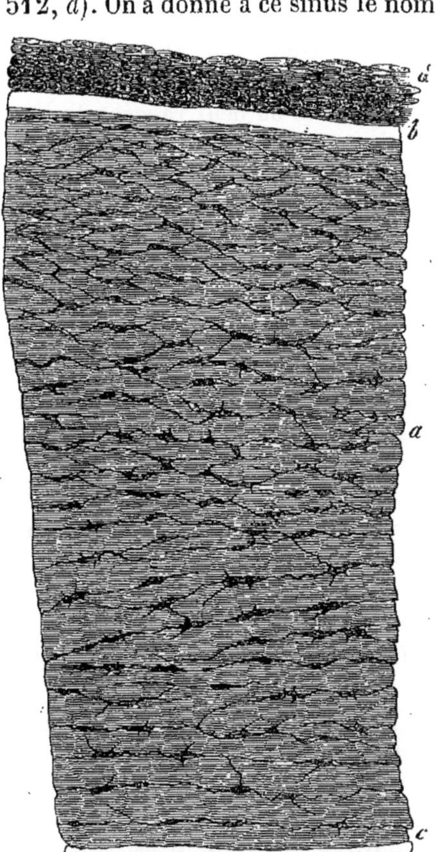

Fig. 513. — Coupe verticale de la cornée d'un nouveau-né.

a, tissu cornéen; *b* et *c*, couche hyaline antérieure et postérieure; *d*, revêtement épithélial stratifié antérieur; *e*, couche épithéliale simple postérieure.

La cornée (fig. 513, *a*) est limitée par deux membranes transparentes (*b*, *c*) dont nous avons déjà étudié la structure (§ 133). Nous avons également décrit le revêtement antérieur (*d*), composé de cellules pavimenteuses stratifiées, et le revêtement simple de la face postérieure de la cornée (§ 87 et 88).

Le tissu chondrigène spécial de la cornée se modifie à la périphérie et se continue avec le tissu conjonctif collagène ordinaire de la sclérotique, en suivant la direction des méridiens (3). Aux niveaux de ses bords, la membrane de Descemet subit une transformation spéciale ; on y observe des masses membraneuses striées, dont les plus extérieures se dirigent en partie dans la paroi postérieure du canal de Schlemm, d'autres se perdent dans les muscles tenseurs de la choroïde, et les plus internes se transforment en travées qui se perdent dans le tissu de l'iris. Ils forment ainsi le ligament pectiné de l'iris.

Chez l'adulte, la cornée est pour ainsi dire dépourvue de vaisseaux ; ces derniers, fort nombreux chez l'embryon, ne forment plus qu'une zone circulaire périphérique. On y observe des capillaires de $0^{m},009$ à $0^{m},004$ de diamètre, qui proviennent des artères ciliaires antérieures, et se terminent en une ou deux rangées d'anses. Ces dernières ne dépassent pas la portion fibreuse de la conjonctive qui empiète sur la cornée. Chez les mammifères, ces vaisseaux forment une zone plus large ; ils sont alimentés par d'autres vaisseaux capillaires profonds et déliés qui proviennent des vaisseaux de la sclérotique. Ils accompagnent les troncs nerveux et se terminent également par des anses (4).

On a fait bien des recherches pour trouver des vaisseaux lymphatiques dans la cornée ; mais leur existence est encore loin d'être démontrée (5). Nous avons déjà vu (§ 133) que la cornée était traversée par un système de canaux très-élastiques qui renferment des cellules contratiles douées de mouvements et possèdent une membrane limitante. Nous avons vu également qu'on peut injecter artificiellement ce système de canaux. On aperçoit alors des canaux très-dilatés (corneal tubes) ou des canaux très-fins. (Bowman, Recklinghausen et Leber.) On peut injecter ces canaux en injectant les vaisseaux lymphatiques de la conjonctive ; mais ce fait ne permet pas de considérer ce système de lacunes comme un système lymphatique.

Les nerfs de la cornée (6), qui ont été si souvent étudiés, proviennent des nerfs ciliaires.

Ils pénètrent par le bord de la cornée sous forme de petits troncs assez nombreux. On en observe de 40 à 45 chez l'adulte et de 30 à 34 seulement chez l'enfant nouveau-né. (Sæmisch.)

Près du bord de la cornée, ces troncs nerveux renferment des fibres primitives très-fines, il est vrai, mais pourvues de moelle. Ces fibres s'amincissent de plus en plus ; leur gaîne médullaire disparaît, et l'on n'aperçoit plus alors que des filaments très-pâles enveloppés de distance en distance par une gaîne chargée de noyaux. Plus loin ces filaments se divisent. A ce niveau, on observe des renflements fort curieux, de forme triangulaire, et pourvus d'un noyau. Les filaments nerveux ainsi divisés s'anastomosent en forme de réseau (His) ; généralement les tubes nerveux se subdivisent encore, et ce réseau terminal, compris dans le tissu cornéen proprement dit, est situé immédiatement au-dessous de la surface de la cornée. Au niveau des points d'entre-croisement de ce réseau on observe quelques renflements triangulaires (7).

Kühne a décrit une disposition plus compliquée encore des nerfs de la cornée.

Chez la grenouille, le réseau terminal traverse l'épaisseur de la cornée ; les fibrilles variqueuses et très-fines de ce réseau se perdent dans le protoplasma des cellules étoilées de la cornée (§ 133); les contractions des cellules sont par conséquent sous la dépendance des nerfs moteurs de la cornée (8)*.

Remarques. — (1) *Loc. cit.*, p. 123. Voy. aussi Kœlliker, Anat. mikrosk., vol, II, part. II, p. 606. — (2) Voy. son travail dans les Comptes rendus de la Société des naturalistes de Zurich, vol. II, p. 86; puis Bochdalek, in Prager Vierteljahrsschrift, 1849, vol. IV;

* Le tissu propre de la cornée présente une grande analogie avec le tissu conjonctif lâche; tous les deux sont évidemment construits sur le même type. Dernièrement, Schweigger-Seidel[1] a fait du tissu cornéen une étude très-attentive et lui a trouvé une structure semblable à celle que j'ai exposée pour le tissu conjonctif, à la page 280 de cet ouvrage. Ayant appliqué à la cornée les méthodes que j'ai décrites plus haut, je suis arrivé à des résultats comparables en beaucoup de points à ceux de Schweigger-Seidel.

Le tissu propre de la cornée est constitué par des faisceaux de fibrilles qui laissent entre eux des espaces alvéolaires, aplatis et parallèles à la surface de la membrane. Ces espaces, vus sur une coupe transversale, apparaissent comme des fentes à peu près d'égale longueur; ils communiquent entre eux et forment un réseau injectable (corneal tubes de Bowman). Les alvéoles de la cornée sont tapissées sur leur face postérieure seulement, d'après Schweigger-Seidel, par des cellules plates. Ces cellules contiennent un noyau plat, muni d'un ou de deux nucléoles bien accusés; elles sont formées de deux parties distinctes : l'une, superficielle, est une plaque polygonale, une sorte de cuticule; l'autre, profonde, qui contient le noyau, est une masse molle de protoplasma, dont la forme est variable.

En étudiant la cornée par l'imprégnation d'argent, on y observe tantôt des figures étoilées, tantôt des figures polygonales et plus grandes. Quelquefois ces deux espèces de figures se rencontrent en même temps dans la même préparation. Les premières correspondent à la partie profonde, au protoplasma de la cellule; les secondes, à la cuticule. Cette disposition n'est pas sans analogie avec celle de l'épithélium des vésicules pulmonaires (voy. page 551) et celle des épithéliums des membranes séreuses, décrite d'abord par Rindfleisch.

Les figures étoilées ont des prolongements arborisés, très-élégants, d'une grande minceur, et qui furent pris par Recklinghausen pour des canaux. Cet auteur, qui a observé le premier des cellules migratrices dans la cornée, crut que ces cellules cheminent dans les prétendus canaux limités par l'imprégnation d'argent; mais, en étudiant ce remarquable phénomène, qui, je le dirai en passant, a servi de point de départ à une série de recherches ultérieures, on ne tarde pas à se convaincre que les cellules amiboïdes, bien distinctes des cellules fixes, parcourent dans la cornée, comme dans le tissu conjonctif, les espaces laissés entre les faisceaux. Du reste, le diamètre des prolongements limités par l'imprégnation est bien inférieur à celui des globules blancs ou cellules amiboïdes. Ce que j'ai dit plus haut à propos du tissu conjonctif en général me dispense d'une description plus complète. J'ajouterai seulement que, d'après Schweigger-Seidel, la partie molle et profonde des cellules de la cornée ne serait pas du protoplasma; elle aurait pour fonction de former les faisceaux sur lesquels elle demeure appliquée, tandis qu'elle se limite à sa surface libre par une cuticule. Mais l'auteur n'a pas suivi ce développement, et il donne, du reste, cette manière de voir comme une simple hypothèse.

La *terminaison des nerfs dans l'épithélium de la face antérieure de la cornée*, découverte par Cohnheim[1], est un fait trop important pour le passer sous silence. En plaçant la cornée pendant quelques minutes dans une solution de chlorure d'or à $\frac{1}{200}$, jusqu'à ce qu'elle soit devenue jaune, en y pratiquant des coupes transversales très-minces, qui sont ensuite exposées à la lumière solaire dans une solution faible d'acide acétique, on obtient des préparations sur lesquelles on peut suivre tous les filets nerveux qui sont colorés en violet, tandis que les autres tissus sont restés jaunes. On voit sur ces préparations que les filets nerveux, après avoir formé un réseau dans la membrane de Bowman, pénètrent dans la couche épithéliale, cheminent entre les cellules et viennent se terminer entre les cellules les plus superficielles, en formant un renflement en forme de bouton. D'après Cohnheim, les filets terminaux arriveraient tout à fait à la surface et dépasseraient un peu la dernière rangée de cellules. R.

[1] Ueber die Grundsubstanz und die Zellen der Hornhaut des Auges. Leipzig, décembre 1869.

[2] Ueber die Endigung der sensiblen Nerven in der Hornhaut, in Virchow's Archiv, t. VIII, p. 313, 186?.

p. 119. — (3) Lœwig, *loc. cit.*, p. 131. — (4) Les auteurs ont émis des opinions fort différentes sur la disposition des vaisseaux de la cornée. Voyez, pour la bibliographie de ce sujet : J. Arnold, Die Bindehaut der Hornhaut und der Greisenbogen, *Le tissu conjonctif de la cornée et l'arc sénile.* Heidelberg, 1860, p. 11. Beaucoup d'auteurs ont admis l'existence des canalicules du suc [vasa serosa (§ 209)]. Cette opinion semblait assez admissible, puisque, dans certains cas pathologiques, la cornée se vascularise d'une manière souvent assez rapide. Chez le fœtus, on observe au-devant de la cornée un réseau capillaire très-riche (J. Müller). (Voy. Henle, De membrana pupillari aliisque oculi membranis pellucentibus. Bonnæ, 1832, Diss.). — (5) Outre les travaux cités à la remarque du paragraphe 133, voy. encore : Leber, in Monatsbl. für Augenheilkunde, 1866, p. 17. Kœlliker a communiqué des observations sur les lymphatiques de la cornée (Anat. microscop., vol. II, part. II, p. 621), et His (*loc. cit.*, p. 71). Teichmann (*loc. cit.*, p. 66 et 68) a décrit chez l'homme un réseau lymphatique qui occupe le bord de la cornée comme le réseau vasculaire. — (6) Schlemm a découvert les nerfs de la cornée (Berliner encycl. Wörterbuch, vol. IV, p. 22). Voy. Bochdalek, in Comptes rendus de la réunion des naturalistes de Prague de 1837, p. 182 ; Valentin, De functionibus nervorum. Bern et Langall., 1839, p. 19; Pappenheim, in Ammon's Monatsschrift, 1839, p. 281 ; Purkinje, in Müller's Archiv, 1845, p. 292 ; Kœlliker, in Züricher Mittheilungen, vol. XII, p. 89 ; Rahm, *loc. cit.*, p. 86; Luschka, in Henle's und Peufer's Zeitschr , vol. X, p. 20 ; His, *loc. cit.*, p. 59 ; T. Sæmisch, Beiträge zur normalèn und pathologischen Anatomie des Auges. Leipzig, 1862 ; J. V. Ciaccio, in Quart. Journ. of microsc. science, 1863, Transact., p. 77 ; Kühne, Untersuchungen über das Protoplasma, *Recherches sur le protoplasma*, p. 132. — (7) Chez la souris, le rat et le lapin, Sæmisch a trouvé des faisceaux nerveux plus déliés, qui ne pénètrent point dans le réseau, et qui sont enfermés dans de véritables gaînes terminées en culs-de-sac. — (8) Il est bien difficile de se prononcer sur un sujet pareil ; en tous cas, l'assertion de Kühne a une telle portée qu'il est bon de se tenir encore sur la réserve. Du reste, Sæmisch a vainement cherché à confirmer les assertions de cet auteur.

§ 309.

La choroïde est formée par une couche fibreuse extérieure et par un revêtement interne composé de cellules épithéliales pavimenteuses, pigmentées, à une seule couche ; ce revêtement appartient plutôt à la rétine, comme le montre l'histoire du développement.

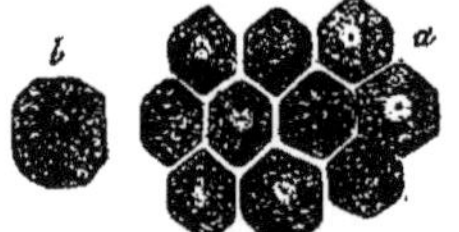

Fig. 514. — Cellules pigmentaires polyédriques de la choroïde du mouton.

a, mosaïque formée par des cellules à six côtés; *b*, cellule plus grande à huit côtés.

Nous avons déjà (§ 89) minutieusement étudié la structure de cette couche pigmentaire (fig. 514). La couche sous-jacente est formé par du tissu conjonctif très-vasculaire ; aussi lui a-t-on donné le nom de membrane vasculaire de l'œil en la rapprochant de la pie-mère (§ 299). On a voulu, à tort, distinguer plusieurs couches dans la choroïde. Le tissu fondamental (1) est formé par un réseau de cellules de tissu conjonctif étoilées, ou irrégulièrement déchiquetées, munies de prolongement filiformes tantôt courts, tantôt allongés ; ces cellules ont une grande tendance à se remplir de masses pigmentaires foncées ou noirâtres (fig. 515). Nous avons déjà parlé de ces cellules pigmentaires étoilées en étudiant la structure du tissu conjonctif (§ 132). En dehors, ce tissu va se réunir à la sclérotique et porte le nom de lamina fusca ou suprachoroidea. La couche interne, homogène, et pourvue d'un réseau capillaire très-développé, prend le nom de membrane choriocapillaire (2).

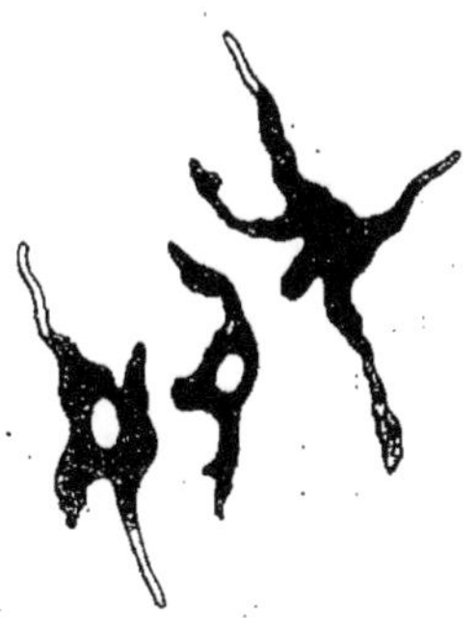

Fig. 515. — Corpuscules de tissu conjonctif pigmentés (cellules pigmentaires étoilées), provenant de la lamina fusca d'un œil de mammifère.

En avant, la choroïde se confond avec le corps ciliaire et les procès ciliaires.

Ces éléments sont recouverts par le même épithélium pavimenteux pigmenté. Mais à ce niveau l'épithélium est stratifié, et présente au moins deux couches (§ 89). En dehors du corps ciliaire, dont le tissu ressemble à celui de la choroïde, bien qu'il renferme un nombre fort restreint de corpuscules de tissu conjonctif pigmentés, on voit s'insérer un muscle assez épais, qui porte le nom de muscle ciliaire (Tensor chorioideæ, fig. 512 *f*). Ce muscle, décrit jusqu'alors sous le nom de Ligament ciliaire, a été découvert par Brücke (3) et Bowman (4); il est composé de fibres musculaires lisses.

Ce muscle naît, à la limite de la cornée et de la sclérotique, du tissu conjonctif qui forme la couche interne du canal de Schlemm. De là les faisceaux musculaires prennent une direction radiée en arrière et se perdent extérieurement dans la partie antérieure du corps ciliaire. En dedans, au niveau du point où l'iris se confond avec le corps ciliaire, on trouve un système de faisceaux annulaires formés de fibres musculaires contractiles; on doit la découverte de ce muscle circulaire à H. Müller (5).

Les fonctions du muscle ciliaire méritent d'être étudiées avec un soin nouveau; on sait néanmoins aujourd'hui que de lui dépendent les changements de forme du cristallin auxquels obéit l'accommodation.

Dans l'iris, on retrouve les cellules de tissu conjonctif de l'uvée. Ces cellules ne renferment pas de pigment dans les yeux bleus; dans les yeux plus foncés, elles contiennent des granulations jaunâtres, brunâtres, quelquefois même noires. Entre ces éléments la substance fondamentale n'est plus homogène; elle est au contraire striée et fibrillaire; en un mot, ce tissu présente tous les caractères du tissu conjonctif.

La nature musculaire de l'iris est depuis longtemps connue. On trouve tout d'abord sur le bord pupillaire, et dans la partie postérieure, le sphincter de la pupille, qui est formé par une rangée de faisceaux annulaires de muscles lisses de $0^{m},4$ de diamètre; à la face antérieure, ce sphincter est renforcé par un petit anneau plus étroit. De ce sphincter naissent d'autres faisceaux de fibres cellules contractiles qui traversent le tissu en rayonnant pour aller se perdre à la périphérie de l'iris et dans le bord de la membrane de Descemet.

Ces fibres constituent le dilatateur de la pupille (6). Le tissu musculaire de l'iris est composé de muscles lisses chez l'homme et les mammifères;

chez les oiseaux et les amphibies écaillées, on trouve au contraire des muscles striés.

L'iris reçoit, en outre, à la périphérie et par sa face antérieure, le ligament pectiné [ligamentum pectinatum iridis (§ 308)].

Les fibres de ce ligament, qui proviennent d'une transformation de la membrane de Descemet, naissent près du bord de la cornée sous forme d'un réseau très-fin, qui se transforme à la limite de la cornée en un réseau de travées plus épaisses, qui traversent le bord de la chambre antérieure et la face antérieure de l'iris dans lequel ils se perdent.

La nature de ces masses fibreuses est encore mal connue. Chez l'homme, leur composition chimique se rapproche de celle du tissu élastique; chez les mammifères, leurs caractères se rapprochent de ceux du tissu conjonctif ordinaire.

Il est probable que ce tissu était formé primitivement par un réseau de cellules (7),

La face postérieure de l'iris est tapissée par plusieurs couches de cellules pavimenteuses pigmentées ; à la face antérieure, on observe un simple revêtement de cellules incolores, polyédriques et arrondies (8). Ces cellules s'étendent sous forme de travées isolées au-dessus des travées du ligament pectiné de l'iris.

Nous réservant de parler des vaisseaux de l'iris dans le paragraphe suivant, nous dirons un mot ici des nerfs. Les nerfs ciliaires sont formés par quatorze ou dix-huit petits troncs nerveux qui partent du glangion ciliaire pour aller se rendre à l'iris et au muscle ciliaire.

Après avoir perforé la sclérotique, ces nerfs traversent la couche extérieure de la choroïde et se rendent au muscle ciliaire; dans ce trajet, ils fournissent un ou deux petits rameaux à la choroïde. Ces derniers forment de petits plans superficiels et profonds. Les tubes nerveux, généralement très-fins, sont pâles ou renferment de la moelle. Sur le trajet des nerfs de la choroïde on observe de petits ganglions formés par des amas de cellules nerveuses. (H. Müller et C. Schweigger, Sæmisch).

Le muscle ciliaire reçoit un nombre de nerfs bien plus considérable. Ces nerfs se divisent plusieurs fois avant de pénétrer dans le muscle où ils forment un réseau ganglionnaire annulaire (orbiculus gangliosus) sur le trajet duquel C. Krause et H. Müller on observé des ganglions (9).

Ce réseau envoie des tubes nerveux au muscle tenseur de la choroïde, à la cornée (§ 673) et enfin à l'iris (10).

Dans l'iris on voit arriver de la périphérie de petits troncs formés de fibres fines, à contours foncés, qui se divisent en forme de fourche, puis convergent et constituent, avec des rameaux transverseaux, un réseau nerveux très-compliqué. De ce réseau on voit partir des rameaux récurrents, qui se dirigent vers le bord ciliaire, puis d'autres rameaux plus internes. Ces derniers forment un réseau irrégulier, composé de tubes d'abord médullaires puis privés de moelle, de $0^{m},004$ à $0^{m},002$ de diamètre, muni de renflements triangulaires au niveau des points d'entre-croisement. Ce plexus se continue par un réseau de tubes très fins, de 0m,002 à 0m,0018 de diamètre. On n'est pas certain si ce réseau est terminal.

Les réseaux nerveux que nous venons de décrire appartiennent surtout à la paroi postérieure de l'iris ; d'autres se rendent à la face antérieure de cette membrane. Il est possible que ses éléments larges soient sensitifs.

On trouve enfin un plexus qui traverse le sphincter, et dont les fibres, d'abord remplies de moelle, ne tardent pas à pâlir.

Remarques. — (1) Chez certains mammifères, on observe au fond de l'œil une place brillante, incolore, à laquelle on a donné le nom de tapis. Elle est située entre la couche la plus interne de la choroïde, qui renferme les capillaires, et la couche moyenne, où se répandent les gros vaisseaux. Chez les ruminants, chez le cheval, l'éléphant, etc., le tapis est composé de faisceaux de tissu conjonctif élégants et ondulés; ces ondulations produisent l'interférence. Chez les carnassiers et les phoques, le tapis est, au contraire, formé par des cellules lisses, à angles arrondis, pourvues de noyaux. Au-dessus du tapis, les cellules épithéliales sont généralement privées de pigment. Voy. Brücke, in Müller's Archiv, 1845, p. 387, et la description du globe de l'œil, p. 54. — (2) Le nom de suprachoroïdien a été donné par Eschricht (Müller's Archiv, 1838, p. 588). On a décrit, comme couche la plus interne de la choroïde, une lamelle élastique, fort mince, de 0m,0015 de diamètre, transparente, qui a été découverte par Bruch (Untersuchungen zur Kenntniss des körnigen Pigmentes, *Recherches sur le pigment granuleux*, p. 6. Cette lamelle recouvre également les procès ciliaires. Voy. Kœlliker, Anat. microsc., p. 630, et Luschka, Les membranes séreuses, p. 45. — (3) Voy. Müller (Archives de Müller, 1846, p. 370). — (4) Todd et Bowman, *loc. cit.*, vol. II, p. 25. — (5) Archiv f. Ophthalmologie, vol. III, p. 1. — (6) A. Grünhagen (Virchow's Archiv, vol. XXX, p. 504) a complétement nié, dans ces derniers temps, l'existence d'un sphincter de la pupille. — (7) On a émis différentes opinions sur l'épithélium qui recouvre la face antérieure de l'iris, surtout chez l'adulte. On a admis qu'il formait, à ce niveau, un revêtement continu ; voyez Brücke (Monographie, p. 10), et J. Arnold (Virchow's Archiv, vol. XXVII, p. 366); cet auteur a observé, après l'imprégnation d'argent, une couche simple composée de cellules en forme de tuiles. Henle l'a complétement niée (Traité de splanchnologie, p. 633) chez l'adulte; il prétend, au contraire, qu'elle existe chez l'enfant et les mammifères. — (8) Ce nom a été donné par Huek, Die Bewegung der Krystallinse. *Les mouvements du cristallin*. Leipzig, 1841. Voy. Kœlliker, Anat. microsc., vol. II, part. II, p. 612 et 618, et son Traité d'histologie, 4e édit., p. 644; Henle, in Compte rendu de 1852, p. 28, et Traité de splanchnologie, p. 626. — (9) Pour les nerfs et les ganglions de la choroïde, voyez H. Müller, in Würzburger Verhandlungen, vol. X, p. 179; C. Schweigger, in Archiv für Ophthalmologie, vol. VI, part. II, p. 320, et la Monographie de Sæmisch. Pour le muscle ciliaire, voy. les notes 1 et 2 de cet ouvrage, § 189. — (10) Les nerfs de l'iris ont été étudiés par Valentin (Nova acta Leopold., vol. XVIII, p. 110) et par Kœlliker (Anat. microsc., vol. II, part. II, p. 646). J. Arnold (*loc. cit.*, p. 345) les a étudiés avec un soin minutieux dans ces dernières années. Nous avons suivi la description de cet auteur dans le texte.

§ 310.

Le système vasculaire de l'uvée a été étudié plusieurs fois par les observateurs anciens et modernes (1). Leber (2) en a donné une remarquable description dans ces derniers temps.

Ce système vasculaire est fort compliqué et mérite d'attirer notre attention, ce qui nous permettra de revenir sur la disposition des vaisseaux de la cornée et de la sclérotique (§ 308).

La choroïde, le corps ciliaire et l'iris reçoivent du sang des artères ciliaires; on distingue les artères ciliaires postérieures, qui sont des branches directes de l'ophthalmique, et les ciliaires antérieures, qui proviennent des artères des muscles droits de l'œil...

Les artères ciliaires postérieures se décomposent en courtes et en longues.

1. Les artères ciliaires courtes postérieures forment trois ou quatre petits troncs qui, arrivés à la partie postérieure du globe de l'œil, se décomposent en un grand nombre de rameaux. Ils fournissent des rameaux à la partie postérieure de la sclérotique, à l'entrée du nerf optique, et se répandent, au nombre de vingt environ, dans la couche extérieure de la choroïde; là ils se divisent à angle aigu, mais n'atteignent jamais ni l'iris ni les procès ciliaires. On observe cependant des anastomoses de ces artères avec les ciliaires longues postérieures et les ciliaires antérieures. Les rameaux terminaux de ces artères forment bientôt un réseau capillaire qui constitue la couche la plus interne de la choroïde (3).

Ce réseau capillaire est formé par des canaux de $0^{m},009$ à $0^{m},01$ de diamètre; les mailles sont extrêmement serrées; dans les parties antérieures de l'œil, au contraire, les mailles sont beaucoup plus larges. Les réseaux (fig. 516) offrent une disposition radiée, les capillaires se dirigeant tous vers un vaisseau terminal artériel ou veineux situé au centre. Près de l'ora serrata cette disposition vasculaire disparaît.

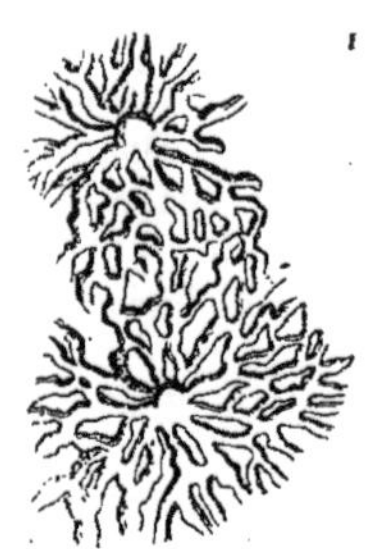
Fig. 516. — Disposition des vaisseaux de la membrane chorio-capillaire du chat.

2. La partie antérieure de la choroïde, les procès ciliaires et l'iris reçoivent leur sang des artères ciliaires antérieures et ciliaires longues postérieures.

Après avoir perforé la sclérotique, ces deux petits troncs vasculaires traversent dans une certaine étendue la choroïde, sans fournir aucun vaisseau, et vont atteindre le bord postérieur du muscle ciliaire. Là ils se décomposent en deux rameaux qui pénètrent dans le muscle ciliaire, s'écartent l'un de l'autre en formant deux arcs qui embrassent le globe de l'œil. Ces artères contribuent aussi à la formation d'une double couronne vasculaire dans laquelle viennent également se terminer les artères ciliaires antérieures.

3. Les artères ciliaires antérieures traversent au nombre de cinq à six petits troncs les tendons des muscles droits de l'œil, passent au-dessus de la sclérotique dans une certaine étendue et la perforent au niveau du muscle ciliaire.

Les deux cercles vasculaires, formés par les artères de deux ordres que nous avons signalées, sont, l'un, le grand cercle artériel de l'iris, qui embrasse complétement le bord extérieur de l'iris; ce réseau est en partie compris dans le muscle ciliaire dans lequel on rencontre un autre cercle artériel plus postérieur, et plus extérieur, mais incomplet, auquel on a donné le nom de cercle artériel du muscle ciliaire. (Leber.)

De ces cercles vasculaires partent des rameaux importants qui se dirigent vers différents points du globe oculaire à savoir : (*a*) vers la choroïde (*b*), le muscle ciliaire (*c*), les procès ciliaires et (*d*) l'iris.

a. Les rameaux choroïdiens, dont le nombre et le calibre sont fort variables, communiquent en premier lieu avec les branches des artères ciliaires courtes postérieures, et forment ensuite la partie antérieure du réseau chorio-capillaire.

b. Les rameaux récurrents qui se rendent au muscle ciliaire sont fort nombreux. Ils forment un réseau très-fin dont les mailles suivent la disposition des fibres musculaires.

c. Les rameaux artériels qui se rendent aux procès ciliaires sont courts, courbés en arrière et en dedans ; ils proviennent du grand cercle artériel de l'iris. Quelquefois chaque procès ciliaire reçoit un petit tronc artériel spécial ; généralement cependant chaque rameau artériel fournit des branches à deux ou plusieurs de ces prolongements. Arrivé dans le procès ciliaire, le rameau artériel se subdivise à l'infini et forme une série de canaux très-minces qui s'anastomosent en arc et constituent un réseau élégant et caractéristique. Ce réseau se continue ensuite avec des rameaux veineux.

d. Les vaisseaux afférents de l'iris naissent tous du grand cercle de l'iris. Ils parcourent surtout la face antérieure ; ils convergent tous vers la pupille. Ces vaisseaux sont réunis par des rameaux transversaux et forment un réseau capillaire à larges mailles. Vers la pupille une portion de ces rameaux va former un nouveau cercle vasculaire (circulus arteriosus iridis minor). Une grande partie de ces vaisseaux se replient sur eux-mêmes en formant des anses, et, après avoir fourni des rameaux au sphincter de la pupille, ils se jettent dans des branches veineuses.

Remarques. — (1) Voy. Sömmering, in Denkschriften der Münchener Akad., 1821 ; Berres (Anat. d. mikr. Gebilde, etc.); l'Atlas bien connu de F. Arnold, et ses recherches sur l'anatomie et la physiologie de l'œil humain. Heidelberg et Leipzig, 1832, ainsi que son Traité d'anatomie, p. 1018 et 1031, et la Monographie de Brücke, p. 13. — (2) *Loc. cit.* — (3) On n'observe pas de communication directe de ces rameaux artériels avec les veines (Leber). Beaucoup d'auteurs ont cependant admis ce fait. Voy. Brücke, *l. c.*, p. 14.

§ 311.

Le système veineux du centre de l'œil ne suit pas une direction parallèle à celle des artères.

L'uvée renferme deux ordres de canaux veineux dont l'importance est du reste différente. La plus grande partie du sang veineux est entraînée par une série de canaux assez larges auxquels on a donné le nom de venæ vorticosæ. Les veines ciliaires antérieures entraînent le sang venu de la partie antérieure de la choroïde et du muscle ciliaire. On n'observe pas de veines analogues pour les artères ciliaires postérieures.

Étudions d'abord la disposition des vasa vorticosa.

Ils sont situés dans la couche extérieure de la choroïde et offrent la disposition d'étoiles ou de tourbillons ; on aperçoit en effet un grand nombre de troncs veineux assez larges, à direction radiée, qui viennent se réunir dans un vaisseau central. On observe environ de quatre à six étoiles vasculaires bien développées puis quelques autres dont les rayons sont moins nombreux.

Des branches transversales réunissent entre elles les différentes étoiles vasculaires. Des canaux très-fins, venus de la profondeur du bulbe oculaire, amènent le sang de la membrane chorio-capillaire au centre de l'étoile, tandis que les vaisseaux antérieurs entraînent, non-seulement le sang veineux de la partie antérieure de la choroïde mais également celui du corps ciliaire et de l'iris.

De l'iris et des procès ciliaires on voit partir des racines veineuses fort nombreuses et anastomosées ; ces vaisseaux sont serrés, se réunissent les uns aux autres à angle aigu de manière à former des branches épaisses qui atteignent la choroïde pour diverger à ce niveau et se jeter dans les vasa vorticosa. A première vue on pourrait prendre ces vaisseaux pour des artères.

Les canaux veineux de l'iris, venus du réseau capillaire et des anses terminales du bord pupillaire, offrent une direction analogue à celle des artères, mais sont plus rapprochés de la face postérieure. On observe également à ce niveau des anastomoses nombreuses.

En suivant leur marche rétrograde, ces vaisseaux se continuent directement avec le réseau veineux des procès ciliaires ou bien pénètrent dans les sillons situés entre les procès ciliaires ; là ils reçoivent des vaisseaux afférents venus des procès ciliaires eux-mêmes et du muscle ciliaire. Du reste, on observe à ce niveau de nombreuses branches transversales qui forment un réseau situé à la partie interne des procès ciliaires.

Les vaisseaux abducteurs des vasa vorticosa de la choroïde traversent la sclérotique au niveau de la région équatoriale et arrivent ainsi au dehors.

Outre ces vaisseaux, on trouve, en avant, des veines connues sous le nom de veines ciliaires antérieures, et le canal de Schlemm (§ 308) qui forme un plexus veineux annulaire. [Rouget (1), Leber.] La disposition de ce plexus n'est pas la même dans tous les points du circuit. Des rameaux très-fins venus de la partie interne de la sclérotique, et douze à quatorze vaisseaux plus volumineux venus du muscle ciliaire, pénètrent dans le réseau annulaire. Les vaisseaux abducteurs du canal de Schlemm, désignés par Leber sous le nom de plexus venosus ciliaris, sont très-nombreux, perforent obliquement la sclérotique et vont former à la superficie de cette membrane un réseau veineux connu sous le nom de réseau des veines ciliaires antérieures.

Après l'étude que nous venons de faire il ne nous sera pas difficile d'étudier la disposition des vaisseaux de la sclérotique.

Les artères proviennent de l'artère ophthalmique et des artères ciliaires postérieures et antérieures. Le sang veineux est entraîné par les veines ciliaires antérieures et par les vasa vorticosa. Il faut signaler, en outre, pour les parties postérieures de la sclérotique, les petites veines ciliaires postérieures. Ces vaisseaux, qui n'entraînent pas de sang de la choroïde, constituent un système vasculaire spécial à la sclérotique. Les vaisseaux forment au-dessus de la sclérotique un réseau à larges mailles. De ce dernier part un réseau capillaire à mailles également très-larges.

Les artères ciliaires courtes postérieures, dont nous avons déjà décrit la disposition dans la choroïde, forment, près de l'entrée du nerf optique, une communication fort intéressante avec le système vasculaire de la rétine. Deux rameaux forment un anneau vasculaire autour du nerf optique. De cet anneau partent des vaisseaux profonds qui se rendent entre les faisceaux de tubes nerveux, tandis que d'autres branches extérieures se dirigent vers la choroïde. Les deux réseaux vasculaires se trouvent ainsi réunis d'une façon indirecte; mais il existe une communication directe établie par des rameaux artériels, veineux et capillaires, qui, partis de la choroïde, pénètrent directement dans le nerf optique (1).

Le tissu conjonctif de la sclérotique est alimenté par les vaisseaux des paupières et de la glande lacrymale. Ce réseau vasculaire se trouve donc isolé. Ce n'est qu'au niveau du bord de la cornée qu'on observe une communication de ce réseau avec les vaisseaux de la sclérotique.

En ce point, en effet, les rameaux artériels terminaux de la sclérotique se confondent en formant des anses. De là partent des vaisseaux récurrents qui pénètrent dans le tissu conjonctif avec les vaisseaux duquel ils s'anastomosent. De ces anses et des rameaux terminaux des artères ciliaires antérieures naissent également les vaisseaux destinés à former le réseau capillaire qui occupe le bord de la cornée, et dont nous avons déjà parlé § 308. Ce réseau communique avec les veines ciliaires antérieures qu'il nous reste à étudier.

Ces veines ont quatre points principaux d'origine.

1. Les racines venues du réseau marginal de la cornée. Elles forment un réseau à mailles polygonales, qui contourne la cornée sous forme d'un anneau de 2 à 3 millimètres de large (réseau veineux épiscléral) et constitue en dehors les petits troncs des veines ciliaires.

2. Les vaisseaux capillaires de la sclérotique, qui forment autant d'affluents au réseau veineux.

3. Les veines venues du canal de Schlemm (plexus ciliaris) et du muscle ciliaire.

4. Enfin des rameaux veineux, venus du tissu conjonctif environnant et qui correspondent aux arcs artériels.

Remarque. — (1) Gaz. méd. de Paris, 1856, n° 36.

§ 312.

Cristallin. — *Corps vitré.* — Les milieux réfringents situés en arrière de la cornée sont : l'humeur aqueuse, le cristallin et le corps vitré.

Nous avons déjà parlé du cristallin (fig. 517) et de sa capsule en étudiant la structure du tissu cristallinien (§ 159). De même nous avons décrit la structure du corps vitré à propos du tissu muqueux (§ 115).

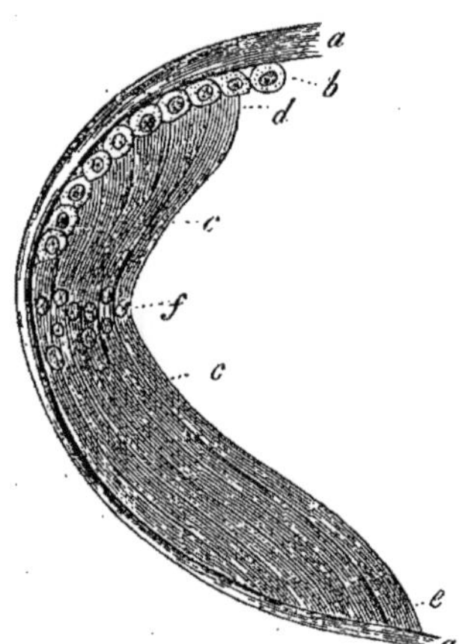

Fig. 517. — Schéma du cristallin chez l'homme.

a, capsule; *b*, épithélium; *c*, fibres du cristallin avec leur extrémité antérieure *d* et leur extrémité postérieure *e*; *f*, zone des noyaux.

Il nous reste à dire un mot de l'humeur aqueuse. Elle occupe la chambre antérieure de l'œil et traverse facilement le tissu de la cornée (His); elle se reproduit avec une très-grande rapidité (1). L'humeur aqueuse est un liquide alcalin, dont le poids spécifique varie entre 1,005 et 1,009; elle ne contient pas d'éléments organiques, mais tient en dissolution de 1 à 1,5 p. 100 de substances solides; ce liquide se forme sans doute aux dépens des vaisseaux des procès ciliaires et de l'iris.

Les substances solides contenues dans l'humeur aqueuse sont : l'albumine, unie à de la soude, de l'urée (Millon), des substances extractives et minérales. Parmi ces dernières nous signalerons le chlorure de sodium.

Lohmeyer (2), qui a analysé l'humeur aqueuse du veau, a indiqué la composition chimique suivante :

Eau	986,870
Albuminate de soude	1,223
Substances extractives	4,210
Chlorure de sodium	6,890
Chlorure de calcium	0,113
Sulfate de potasse	0,221
Phosphates terreux	0,214
Sels de chaux	0,259

L'indice de réfraction de l'humeur aqueuse de l'homme est, suivant Krause (3) de 1,3349. Nous avons déjà indiqué les indices de réfraction du corps vitré, du cristallin et de la cornée.

Quand on incise le corps vitré, il s'écoule une certaine quantité de liquide sans que pour cela l'organe se liquéfie en entier; aussi a-t-on admis l'existence de membranes et de cloisons dans le corps vitré. Cette question est restée fort obscure jusque dans ces derniers temps. Quelques auteurs ont décrit un système de lamelles concentriques ou de cloisons verticales analogues à celles qui séparent les quartiers d'une orange; mais ils n'ont observé ces détails de texture que sur des organes durcis. On n'a pu confirmer, jusqu'à ce jour, l'assertion de ces observateurs (4).

On trouve autour du corps vitré une enveloppe extérieure à laquelle on a donné le nom de membrane hyaloïde; c'est une membrane sans structure, fort délicate, qui s'applique sur la rétine ; elle se confond avec cette membrane au niveau du point d'entrée du nerf optique ; de même elle est intimement soudée avec le corps ciliaire (5).

Au niveau de l'ora serrata la membrane hyaloïde se divise en deux feuillets, l'un mince et antérieur, l'autre épais et plus postérieur ; ces feuillets s'écartent peu à peu et vont s'insérer sur la capsule du cristallin avec laquelle ils se confondent.

Le feuillet postérieur constitue la membrane hyaloïde proprement dite ; on a donné au feuillet antérieur le nom de zonule de Zinn, et à l'anneau qui sépare ces deux feuillets le nom de canal de Petit. Ce dernier renferme pendant la vie une petite quantité de liquide.

La lamelle postérieure ne présente aucun caractère particulier. Quant à la zone de Zinn, elle est intimement unie aux procès ciliaires et s'insère à la capsule du cristallin par un bord ondulé. A l'œil nu, la zone de Zinn apparaît sous forme d'une membrane mince, résistante et très-transparente ; quand on l'examine au microscope, on aperçoit un système de fibres très-pâles, parallèles au méridien de l'œil. Ces fibres, qui ont été découvertes par Henle (6), sont tantôt minces, tantôt épaisses ; ces dernières sont probablement constituées par des faisceaux de fibres minces ; souvent aussi elles se relient entre elles sous forme de réseau. Cette disposition rappelle celle de certaines variétés de tissu conjonctif, bien qu'on ne puisse retrouver de noyaux de tissu conjonctif au niveau des nœuds d'entre-croisement des fibres. Ces fibres résistent également à l'action des acides et des alcalis.

Remarques. — (1) His, *loc. cit.*, p. 25. Cet auteur a vu l'humeur aqueuse se reproduire dans l'espace de cinq minutes, dans la chambre antérieure préalablement vidée d'une jeune chèvre. Le liquide ainsi reproduit renferme de la fibrine, — (2) Henle's und Pfeufer's Zeitschrift, nouvelle série. vol. V, p. 58. Voy. Frerichs, in den Hannover'schen Annalen, 1848, p. 657, et Schlossberger, Gewebechemie, *Chimie des tissus*, I, p. 312. — (3) W. Krause, Die Brechungsindices der durchsichtigen Medien des menschlichen Auges, *Les indices de réfraction des milieux transparents de l'œil humain*, p. 28-45. — (4) Voy. la bibliographie indiquée § 115, remarque 1 ; Hannover, in Müller's Archiv, 1845, p. 467 ; Brücke, Augapfel, Le *globe de l'œil*, p. 31, et Henle, Eingeweidelehre, *Traité de splanchnologie*, p. 676. — (5) Quelques auteurs, entre autres Finkbeiner et C. Ritter (Arch. f. Ophthalm., vol. II, I, p. 99) ont décrit sur la surface extérieure de la membrane hyaloïde une couche d'épithélium pavimenteux. — (6) Henle, Allg. Anatom., p. 332, et Splanchnologie, p. 670 ; voy. aussi Kœlliker, Mikr. Anat., p. 716 et 719.

§ 313.

Rétine. — La rétine (1) ou membrane nerveuse de l'œil est formée par l'épanouissement des fibres du nerf optique ; cette membrane, qui renferme en outre des éléments anatomiques fort variés, offre une structure très-compliquée. Elle est extrêmement délicate et fort difficile à étudier, car elle s'altère avec une rapidité extraordinaire. Aussi les auteurs sont-ils loin d'être du même avis sur la texture de cette membrane. H. Müller a publié dans ces dernières années des travaux remarquables sur la structure de la rétine, travaux que M. Schultze a complétés avec non moins de talent que son prédécesseur.

La rétine offre l'épaisseur la plus considérable au niveau du point d'entrée du nerf optique ; elle a, à ce niveau, de 0m,3 à 0m,2 d'épaisseur ; elle s'amincit, en avant, de moitié environ, et n'a plus, au niveau de son bord antérieur, que 0m,09 d'épaisseur ; ce bord est ondulé et porte le nom d'ora serrata. En dehors du point d'entrée du nerf optique, à 2 millimètres 1/2 environ du centre d'origine de ce nerf, on aperçoit la tache jaune (macula lutea) ; elle est ovalaire, et présente une coloration jaunâtre due à une matière colorante qu'on trouve à ce niveau ; elle a environ 5 millimètres de long sur un millimètre de large. Au centre de cette tache on trouve une dépression connue sous le nom de fovea centralis ; elle est angulaire et correspond à un amincissement très-prononcé de la rétine (2). La tache jaune correspond au point de la vision parfaite.

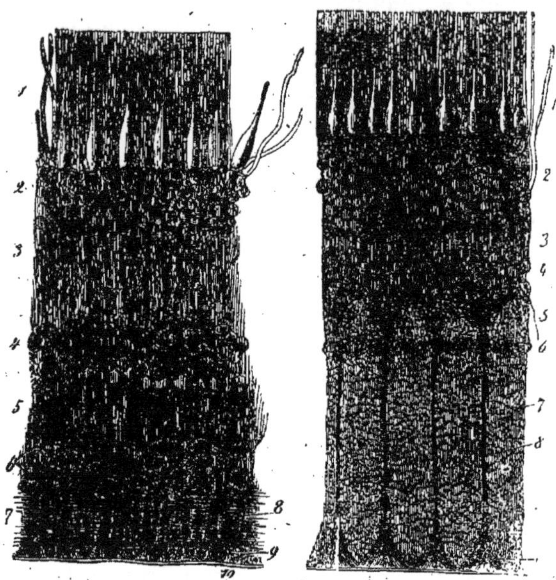

Fig. 518. Fig. 519.
Coupe verticale de la rétine humaine. Fig. 518. Coupe faite à un demi-pouce du point d'entrée du nerf optique. Fig. 519. Coupe rapprochée de ce dernier point. 1, couche des bâtonnets et des cônes ; 2, couche granuleuse externe ; 3, couche intermédiaire ; 4, couche granuleuse interne ; 5, couche finement granuleuse ; 6, couche des cellules nerveuses ; 7, épanouissement du nerf optique ; 8, fibres de soutien de Müller ; 9, insertion de ces fibres sur la membrane limitante ; 10, membrane limitante.

La rétine (fig. 518 et 519) est composée, de dehors en dedans, par les couches suivantes : 1, la couche des bâtonnets ou des cônes (1, 1) ; 2, la membrane limitante externe (entre 1 et 2) ; 3, la couche granuleuse externe (2, 2) ; 4, la couche intermédiaire (3, 3) ; 5, la couche granuleuse interne (4, 4) ; 6, la couche moléculaire (5, 5) ; 7, la couche des cellules nerveuses (6, 6) (3) ; 8, l'épanouissement du nerf optique (7, 7), et enfin 9, la couche limitante interne (10, 10).

On a essayé d'éclaircir dans ces derniers temps la texture si compliquée de la rétine, en y distinguant deux portions bien distinctes.

La rétine renferme en effet une charpente conjonctive comme les centres nerveux. Cette charpente commence à l'extrémité interne des cônes et des bâtonnets, se continue en dedans à travers toutes les couches de la rétine, et se termine par le membrane limitante. On y observe des fibres de soutien verticales, à direction radiée, connues sous le nom de fibres de Müller. Tous les autres éléments de la rétine, parmi lesquels il faut compter un système de fibrilles nerveuses radiées ou à direction oblique, appartiendraient au système nerveux.

Remarques. — (1) Les ouvrages récents publiés sur la structure de la rétine sont fort nombreux. Nous signalerons, entre autres : Remak, in Müller's Archiv, 1839, p. 165; Allgem. med. Central. Zeitung, 1854, n° 1, et Deutsche Klinik, 1854, n° 16; Bidder, in Müller's Archiv, 1839, p. 371, et 1841, p. 248; Lersch, De retinæ structura microscopica. Berolini, 1839, Diss.; Henle, Allgem. Anat., p. 657; Henle's und Pfeufer's Zeitschr., nouvelle série, vol. II, p. 305; Göttinger Nachrichten, 1864, p. 119 et 305, et le Traité de splanchnologie, p. 636; Hannover, in Müller's Archiv, 1840, p. 320, et 1843, p. 314, ainsi que ses Recherches microscopiques sur le système nerveux. Copenhague et Paris, 1844; et Zeitschr. f. wiss. Zool., vol. V, p. 17; F. Pacini, Sulla tessitura intima della retina in Nuovi Annali delle scienze naturali di Bologna, 1845, et la traduction allemande. Fribourg, 1847; Brücke, Le globe de l'œil, p. 23. — Puis viennent les travaux plus importants de H. Müller. Voy. Zeitschr. f. wiss. Zool., vol. III, p. 234; Würzburger Verhandlungen, vol. II, p. 216; vol. III, p. 336; vol. IV, p. 96; Zeitschr. f. wiss. Zool., vol. VIII, p. 1; Archiv für Ophthalmologie, vol. IV, part. II, p. 1; Würzburger naturw. Zeitschr., vol. I, p. 90; vol. II, p. 64, 139, 218, 222; vol. III, p. 10; Kœlliker, in Würzburger Verhandlungen, vol. III, p. 316; Mikr. Anat., vol. II, part. II, p. 648, et Traité d'histologie, 4ᵉ édit., p. 656; De Vintschgau, in Wiener Sitzungsberichte, vol. II, p. 943; Corti, in Müller's Archiv, 1850, p. 274, et Zeitschr. f. wiss. Zool., vol. V, p. 87; C. Bergmann, in Henle's und Pfeufer's Zeitschr., nouvelle série, vol. V, p. 245, et 3ᵉ série, vol. II, p. 83; J. Goodsir, in Edinb. med. Journ., 1855, p. 577; Blessig, De retinæ textura disquisitiones microscopicæ. Dorpati, 1855, Diss.; Lehmann, Experimenta quædam de nervi optici dissecti ad retinæ textura vi et effectu. Dorpati, 1857, Diss.; Nunnely, in Quart. Journ. of micr. science, Juni 1858, p. 217; W. Krause, in Henle's und Pfeufer's Zeitschr.; nouvelle série, vol. VI, p. 105; 3ᵉ série, vol. II, p. 175; Göttinger Nachrichten, 1861, p. 2; Recherches anatomiques, p. 56; M. Schultze, Berliner Monatsberichte, 1856, et le travail de cet auteur intitulé : Observationes de retinæ structura penitiori. Bonnæ, 1859; Sitzungsberichte der niederrheinischen Ges., in Bonn 1861, p. 97, et Archiv f. mikr. Anat., vol. II, p. 165. Voy. aussi C. Ritter, in Archiv f. Ophthalmologie; vol. V, part. II, p. 201; Henle's und Pfeuf. Zeits., 3ᵉ sér., vol. II, p. 290, et la monographie de cet auteur intitulée : Die Struktur der Retina dargestellt nach Untersuchungen über das Wallfischauge, *Structure de la rétine chez la baleine*. Leipzig, 1864, et Archiv für Ophthalmologie, vol. II, part. I, p. 89; E. de Wahl, De retinæ structura in monstra anencephalico. Dorpati, 1859, Diss.; von Ammon, in Prager Vierteljahrsschrift, 1860. vol. I, p. 140; W. Manz, in Henle's und Pfeufer's Zeitschr., 3ᵉ série, vol. X, p. 301; G. Braun, in Wiener Sitzungsberichte, vol. XLII, p. 15, et Moleschott's Untersuchungen, vol. VIII, p. 174; R. Schelske, in Centralbl. f. d. med. Wiss., 1863, n° 34, et Virchow's Archiv, vol. XXVIII, p. 482; Schiess, in Henle's und Pfeufer's Zeitschr., 3ᵉ série, vol. XVIII. p. 129; von Heinemann, in Virchow's Archiv, vol. XXX, p. 256; Babuchin, Würzburger naturw. Zeitschr., vol. IV, p. 71; Welcker, in Henle's und Pfeufer's Zeitschr., 3ᵉ série, vol. XX, p. 173. — (2) On n'observe pas dans l'œil vivant un épaississement en forme de pli qui se trouve près du point d'entrée du nerf optique, et auquel on a donné le nom de *plica centralis*. — (3) On a également désigné les couches 5 et 6 réunies sous le nom de couche de substance grise du cerveau. De même on désigne sous le nom collectif de membrane granuleuse les deux couches de ce nom et la couche intermédiaire.

§ 314.

Nous allons étudier avant tout la disposition et la structure de la charpente de tissu conjonctif de la rétine.

Schultze (1) a le mérite d'avoir éclairé cette question d'un nouveau jour, et tout observateur impartial ne pourra que confirmer les descriptions de cet auteur.

La charpente de la rétine se termine en avant par une couche limitante modifiée, de $0^{m},001$ d'épaisseur environ, transparente ; on lui a donné le nom de membrane limitante interne. La face interne de cette membrane est lisse ; il n'en est pas de même de la face externe. On voit en effet partir de cette face une série de fibres verticales qui traversent la rétine, et qui sont connues sous le nom de fibres de Müller. Ces fibres manquent au niveau de la tache jaune, mais sont fort nombreuses en avant. Elles naissent (2) par des filaments très-délicats, aplatis, triangulaires ou coniques, qui s'anastomosent à angle aigu de manière à former des réseaux. On observe en outre une masse spongieuse et finement poreuse qui communique avec ces fibres; nous avons observé la même disposition dans la substance grise des centres nerveux (3). On a également considéré cette masse spongieuse comme le résultat d'un artifice de préparation dû à la coagulation provoquée par l'acide chromique. (Henle.) Il est cependant plus que probable que cette masse préexiste.

Chez l'homme et les mammifères cette masse spongieuse est si délicate, qu'à de faibles grossissements elle apparaît sous forme d'une substance finement granuleuse qui se continue avec les fibres de Müller (4). A de forts grossissements on observe une structure réticulée et la continuation de ce tissu avec les fibres de Müller, qui ne semblent plus alors limitées par un bord uni. Du reste la structure de cette charpente conjonctive est fort variable dans les différents points de la rétine. Ainsi l'on rencontre des endroits où il existe des noyaux au niveau des nœuds d'entre-croisement des fibres ; cette disposition rappelle celle que nous avons observée dans la substance grise du cerveau et de la moelle (5).

La charpente conjonctive s'étend jusqu'à la face interne de la couche des bâtonnets. A ce niveau, on observe également une fusion des fibres de Müller qui forment une membrane limitante réticulée analogue à la membrane limitante interne. Cette membrane se présente, sur une coupe verticale, sous l'aspect d'une ligne très-accentuée ; aussi lui a-t-on donné avec raison le nom de membrane limitante interne [Schultze (fig. 518 et 519, entre 1 et 2].

Le nombre des éléments nerveux emprisonnés dans cette charpente conjonctive varie dans les différentes couches de la rétine. Les couches granuleuses en renferment une proportion considérable, et dans ces points la charpente conjonctive fait presque complétement défaut. Dans la couche intermédiaire, on observe, par contre, une disposition tout à fait opposée. Là, en effet, la charpente conjonctive prédomine et prend la place des éléments nerveux.

Remarques. — (1) Voy. son ouvrage : De retinæ structura, p. 8. — (2) On doit considérer la membrane limitante interne comme le produit d'union des racines des fibres de Müller. Kœlliker (Histologie, 4e édit., p. 666) rejette cette opinion, parce que la membrane limitante existe dans des points où l'on ne trouve point de fibres de Müller, puis parce qu'elle se détache facilement de cette membrane dont les caractères chimiques sont tout à fait différents. Ces raisons ne sont pas bien concluantes, à notre avis. — (3) Nous avons indiqué des dispositions analogues (§ 297) en parlant de la couche corticale du cervelet. — (4) Chez les plagiostomes, dont la rétine est facile à étudier (SCHULTZE), on trouve un réseau à larges mailles. H. MÜLLER (Zeitschr. f. wiss. Zool., vol. VIII, p. 56) a observé des fragments de ce tissu réticulé. — (5) Voy. § 119 de cet ouvrage.

§ 315.

Il nous reste à étudier successivement les différentes couches de la rétine (1).

1°. *Couche des bâtonnets* (*Stratum bacillorum* ou membrane de Jacobi). Cette couche est formée par des bâtonnets et par des cônes dirigés verticalement et serrés les uns contre les autres.

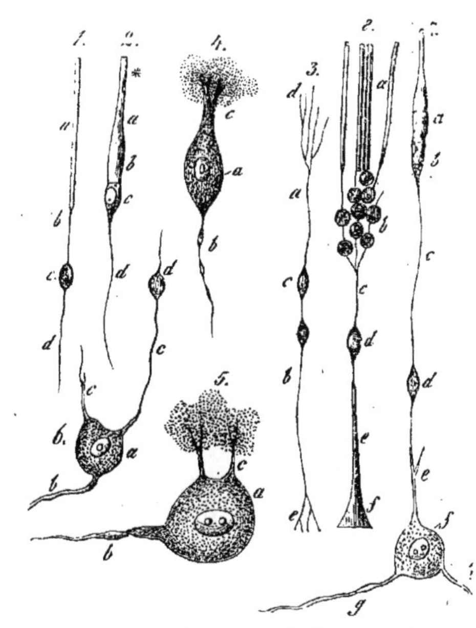

Fig. 520. — Les éléments de la rétine de l'homme et des mammifères (en partie d'après Müller et Kœlliker).

1. Bâtonnet de l'homme; *a*, bâtonnet; *b*, filament; *c*, cellule de la couche granuleuse externe; *d*, prolongement du filament. 1. Cône de la rétine humaine; *b*, cône; *a**, pédicule; *c*, cellule; *d*, filament. 3. Fibre radiée avec deux cellules, *c*; *a*, partie supérieure de la fibre divisée en *d*; *b*, extrémité inférieure, avec des prolongements *e* ramifiés qui viennent se perdre dans la membrane limitante. 4 et 5. Cellules ganglio nnaires de l'homme; *a*, cellule; *b*, fibre nerveuse; *c*, prolongements supérieurs enveloppés par les molécules de la couche finement granuleuse. 6. Cellule nerveuse du cochon; *a*, corps cellulaire; *b*, fibre nerveuse; *c*, prolongements supérieurs dont l'un se termine dans une cellule de la couche cellulaire interne *d*. 7. (Schéma.) Cône et sa communication avec les fibres de la rétine; *a*, cône; *b*, cellule; *c*, fibre nerveuse radiée; *d*, cellule de la couche granuleuse interne; *e*, prolongement de la fibre; *f*, cellule nerveuse; *h*, commissure; *g*, tube nerveux. 8. Schéma des bâtonnets; *a*, bâtonnets; *b*, cellules de la couche granuleuse externe; *d*, de la couche granuleuse interne; *c* et *e*, filament renflé en forme de cône en *f*, où il se confond avec la membrane limitante.

Les bâtonnets [Bacilli (fig. 520. 1, *a*, et 3, *a*)] sont des cylindres élancés, formés par une substance homogène, transparente; leur diamètre reste le même dans toute l'épaisseur de la couche. L'extrémité extérieure touche au pigment de la choroïde; l'extrémité interne, au contraire, s'effile en pointe et se termine par un filament extrêmement délié (1, *b*), qui semble variqueux quand on traite la préparation par certains réactifs. Ce filament descend verticalement dans la direction du bâtonnet et va se terminer dans une granulation de la couche granuleuse externe (1, *c*, et 8, *b*). Les bâtonnets offrent les dimensions les plus considérables dans la partie postérieure du globe oculaire, où ils ont près de $0^{m},05$ de long ; en avant, leur longueur est de $0^{m},04$, et près de l'ora serrata de $0^{m},02$. Leur épaisseur varie entre $0^{m},0015$ et $0^{m},0018$. Les bâtonnets sont formés par une substance albuminoïde très-facilement altérable. Aussi, quand on les examine au microscope, offrent-ils les changements de forme les plus bizarres et les plus étranges.

Comme les bâtonnets s'altèrent avec une si grande rapidité, il est assez difficile de dire si la structure qui a été indiquée dans ces derniers temps par plusieurs auteurs est réelle.

Quelques observateurs, entre autres H. Müller (2), et après lui Braun et Krause (3), prétendent que les bâtonnets sont séparés par une ligne transversale fort mince en deux parties ; l'une extérieure, plus mince, l'autre intérieure, plus épaisse, plus transparente et tournée vers le corps vitré.

Ritter dit avoir trouvé dans les bâtonnets de la rétine de la grenouille un tube nerveux très-délié qui parcourrait l'axe, se terminerait à l'extrémité extérieure par un léger renflement, et sortirait au contraire de l'extrémité interne ouverte du bâtonnet pour aller s'unir au grain du bâtonnet (4).

Les *cônes* offrent une structure encore bien plus étrange (fig. 520, 2, *b*, 7, *a*). Ils présentent, chez l'homme, la forme d'une bouteille allongée, dont la base est appuyée contre la couche granuleuse au niveau de la membrane limitante externe. L'extrémité interne va en s'effilant ; elle prend le nom de bâtonnet du cône (fig. 520, 1, *a*) ; l'extrémité externe et renflée (fig. 520, 2, *b* ; 7, *a*) est tantôt courte et large, tantôt allongée ; elle offre, en moyenne de $0^{m},002$ à $0^{m},004$ de diamètre. Les cônes de la tache jaune sont surtout très-élancés ; à la base du cône, en général immédiatement au-dessous de la membrane limitante externe, on trouve un petit élément ovalaire ou piriforme, muni d'un noyau, c'est une petite cellule (fig. 520. 2, *c*, et 7, *b*) qui appartient déjà à la couche granuleuse externe. Les cônes sont un peu moins larges que les bâtonnets ; ils sont réunis les uns aux autres par une substance unissante transparente. (Henle, Müller.)

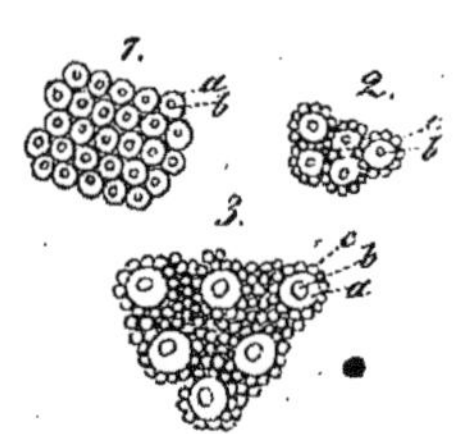

Fig. 521. — Couche des bâtonnets vue de face.
a, cônes ; *b*, bâtonnets des cônes ; *c*, bâtonnets ordinaires. 1, De la tache jaune ; 2, à la limite de la tache jaune ; 3, de la partie moyenne de la rétine.

La distribution des différents éléments de la couche extérieure de la rétine est fort inégale. Au niveau de la tache jaune (5) on ne trouve que des cônes, comme Henle l'a découvert (fig. 521, 1). Au pourtour de la tache jaune, les cônes sont encore serrés les uns contre les autres, mais ils sont entourés par de petits cercles de bâtonnets (2). Plus en dehors et en avant on trouve des cônes isolés qui sont enveloppés par plusieurs rangées circulaires de bâtonnets (3). La proportion des bâtonnets est bien supérieure à celle des cônes dans l'ensemble de la rétine *.

* Les bâtonnets et les cônes de la rétine présentent deux parties distinctes : l'une interne conique, l'autre externe cylindrique. Je désignerai la partie interne des bâtonnets sous le nom de *cône des bâtonnets* et la partie externe des cônes sous celui de *bâtonnet des cônes*.

2° Nous avons assez parlé de la *membrane limitante externe* pour passer immédiatement à une autre couche.

3° La *couche granuleuse externe* (stratum granulosum externum) est formée par plusieurs plans superposés de petites cellules de $0^m,004$ à $0^m,005$ et $0^m,009$ de diamètre ; la membrane de ces cellules est fort mince et enveloppe étroitement le noyau (fig. 520, 1, *c ;* 2, *c ;* 8, *b*). La couche totale a, en moyenne, de $0^m,04$ à $0^m,05$ de diamètre ; cette épaisseur diminue au niveau de l'ora serrata et de l'axe de l'œil. Les cellules de la couche granuleuse externe communiquent avec les cônes et les bâtonnets ; aussi distingue-t-on les grains des cônes (fig. 520, 2, *c ;* 7, *b*), et les grains des bâtonnets (fig. 520, 1, *c ;* 8, *b*). Les premiers sont plus volumineux ; le noyau est plus gros ainsi que le nucléole ; de plus on n'y observe jamais la striation transversale foncée signalée par Henle (6) à la surface des grains des bâtonnets. Les derniers sont plus petits et plus nombreux ; ils sont rarement accolés d'une manière directe à l'extrémité inférieure du bâtonnet ; généralement ils y sont appendus par un filament tantôt assez court, tantôt allongé. Quelquefois on observe plusieurs grains réunis par un seul filament ; de même on voit aussi deux bâtonnets qui ne communiquent qu'avec un seul filament. Inférieurement, le filament continue sa direction radiée en quittant l'autre pôle du grain (fig. 520, 1, *d ;* 2, *d ;* 7, *c ;* 8, *c*). Ces dispositions anatomiques sont fort délicates et très-difficiles à étudier. Schultze a décrit une texture plus compliquée.

Suivant cet auteur, les filaments variqueux qui abandonnent les grains

La décomposition des bâtonnets en deux parties fondamentales a été signalée par Hannover (1), par Krause (2), par Braun (3), par H. Müller (4), et par M. Schultze (5). Pour la reconnaître il faut avoir recours à des réactifs qui ne sont pas nécessaires quand il s'agit des cônes. La partie interne ou cône des bâtonnets se colore seule par le carmin (Braun) et l'externe ou bâtonnet proprement dit prend seule une teinte noirâtre par l'action de l'acide osmique. (M. Schultze.) Elles sont l'une et l'autre entourées par une membrane délicate qui, par une macération de quelques heures dans du sérum iodé, se détache nettement au niveau du cône des bâtonnets. (M. Schultze.) D'après le même auteur, le cône des bâtonnets contient un corps lenticulaire, ou noyau, et donne naissance à une fibrille nerveuse. Cette fibrille, commence au voisinage du noyau, elle se place dans l'axe du cône du bâtonnet, s'en dégage au niveau de la pointe de ce cône et va se perdre dans une des cellules de la couche granuleuse externe.

Le bâtonnet proprement dit présente une structure dont la signification physiologique n'est pas encore déterminée ; il possède des stries longitudinales et transversales. Il peut même être décomposé en disques empilés comme les faisceaux primitifs des muscles. Cette décomposition des bâtonnets en disques a été entrevue d'abord par Hannover (6) chez les grenouilles, puis par Henle (7) chez les poissons et les reptiles : enfin M. Schultze l'a observée chez presque tous les vertébrés, et il en a fait une étude très-complète. On l'obtient en faisant macérer la rétine dans du sérum iodé, comme M. Schultze le dit dans le travail cité, ou mieux encore dans une solution concentrée d'acide osmique, ainsi que ce professeur me l'a montré l'année dernière à Bonn.

Les bâtonnets des cônes se décomposent pareillement en disques sous l'influence des mêmes réactifs R.

(1) Recherches microsc. sur le système nerveux, 1844.
(2) Nachrichten von der Kön Ges. d. Wis. zu Göttingen, 1861.
(3) Sitzungsber. der Akad. d. Wiss. zu Wien, 1860.
(4) Zeitschr. f. wiss. Zoologie 1857.
(5) Ueber Stäbchen und Zapfen der Retina, in M. Schultze's Arch. 1867.
(6) Loc. cit.
(7) Encycl. anat., t. VII, 1843.

des bâtonnets, iraient se terminer à la limite de la couche granuleuse externe, près de la couche intermédiaire, et dans des renflements fusiformes dont le volume dépasserait celui des varicosités ordinaires.

Les fibres qui partent de l'extrémité inférieure du grain du cône et qui traversent perpendiculairement la couche granuleuse externe sont fort délicates, mais plus épaisses que les fibrilles parties des bâtonnets. Elles traversent cette couche et vont se terminer, au niveau de la face externe de la couche intermédiaire, par des renflements coniques (9). Dans ce trajet, ces fibrilles offrent tous les caractères d'un cylindre-axe et semblent même formées par des fibrilles-axes très-déliées (voy. § 176). Schultze a observé dans la couche intermédiaire une décomposition de ces fibres, venues des cônes, en fibrilles très-fines, qui semblent suivre alors une direction horizontale.

Toujours est-il que les fibres déliées parties des cellules de la couche granuleuse n'ont rien de commun avec les fibres de tissu conjonctif qui constituent la charpente de la rétine.

Outre ces éléments, dont la nature nerveuse semble à peu près démontrée, il nous reste à dire un mot de la charpente de tissu conjonctif de la couche granuleuse externe. Cette dernière est traversée par les fibres de Müller qui se rendent à la membrane limitante externe ; les lacunes formées par ce réseau renferment les petites cellules ou les grains serrés les uns contre les autres.

4° *Couche intermédiaire* (stratum intergranulosum). Cette couche est traversée par les fibres de Müller, puis par les filaments que nous avons vus partir de la couche granuleuse externe. La couche intermédiaire, qui offre un pointillé très-fin, est formée par un réseau de tissu conjonctif très-serré sur des coupes verticales ; elle présente des stries perpendiculaires dues à la présence des fibres radiées. Cette couche est la plus épaisse au niveau de la tache jaune, où elle a de $0^{m},09$ à $0^{m},13$ de diamètre ; elle diminue d'épaisseur au niveau de la fossette centrale et disparaît peut-être à ce niveau. Dans les autres portions de la rétine, elle présente la moitié ou le tiers de l'épaisseur indiquée. On trouve dans cette couche des noyaux isolés (Schultze) ou des cellules nucléées, étoilées, dont les prolongements se confondent et qui vont former un réseau de tissu conjonctif horizontal très-développé. Cette dernière disposition s'observe chez les poissons (Müller 10) Schultze (11) et même dans la rétine du bœuf (Kœlliker 12).

5° *Couche granuleuse interne* (stratum granulosum internum). Cette couche est généralement moins épaisse chez l'homme que la couche externe. Au fond de l'œil, elle a de $0^{m},02$ à $0^{m},03$ de diamètre. Toutefois au niveau de la tache jaune elle est bien plus épaisse et a plus de $0^{m},04$ de diamètre. Les grains qui forment cette couche (fig. 520, 7, *d*; 8, *d*) sont un peu plus volumineux et plus saillants.

Müller et Schultze ont montré qu'il existait à ce niveau deux variétés d'éléments granuleux ; les premiers sont de petites cellules bipolaires, nucléées, réunies par des filaments variqueux très-déliés et offrant un contour net et brillant; les seconds sont des noyaux ovalaires, à contour pâle, à nucléole volumineux.

Ces derniers sont des éléments de nature conjonctive ; mais ils ne se trouvent point emprisonnés dans des fibres de Müller, comme on avait voulu l'admettre autrefois; ils sont simplement appliqués contre ces fibres et sont enveloppés de masses de tissu spongieux très-fin; ils pourraient donc être considérés comme le centre d'un élément cellulaire (1). Quant aux autres caractères de la charpente conjonctive, ils sont les mêmes que ceux que nous avons signalés dans la couche granuleuse externe.

De nouvelles recherches nous apprendront si les éléments cellulaires que nous venons de signaler se retrouvent dans les autres couches de la rétine.

Il est également important de noter que les tubes nerveux de la couche granuleuse interne et de la couche moléculaire apparaissent sous forme de fibrilles variqueuses excessivement fines ; on n'observe point de cylindre-axe du diamètre de ceux qui forment les fibrilles des cônes. Il semblerait donc que les fibres des cônes, décomposées dans la couche intermédiaire en fibrilles très-déliées, ne forment plus de gros filaments, mais se rendent isolément, et peut-être largement séparées les unes des autres, aux couches internes de la rétine. (Schultze.)

6° La *couche finement granuleuse* (stratum moleculare) offre beaucoup d'analogies avec la masse moléculaire délicate que nous avons signalée autrefois dans la substance grise du cerveau et de la moelle ; à de forts grossissements, on voit que cette couche est constituée par un réseau très-délié. Elle est parcourue par des fibres verticales de deux ordres. Les unes ressemblent aux fibres de Müller, les autres sont plus fines encore que ces dernières et variqueuses. La couche finement granuleuse a, au fond de l'œil, $0^{m},03$ d'épaisseur ; en avant elle n'a plus que $0^{m},02$. Au niveau de la tache jaune, cette couche est fort amincie, si même elle ne disparaît pas d'une manière complète.

7° *Couche des cellules ganglionnaires* (stratum cellulosum). Cette couche touche, sans limite bien nette, à la face interne de la précédente. Les cellules qui la composent sont pâles, délicates, dépourvues d'enveloppe (fig. 522, 4, *a*; 5, *a*; 6, *a*; 7, *f*); leurs dimensions sont variables ; les plus volumineuses ont près de $0^{m},02$ de diamètre. Elles sont multipolaires comme les cellules de la moelle et du cerveau. Leurs prolongements présentent les mêmes dispositions que celles des organes nerveux centraux (14). Un de ces prolongements, tourné en dedans, est le cylindre-axe ; il se continue par un tube horizontal, dans la couche des tubes nerveux du nerf optique (4, *b*; 5, *b*; 6, 7, *g*) (Corti, Remak, Kœlliker, H. Müller et autres) ; en dehors, on voit partir les prolongements du protoplasma, qui se ramifient et parcourent sous forme d'un lacis de filaments variqueux très-déliés le tissu spongieux de la couche moléculaire. Arrivés dans la couche granuleuse interne, ces prolongements iraient s'unir aux petites cellules à contours saillants que nous avons déjà signalées.

Corti (15) et Kœlliker (16) ont également admis l'existence de prolongements qui, en qualité de commissure, réuniraient les cellules ganglionnaires voisines. L'existence de ces prolongements a été mise en doute dans ces derniers temps.

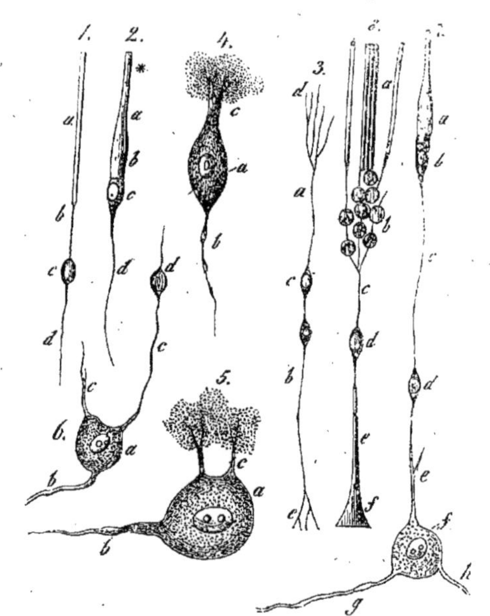

Fig. 522. — Éléments de la rétine de l'homme et des mammifères.

L'épaisseur de la couche de cellules ganglionnaires (fig. 517, 6 et fig. 518, 6) varie notablement dans les différents points de la rétine. Elle offre son plus grand développement au niveau de la tache jaune. On observe à ce niveau plusieurs rangées de cellules, au nombre de 6 à 10 quelquefois, dont l'ensemble mesure environ 0m,09 d'épaisseur; au niveau de la fossette centrale, cette couche est moins épaisse. A mesure qu'on s'éloigne de la tache jaune, l'épaisseur de la couche des cellules ganglionnaires diminue à tel point qu'on ne trouve plus que deux et même qu'une rangée unique de cellules. Vers l'ora serrata, les cellules ganglionnaires sont isolées et séparées les unes des autres par des espaces assez grands.

Entre ces cellules, on aperçoit, dans la portion médiane, la charpente conjonctive de la rétine; en avant, les fibres de Müller, devenues plus épaisses, forment de véritables cloisons destinées à recevoir les cellules ganglionnaires.

8° *Couche des tubes nerveux* (stratum fibrillosum). Les tubes nerveux du nerf optique sont dépourvus de gaîne primitive (Schultze) de même que les tubes des centres nerveux; ils sont réunis sous forme de faisceaux et sont séparés par du tissu conjonctif fondamental interstitiel; ces tubes sont foncés, présentent souvent des varicosités, et ont de 0m,004 à 0m,0013 de diamètre; ils traversent ainsi la lamina cribrosa. En passant à travers l'orifice rétréci en forme d'entonnoir de la sclérotique, et jusqu'au niveau de l'étranglement du nerf optique (colliculus nervi optici), les tubes nerveux renferment de la moelle et présentent un contour foncé. Ils forment ensuite une couche membraneuse qui tapisse la face interne de la rétine; cette couche est formée de fibres pâles, c'est-à-dire de cylindres-axes nus [Bowman (17), Remak (18), Schultze (19)], qui sont d'abord réunis par groupe dans une certaine étendue. Ils divergent ensuite, et l'on aperçoit alors entre les faisceaux de tubes des anastomoses nombreuses, qui rappellent la disposition de ces plexus caractéristiques qui sont si fréquents avant la terminaison des nerfs. En suivant les tubes en avant, vers l'ora serrata, on voit que les faisceaux deviennent de plus en plus minces et qu'ils sont très-distants les uns des autres. Enfin, l'on finit par ne plus trouver que des tubes nerveux isolés. Ces derniers sont très-minces, variqueux, et finissent par disparaître à mesure qu'on avance vers l'ora serrata. Ils vont probablement se terminer dans les cellules ganglionnaires multipolaires qui forment la couche que nous avons étudiée précédemment.

Il est facile de comprendre, après ce qui vient d'être dit, combien l'épaisseur de la couche des tubes nerveux doit varier. Cette couche a $0^{m},2$ d'épaisseur au niveau du point d'entrée du nerf optique, puis bientôt $0^{m},09$. et elle s'amincit à tel point dans la partie antérieure de la rétine, qu'au niveau de l'ora serrata elle n'a plus que $0^{m},004$.

On trouve quelquefois des tubes nerveux médullaires foncés dans la rétine. On les observe à l'état normal, dans l'œil de quelques rongeurs, tels que le lapin et le lièvre; ils apparaissent alors sous forme de deux traînées blanches qui s'irradient dans la rétine. Les tubes nerveux qui renferment de la substance médullaire, sont également assez fréquents chez le chien [H. Müller (20)]. On les a aussi observés d'une manière isolée dans l'œil du bœuf (H. Müller) et chez l'homme. [Virchow (21)].

L'épanouissement du nerf optique a lieu entre l'extrémité des fibres de Müller, au niveau du point où elles viennent s'insérer à la membrane limitante interne. Comme nous l'avons déjà fait remarquer à propos de la couche des cellules nerveuses, les fibres de Müller sont plus minces et plus fines au fond de l'œil, où les faisceaux de tubes sont nombreux ; elles deviennent, au contraire, plus épaisses et triangulaires en avant et soutiennent les tubes nerveux isolés.

9) *Membrane limitante interne*. Nous avons déjà étudié cette membrane précédemment.

Remarques. — (1) Voyez, pour étudier les variations remarquables de la rétine chez les différents groupes de vertébrés, H. Müller. in Zeitschr. f. wiss. Zool., vol. 8. — (2) Voy. également les recherches ultérieures du même auteur in Würzburger naturw. Zeitschrift, vol. III, p. 26, remarque — (3) Si on parvient à prouver que les bâtonnets sont réellement composés de deux parties différentes, l'une externe, l'autre interne, on trouverait une relation importante et curieuse entre les cônes et les bâtonnets. — (4) Les indications de Ritter (Archiv für Ophthalmologie, vol. V. part II) ont été confirmées. pour les bâtonnets de la grenouille et des poissons, par Manz (Henle's und Pfeufer's Zeitschrift, 3e série, vol. X, p. 301), et, pour les oiseaux et les mammifères, par Schiess (*loc. cit.*, vol. XVIII, p. 129). — W. Krause n'a pu se convaincre de la préexistence de ce filament central (Recherches anatomiques, p. 56); je n'ai pas été plus heureux que cet observateur. — (5) Voy. Henle's und Pfeufer's Zeitschrift, nouv. série, vol. II, p. 304. — (6) Göttinger Nachrichten, 1864, n° 7; suivant Ritter (Archiv für Ophthalmologie, vol. XI, part. I, p. 98), ces grains striés s'observeraient uniquement dans les yeux des mammifères; il n'a pu les retrouver, en effet, chez d'autres animaux. — (7) On trouvera un résumé des résultats si importants auxquels est arrivé cet auteur in Archiv für mikroskopische Anatomie. — (8) Henle (Traité de splanchnologie, p. 652, remarque) n'a pu les trouver et met leur préexistence en doute. — (9) Elles ont été observées par Henle avant Schultze (*loc. cit.*, p. 650, fig. 500). — (10) Zeitschr. f. wiss. Zool., vol. VIII, p. 17. — (11) De retinæ structura, etc., fig. 5. — (12) Gewebelehre, 4e édit., p. 673. — (13) Voy. la figure 3 dans le travail de Schultze (De retinæ structura). — (14) Comparez, à ce sujet, les chapitres de cet ouvrage qui traitent de la structure de la moelle et du cerveau. — (15) Zeitschrift f. wiss. Zool., vol. V, p. 92. — (16) Gewebelehre, 4e édit., p. 660. — (17) Lectures, etc., on the eye. — (18) Med. Centralzeitung, 1854, n° 1. — (19) De retinæ structura, p. 7. Kœlliker ne partage pas cette opinion (Gewebelehre, 4e édition, p. 660). — (20) Würzburger naturw. Zeitschrift, vol. I, p. 90. — (21) Voy. Virchow's Archiv, vol. X, p. 190.

§ 316.

Il nous reste à dire quelques mots de deux parties fort importantes de la rétine, et dont la structure est très-compliquée ; je veux parler de la tache jaune et de la portion antérieure ou ciliaire de la rétine.

La *tache jaune* (macula lutea), qui est le point de la vision distincte, offre par sa texture spéciale un intérêt tout particulier.

Quand on examine successivement de dedans en dehors les couches qui forment la tache jaune, on voit d'abord manquer au niveau de la membrane limitante interne la couche horizontale des fibres optiques, de sorte que la couche de cellules ganglionnaires se trouve immédiatement en contact avec la membrane limitante. La couche des cellules ganglionnaires est formée, à ce niveau, par six à huit plans superposés de cellules ganglionnaires, serrées, de 0m,12 d'épaisseur environ. Au niveau de la fossette centrale, on retrouve encore trois couches de cellules ganglionnaires (H. Müller), bien que Bergmann en ait nié l'existence. Les tubes nerveux qui pénètrent de la périphérie dans la tache jaune se dirigent entre les cellules et s'y terminent probablement.

La couche moléculaire a environ 0m,04 d'épaisseur ; on la retrouve dans toute l'étendue de la tache jaune ; elle disparaît cependant au niveau de la fossette centrale. On retrouve également au niveau de la tache jaune les couches granuleuses, qui ont environ 0m,04 d'épaisseur ; la couche intermédiaire se continue également à ce niveau, bien qu'elle s'amincisse au niveau de la fossette centrale.

On doit à Henle une découverte fort remarquable ; cet observateur a constaté en effet que les bâtonnets manquaient d'une manière complète au niveau de la tache jaune, et qu'ils étaient remplacés par un système de cônes serrés (2) de 0m,07 d'épaisseur environ ; les cônes semblent donc constituer à ce niveau de véritables éléments terminaux.

Au niveau de la tache jaune, les cônes n'ont plus que 0m,004 d'épaisseur ; le bâtonnet du cône est également plus mince, mais plus allongé.

Au niveau de la fossette centrale, cet amincissement est encore bien plus marqué, à tel point que les cônes ressemblent aux bâtonnets. Ils ont environ de 0m,002 à 0m,003 de diamètre (Müller, Schultze, Welcker), et au centre de la fossette centrale, Müller en a trouvés qui avaient à peine

$0^m,0015$ à $0^m,0015$ de diamètre. Les bâtonnets des cônes ont à peine $0^m,0009$ de diamètre; leur longueur dépasse néanmoins celle des cônes proprement dits. Schultze prétend que leur extrémité terminale n'a pas plus de $0^m,0004$ de diamètre. A ce niveau, on trouve également de l'épithélium pigmenté qui forme des gaînes pour l'extrémité terminale des cônes.

Les filaments qui partent du grain du cône de la couche granuleuse externe, dans laquelle on ne trouve pas de grains des bâtonnets, suivent une direction oblique dans la couche granuleuse externe et dans la couche intermédiaire de la tache jaune. (Bergmann.) Ces filaments s'irradient de tous les côtés en partant de la fossette centrale; d'abord horizontaux, ils deviennent bientôt obliques, et au niveau du bord de la tache jaune ils prennent une direction verticale.

Schultze (3) a montré, dans ses dernières recherches, que la face interne de la fossette, tournée vers le corps vitré, était concave, ainsi que la face tournée vers la membrane limitante externe ; il résulte de cette disposition anatomique que les cônes de la fossette convergent par leur extrémité choroïdienne; ils se touchent, par conséquent, d'une manière plus intime que s'ils avaient une direction verticale; ce fait explique la netteté de perception visuelle dont ce point de la rétine est doué. Les éléments qui avoisinent la fossette présentent la même direction oblique.

L'épaisseur de la rétine diminue à mesure qu'on se rapproche de l'ora serrata (4); plus les couches de cette membrane s'amincissent, plus les fibres de Müller deviennent épaisses. Les tubes du nerf optique ne forment plus de couche distincte; les cellules nerveuses s'écartent les unes des autres, les couches granuleuses s'amincissent, les bâtonnets se raccourcissent, etc. Finalement, on voit disparaître tous les éléments nerveux de la rétine, et à leur place on observe des réseaux de fibres de tissu conjonctif qui sont bientôt occupés par un tissu homogène, dépourvu de noyaux ; ce dernier ne tarde pas à se confondre avec la membrane hyaloïde, à 2 millimètres environ de l'ora serrata. Telle est la description de Ritter, qui est rejetée par plusieurs auteurs. Kœlliker dit que la membrane limitante est formée par un système d'éléments cylindriques, peu élevés, qui s étendent sur les procès ciliaires avec lesquels ils sont intimement unis, ainsi qu'avec la zone de Zinn, jusqu'au bord extérieur de l'iris. Brücke et H. Müller prétendent que ces éléments s'étendent jusqu'au niveau du bord pupillaire.

Les vaisseaux sanguins de la rétine (5) (fig. 523) proviennent de l'artère et de la veine centrale de la rétine. Ils constituent ainsi un réseau vasculaire spécial du bulbe, qui communique néanmoins avec le système des vaisseaux ciliaires au niveau du point d'épanouissement du nerf optique (§ 311). En se ramifiant, les artères vont former un réseau capillaire élégant, à larges mailles, composé de canaux très-fins de 0,005 à 0,004 de diamètre (*b*). Ce réseau occupe la partie la plus interne de la rétine, mais s'étend néanmoins jusque dans la couche granuleuse interne. Plusieurs auteurs ont admis une communication antérieure de ce réseau vasculaire rétinien avec celui de la choroïde, au niveau de l'ora serrata. Cette communication n'existe nullement. (H. Müller, Leber.) Au niveau de la tache jaune, on observe des capillaires nombreux, mais aucun vaisseau important.

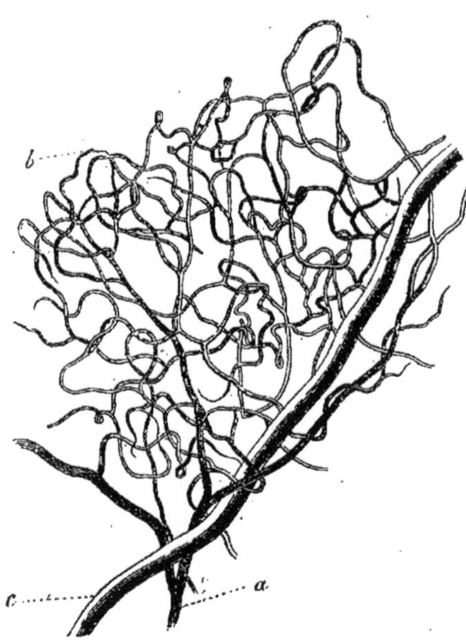

Fig. 523. — Vaisseaux de la rétine humaine. *a*, vaisseaux artériels; *c*, rameaux veineux; *b*, réseau capillaire.

Le réseau vasculaire de la rétine n'est pas aussi riche chez tous les mammifères. Chez le cheval, on observe une simple couronne de capillaires rayonnants au niveau du point d'entrée du nerf optique. Chez le lièvre et le lapin, on trouve une zone vasculaire fort mince qui correspond généralement à la zone des tubes nerveux pourvus de moelle. On trouve au bord de cette zone des anses capillaires d'une élégance remarquable (6). Chez les oiseaux, les amphibies et les poissons, la rétine ne renferme pas de vaisseaux; par contre, on observe chez ces animaux un réseau vasculaire dans la membrane hyaloïde; ce réseau est sans doute destiné à remplacer les capillaires de la rétine. (Hyrtl, H. Müller.)

His (7) a observé une gaîne périvasculaire autour des vaisseaux de la rétine.

En terminant cette longue étude, il nous resterait à dire quelques mots de la disposition et du mode d'union des éléments nerveux de la rétine; on n'a pu faire jusqu'alors que des suppositions à ce sujet. On ne peut mettre en doute aujourd'hui que les bâtonnets et surtout les cônes soient destinés spécialement à percevoir la lumière. Les cellules des bâtonnets constituent également, comme on l'a montré récemment, des éléments terminaux d'autres nerfs des sens. Les filaments qui partent de ces éléments de la rétine, et qui traversent en rayonnant la charpente conjonctive de la rétine, peuvent donc être considérés comme des éléments nerveux, ainsi qu'une partie des grains de la rétine. On avait admis, et la figure 522, 7 et 8, représente le dessin schématique de cette théorie, que ces filaments se continuaient verticalement à travers les couches internes jusqu'à la couche des cellules ganglionnaires ; cette opinion n'est plus admissible aujourd'hui. Schultze a montré que les fibres parties des cônes et des bâtonnets allaient se terminer dans l'épaisseur même de la rétine où on trouve un système de fibrilles très-déliées à direction différente; il faut espérer qu'avec les méthodes d'investigation dont nous disposons aujourd'hui, on parviendra à démontrer la communication d'un cône avec une cellule ganglionnaire et une fibre du nerf optique, par l'intermédiaire de ce système de filaments si compliqués. La rétine et la substance grise des centres nerveux offriraient encore une analogie à ce point de vue (8).

La composition chimique de la rétine est fort mal connue. C. Schmidt (9) y a trouvé une substance dont les réactions diffèrent de celles des substances albuminoïdes et des substances collagènes, mais dont les caractères sont intermédiaires à ceux de ces deux ordres de substances.

Remarques. — (1) H. Müller a fait récemment une découverte fort intéressante (Würzb. naturw. Zeitschrift, vol. II, p. 139); il a remarqué que la tache jaune et la fossette centrale existaient chez d'autres animaux que chez l'homme et le singe, comme on l'avait admis jusqu'alors. Ainsi on trouve la tache jaune et la fossette centrale dans l'œil du caméléon. L'auteur a pu séparer chez cet animal le système des fibres nerveuses à direction oblique, et celui des fibres verticales de tissu conjonctif (*loc. cit.*, vol. III, p. 22). Chez beaucoup d'oiseaux, il a observé une fossette centrale très-nette avec les deux ordres de fibres; elle était située, tantôt près du pole postérieur de l'œil, tantôt dans un point excentrique rapproché de la région temporale. Cette dernière disposition est très-fréquente chez les oiseaux de proie. Chez les mammifères, Müller a trouvé une place centrale dont la structure se rapproche de celle de la tache jaune. — (2) Voyez, pour les cônes de la tache jaune et de la fossette, les nouveaux travaux de H. Müller in Würzburger naturw. Zeitschr., vol. II, p. 218; Schultze, in Reichert's et Du Bois-Reymond's Archiv, 1861, p. 784; puis in Archiv für mikr. Anat., vol. II, p. 168, et Welcker, *loc. cit.*, p. 173. — (3) *Loc. cit.* Voy. également Hensen, in Virchow's Archiv, vol. XXXIV, p. 401. La coloration de la tache jaune paraît avoir pour but de produire l'absorption des rayons lumineux violets et ultraviolets, et par conséquent d'atténuer l'intensité de la lumière (Schultze). — Voyez, pour la portion ciliaire de la rétine : Müller, Monographie de la rétine, *loc. cit.*, p. 90 ; Kœlliker, Gewebelehre, 4e édit., p. 670, et Ritter, Die Struktur der Retina, etc., *De la structure de la rétine*, p. 21. — (5) Voy. Müller, in Würzb. naturw. Zeitschr, vol. II, p. 64, et Hyrtl, in Wiener Sitzungsberichten, vol. XLIII, p. 207. — (6) Les vaisseaux sanguins, qui se développent aux dépens du feuillet moyen du blastoderme, pénètrent, pendant la vie embryonnaire, dans la rétine des mammifères, d'abord dépourvue de vaisseaux (Müller, *loc. cit.*, p. 222). — (7) Voy. son travail in Zeitschr f. wiss. Zool., vol. XV, p. 127. — (8) Voy. la remarque de Hensen dans le travail sur l'œil des Céphalopodes, in : Zeitschr. f. wiss. Zool., vol. XV, p. 196. — (9) Dissertation de Blessig, p. 68.

§ 317.

Inutile d'insister sur les muscles droits et obliques de l'œil.

Müller (1) a découvert chez l'homme un muscle analogue au muscle orbitaire des mammifères. Il se présente sous forme d'une masse d'un gris rougeâtre qui ferme la fissure orbitaire inférieure ; il est composé de faisceaux de fibres musculaires lisses qui sont généralement munis de tendons élastiques. Ce muscle est animé par des fibres nerveuses, pâles et dépourvues de moelle, venues du ganglion sphénopalatin.

Les paupières sont recouvertes par une peau mince, dépourvue de tissu adipeux ; elles renferment les cartilages tarses qui leur servent de charpente. On trouve dans ces derniers des glandes spéciales qui sont des glandes sébacées modifiées. On leur a donné le nom de glandes de Meibomius. Dans la paupière supérieure de l'homme on compte, en moyenne, de 30 à 40 glandes ; dans la paupière inférieure, 20 glandes seulement, et moins encore. Elles sont formées par un conduit de $0^{m},12$ de diamètre environ, sur lequel sont fixés des culs-de-sac glandulaires arrondis ; elles viennent déboucher, par un orifice rétréci, dans la partie postérieure du bord libre de la paupière. Les culs-de-sac glandulaires ont de $0^{m},1$ à $0^{m},2$ de diamètre ; ils sont enveloppés par un réseau élégant de vaisseaux capillaires. Le conduit excréteur est tapissé par des cellules épithéliales pavimenteuses stratifiées ; les autres caractères de ces glandes sont analogues à ceux des glandes sébacées de la peau (§ 303).

Le liquide sécrété par ces glandes est une masse épaisse, d'un jaune blanchâtre, qui durcit à l'air, et qui renferme beaucoup de graisse ; on a donné à ce liquide le nom de sebum palpébral. Il est destiné à lubrifier le bord libre de la paupière.

La face postérieure des paupières, la partie antérieure de la sclérotique et la cornée sont tapissées par une membrane muqueuse extrêmement mince et molle : c'est la conjonctive. On distingue la conjonctive palpébrale, la conjonctive bulbaire, la conjonctive sclérotidienne et la conjonctive cornéenne. Cette dernière n'est pas une muqueuse proprement dite ; elle n'est, en effet, formée que par une simple couche d'épithélium pavimenteux.

La couche inférieure de la conjonctive palpébrale est formée par du tissu conjonctif ordinaire mélangé de fibres élastiques ; à la surface, on observe des papilles coniques et cylindriques. On avait cru, autrefois, que l'épithélium était à cils vibratiles. (Henle.) Il est formé, au contraire, par des cellules pavimenteuses stratifiées (2). L'épithélium et le tissu conjonctif sous-jacent se continuent sur le globe de l'œil. Le premier tapisse seul la cornée (§ 300) ; la couche de tissu conjonctif s'amincit, au contraire, au niveau du bord de la cornée, et se confond avec le tissu de cette membrane.

Le repli semi-lunaire est formé par une duplicature de la conjonctive bulbaire, et renferme des glandes sébacées au niveau de la caroncule lacrymale.

Les glandes qu'on rencontre dans la couche de tissu conjonctif sont variées.

Chez l'homme et chez quelques mammifères, on trouve tout d'abord de petites glandes en grappe, connues sous le nom de glandes muqueuses. Elles occupent la portion de conjonctive située entre les cartilages tarses et le bulbe oculaire ; on en trouve près de 42 à la paupière supérieure, et de 2 à 6 à la paupière inférieure. Les glandes sont distribuées irrégulièrement dans la muqueuse et dans le tissu sous-muqueux. Elles sont surtout serrées dans le cul-de-sac conjonctival supérieur. On trouve des molécules graisseuses dans les acini de ces glandes, qui ont environ $0^{m},04$ de diamètre.

Chez les ruminants, et non point chez l'homme, comme l'a démontré il y a longtemps Meissner, on trouve dans le tissu conjonctif du bulbe oculaire, et notamment dans la portion de tissu qui avoisine la cornée, des glandes glomérulées (fig. 524) qui se rapprochent beaucoup des glandes sudoripares, mais se terminent par une extrémité élargie en forme de massue. [Manz (4)]. Le nombre de ces glandes glomérulées est assez restreint; on en trouve de 6 à 8 dans un seul œil.

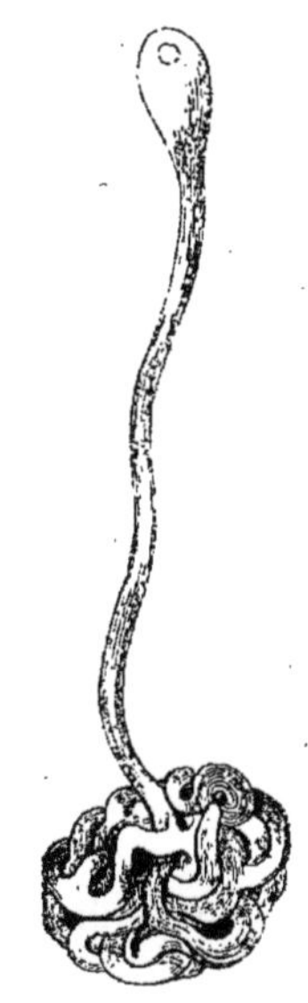

Fig. 524. — Glande glomérulée de la conjonctive bulbaire du veau (d'après Manz).

Au niveau du bord extérieur de la cornée du cochon, Manz a trouvé enfin une troisième variété de glandes; elles sont formées par des culs-de-sac arrondis ou ovalaires, de $0^{m},06$ à $0^{m},02$ de diamètre, enveloppés par du tissu conjonctif à direction concentrique, et renfermant des cellules et un contenu finement granuleux (5). On a désigné ces glandes du nom de leur auteur, sous le nom de glandes de Manz.

A ces organes sécréteurs de la conjonctive s'ajoutent les follicules lymphatiques [Trachomdrüsen de Henle, fig. 525 (6)]. On observe ces glandes chez l'homme, de nombreux mammifères et les oiseaux. Généralement, mais non chez tous les animaux, ces glandes occupent l'angle interne de l'œil. On les trouve en abondance dans le cul-de-sac inférieur de la paupière. Elles sont tantôt isolées, tantôt réunies par groupe. Dans la paupière inférieure du bœuf, on observe un amas de follicules qui rappelle la disposition d'une grosse plaque de Peyer; on lui a donné le nom de plaque de Bruch. Les follicules sont rares et dispersés dans le tissu conjonctif oculo-palpébral chez l'homme.

Leur texture est la même que celle des autres follicules lymphoïdes. (Frey, Huguenin.) Leur réseau vasculaire est irrégulier et peu développé (§ 227); on aperçoit, sans le secours d'injections, des lacunes lymphoïdes au pourtour de ces organes.

Le réseau capillaire de la conjonctive bulbaire (7) est formé par des rameaux vasculaires des paupières, de l'appareil lacrymal, et par des branches fournies par les artères ciliaires antérieures à la cornée (voyez § 672). Le réseau capillaire de la conjonctive palpébrale est plus riche et offre un réseau plus serré.

Arnold (8) a découvert, il y a plusieurs années, des vaisseaux lymphatiques dans le tissu conjonctif de l'œil. Teichmann (9) a confirmé plus tard la découverte de cet auteur. Les vaisseaux lymphatiques forment autour de la cornée un anneau réticulé de 1 millimètre de large environ, et se jettent dans le réseau périphérique de la sclérotique.

Les follicules lymphatiques de la conjonctive renferment également beaucoup de canaux lymphatiques, comme l'ont démontré les injections. [Frey (10).]

On observe, au niveau de la plaque de Bruch, chez le bœuf (fig. 525), des vaisseaux lymphatiques volumineux et noueux, de 0m,2 à 0m,15 de diamètre, qui traversent obliquement ou verticalement le tissu sous-muqueux (*a*); ils forment au-dessous du follicule un réseau très-riche formé de canaux de 0m,02 à 0,6 et 0m,1 de diamètre; ils traversent ensuite perpendiculairement la couche interfolliculaire, et vont finalement former une enveloppe (*c*) qui entoure le follicule lui-même (*b*). Le réseau le plus superficiel, c'est-à-dire celui qui est tourné vers la couche épithéliale, offre une direction horizontale et envoie de fins rameaux de 0m,02 à 0m,1 de diamètre, qui remontent encore pour aller se terminer en cul-de-sac, immédiatement au-dessous de l'épithélium.

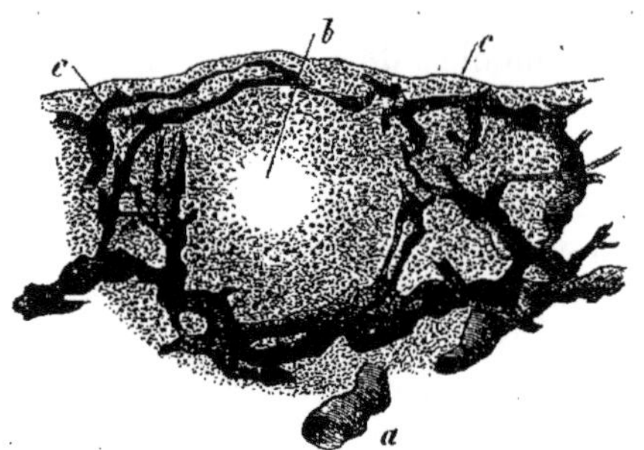

Fig. 525. — Section verticale d'un follicule lymphatique de la conjonctive du bœuf avec ses canaux injectés. *a*, vaisseau lymphatique sous-muqueux; *c*, communication de ce dernier avec les canaux lymphatiques du follicule *b*.

Les nerfs de la conjonctive bulbaire (fig. 526, *c*) se terminent, chez l'homme et les mammifères, par des masses terminales en forme de massue. (Krause, p. 374.)

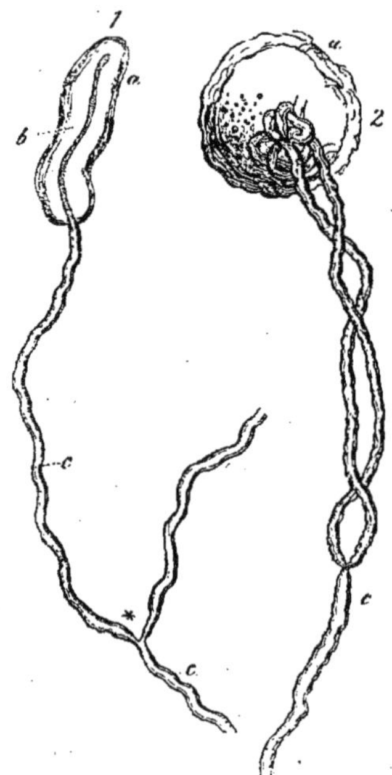

Fig. 526. — Terminaison en massue des nerfs de la conjonctive.

Fig. 1, chez le veau; fig. 2, chez l'homme.

La *glande lacrymale* est formée par un agrégat de glandes en grappe; la disposition des lobules et des culs-de sac glandulaires, et les caractères des cellules ressemblent tout à fait à ceux des glandes salivaires (§ 245); ces glandes ont de 7 à 10 conduits excréteurs; ils sont formés par du tissu conjonctif tapissé d'épithélium cylindrique, et perforent la conjonctive. Les capillaires de la glande lacrymale offrent la même disposition que dans les autres glandes en grappe. La terminaison des nerfs dans la glande n'est pas encore connue.

L'appareil qui sert à l'écoulement des larmes est formé par une paroi de tissu conjonctif, tapissée d'épithélium; cet épithélium est pavimenteux dans les conduits lacrymaux: il est vibratile dans le sac lacrymal et dans les canaux lacrymaux.

Les larmes, qui sont sécrétées par les glandes dont nous nous occupons, sont destinées à lubrifier la surface de l'œil; le liquide sécrété, auquel vient s'ajouter de l'humeur aqueuse qui a transsudé à travers la cornée, est très-alcalin et possède une saveur légèrement salée. Frerichs (11) a étudié la composition chimique des larmes, et y a trouvé, en moyenne, 1 pour 100 de substances solides. Parmi ces dernières, nous signalerons l'albumine unie à de la soude; cette substance a été désignée par d'anciens observateurs sous le nom de substance lacrymale; on rencontre, en outre, dans les larmes des traces de graisse, des matières extractives et des substances minérales. Le chlorure de sodium l'emporte; les phosphates alcalins et les sels terreux sont peu abondants. Dans l'état normal, les larmes s'écoulent toutes dans la cavité nasale; quand la sécrétion est plus abondante, les larmes s'écoulent par la fente palpébrale. L'écoulement des larmes, chez l'homme, est déterminé par une action psychique.

REMARQUES. — (1) Zeitschrift f. wiss. Zool., vol. IX, p. 541. — (2) GETZ, De pterygio. Gœttingæ, 1852, Diss., et GEGENBAUER, in Würzburger Verhandlungen, vol V, p. 17, et le travail de A. SCHNEIDER, in Würzburger naturw. Zeitschr., vol. III, p. 105. LŒWIG (*loc. cit.*, p. 129) parle à ce sujet d'épithélium cylindrique. — (3) C. KRAUSE, Anatomie, vol. I, p. 514; SAPPEY, in Gazette médicale de Paris, 1853, p. 515 et 528; W. KRAUSE, in Henle's und Pfeufer's Zeitschr., nouv. série, vol. IV, p. 357; STROMEYER, in Deutsche Klinik, 1859, p. 247; A. KLEINSCHMIDT, in Archiv f. Ophthalmologie, vol. IX, part. III, p. 145. — (4) Voy. Henle's und Pfeufer's Zeitschr., 3e série, vol. V, p. 122. — Ce qu'il y a de remarquable, c'est que les glandes glomérulées existent chez le bœuf et la chèvre, et font défaut chez le mouton (KLEINSCHMIDT). — (5) STROMEYER a indiqué la présence de ces glandes chez d'autres mammifères et chez l'homme; les données de cet auteur n'ont pas été confirmées. — (6) Nous avons déjà indiqué, p. 472, remarque 1, les travaux publiés sur ces organes découverts par BRUCH. — (7) Voy. la Monographie de LEBER. — (8) Traité d'anatomie, vol. II, p. 986. — (9) Voy. son ouvrage, p. 65. — (10) HUGUENIN et FREY, in Zeitschr. f. wiss. Zool., vol. XVI, p. 215. — (11) Voy. son article : « Sécrétion des larmes, » in Handw. d. Phys., vol. III, part. I, p. 617.

§ 318.

Développement de l'œil. — Le développement de l'œil (1), dont nous ne dirons ici qu'un mot, se fait aux dépens des trois feuillets du blastoderme. La vésicule primitive de l'œil se présente d'abord sous forme d'une dépression pédiculée; cette dépression est destinée à former la rétine et le pigment de la choroïde; le pédicule est constitué par le nerf optique. Nous avons déjà vu que le cristallin se développait aux dépens du feuillet corné sous forme d'une sphère creuse, à parois épaisses (§ 160). Le corps vitré se développe aux dépens du feuillet moyen du blastoderme. Les deux organes refoulent la vésicule primitive de l'œil, et l'on observe, comme dans un sac séreux, une lamelle interne, épaisse, formée de cellules embryonnaires et destinée à constituer la rétine; puis une couche extérieure plus mince, formée par de l'épithélium pigmenté. A ce moment, on distingue une vésicule secondaire de l'œil. La membrane fibreuse de la choroïde, le corps ciliaire, le muscle ciliaire, l'iris, la sclérotique et la cornée se développent aux dépens du feuillet embryonnaire moyen avoisinant.

Remak (2) et Kœlliker (3) avaient déjà observé que la rétine se développe aux dépens de la lamelle interne de la vésicule secondaire de l'œil. Babuchin (4) a confirmé plus tard ce fait. D'après cet observateur, les fibres de Müller apparaissent d'abord sous forme de cellules fusiformes, dont les extrémités constituent les membranes limitantes interne et externe. Après les fibres de Müller, on voit apparaître les cellules ganglionnaires, puis la couche des tubes nerveux. La couche moléculaire, la couche intermédiaire et la couche des bâtonnets et des cônes, apparaissent presque simultanément; cependant on aperçoit en premier lieu la couche moléculaire, et en dernier lieu celle des bâtonnets. Les bâtonnets, les cônes et leurs corpuscules se présentent sous l'aspect de prolongements cellulaires. Ils forment un tout uni avec les grains ou cellules avec lesquels ils communiquent.

Les portions centrales de la rétine se développent avant les portions périphériques.

Le feuillet extérieur de la vésicule secondaire de l'œil est formé par une simple couche de cellules d'abord verticales, devenues ensuite cubiques, et enfin aplaties. Ces éléments s'imprègnent de molécules de mélanine, et forment l'épithélium pigmenté bien connu de l'œil; ce pigment a été attribué à tort à la choroïde, car il appartient en réalité à la rétine.

Le développement de la choroïde, de l'iris et de la sclérotique est encore mal connu au point de vue histogénétique. Nous avons déjà étudié la formation de la cornée (§ 133); il en est de même du développement des fibres de la rétine (5).

Les glandes lacrymales se développent, comme les autres glandes en grappe, aux dépens du feuillet corné du blastoderme (6). Les glandes de Meibomius se développent très-tardivement.

REMARQUES. — (1) Pour l'étude du développement de l'œil, voy. les leçons de KŒLLIKER sur le développement (KŒLLIKER, p. 275).— (2) Voy. son ouvrage bien connu, p. 72, remarque. — (3) *Loc. cit.*, p. 284. — (4) Würzburger naturw. Zeitschrift, vol. IV, p. 71. — Ueber die Gefässhaltige Kapsel der fœtalen Linse. *Sur la capsule vasculaire du cristallin fœtal*, voy. KŒLLIKER, p. 292. — (6) REMAK, *loc. cit.*, p, 92.

§ 319.

Organe de l'ouïe.—L'organe de l'ouïe (1) est formé par l'oreille interne, ou labyrinthe, destinée à la perception des sons, puis par des appareils destinés à la transmission des ondes sonores. Ces derniers sont constitués par l'oreille moyenne, qui est séparée de l'oreille externe par la membrane du tympan.

L'oreille externe est formée par le pavillon de l'oreille et par le conduit auditif externe. Nous avons déjà parlé de la structure des cartilages qui constituent ces organes. Inutile également de parler de la peau qui recouvre ces parties et qui ne renferme de tissu adipeux qu'au niveau du lobule de l'oreille. Le pavillon de l'oreille possède des muscles, des glandes sébacées nombreuses et de petites glandes sudoripares. Nous avons déjà décrit la structure des glandes cérumineuses du conduit auditif externe (§ 301). Les muscles de l'oreille externe sont constitués par des fibres musculaires striées (§ 164).

Le tympan [membrana tympani (2)] est formé par une plaque fibreuse, tapissée extérieurement par la peau, et en dedans par la muqueuse de la cavité tympanique. Cette membrane se continue avec le périoste avoisinant par l'intermédiaire de l'anneau cartilagineux. La peau présente à ce niveau une couche fibreuse fort mince; elle ne renferme ni glandes ni papilles. La membrane fibreuse proprement dite est constituée par une couche de fibres radiées dirigées vers l'extérieur, et par une couche de faisceaux circulaires dirigés vers la cavité tympanique. Ce tissu est formé par du tissu conjonctif non developpé, caractérisé par des faisceaux aplatis et anastomosés et par des corpuscules de tissu conjonctif. (Gerlach.) Le revêtement interne est également constitué par une couche fibreuse fort mince et par quelques couches superposées de cellules épithéliales pavimenteuses fort délicates; ces éléments ne possèdent pas de cils vibratiles. Le réseau vasculaire du tympan est constitué d'une part par un réseau extérieur à mailles allongées et radiées appartenant à la peau, puis par un réseau interne qui appartient à la muqueuse, et dont les mailles sont assez serrées. La couche fibreuse moyenne du tympan ne semble pas contenir de vaisseaux. La terminaison des nerfs dans le tympan n'est pas encore connue.

L'oreille moyenne et ses cavités accessoires sont tapissées par une muqueuse fort mince, mais très-vasculaire. L'épithélium à cils vibratiles de cette portion de l'oreille est représenté par des éléments cylindriques dans la trompe d'Eustache, par des cellules pavimenteuses, au contraire, dans la cavité du tympan et dans les cavités accessoires. Nous avons déjà dit un mot (§ 108) du cartilage de la trompe d'Eustache. La muqueuse de ce conduit renferme des glandes muqueuses en grappe, dont le siége et le développement varient cependant, suivant les différentes parties du conduit. Les culs-de-sac de ces glandes sont tapissés par des cellules cylindriques. On observe dans ces glandes un plexus nerveux avec des groupes de cellules ganglionnaires (3).

Les osselets de l'ouïe sont formés par une substance osseuse poreuse, tapissée par une couche extérieure fort mince et compacte. Les muscles qui s'insèrent sur ces osselets sont formés par des fibres striées (§ 164). On n'a pas encore observé de terminaisons nerveuses dans l'oreille moyenne.

Remarques. — (1) Breschet, Recherches sur l'organe de l'ouïe dans l'homme et les animaux vertébrés, 2e édition. Paris, 1840; Pappenheim, Die specielle Gewebelehre des Gehörorgans, *Structure spéciale de l'organe de l'ouïe*. Breslau, 1840; Wharton Jones, article : « Organe of hearing, » in Cyclopædia, vol. II, p. 529; Hyrtl, Ueber das innere Gehörorgan des Menschen und der Säugethiere. Prag, 1845; Corti, in Zeitschrift f. wiss. Zoologie, vol III, p. 109; Reissner, De auris internæ functione. Dorpati, 1851; Harless, article : « Hören, » in Handw. d. Phys., vol. IV, p. 311; Todd et Bowman, *loc. cit.*, vol. II, p. 63; Kœlliker, in Mikr. Anat., vol. II, part. II, p. 757, et Manuel, 4e édit.,

p. 690; Henle, Traité de splanchnologie, p. 715. — (2) Wharton Jones, *loc. cit.*, p. 545; Toynbee, in Phil. Transact., 1851, part. I, p. 159; Trœltsch, in Zeitschr. für wiss. Zool., vol IX, p. 91. — Gerlach, Mikr. Studien, p. 55. — (3) Rüdinger, in Ærtztichen Intelligenz Blatt, 1865, n° 37.

§ 320.

L'*oreille interne* ou oreille proprement dite se compose du vestibule, des canaux semi-circulaires et du limaçon. Cette partie de l'organe de l'ouïe est occupée par des culs-de-sac et par des canaux remplis de liquide; les nerfs qui président à l'ouïe viennent se terminer dans les membranes qui constituent les parois de ces cavités. Ils vont se terminer d'une part dans les ampoules et les culs-de-sac du vestibule, d'autre part dans la lame spirale du limaçon.

Le vestibule et la face interne des canaux semi-circulaires sont tapissés par du périoste, et par une simple couche d'épithélium pavimenteux. Le liquide transparent et séreux qui remplit ces cavités est connu sous le nom de périlymphe ou de liquide de Cotunio; il transsude à travers les parois des vaisseaux, du reste peu nombreux, du périoste.

Les parois des culs-de-sac du vestibule [sacculus ellipticus et rotundus (1)] et celles des canaux demi-circulaires, avec leurs ampoules, sont baignées par la périlymphe, et sont formées extérieurement par une couche de tissu conjonctif non développé avec ses corpuscules de tissu conjonctif étoilés, puis par une couche interne élastique, transparente, chargée de nombreux noyaux; cette couche présente des villosités nombreuses qui font saillie dans les canaux demi-circulaires. [Rüdinger (2).] Elle est tapissée par une couche de 0^m,006 d'épaisseur, formée de cellules épithéliales pavimenteuses de 0^m,009 à 0^m,018 de diamètre. Les vaisseaux généralement assez nombreux de ces parois donnent lieu à la production d'un second liquide auquel on a donné le nom d'*endolymphe* (aquula vitrea auditiva).

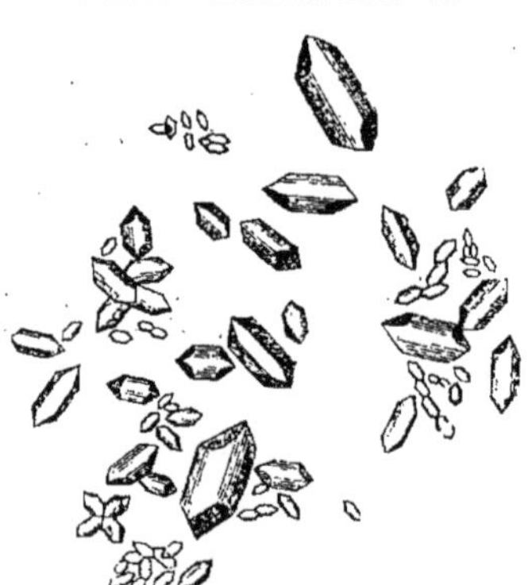

Fig. 527. — Otolithes, composés de carbonate de chaux (d'après Funke).

Au niveau du point où s'épanouissent les ramifications d'une des branches du nerf acoustique, on observe dans l'utricule du vestibule une tache blanchâtre et spéciale dans laquelle on rencontre les otolithes (fig. 527); ce sont de petits cristaux en forme de colonne, de dimension fort variable, dont le diamètre varie entre 0^m,009 et 0^m,002. Les canaux demi-circulaires membraneux renferment également quelques otolithes isolés. Ces derniers sont formés par du carbonate de chaux; quelques auteurs prétendent qu'en les traitant par les acides on obtient un résidu organique (3).

Remarques. — (1) Voltolini (Virchow's Archiv, vol. XXVIII, p. 227) a prétendu que les utricules n'étaient pas indépendants ; cette opinion a été démontrée par Hensen (Zeitschrift f. wiss. Zool., vol. XIII, p. 481), Rüdinger (Münchner Sitzungsberichte, 1863, vol. II, part. I, p. 55) et Henle (Traité de splanchnologie, p. 780, remarque). — (2) Archiv für Ohrenheilkunde, vol. II, p. 1. — (3) Huschke, in Froriep's Notizen, vol. XXXIII, p. 33, et in Isis, 1833, p. 675, et 1834, p. 107; Krieger, De otolithis. Berolini, 1840, Diss.; C. Krause, in Müller's Archiv, 1837, p. 1; Schmidt, Entwurf einer Allgemeinen Untersuchungsmethode der Säfte und Exkrete, *Essai d'une méthode d'investigation des sucs et des excrétions*, p. 87; Wharton Jones, *loc. cit.*, p. 539; Robin et Verdeil, Chimie anatomique, vol. II, p. 229.

§ 321.

Il nous reste à étudier la terminaison du nerf acoustique (1) dans les utricules et les ampoules membraneuses. Le nerf du vestibule fournit des rameaux au saccule semi-elliptique et aux ampoules ; une branche du nerf du limaçon se rend au saccule sphérique. Ces nerfs, après avoir pénétré dans les parois, se divisent, se ramifient et finissent par parcourir la surface libre de la paroi. Tous les rameaux nerveux se concentrent dans un seul et même point, connu sous le nom de *septum nerveum*, et ne se répandent pas dans les autres parties des ampoules.

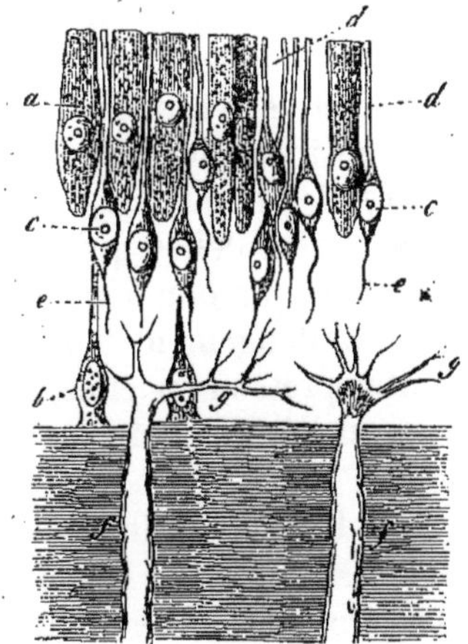

Fig. 528. — Crête acoustique des ampoules du Raja clavata, d'après Schultze.

a, Cellules cylindriques; *b*, cellules basilaires; *c*, fibres-cellules avec leur prolongement supérieur, en forme de bâtonnet, et leur prolongement inférieur finement fibrillaire *e*; *f*, fibres nerveuses se terminant en *g* par des cylindres-axes ramifiés très-pâles.

On avait admis pendant longtemps, avec Valentin et Wagner, que les nerfs de l'oreille se terminaient en anse ; on a bientôt reconnu l'erreur (2), et on a vu que les nerfs se ramifient avant de se terminer. Schultze a beaucoup éclairé cette question en montrant qu'il existait une analogie intime entre les modes de terminaison des différents nerfs des sens (fig. 528). Cet auteur a fait ses expériences et ses recherches sur des raies et des squales. Il est probable qu'on trouverait la même structure chez des animaux plus parfaits, chez les mammifères et chez l'homme.

Quand on examine le septum nerveum de plus près, on observe la crête acoustique de Schultze revêtue d'une couche assez épaisse, molle et crémeuse ; elle ressemble, sur une coupe, au chapeau d'un champignon ; l'épithélium pavimenteux ordinaire a disparu à ce niveau, pour faire place à des couches épithéliales superposées ; la plus superficielle (*a*) est formée par des cellules cylindriques renfermant des granulations jaunâtres ; ces éléments ressemblent beaucoup à ceux que nous avons déjà décrits dans la région olfactive (§ 306), et sur les larges papilles de la langue de la grenouille (§ 304).

En effet, les tubes nerveux du nerf acoustique viennent se terminer au niveau du septum nerveum, entre ces éléments cylindriques, tout comme les nerfs qui président à l'olfaction et à la gustation.

En tous cas, la texture de cette région est fort compliquée, et encore insuffisamment connue.

La surface libre de toute la couche jaune est dominée par une véritable forêt de cils, qui atteignent près de 0m,09 de longueur ; ce sont les cils auditifs ; ils ont été étudiés par Schultze chez les poissons et les larves des Tritons ; mais leur connexion avec les cellules sous-jacentes est encore mal déterminée. On observe enfin profondément, et à la limite de la couche fibreuse, une couche de cellules connues sous le nom de cellules basilaires. (Schultze.) On trouve enfin d'autres cellules très-nombreuses, petites, incolores, arrondies ou fusiformes (cellules ciliées de Schultze), qui envoient des prolongements dans deux directions différentes (*c*). Le prolongement supérieur (*d*) est le plus épais ; il a la forme d'un bâtonnet, et se termine par une extrémité mousse à la surface de la cellule épithéliale. Le prolongement inférieur (*e*) est plus fin ; il descend perpendiculairement vers la couche profonde de tissu conjonctif. Au premier abord, on pourrait croire que les fibres nerveuses (*f*) se terminent à la limite de la couche fibreuse et de la couche épithéliale ; mais elles se continuent par des cylindres-axes très-pâles, qui pénètrent dans la masse épithéliale et s'y ramifient (*g*) à l'infini, de manière à ne plus constituer que des filaments excessivement déliés qui échappent à l'observation. Il est plus que probable, bien que non démontré, que les filaments terminaux se continuent avec le prolongement fibrillaire inférieur de la cellule ciliée. (Schultze.) Schultze prétend en effet, et sans doute avec raison, que le cylindre-axe divisé et dépourvu de moelle se continue directement avec le filament allongé.

On a trouvé une texture analogue dans l'utricule des poissons ; seulement, les cils y sont beaucoup moins longs (3).

La structure du vestibule des mammifères, du chien, du chat, du bœuf, ne diffère pas beaucoup de celle que nous avons décrite. (Schultze, Kœlliker.) On y observe également, au niveau de la terminaison des nerfs, un épithélium composé de cellules cylindriques et allongées, recouvertes de cils. L'extrémité des tubes nerveux pénètre dans cette couche épithéliale. (Kœlliker.)

REMARQUES. — (1) STEIFENSAND, in Müller's Archiv, 1835, p. 171 ; WAGNER, Neurolog. Untersuchungen, p. 145 ; H. REICH, in Ecker's Untersuchungen zur Ichthyologie, *Recherches sur l'ichthyologie*. Friburg, 1857, p. 24 ; M. SCHULTZE, in Müller's Archiv, 1858, p. 343 ; F. E. SCHULTZE, Ibid , 1862, p. 381 ; R. HARTMANN, ibid., p. 508 ; G. LANG, in Zeitschr. f. wiss. Zool., vol. XIII, p. 303 ; KŒLLIKER, Traité d'histologie, 4e édit., p. 695 ; HENLE, Traité de splanchnologie, p. 777. — (2) HARTMANN seul a voulu défendre encore, dans ces derniers temps, la théorie des anses terminales. — (3) Voy. les indications de M. SCHULTZE, *loc. cit.*

§ 322.

Il nous reste enfin à dire quelques mots du limaçon (fig. 529).

Le limaçon, qui fait chez l'homme deux tours et demi, présente deux rampes, connues depuis longtemps sous les noms de *rampe vestibulaire*

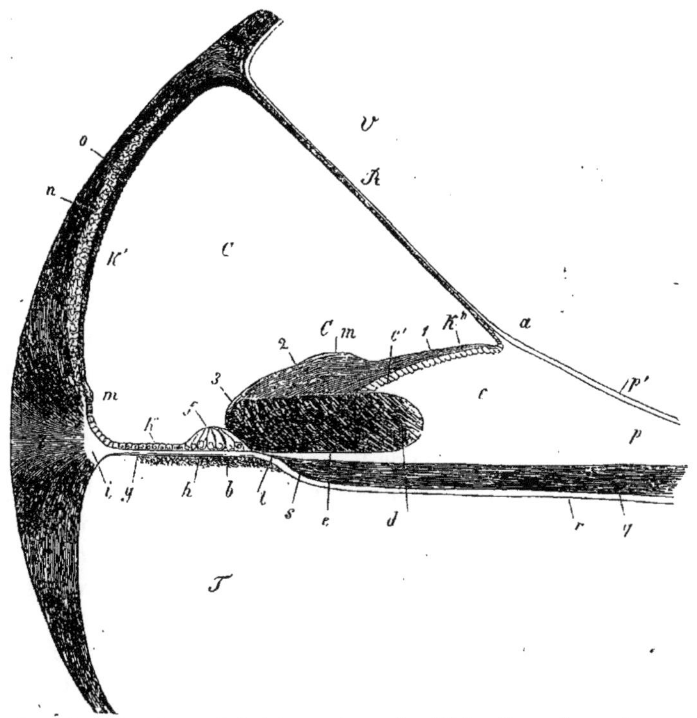

Fig. 529. — Section verticale à travers le canal cochléaire d'un embryon de veau.

, Rampe vestibulaire; T, rampe tympanique; C, canal cochleaire; R, membrane de Reissner avec son attache à la saillie (*c*), connue sous le nom de bandelette sillonnée (Habeluna sulcata; *b*, couche de tissu conjonctif avec un vaisseau spiral au niveau de la face inférieure de la membrane basilaire; *c'*, dents de la première rangée; *d*, gouttière spirale avec son épithélium épaissi qui s'étend jusqu'à l'organe de Corti qui est en voie de développement; *e*, habeluna perforata; *cm*, membrane de Corti (1, portion interne et mince; 2, moyenne et épaisse; 3, externe de cette membrane); *g*, zone pectinée; *h*, habenula tecta; *k*, épithélium de la zone pectinée; *k'*, paroi externe du canal cochléaire; *k''*, paroi externe de la bandelette sillonnée; *l*, ligament spiral (*i*, union de ce dernier avec la zone pectinée); *m*, bourrelet; *n*, plaque cartilagineuse; *o*, strie vasculaire; *p*, périoste de la zone osseuse; *p'*, couche transparente extérieure de cette zone; *q*, faisceaux nerveux. S, point de terminaison des tubes nerveux pourvus de moelle; *t*, position des cylindres-axes dans les canalicules de la bandelette perforée; *r*, périoste tympanique de la zone osseuse.

[*scala vestibuli* (V)] et de *rampe tympanique* [*scala tympani* (I)]; ces deux rampes sont séparées par la lame spirale (*q-i*).

Il faut encore signaler un troisième espace moyen : c'est le *canal cochléaire*, ou la rampe moyenne de Kœlliker (*c*).

La lame spirale (*q-i*) se compose d'une partie interne osseuse et d'une portion externe molle ou membraneuse. La première occupe environ la moitié de la largeur de la lame. Elle ne présente pas cependant la même disposition dans les différents tours de spire ; elle est très-large dans le premier tour de spire, puis se rétrécit dans le second, et cesse au commencement du troisième, où elle se termine par une sorte de *crochet* ou de *bec* (*Hamulus*).

La lame spirale osseuse présente du reste deux lamelles de substance osseuse; la supérieure est tournée vers la rampe vestibulaire, l'inférieure vers la rampe tympanique ; au centre, on trouve un tissu poreux dont les lacunes sont occupées par les vaisseaux et les nerfs. Près de la portion membraneuse, ces lacunes sont remplacées par une simple fente limitée par les deux lamelles osseuses compactes qui se terminent au même point.

La portion *membraneuse* (*Lamina spiralis membranacea* ou *Membrana basilaris*) est la continuation de la cloison du limaçon ; elle offre une largeur de $0^{m},4$, qui reste à peu près la même dans toutes les parties ; elle se termine à la face interne du limaçon.

Reissner (1) et Kœlliker (2) ont montré qu'il existe dans la rampe vestibulaire, au niveau environ de la limite de la lame spirale osseuse et membraneuse (*a*), une autre membrane à laquelle on a donné le nom de membrane de Reissner (R). Elle est dirigée obliquement, en haut et en dehors, et va s'insérer sur la face interne de la paroi externe du conduit cochléaire.

La rampe vestibulaire limite de la sorte un petit espace situé en dehors, et qui offre une forme triangulaire sur une coupe verticale ; on a donné à cet espace le nom de canal cochléaire (*c*). Les trois parois de ce canal sont formées : l'inférieure, par la lame spirale membraneuse ; la supérieure, par la membrane de Reissner ; l'extérieure par la paroi du limaçon. Supérieurement, le canal cochléaire se termine en cul-de-sac, au niveau du crochet (Kœlliker, Hensen) ; inférieurement, il est presque terminé en cul-de-sac ; cependant, il existe une communication de ce canal avec le saccule [*sacculus rotundus* (Hensen)].

Les rampes vestibulaire et tympanique sont tapissées par une membrane de tissu conjonctif. La membrane de Reissner est également formée par du tissu conjonctif ; la face inférieure et une faible portion de la face supérieure de cette membrane sont tapissées par une simple couche épithéliale. La paroi externe du canal cochléaire est formée par du périoste tapissé de cellules analogues (*k'*). On observe également, à ce niveau, une saillie particulière (*m*), une couche de cartilage (*n*) et une strie vasculaire (*o*).

Le plancher du canal cochléaire, c'est-à-dire la surface de la lame spirale membraneuse, offre une structure très-compliquée ; la face inférieure, au contraire, tournée vers la rampe tympanique, à l'exception toutefois du vaisseau spiral, qui est enveloppé par une mince couche de tissu conjonctif (6), ne présente rien d'anormal.

Corti a découvert la plupart des éléments curieux de ces parties de l'organe. Les travaux ultérieurs, ceux de Reissner, Claudius, Böttcher, Schultze, Deiters, Kœlliker, Hensen, entre autres, ont contribué à jeter un nouveau jour sur la structure si remarquable de ces parties ; mais les détails sont si multiples, si difficiles à vérifier, qu'il est permis de dire que la science n'a pas encore dit son dernier mot à ce sujet.

D'après Corti, on distingue dans la lame spirale membraneuse deux parties ou zones, et d'abord une portion interne ou zone denticulée (*zona denticulata*), et une portion externe ou zone pectinée [*zona pectinata* (*g*)].

On a subdivisé la zone denticulée en deux parties : l'une interne, bandelette sillonnée [*Habenula interna s. sulcata* (*c*)], l'autre externe bandelette dentelée [*Habenula externa s. denticulata* (*e*, *h*)].

La première constitue une saillie très-prononcée, en forme de peigne, qui fait saillie dans le canal cochléaire ; son bord extérieur présente un sillon auquel on a donné le nom de sillon spiral (*d*) ou de demi-canal. Cette partie est constituée par une transformation spéciale du périoste de la lame spirale osseuse. Au microscope, on y découvre une substance conjonctive homogène ou striée dans laquelle se trouvent emprisonnées des cellules et quelques vaisseaux capillaires isolés. Cette saillie diminue successivement de hauteur et de largeur, à mesure qu'on avance dans le canal cochléaire.

Sur la face supérieure de cet organe particulier en forme de peigne (fig. 530, 3) s'élèvent des saillies allongées qui se divisent (*b*). Ce sont les

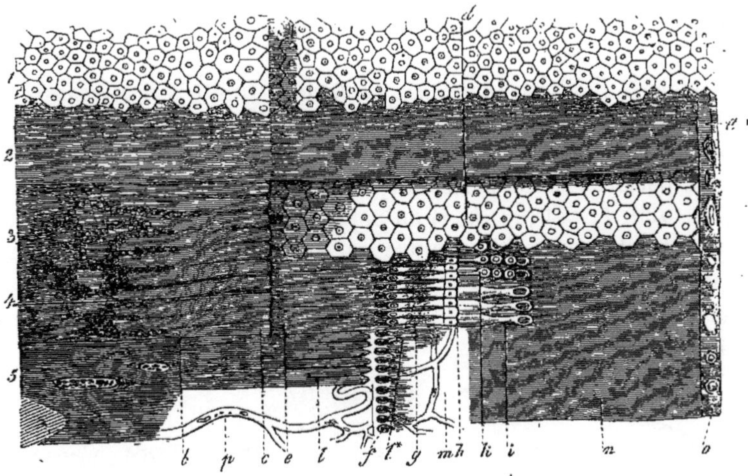

Fig. 530. — Portion membraneuse du canal cochléaire du porc. Les différentes couches ont été enlevées par morceau de haut en bas, de manière qu'on puisse les étudier dans leur ensemble.

1, Épithélium pavimenteux ; 2, membrane de Corti ; 3, habeluna sulcata avec ses dents *b* et son bord *c* ; *d*, cellules épithéliales ; 4, région de l'organe de Corti ; *e*, dents de Corti ; *f*, fossettes ovalaires avec les filaments nerveux qui en partent *l* (habeluna perforata de Kœlliker) ; *l*, bâtonnets internes de l'organe de Corti ; *h*, extrémités articulaires ; *i*, bâtonnets externes ; *k*, cellules de Corti ; 5, la bandelette sillonnée est enlevée à gauche jusqu'au niveau de la bandelette perforée, et les faisceaux des nerfs du limaçon *t* sont à nu ; *m*, membrane basilaire mise à nu ; *n*, zone pectinée ; *o*, limite de la paroi externe du conduit cochléaire.

dents de premier ordre de Corti, ou les *dents auditives* de Huschke (5). Dans le premier tour de spire, ces dents ont, en moyenne, $0^{m},04$ de long sur

$0^{m},009$ à $0^{m},01$ de large; elles deviennent plus petites dans les autres spires. En dedans, elles se raccourcissent petit à petit et finissent par disparaître subitement; en dehors, elles s'allongent et forment une voûte au-dessus du sillon spiral [*semicanalis* (*sulcus*) *spiralis*].

La deuxième partie de la zone denticulée porte le nom de bandelette externe ou dentelée (*Habenula externa s. denticulata*).

Kœlliker l'a également subdivisée en deux parties secondaires : l'une interne [*Habenula perforata* (fig. 528, *e*)], l'autre externe [*h* (*Habenula tecta*)]. Cette dernière correspond à la partie de la zone denticulée désignée par Deiters sous le nom de *Habenula arcuata*.

La bandelette perforée (*habenula perforata*) forme le plancher du demi-canal spiral et augmente de largeur à travers les tours de spire du limaçon jusqu'à la cupule ; la bandelette sillonnée (*habenula sulcata*), par contre, se rétrécit.

Elle est également formée par du tissu conjonctif ordinaire, et la surface dirigée vers le canal cochléaire est couverte d'une rangée serrée de saillies de $0^{m},02$ de long sur $0^{m},01$ de large. On a désigné ces saillies sous le nom de fausses dents de Corti (fig. 530, 4, *e*).

Entre les extrémités extérieures des fausses dents de Corti, qui sont complétement recouvertes par les dents de la première série dans le premier tour de spire, et en partie dans le second et le troisième, on trouve des orifices en forme de fente, destinés au passage du nerf cochléaire (fig. 530, *f*).

La bandelette perforée (*habenula perforata*) limite à ce niveau la bandelette couverte (*habenula tecta* ou *arcuata*).

La paroi de cette dernière est constituée par un prolongement de la bandelette perforée et du périoste tympanique; elle supporte l'*organe de Corti* (fig. 529, *f*; 530, *g*, *h*, *i*) ou *papille spirale* ; ce dernier nom a été donné par Huschke et a été employé par Hensen; les fonctions physiologiques de cet organe sont, du reste, fort obscures.

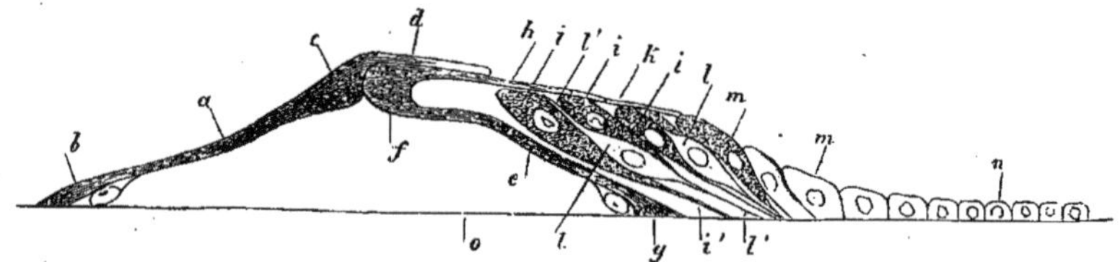

Fig. 531. — Organe de Corti, vu de côté.

a, fibre interne; *b*, origine de cette fibre; *c*, articulation ; *d*, plaque d'attache transparente (origine de la lamina velamentosa); *e*, fibre externe; *f*, articulation; *g*, terminaison de cette fibre au niveau de la membrane basilaire *o*; *h*, prolongement en forme de bâtonnet de la fibre externe; *k*, partie extérieure de la lamina velamentosa; *i*, cellules de Corti (*i'*, filaments cellulaires venant se terminer au niveau de la membrane basilaire) ; *l*, cellules de Deiters (cellules ciliées D); *ll'*, leurs prolongements; *m*, cellules épithéliales plus volumineuses occupant la partie extérieure de l'organe de Corti; épithélium à petites cellules de la zone pectinée.

On observe dans l'organe de Corti (fig. 531) deux variétés d'éléments; des fibres d'une nature spéciale, puis des cellules également caractéristiques.

Les premières, connues sous le nom de *fibres de Corti* (dents de la deuxième série de Corti), sont formées par deux rangées d'éléments en forme de bâtonnets; ils ont une direction oblique et convergente, et se touchent par leur extrémité effilée (6). L'ensemble de ces fibres forme une saillie qui se contourne en spirale à travers les tours de spire du limaçon.

Il résulte de ce qui précède qu'on distingue dans l'organe de Corti des fibres *internes* (*a*) et des fibres *externes* (*e*). Ces deux variétés d'éléments ne sont pas en nombre égal. On compte, en général, deux fibres externes (fig. 530, *i*) pour trois fibres internes [*g* (Claudius)].

Les fibres internes (fig. 531, *a*) sont séparées par des espaces étroits en forme de fente, et partent toutes dans la direction d'une seule et même ligne des orifices de la bandelette perforée. Elles s'appuient sur la membrane basilaire, et sont légèrement renflées à ce niveau (*b*); elles renferment un noyau ou un élément en forme de cellule. La portion ascendante de la fibre interne se rétrécit et n'a plus que $0^{m},004$ à $0^{m},002$; elle se termine cependant par un renflement en forme de massue (*c*) de $0^{m},004$ de diamètre. L'extrémité supérieure de la fibre externe de Corti (*f*) vient se loger dans une excavation située dans la partie externe de ce renflement (7).

La fibre externe (*e*) naît également par une partie élargie qui renferme un élément nucléé. La forme des deux variétés de fibres est à peu près la même, bien qu'il existe cependant une légère différence. Il suffit de regarder la figure pour saisir le fait.

Ces fibres sont formées par une masse vitreuse, homogène, qui offre peu de résistance en présence des réactifs.

Les éléments cellulaires de l'organe de Corti offrent des caractères tout aussi surprenants. On en distingue deux variétés; les uns portent le nom de cellules de Corti, les autres celui de cellules de Deiters. Elles sont recouvertes par une membrane remarquable, fenêtrée, connue sous le nom de *Lamina velamentosa* de Deiters ou *Lamina reticularis cochleæ* de Kœlliker (8).

Nous commencerons par la description de cette membrane.

L'extrémité supérieure en forme de massue des fibres internes de Corti se continue par un prolongement particulier, rectangulaire, assez large et horizontal, situé extérieurement au-dessus de la fibre extérieure (fig. 531, *d*). A cette extrémité vient s'adosser une membrane réticulée (*k*), formée par des bâtonnets droits et allongés qui se terminent par une extrémité en forme de bouton; leur nombre égale celui des fibres externes de Corti avec l'extrémité supérieure desquelles ils correspondent (*h*). Ils sont situés plus profondément et sont recouverts par les fibres internes. On observe ensuite trois rangées d'éléments particuliers; ce sont d'abord les *phalanges* de Deiters; ces éléments présentent la forme de sabliers ou de cônes opposés; puis des plaques rectangulaires (*cadres* de Deiters). Entre ces éléments, on observe dans la lamelle grillagée trois séries d'orifices.

Du reste, la disposition anatomique de la *membrana velamentosa* est encore fort obscure, et mérite d'être étudiée avec un soin nouveau.

Les cellules de Corti (*i*) sont des éléments fort délicats, à direction oblique, qui forment trois rangées alternantes, en dehors des fibres externes de Corti. Elles naissent par un filament de la couche membraneuse (*i'*), s'élargissent ensuite (*i*) et se dirigent vers les orifices de la *membrana velamentosa* (Deiters).

Les cellules de Deiters (Kœlliker) ou *cellules ciliées* de Deiters (*l*) apparaissent entre les éléments de Corti, et offrent également une direction oblique. Elles sont fusiformes et se terminent à chaque pôle par un filament très-fin (*l'*). Le filament supérieur se continue avec la *membrana velamentosa*, et forme les phalanges de Deiters (Hensen); le filament inférieur, par contre, se confondrait, suivant Deiters, avec le filament d'une cellule de Corti, et s'insérerait, par conséquent, à la membrane basilaire.

La zone pectinée (fig. 529, *g;* 530, *n*), c'est-à-dire la partie extérieure de la lame spirale membraneuse, naît du bord extérieur de l'organe de Corti, et reste heureusement, pourrait-on dire, libre de toute autre attache. Elle est formée par les deux lamelles périostiques de la membrane basilaire. La face inférieure, tournée vers la rampe tympanique, est complétement lisse; la face supérieure, au contraire, est finement striée.

La zone pectinée atteint la paroi osseuse du limaçon par son bord externe (fig. 529, *i*). Là elle s'unit, au niveau d'une petite saillie osseuse à laquelle Huschke a donné le nom de *Lamina spiralis accessoria*, au ligament spiral (*l*). Ce dernier (9), qui est très-vasculaire, est formé par une partie supérieure fibrillaire, et par une partie inférieure celluleuse tournée vers la rampe tympanique (Hensen).

Remerques. — (1) De auris internæ formatione. Dorpati, 1851, Diss., et in Müller's Archiv, 1854. p. 420. — (2) Würzb. naturw. Zeitschr., vol. II, p. 1, et Entwicklungsgeschichte, p. 312. — (3) Les premiers travaux intéressants sur ce sujet ont été publiés par Todd et Bowman, dans leur remarquable ouvrage, vol. II, p. 76. Corti s'est également fait un nom par ses recherches (Zeitschr. f. wiss. Zool., vol. III, p. 109). Voy. également E. Harless, in Handw. d. Phys. vol. IV, p. 311, et Münchner, Geleherte Anzeigen, 1851, n°s 35 et 37; Claudius, in Zeitschr. f. wiss. Zool., vol. VII, p. 154; Böttcher, Observationes microscopicæ de ratione qua nervus cochleæ mammalium terminatur. Dorpati, 1856, Diss.; et ses travaux in Virchow's Archiv, vol. XVII, p. 243, et vol. XIX, p. 224 et 450; M. Schultze, in Müller's Archiv, 1858, p. 371; Deiters, Untersuchungen über die Lamina spiralis membranacea, *Recherches sur la lame spirale membraneuse*. Bonn, 1860, et Virchow's Archiv, vol. XIX, p. 445, et Reichert's et Du Bois-Reymond's Archiv, 1860, p. 405, puis 1862, p. 262. Kœlliker, Anat. microsc., vol. II, part. II, p. 743. Voy. aussi les assertions anciennes de cet auteur et la quatrième édition de son ouvrage, p. 695; Hensen, in Zeitschr. f. wiss. Zool., vol. XIII, p. 481; Lœwenberg. Études sur les membranes et les canaux du limaçon. Paris. 1864 (Gaz. hebd., n° 42); Henle, Traité de splanchnologie, p. 780. — (4) L'*habenula sulcata* existe seulement dans la moitié de spire supérieure et près de la portion osseuse de la lame spirale. Dans le premier et le second tour de spire, elle recouvre la lamelle osseuse. — (5) Voy. son Traité de splanchnologie, p. 883. — (6) Claudius a signalé le premier cette disposition des fibres internes et externes de Corti. — (7) Ils ont été d'abord décrits par Corti, qui les avait découverts, comme des pièces articulées, isolées. — (8) Kœlliker, a observé le premier les éléments de cette singulière membrane (voy. Anat. microsc., p. 756). Nous devons les autres recherches à DEITERS (Untersuchungen, etc., p. 43) et à KŒLLIKER, 4e édit. de son Traité d'histologie, p. 704 et 717. — (9) Le ligament spiral a été découvert par TODD et BOWMAN. Voy. l'*Anatomie physiologique* (Physiol. Anatomy, vol. II, p. 79) de ces auteurs. Ils l'ont décrit sous le nom de muscle cochléaire. La dénomination actuelle, beaucoup plus commode, est due à KŒLLIKER (Zeitschrift f. wiss. Zool., vol. II, p. 55).

§ 523.

Il nous reste à dire quelques mots du revêtement épithélial et de la terminaison des nerfs dans le canal cochléaire.

A son origine, le canal cochléaire fœtal est tapissé en son entier par des couches continues de cellules épithéliales [Kœlliker (fig. 529, *c*)]. On rencontre partout des cellules pavimenteuses à une seule couche, excepté toutefois dans deux points ; ce sont (*a*) le sillon spiral (*sulcus spiralis*) (*d*), et la bandelette sillonnée, puis (*b*) l'organe de Corti (*f*). Dans le premier point, les cellules forment plusieurs couches superposées et sont tapissées par les membranes de Corti (*c*, *m*). Au niveau du second point, la masse de cellules épithéliales forme une saillie destinée, suivant Kœlliker, à former l'organe de Corti, les cellules de Corti et de Deiters, et enfin une cuticule pour la lame réticulée.

Quand on examine la membrane de Corti chez l'adulte (fig. 530, 2), on voit qu'elle est finement striée ; chez le bœuf, elle atteint 0m,04 d'épaisseur. Elle naît de la bandelette interne (*habenula sulcata*), au niveau du point où on voit s'élever la membrane de Reissner. La terminaison de cette membrane en dehors est encore mal déterminée. Suivant Hensen, elle atteindrait l'organe de Corti et reposerait sur les bâtonnets de la lame réticulée.

L'épithélium du canal cochléaire est formé par une couche de cellules pavimenteuses plates, d'un certain volume. On observe de petites et de grosses cellules dans la portion extérieure du canal, et au niveau de la zone pectinée, jusqu'à l'organe de Corti ; en ce point, on observe des cellules sphériques ou allongées (cellules de soutien de Hensen). Au-dessous de la membrane de Corti, et au niveau de la bandelette sillonnée, cette couche épithéliale est interrompue. Hensen a trouvé une simple couche de cellules dans le sillon spiral.

Le périoste et la lame spirale du limaçon renferment un grand nombre de vaisseaux capillaires. Au niveau du ligament spiral, on aperçoit une traînée vasculaire très-riche (fig. 529, *o*). La portion osseuse et les terminaisons nerveuses de la lame spirale sont occupées par un réseau capillaire très-développé ; ce dernier communique avec un vaisseau spiral qui appartient à la face inférieure et tympanique de ce feuillet.

Les faisceaux nerveux du nerf cochléaire sont formés par des tubes à mailles de 0m,002 d'épaisseur environ ; ils se dirigent dans la lame spirale osseuse, et forment dans le système canaliculé de cette dernière un plexus très-dense. Corti a vu le premier qu'il existait une cellule ganglionnaire (ganglion spiral ou de Corti) sur le trajet de la fibre primitive, au moment où elle quitte la portion osseuse de la lame spirale (1). Entre-croisés sous forme de plexus, ces nerfs se dirigent de plus en plus en dehors, et finissent par constituer des cylindres-axes dépourvus de moelle qui traversent les orifices de la bandelette. Arrivés dans le canal cochléaire, ces nerfs apparaissent sous forme de filaments extrêmement fins et pâles, et munis de varicosités.

La terminaison de ces tubes nerveux n'est pas encore bien connue jusqu'à ce jour.

On a appelé l'attention, dans ces dernières années, sur des éléments particuliers possédant des cils fort courts et raides, qui sont peut-être les éléments terminaux des filaments variqueux. On trouve ces cellules avec leurs cils, à la terminaison de la fibre interne de Corti et à la limite de la masse spirale qui sépare les cellules du sillon spiral. D'autres éléments, plus extérieurs et ciliés, constituent les trois séries de dents de Corti (3). Les rangées de bâtonnets des deux ordres de cellules surpassent en hauteur la *lamina velamentosa*.

Nous laissons aux traités spéciaux le soin de décrire l'histoire du développement de l'organe de l'ouïe. Nous nous contenterons, en conséquence, de signaler quelques points importants.

Le labyrinthe se présente d'abord sous forme d'un élément vésiculeux, connu sous le nom de vésicule auditive ou vésicule du labyrinthe. Elle est formée par une dépression du feuillet moyen ou corné (Remak), qui s'entoure d'une enveloppe formée aux dépens du tissu conjonctif qui devient quelquefois cartilagineux.

Les canaux demi-circulaires et le canal cochléaire se développent sous forme de dépressions secondaires, aux dépens des vésicules du labyrinthe.

Le canal cochléaire se présente d'abord sous forme d'un simple éperon recourbé, et se transforme ensuite de manière à se contourner. (Kœlliker.) Les deux rampes que nous avons signalées (*scalæ vestibuli et tympani*) se forment, en troisième lieu, aux dépens du tissu conjonctif qui avoisine le canal cochléaire.

Remarques. — (1) On trouve des cellules ganglionnaires sur le trajet du nerf acoustique, du nerf du vestibule et du nerf du limaçon. Voy. Stannius, in Göttinger Nachrichten, 1850, nº 16, et 1851, nº 17 ; Corti, *loc. cit.*; Kœlliker, Ueber die letzen Endigungen des Nervus cochleæ und die Funktion der Schnecke, *Recherches sur la terminaison du nerf cochléaire et la fonction du limaçon.* Würzburg, 1854. — (2) Les recherches de Schultze, Kœlliker, Deiters et Hensen n'ont pas encore éclairé cette question. On ne sait pas si la trainée de filaments variqueux qui s'étend à la face inférieure (tympanique) de la membrane basilaire est de nature nerveuse (Schultze) ou de nature conjonctive. (Kœlliker.) Après avoir traversé les orifices de la lamelle perforée, les éléments variqueux suivent un trajet variable; les uns se dirigent longitudinalement dans le sens de l'axe du limaçon, les autres obliquement vers la paroi externe du canal cochléaire. Les premiers semblent naître des fibres transversales. Les éléments obliques se terminent probablement dans les cellules de Deiters ou dans les éléments pourvus de cils courts et rigides. — (3) Les cils des cellules dont nous avons parlé dans le texte forment des lignes transversales au-dessus de la surface des cellules. Les cils sont souvent fixés à la lamina velamentosa. — (4) Voy. le travail bien connu de Remak, p. 18, 35, 75, etc. ; Kœlliker, Entwicklungsgeschichte, p. 300, et les travaux de Reissner et de Hensen.

APPENDICE

DES SUBSTANCES COLORÉES DU SANG ET DE LEUR ANALYSE SPECTRALE

PAR L. RANVIER

Le sang doit sa couleur caractéristique à une substance définie, cristallisable, connue aujourd'hui sous le nom d'*hémoglobine*. L'hémoglobine, en dehors du système vasculaire, spontanément ou lorsqu'elle est soumise à divers agents chimiques, donne naissance à une autre matière colorée, l'*hématine*. Mais cette dernière n'existe pas dans le sang normal.

Hémoglobine. Avant l'application du spectroscope à l'étude du sang, l'hémoglobine avait été obtenue en faible quantité sous forme de cristaux, désignés sous les noms de cristaux du sang ou d'hématocristalline. Ces cristaux avaient été soigneusement étudiés à l'aide du microscope ; mais on n'avait pu tirer de cette étude aucune conclusion sur la constitution et les propriétés physiologiques du sang. On ne savait même pas si l'hématocristalline existe toute formée dans le sang ou si elle en dérive par décomposition, Ce sont les travaux d'Hoppe-Seyler d'abord, de Stokes et de W. Kühne ensuite qui ont introduit dans la science les notions précises que nous avons maintenant à ce sujet.

L'hémoglobine est entièrement contenue dans les globules rouges du sang. Ces éléments renferment en outre une substance albuminoïde, la paraglobuline (A. Schmidt), de la lécithine, de la cholestérine (Hoppe-Seyler), et des sels de potasse (C. Schmidt). L'union de l'hémoglobine aux autres substances du globule est très-faible, car si l'on ajoute à du sang une certaine quantité d'eau, l'hémoglobine entre en solution. Les globules privés de leur matière colorante apparaissent alors avec un fort grossissement sous la forme de petits corps sphériques, incolores, homogènes et à peine visibles. Ce qui reste des globules après l'action de l'eau constitue le *stroma* (Rollett.)

Pour séparer l'hémoglobine du stroma, on peut aussi faire agir sur du sang défibriné la congélation et le dégel plusieurs fois répétés, des décharges électriques, l'alcool, l'éther, le chloroforme, etc. Ces différents agents sont tous préférables à l'action de l'eau, quand on veut obtenir de l'hémoglobine cristallisée, parce qu'ils laissent cette substance en solution concentrée dans le sérum du sang. Un repos de quelques heures suffit alors pour que la cristallisation se produise.

Le sang des différentes espèces animales n'est pas également favorable pour préparer l'hémoglobine cristallisée. Celui du chien, du rat, du cochon-d'Inde et de l'écureuil cristallise très-facilement, parce que chez ces animaux l'hémoglobine est peu soluble. Chez l'homme, au contraire, où la solubilité de cette substance est plus grande, on obtient difficilement des cristaux.

La préparation d'hémoglobine cristallisée et pure est fort difficile. Il n'est même pas certain qu'avec les procédés indiqués par Hoppe-Seyler, on obtienne cette substance à l'état de pureté parfaite. Mais des cristaux d'hémoglobine en suspension dans le sérum du sang sont produits avec la plus grande facilité par la méthode suivante : à du sang défibriné et placé au fond d'un flacon, on ajoute goutte à goutte de l'éther et l'on agite jusqu'à ce que le sang ait perdu sa coloration vive et opaque pour prendre la transparence d'un sirop. Ce changement indique que l'hémoglobine est séparée des globules et qu'elle est dissoute dans le sérum. Au bout de quelques heures de repos elle est cristallisée.

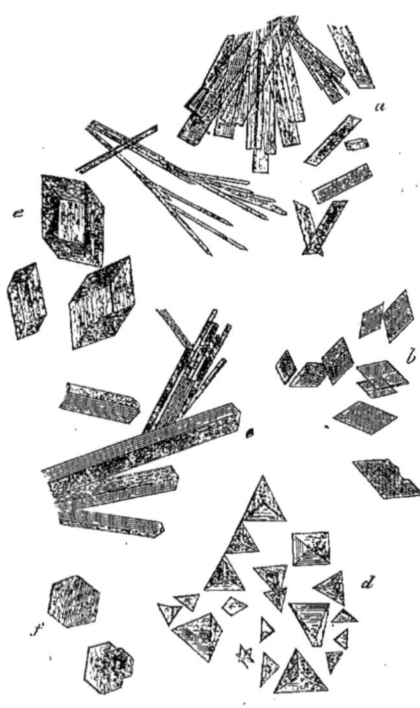

Cristaux d'hémoglobine.
a et *b*, de l'homme ; *c*, du chat ; *d*, du cochon d'Inde ; *e*, du hamster ; *f*, de l'écureuil.

Les cristaux d'hémoglobine sont d'un beau rouge, ils n'ont pas la même forme dans les différentes espèces animales. Ils n'appartiennent même pas au même système cristallin ; ceux de l'écureuil sont du système hexagonal, et chez les autres animaux, bien qu'ils dépendent du système rhombique, ces cristaux affectent des formes variées.

Mais si l'hémoglobine a des formes cristallines qui indiquent un arrangement moléculaire différent chez les divers animaux, elle présente dans la série animale d'autres propriétés constantes : par exemple, celle de fixer l'oxygène et de l'abandonner dans des conditions déterminées. Preyer a constaté que 1 gramme d'hémoglobine dissoute dans l'eau absorbe 1, 3 centimètres cubes d'oxygène. La combinaison de l'oxygène avec l'hémoglobine, si tant est que ce soit une véritable combinaison, est très-faible, car des agents peu énergiques la détruisent. Pour dégager l'oxygène absorbé par l'hémoglobine, il suffit, en effet, de chauffer à 40° dans le vide ou de faire agir des corps avides d'oxygène, par exemple, le fer réduit par l'hydrogène. Plus loin, en traitant de la spectroscopie du sang, je reviendrai sur les agents réducteurs de l'hémoglobine oxygénée.

L'hémoglobine privée d'oxygène ou hémoglobine réduite peut être considérée comme l'hémoglobine pure. Elle est plus soluble dans l'eau que l'hémoglobine oxygénée, par suite elle cristallise plus difficilement, elle présente une couleur moins vive, elle est dichroïque ; verdâtre par transparence, elle paraît rouge sombre à la lumière directe.

L'oxygène peut encore être chassé de l'hémoglobine par l'oxyde de carbone et le bioxyde d'azote ; mais ces deux gaz en dégageant l'oxygène s'y substituent et forment avec l'hémoglobine des combinaisons plus stables.

En 1854, Cl. Bernard a découvert l'affinité du sang pour l'oxyde de carbone. Lorsque, sous une cloche reposant sur le mercure, on agite du sang artériel avec de l oxyde de carbone, l'oxygène est entièrement dégagé et l'oxyde de carbone prend sa place dans le sang. Hoppe-Seyler a montré que l'hémoglobine est le siége unique de cet échange de gaz, et il a étudié soigneusement l'hémoglobine combinée à l'oxyde de carbone ou hémoglobine oxycarbonée. Cette dernière est encore moins soluble que l'hémoglobine oxygénée, et dès lors elle peut être obtenue encore plus facilement à l'état de cristaux.

On prépare les cristaux d'hémoglobine oxycarbonée en traitant du sang défibriné et saturé d'oxyde de carbone par l'éther, l'alcool et les autres agents qui, sans addition d'eau, décomposent les globules rouges du sang. Ces cristaux ont la même forme que les cristaux d'hémoglobine pure ou oxygénée, ils présentent à l'œil nu et au microscope la couleur violacée caractéristique du sang saturé d'oxyde de carbone. Les agents réducteurs de l'hémoglobine oxygénée sont sans action sur l'hémoglobine oxycarbonée.

Le bioxyde d'azote seul (Hermann) chasse l'oxyde de carbone de l'hémoglobine et s'y substitue en formant avec elle une combinaison nouvelle, qui cristallise dans les mêmes formes que l'hémoglobine pure ou combinée aux gaz précédents.

On a signalé encore des combinaisons de l'hémoglobine avec l'acétylène (Bistrow et O. Liebreich), l'acide cyanhydrique (Hoppe-Seyler) et le cyanogène (Lankaster) ; mais ces combinaisons sont moins bien établies et moins importantes que celles dont il a été question précédemment.

Hématine. L'hématine est une substance incristallisable, brune, insoluble dans l'eau, l'alcool et l'éther ; soluble dans des solutions acides ou alcalines; formant avec l'acide chlorhydrique une combinaison cristallisable, le chlorhydrate d'hématine, découvert mais non défini par Teichmann qui lui donna le nom d'hémine.

L'hématine n'existe pas toute formée dans le sang. On ne la trouve dans l'organisme que d'une manière accidentelle : lorsque le sang s'est épanché dans les tissus, ou bien lorsqu'il a séjourné dans les voies digestives. On la rencontre à l'état physiologique dans les fèces des animaux nourris avec de la viande. (Hoppe-Seyler.) Elle se forme spontanément dans du sang abandonné dans un vase. Au bout de quelques jours, plus ou moins rapidement suivant la température, le sang prend une teinte brune sale qui indique la formation de l'hématine. Si l'on ajoute à du sang des acides ou des alcalis caustiques, l'hématine se produit immédiatement. Lorsque l'on chauffe dans un tube à analyse du sang défibriné avec de l'acide acétique et une faible quantité de chlorure de sodium, il se fait, après le refroidissement, un précipité noirâtre qui, examiné au microscope, se montre formé par des cristaux rhomboïdaux, bruns, caractéristique de chlorhydrate d'hématine. Ces cristaux sont insolubles dans l'eau; ils se dissolvent dans l'ammoniaque en donnant de l'hématine et du chlorhydrate d'ammoniaque. (W. Kühne.)

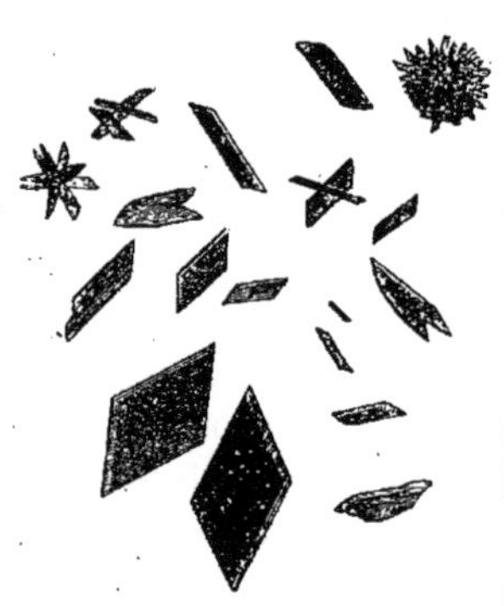
Cristaux de chlorhydrate d'hématine.

L'hématine et sa combinaison avec l'acide chlorhydrique s'obtiennent aussi bien avec une solution d'hémoglobine pure qu'avec du sang. L'analyse spectrale montre de la manière la plus évidente, comme on le verra plus loin, que l'hématine n'existe pas dans le sang et qu'elle y forme seulement sous les influences indiquées précédemment.

Pour obtenir de l'hématine en solution, il suffit d'ajouter à du sang défibriné des acides ou des alcalis. Les solutions acides diffèrent des alcalines. Celles-ci sont brunes à la lumière directe et verdâtres par transparence, quand on en examine une couche mince; elles sont donc dichroïques. Les solutions acides sont monochromatiques ; elles paraissent brunes, aussi bien par transparence qu'à la lumière réfléchie. (Kühne.)

On admet que l'hématine se produit par un dédoublement de l'hémoglobine. Celle-ci, sous les influences énumérées plus haut, se décomposerait en hématine et en une substance albuminoïde mal déterminée. Mais c'est là une simple hypothèse, car les formules de ces deux substances et surtout celle de l'hémoglobine ne sont pas encore bien établis. D'après Preyer, la formule de l'hémoglobine serait $C^{1.00} H^{960} Az^{154} Fe^{2} S^{6} O^{354}$ et celle de l'hématine, d'après Hoppe-Seyler $C^{96} H^{18} Az^{6} Fe^{3} O^{18}$. Ces formules, si toutefois elles sont exactes, montrent combien est complexe la constitution de ces corps et quelle réserve on doit apporter dans l'explication de leurs transformations.

Analyse spectrale du sang. — L'analyse spectrale a été appliquée à l'étude du sang par Hoppe-Seyler. Elle fournit des résultats d'une grande précision, car à l'aide du spectroscope on reconnaît encore l'hémoglobine dans des solutions au 1/10,000, et l'on peut suivre les modifications éprouvées par cette substance sous l'influence des réactifs.

La spectroscopie du sang repose sur la propriété que possèdent les corps colorés d'absorber certaines des irradiations colorées de la lumière blanche. Un corps rouge, par exemple, absorbe tous les rayons colorés sauf les rouges, et c'est précisément pour cela qu'il nous paraît rouge. Si donc un faisceau de lumière décomposé par le prisme traverse un corps rouge et transparent pour aller se peindre sur un écran, le spectre ne sera formé que par une seule bande rouge. Les rayons violets, indigos, bleus, verts, jaunes et orangés seront complétement arrêtés; et ils reparaîtront dans le spectre à leurs places respectives, dès que l'on aura écarté le corps rouge. Mais le plus souvent, les corps ne présentent pas une coloration simple, c'est-à-dire que plusieurs des couleurs primitives du spectre entrent dans cette coloration. Lors donc qu'un corps transparent et d'une coloration complexe est traversé par le faisceau lumineux décomposé d'un spectre, il arrête quelques-unes seulement des irradiations, et sur le spectre formé sur un écran, ou bien examiné avec une lunette, on observera des bandes obscures, non colorées, dans des positions parfaitement déterminées. Ces bandes obscures portent le nom de bandes d'absorption. La spectroscopie, appliquée aux corps colorés, n'est donc qu'un moyen rigoureux d'analyse de leur coloration. Comme cette coloration est en rapport avec la constitution de ces corps et qu'elle change quand l'on modifie cette constitution, il devient possible par l'examen spectral de reconnaître la présence d'une substance colorée et d'en déterminer d'une manière précise les modifications chimiques. C'est là ce qui a permis de pousser aussi loin l'étude de l'hémoglobine et de ses dérivés.

Je ne décrirai pas ici les appareils dont on fait usage pour faire l'analyse spectrale du sang. Ces appareils connus sous le nom de spectroscopes ne diffèrent pas de ceux que l'on emploie pour faire toute autre observation spectrale. On trouvera leur description dans les traités de physique. Le maniement en est très-facile.

Pour étudier le sang au spectroscope, on en met quelques gouttes dans un tube à analyse d'un centimètre de diamètre, et l'on ajoute de l'eau. Ce tube est fixé entre la fente verticale du spectroscope et la flamme d'une bonne lampe, de manière à ce que les rayons lumineux réfractés par le tube viennent converger sur la fente de l'instrument. Si la solution de sang a une teinte convenable, à peu près celle de la fleur de pêcher, l'observateur, ayant l'œil appliqué à l'oculaire et l'instrument étant mis au point, voit dans le spectre deux bandes d'absorption, entre les lignes D et E de Fraunhofer, dans le jaune et le vert. La première bande commence au delà de la ligne D (ligne du sodium), la seconde plus large se termine avant la ligne E. L'espace clair compris entre les deux bandes obscures est à peu près égal à la deuxième bande d'absorption (voy. pl. I, fig. 2).

Ce spectre, décrit par Hoppe-Seyler, est celui de l'hémoglobine oxygéné. On peut le produire avec une solution de cristaux d'hémoglobine, et il ne diffère pas alors de celui que fournit du sang étendu, d'où l'on conclut qu'il n'y a pas dans le sang normal d'autre matière colorante que l'hémoglobine.

Si au lieu d'hémoglobine convenablement étendue, on met dans le tube à analyse des solutions fortement colorées, toute la portion du spectre qui est au delà du rouge est complétement absorbée.

Enfin, si l'on place devant la fente du spectroscope du sang pur défibriné sous une couche d'un centimètre, il ne passe aucun rayon lumineux; mais si le sang est en couche mince, si par exemple il est étalé sur une lame de verre, comme pour examen microscopique, on distingue d'une manière nette le spectre de l'hémoglobine oxygénée. Une partie vasculaire et suffisamment mince d'un animal vivant, la membrane interdigitale ou la langue d'une grenouille par exemple, étendue devant la fente du spectroscope, donne le spectre de l'hémoglobine traversé par des raies vacillantes dues à la circulation.

L'*hémoglobine réduite* fournit un spectre différent de celui de l'hémoglobine oxygénée. Le spectre de l'hémoglobine réduite a été découvert par Stokes. On l'obtient en ajoutant à une solution convenable de sang ou d'hémoglobine oxygénée des corps avides d'oxygène: du fer réduit par l'hydrogène, récemment préparé; du tartrate d'oxyde d'étain; du sulfate de protoxyde de fer; du sulfhydrate d'ammoniaque; des fragments de muscle. (Fumouze.)

Le spectre de l'hémoglobine réduite (pl. I, fig. 3) a une seule bande d'absorption qui est aussi large que les deux bandes réunies de l'hémoglobine oxygéné et qui commence un peu à gauche de la ligne D.

Si l'on agite l'hémoglobine réduite avec de l'air, les deux bandes d'absorption de l'hémoglobine oxygénée apparaissent de nouveau, pour s'effacer bientôt si l'on a mis dans le tube un excès d'agent réducteur.

Le spectre de l'*hémoglobine oxycarbonée* est analogue à celui de l'hémoglobine oxygénée, il possède deux bandes d'absorption, dont la première à gauche est la plus étroite, et ces deux bandes sont comprises entre les lignes D et E; mais la première bande d'absorption est plus éloignée de la ligne D que la première bande d'absorption de l'hémoglobine oxygénée, et la seconde bande est plus voisine de la ligne D (voy. pl. I, fig. 4). En un mot, les deux bandes d'absorption de l'hémoglobine oxycarbonée sont portées un peu à droite par rapport aux bandes d'absorption de l'hémoglobine oxygénée. Mais le spectre du sang empoisonné par l'oxyde de carbone est encore bien mieux caractérisé par ce fait qu'il n'est nullement modifié par les agents réducteurs de l'hémoglobine oxygénée. Dans le cas où l'empoisonnement du sang n'est pas complet, c'est-à-dire lorsque le sang n'est pas saturé par l'oxyde de carbone, il se produit, ainsi que

Claude Bernard l'a montré, une réduction incomplète. L'espace compris entre les deux bandes d'absorption est plus ou moins obscurci, et la première bande dépasse un peu à gauche la ligne D.

Pour étudier le spectre de l'hémoglobine oxycarbonée, on peut se servir de sang défibriné, agité avec de l'oxyde de carbone, ou prendre le sang d'un animal empoisonné par ce gaz.

Le spectre de l'*hémoglobine combinée au protoxyde d'azote* est entièrement semblable au spectre de l'hémoglobine oxygénée. (Hermann.) Lorsque l'on traite par le protoxyde d'azote, de l'hémoglobine réduite les deux bandes de l'hémoglobine oxygénée apparaissent de nouveau, et les agents réducteurs deviennent ensuite sans effet. De l'hémoglobine oxycarbonée agitée avec le protoxyde d'azote donne un spectre irréductible, dont les bandes sont semblables à celles de l'hémoglobine oxygénée (Kühne); donc, l'oxyde de carbone a été dégagé par le protoxyde d'azote, et ce gaz est entré en combinaison avec l'hémoglobine.

Les *bandes d'absorption de l'hématine* sont toujours placées à gauche de la ligne D, contrairement aux bandes d'absorption de l'hémoglobine qui sont toujours à droite de la même ligne. Quant à la ligne D, on peut toujours la déterminer en plaçant une lampe à gaz devant la fente du spectroscope et en mettant dans sa flamme un fil de platine préalablement trempé dans une solution de chlorure de sodium.

L'*hématine en solution acide* donne un spectre différent de celui de l'hématine en solution alcaline, ce qui tient à la couleur différente de ces solutions, comme on l'a vu plus haut.

L'hématine acide (pl. I, fig. 5) donne une bande d'absorption qui commence à gauche de la ligne B et dépasse la ligne C. Pour obtenir ce spectre, il suffit d'ajouter quelques gouttes d'acide acétique à une solution de sang, ou d'hémoglobine.

L'*hématine en solution alcaline* produit un spectre avec une raie d'absorption plus large et situé un peu plus à droite que la bande d'absorption de l'hématine acide (voy. pl. I, fig. 6). La bande d'absorption de l'hématine alcaline commence un peu à droite de la ligne C et va presque jusqu'à la ligne D. Pour observer ce spectre, il faut ajouter de l'ammoniaque ou de la potasse caustique à une solution de sang ou d'hémoglobine. Si l'on ajoute un acide à l'hémoglobine alcaline, de manière à dépasser la neutralisation de la base, on fait apparaître le spectre de l'hématine acide. D'après Kühne, une solution d'hématine de 1/6,667, ayant un centimètre d'épaisseur, fournit un spectre très-net de l'hématine acide ou alcaline.

REMARQUES. — Les ouvrages à consulter sur les matières colorées du sang et sur leur analyse spectrale, sont : HOPPE-SEYLER, Handbuch der chemischen Anal., 1870 ; W. KUHNE, Traité de Chimie physiologique, édition française, actuellement sous presse ; STOKES, Philos. Magaz. 1864 ; PREYER, Med. centralbl. 1866 ; CLAUDE BERNARD, Des matières toxiques et médicamenteuses, Paris, 1857, et De l'asphyxie par la vapeur du charbon, Revue des cours scientifiques, 1870 ; V. FUMOUZE, Les spectres d'absorption du sang, th. inaug., Paris, 1870.

TABLE ANALYTIQUE

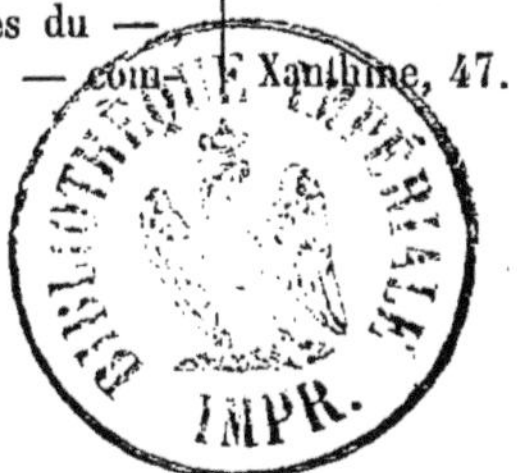

PARIS. — IMP. SIMON RAÇON ET COMP., RUE D'ERFURTH, 1

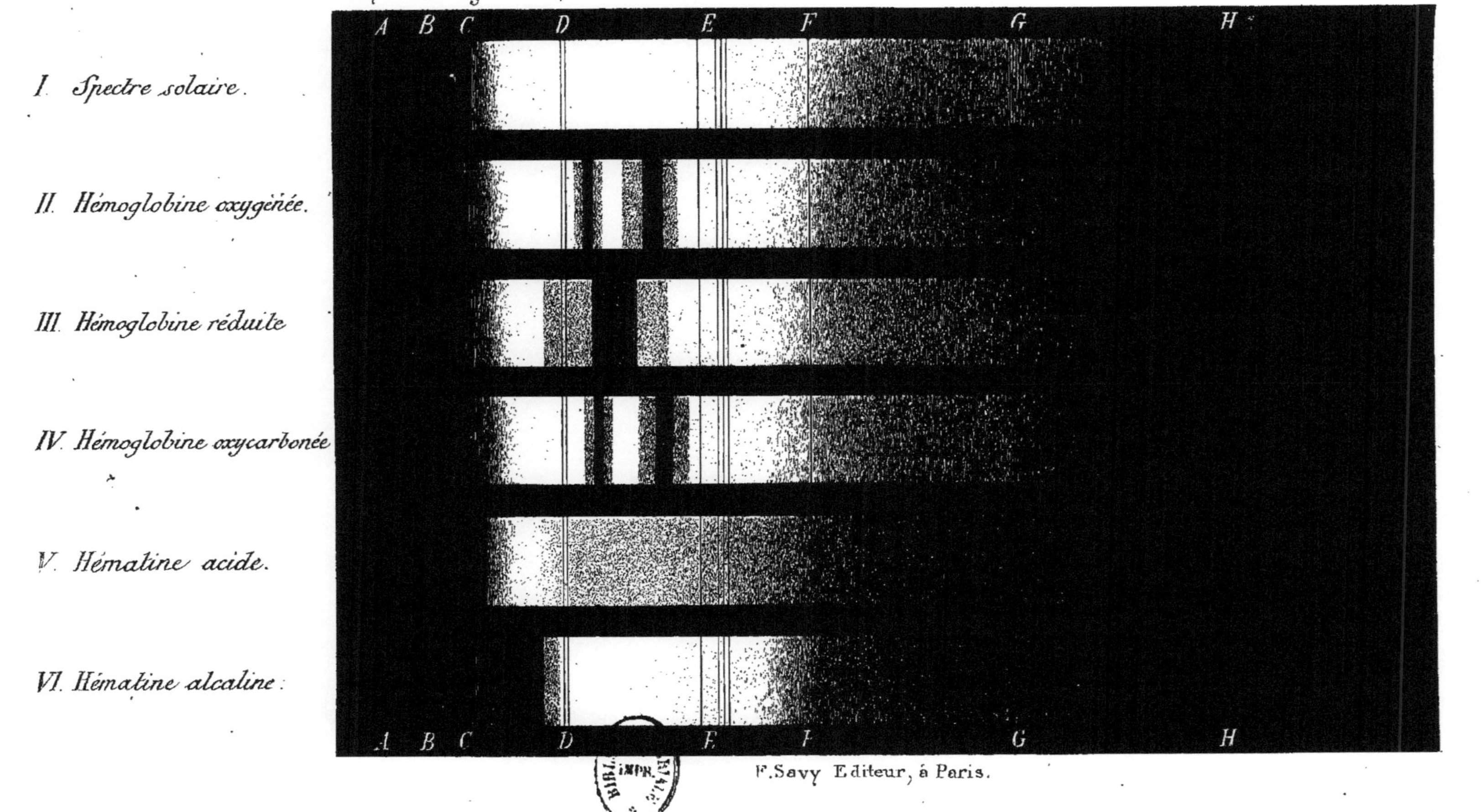

F. Savy Editeur, à Paris.

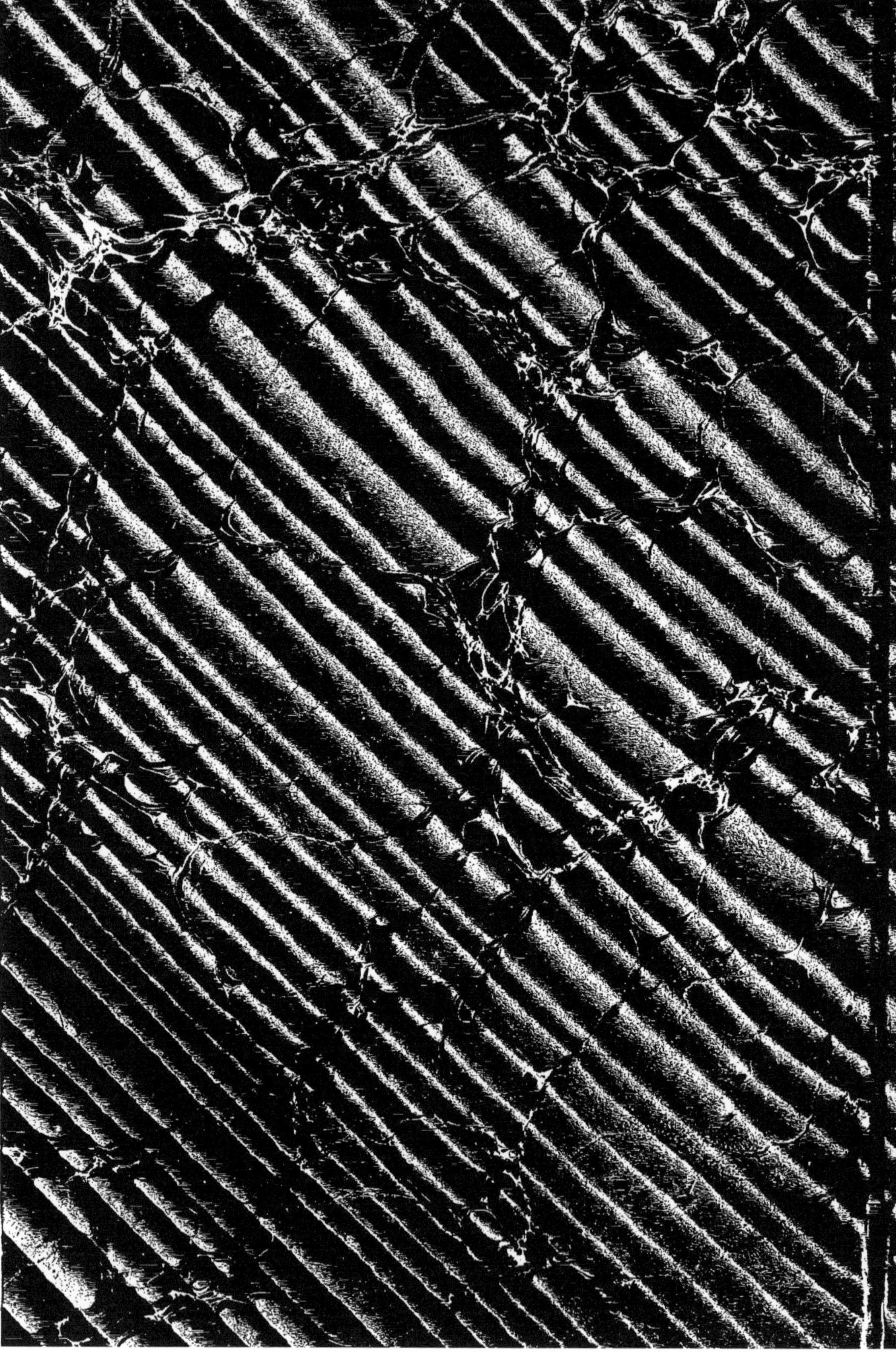

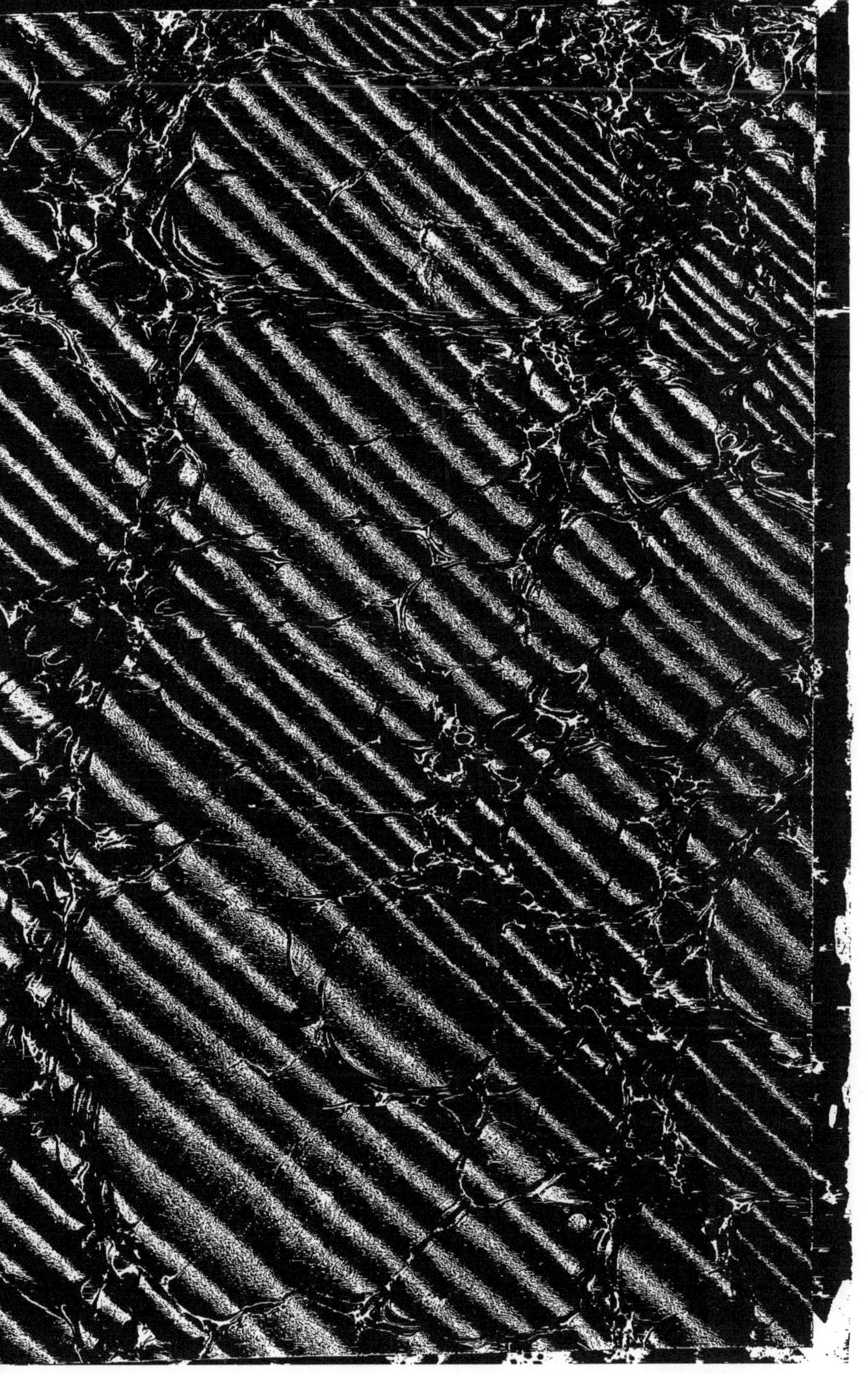

www.ingramcontent.com/pod-product-compliance
Ingram Content Group UK Ltd.
Pitfield, Milton Keynes, MK11 3LW, UK
UKHW011958240726
13965UKWH00001B/24

9 782013 419666